Kuhn

—

Münsterlinger Kolloquien
Band 1

Roland Kuhn

Münsterlinger Kolloquien
Band 1

Königshausen & Neumann

Bibliografische Information der Deutschen Nationalbibliothek

Die Deutsche Nationalbibliothek verzeichnet diese Publikation in der Deutschen Nationalbibliografie; detaillierte bibliografische Daten sind im Internet über http://dnb.d-nb.de abrufbar.

Gedruckt auf säurefreiem, alterungsbeständigem Papier
Umschlag: skh-softics / coverart
Umschlagabbildung: Abstract watercolor squair gradation
© kenji hoshi #28764195 (fotolia.com)

Printed in Germany
ISBN 978-3-8260-5054-1
www.koenigshausen-neumann.de
www.buchhandel.de
www.buchkatalog.de

Inhaltsverzeichnis

Mittwochs-Kolloquien

Ärzte-Fortbildungskurse dienstags

Anhang

Einleitung

Die in diesem und den folgenden Bänden vorgestellten „Kolloquien" sind Referate, die R. Kuhn als Oberarzt und späterer Klinikdirektor im Rahmen der ärztlichen Fortbildung und der Mittwochskolloquien in der Kantonalen Psychiatrischen Klinik Münsterlingen gehalten hat. Die letzteren fanden später zweiwöchentlich in seinem Hause in Scherzingen statt. Sie wurden immer von Kuhn selber vorgetragen, der die Themen sehr sorgfältig vorbereitet hatte, häufiger überarbeitete und ehemaligen Mitarbeitern und Gästen präsentierte.

Ebenfalls im Zweiwochenrhythmus las Prof. Kuhn seine Vorlesungen an der Universität Zürich bzw. der dortigen Psychiatrischen Klinik Burghölzli unter reger Beteiligung der Hörer. Daneben veranstaltete er regelmäßig Fortbildungen für das Pflegepersonal und Literaturabende in der Klinik.

Wie die tabellarische Übersicht der Themen zeigt, handelt es sich um ein gewaltiges Lebenswerk, welches noch weitgehend unerschlossen ist.

Trotz der verantwortungsvollen Tätigkeit als Klinikleiter gelang es ihm, nicht nur Hergebrachtes zu präsentieren, sondern auch stets Neues zu erschließen. Als eindrucksvolles Beispiel hierfür sind seine Vorlesungen und Diskussionen mit Henri Maldiney und dem Versuch, das Wesen der Psychosen zu entschlüsseln.

Daß dieser Modus auch noch im höheren Lebensalter erhalten blieb, ist allein auf die eiserne Disziplin des Autors, seine schier unwahrscheinlichen Erfahrungen, seinem präsenten breiten Wissen und seiner vorbildlichen Bescheidenheit zu verdanken.

Geboren 1912 in Biel in eine ausgesprochen humanistisch geprägte, traditionsverhaftete Familie, studierte der junge Mann an der Universität Bern Medizin und erhielt dort auch seine Spezialausbildung in Psychiatrie an der dortigen Klinik Waldau. Schon früh wurde er von bedeutenden Ärzten wie Klaesi und Wyrsch geprägt und fand alsbald den Weg zum Rorschach-Test. Diesem Spezialgebiet ist er ein Leben lang treu geblieben und hat es durch seine Forschungen maßgebend erweitert.[1]

1939 trat er an der Kantonalen Thurgauischen Psychiatrischen Klinik die Stelle eines Oberarztes an und sollte schließlich sein ganzes weiteres Schaffen dort vollenden. 1957 hat er sich, auf Empfehlung von Ludwig Binswanger, in Zürich habilitiert und wurde 1966 zum Titularprofessor ernannt.

---

[1] Kuhn, Roland: Über Rorschachs Psychologie und die psychologischen Grundlagen des Formdeutversuchs, in: Schweiz. Arch. Neur. Psychiatr. 53, 1944, S. 34.

Schon früh kam es zu Kontakten mit Ludwig Binswanger, dem Leiter der Kreuzlinger Privatklinik Bellevue. Aus dieser Begegnung entwickelte sich eine 27-jährige intensive freundschaftliche Beziehung: „Die häufige Begegnung mit Ludwig Binswanger war ein unvergleichlich intensiver Unterricht und zugleich gegenseitig bereichernder Gedankenaustausch. Er fehlt mir noch bis heute."

Worin liegt die Bedeutung Ludwig Binswangers für die Psychiatrie und was hat Roland Kuhn zunächst fasziniert? Dieser versuchte seit langem, dem Übelstand einer ungenügenden Begründung des psychiatrischen Handelns abzuhelfen, indem er sich in die allgemein psychologische Philosophie von Leibniz einarbeitete. In Husserls Phänomenologie fand Binswanger dann eine Methode, die es ihm gestattete, moralisierende und andere Werturteile – wie Sympathie und Antipathie – auszuschalten und ihm zu zeigen, wie Äußerungen psychiatrisch Kranker gelesen werden müssen.

O. Marquard hat diese Entwicklung bei Binswanger nachgezeichnet und dargelegt, wie er von seiner Freud-Beziehung ausgehend zur phänomenologisch-fundamentalontologischen Analytik gefunden hat und konstatieren konnte: Freuds Somatographie mache lediglich den Trieb zu aller anthropologischen Metamorphose und versuche die Mannigfaltigkeit des Lebens so zu erklären: Nicht auf die Wandlung der Existenz, sondern auf das sich im Wandel Gleichbleibende, den Trieb, das Hauptgewicht zu legen. Anthropologisch müsse aber, so Binswanger, beides berücksichtigt werden.[2]

Kuhn notiert zur damaligen Zeit: Den Erkenntnissen Binswangers stand Freud völlig verständnislos gegenüber und blieb nach wie vor bei seiner Meinung, es sei nicht nötig, sich mit diesen tieferen Problemen zu beschäftigen. Es ist kaum zu glauben, was damals alles gesagt worden ist, die Psychoanalyse ist unbeirrt auf dem alten Weg geblieben, nämlich „den tieferen Problemen aus dem Weg zu gehen" (S. 314).

Einen erheblichen Beitrag zu diesem Schritt Binswangers ist der Mittlerrolle W. Szilasis zu verdanken, daß Binswanger von Freud kommend, unter dem Eindruck Heideggers die Bewegung von der Naturwissenschaft zur phänomenologischen Analyse der Geschichte vollzogen hat.

Nicht zuletzt dürfte Binswanger aber auch Anregungen aus dem Kreis um Plessner, Goldstein, v. Weizsäcker und Scheler auf seinen Reisen nach Heidelberg und Frankfurt erhalten haben, in dem sich in diesen Jahren eine anthropologische Philosophie abzeichnete.

Aus dem Briefwechsel R. Kuhn – W. Blankenburg erfahren wir, daß auf Anregung von J. Wyrsch die Methode Binswangers schließlich *Da-*

[2] Marquard, Odo: Transzendentaler Idealismus. Romantische Naturphilosophie. Psychoanalyse. Köln: Dinter 1987, S. 266.

seinsanalyse genannt worden ist. Diese Bewegung hat auf Kuhn sicher einen sehr nachhaltigen Eindruck gehabt, sodaß er sich von nun an vor allem mit daseinsanalytischen Studien befaßte. Bekannt sind seine Daseinsanalyse der Anorexie und die einer Neurose und andere.

In einem Referat über die Psychologie Rorschachs und die Grundlagen des Formdeutversuchs stellte Kuhn später fest, „daß *Rorschach* einer der ersten gewesen war, der die Forderungen *Diltheys* ‚Man wünsche sich eine Psychologie, welche in das Netz ihrer Beschreibungen auch einzufangen vermöchte, was Dichter und Schriftsteller mehr enthalten als das bisherige Seelenleben' zu einem guten Stück verwirklicht hat". Dies war wohl der Grund, sich dann eingehender wieder mit dem Rorschachtest zu befassen, einem Test, der die persönliche Welt des Menschen offenbart.

Mitte der 50er Jahre entdeckte unser Autor als erster die antidepressive Wirkung des Tofranils bei vital-depressiven Verstimmungen, erhielt daraufhin mehrfach hohe Auszeichnungen und fand weltweite Anerkennung. Problematisch dabei war, der Fachwelt die Schwierigkeiten der Bedeutung der vital-depressiven Verstimmung zu vermitteln und sie von der melancholischen Psychose abzugrenzen.

Obwohl M. Scheler in seinem Formalismus-Buch die Schichtung des emotionalen Lebens und den Aufbau der Depressionszustände sehr plastisch beschrieben hat, gab es immer Verständigungsprobleme.

Kuhn hat am 29.11.1979 auf einem Symposion in Vaduz noch einmal ausführlicher zu diesem Problem Stellung genommen und die Leitsymptome für eine antidepressive Behandlung in fünf Gruppen zusammengefaßt:

1) Müdigkeit, Enge, Schwere und Bedrückung seelisch oder leiblich oder in beiden Bereichen empfunden

2) Hemmung oder Erschwerung und Verlangsamung des Denkens, der Konzentration, der Fähigkeit sich zu entschließen und zu handeln

3) Verlust der Fähigkeit sich zu erfreuen, die Interessen festzuhalten oder überhaupt Gefühle zu empfinden

4) Störungen des Schlafes in der Form von Schlaflosigkeit, häufigem frühzeitigem Erwachen oder auch vermehrtem Schlafbedürfnis

5) Alle Symptome sind am Morgen stärker ausgeprägt als am Abend, es sind dies die Tageschwankungen.

Er hat vor allem auf die Tagesschwankungen hingewiesen, die nur bei ganz schweren endogenen Depressionen fehlen, und verwandte die vitale Traurigkeit grundsätzlich nicht, bezog sich immer auf Scheler, der den vitalen Bereich des Gefühlslebens als den leiblichen vom seelischen, wozu die Traurigkeit gehört, unterschieden hat. Dennoch, Schwierigkeiten und Auseinandersetzungen mit den Kollegen um die Definition der vital-depressiven Verstimmung bestehen bis heute.

Kuhn ist nie müde geworden, dem nachzugehen und Schelers Definition: „Die vitalen Leib- und Lebensgefühle, die aus inneren Ursachen entstehen, sind nicht motiviert" verständlich zu machen: „Sehr viele Ärzte unterlassen auch heute noch in völliger Ahnungslosigkeit dringend angezeigte psychopharmakologische Behandlungen oder sie führen sie in inkompetenter Weise durch und ernten auf diese Weise manchmal Erfolge, aber öfter Mißerfolge."

Auch der Hinweis, daß Kurt Schneider, ein herausragender Psychiater und Schüler Max Schelers, bereits 1920 den Begriff der vitaldepressiven Verstimmung diskutierte, blieb ohne Wirkung.

Ist es – unter diesen Voraussetzungen – verwunderlich, wenn die Anzahl der psychisch Kranken, insbesondere der Depressiven ständig zunimmt und sich depressive Menschen diskriminiert fühlen?[3]

Seit 2004 scheint sich aber eine Veränderung anzubahnen. „Man erkennt inzwischen, rein psychopharmakologisch-psychotherapeutische Überlegungen können bei der Medikamenteneinführung die ursprünglich bewährten biologisch-psychologischen Auffassungen nicht ersetzen. Die vitalen – das bedeutet die biologischen und die dazu gehörenden psychopathologischen – Aspekte sind zwar vorübergehend in den Hintergrund gedrängt worden. Anstelle großer Statistiken mit zahlreichen Patienten und stets gleicher Methode, ohne einen Fortschritt zu erzielen, erfolgt die Rückkehr zum einzelnen Patienten."[4]

Mit der Einführung des Begriffs einer ästhetischen Dimension hat Roland Kuhn aber eine wichtige Entdeckung gemacht und Scheler bestätigt.

Um diesen entscheidenden Schritt besser verstehen zu können, blieb Roland Kuhn mit Henri Maldiney, dem Philosophen aus Lyon, in einer jahrzehntelangen Freundschaft mit regelmäßigen Gesprächen und einem ausführlichen Briefwechsel „in Richtung auf die ästhetische Dimension und ihre Bedeutung für die Daseinsstruktur" verbunden; ein grosses und schwieriges Kapitel des späten Kuhn, welches zu einem anderen Zeitpunkt (im Rahmen der Schiller-Vorlesungen) erörtert werden soll. In den hier vorgestellten Referaten ist die ästhetische Entwicklung angedeutet, spielt aber noch keine entscheidende Rolle.

Bei einem wesentlichen Glied der Erscheinungsweise der vital-depressiven Verstimmung (drittes Glied) handelt es sich in der Tat um ein Phänomen, welches der ästhetischen Dimension zugeordnet werden muß, denn es ist ja kein sinnliches Wahrnehmen, sondern die Beschäftigung mit der Kunst und dem Schönen, worüber man Freude empfindet (Kuhn).

---

3 FAZ vom 24.10.2012, S. N1.

4 Kuhn, Roland: Psychopharmakologie gestern – heute – morgen (Vortrag zur Verleihung der Hans-Prinzhorn-Medaille in Berlin 28. Okt. 2004) in: Schweiz. Arch. Neur. Psychiatr. 156, 2005, S. 267–269.

Die Bemühungen, auch Binswanger von der Notwendigkeit dieses Schrittes zu überzeugen, gelangen leider nicht. Er hielt daran fest, daß Empfinden und Fühlen der Leitung durch Verstand und Vernunft unterstehen.

Kuhn wiederum beharrte auf seinem Standpunkt, den auch Paetzold vertritt: Alle ästhetische Erfahrung bleibt an der Betätigung der Lebensorgane gebunden.[5] Es ist allerdings eine ganz andere Frage, ob nämlich in der gegenwärtigen Psychiatrie überhaupt ein Verständnis für diese Problematik erwartet werden kann. Kuhn: „Ästhetische Bedürfnisse, welche die meisten Menschen haben, werden heute von der Psychiatrie nicht in der Begegnung mit dem Kranken, sondern durch den Einbau in ein vorgegebenes System (ICD – DSM) befriedigt."

Es ist sicher der gleiche Widerstand oder Gleichgültigkeit zu erwarten, mit welcher die Psychiatrie schon früher den Forschungen Kuhns (trotz zahlreicher Publikationen und Vorträge) gegenüber begegnet ist. Dies sei, so Maldiney, weniger auf persönliche Vorurteile als auf den Gesamtzustand der Welt zurückzuführen, denn das gegenwärtige Denken sei ein Denken der Gegenständlichkeit. Verständlicherweise müßten die gegenwärtigen Systeme von Beziehungen und Wortsprachen, die sich nur auf intentionale Art auf Objekte beziehen, deren Verständnis blockieren.

Welchen Ausweg gibt es? Kuhn hat immer wieder ermutigt – so wie es Lessing übrigens zu seiner Zeit auch, und zwar mit Erfolg getan hat (er löste ja den „Sturm und Drang" aus) –: „Lesen Sie Shakespeare!"[6]

Er hat aber auch auf das besondere Schicksal der Vernunft hingewiesen: Daß sie nämlich durch Fragen belästigt wird, die man nicht abweisen kann, weil sie ihr durch die Natur der Vernunft selbst aufgegeben werde; sie aber auch nicht beantworten könne, weil sie alles Vermögen der menschlichen Vernunft übersteige (Vorrede zu Kants KrV). Oder sagen wir es doch ganz einfach so: Nicht Philosophie zu lernen, d.h. nur die subjektive Seite der Vernunft zu beherrschen, sondern philosophieren lernen, d.h. seinem Wissen einen objektiven Charakter geben, fremde Meinungen beurteilen zu können und sie kritisch zu betrachten (A. Gulyag), trägt zur Lösung bei. Denn alle Erkenntnis beginnt mit der Erfahrung, aber beschränkt sich nicht darauf.

So ist dieser Band ein weiterer Versuch, dem Psychiater das Werk Roland Kuhns nahe zu bringen. Dafür gebührt dem Verlag Dank.

In den einzelnen Referaten über berühmte Aufsätze der Psychiatrie-Literatur werden neben der Darstellung der Inhalte Probleme aufgegriffen und kritisch erörtert, Lösungen vorgeschlagen, das Weiterdenken angeregt, aber auch komplexere Zusammenhänge diskutiert. Die belebende

---

5 Paetzold, Heinz: Die Realität der symbolischen Formen. Die Kulturphilosophie E. Cassirers im Kontext. Darmstadt: WBG 1994.

6 Lingg, Albert: „Lesen Sie Shakespeare – Gedanken zur Ausbildung in Psychiatrie". In: Roland Kuhn: Psychiatrie mit Zukunft. Basel: Schwabe 2004, S. 194–198.

Kraft Kuhns rückt fast vergessene Namen wieder in ein neues Licht. Dem Namen Schelers, dem „Philosophen der Psychiatrie“ begegnet man in der heutigen psychiatrischen Literatur kaum noch, die Bedeutung Simmels, seine „Philosophie des Geldes“, in der Mittwochabend-Gesellschaft oft genug das Thema, fand in der Psychiatrie kaum Beachtung.

Fruchtbare Gedanken begegnen uns auf Schritt und Tritt, die nichts an ihrer Aktualität verloren haben. So, wenn es zum Beispiel um die Erörterung des Unbewußten geht, weil in der Tat (S. 226) auch heute noch Psychotherapeuten sich mit dem Unbewußten identifizieren, mit all den damit verbundenen Unklarheiten belasten, bringt Binswanger die Begriffe des Zentralen und Peripheren ins Spiel und weist auf denkbare Klärungsmöglichkeiten hin.

Oder, wenn Binswanger das Studium Augustinus anregt (S. 229), erinnern wir uns noch einmal an dessen 10. Buch, dem Buch der Erinnerung (des Gedächtnisses) aus den Confessiones. Nicht nur ein wichtiger, aber auch äußerst schwieriger Text, in dem Augustinus das Suchen beschreibt, auch ein Text, der durch die Veröffentlichung der Heideggerschen Vorlesung von 1921 (Band 60 der Gesamtausgabe 1995) wieder aktuell geworden ist.

Die Analyse Heideggers[7] des 10. Buches (der memoria) zeigt, wie erst durch Selbstverlust Wissenschaft entstanden ist. Eine These, die auch Roland Kuhn aufgegriffen hat und in ihren Folgen die Ursache für das Verschwinden des einzelnen Kranken vermutet. Die Macht der Erinnerung, wie sie uns Augustinus begreifbar zu machen versucht, wird auch durch noch so ausgeklügelte Experimente der Neurobiologie nie verständlicher gemacht werden können.

Maldiney spricht – wie erwähnt – beim frühen Kuhn von einer ersten Öffnung der ästhetischen Dimension, „die eine wesentliche Rolle für die Konstituierung der Erfahrung des Psychiaters beim Verstehen kranker Menschen ist“.

Die künftigen Bände werden zeigen, welche erschließende Kraft in den interpretierten Schriften noch verborgen liegt, das heißt, welchen Weg Roland Kuhn und seine Freunde einschlagen, um die ästhetische Dimension der menschlichen Existenz zu verstehen, zunächst vor allem in den ästhetischen Briefen Schillers. Denn nicht umsonst war die Kunst für Schiller „die höchste Erkenntnissphäre“.

Heinrich G. Müldner

---

[7] Heidegger, Martin: Gesamtausgabe. Frankfurt: Klostermann, Bd. 60, 1995, S. 157.

Ludwig Binswanger: Lebensfunktion und innere Lebensgeschichte

Ausgewählte Vorträge und Aufsätze, Bd. I, S. 50–73

13. August 1986 – 17. Januar 1987

Der Kurs wird eingerichtet im Hinblick auf die Bedeutung des Textes für das Verständnis des modernen Schlagwortes der neuzeitlichen Psychiatrie und Medizin überhaupt von einer *„psychosomatischen Medizin"*. Aus dem Roche-Lexikon wir die *Definition* übernommen:

„Psychosomatik: Lehre von den Beziehungen zwischen Leib und Seele, i.e.S. von den psychischen Einflüssen auf das Körpergeschehen (die bei keiner somatischen Krankheit fehlen) und umgekehrt."

Die Probleme sollen in *geschichtlichen Zusammenhängen* dargestellt werden.

Nachteile dieses Vorgehens: Es ist langwierig, umständlich, setzt Kenntnisse voraus und strengt das Denken an.

Vorteile dieses Vorgehens: Es bewahrt vor Ignoranz, die dazu führt, dass man meint, etwas entdeckt zu haben, was man schon lange weiss, seine Kräfte so für Überflüssiges zu verschwenden, meist das bereits vorhandene Niveau nicht zu erreichen und durch Kenner der Zusammenhänge blossgestellt zu werden.

Wer sich auf dem Weg über die Geschichte Zugang zu einem Problem verschafft, der kann auf jeden Fall eigene praktische und wissenschaftliche Arbeit, auf höherem Niveau beginnend, aufbauen und kommt so sicher weiter als einer, der diese Grundlagen verachtet und meint, alles selber besser leisten zu können als andere.

Beim ursprünglichen Auftauchen eines Problems werden oft Wesenszüge und Zusammenhänge sichtbar, die später aus dem Gesichtskreis verschwinden, jedoch so wichtig sind, dass ihr Übersehen zu schwerer Behinderung des Fortschrittes führt.

Der Umstand, dass dasjenige, womit man sich beschäftigt, nicht mehr oder doch nicht mehr voll gültig ist, weist das Denken von vornherein über das Aktuelle, in welchem es sich bewegt, hinaus, lässt keine Fixierung eines Standpunktes zu und setzt so die Überlegung schon zu Beginn der Beschäftigung mit einem Problem in Bewegung, und zwar nach vorne.

Das Erstaunliche dieser Tatsache, dass die Zurückwendung des geschichtlichen Denkens dieses nach vorne führen kann, ist an sich schon ein Problem, das hier jedoch nicht näher besprochen werden kann. Es hängt damit zusammen, dass die geschichtliche Betrachtung stets verschiedene Gesichtspunkte erscheinen lässt, von denen her das Problem beurteilt werden kann.

Geschichtlich betrachtet wird die *Psychosomatik* in der Medizin auf ein Werk zurückgeführt, das 1818 erschienen ist: J.C.A. Heinroth: Lehrbuch der Störungen des Seelenlebens. Vom rationalen Standpunkt aus entworfen. (Nach dem Artikel „Psychosomatik" von W. Bräutigam im *Lexikon der Psychiatrie,* herausgegeben von Christian Müller, Springer 1973.) Die geschichtlichen Zusammenhänge in dieser Zeit müssten noch genauer untersucht werden, was nicht dem Ziel unserer Darstellungen entspricht.

Als erste geschichtliche Tatsache halten wir fest, dass Binswanger den Text 1927 in Berlin am Physiologischen Institut im Rahmen eines Vereins vorgetragen hat, der sich den Namen „Die Grosshirnrinde" gegeben hatte. Berlin war damals unter dem Psychiater Bonhoeffer und dem Neurologen Kurt Goldstein ein Zentrum der Forschung. Verschiedene der im Vortrag genannten Autoren waren damals anwesend.

Die *Stellung des Textes innerhalb der wissenschaftlichen Arbeit Binswangers* ist von Interesse. Durch den im Text genannten Vortrag von Liepmann, den Binswanger selbst hörte, wurde er angeregt, etwas Entsprechendes zu leisten über den Einfluss Freuds auf die klinische Psychiatrie. Er erarbeitete sich zunächst die Voraussetzungen für ein derartiges Unternehmen und publizierte zehn Jahre später seine *Einführung in die Allgemeine Psychologie* als das Ergebnis seiner Studien. Dem Buch sollte ein zweiter Band über die wissenschaftliche Begründung der Freudschen Psychoanalyse folgen. Binswanger ist jedoch damit genau so wenig zurechtgekommen wie Freud, der zur selben Zeit mit seiner *Metapsychologie* etwas ähnliches versuchte. Wie Freud publizierte Binswanger aus seinen Manuskripten einzelne Abschnitte. Zu diesen gehört der Text: „Lebensfunktion und innere Lebensgeschichte".

Als Binswanger den Vortrag hielt, hatte er Heideggers *Sein und Zeit* noch nicht zur Kenntnis genommen. Das geschah jedoch bald danach und führte ihn dann zu der Besprechung des Buches von Erwin Straus über *Geschehnis und Erlebnis,* die 1931 erschien. Neben „Traum und Existenz" von 1930 ist diese Abhandlung das bedeutendste Zeugnis für die Weiterentwicklung, welche Heidegger für Binswanger brachte. In diesen späteren Abhandlungen und in seinem weiteren Werk werden die Ergebnisse von „Lebensfunktion und innere Lebensgeschichte" zum Teil modifiziert, bleiben jedoch in ihren wesentlichen Punkten gültig.

Als nächstes wird sich zeigen, dass *Binswanger* selbst in seinem Text *ebenfalls geschichtlich vorgeht* und bis in die Antike ausholt. Eine geschichtliche Betrachtung seines Textes drängt sich auch deshalb auf.

Wenn aber *Geschichte* hier eine derart zentrale Rolle spielt, dann ist das kein Zufall oder Ausdruck einer Liebhaberei, sondern es hängt mit der im tiefsten Wesen des Menschen verankerten *Geschichtlichkeit seines Daseins* zusammen, die bewirkt, dass man eigentlich nur *geschichtlich* vom Menschen sprechen kann.

So fügt sich eine Bearbeitung eines Textes wie desjenigen von Binswanger denn auch immer in die *Geschichte dessen, der eine* derartige *Bearbeitung unternimmt.* Dazu gehört, dass der Sprechende diesen Text bereits viermal, in den Jahren 1954, 1970, 1974 und 1979 zum Gegenstand von Kursen gemacht hat. Jede neue Bearbeitung erfolgt aus der jeweils aus seiner ganzen wissenschaftlichen Arbeit gewonnenen Sicht und ist deshalb immer wieder neu, wenn auch die Klärung einzelner Begriffe etwa und gewisser Schwierigkeiten sich notwendigerweise wiederholen müssen. Dasselbe gilt jedoch auch für die Zuhörer der Kurse.

Vor einer Erörterung des Textes von Binswanger soll noch kurz auf die *aktuelle Situation der Psychosomatik* hingewiesen werden. Wie die Definition zeigt, ist sie offensichtlich mit dem schwierigen und keineswegs gelösten, ja in der Form, wie es sich dem heutigen Arzt und Psychiater darstellt, unlösbaren *„Leib-Seelen-Problem"* verknüpft. Dabei wird die Seele stillschweigend als ein „Faktum" wie irgend eines genommen, mit welchem man auch entsprechend umgehen kann. Man berücksichtigt dabei nicht, dass es sich bei dem Phänomen, das wir als *Seele* bezeichnen, um Unbekanntes und schwer zu Fassendes handelt. Es wird auf diese Probleme zurückzukommen sein.

Kapitel I, S. 50–57

Al. 1, S. 50f.: An der Versammlung des Deutschen Vereins für Psychiatrie 1911 in Stuttgart, derselben, wo Liepmann sein denkwürdiges Referat über „Wernickes Einfluss auf die klinische Psychiatrie" erstattete, hat ein anderer Schüler Wernickes, Bonhoeffer, seinen bedeutsamen Bericht erstattet über das Thema: „Wie weit kommen psychogene Krankheitszustände und Krankheitsprozesse vor, die nicht der Hysterie zuzurechnen sind". Während Liepmann damals konstatierte, dass Wernickes System nichts anderes bedeute als „den gigantischen Versuch", die ganze Psychiatrie in Neuropathologie der Hirnfunktion aufgehen zu lassen, unter möglichster Zurückdrängung „der vielen Deutungen der retrospektiven Psychologie", die alle auf das Ich, das aus bestimmtem *Grunde,* zu bestimmtem *Zweck* etwas tut, zurückgehen, hat der zweite Referent sich genötigt gesehen, einen systematischen Schritt von grosser Tragweite über seinen Lehrer hinauszugehen und jener retrospektiven Psychologie und ihren „Deutungen" eine Konzession von grösster klinischer Bedeutung zu machen. Er unterschied jetzt nämlich psychogene Krankheitszustände rein funktionaler Art von solchen, wo „die Abspaltung der psychischen Komplexe unter dem Einfluss einer inhaltlich bestimmt gearteten *Willensrichtung* geschieht" und man den Eindruck bekommt, dass der ganze Krankheitszustand schwinden würde, „wenn das psychologische Moment des Wunsches in Wegfall käme". Im Interesse der klinischen Abgrenzung wollte er nur für die letzteren Krankheitszustände, also für all die haftpsychotischen Zustände, die Rentenhysterie, die hysterischen Dämmerzustände, Delirien und Pseudodemenzen, den Namen hysterisch gewahrt wissen, im Gegensatz zu den ersteren, wo schwerste emotionelle Erlebnisse, wie z.B. der Erdbebenschreck, etwa einen vorübergehenden vasomotorischen Symptomenkomplex im Sinne Stierlins oder den Bälzschen Emotionsstupor hervorrufen. Während man also bei dem Hysteriebegriff nicht „um die Einstellung eines solchen Willensmomentes herumkommt", ruft die Schreckemotion psychische Störungen hervor, „die sich im wesentlichen auf ein einheitliches physiologisches Substrat bringen lassen, nämlich auf eine mehr oder weniger starke Alteration des *Vasomotoriums*". Wir finden hier alle Übergänge vom vasomotorischen neurotischen Komplex bis zu furibunden, zum Tode führenden Delirien, welch letztere deutlich zeigen, „dass auf rein psychischem Wege Gehirnalterationen hervorgerufen werden können, an deren organischer Natur nicht zu zweifeln ist". Dieser klinische Sachverhalt in bezug auf die Schreckemotion dient Bonhoeffer gleichsam als Paradigma für die übrigen nicht-hysterischen, sondern psychogenen Krankheitszustände, die reaktiven Depressionen, die paranoischen Prozesse auf dem Boden überwertiger Ideen, das induktive Irresein, die akuten impulsiven oder paranoiden Affektreaktionen, Erregungs- und Dämmerzustände der instablen Degenerierten und Epileptiker, die poriomanischen Zustände usw. In seiner Arbeit *Zur Frage der Schreckpsychosen* hat er die hier vollzogene Trennung noch klinisch vertieft und polemisch, insbesondere gegen Kleist, verteidigt, zeigend, dass „das Hysterische nicht mit den akuten körperlichen Reaktionen, wie sie stark empfindende Naturen auf Emotionen häufig zeigen", zusammenfällt. Während der Wernicke besonders nahestehende Kleist die Wunschtheorie der Hysterie ablehnt, wird Bonhoeffer mit der genannten Unterscheidung den tatsächlichen Anforderungen der gegenwärtigen klinischen Gesamtlage ohne Zweifel gerecht.

Ad Al. 1: Erläuterung einiger Begriffe: *„Neuropathologie der Hirnfunktion"*. Es geht nicht um pathologische Anatomie, sondern um pathologische Physiologie, d.h. um funktionelle Probleme, wie sie bereits im Titel des Aufsatzes genannt sind. Freilich würde sich aus dem entsprechenden Text ergeben, dass das Anatomische doch bei Wernicke insofern mitspielt, als dieser sich sehr eingehend mit Lokalisationsfragen beschäftigt hat, indem es ihm darauf ankam, wo im Hirn eine Funktion lokalisiert ist.

Das bedeutet, dass räumliche Momente eine wesentliche Bedeutung haben.

„Deutungen der retrospektiven Psychologie". Alle übliche Psychologie ist insofern retrospektiv, als sie sich nicht mit Phänomenen befassen kann, während sie sich in der Gegenwart ereignen, sondern darauf angewiesen ist, im nachhinein, etwas zu beschreiben und zu untersuchen, was sich vorher, in der Vergangenheit, ereignet hat. Das Phänomen ist deshalb nie mehr so da, wie es eigentlich war, sondern irgendwie verändert, ohne dass man genau wissen kann, worin die Veränderung besteht. Deshalb ist es richtig, von einer „Deutung" der psychischen Phänomene zu sprechen, d.h. die Psychologie gibt dem Verschwundenen eine bestimmte Bedeutung oder einen Sinn. Damit aber ist nun nicht mehr von räumlichen, sondern von zeitlichen Gebilden die Rede, die man sehr wohl auch als geschichtlich bezeichnen kann, womit die einleitenden Hinweise, der zweite, nunmehr bereits unterscheidende Begriff der Überschrift der Abhandlung und deren Inhalt oder Thema im engeren Sinn in Zusammenhang treten.

Man könnte somit die vorläufige, nur sehr allgemein und mit Vorbehalten gültige Aussage wagen, es sei in der Abhandlung von funktionaler und geschichtlicher Betrachtungsweise und damit von räumlichen und zeitlichen Daseinsstrukturen die Rede.

Damit stehen wir aber bereits vor dem alten Problem *Descartes,* der eine „res extensa" einer „res cogitans" gegenüberstellte, was all die Missverständnisse zutage treten lassen müsste, denen die Philosophie Descartes seit jeher und bis heute ausgesetzt ist. Von einem bestimmten wissenschaftlichen Problem her gesehen, will Binswangers Abhandlung diese Missverständnisse und die daraus entspringenden Irrtümer klären.

Aus einer grossen Anzahl psychopathologischer Erscheinungen, bei denen „Seelisches" oder „Psychisches" irgendwie beteiligt zu sein scheint, lassen sich *zwei Gruppen von Störungen* herausstellen, die sich durch ihre Entstehungsbedingungen unterscheiden. Bei der *ersten Form* lösen stark beeindruckende äussere Vorkommnisse heftige Affektreaktionen aus, die sich im Idealfall ohne Einmischung des Denkens in Veränderungen körperlicher Funktionen auswirken, während bei der *andern Erkrankungsform* die krankhaften Erscheinungen durch eine bestimmte Willensrichtung zustande kommen, bei deren Wegfall der ganze Krankheitszustand verschwinden würde.

Mit den heute zur Verfügung stehenden Methoden lässt sich in früher nicht vorstellbarer Weise zeigen, dass und wie „auf rein psychischem Wege Gehirnalterationen hervorgerufen werden können", wenn auch vorerst das Herz für solche Untersuchungen noch besser zugänglich ist, womit die Rede vom *„gebrochenen Herzen"* der Literatur und Umgangssprache eine wissenschaftlich eindeutige Begründung erhält. (Vgl. New

England Journal of Medicine, Bd. 314 May 8, 1986, S. 1240–1247 von Scully, Mark, McNeely Case Record 18, 1986)

27. August 1986

Im ersten Kurs wurden die im Titel der Abhandlung erwähnten Begriffe zum Teil erläutert, nämlich es handelt sich um *zwei Betrachtungsweisen:*

Die eine befasst sich mit Störungen der *Funktion des Organismus,* die andere mit Besonderheiten *sinnvoller Zusammenhänge des Denkens.* Beide scheinen bei der Entstehung psychischer Erkrankungen eine Rolle spielen zu können. Dementsprechend lassen sich psychische Krankheiten, die auf psychischem Wege zu entstehen scheinen, in zwei Gruppen einteilen. Die einen entstehen *sogleich* nach einer psychisch belastenden Einwirkung von aussen, die andern *nach* einer mehr oder weniger langen *denkenden Verarbeitung.* Ein typisches Beispiel für die erste Form ist die Schreckreaktion, ein ebenso typisches für die zweite die Begehrungsneurose oder Rentenhysterie. Zu beiden führt Binswanger die seinerzeit wesentliche wissenschaftliche Literatur an.

Im wesentlichen *Erkrankungen der Lebensfunktion* sind: Schreckreaktionen, reaktive Depressionen, paranoische Prozesse auf dem Boden überwertiger Ideen, das induktive Irresein, die akuten impulsiven oder paranoiden Affektreaktionen, Erregungs- und Dämmerzustände der instabilen Degenerierten und Epileptiker, die poriomanen Zustände.

Im wesentlichen *Erkrankungen aus Problemen der inneren Lebensgeschichte* sind: Begehrungsneurosen und Rentenhysterien, haftpsychotische Zustände, hysterische Dämmerzustände und Delirien, Pseudodemenzen.

Das Problem lässt sich an den beiden erwähnten Beispielen einleuchtend darstellen. Sobald wir aber zu den andern Zustandsbildern übergehen, treten heute beträchtliche Schwierigkeiten auf. Es besteht in der Psychiatrie – heute wie jemals – eine grosse Neigung, dem Psychischen eine viel zu grosse Bedeutung für die Entstehung psychischer Krankheiten zuzusprechen. Das hat schon Bonhoeffer festgestellt, und er hat einen Grund dafür *„in der grossen Leichtigkeit, mit der sich im Gange des Lebens jederzeit scheinbare psychische Ursachen finden lassen“* gesehen. (Allg. Z. f. Psychiatrie Bd. 68, 1911, S. 371) Ein anderer wesentlicher Grund liegt in den *mangelnden Kenntnissen über die Ursachen der psychischen Krankheiten.* Mit zunehmenden entsprechenden Kenntnissen schrumpfen die im Sinne Binswangers „hysterischen“ und d.h. innerlich-lebensgeschichtlich bedingten Krankheiten immer mehr zusammen. Gerade die neuzeitliche Psychiatrie hat in dieser Beziehung grosse Fortschritte gemacht. Zahlreiche Einsichten stammen aus der modernen Psychopharmakologie. Um so erstaunlicher ist, was alles seinerzeit durch exakte klinische Beobachtung und scharfes Denken in dieser Beziehung gefunden wurde. Praktisch alles, was Bonhoeffer anführt, hat sich seither bestätigt, wenn es auch bei weitem noch nicht allgemein ins Bewusstsein der Psychiater eingedrungen ist.

Wer sich in Elektroencephalographie nicht gut auskennt, der hält auch heute noch viele krankhaften Erscheinungen für hysterisch, die *epileptischer* oder *organischer Natur* sind.

Dazu gehören die plötzlichen *Erregungszustände* und verschiedenen *Verstimmungen*, die zu dem *poriomanen Davonlaufen* führen. Dasselbe gilt für gewisse Formen von *Bewusstseinsstörungen*, wie sie etwa bei Vergiftungen (zufälligen oder gewollten) auftreten. Auch *Sinnestäuschungen* als solche entstehen auf funktionaler Basis, während ihr Inhalt oft lebensgeschichtlich bedingt ist.

Eine spezielle Bedeutung haben Erkrankungen aus dem *manisch-depressiven Formenkreis*. Nach den entscheidenden Einsichten Kraepelins hat vor allem Ed. Reiss (Z. Neur. Bd. 2, 1910, S. 347–628) die Unterlagen geliefert, welche es Bonhoeffer ermöglichten, reaktive Depressionen als lebensfunktional bestimmt einzuordnen und im konkreten Fall innerlich lebensgeschichtlich bedingte Komponenten als solche zu erkennen. Erst die seitherigen Erfahrungen mit den weitgehend spezifischen Antidepressiva haben diese Erkenntnisse, die im nachhinein betrachtet sich als doch sehr erstaunlich erweisen, eindeutig bestätigt.

Es bleibt noch, was Binswanger über die funktionelle Bestimmtheit von *Zwang, Wahn* und *induzierter Psychose* sagt. Seine und Bonhoeffers Berufung auf den vielfach kritisierten Begriff der „überwertigen Idee" Wernickes ist problematisch. Dagegen liefert die Psychopharmakologie heute interessante Bestätigungen, die wie bei den reaktiv-depressiven Zuständen erlauben, funktional und innerlich lebensgeschichtlich bedingte Symptome voneinander zu unterscheiden.

Diese allgemein-psychiatrischen Erläuterungen aufgrund heutiger Kenntnisse zeigen die grosse Bedeutung der von Binswanger herausgearbeiteten Begriffe für die praktische psychiatrische Behandlung. Gemeint ist die Möglichkeit, die sich daraus ergibt, in klarer und sauberer Weise *Pharmako- und Psychotherapie gezielt und zweckmässig einzusetzen*. Es zeigt sich so, was von jeder der beiden Methoden zu erwarten ist und was sie nicht leisten können.

Die soeben gegebenen Erläuterungen stützen sich auch auf den Beizug der Abhandlung von Bonhoeffer. Sie zeigt, dass dieser Autor noch nicht zu der klaren Unterscheidung Binswangers gelangt ist. Man sieht so, wie schwierig das Problem ist, und versteht die Mühe, die es uns auch heute noch bereitet, die *entscheidenden Denkschritte* Binswangers *nachzuvollziehen* und in ihrer eigentlichen wissenschaftlichen, aber auch praktischen Bedeutung zu erkennen. Das aber ist die Voraussetzung, um sie auch im ärztlichen Handeln fruchtbar werden zu lassen.

Al. 2, S. 51–54: Ist so der klinischen *Allein*herrschaft des funktionstheoretischen Prinzips im Sinne Meynerts, Griesingers, Hughlings Jacksons und Wernickes auf Grund einer grossen Reihe klinischer Arbeiten sowie des Einbruchs Freudscher Lehren in die Klinik ein Stoss von prinzipieller Bedeutung versetzt, so ist die Lage doch noch nicht ganz befriedigend. Schon rein terminologisch kann man sich schwer dabei beruhigen, dass der Ausdruck psychogen gerade für vorwiegend körperliche, insbesondere zerebrale Funktionsstörungen übrig bleibt, während diejenigen Störungen, welche nicht nur auf psychogenem Wege *entstanden* sind, sondern sich auch noch auf rein seelischem Wege *ausgebreitet* und *fixiert* haben, des Beiwortes psychogen entbehren sollen. Sachlich aber fällt folgendes ins Gewicht: Sowohl bei den von Bonhoeffer psychogen genannten als den hysterischen Zuständen handelt es sich um Reaktionen des Menschen auf mannigfache *äussere* Ereignisse oder Situationen, also Begebenheiten der äusseren Lebensgeschichte, wie z.B. den Tod Angehöriger, Vermögensverlust, von aussen herantretender Zwang zu schwierigen Entscheidungen, Gefängnishaft, drohende Verweigerung oder Herabsetzung der Rente usw. Aber während der Hysterische solche äusseren Ereignisse geistig weiterverarbeitet und erst durch das Medium dieser Weiterverarbeitung der krankhafte Zustand entsteht und sich erklären lässt, scheint beim psychogen Reagierenden diese spezifische innere Weiterverarbeitung zu fehlen und gleichsam unmittelbar, d.h. im Anschluss an die physiologischen Begleiterscheinungen und Folgen der Emotion eine kürzer oder länger dauernde, leichtere oder schwerere physiologische Gehirnalteration sich einzustellen. In einer solchen „Gehirnalteration" haben wir eine funktionelle Störung des Organismus zu erblicken, die, wie wir heute wissen, weit über Rinde und Gehirn überhaupt hinausgreifen und eine Störung, eine Verstimmung oder Umstimmung der gesamten Tiefenperson im Sinne von Kraus darstellen kann, wozu natürlich auch die Verstimmung der *seelischen* Funktionen des Organismus zu rechnen ist. Die Emotion, das psychogene Moment überhaupt, greift hier also scheinbar direkt störend auf den physischen und psychischen Funktionsablauf ein, während dies bei der Hysterie nicht der Fall zu sein scheint, indem hier die Störung des Funktionsablaufs von *inhaltlich* „bestimmt gearteten" seelischen Reaktionen auf das äussere Erlebnis abhängig zu sein scheint. Beidemal aber gebrauchten wir hier früher in der klinischen Psychiatrie dieselben Ausdrücke: seelische Reaktion, psychogener Ursprung, psychogene Krankheitszustände usw. Bonhoeffer hat sehr klar erkannt, dass hier ein wesentlicher Unterschied vorliegt, der eine verschiedene Benennung erfordert, aber die Unterscheidung von psychogen und hysterisch wird der Sachlage noch nicht *prinzipiell* gerecht, sondern nur im Hinblick auf ein klinisches Spezialproblem. Prinzipiell liegt hier ein viel allgemeinerer und für die gesamte Psychiatrie und Psychologie grundlegender Unterschied vor, nämlich *der Unterschied zwischen der seelischen (oder körperlich-seelischen) Funktionsweise des Organismus und ihrer Störung einerseits, der Abfolge der Inhalte seelischer Erlebnisse anderseits.* Das krankhafte Gedrückt- oder Deprimiertsein, das krankhafte Querulieren oder Halluzinieren, das Toben des Epileptikers oder „instablen Degenerierten", all das ist der Ausdruck seelisch-körperlicher *Funktionsstörungen;* der *Wunsch*, krank zu *sein* (nicht zu *scheinen*, denn das wäre Simulation, eine Unterscheidung, die Scheler sehr klar durchgeführt hat), ist hingegen *an und für sich* niemals Ausdruck einer seelischen Funktionsstörung, sondern etwas ganz anderes, nämlich der bestimmte intentionale oder geistige Inhalt oder Gehalt eines seelischen Erlebnisses oder einer seelischen Erlebenshaltung, an und für sich genau so verstehbar wie jeder andere Wunschinhalt (vgl. hierzu ebenfalls Scheler a.a.O.). Den Quellpunkt oder das Zentrum solcher Erlebnisse nennen wir die individuelle (geistige) Person, den inneren geistigen Zusammenhang ihrer Erlebnisgehalte aber ihre *innere Lebensgeschichte.* Wir können daher mit einem Wort sagen, dass die hysterische Psychose aus der Lebensgeschichte des Individuums psychologisch zu verstehen, die psychogene Reaktion aus der seelischen und körperlichen Funktionsstörung des Organismus biologisch zu erklären ist, oder kürzer: hysterisch heissen lebensgeschichtlich bedingte seelische Erkrankungsformen, psychogen funktionell bedingte. Hierbei ist es ganz gleichgültig, ob nur die seelische oder auch die körperliche Funktionsweise des Organismus gestört ist, sowie ob die Funktionsstörung ausgleichbarer Art ist oder nicht oder gar zu organischen Störungen führt. Wir führen also den Schnitt nicht mehr zwischen den so unklaren Begriffen seelisch und körperlich, wie es bisher geschah, sondern zwischen der Funktionsweise des seelisch-körperlichen Organismus einerseits, der geistigen Lebensgeschichte anderseits oder, methodologisch gewendet, zwischen der funktionalen und der lebensgeschichtlichen Betrachtungsweise oder Denkmethode. Damit sind wir der wissenschaftlich nachgerade unerträglichen Verquickung der Begriffe seelische Funktion und geistiger Gehalt seelischer Erlebnisse in dem einen Wort *seelisch* oder *psychisch* glücklich entronnen und können auch ganz ohne den Ausdruck psychogen auskommen. Zugleich sind wir damit aber auch gegen eine Überspannung der realen Gegensätzlichkeiten auf diesem Gebiet gefeit. Denn wenn auch die *Begriffe* Funktion und lebensgeschichtliches Moment unüberbrückbar sind, so ist es doch jeweils nur *ein* und derselbe reale Mensch, auf den beide Begriffe abstraktiv sich beziehen, der Mensch, der einen so und so funktionierenden Organismus hat und eine so und so verlaufende Lebensgeschichte lebt. Und sicherlich gibt es auch zwischen beidem tatsächliche Beziehungen, worauf wir später kommen werden. Jedenfalls gibt es keine Lebensgeschichte ohne einen menschlichen Organismus und keinen menschlichen Organismus ohne Lebensgeschichte. Das zeigt uns auch, dass jener Unterschied zwischen psychogen und hysterisch nur ein praktisch-klinischer, kein theoretischer sein kann, insofern eine Störung der Lebensfunktionen des Organismus prinzipiell *immer* auch mit einer Störung, d.h. einer Abknickung oder Umbiegung der lebensgeschichtlichen Kurve verbunden sein, die letztere immer auch mit einer Störung des Organismus einhergehen kann. Wie denn auch Bonhoeffer erklärt, dass es keine scharfe Grenze zwischen psychogen und hysterisch gibt und hysterisch nur diejenigen Zustände genannt werden sollen, bei denen der Einfluss von Wünschen besonders *stark* in die Augen springt. Andererseits wissen wir, dass innere lebensgeschichtliche Momente auch bei vielen psychogenen Störungen im Sinne Bonhoeffers nachzuweisen sind, so z.B. bei der Poriomanie, wofür ich selbst einen einwandfreien Fall anführen kann, aber auch bei den paranoiden Prozessen, reaktiven Depressionen usw.

Zu Al. 2: In dem soeben erläuterten Sinn ist nun auch das nächste Alinea Binswangers zu verstehen, als entspringend aus dem Bedürfnis, die Verhältnisse noch weiter zu erläutern, um sie klarer hervortreten zu lassen.

Bei der Schwierigkeit der Darstellung Binswangers mag mitgespielt haben, dass er sich nicht erneut dem Vorwurf aussetzen wollte, den man seiner *Allgemeinen Psychologie* machte, er schreibe einen „Baedeker“, d.h. für Laien verständlich über schwierige Sachverhalte. Wichtiger sind wohl die diesen Sachverhalten faktisch innewohnenden Schwierigkeiten.

Binswanger geht wiederum *wissenschaftsgeschichtlich* zu Werke. Das führt ihn, einen Zusammenhang zwischen Bonhoeffer und Freud herzustellen und so die *Psychoanalyse in die klinische Psychiatrie einzugliedern.* Man kann die Bedeutung dieses Schrittes kaum überschätzen, wenn er hier auch nur so gleichsam nebenbei erfolgt.

Ein nächster, wahrscheinlich nicht weniger bedeutender Denkschritt Binswangers ist die Erweiterung des Begriffes einer funktionellen Störung über denjenigen einer „Gehirnalteration“ zu demjenigen einer „funktionellen Störung des Organismus“ und damit einer „*Verstimmung* oder Umstimmung der *gesamten Tiefenperson* im Sinne von Kraus“. Kraus hat seinerzeit eine wesentliche Rolle gespielt bei den Bemühungen, nach dem Ersten Weltkrieg die Medizin ganz allgemein in Bewegung zu versetzen, um sie aus der „klinischen Alleinherrschaft des funktionstheoretischen Prinzips“ herauszulösen. *(Allgemeine und spezielle Pathologie der Person* 1919 und *Die Tiefenperson* 1926. Vgl. dazu: Paul Christian: *Das Personverständnis im modernen medizinischen Denken.* Mohr, Tübingen 1952, wo auch eingehend über Binswangers Personverständnis, wie es besonders in seiner *Allgemeinen Psychologie* dargestellt ist, referiert wird.)

Es folgt dann die grundlegende *Definition* Binswangers der beiden Begriffe. In dieser tritt das Wort „*seelisch*“ auf, ohne dass gesagt wird, was darunter verstanden wird. Man kann nur aus dem Zusammenhang und dem folgenden Satz schliessen, dass einerseits damit „Gestimmtheit“, andererseits „Inhaltliches“ verstanden wird. Aus dem weiteren Verlauf der Abhandlung ergibt sich dann, dass Binswanger das Wort gerade wegen seiner Zweideutigkeit vermeiden will (S. 53). Wie Binswanger aus den *Problemen* von *Leib und Seele,* von *Körper und Geist* aussteigt, das ist im einzelnen am Text zu studieren und kann zu verschiedenen Über- und Auslegungen Anlass geben. Es verbergen sich jedoch in diesen Sätzen Fragen und undurchsichtige Probleme, die hier nicht restlos geklärt werden können. Zum Teil wird später darauf zurückzukommen sein.

Die Schwierigkeiten Binswangers dürften mit einer Problematik zusammenhängen, die mit dem Namen von Max Scheler verknüpft ist. Auch davon werden wir noch zu sprechen haben.

Der nächste Schritt Binswangers gilt dann den schon bei Bonhoeffer erwähnten *Beziehungen der beiden soeben unterschiedenen Bereiche,* die sich zwar wohl *unterscheiden,* aber nicht *trennen* lassen. Da vielfach in der Psychiatrie die beiden Begriffe „unterscheiden“ und „trennen“ nicht unterschieden werden, entstehen vielfältige Konfusionen, die völlig unlösbar sind.

Zum Abschluss des Alineas präzisiert Binswanger noch seinen *Begriff der inneren Lebensgeschichte,* indem er ihn vom Wunschinhalt auf die „ganze Fülle möglicher geistiger Gehalte unseres Erlebens überhaupt“ ausdehnt:

> Al. 2, S. 54: Und schliesslich lehrt uns unsere Unterscheidung, dass wir überhaupt nicht nur auf das Wunschmoment unser Augenmerk richten dürfen, da die innere Lebensgeschichte des Menschen sich nicht nur aus Wunschinhalten zusammensetzt, sondern aus der ganzen Fülle möglicher geistiger Gehalte unseres Erlebens überhaupt. Es wäre ja an und für sich schon merkwürdig, wenn nur *ein* bestimmt geartetes Moment der inneren Lebensgeschichte, und sei es ein noch so häufiges und wichtiges, für die psychiatrische Klinik systembildend zu werden berufen wäre. –

Es folgen nun drei Alineas, in denen Binswanger Beziehungen seiner Begriffsbildung und Unterscheidung und derjenigen anderer Autoren untersucht. Es sind dies *Scheler, Jaspers* und *Erwin Straus.* Dabei ist von vorneherein zu bedenken, dass Scheler Philosoph, Jaspers und Straus ursprünglich Ärzte waren.

Als Übergang zu diesen drei Abschnitten ist es zweckmässig, sich zu vergegenwärtigen, was die beiden Begriffe *erklären* und *verstehen* meinen. Sie gehen aus von einer berühmten Abhandlung Diltheys aus dem Jahre 1894: „Ideen über eine beschreibende und zergliedernde Psychologie“. Binswanger bringt *erklären* mit *funktional, verstehen* mit *lebensgeschichtlich* in Zusammenhang.

Nach diesen allgemeinen Bemerkungen zu Al. 2 sind nun noch verschiedene einzelne Hinweise zu geben:

Zu dem Problem der *Zusammenführung von klinischer Psychiatrie und Psychoanalyse* ist nicht zu verwechseln, was hier dargestellt ist, d.h. die *wissenschaftliche Lösung* des Problems und die *praktische Einführung* psychoanalytischer Methoden in die psychiatrische Klinik, wie sie Eugen Bleuler im Burghölzli und Ludwig Binswanger in Kreuzlingen vollzogen haben.

Die Erweiterung der zerebralen Funktionsstörung auf eine Störung des Gesamtorganismus am Anfang des Alineas und die Erweiterung der Bedeutung von Wunschinhalten auf die ganze Fülle möglicher geistiger Gehalte unseres Erlebens am Schluss des Abschnittes entsprechen einander und rahmen die mittleren Teile gleichsam ein.

Die *äusseren Ereignisse,* die den Reaktionen zugrunde liegen, *sind* bei funktionalen und innerlich-lebensgeschichtlichen Störungen *dieselben!* Deshalb lassen sich die beiden Erkrankungsformen *nicht durch die Ätiologie voneinander unterscheiden.* Die Abklärung der wirklichen oder auch nur einer vermeintlichen Ursache sagt deshalb nichts darüber aus, ob ein Krankheitszustand funktional oder geschichtlich bedingt sei. Die Entscheidung dieser Frage ist jedoch von entscheidender Bedeutung für die Therapie.

Das Wort *gesamte Tiefenperson* gibt Anlass, die folgenden Begriffe zu klären: Das Wort stammt aus dem 2. Teil der *Allgemeinen und speziellen Pathologie der Person* von Friedrich Kraus, der den Titel „Die Tiefenperson" trägt. Der Autor meint damit: „eine schlechthin vitale, das tiefste Wesen des Menschen bildende, spontan dranghaft schöpferische, primär angelegte, nicht erst reaktiv entstandene innerliche Instanz" (S. 3). Das greift zurück auf das wahrscheinlich von Chr. Wolf stammende Wort „Tiefsinn". Dieses meint die Kraft des Geistes, mit Gründlichkeit das Wesen der Objekte zu erforschen, „tief in den Zusammenhang der Dinge und Begriffe einzudringen, das Verborgenste aufzufinden und zu begreifen". Wahrscheinlich von Eugen Bleuler wurde dann der Begriff *Tiefenpsychologie* geschaffen, der im Werk von C.G. Jung eine grosse Rolle spielt, auch von Freud übernommen wurde und in die populäre Psychologie übergegangen ist. In der Psychiatrie wird er nicht mehr viel verwendet.

Funktionales und lebensgeschichtliches Geschehen im Menschen werden dann durch *verschiedene Weisen des Betrachtens* oder des *Denkens* einander gegenübergestellt, nämlich dessen, der dieses Geschehen beschreibt und erforscht, d.h. des Arztes. Durch diesen Schritt gelingt es Binswanger, die unklaren Begriffe „seelisch", „psychisch", „psychogen" und damit auch die Problematik von „Leib und Seele", „Körper und Geist" auszuschalten. Zugleich eröffnen sich Wege, um die *untrennbare Einheit des Menschen* zu ihrem Recht kommen zu lassen und damit auf die

Beziehungen der beiden Bereiche hinzuweisen. Wenn zunächst nur festgestellt wird, dass „es keine scharfe Grenze zwischen psychogen und hysterisch" gibt, so ist das nur ein erster Schritt des Denkens, das dann danach trachten muss, innerhalb dieser Einheit *Unterscheidungen* zu treffen. Es wird sich später zeigen, welche grundsätzliche Bedeutung dabei dem Fragen zukommt.

8. September 1986

Ad Al. 3–5: Die drei Abschnitte stellen einen Ausschnitt aus der Geschichte der Probleme dar, die Binswanger hier behandelt. Sie umfasst die Zeit von 1912–1927. Die Beschäftigung mit dieser Literatur ist insofern immer noch von Interesse, als dabei Begriffe erörtert werden, die in der psychophysischen Problematik lange eine grosse Rolle spielten und die heute immer noch ihre Rolle spielen, obschon sie seinerzeit als ungenügend erkannt worden sind.

> Al. 3, S. 54f.: Unsere Unterscheidung deckt sich bis zu einem gewissen Grade mit derjenigen von Scheler zwischen der *funktionstheoretischen* und *inhaltstheoretischen* Auffassung der Geisteskrankheiten, einer Unterscheidung, die man nicht mit dem Gegensatz von materialistisch und spiritualistisch verwechseln darf. Damit hat sie gar nichts zu tun. Sie lehrt nur das, dass der Inhalt oder Gehalt unserer seelischen Erlebnisse durch den Zustand des Organismus oder des Gehirns nicht eindeutig bestimmt ist, dass uns hier also sowohl die kausale als die parallelistische Betrachtungsweise im Stich lassen. „Eine eindeutige Determinationsbeziehung zum Gehirn und Nervensystem" hat nur das „Ins-Spieltreten der Funktionen", vermöge derer wir jene Inhalte erleben, haben aber nicht diese Inhalte selbst und ihr innerer Zusammenhang. Abgesehen von der prinzipiellen Übereinstimmung unserer Unterscheidung mit derjenigen *Schelers* und der philosophischen Bildung unserer Zeit überhaupt, gehen wir mit unserer Auffassung aber noch einen Schritt weiter. Wenn man nämlich Funktionstheorie und Inhaltstheorie einander gegenüberstellt, so erweckt das den Schein, als ob man, wie aus dem Zusammenspiel der Funktionen eine biologische Theorie oder Gesetzmässigkeit, so auch aus der Abfolge der Inhalte eine bestimmte geistige Theorie oder Gesetzmässigkeit konstruieren könnte. Das ist aber prinzipiell unmöglich, wenn man mit Theorie und Gesetzmässigkeit hier und dort nicht etwas Grundverschiedenes meint. Wohl gibt es hinsichtlich der Abfolge der geistigen Erlebnisgehalte bestimmte Wesensgesetze, bestimmte rein phänomenologische oder eidetische Wesenszusammenhänge, das ist aber keine Theorie im empirisch-wissenschaftlichen Sinne. Was wir empirisch an der Abfolge der Inhalte unseres Erlebens konstatieren und verfolgen können, ist ihr *einmaliger, unwiederholbarer,*

historischer Zusammenhang und nichts anderes, welchem Sachverhalt die Einführung des Begriffs der inneren Lebens*geschichte* entspricht. Damit ist sowohl das spezifisch methodologische Moment dieser Forschungsart als auch ihr ideelles „Substrat" ihr Korrelat auf der „gegenständlichen" oder „noematischen" Seite hervorgehoben, zugleich aber auch die spezifische Eigenart, die der Begriff *Leben* hier (zum Unterschied von dem Begriff Leben in dem Ausdruck Lebens*funktion*) erhält.

Ad Al. 3: Dieses ist dem Philosophen *Max Schele*r gewidmet. Binswanger hat bereits in Al. 2 auf Schelers Aufsatz „Die Psychologie der sogenannten Rentenhysterie und der rechte Kampf gegen das Übel" hingewiesen. „Die Idole der Selbsterkenntnis" (Idol = getrübter Spiegel, nach Francis Bacon) erschienen in *Vom Umsturz der Werte* 1915. Der hier für Binswanger wesentliche Abschnitt über *„funktionstheoretische und inhaltstheoretische* Auffassung" findet sich aber schon in dem 1912 erschienenen 1. Bd. der *Zeitschrift für Pathopsychologie* unter dem Titel: „Über Selbsttäuschungen". Binswanger übernimmt wesentliche Aussagen von Scheler.

Materialismus: Lehre, dass das wahrhaft Reale in der Natur wie im Seelischen die Materie, das Körperliche, Physische ist.

Spiritualismus: Lehre, dass die absolute Wirklichkeit Geist, geistig sei, aus einer Summe von geistigen Wesen bestehe, so dass das Körperliche nur ... ein Produkt psychischer Faktoren sei (nach Eisler).

Kausale und parallelistische Betrachtungsweise: In den Diskussionen über Leib-Seelen-Probleme werden immer wieder die beiden Begriffe: *Wechselwirkung* oder *Parallelismus* zwischen Leib und Seele oder Körper und Geist verwendet. Dabei meint Wechselwirkung, es bestehe ein eindeutiger, notwendiger, d.h. kausaler Zusammenhang zwischen den beiden Bereichen. Parallelismus dagegen meint: Es bestehe wohl ein Zusammenhang, aber nicht ein eindeutig fassbarer, sondern nur ein deskriptiv aufzeigbarer und in diesem Sinne nicht kausaler. Beide Thesen waren schon zur Zeit der Abfassung der Abhandlung Binswangers, vor allem durch *Liebmann* und *Hönigswald*, als unhaltbar erwiesen. Ohne dass auf diese und mannigfaltige andere Kritik eingegangen würde, macht man bis heute weiterhin von ihnen Gebrauch und tut so, als ob es sich dabei um feststehende wissenschaftliche Tatsachen handeln würde.

Binswangers *Kritik* der Begriffe Schelers ist sehr wohl berechtigt. Der letzte Satz gibt zusätzliche Erläuterungen. Er ist sehr zusammengedrängt und beruht auf der notwendigen Unterscheidung zwischen etwas, was untersucht und was hier als *„Substrat"* bezeichnet wird, das ist die „Unterlage" oder auch die „Substanz", und der *„Methode"*, d.h. dem Weg, auf dem vorzugehen ist, um die Untersuchung durchzuführen. Das Substrat ist *der Gegenstand*, um den es sich handelt. Dieser *ist* jedoch *„ideell"* oder *„noematisch"*, was bedeutet, dass es sich um *„Gedanken"* oder, wir könnten auch sagen, um gedankliche Gebilde handelt. Was sich nicht von selbst versteht, wird jetzt gesagt, dass nämlich in dem Gegenstand der Abhandlung, wie er im Titel ausgedrückt ist, zwei verschiedene Begriffe von Leben verwendet werden. Im ersten ist von „Leben" im biologischen Sinn die Rede, im zweiten von „seelischem Leben", wenn wir etwa sagen, wir müssten unser Leben zu einem Ganzen gestalten.

Ad Al. 4: Dieser Abschnitt ist *Karl Jaspers* gewidmet und seiner Gegenüberstellung von *„kausalen und verständlichen Zusammenhängen"*. Hier kann sich Binswanger auf bereits vorliegende Kritik stützen. Er hat aber selber in seiner *Allgemeinen Psychologie* 1922 die hier nur berührten Probleme eingehend erörtert.

> Al. 4, S. 55f.: Ähnliches gilt auch von den Beziehungen zwischen unserer Unterscheidung und der Jasperschen Gegenüberstellung von kausalen und verständlichen Zusammenhängen. So dankbar wir Jaspers überall da gedenken müssen, wo wir methodologische Fragen der Psychiatrie behandeln, da er der erste war, der ihre methodische Erörterung in unser Fach einführte, so habe ich doch schon mehrfach darauf hingewiesen, dass wir uns weder mit dem Begriff des kausalen Zusammenhangs auf der einen, des verständlichen auf der anderen Seite beruhigen dürfen. Wie in neuester Zeit Löwi, ein Schüler Hönigswalds, wieder besonders deutlich gezeigt hat, hat der Begriff der physikalischen Kausalität, der Begriff von Ursache und Wirkung, schon hinsichtlich des Verhältnisses von Reiz und Reaktion und damit auch innerhalb des *rein* biologischen Geschehens keine Stätte. Auf der anderen Seite ist der Begriff des verständlichen Zusammenhanges bei Jaspers ein abstrakter psychologiefremder methodologischer Hilfsbegriff, dem das Wesentlichste fehlt, was überall da, wo von Verständlich und Verstehen in der Psychologie die Rede ist, in den Vordergrund gestellt werden muss, der Rückgang auf die zu verstehende individuelle geistige Person, die allein wir im Akte des psychologischen Verstehens recht eigentlich „verstehen". Doch ist es nicht nötig, mich hier weiter mit Jaspers auseinanderzusetzen, jedoch sei betont, dass durch solche Kritik und Weiterbildung seiner Auffassungen sein Verdienst um die Psychiatrie in keiner Weise geschmälert werden soll und kann. Gerade das Gegenteil ist der Fall! Was er kausale Zusammenhänge nennt, verlangt gebieterisch nach einer Erweiterung und Vertiefung in rein biologischer Hinsicht, seine Lehre von den verständlichen Zusammenhängen gebieterisch ihre Einordnung in den Begriff der inneren Lebensgeschichte, beide Seiten der Disjunktion aber gehen auf ihn zurück.

Damit wird das, was soeben zu Wechselbeziehung und Parallelismus gesagt worden ist, noch deutlicher, indem die *Kausalbeziehung* mit ihrer *Notwendigkeit* der Zusammenhänge aus dem biologischen Denken überhaupt verbannt wird. Heute fragt sich wiederum, ob das angesichts neuzeitlicher Forschungsergebnisse, etwa der Biochemie und Molekularbiologie, noch aufrecht erhalten werden kann. Es kommt wahrscheinlich darauf an, *wie* das Wort *Biologie definiert wird.* So wie Binswanger vorgeht, muss ihm beigepflichtet werden.

Eine zusätzliche Erläuterung erfordert das Wort *„verstehen"*. Jaspers übernimmt einen *„idealtypischen"* Verstehensbegriff aus der Soziologie von *Max Weber.* Danach würden wir einander entsprechend typischen Mustern allgemeiner Strukturen verstehen. Wenn das für das Verstehen sozialer Strukturen eine gewisse Berechtigung haben mag, so ist es sicher für das Verstehen individueller Verhaltens- und Ausdrucksweisen unzureichend.

Jaspers hat seine Lehre 1913 erstmals publiziert, somit eher nach Scheler. Innerhalb der Psychiatrie gebührt Jaspers jedoch der Vorrang in der *Einführung einer methodologischen Besinnung* in dem zum vorhergehenden Abschnitt erwähnten Sinn. Es ist dies ein sehr grosses Verdienst. In der neueren Psychiatrie wird in dieser Beziehung Jaspers kaum mehr Folge geleistet. Man überlegt sich nicht mehr, ob die verwendeten Forschungsmethoden dem zu erforschenden Gegenstand angemessen sind, sondern man „forscht" einfach drauflos, gleichsam als ob sich alles von selbst verstände, und verfehlt damit oft das Ziel, vielleicht sogar ohne es zu merken.

Ad Al. 5: Dieser Abschnitt ist der Beginn einer Jahrzehnte währenden Auseinandersetzung Binswangers mit *Erwin Straus* und einer ebenso lange dauernden persönlichen Freundschaft von zwei Männern, die nicht nur wissenschaftlich, sondern auch persönlich sich sehr gut verstanden. Beide verfügten über eine ausgezeichnete humanistische Bildung, beide waren hervorragende Musiker, beide kannten sich sehr gut aus in der Philosophie. In der frühen Schrift von Straus hat Binswanger sogleich den wesentlichen Punkt erkannt, der sich vollständig deckt mit seinem eigenen Unternehmen. Wesentlich ist vor allem, wie sich hier schon zeigt, dass Straus bereits damals Gewicht gelegt hat auf *zeitliche Strukturen* und *momentanes* Geschehen *historischem* gegenübergestellt hat. Nicht minder interessant, dass Binswanger auch schon damals darauf reagiert hat.

> Al. 5, S. 56f.: Schliesslich hat den hier vorliegenden Unterschied klar erkannt Erwin Straus in seiner Berliner Habilitationsschrift: Über postchoreatische Motilitätsstörungen, insbesondere die Beziehungen der Chorea minor zum Tic. Er unterscheidet hier an seinen postchoreatischen Patienten sehr klar zwischen den rein motorischen physiologischen *Moment*reaktionen und dem sich erst in der Geschichte des individuellen Erlebens entwickelnden „neurotischen Erlebnis". Da die „Konfliktsituation des Neurotikers" erst *„aus der durch ihren Sinn verknüpften Folge der Erlebnisse"* erwächst, wie E. Straus sehr prägnant sagt, so glaubt er, motorische Momentreaktion und „historische" Reaktion einander gegenüberstellen zu dürfen, womit wiederum an einem Spezialproblem, hier

einem vorwiegend neurologischen, die Notwendigkeit unserer prinzipiellen Unterscheidung dargetan ist.

Zusatz: Im Jahre 1923 ist ein Buch erschienen von *Karl Birnbaum: Der Aufbau der Psychose. Grundzüge einer psychiatrischen Strukturanalyse.* Dasselbe Thema hat derselbe Autor 1928 als erstes Kapitel des speziellen Teiles des *Handbuches der Geisteskrankheiten* von O. Bumke wieder behandelt. Darin werden als psychopathologische Grundbegriffe unterschieden: „*Pathogenese*" und „*Pathoplastik*". Der erste bezieht sich auf *Krankheitsverursachung,* der zweite auf die *Krankheitsausgestaltung.* Ein Beispiel soll das erläutern: Der bedeutende Neurologe Westphal ist eines Tages in seinem Hirnanatomischen Laboratorium erschienen und sprach seine Mitarbeiter mit den folgenden Worten an: „Meine Herren, wissen Sie schon, dass ich ein Gehirn aus Gold habe?" Es war das erste Symptom der progressiven Paralyse. Pathogenetisch ist der paralytische Prozess im Gehirn, pathoplastisch die Wahnidee, die aus seinem Tätigkeitsbereich stammte, wobei vielleicht der Umstand mitspielte, dass für die histologischen Färbungen Goldchloridlösungen verwendet wurden.

Sicher meint Birnbaum etwas ähnliches wie Binswanger. Die Begriffe Binswangers sind jedoch insofern *umfassender,* als sie nicht nur für Pathologisches, sondern auch für normales psychophysisches Geschehen gelten. Für *praktische psychiatrische Belange* jedoch sind die Birnbaumschen Begriffe sehr nützlich und verhindern es, dass man rein pathoplastisches Geschehen für pathogenetisch hält, was sehr leicht geschieht. Damit geraten aber therapeutische Massnahmen, vor allem solche der Psychotherapie, auf einen falschen Weg, der nie zu einem positiven Resultat führen kann.

Ad Al. 6: Der Abschnitt ist besonders auch deshalb wichtig, weil er zeigt, wie schwierig es für Binswanger selbst war, zu seiner Aufstellung der beiden Begriffe zu kommen. Daraus ergibt sich leicht, dass es durchaus verständlich ist, wenn wir auch heute noch Schwierigkeiten antreffen, seine Einsichten nachzuvollziehen und vor allem auch praktisch anzuwenden. Ein Studium der von Binswanger erwähnten Untersuchungen kann dabei sehr nützlich sein.

Al. 6, S. 57: Mir selbst erwuchs diese Einsicht aus langjähriger psycho-analytischer Praxis und theoretischer Auseinandersetzung mit den Problemen der Psychoanalyse, aus der Beschäftigung mit den Problemen der allgemeinen Psychologie und zuletzt aus historischen Untersuchungen geistes- und literaturgeschichtlicher Art über das Traumproblem. In einem Vortrag in dem Züricher psychiatrisch-neurologischen Verein im Winter 1924 hatte ich das psychiatrische Forschungsobjekt noch nach drei Kategorien einzuteilen versucht. Ich unterschied damals nämlich

> 1. den Leib als psychiatrisches Forschungsobjekt und seine Grenzen,
> 2. die Seele als psychiatrisches Forschungsobjekt und ihre Grenzen:
> *a)* die Seele als Gehirnfunktion,
> *b)* die Seele als Funktion der Naturwissenschaft,
> 3. den Menschen oder die Person als psychiatrisches Forschungsobjekt.

Ad Al. 7: Binswanger versucht hier Unklarheiten, welche noch bestehen, aus dem Weg zu räumen. Dabei gewinnt man den Eindruck, dass er mehr auf die offenen Probleme hinweist, als dass er sie tatsächlich klärt. Zu Schwierigkeiten für das Verständnis gibt zunächst die Zusammenstellung von *„historisch und psychologisch-hermeneutisch"* Anlass. Der erwähnte Aufsatz über „Erfahren, Verstehen, Deuten in der Psychoanalyse" ist eine grundlegende Abhandlung der modernen Psychiatrie, die zu übergehen unfehlbar zu beträchtlichen Irrtümern führt. Hier kann nur kurz erläutert werden, dass „hermeneutisch" eigentlich *„auslegen"* heisst. Es ist die Methode, die Psychisches, das nicht unmittelbar verstanden werden kann, doch dem Verstehen zugänglich macht.

> Al. 7, S. 57: Heute fasse ich 1 und 2 unter dem Begriff der Lebensfunktion zusammen, erweitere 3, nämlich den Begriff der geistigen Person, in denjenigen der inneren oder geistigen Lebensgeschichte der Person, womit der historische und psychologisch-hermeneutische Charakter dieser Forschungsrichtung deutlich hervorgehoben wird. Wenn ferner sub 2b von der Seele als „Funktion der Naturwissenschaft" gesprochen wurde, so bedeutet hier Funktion natürlich etwas ganz anderes als Lebensfunktion, nämlich Funktion des naturwissenschaftlichen Denkprozesses oder der naturwissenschaftlichen Denkmethode; immerhin konstituiert sich in dieser Methode erst der moderne psychiatrische Begriff der seelischen Lebensfunktion, des seelischen Funktionszusammenhangs oder seelischen Organismus, so dass wir diese Rubrik nicht missen können. Jedenfalls sei festgehalten, dass wir hier unter Lebensfunktion immer das körperliche *und* das seelische Naturgeschehen, mit einem Wort den Organismus als einheitlichen Inbegriff von beidem verstehen.

Die nähere Bestimmung des Begriffes der inneren Lebensgeschichte wird dann in diesem Abschnitt ergänzt durch eine nähere Bestimmung der Lebensfunktion. Wenn dabei von *„seelischem Naturgeschehen"* die Rede ist, so muss darunter das *Trieb- und Stimmungsleben* dessen, was *empfunden* oder *gefühlt wird,* verstanden werden, was eben neben rein körperlichen Vorgängen in den Bereich der Lebensfunktion gehört.

Zum ganzen Kapitel 1, besonders zu Al. 3–5, der Geschichte der Begriffe: Im Al. 2 findet sich S. 53 in der Anmerkung 2 der Hinweis auf eine

Abhandlung von *Kurt Goldstein:* „Über die gleichartige funktionelle Bedingtheit der Symptome organischer und psychischer Krankheiten; im besonderen über den funktionellen Mechanismus der Zwangsvorgänge". (Monatsschr. f. Psych. u. Neur. Bd. 57, 1925, S. 191–209)

Diese Abhandlung ist im Rahmen derjenigen Binswangers von so grosser Bedeutung, dass näher darauf eingegangen werden muss. Goldstein war Neurologe in Berlin, bis er 1933 auswandern musste. Er liess sich in New York nieder. Er war der Vetter des bedeutenden neukantianischen Philosophen Ernst Cassirer und gewann dadurch eine philosophische Bildung, die ihn in seinen biologischen und medizinischen Auffassungen, sehr zu deren Vorteil, stark beeinflusste. Seine Lehre findet sich vor allem in seinem Buch: *Der Aufbau des Organismus* von 1934 und in einem Werk über *Aphasien,* das er später in Amerika schrieb.

Goldstein stützt sich ferner auf *Jackson* und *v. Monakow. Bei jeder Leistung ist der Organismus als Ganzer beteiligt.* Dabei gehört zu diesem Ganzen nicht nur der Körper, sondern auch die für ihn relevante Mit- und Umwelt. In jeder Leistung sind *einzelne Funktionen* miteinander integriert. Diese beeinflussen sich gegenseitig im Sinne der Förderung und Hemmung. Leistungsstörungen beruhen stets auf einer Beeinträchtigung des Zusammenspiels der verschiedenen Leistungskomponenten. Dadurch werden *Einzelleistungen* aus der einheitlichen Ganzheit herausgerissen und treten nun isoliert in Erscheinung. Das hat zur Folge, dass sie in *verstärktem Masse* wirksam werden.

Daraus folgert Goldstein, dass organische und psychische Krankheitserscheinungen grundsätzlich in derselben Weise zustande kommen. In beiden Bereichen kann die Funktionswandlung durch krankhaften Abbau erkennen lassen, wie die normalen Funktionen aufgebaut sind. Andere Wege können zu demselben Ziel führen: Phylogenetische und ontogenetische Untersuchungen, theoretische Untersuchungen mittels „Abstraktion" (was Goldstein in dem erwähnten Aufsatz selber erwähnt), und zwar des Gesunden. Er verwendet es, um physisch und psychisch voneinander zu unterscheiden, nämlich das Abstrahieren. Zugleich erkennt er jedoch die Schwierigkeit, die dabei besteht. Was Goldstein als *physisch* bezeichnet, nennt Binswanger *Lebensfunktion,* und was für den ersten *psychisch* ist, bedeutet bei dem letzteren *Lebensgeschichte.*

Goldstein beschreibt nun ein pathologisches Verhalten, das in der „Neigung" besteht, „jede Tätigkeit, in der er sich befindet, dauernd festzuhalten". Er sieht in diesem Verhalten organisch Kranker, das er mit dem Striatum in Beziehung setzt, eine Ähnlichkeit mit dem Verhalten von *Zwangskranken. Beide „beharren in einer einmal eingenommenen Einstellung"* und können sich *willentlich* daraus *nicht lösen.* Für Goldstein ist jedoch die Störung beim Organiker sehr viel ausgesprochener, und er glaubt deshalb, das Studium der entsprechenden organischen Krankheiten könne sehr viel dazu beitragen, entsprechende Störungen auch bei psychisch Kranken zu finden und diese in ihrer physischen Bedingtheit zu erkennen. In Binswangers Worten könnte durch die *Kenntnis organisch Kranker* viel gewonnen werden für das *Erkennen lebensfunktionaler Momente* am Zustandekommen einer individuellen Erkrankung. Das trifft zweifellos in einem Ausmass zu, wie es sich aus den vorliegenden Texten bei weitem nicht erahnen lässt!

Goldstein führt dann eine „*Wertigkeit* eines Vorganges für ein betreffendes Individuum" ein, und er will damit das zusätzliche Psychische erfassen. Das will heissen, dass das Problem der Bedeutungen einbezogen wird, was dem Lebensgeschichtlichen von Binswanger entspricht. Diese Bedeutsamkeiten bilden den „*Mechanismus des Auftretens*" des Symptoms, was wir auch als das *Inhaltliche* bezeichnen können. Im Gegensatz dazu steht das „Wesen des *Zwangsvorganges*", der als etwas anderes, eigenes betrachtet werden muss. Goldstein bringt dies in Zusammenhang mit dem *Triebhaften,* das *vom Willen unabhängig* ist.

So wie Goldstein das Problem sieht, findet es sich tatsächlich, wie er selber sagt, auch in der *Psychoanalyse,* nur dass Freud selbst sich nicht so sehr, wie Goldstein meint, für das Inhaltliche interessiert hat, sondern ebenfalls auf das „Wesen der Vorgänge des Krankwerdens" mehr Gewicht legte, im Gegensatz zu C.G. Jung.

Von Interesse ist dann weiter, wie Goldstein darstellt, dass die Überwindung der Beharrungstendenz durch Aufgaben, die das Leben stellt, erfolgt. So entsteht dann „*Lebendigkeit, Aktivität, Produktivität und Freiheit*", was alles beim Zwangskranken – sei seine Krankheit nun organischer oder psychischer Genese – verschwindet oder gar nie zum Vorschein kommen kann.

Aus alledem ergibt sich, dass nach Goldstein die Symptome als einzelne Erscheinungen einer Krankheit bei *organischer und psychischer* Genese *dieselben sind.* Damit wird die Aussage Binswangers, der zeigte, dass es nicht zulässig ist, aus den tatsächlichen oder vermeintlichen Ursachen auf eine organische oder psychische Erkrankung zu schliessen, in einem wesentlichen Punkt ergänzt.

Goldstein fragt nun weiter, wie sich denn *organische und psychische Zwangserscheinungen unterscheiden* lassen. Er findet den „Schlüssel" für die Unterscheidung in der „*Stellungnahme des Individuums zu den Zwangsvorgängen*". Beim Organiker bleibt die Persönlichkeit daneben intakt, er versucht so gut es eben geht, sich mit seiner Krankheit zurechtzufinden. Der psychisch Kranke baut die Zwangsphänomene in seine Persönlichkeit ein, reagiert darauf aus seiner Persönlichkeit heraus und wird so im Ganzen seiner Person gestört. *Er ist in viel zentraler Art davon betroffen.* Eine solche Veränderung der Persönlichkeit ist jedoch nur möglich auf dem Boden einer *besonderen Veranlagung.*

Goldstein leitet dann den *Beeinflussungswahn der Schizophrenen* ebenfalls aus der „Primitivierung“ durch einen organischen Abbau ab. Ferner stellt er nahe Beziehungen zwischen zwanghaftem Verhalten, dem organischen Abbau von Leistungen und der Motorik her. Zudem sieht er interessante Zusammenhänge zwischen der Beharrungstendenz und einer *„Tendenz zur Symmetrie“*.

Ergänzend ist jedoch vor allem auch noch auf eine andere Symptomatik hinzuweisen, die in denselben Zusammenhang gehört, den Goldstein nicht erwähnt: das *depressive Denken,* das der Kranke nicht abstellen kann und das sich immer um dasselbe im Kreis bewegt. Dieses Symptom gewinnt so in der Psychopathologie der depressiven Zustände und für deren Therapie eine ganz neue Bedeutung. Es wird so auch klar, wie Binswanger mit andern Autoren dazu kommt, depressive Zustände zu den lebensfunktional bedingten einzuordnen, womit auch ihre Zugänglichkeit für eine biologische Therapie verständlich wird.

22. September 1986

In den drei ersten Kursstunden wurde das Kapitel I der Abhandlung von Binswanger gelesen und kommentiert. Im ganzen geht es dabei darum, zwei Begriffe herauszuarbeiten, die für das Verständnis des Kranken wie auch des gesunden Seelenlebens von grundlegender Bedeutung sind. Die Methode Binswangers bedient sich als *Ausgangspunkt pathologischer Phänomene,* und zwar der akuten Schreckreaktion und der hysterischen Verarbeitung eines Traumas im Sinne der Rentenneurose. Es werden dann – *theoretisch abstrahierend* auf Grund einer umfassenden Kenntnis der einschlägigen wissenschaftlichen Literatur und deren *kritischen Sichtung* und *Weiterbildung* – allgemeine Begriffe umschrieben, um Phänomene zu erfassen und zu unterscheiden, die ein einheitlich untrennbares Ganzes bilden, an dem sich jedoch Strukturen oder Elemente erkennen lassen, welche die Ganzheit aufbauen. Um diese Strukturen sichtbar zu machen, sind *geklärte Begriffe* notwendig, welche *Strukturelemente des einheitlichen untrennbaren Ganzen* bezeichnen. Da allgemein die *Geschichte eines Begriffs* geeignet ist, ihn zu erklären und zu bestimmen, ist Binswangers geschichtliche Darstellung gerechtfertigt. Dasselbe gilt für die *wertend-kritische Haltung,* die sich der Gegenüberstellung bedient, um einen Standpunkt durch Abheben von einem andern deutlich zu machen. Binswangers Abhandlung stellt so den Stand des Problems im Jahre 1927 dar. Seither sind 60 Jahre vergangen. Man kann nicht sagen, dass sich die Probleme in der Zwischenzeit wesentlich weiter geklärt, ja überhaupt verändert hätten. Deshalb ist die Abhandlung auch heute noch von *aktueller Bedeutung.*

Der Rückgriff auf die von Binswanger selbst angeführte wissenschaftliche Literatur lässt manches Problem deutlicher werden und gibt zusätzliche Erläuterungen. Besonders deutlich wird so der *Unterschied zwischen dem Arzt und dem Philosophen,* indem der Kranke den Arzt immer wieder korrigiert und seine Gedankengänge immer wieder auf den Boden der Wirklichkeit zurückführt. Vor allem der Beizug einer Abhandlung von *Goldstein,* die Binswanger nur in einer Anmerkung erwähnt, erweist sich sehr fruchtbar. Binswanger selbst ist aber sehr rasch durch eine neuere Abhandlung von *Erwin Straus* weitergekommen, und zwar in seiner Kritik des Buches: *Geschehnis und Erlebnis;* das bedeutet aber wiederum auf dem Weg der Kritik.

Zu ergänzen ist noch, dass der letzte Satz von Al. 3, S. 55 in der Form, wie er dasteht, kaum verständlich ist. Es müssen nach „Forschungsart", nach „Substrat" und nach „Korrelat" Kommas eingefügt werden!

Ad Al. 6 und 7: Die beiden Abschnitte weisen auf den Weg hin, den Binswanger selber zurücklegen musste, um zu dem Stand der Erkenntnis zu kommen, den er in seinem Artikel niederlegt. Von Interesse ist dabei, dass er in erster Linie die „psychoanalytische *Praxis*" anführt, dann die *theoretischen Studien* über Psychoanalyse und die allgemeine Psychologie, und in dritter Linie folgen dann *„historische Untersuchungen"*, und zwar: „geistes- und literaturgeschichtlicher Art".

Es ist jedoch noch ein *viertes Stadium* zu erwähnen, nämlich die konkrete Ausgestaltung bereits gewonnener Einsichten auf einer untern Stufe. Das ist für *das Fortschreiten von Erkenntnis* überhaupt wesentlich: Nicht glauben, ein einmal erreichtes Stadium sei ein endgültiges Resultat; man könne sich jetzt zur Ruhe legen, das Problem sei gelöst. *Wissenschaftliche Forschung* auf einem Gebiet, wie es die Psychiatrie darstellt, *ist nie am Ende* angelangt, sondern in steter Weiterbewegung, oder anders gesagt: Sie ist immer *vorläufig,* und sie wird durch neue Erfahrungen und deren theoretische Bearbeitung immer wieder erweitert, was bedeutet, dass Vorhergehendes umgestossen oder doch relativiert werden muss. – Die von Binswanger selbst zitierte eigene Abhandlung: „Welche Aufgaben ergeben sich für die Psychiatrie aus den Fortschritten der neueren Psychologie?" ist im Band II seiner *Vorträge und Aufsätze* wieder abgedruckt. Es handelt sich um ein umfangreiches Werk, das weitere zum Thema gehörende Literatur zugänglich macht. Darin wird auf S. 132 auf *Birnbaum* hingewiesen, freilich über eine alte, aus dem Jahr 1909 stammende Abhandlung, in welcher die hier interessierenden Begriffe noch nicht vorkommen. – Die Abhandlung, welche derjenigen von 1927 um drei Jahre vorausgeht, greift jedoch in verschiedenen Beziehungen auch über das hinaus, was später weiterentwickelt wurde. Sie enthält z.B. *phänomenologische Analysen konkreter psychopathologischer Erscheinungen* und vor allem gegen den Schluss (S. 145) kurze, aber ganz wesentliche Bemerkungen über die *Kunst Geisteskranker* und damit über die Bedeutung *ästhetischer Betrachtungsweisen* in der Psychiatrie.

In Al. 7 findet sich neben weiteren Klärungen der beiden Grundbegriffe ein neuer Begriff, welcher der Erläuterung bedarf: Der „historischen" wird ein *„psychologisch-hermeneutischer"* Charakter der Erforschung der inneren Lebensgeschichte gegenüber- oder hinzugestellt. Das Wort „hermeneutisch" heisst *„auslegend"*. Es hat eine lange geistesgeschichtliche Entwicklung durchgemacht. Es steht in Beziehung zu Hermes, dem Götterboten, der zwischen den Göttern und den Menschen vermittelt. Das „innere Leben" des Menschen ist nicht einfach zugänglich. Es mag wohl zum Teil ausgedrückt werden, bleibt jedoch zu einem guten Teil verborgen, kann sich aber einem auslegenden Bemühen bis zu einem gewissen Grad erschliessen. Dies kann jedoch nicht in beliebiger Weise geschehen, sondern muss bestimmten Regeln folgen. Die entsprechende Methode ist die *Hermeneutik*. Die Probleme dieser Methode sind in neuerer Zeit vor allem von *Hans-Georg Gadamer* ausgezeichnet dargestellt worden, weshalb dessen Werke für die heutigen Psychiater von grosser Bedeutung sind.

Abschliessend ist noch auf den Begriff *„Organismus"* hinzuweisen, der dann später 1934 durch *Kurt Goldstein* mit seinem Werk: *Der Aufbau des Organismus* eine wichtige Bearbeitung gefunden hat, die besonders für die Lebensfunktion bedeutungsvoll wird.

Kapitel II, S. 58–65

> Al. 8, S. 58: Lassen wir nun die Untersuchung unseres Spezialproblems über Lebensfunktion und Lebensgeschichte in der Psychiatrie und Neurologie einmünden in die geistesgeschichtliche Forschung. Es soll der hier vorliegende Gegensatz zunächst an einigen Etappen der *Geschichte* der beiden uns beschäftigenden wissenschaftlichen Prinzipien kurz entwickelt werden.

Ad II, Al. 8: Das ganze *Kapitel II* ist der *geschichtlichen Entwicklung der beiden Begriffe* gewidmet, und zwar von *ihrem Beginn* bis in die neuere Zeit. Dabei kommen neue Wesenszüge der ganzen Problematik zum Vorschein. Ferner wird sichtbar, dass die wesentlichen Fragen schon seit sehr langer Zeit den Menschen bewegt haben.

> Al. 9, S. 58: Die wissenschaftliche Untersuchung der Lebensfunktion, ja die Aufstellung des Begriffs derselben beginnt mit Aristoteles. Für ihn ist der Mensch ein aus den bekannten vier Lebensfunktionen (Ernährung und Wachstum; Bewegung und Begehren; Anschauung, Erkennen und Gedächtnis; Denken) zusammengesetzter Organismus, und zwar derart, dass, obwohl jede dieser Funktionen

> für sich funktioniert, sie doch alle nur als Glieder des ganzen Organismus wahre Existenz haben. Insofern sind hier, wie Aristoteles immer wieder hervorhebt, die Teile nicht früher als das Ganze. Wir sehen, dass in dieser Lehre Funktionen begrifflich ohne weiteres nebeneinander gestellt werden, die wir, wie etwa Wachstum und Denken, als körperliche und seelische Funktionen allzusehr auseinanderzuhalten gewohnt waren, zum Schaden einer einheitlichen organologischen Auffassung. Hier heisst es, zu Aristoteles zurück! Was nun Aristoteles Seele oder seelisch nennt, das ist der *Grund* dieser gesamten Lebensfunktionen, ja bisweilen „die Lebensfunktion" selbst. Jedenfalls ist die einheitliche Lebensfunktion oder Seele bei ihm nie die *Folge* des organischen Lebensprozesses, wie ihn schon seine eigene Schule und die Stoa missvertanden hatten, und wie es den Medizinern aller Zeiten bis heute geläufig war und ist, sondern die Seele ist ihm immer das wirkende Form- und Gestaltungsprinzip des Organismus, insofern aber auch die ihn *begrenzende* Kraft, da es ja von ihr abhängt, wieweit die Grösse und das Wachstum des Leibes vorschreiten. Später wird sie geradezu „das *Beherrschende*" des Leibes. Das sind Ansichten, die heute, wenn auch in verschiedenen Gewändern, wieder sehr aktuell sind, ich brauche nur an Driesch, Scheler, E.Th. Haering und E. Straus zu erinnern.

Ad Al. 9: Die wissenschaftliche Untersuchung der Lebensfunktion beginnt mit Aristoteles. Binswanger stützt sich auf den Stand der Aristoteles-Forschung nach dem Buch von Werner Jaeger.

Zum Teil ist der Text ohne Schwierigkeiten verständlich. Probleme entstehen mit den Worten: „einheitlich organologische Auffassung", „einheitliche Lebensfunktion oder Seele", „die Teile, die nicht früher sind als das Ganze".

Diese Worte erfordern zunächst eine Klärung darüber, dass es nach Plato und Aristoteles zwei verschiedene „Ganze" gibt. Das *„einheitliche Ganze"*, das „to holon", das „totum", *das aus unselbständigen Teilen besteht* und für das die Philosophen des Altertums das Beispiel des menschlichen Angesichts wählten neben dem *Ganzen* aus *selbständigen Teilen,* dem „to pan", dem „summum", bei dem die Teile nicht einer inneren Ordnung folgend *zusammengehören,* sondern bloss *zusammengeraten* sind. Die Alten wählten als Beispiel einen Goldklumpen. Wir können den Unterschied uns deutlich machen, wenn wir auf einer Baustelle einen Haufen Backsteine, die ungeordnet daliegen, vergleichen mit denselben Backsteinen, wenn sie zu einer Mauer aufgebaut sind. Wenn man vom Haufen einen Stein wegnimmt, merkt man das nicht, wenn man dasselbe in der Mauer macht, dann entsteht ein Loch, das man sieht.

Die Regeln oder die Ordnung, welche ein einheitliches Ganzes zusammenhalten, sind ihr *„wirkendes Form- und Gestaltungsprinzip"*, das den Organismus in Funktion hält und das darüber entscheidet, was dazugehört und was nicht. Es entscheidet auch darüber, was der Organismus leisten und damit, welche Leistungen er erklären kann und welche nicht. In diesem Sinne ist die einheitliche Gestalt des Organismus auch *„die ihn begrenzende Kraft"*. Wie dann, was Binswanger am Schluss seines Textes sagt, aus der „begrenzenden Kraft" das „Beherrschende des Leibes" wird, ist nun freilich mit dem Wort „später", das er hier verwendet, noch bei weitem nicht hinreichend geklärt. Das müsste hier nun an den beigezogenen Literaturbelegen untersucht und geprüft werden. Das ist zwar an sich interessant und wichtig, es würde uns jedoch zu weit von unserem Weg wegführen. Es hat all das zu tun mit dem Problem von Natur und Freiheit, wie es etwa in Zusammenhang mit dem Begriff des „Triebes" thematisiert werden kann.

Für Binswanger und für die uns hier zentral beschäftigende Frage ist, was der Autor vorher über die *Notwendigkeit für uns, zu Aristoteles zurückzukehren*, gesagt hat. Es gibt ein „Denken mit Aristoteles" (nach einem nicht veröffentlichten Manuskript von W. Szilasi). Dieses ist für das *„medizinische Denken"* von der grössten wissenschaftlichen und praktischen Bedeutung. Was Binswanger hier dazu sagt, ist ein erster Ansatz, der freilich, wie gerade auch aus diesem Text hervorgeht, *„grundlegend"* ist. Seele und Leib sind nicht, wie man heute etwa lesen und hören kann, miteinander „verbunden", sondern, was etwas „grundsätzlich" anderes ist, eine *ursprüngliche Einheit,* innerhalb welcher wohl Teile „unterschieden" werden können, von der jedoch kein Teil abgetrennt werden kann, ohne das Ganze zu zerstören.

Ad Al. 10 und 11: Die beiden Abschnitte gehören zusammen und zeigen, wie Binswanger die Probleme nun weiterentwickelt. Es geht darum zu zeigen, dass der *Begriff des Organismus nicht ausreicht.* Mit ihm gelingt es nicht, „den ganzen Menschen oder alles am Menschen biologisch-genetisch abzuleiten". Binswanger deutet nur an, dass und inwiefern dies mit der Beziehung von Aristoteles zu Plato zusammenhängt. Dieses historische Problem hat aber seine Wurzel in einem gleichsam darunter liegenden Sachverhalt, der im Folgenden weiter erörtert wird. Das geschieht dann in den Abschnitten 12–14.

Gleichsam als *Vorbereitung* für das Folgende sei aber noch auf eine *stilistische Feinheit* hingewiesen: In Al. 6, S. 57 oben heisst es: „Mir selbst erwuchs diese Einsicht ..." Dieses „erwuchs" ist nicht zufällig, sondern es deutet an, dass derartige Einsichten nicht einfach selbst „gemacht" werden, sondern sich geradezu wie das Wachsen „von selbst" ereignen. Das hängt eben mit der *einheitlichen Ganzheit* zusammen, in die sich Glieder spontan einfügen. Solche stilistischen Hinweise, die wohl kaum bewusst vollzogen wurden, zeigen an, dass der Text nicht irgendwie willkürlich konstruiert ist, sondern sich tatsächlich einem eigenen Sachverhalt, der in der Natur der Sache gegeben ist, einfügt.

> Al. 10, S. 58f.: „Nun wissen wir aus den die Aristotelesforschung auf eine ganz neue Basis stellenden Untersuchungen von Werner Jäger, dass die Auffassung von der Seele als dem Prinzip des Lebens und die Verfolgung dieses Prinzipes in allen seinen charakteristischen Äusserungen bei Aristoteles erst allmählich, und zwar relativ spät zur Entwicklung gelangt ist. Bedeutet diese Auffassung doch einen „vollkommenen Bruch“ mit seinen früheren platonisierenden Ansichten und ist die Kluft dieser späten psychophysischen Seelenlehre mit dem ältesten Bestandteil seiner Metaphysik, der Lehre vom νοῦς, nie ganz überbrückt worden. Vergessen wir aber nicht, dass er als Platoschüler angefangen hat zu philosophieren und dass er als derjenige starb, von dem wir sagen dürfen, dass er „die Empirie als Selbstzweck“ eingeführt hat, eine für seine Zeit geradezu „revolutionäre“ und den Zeitgenossen „fremde und abstossende“ Neuerung, wie Werner Jäger uns leicht zu überzeugen vermag.

Es handelt sich hier um ein Referat aus *Werner Jaegers Aristoteles.* Der 3. Teil dieses Werkes ist überschrieben mit „Meisterzeit“. Binswanger bezieht sich vor allem auf das 2. Kapitel: „Die Organisation der Forschung“. Die Zitate finden sich auf den S. 355–360. Der Text ist äusserst interessant!

Man muss sich natürlich fragen, wie das Werk von Jaeger heute beurteilt wird. Die in philosophischen Themen ausgezeichnete französische *Encyclopaedia universalis* referiert in Bd. 2, S. 392 die Arbeit von Jaeger eingehend, weist auf die Schwierigkeiten des Unternehmens hin, auf Einwände, die dagegen erhoben werden können, und meint, eine gewisse Widersprüchlichkeit des Werkes gegenüber der einlinigen Auffassung Jaegers sei vorzuziehen. Ich gewann den Eindruck, dass sich hier der *Denkstil* der Referenten stärker ausdrückt als die Würdigung der Argumente in der Entscheidung einer Frage, die eigentlich nicht eindeutig beantwortet werden kann. Sicher ist jedoch, dass für unsere aktuelle Fragestellung dieser Streitpunkt kaum von wesentlicher Bedeutung ist und wir uns ruhig auf den Standpunkt von Binswanger stützen dürfen.

> Al. 11, S. 59: Jene Kluft zwischen der Lehre vom νοῦς und der biologischen Seelenlehre ist für unser Thema deswegen von so grosser Bedeutung, weil sie zeigt, dass es selbst einem so umfassenden und energischen Denker wie Aristoteles nicht gelang, den *ganzen* Menschen oder alles am Menschen biologisch-genetisch abzuleiten.

Ad Al. 11: Was Binswanger hier schreibt, darf somit als dem Text von Jaeger entsprechend angenommen werden.

> Al. 12, S. 59: Das Prinzip, das einer solchen Ableitung spottete, war das Prinzip des rein theoretischen Denkens, des Denkens in reinen Begriffen, eben des νοῦς selbst. Fremdartig und relativ äusserlich steht er der Lebensfunktion gegenüber, unbeschadet der von Hegel so hoch bewerteten und in seiner Weise befolgten Auffassung:

ἡ γὰρ νοῦ ἐνέργεια ζωή, „denn die Wirksamkeit des Gedankens ist Leben" oder, wie Hegel selber sagt: der Begriff ist die Seele des Lebens. In die Region dieses *spekulativen* Lebensbegriffs können wir hier aber nicht folgen. Wir haben uns zu begnügen mit der Einsicht, dass auch Aristoteles den ganzen Menschen nicht aufgehen zu lassen vermochte in den Begriff der Lebensfunktion und dass immer ein „Rest" übrig blieb, der eine andere als die biologische Betrachtungsweise hartnäckig verlangte.

Ad Al. 12: Das Aristoteles-Zitat lautet bei Jaeger (S. 354) „Die Seele wird als das Prinzip des Lebens begriffen." Da Binswanger selber den Gedanken, den er hier einleitet, nicht weiter verfolgt, verzichte ich darauf einzugehen, was sich aus *Hegels* Interpretation von Aristoteles in seiner *Geschichte der Philosophie* alles ergeben könnte. Ich habe früher einmal festgehalten, dass das Wort „Rest" hier von Goethe aus den *Maximen und Reflexionen* stamme. Ich weiss nicht mehr, woher ich das hatte, vielleicht von Binswanger selbst.

Al. 13, S. 59: Was Aristoteles unter νοῦς verstand, entspricht, wenn wir auch hier Siebecks wundervoller, leider Torso gebliebener Geschichte der Psychologie folgen dürfen – der einzigen guten Psychologiegeschichte, die wir besitzen –, dem, was wir heute als Vernunft, Verstand und Bewusstsein auseinanderhalten. Zu einer klaren Fassung des Bewusstseinsbegriffs ist es bei Aristoteles aber noch nicht gekommen. Erst Plotin hat die synthetische Tätigkeit des Bewusstseins, die Synthesis der Apperzeption Kants in die wissenschaftliche Philosophie eingeführt und damit auch die Lehre von der Einheit des Bewusstseins und ihre Begründung. All das waren Begriffe, ja Begriffskategorien, die erst recht keine biologische Ableitung, keine Reduktion auf den Begriff der Lebensfunktion ertrugen, insofern als sie ihrerseits erst den Grund der Möglichkeit solcher Begriffe bilden. Diese Erkenntnis sollte sich aber erst in der Renaissance fruchtbar erweisen, die nicht zuerst nach Gott, Welt, Leben, Natur fragte, sondern nach der *Möglichkeit des Wissens* von diesen Dingen, die m.a.W. alles *aus den Bedingungen der menschlichen Erkenntnis* begreifen wollte. Und hierin war Nicolaus Cusanus „der erste moderne Denker". An seine Problemstellung knüpfen die grossen Systeme der neueren Philosophie von Descartes bis Leibniz an. Uns interessiert hier aber nicht die Geschichte des Erkenntnisproblems als solche, sondern nur ihre in der Renaissance vollzogene grundsätzliche Abwendung von allen Versuchen, dieses Problem aus dem Leben oder einer Lebensfunktion zu begreifen.

Ad Al. 13: Der Hinweis auf Siebecks *Geschichte der Psychologie* bezieht sich auf S. 334 des 2. Teiles des zweiten Bandes. Das ganze entsprechende Kapitel befasst sich mit der „*Herausbildung des Bewusstseinsbegriffes*" und ist dementsprechend interessant.

Vernunft und Verstand bedeuten im weiteren Sinn dasselbe, nämlich: Intelligenz, Denkprinzip gegenüber der Sinnlichkeit, d.h. der durch die Sinne vermittelten Information. Nun werden aber die beiden Begriffe auch in einem engeren Sinn gefasst und dabei voneinander unterschieden. „*Verstand*" ist „Fähigkeit des geistigen Erfassens, des (richtigen) Begreifens (Abstrahierens) und Urteilens, kurz des beziehend-vergleichenden, analysierenden Denkens sowie des ‚Verstehens', d.h. des Wissens um die Bedeutung der Worte und Begriffe". – „*Vernunft*" ist „als höhere Geistesfähigkeit ... die Einheit und Kraft alles besonnenen, zielbewussten Denkens und Wollens, die auf Zusammenhang und abschliessende Einheit des Wissens und des Handelns abzielende, (auf das ‚unbedingte' gehende) Geistestätigkeit. Sie verarbeitet das durch den Verstand, durch die den Erfahrungsinhalt urteilend gestaltende Geistesrichtung Gewonnene, synthetisch zu innerlich verbundenen, geschlossenen, „vernünftigen" (nach Grund und Folge, Mittel und Zweck geordneten) Zusammenhängen von Gedanken, Handlungen". – Innerhalb der beiden Begriffe werden dann weitere Differenzierungen vorgenommen. – Ganz kurz zusammengefasst: *Verstand* = Gewinnung und Ordnung der Erfahrung auf Grund der Sinneseindrücke und der Denkformen-Kategorien. *Vernunft* = das ‚Erkenntnisvermögen', das die Verstandesbegriffe zu einem in sich geschlossenen Ganzen der Erkenntnis verbindet.

Binswanger wendet sich nicht den soeben erwähnten Begriffen zu, sondern dem *Bewusstseinsbegriff*. Mit Siebeck bringt er diese Beziehung zu einer „*synthetischen Tätigkeit*". *Synthese* heisst Zusammenstellung. Das Wort meint „ein Verbinden, Verknüpfen, Vereinigen einer Vielheit zu einer Einheit, zu einer organischen, übergeordneten Einheit, in welcher die Mannigfaltigkeit der Teile zu einem selbständigen Ganzen geeint ist." Es werden auch hier innerhalb des Begriffes verschiedene Unterformen unterschieden. (Zitate aus Eisler 1927)

Wie Siebeck das Gewinnen des Bewusstseinsbegriffs in der geschichtlichen Entfaltung des menschlichen Geistes schildert, ist spannend. Die Rolle, die dabei *Plotin* spielte, beschreibt Siebeck S. 337f. Es ist dies für den Psychiater insofern von besonderem Interesse, als hier zum ersten Mal „auch *das Verhältnis des unbewussten Denkens zur Bewusstheit* desselben in ein helleres Licht" gesetzt wurde.

Kants „Synthesis der Apperzeption" findet sich in der *Kritik der reinen Vernunft* erläutert unter dem Titel: „Die Deduktion der reinen Verstandesbegriffe", „Zweiter Abschnitt". Dieser Teil des Werkes ist in den beiden ersten Auflagen sehr verschieden gestaltet. Auf diese Probleme kann hier nicht eingegangen werden. Wichtig ist aber das ebenfalls an dieser Stelle behandelte Problem von der „*Einheit des Bewusstseins*".

Diese Einsicht jedoch geht auf *Plotin* zurück. Es dauerte jedoch 1200 Jahre, bis seine Einsichten durch *Cusanus* weiterentwickelt wurden.

Im Buch von *E. Cassirer [Individuum und Kosmos in der Philosophie der Renaissance]* steht die fragliche Aussage auf S. 10. Natürlich ist die Frage nach den „Bedingungen der menschlichen Erkenntnis", der „Möglichkeit des Wissens", das sogenannte „Erkenntnisproblem" auch für den Psychiater von grossem Interesse. Es wurde in klassischen Abhandlungen von bedeutenden Philosophen der ersten Jahrzehnte unseres Jahrhunderts, von Cassirer und Hönigswald eingehend in seiner geschichtlichen Entwicklung und in deren Ergebnissen dargestellt; deren Schriften sind für Binswanger sehr wichtig gewesen. Hier jedoch folgt er andern Wegen.

> Al. 14, S. 59f.: Besonders deutlich sehen wir dies dann bei Thomas Hobbes, der, zeitlich und sachlich noch halb in der Renaissance stehend, gewiss nicht als ein „lebensfremder", rein idealistischer oder gar spiritualistischer Denker angesprochen werden kann, weswegen er ja gerade bei Naturforschern in hohem Ansehen steht. Aber auch Hobbes musste bekennen, dass „von allen Phänomenen und Erscheinungen, die uns vertraut sind", das Erscheinen selbst, das φαίνεσθαι, „das wunderbarste" sei; denn „wissen wir durch die Erscheinungen allein von den Prinzipien der Dinge, so ist schliesslich die Empfindung das Prinzip auch der Erkenntnis dieser Prinzipien und alles Wissen stammt aus ihr. Aber die Erforschung ihrer Ursachen kann wiederum von keinem anderen Phänomen als von ihr selbst, der Sinnesempfindung, ausgehen". Man sieht daraus, dass Hobbes, von dem auch der Satz stammt, „empfinden, dass man empfunden habe, heisst sich erinnern", nichts weniger als ein Materialist war, wie so oft behauptet wird. Auch hier also sehen wir, dass das „Erscheinen", das φαίνεσθαι, oder wie wir heute sagen, das „Erleben von etwas" und das Wissen um dieses Erleben aus keiner anderen „Ursache" begriffen werden kann als aus ihm selbst, sich also auch keiner biologisch-funktionellen Betrachtung beugt, wenn man es nicht seines eigentlichen Wesens und Gehaltes berauben will, wie die Naturwissenschaft aller Zeiten es getan hat.

Ad Al. 14: Das von Binswanger in Anm. 3 erwähnte Buch von Hönigswald *[Hobbes und die Staatslehre,* 1924]enthält ein ganzes Kapitel über die Psychologie von *Hobbes.* Auf S. 109 ist ein grösserer Abschnitt aus dem Buch: „Lehre vom Körper" abgedruckt, der die Zitate von Binswanger enthält. Binswanger kannte all das offenbar aus diesem Werk. Mit Hobbes illustriert Binswanger, gleichsam an Hand einer Persönlichkeit aus einer Übergangszeit, den Schritt zu neuzeitlichem Denken. Hobbes ist 1588 geboren und stirbt 91-jährig, nachdem Descartes und Spinoza, die nach ihm geboren wurden, schon tot sind. Besonders deutlich wird bei Hobbes das „Erscheinen" oder „Erleben von etwas", was nicht mit „biologisch-funktionellen Betrachtungen" erklärt werden kann.

Was Binswanger nur andeutet, ist bei Hönigswald deutlich ausgeführt. Hobbes stellt den psychophysiologischen Gesichtspunkt in den Vordergrund. Dabei spielen interessanterweise *„Bewegungen"* eine zentrale Rolle, und es werden die Beziehungen der Bewegungen zu den *„Erlebnissen“* untersucht. Von hier aus ergibt sich dann, dass „ein schlechthin einzigartiger Faktor des ‚Ich‘“, der das „System der Erlebnisse repräsentiert“ – und die vom Gegenstand ausgehenden Bewegungen, durch den Körper miteinander verbunden sind. Deshalb kann Hobbes weder als idealistischer oder spiritualistischer noch als materialistischer Philosoph bezeichnet werden.

> Al. 15, S. 60: Hier wollen wir stehen bleiben. Genug, einzusehen, dass es sich bei dem Erleben von etwas und dem Wissen um dasselbe um ein nicht weiter ableitbares *Urphänomen* handelt, aus dem wohl die Wissenschaft vom Leben begriffen werden, das aber nicht umgekehrt von dieser Wissenschaft seinerseits wieder erklärt werden kann.

Ad Al. 15: Der Exkurs über Hobbes diente Binswanger dazu, den Begriff des *„Erlebens“* einzuführen, den er nun mit dem Begriff des *„Urphänomens“*, den er von *Goethe* übernimmt, als „nicht weiter ableitbar“ erklärt. Goethe hat sich mehrfach über das Urphänomen ausgesprochen. Vgl. Lexikon der Goethe-Zitate. Wir können heute zum Begriff des Erlebens nicht mehr von einem Urphänomen sprechen, das uns nur noch in Erstaunen versetzen kann. *Heidegger* hat in der Abhandlung: „Die Zeit des Weltbildes“ in *Holzwege* gezeigt, inwiefern „erleben“ eine Modifikation des Daseins darstellt. Freilich bleibt am Dasein, auch für Heidegger, letztlich etwas, was nicht mehr weiter erforscht werden kann. Es fragt sich bloss, ob das mit dem Begriff „erleben“ richtig bezeichnet ist.

> Al. 16, S. 60f.: Bis jetzt interessierte uns die Selbständigkeit und Unabhängigkeit dieses Phänomens. Seine Bedeutung für das Erkenntnisproblem, für das Problem des Verstehens und für die Einteilung und den inneren Zusammenhang der Einzelwissenschaften, insbesondere der Psychologie, Biologie und Physik, kommt hier nicht in Betracht. Hingegen interessiert uns hier weiter eine ganz spezielle Seite dieses Urphänomens selbst, nämlich die einmalige historische Abfolge der Erlebnisinhalte der individuellen geistigen Person als Ursprung oder Zentrum alles Erlebens, kurz: *die innere Lebensgeschichte der Person.*

Ad Al. 16: „Die Selbständigkeit und Unabhängigkeit des Phänomens“ meint, dass es nicht von etwas anderem, wie eben lebensfunktionalen Gegebenheiten, abgeleitet werden kann.

Vom *Erkenntnisproblem* hat Binswanger soeben gesprochen. Das *Problem des Verstehens* hat er in Al. 2, S. 52f. und in Al. 4, S. 55f. kurz erwähnt. Es wird davon noch mehr zu sagen sein.

Der Hinweis auf *R. Hönigswalds Denkpsychologie* bezieht sich auf die letzte umfangreiche Abhandlung des Buches: „Über die Stellung der Psychologie im System der Wissenschaften“ S. 277–401. Diese Abhandlung stellt eine Geschichte der neueren Psychologie dar, welche die *Allgemeine Psychologie* von Binswanger sehr gut ergänzt, sie ist auch heute noch sehr lesenswert.

In dem letzten Satz *definiert* Binswanger den Begriff: „*innere Lebensgeschichte*". Man beachte, dass es dabei um „*Inhalte des Erlebens*" geht. Wesentlich ist ferner die Bestimmung der „*Einmaligkeit*" und der „*Individualität*" des Geschehens.

Al. 17–21: Nun folgt die geschichtliche Entwicklung des „Urphänomens des Erlebens" und damit der inneren Lebensgeschichte.

> Al. 17, S. 61f.: Auch diese spezielle Seite des Urphänomens des Erlebens hat natürlich ihre Geschichte. Und zwar gliedert sich dieselbe wieder in zwei Phasen. Die erste beginnt damit, dass innerhalb des Problems des Bewusstseins oder des Erlebens überhaupt das Spezialproblem des inneren historischen Zusammenhangs der Erlebnisinhalte auftaucht, das uns eingangs im Problem der hysterischen Geistesstörung begegnet war. Dieser Zusammenhang wurde Problem erst dann, als der Mensch anfing, sich über seine eigene innere Lebensgeschichte Rechenschaft abzulegen und sich zu diesem Zweck in seine eigene Lebensgeschichte zu vertiefen. Die ersten Anfänge dieser autobiographischen Reflexion finden wir bei den Griechen, wie Misch in seiner Geschichte der Autobiographie sehr schön gezeigt hat, ihren ersten Höhepunkt aber, der in mancher Hinsicht kaum mehr übertroffen worden ist, bei Augustin. Was Aristoteles für das Problem der Lebensfunktion, das bedeutet Augustin für dasjenige der inneren Lebensgeschichte. Schon hier zeigt sich die Antithese in ihrer ganzen Wucht. Während es sich bei der Vertiefung in die Lebensfunktion um aus gehäuften äusseren und inneren Wahrnehmungen abgezogene, mit Hilfe der biologischen „Kausalitäts"- und Gesetzeskategorie konstruierte naturwissenschaftliche Begriffe handelt, hinter denen sich immer auch irgendwie der Begriff der Substanz, der funktionstragenden μορφή, und der sich in dieser Funktion betätigenden Kraft oder Energie verbirgt, handelt es sich bei der Vertiefung in die innere Lebensgeschichte um etwas ganz anderes, nämlich um das Aufsuchen des geistigen Zusammenhanges zwischen den *Inhalten* der Erlebnisse einer individuellen Person. Reflexion auf einen *geistigen* Zusammenhang aber heisst nichts anderes als Beschäftigung mit einem *geistigen* „*Sein*". Hier handelt es sich, in welcher Gestalt immer es uns begegnet, niemals um einen naturgesetzlich geregelten Ablauf organologischer Funktionen, überhaupt um keinen sich wiederholenden und in der Zeit dauernden Geschehensablauf, sondern um „die Einheit innerlich sich fordernder Momente eines Sinnes" oder „die Einheit des sich sinngemäss und nach innerer Motivation Gestaltens" (Husserl). Das ist die allgemeinste Definition des geistigen „Seins", die für alle speziellen Sphären desselben gelten kann. Für unser Spezialproblem kann es sich dabei nur um diejenige Motivationsgestaltung handeln, die wir im Anschluss an

Pfänder, Graumann, Simmel, Jaspers u.a. als die psychologische, d.h. psychologisch verstehbare Motivation herauszuarbeiten versucht haben. Doch sind wir damit schon in die zweite Phase der Geschichte des inneren lebensgeschichtlichen Problems eingedrungen, die, etwa mit W. v. Humboldt beginnend und sich über Schleiermacher und die grossen Philologen und Historiker des 19. Jahrhunderts erstreckend, bei Dilthey einen Höhepunkt erreicht, auf dem sie noch in der Gegenwart vorwärts schreitet. Wir können diese zweite Phase als die Reflexion auf die Prinzipien der Gestaltung und der Erfassung der inneren Lebensgeschichte bezeichnen, mit einem Wort als die Phase der philosophischen und methodologischen *Besinnung* auf das *Wesen* der inneren Lebensgeschichte und das *Wesen* ihrer geistigen Erfassung. Diese Phase ist mit einem Wort gekennzeichnet durch die systematische Beschäftigung mit dem so überaus vielgestaltigen Problem des *Verstehens.* Unterdes aber war die erste geschichtliche Phase, die systematische Vertiefung in die innere Lebensgeschichte des Menschen selbst, nicht stehengeblieben. Von Augustin sehen wir eine deutliche geistes- und zum Teil sogar literaturgeschichtliche Linie über die Renaissance (Petrarca, Montaigne, Paracelsus) zu Herder, Goethe, Rousseau und der Romantik sich hinziehen, um mit Nietzsche und Freud in die Gegenwart einzumünden.

Ad Al. 17: Es folgt die *Geschichte der inneren Lebensgeschichte.* Im Rahmen der allgemeinen Probleme von Bewusstsein und Erleben ist das Spezialproblem des „inneren historischen Zusammenhangs der *Erlebnisinhalte*" mit der Zuwendung zur eigenen Lebensgeschichte aufgetaucht. Das ist erfolgt mit der Lebensbeschreibung von *Augustinus* in seinen *Confessiones.*

Binswanger greift zunächst zurück, um den *Unterschied* der inneren Lebensgeschichte zur Lebensfunktion erneut herauszuarbeiten. Die nun folgende *Beschreibung der Lebensfunktion* gründet auf Husserls *Ideen zu einer reinen Phänomenologie und phänomenologischen Philosophie.* Deutlich zeigt sich dies an den Worten „funktionstragende morphé". Dieser Begriff stammt aus § 85 „Sensuelle hylé, intentionale morphé". Das erste entspricht „formlosem Stoff, das zweite stoffloser Form." Der Satz, in welchem der Begriff vorkommt, ist dreigliedrig. Die Lebensfunktion wird in drei Gestaltungen vorgestellt. An erster Stelle steht nicht die hylé, wie bei Husserl, sondern das Wort „Substanz". Binswanger meint eben nicht nur formlosen Stoff oder das „Sensuelle". Die beiden ersten Satzteile stellen *Gegensätze* dar, die aber doch innerlich verbunden sind. Dazu kommt dann als dritter Punkt der Begriff der *Kraft oder Energie.* All das gehört zur Lebensfunktion. Dabei ist hier, wie schon in allem Vorhergehenden zu beachten, in welchen Zusammenhängen das Wort „Funktion" immer wieder auftaucht.

Statt von „Geschehensablauf" wäre richtiger und eindeutiger von *„Vorgängen"* zu sprechen, um die Bereiche sauber auseinander zu halten. Geschehen spielt sich im Geschichtlichen ab.

Die beiden folgenden Husserl-Zitate stammen aus: *Philosophie als strenge Wissenschaft,* S. 323f; *Logos* Bd. 1, 1910/11. Sonderausgabe 1965, S. 49. Die beiden Sätze bestimmen das „geistige Sein", das Binswanger fünf Zeilen höher anführt. Vergleiche dazu den Kommentar von W. Szilasi in der Ausgabe von 1965.

Der folgende Satz nennt in erster Linie *Pfänder,* den Münchner Phänomenologen. Eine seiner wesentlichsten und besten Abhandlungen ist der *„Motivation"* gewidmet. *Graumann* hat in seiner Münchner-Dissertation bei Pfänder das Thema: „Das Verstehen" behandelt. Die Abhandlung konnte aus finanziellen Gründen nie erscheinen. Ein Exemplar befand sich als Maschinenabschrift im Besitz von Binswanger. Ich habe sie einmal gelesen. Vgl. dazu: *Binswanger:* „Verstehen und Erklären in der Psychopathologie" (Z. Neur. 107, 1927, S. 655–683), besonders Anm. 3 S. 661. Von *Simmel* meint Binswanger wahrscheinlich am ehesten *Probleme der Geschichtsphilosophie.* In bezug auf *Jaspers* ist wichtig die Anm. 1, S. 663 der Abhandlung, die soeben erwähnt wurde, wo er seine Kritik an Jaspers in seiner *Allgemeinen Psychologie* modifiziert!

Noch in demselben Abschnitt schreitet Binswanger zu einem nächsten Schritt in der Entwicklung des Problems fort, die er als „die *Reflexion auf die Prinzipien der Gestaltung* und der *Erfassung der inneren Lebensgeschichte*" bezeichnet. Mit *Wilhelm von Humboldt* hat sich Binswanger mehrfach und eingehend befasst. Von *Schleiermacher* bezieht er sich wahrscheinlich auf die *Psychologie,* vgl. Bd. II, S. 135 und noch in mehreren andern Werken. Von *Dilthey* sind besonders die historischen Schriften hier gemeint.

Diese zweite Phase wird mit dem *Begriff des „Verstehens"* zusammengefasst.

Der *„einmaligen"* historischen Abfolge der Erlebnisinhalte (S. 60 unten, letzter Textsatz) – historische Ereignisse wiederholen sich nicht, etwa die Schlacht am Morgarten – stellt Binswanger auf S. 61 *„gehäufte"*, *„sich wiederholende"* Vorgänge gegenüber. Solche sind unerlässlich, um die *naturwissenschaftliche Methode der „Induktion"* anwenden zu können, nämlich das Einteilen irgendwelcher Erscheinungen in Gruppen zusammengehöriger Bestimmungen und die Zuteilung neuer Erfahrungen in derart vorgebildete Gruppen. Das ist das Vorgehen des *Diagnostizierens* in der Medizin. Innere lebensgeschichtliche Phänomene lassen sich wegen ihrer *Einmaligkeit* nicht diagnostisch erfassen! Wohl aber ist dies möglich für lebensfunktionale Phänomene, insofern sie sich an den zum mindesten bei vielen, wenn nicht gar bei allen Menschen gleichartigen biologischen Abläufen ereignen. *So einleuchtend* diese Verhältnisse auf den ersten Blick erscheinen, *so verwickelt* wird all das im Praktischen. Es zeigt sich dies z.B. an der Notwendigkeit, in einem Text wie dem vorliegenden so vieldeutige Begriffe wie etwa *„Substanz"* zu verwenden. Darauf wird zurückzukommen sein. Vorläufig sei nur ein einziges Problem kurz gestreift: Wenn hier in Zusammenhang mit der Lebensfunktion von der „funktionstragenden morphé" gesprochen wird, der die „Substanz" gegenübergestellt wird, so meint der *Gegensatz* denjenigen *zwischen Stoff und Form,* in einer Gestaltung jedoch, wie er etwa in der Gegenüberstellung des *„sinnlichen oder Veränderungstriebes"* und des *„Form- oder Beharrungstriebes"* von *Schiller* in seinen *Briefen über die ästhetische Erziehung des Menschen* dargestellt ist. Diese *Triebe* jedoch treten *nie isoliert* für sich auf, sondern stets in Verbindung miteinander, was wiederum damit zu tun hat, dass auch *Lebensfunktionales* und *Lebensgeschichtliches* nicht unberührt nebeneinander einhergehen, sondern immer gegenseitig *aufeinander einwirken.*

Dasselbe zeigt sich an einem weiteren Begriff, den Binswanger auf S. 61 unten einfliessen lässt, nämlich denjenigen der *„psychologisch verstehbaren Motivation"*. Diese Worte spielen an ein seinerzeit zentrales Problem an, das in der Psychologie vor einigen Jahrzehnten eine grosse Rolle spielte: Die *Unterscheidung* zwischen *„logischem und psychologischem Verstehen"*. In seiner *Allgemeinen Psychologie* gibt Binswanger über dieses Problem eine hervorragende Darstellung, die hier nicht im einzelnen wiedergegeben werden kann. Er geht aus von einer Definition *Simmels,* die sich in dessen *Geschichtsphilosophie* findet. Es handelt sich um den Unterschied zwischen dem *Verstehen des Gesprochenen* und dem *Verstehen des Sprechenden.* Im ersten Fall vermittelt der Sprechende den *Inhalt objektiver Erkenntnis,* im zweiten Fall das *Motiv der Äusserung einer Person.* Das Problem wurde dann eingehend untersucht und weitgehend geklärt in der ersten *Logischen Untersuchung* von Husserl: Über „Ausdruck und Bedeutung". Binswanger gibt in seinem Buch eine gute Übersicht über dieses Kapitel des Buches und einen hervorragenden Kommentar zu dem sehr schwierigen Text. – So wichtig das Problem gerade für die praktische Psychiatrie und Psychologie ist, so wesentlich es ist, die beiden Arten des Verhaltens zu erkennen und zu unterscheiden, so sehr muss man allerdings auch wissen, inwiefern das *Problem in tiefere Schichten führt.* So sagt Heidegger: „Der ursprüngliche Vollzug der Auslegung liegt nicht in einem theoretischen Aussagesatz", vielmehr fragt sich, „durch welche existenzial-ontologischen Modifikationen ... die Aussage aus der umsichtigen Auslegung" entspringt? *(Sein und Zeit,* S. 157)

In den Zusammenhang mit dem Verstehen gehört das Problem der *Motivation.* Motiv wird richtig übersetzt mit *„Beweggrund"*. Das bedeutet, dass neben dem *„Begründen"* auch eine *„Strebung"* darin liegt. Ein Motiv ist somit nicht, wie man meinen könnte, einfach ein Anlass zu irgendwelchen Reaktionen. Es liegt vielmehr darin ein aus dem Innern kommender gerichteter Antrieb. Dazu tritt jedoch noch das weitere Moment, dass in der Motivierung „*Inhalte*“ miteinander zusammenwirken und sich zu *sinnvollen Gedanken* ausbilden.

Zum *Problem des Sinnes* ist ebenfalls noch etwas beizufügen: Was „Sinn“ oder „Bedeutung“ meint, lässt sich ableiten aus der Beobachtung von Handlungen: Mit einem Messer kann ich Brot schneiden. Nach seinem Gebrauch zum Frühstück wird es abgewaschen und dann abgetrocknet. Dabei darf es nicht schneiden, weshalb es anders zur Hand genommen wird als beim Schneiden, nämlich so, dass die Schneide der Klinge nicht in das Tuch schneiden kann, mit welchem das Messer abgetrocknet wird. Bei diesen Hantierungen bleibt das Messer, was es ist, es verändert sich nicht. Es verändert sich jedoch etwas in der Situation, in der es gebraucht wird. Es verändert sich seine Funktion oder eben seine Bedeutung oder sein Sinn, und zwar in Abhängigkeit von der Situation. Ähnliches lässt sich etwa sagen über die Bedeutung des Messers im Schaufenster eines Geschäftes, beim Kauf für den Verkäufer oder den Käufer. Der Sinn des Messers ändert sich dauernd. Man kann auch sagen, das Messer tritt in verschiedene Inhalte von Denken und Handeln in Beziehung.

Beim Verstehen treten ebenfalls *Inhalte von Gedanken,* falls es sich um sprachliches Verstehen handelt, oder *von Handlungen,* wenn etwa Gesten oder Mimik verstanden wird, miteinander in Beziehung. All das spielt sich im lebensgeschichtlichen Bereich ab, sobald es sich um Inhalte handelt. Das *Denken* jedoch wie das *Wollen* sind *lebensfunktional.*

Man kann das letztere sehr schön an den psychopathologischen Phänomenen oder *Halluzination* = Sinnestäuschung oder des *Wahns* zeigen. Die *Inhalte* dieser Phänomene sind *lebensgeschichtlich* bestimmt, das *Halluzinieren* selbst jedoch oder die *Wahnbildung* sind *lebensfunktional.* Deshalb sind diese psychopathologischen Phänomene durch Medikamente beeinflussbar, nicht aber durch Sprechen in einer *Psychotherapie.*

Hier sollen die Sachverhalte noch am Beispiel der *Trauer* über einen Verlust und der *reaktiven Depression* dargestellt werden. Auf den ersten Blick möchte es scheinen, diese Reaktionen seien doch lebensgeschichtlich bedingt. Es sind jedoch folgende Überlegungen anzustellen: Die Begegnung mit dem Leichnam eines Verstorbenen führt zu einer *Hemmung des Bewegungsablaufes,* weil sich seine Bewegungslosigkeit auf den Lebenden überträgt. Das ist eine rein funktionale Reaktion, die sich völlig spontan einstellt, an der keine Gedankeninhalte beteiligt sind und in deren Ablauf kein Sinn liegt. Wenn keine Begegnung mit einem Leichnam stattgefunden hat, so stellt sich die Bewegungshemmung auf dem Weg ein, dass unser alltägliches Leben in den Bewegungsablauf mit dem Verstorbenen eingefügt war. Wenn dieses Aufeinander-eingespielt-sein durch Ausfall eines Gliedes dieser Einheit gestört wird, dann kommt es eben auch zur Hemmung, weil das *Mitgehen mit den Bewegungen des andern* unsere eigenen Bewegungen erleichtert und fördert.

Für den Psychiater ist die Sinnproblematik insofern auch von Bedeutung, weil er sich stets Rechenschaft darüber ablegen muss, ob *ein Sinn,* den er sieht, tatsächlich *vom Kranken* kommt, oder ob nicht er selbst es ist, der den Sinn *in den Kranken hinein verlegt.*

22. Oktober 1986

Fortsetzung zu Al. 17: Zur Aktualisierung der Probleme erläutern wir, was das letzte Mal nicht mehr besprochen werden konnte, die Tatsache, dass und warum eine *reaktive Depression,* die im Anschluss an ein trauriges Ereignis aufgetreten ist, zunächst nicht ein lebensgeschichtliches, sondern *ein lebensfunktionales Phänomen* ist.

Anschliessend muss vor allem deutlich werden, worin nun die *beiden Phasen* in der Ausbildung der inneren Lebensgeschichte bestehen. Die *erste Phase* wird gebildet durch den einfachen Bericht darüber, was sich *in der Reihenfolge der Zeit* an inneren Überlegungen, Entscheidungen und Taten vollzogen hat, wie es sich abspielte, was für äussere und innere Motive *beigezogen* wurden und welche entscheidend geworden sind.

Die *zweite Phase* wird als „die *Reflexion* auf die Prinzipien der Gestaltung und der Erfassung der inneren Lebensgeschichte" bezeichnet oder auch als *„philosophische und methodologische Besinnung"* auf das Wesen der inneren Lebensgeschichte. – Schon die erste Phase war eine solche der „Rechenschaft" über die innere Lebensgeschichte, d.h. schon ein Akt der Reflexion. Die zweite Phase ist eine Reflexion über die erste Phase, die schon Reflexion war, d.h. also, es handelt sich um eine *Reflexion über die Reflexion.* Man kann auch sagen, in der ersten Phase ging es darum zu erfassen, *was* erfahren und erlebt wurde, in der zweiten wird gefragt, *wie* sich die Lebensgeschichte gestaltet hat, wie es dazu kam, dass etwas lebensgeschichtlich bedeutsam wurde und anderes nicht, wie die einzelnen Inhalte sich gegenseitig forderten und ausschlossen, was sich miteinander verträgt, d.h. was zugleich möglich ist und was sich gegenseitig ausschliesst. Es ist dies die Lehre von den *„Kompossibilitäten":* Leibniz. Maldiney hat in einem Vortrag über die Daseinsanalyse Ludwig Binswangers auf diese Probleme hingewiesen und neben die *Erforschung des „Was"* einer Lebensgeschichte, wie dies z.B. die Psychoanalyse Freuds tut, die Frage nach ihrem *„Stil"* gestellt, die sich mit dem *„Wie"* der inneren Lebensgeschichte befasst. Maldiney führt damit Binswangers Untersuchung weiter und gelangt dann zu Hegel, der von der *„inneren Notwendigkeit"* des Ablaufs einer ... [Fortsetzung fehlt].

Die zweite Phase wird dann „gekennzeichnet" als „die systematische Beschäftigung mit dem so überaus vielgestaltigen Problem des *„Verstehens"*. In Ergänzung zu dem bereits erläuterten Problemkreis um das Verstehen ist besonders darauf hinzuweisen, dass die *Einmaligkeit* des lebensgeschichtlichen Geschehens weitreichende Konsequenzen hat. Sie führt zu der Unwiederholbarkeit unserer Handlungen und deren Unabänderlichkeit. Dies wiederum zeigt dann enge Beziehungen zu *Verantwortlichkeit* jedes Menschen für seine Handlungen und die damit zusammenhängende Tatsache, dass alles, was wir tun und lassen, in einem ganz bestimmten Sinn *„endgültig"* ist, nicht aus dem Verband unserer Lebensgeschichte gelöscht werden kann. Das wiederum gibt dem Leben und dem, was darin geschieht, einen *Ernst* und eine *Bedeutung*, die es zu erkennen gilt.

Was früher als *„logisches" und „psychologisches Verstehen"* beschrieben wurde, wird heute mit einem Bild aus der technischen Übertragung von Informationen dargestellt, wobei Vorgänge zwischen „Sender" und „Empfänger", mit und ohne Rückkoppelung, schematisch dargestellt werden mit allerlei dazwischen „geschalteten" Faktoren.

Wenn dergestalt Psychisches und ganz besonders das, was Binswanger mit innerer Lebensgeschichte und ihrer Einmaligkeit meint, an einen Apparat abgetreten wird, dann stellt das zahlreiche Probleme: Wird damit für das Verständnis der Phänomene etwas gewonnen und wenn ja, was? Weiss man dann überhaupt noch, wovon man spricht, wenn man das Wort „verstehen" nennt? Mit dem „psychologischen Verstehen" ist etwas gemeint, was mit affektiver Beteiligung geschieht. Es ist dies etwas, was sich im Tonfall des Sprechens, in Mimik und Gestik, in dem, was wir als „Zuwendung zum Andern, zum Partner" zu bezeichnen pflegen. Wie bringt man das in dem „Apparat" unter? Diese Dimension sprengt das technisch-apparative Bild vollkommen. Ein Empfänger von Signalen, die von einem Sender ausgegeben werden, kann wohl die Signale nach eigenem Gutdünken verändern, es bleibt eben doch beim Signal, und wenn der Empfänger zurückkoppelt, dann kann er dies nur wieder mit Signalen tun, die sich dann nur in ihrem Signalcharakter beim Sender melden. Wohl kann der Mensch in dieser Weise „Sender" und „Empfänger" spielen; er kann so sachliche Informationen, auch logische Urteile, insofern sie sich in Signale fassen lassen, übermitteln und empfangen. Solange die Verhältnisse in dem „System", wie man ein solches Gebilde dann folgerichtig nennt, konstant gehalten werden, können die Vorgänge auch beliebig oft wiederholt werden. Dann sind wir gewiss von einem psychologischen Verstehen weit entfernt. Wohl kann das System verändert werden oder es kann sich spontan selbst verändern. Dann verändern sich die Informationen, die vorher geordnete Information wird durcheinander gebracht; aber es konstituiert sich damit noch bei weitem nicht ein Ich, das sich frei entscheiden kann, ob es sich mitteilen will oder nicht und wie es dies gegebenenfalls tun will. Das System versagt wohl vollkommen vor dem Problem des *bildlichen* oder *sinnbildlichen Ausdrucks.* Dass der Ausdruck „ich bin aus allen Wolken gefallen" etwas anderes meinen könnte, als was die Regentropfen tun, ist als Bild unmittelbar anschaulich einleuchtend; als Signalreihe im mechanischen System kann es etwas Derartiges nicht geben. Da hilft alle Rückkoppelung nicht weiter. Um diesen *bildlichen Ausdruck zu verstehen, muss das apparative System vollkommen verlassen werden.*

Es ergibt sich so, dass mit der Einführung dieser technischen Bilder und Sprache nicht nur nichts gewonnen wird, sondern umgekehrt, *es geht das Wesentliche, das Menschliche,* verloren, das sich bei einem Sprechen von „verstehen" dauernd meldet, da es stets dabei anwesend ist. Der *Apparat versteht nicht* und wenn er Signale übermittelt, dann weiss er nie, warum er das tut und was das, was er da tut, zu bedeuten hat.

Das *zentrale Problem* dieser ganzen Informatikauffassungen müsste untersucht und geklärt werden mit der ersten logischen Untersuchung von *Husserl* über *„Zeichen und Bedeutung"*. Was in der Informatik über *„Signale"* gesagt wird, steht mit dem Begriff von *„Zeichen"* in Beziehung, oder wie man besser sagen würde: Signale sind eben noch bei weitem nicht Zeichen. Ein anderes Problem, das auch in diesen Zusammenhang gehört, ist dasjenige dessen, was alles unter *„Verhaltenstherapie"* verstanden wird. Diese wird gerne von den *„bedingten Reflexen"* von *Pawlow* abgeleitet. Dabei wird immer verschwiegen, dass sich Experimente im Sinne solcher Reflexe unter normalen Bedingungen nicht einmal beim Tier, geschweige denn beim Menschen durchführen lassen, sondern nur in strengster Isolierung.

Endlich ist an dieser Stelle noch auf die neuesten wissenschaftlichen *Ergebnisse informationsbiologisch-naturphilosophischer Forschung* hinzuweisen. Wir entnehmen einem Buch von Bernd-Olaf Küppers: *Der Ursprung biologischer Information* die folgenden Schlusssätze: „Naturgesetzlich erklären lässt sich nur das ‚Dasein' biologischer Strukturen, nicht aber ihr ‚Sosein'. Das ‚Sosein' spiegelt die historische Einzigartigkeit lebender Systeme wider und entzieht sich prinzipiell einer naturgesetzlichen Beschreibung. Dies bedeutet: Der Ursprung biologischer Information lässt sich zwar als allgemeines Phänomen erklären, die biologische Information ist jedoch nicht in ihrem konkreten Inhalt aus den Gesetzmässigkeiten der Physik und Chemie ableitbar." Der Autor hat einen Vortrag, in welchem er diese Probleme sehr übersichtlich dargestellt hat, mit einem angeblich von Goethe stammenden Ausspruch beschlossen: *„Wahrheit ist nicht formalisierbar"*, was dasselbe besagt.

Es zeigt sich somit, dass Binswangers Darstellungen in dem hier erläuterten Aufsatz in neuesten philosophischen Forschungen sich auf ganz ungeahnten Wegen bestätigen. Es ist gleichwohl sinnvoll, sich mit der

Herkunft von Binswangers Aussagen, ihren Zusammenhängen und der Bedeutung, die er ihnen beimisst, zu befassen, ja die Bedeutung seines Textes wird dadurch noch ganz wesentlich erhöht. Für ein tieferes Verständnis, nicht nur der Ausführungen Binswangers, sondern eben gerade auch der neueren Forschungsergebnisse, ist von Interesse, jene *Literatur* genauer zu prüfen, die Binswanger im Al. 17, S. 61 und 62 seiner Abhandlung anführt. Ein solches Studium wird sehr erleichtert durch die von Binswanger selbst verfassten und in diesem Alinea erwähnten Arbeiten [Verstehen und Erklären in der Psychologie]. Es ist dies jedoch ein derart umfangreiches Unternehmen, so dass wir hier nicht weiter darauf eingehen können. Wir gehen weiter.

> Al. 18, S. 62: „Alles Neue, Grosse und Schöne", sagt Fichte einmal, „was von Anbeginn der Welt an in die Welt gekommen, und was noch bis an ihr Ende in die Welt kommen wird, ist in sie gekommen, und wird in sie kommen durch die göttliche Idee, die in einzelnen Auserwählten teilweise sich ausdrückt." Dieser Satz trifft in jeder Hinsicht zu auf Augustin. Das Neue, das durch ihn in die Welt gekommen ist, ist enthalten und ausgedrückt in seinen Confessiones. Hier feiert die systematische Vertiefung in die eigene Lebensgeschichte (nicht in die *Prinzipien* ihrer Gestaltung und Erfassung, obwohl auch davon schon manches zu spüren ist) ihren ersten Triumph. Dass der *Beweggrund* dieser Vertiefung ein eminent religiöser war und nicht ein wissenschaftlicher, kommt nicht in Betracht. Von Bedeutung ist nur, dass hier der Mensch zum erstenmal systematisch und mit genialer Begabung sich Rechenschaft ablegt über Gehalt und Sinn des inneren Zusammenhangs seines Erlebens. Dass hier im Vordergrund die Vertiefung in das Bekehrungserlebnis steht, hat nicht nur religiöse, sondern auch psychologische Bedeutung, weil nirgends deutlicher als hier das *Urphänomen lebensgeschichtlicher Entscheidung* demonstriert und untersucht werden kann, wie z.B. J.H. Schultz, Mohr u.a. richtig erkannt haben. Insofern können wir aus Augustins Lebensgeschichte gerade auch ein *Beispiel* wählen, um zu zeigen, was wir unter innerer Lebensgeschichte, nämlich lebensgeschichtlicher Entscheidung und innerem Zusammenhang der Inhalte unseres Erlebens verstehen. Wir folgen dabei aber nicht den Confessiones selbst, sondern der interessanten, wenn auch keineswegs unwidersprochenen Studie des grossen Berliner Theologen Karl Holl über *Augustins innere Entwicklung.*

Ad Al. 18: Das Zitat von Fichte stammt aus: „Über das Wesen des Gelehrten und seine Erscheinungen im Gebiete der Freiheit", zweite Vorlesung, Werke Bd. 6, S. 368. Das Zitat lässt nur ahnen, was in dem grösseren Zusammenhang der Textstelle steht. Die ganze zweite Vorlesung ist der „Näheren Bestimmung des Begriffes der göttlichen Idee" gewidmet. Einige Sätze vor dem Zitat lauten: „Die ursprüngliche göttliche Idee von einem bestimmten Standpunkte in der Zeit lässt grösstenteils sich nicht eher angeben, als bis der von Gott begeisterte Mensch kommt, und sie ausführt. Was der göttliche Mensch thut, das ist göttlich. Im allgemeinen ist die ursprünglich und rein göttliche Idee, das, was der unmittelbar von Gott Begeisterte soll, und wirklich thut, für die Welt der Erscheinung schöpferisch, hervorbringend das neue – unerhörte und vorher nie da gewesene. Der Trieb des blossen natürlichen Daseyns geht auf das Beharren beim Alten; selbst wo die göttliche Idee sich mit ihm vereinigt – aus die Aufrechterhaltung des bisherigen guten Zustandes, und höchstens auf kleine Verbesserungen desselben: wo aber die göttliche Idee rein und ohne Beimischung des natürlichen Antriebes ein Leben gewinnt, da baut sie neue Welten auf, auf den Trümmern der alten ..."

Wesentlich ist nun die Formulierung: „Rechenschaft ablegen über Gehalt und Sinn des inneren Zusammenhangs des Erlebens", was dann auf das „Urphänomen lebensgeschichtlicher Entscheidung" führt. Mohr ist wahrscheinlich ein Schweizer Psychiater, der später Direktor der Klinik Königsfelden wurde.

Al. 19, S. 62f.: Sie wissen vielleicht, dass Augustin mitten in seiner glänzenden Rednerlaufbahn von einem schweren „Brustleiden" befallen wurde. Es handelt sich hier also um ein Ereignis der *„äusseren"* Lebensgeschichte, um ein für die innere Lebensgeschichte rein zufälliges Naturereignis also, im Sinne einer Störung der eigenen körperlichen Lebensfunktion der Person. Auf dem Gebiete der inneren Lebensgeschichte sind wir erst da, wo wir gewahr werden und eventuell darüber reflektieren, wie Augustin sich zu dieser Störung seiner Lebensfunktion innerlich „einstellt" (Häberlin), wie er sich innerlich mit ihr auseinandersetzt, auf sie reagiert oder, wissenschaftlich ausgedrückt, zu welchen weiteren Erlebnisgehalten er durch den Erlebnisgehalt: Wahrnehmung eines schweren, berufsstörenden körperlichen Leidens, *motiviert* wird. Dabei haben wir zuerst zu achten auf die geistige Verarbeitung dieses Motivgehaltes selbst, seine Kenntnisnahme und seine gedankliche Ausdeutung in all seinen vitalen und geistigen Konsequenzen. Augustin sieht nicht etwa vorbei an diesem Motivgehalt, er öffnet sich ihm ganz, lässt ihn ganz in sich hinein, und schon darin zeigt sich ein lebensgeschichtliches Moment von grosser Bedeutung; er wird dadurch weiter motiviert zu Gedankenerlebnissen im Sinne des „Ausdenkens" der Folgen dieses, einen pathologisch-biologischen Sachverhalt von grosser vitaler Bedeutung darstellenden Erlebnis- oder Motivgehaltes. Er sieht ein, dass die Fortführung seines Berufs dadurch unmöglich gemacht wird, dass ihm alle weiteren Aussichten auf eine glänzende Lebensstellung verschlossen sind. „Dies war", wie Holl sagt, „das schwere Unwetter, das sein Schiff aus dem Kurs warf und ihn zwang, eine andere Richtung einzuschlagen." Ohne Bild gesprochen: dies war das Motiv, das ihn veranlasste oder motivierte, seiner inneren Lebensgeschichte eine neue umbiegende

Wendung zu geben durch einen bestimmten Willensentscheid. Jeder Motivgehalt ist ja gleichsam eine Frage an die geistige Person: wie willst du dich entscheiden? In jenem Ausdenken der Folgen dieses Motivgehaltes, ja schon in seiner offenen Kenntnisnahme liegt bereits das beschlossen, was wir mit Häberlin „die geistige Mission des Bewusstseins" für den Ablauf der Motive nennen können. Schon das Motiviertwerden zu einem Wegsehen oder scheuen Hinschielen auf den Sachverhalt des schweren körperlichen Leidens, wie wir es bei feigen unmännlichen Geistern finden, hätte eine andere Person „verraten" als die starke geistige Person des Augustin. M.a.W.: dass Augustin sich in dieser Lage gerade so und nicht anders entschied, darin entfaltete, manifestierte, ja *gestaltete* sich erst die Person Augustins, oder darin „zeugte sich sein Grundcharakter aus", wie Pfänder sagen würde. Und all das ist schon ein Stück innerer Lebensgeschichte. Augustin sieht also ein, dass es mit seiner Rednerlaufbahn zu Ende ist und damit mit äusserem Ruhm und Glanz. Von dieser Einsicht wird er weiter motiviert zu der anderen: er begreift jetzt, dass „die einzige Möglichkeit, noch ein Glück für sich zu erobern", in der Hingabe an das Geistige liegt, und dieser Augenblick erst, wo er „sein Unglück als eine Befreiung bejaht, war seine Bekehrung. Damit erst glaubt er an das Übersinnliche". Weiterhin erfährt er aus dem *vollzogenen* Entschluss der Hinwendung zum Geistigen, „dass die *entsprechende Willenseinstellung* wieder den *Glauben* an die *Wirklichkeit* des *Fürwahrgenommenen* steigert". Und schliesslich wird aus dem christlichen Philosophen, „der selbst begreifen will, was er glaubt", „der Eiferer, der den Glaubenszwang befürwortet". Dieser letzte Sprung erscheint ausserordentlich gross, doch ist es kein Sprung, sondern eine folgerechte Entwicklung. Aus der Einsicht in die Natur und die Folgen seines Leidens wird er also motiviert zu der Einsicht in die Nichtigkeit von weltlichem Glanz und Ruhm, dadurch zur Schärfung seines Blickes, für den Wertgehalt des rein Geistigen und dadurch wieder zu dem Entschluss, sich ganz dem Leben im Geiste und damit in Gott zu widmen.

Zur Literatur über Augustins *Confessiones* wäre auf zwei Bände der Wissenschaftlichen Buchgesellschaft hinzuweisen: *Zum Augustin-Gespräch der Gegenwart.* Die Abhandlung von Holl ist darin nicht aufgeführt; es gibt aber Reprints von diesem Autor. Dagegen ist darin unter vielen andern der bedeutende französische Augustin-Forscher *Étienne Gilson* aufgeführt, dessen Bücher von grossem allgemeinem Interesse sind. Dasselbe gilt von *Marrou.*

Augustins Entwicklung ruft die Diskussion über die Auffassung der *reaktiven Depression* in Erinnerung. Was Binswanger darüber sagt, das stellt tatsächlich ein anschauliches Beispiel zu dieser Problematik dar.

Dazu dient auch die Ergänzung, welche die Anm. 1 auf S. 63 bringt.

Zu der Depression von Gustav Theodor *Fechner* gibt es einige Angaben in: Max Wentscher: *Fechner und Lotze* 1925, S. 31–33, der sich auf eine grosse Biographie stützt: J.E. Kuntze 1892, in welcher eine Selbstschilderung des Kranken enthalten ist, die Binswanger anscheinend gekannt hat. Es finden sich darin Analogien zu Augustin.

> Anm. 1, S. 63: Selbst wenn sich an diese körperliche eine seelische Funktionsstörung angeschlossen hätte im Sinne einer reaktiven Depression, einer Herabstimmung der seelischen und vitalen *Energie,* so hätte das mit der inneren Lebensgeschichte noch nichts zu tun. Wir hätten es dann mit einem rein funktionalen „psychogenen" Zustandsbild im Sinne Bonhoeffers zu tun. Ich erinnere hier an die Depression Fechners, an der wir sehr gut den Unterschied zwischen der funktionalen seelischen Störung als solcher und ihrer Bedeutung für seine geistige Entwicklung, ihrem Motivgehalt innerhalb seiner inneren Lebensgeschichte studieren können.

Alexander Pfänder war Phänomenologe, Professor in München. Man spricht deshalb von der „Münchner-Phänomenologie", die in nicht unwesentlichen Punkten von Husserls Phänomenologie abwich und bei weitem nicht die Bedeutung erlangt hat wie Husserl. Binswanger war mit Pfänder befreundet und traf ihn, da Pfänder öfters Ferien in der Klinik Reichenau zubrachte, wo er mit dem dortigen Direktor Schwenninger befreundet war. Der hier erwähnte Begriff „auszeugen des Grundcharakters" spielte bei Pfänder eine zentrale Rolle. Er braucht ihn in seinem Beitrag: „Grundprobleme der Charakterologie" zu einem *Jahrbuch der Charakterologie* von Emil Utitz 1924. Auch in dem gossen Buch: *Die Seele des Menschen* von 1933 spricht er noch eingehend davon. – Der Begriff hat sich jedoch nicht eingebürgert und ist heute nicht mehr bekannt.

Unter der von Binswanger zitierten Literatur ist noch mit ihm hervorzuheben *Wilhelm Dilthey: Einleitung in die Geisteswissenschaften, Werke,* Bd. 1, S. 255–267. Hier findet sich eine kurze, aber sehr treffende Einfügung von Augustinus in die damalige Geistesgeschichte. Damit wäre auf ein Problem hingewiesen, auf das Binswanger selbst nicht näher eingeht, nämlich die Beziehung der individuellen Geistesgeschichte zu der allgemeinen der Zeitepoche, in welcher ein Mensch lebt.

Binswangers *psychologische Interpretation* von Augustins Entwicklung beruht vorwiegend auf Holls Analyse. Diese war ihm offenbar als Psychiater recht einleuchtend, wobei wahrscheinlich schon psychoanalytische Gedankengänge eine beträchtliche Rolle gespielt haben. Ob freilich die Andeutungen, die Binswanger dazu in den letzten Sätzen von Al. 19 macht, hinreichen, um die Entstehung des „Eiferers" zu rechtfertigen, müsste genauer untersucht werden.

> Al. 20, S. 64: So führt die Vertiefung in die innere Lebensgeschichte, sei es von seiten des erlebenden Individuums selbst, sei es

> von seiten eines fremden, zum Eigensten, Individuellsten des Individuums, zu seinem eigentlichen Wesen. Bedenken wir, dass ein anderes Wesen sich überhaupt nicht zur Anerkennung des Leidens und zur Ausdeutung seiner Folgen durchgerungen, sondern sich in eine hysterische Psychose mit Verleugnung und Verdrängung des Sachverhalts hätte gleiten lassen, ein anderes sich mit fruchtlosen Bemühungen gegen das Schicksal ankämpfend abgezehrt hätte, ein drittes durch die Einsicht in das Leiden zu Weltverachtung, Gotteshass und Menschenverkleinerung, ein viertes zum Selbstmord, ein fünftes heutzutage zu Rentenjagd oder Gerichtsprozess motiviert worden wäre, so sehen Sie, wie innere Lebensgeschichte und geistiges Wesen des Menschen korrelative Begriffe sind. Und zwar lassen sich diese Begriffe auf jeden Menschen anwenden, wenn sie auch bei „einzelnen Auserwählten" leichter anzuwenden sind als bei dem Durchschnittsmenschen, wo manches erst in undeutlicher, verkümmerter und abgerissener Schrift und mit einem geistigen Vergrösserungsglas zu entziffern ist, was bei jenen geistig Auserwählten mit Riesenlettern und gleichsam ununterbrochen fortlaufendem Text beinahe *abgelesen* werden kann.

Ad Al. 20: Binswanger führt seinen Leser zurück zu Fichte mit dem Begriff des *„geistig Auserwählten"*. Dabei entfaltet er seine ganze Erfahrung als Psychiater im Umgang mit Menschen. Er hat dazu bemerkt, dass ihn die Psychoanalyse dazu geführt habe, den Begriff der „Person", den er früher verwendet hatte, durch denjenigen der „inneren Lebensgeschichte" zu ersetzen. Aber auch dieser Begriff sollte nicht zu einer Art von festem Bestand werden. Mit der „Geschichte" ist in sein Denken gleichsam ein bewegt-dynamisches Moment getreten, das in demjenigen der „Person" nicht lag und dieses hat dann über sich weiter hinausgedrängt.

> Al. 21, S. 64f.: In der Lebensgeschichte entfaltet und gestaltet sich also, um es noch einmal zu sagen, das innere Wesen des Menschen, seine geistige Person, und umgekehrt lernen wir aus der inneren Lebensgeschichte die geistige Person erst kennen, und nur aus ihr. Der Prozess dieses Kennenlernens ist die historisch-hermeneutische und psychologisch-hermeneutische Auslegung oder Interpretation, mit welcher wir uns hier aber nicht beschäftigen können. Wiederholt sei nur, dass diese psychologische Auslegung der individuellen Person zur Grundlage hat ein ganz bestimmtes Reich geistigen „Seins", eine ganz bestimmte Einheit „innerlich sich fordernder Momente eines Sinns" oder eine ganz bestimmte Einheit „innerer Motivationsgestaltung". Diese Spezialprovinz geistigen Seins ist das Gebiet der reinen Wesenszusammenhänge der psychologischen Motivation, der eidetischen Psychologie also, deren Erforschung sich die *rein* phänomenologische Hermeneutik oder *reine* Wesensforschung zur Aufgabe macht. Hier hat Scheler bisher das Beste geleistet, und er ist vielleicht der einzige, der das Gebiet beherrscht.

Ad Al. 21: Wie Binswanger in Al. 20 auf Fichte zurückgreift, so hier jetzt auf *Husserl* mit dem Zitat auf S. 61. Dieses dient ihm dazu, um weiter auf die Auslegungsproblematik und damit die Hermeneutik zu kommen, und von dort gelangt er weiter zur „rein phänomenologischen Hermeneutik". Das ist nur als ein Hinweis aufzufassen. Er selbst betreibt keine „reine Wesensforschung". Diese ist ein Gebiet, das sich aus Husserl ergeben hat. Die spätere phänomenologische Forschung ist Husserl kaum auf diesen Wegen gefolgt, und es haben sich auch kaum Ergebnisse gezeigt, die für die Psychiatrie und die Psychotherapie von Bedeutung geworden wären.

Zu *Schelers* Abhandlungen ist zu sagen, dass es nicht unbedingt gewiss ist, ob sie von Binswanger zu Recht in die reine Phänomenologie verwiesen werden. Allerdings sind beide Werke von grossem Interesse und sehr lehrreich, vor allem auch in methodologischer Hinsicht. Sie können zum Teil wohl in ihren Ergebnissen praktisch verwendet werden, tragen jedoch auch Spuren derjenigen Seiten von Schelers Arbeitsweise, die ihre Bedeutung einschränken.

Zum ganzen Kapitel II:

Auf den letzten beiden Seiten von Kapitel I, vor allem jedoch in Kapitel II zitiert Binswanger mehrfach *eigene Arbeiten.* Es handelt sich um eine Reihe von Studien, die durch die hier besprochene Abhandlung abgeschlossen werden, im einzelnen aber innerlich zusammengehören und während ungefähr sechs Jahren publiziert wurden. Es sind dies: „Allgemeine Psychologie" 1922; „Über Phänomenologie" 1923; „Welche Aufgaben ergeben sich für die Psychiatrie aus den Fortschritten der neueren Psychologie?" 1924, (in Bd. II der *Vorträge und Aufsätze);* „Erfahren, Verstehen, Deuten in der Psychoanalyse" 1926 (ebenfalls Bd. 2); „Verstehen und Erklären in der Psychologie" 1927 (Z. Neur. Bd. 107, S. 655–683. Nicht wieder abgedruckt, auf meinen Rat); „Psychotherapie als Beruf" 1927 (nicht wieder abgedruckt, entgegen meinem Rat, erschienen in Nervenarzt, Bd. I, S. 138–145 und 206–215); „Wandlungen in der Auffassung und Deutung des Traums von den Griechen bis zur Gegenwart" 1928; „Lebensfunktion und innere Lebensgeschichte" 1928, in: *Vorträge und Aufsätze* Bd. 1, S. 50–73. – In diese Zeitspanne fallen noch eine Abhandlung „Zum Problem von Sprache und Denken" 1926 (abgedruckt in Bd. II) und „Alkoholismus" in *Neue Deutsche Klinik,* Bd.1, 1928, S. 157–271, nicht wieder gedruckt.

Die Abhandlungen, ohne die letzte und zum Teil auch die zweitletzte, stellen ein *einheitliches Ganzes* dar, aus den Bemühungen Binswangers, einen zweiten Band zu seiner *Allgemeinen Psychologie* zu schreiben. Er verwendet die Einsichten, die er durch die Arbeit an dem grossen Buch gewonnen hat, erweitert diese durch die fortlaufend neu erscheinenden Forschungen, wobei er *sowohl die biologischen Aspekte als auch die philosophisch-psychologischen* einbezieht. Er sagt in dem Text, was für ihn besonders wichtig geworden ist.

Die Arbeiten dieser Jahre geben einen guten Einblick in den *Stand der Kenntnisse und Erfahrungen* Binswangers in dem Augenblick, in welchem dann die *Begegnung mit Heideggers Sein und Zeit* erfolgt, die sein ganzes Denken und Forschen auf eine neue Ebene heben wird.

Dabei ist von besonderem Interesse, wie *neben Husserl* in dieser Zeit offensichtlich *Fichte* eine beträchtliche Bedeutung gewonnen hat. Es ergibt sich dies neben unserer Abhandlung deutlich aus „Psychotherapie als Beruf", aber auch aus dem Buch über Träume. Es müsste dies, u.a. auch mit den Anstreichungen in Binswangers Exemplar der Werke Fichtes, genauer verfolgt werden.

Kapitel III, S. 65–73

17. November 1986

Ad Al. 22: Der Abschnitt beginnt mit einer Wiederholung der Zitate aus der Abhandlung von Bonhoeffer auf S. 50, Al. 1. Der Begriff der *„retrospektiven Psychologie"* wurde dort eingehend erläutert. Im Hinblick auf weitere Probleme, die sich noch stellen werden, ist es jedoch zweckmässig, darauf zurückzukommen.

> Al. 22, S. 65: Sie sehen, das Gebiet der „retrospektiven Psychologie" mit ihren vielen, auf das Ich, „das aus einem bestimmten Grunde zu einem bestimmten Zweck etwas tut", zurückgehenden Deutungen lässt sich nicht mehr so leicht „zurückdrängen", die ganze Psychiatrie sich nicht mehr in eine rein funktionale Pathologie oder gar in eine Neuropathologie der Hirnfunktion auflösen. Deswegen wird aber niemand den enormen Wert der funktionalen Betrachtungsweise in der Psychiatrie herabsetzen, noch auch das Interesse an dem Studium eines Falles „als einer Offenbarung einer neuropathologischen Funktionsstörung" verlieren. Ja, auch wenn wir den inneren lebensgeschichtlichen Zusammenhang des Inhalts einer überwertigen Idee oder einer Zwangsvorstellung zu verstehen suchen, so werden wir doch nicht ihre rein „dynamische Bedeutung im Vorstellungsleben" (Neisser) oder ihre rein biologische Bedeutung im Sinne einer psychophysischen „Beharrungstendenz" (Goldstein a.a.O.) ausser acht lassen. Es kommt ja hier überall nicht auf ein Entweder-oder, sondern immer auf ein Sowohl-als-auch an. Damit kommen wir auf das Gebiet der möglichen *Beziehungen zwischen Lebensfunktion und innerer Lebensgeschichte.* Auf

alle Fälle darf diese Beziehung nicht aufgefasst werden als diejenige zwischen physisch und „psychisch", da, wie wir eingangs (vgl. S. 52 u. 53) gezeigt haben, das Wort psychisch sowohl psychische Lebensfunktion als den Inhalt psychischer Erlebnisse bezeichnet. Es ist daher für unsere Unterscheidung, die den begrifflichen Einschnitt gerade zwischen seelischer Lebensfunktion und Inhalt des Erlebten macht, unbrauchbar. Die Beziehung, die wir jetzt an einigen Spezialproblemen untersuchen wollen, betrifft immer das Verhältnis von psycho-physischem Organismus einerseits, geistiger Person anderseits.

Wenn die retrospektive Psychologie sich einem vergangenen psychischen Ereignis und dem damit verbundenen Erlebnis zuwendet, dann kann sie dieses *nie auf einmal,* d.h. gleichsam mit einem Blick erfassen. Sie ist vielmehr darauf angewiesen, es *zu zerlegen* und dann *wieder zusammenzusetzen,* sie geht *„analytisch"* und anschliessend *„synthetisch"* vor. Daraus ergibt sich, dass das Ergebnis mit dem ursprünglichen Geschehen nicht übereinstimmt, ja nicht übereinstimmen kann, denn der diese Synthese vollziehende Mensch ist eben ein anderer als derjenige, der die im damaligen Geschehen ebenfalls liegende Synthese vollzogen hatte.

Dieses Problem hat nun tieferreichende Seiten, die hier kurz erläutert werden müssen. Wenn in der beschriebenen Weise irgendein Phänomen zerlegt wird, dann spricht man in der Linguistik mit *Benvéniste (Problèmes de Linguistique générale,* S. 126) von *„konstituieren"*. Das Phänomen wird damit in einfachere Teile zerlegt, das einheitliche Ganze des Phänomens geht verloren, unabhängig davon, ob einzelne Teil selbst wieder als Ganze erscheinen können oder unselbständig bleiben. Das rechtfertigt es von einem *tieferen Niveau* der Struktur zu sprechen. Die bereits angeführte Synthese der Teile, welche so gewonnen wurden, kann dann die ursprüngliche Ganzheit oder Einheit bestenfalls wiederherstellen, sie wird jedoch nie so sein, wie sie ursprünglich war, weil diese Synthese immer auch Teile einbeziehen wird, die der sie vollziehende Mensch von sich aus hinzufügt, während er andere auslässt. Insofern er damit *nicht nur eine andere,* sondern auch *eine höher strukturierte Ganzheit* hervorbringt, spricht man nicht mehr bloss von einer Synthese, die lediglich die bereits vorliegenden Teile zusammenfügt, sondern von einer *neuen Einheit,* die im Gegensatz zum Konstituieren als *„integrieren"* bezeichnet wird. (Diese Beschreibungen sind aus dem Auf- und Abbau sprachlicher Strukturen gewonnen: Zerlegen von Worten in Silben, von Sätzen in Worte, Zusammenfügen von Worten zu Sätzen, von Sätzen Mitteilungen, Gedichten ...)

Das Zitat einer „Offenbarung einer neuropathologischen Funktionsstörung" stammt wohl aus der S. 50 angeführten Literatur, ist jedoch nicht nachgewiesen.

Dasselbe gilt für das folgende Zitat von Clemens *Neisser*. Binswanger konnte seinerzeit, als ich ihn danach fragte, das entsprechende Separatum nicht mehr finden.

Wesentlich ist nun aber die Gegenüberstellung von *„dynamisch"* bei Neisser und *„beharrend"* bei Goldstein. Das erstere ist der inneren Lebensgeschichte, das zweite der Lebensfunktion zugeordnet. Bei Goldstein findet sich der entsprechende Hinweis in der früher zitierten Abhandlung auf S. 197. Es sind damit *zeitliche Strukturen* nachgewiesen, die in der Psychopathologie sowohl wie auch im Leben eines jeden Menschen die grösste Rolle spielen und für das Verständnis menschlichen Verhaltens und Erlebens ganz allgemein von zentraler Bedeutung sind. In der Psychopathologie wird oft von *Wiederholungszwang* gesprochen. *Freud* hat diesen Phänomenen eine besondere Aufmerksamkeit gewidmet. *Goldstein* spricht davon in Zusammenhang mit *Zwangserscheinungen;* es wäre auch an die *Unkorrigierbarkeit von Wahnideen* zu denken, dann an all die *festgefahrenen Meinungen* und Auffassungen, wie sie sich etwa in *Ideologien* und *Dogmatismen* der verschiedensten Art ausdrücken. Auch *Fehlhandlungen* und *Fehlentscheidungen* neigen bekanntlich dazu, sich zu wiederholen. Viele Menschen sagen nach einem Misserfolg: So etwas soll mir nie mehr vorkommen, und schon ist es erneut geschehen. Es liegt in alledem eine tiefgründige *Ungeschichtlichkeit.* Die Unfähigkeit, aus der Geschichte zu lernen, gehört hierher und umgekehrt leitet sich von hier aus der *sehr grosse bildende Wert der Geschichte* und des *Geschichtsunterrichtes* in der Schule ab. Geschichte und geschichtliches Denken bringt *Dynamik* in unser Dasein, ist aber gegen die *Macht des Beharrungsvermögens* nur mühsam und langsam durchzusetzen. Kinder und Jugendliche können nur so zu *geschichtlichem Erfahren* erzogen werden, indem sie während längerer Zeit selbst in einer geschichtlich strukturierten Welt leben. Wenn man in der Schule andauernd zwischen alt und neu hin und her pendelt, im Literaturunterricht in der einen Sprache Neues, in der andern zugleich Altes liest, die alte Geschichte mit Aktualitäten durchmischt, dann bildet sich kein geschichtliches Bewusstsein aus. Dann wird der Neigung, in den Tag hinein zu leben, nach Lust und Laune zu tun, was einem eben gerade Vergnügen bereitet, Tür und Tor geöffnet. Das hat aber *Konsequenzen,* und zwar vor allem *in ethisch-moralischer Beziehung.* In einem ungeschichtlichen Dasein gibt es keine Verantwortung. *Verantwortungslosigkeit* nicht nur für das, *was man tut,* sondern auch für das, *was man sagt* und *wie man etwas sagt,* greift um sich. Daraus leitet sich dann eine *Gleichgültigkeit* und *Liederlichkeit* des Sprechens überhaupt ab. Man lernt überhaupt nicht mehr recht sprechen, schon nicht in seiner Muttersprache und dann erst recht nicht in Fremdsprachen.

In Frankreich ist kürzlich ein Buch: *L'Enseignement en détresse* von *Jacqueline de Romilly,* eines Mitgliedes der Académie Française erschienen, das enormes Aufsehen erregt hat. Es beschäftigt sich mit den katastrophalen Folgen der modernen Pädagogik und handelt von diesen Problemen.

Binswanger macht hier nun den *Übergang von der Beschreibung und Geschichte* der beiden im Titel seiner Abhandlung genannten Begriffe zu deren *Beziehung.* Dieser Übergang ist wesentlich, weshalb die hier gegebenen Erläuterungen an diesem Punkt der Abhandlung in weitere Bereiche ausgeholt haben!!

Zunächst betont *Binswanger* erneut, dass es sich bei dieser Beziehung *nicht* um diejenigen von *Leib und Seele* handelt! Es geht vielmehr um *„das Verhältnis von psychophysischem Organismus einerseits, geistiger Person anderseits"!* Damit hält sich die Untersuchung von vorneherein innerhalb bestimmter Grenzen, die eine saubere wissenschaftliche Erörterung zulassen und der Gefahr entgehen, in unbewiesene, unbeweisbare, unbestimmte und unbestimmbare, persönliche, schulmässige Meinungen, Lehrgebäude, Ideologien, Konstruktionen, Glaubensartikel oder Phantasierereien abzugleiten und konfus zu werden.

> Al. 23, S. 65f.: 1. Immer und immer wieder begegnen wir in der Geschichte der Philosophie sowohl als in der der Naturwissenschaften dem Versuch, die inneren lebensgeschichtlichen Momente des Menschen und damit das φαίνεσθαι, d.h. die Tatsache, dass einem etwas erscheint oder dass einer ein Erlebnis von etwas hat, umzudeuten und umzuwandeln in funktionale Lebensbeziehungen, so zuletzt noch bei Bertrand Russel [Analysis of mind 1924] und Moritz Schlick [Allgem. Erkenntnislehre 1925]. Und es ist merkwürdig genug, konstatieren zu müssen, dass die intensivste wissenschaftliche Vertiefung in die innere Lebensgeschichte des Menschen, die systematischste und geduldigste historische und psychologisch-hermeneutische Interpretation desselben, die Psychoanalyse Freuds, zugleich auch den geschlossensten, wenn auch gewaltsamsten Versuch der dynamisch-funktionalen Umdeutung der inneren Lebensgeschichte darstellt. Ob sich ein Patient in der psychoanalytischen Behandlung zu der Einsicht motivieren lassen will, dass er seine Zwangsvorstellungen Mordimpulsen gegen seine Frau verdankt, was über gesund oder krank, Erfolg oder Misserfolg jahrelanger ärztlicher Bemühungen entscheiden wird, das hängt für Freud in letzter Linie von rein quantitativen Verhältnissen im Libidohaushalt des Organismus ab. Sicherlich spielen bei der Frage eines jeden Motivations*vollzuges,* seiner Möglichkeit oder Unmöglichkeit, auch quantitative dynamisch-funktionelle Lebensbedingungen, speziell im Gehirn, mit; aber ein quantitatives Plus oder Minus kann niemals und nirgends *allein* darüber entscheiden, ob „innerlich sich fordernde Momente eines Sinnes" sich zu einer Einheit, hier also zu einer einheitlichen psychologischen Sinngestalt zusammenschliessen; hier muss auch der geistige Motivationsprozess selber berücksichtigt werden, wie Freud es ja „in praxi" in bis-

her nie erreichter Konsequenz durchführt. Aus dieser Diskrepanz zwischen Theorie und praktischer psychologischer Hermeneutik ergibt sich auch ohne weiteres die Antwort auf die sehr kurzsichtige Frage, ob die Psychoanalyse der Naturwissenschaft oder der Psychologie oder gar den Geisteswissenschaften zuzurechnen sei. Als ob es sich hier um *eine* Wissenschaft im Sinne *eines* einheitlichen theoretischen Bedeutungszusammenhanges handelte und nicht um eine *Vielheit* solcher, die ihrerseits lediglich durch allgemeine und individuelle praktische Forschungszwecke, aber nicht durch ein immanentes theoretisches Prinzip zusammengehalten wird. Als hermeneutische Methode im Sinne der Erforschung, Auslegung und Rekonstruktion der inneren Lebensgeschichte gehört die Psychoanalyse zur Psychologie, als Theorie dynamisch-funktionaler Lebensvorgänge zur Biologie usw. Diesen Sachverhalt hat selbst Jaspers in seiner erwähnten Schrift (vgl. S. 53[3]) nicht richtig gesehen und gedeutet.

Ad Al. 23: Binswanger wendet sich nun der *Tendenz zu, innere Lebensgeschichte in funktionale Lebensbeziehungen umzudeuten.* Er weist dabei auf *Bertrand Russel,* der wohl allgemein bekannt ist, und dann auf *Moritz Schlick,* der weitgehend vergessen war, neulich jedoch wieder entdeckt wurde. Sein hier zitiertes Werk ist neu gedruckt worden und wurde in der NZZ referiert. (11–12.8.1979) (Suhrkamp stw 269, 1979) Da dieses Buch hier nicht weiter verwendet wird und nur als negatives Beispiel erscheint, wird nicht weiter darauf eingegangen.

Binswanger ordnet nun auch *Freud* in diesen Zusammenhang ein. Dieser nimmt nach seinen Worten „den geschlossensten, wenn auch gewaltsamsten Versuch der dynamisch-funktionalen *Umdeutung* der inneren Lebensgeschichte“ vor. Der hier neu auftauchende Begriff „dynamisch-funktional“ erscheint nicht ungefährlich, nachdem auf der vorhergehenden Seite von einer „dynamischen Bedeutung des Vorstellungslebens“ gesprochen worden ist, womit offenbar Lebensgeschichtliches gemeint war. Man sollte den Begriff „dynamisch“ hier vermeiden. Man müsste in den frühen Schriften Binswangers über Freud und die Psychoanalyse nachschauen, ob seine Herkunft von dort verständlich wird.

Das Beispiel der *Zwangsneurose,* das Binswanger nun anführt, um darzustellen, wie Freud in die *Quantifizierung* Zuflucht nimmt, gibt heute zu weiteren Überlegungen Anlass. Es ist nämlich bekannt, dass tatsächlich die von Freud beschriebenen Verhältnisse bestehen. Die Zwangsvorgänge lassen sich durch Antidepressiva günstig beeinflussen

Damit sind jedoch die Schwierigkeiten, in die Binswanger mit Freuds „Theorie“ gerät, nicht behoben, im Gegenteil. Man kann sich heute nicht mehr mit dem Widerspruch zwischen „Theorie und Praxis“ begnügen, wie Binswanger das hier tut. Sicher ist es richtig, von einer „einheitlichen (und damit ganzheitlichen) psychologischen Sinngestalt“ zu sprechen und in deren Zustandekommen einen „geistigen Motivationsprozess" im Werk zu sehen; aber gerade darin liegen nun die Fragen, *wie denn Lebensfunktion und Lebensgeschichte hier nun zusammenkommen und zusammenwirken.*

Was Binswanger hier über die „Wissenschaftlichkeit" von Psychoanalyse und Psychiatrie sagt, ist zwar richtig, es trägt jedoch kaum etwas zur Beantwortung der aufgeworfenen Frage bei. Dasselbe gilt für die Erläuterung der Methode der rekonstruktiven Psychologie, die, wie gezeigt, im konstituierenden Analysieren und Synthetisieren bleibt. Die Frage nach den Beziehungen zwischen Lebensfunktion und Lebensgeschichte findet in diesem Alinea keine Antwort, es wird jedoch, was ebenfalls für das Weitere wichtig ist, auf die *Gefahr der Umdeutung* lebensgeschichtlicher Phänomene in lebensfunktionale hingewiesen. Aus heutiger Sicht wäre hier nun aber zunächst noch auf *die umgekehrte* Gefahr hinzuweisen, nämlich *lebensfunktionale Gegebenheiten,* manisch-depressive Verstimmtheit, paroxysmale Entladungen, Wiederholungszwänge und manches andere mehr *lebensgeschichtlich umzudeuten,* wie es heutzutage im Rahmen der sogenannten *„psychosomatischen Medizin"* laufend geschieht.

> Al. 24, S. 66: 2. Was die Einsicht in die grundlegende Bedeutung unseres Gegensatzpaares und seiner reziproken Beziehungen für die *Psychotherapie* überhaupt angeht, so verweise ich auf meinen auf diesem Gegensatz und der Forderung seiner *praktischen* Überwindung aufgebauten Vortrag über *Psychotherapie als Beruf* in der Berliner Medizinischen Gesellschaft.

Ad Al. 24: Im Anschluss an das vorhergehende Alinea wird hier nun vom *„praktischen Vorgehen"* gesprochen, in welchem die fraglichen Gegensätze faktisch überwunden werden. Das geschieht jedoch nur durch einen Literaturhinweis. Wir bleiben vorläufig bei unserem Text.

> Al. 25, S. 67: 3. Aber schon im *psychologischen Experiment,* sei es in der Weise des künstlichen Laboratoriumsexperiments, sei es in der Weise des auf der gewöhnlichen Lebenssituation aufgebauten Lebensexperiments, wie Wertheimer, Köhler, Lewin u.a. sie in Berlin ausführen, und wie Goldstein und Gelb u.a. es auch bei gestörten Lebensfunktionen zu tun pflegen, hat man es zunächst mit der Erforschung der inneren Lebensgeschichte zu tun, etwa schon da, wo man der Versuchsperson eine Denkaufgabe stellt und sie sich von dieser Aufgabe zu einer Lösung oder Teillösung motivieren lässt. Indem hier das einzelne Motivationserlebnis, die einzelne historische Willensentscheidung der Versuchsperson, so und gerade so sich gedanklich motivieren zu lassen, Sie nicht oder nur wenig interessiert, indem Sie vielmehr aus gehäuften Beobachtungen solcher Motivationserlebnisse auf Übereinstimmungen oder Verschiedenheiten in deren zahlenmässigem Verhältnis achten, *schliessen* Sie auf bestimmte Funktionsabläufe im Organismus, gleichgültig ob seeli-

sche oder physiologische. Auch ob Sie dabei Geschehnisse und Gebilde unterscheiden, ob Sie von einzelnen Funktionen oder von Funktionsgestalten, funktionellen Strukturfeldern reden, ist für den hier vorliegenden begrifflichen und sachlichen Gegensatz irrelevant. Ein anderes ist es, ob Sie glauben, dass zum Zwecke der wissenschaftlichen Forschung die strukturelle Beobachtungsweise diese Umwandlung leichter vollziehbar macht: eine Umwandlung, Umdeutung, eine μετάβασις εἰς αλλο γένος bleibt es aber immer.

Ad Al. 25: Nun wird das *„Psychologische Experiment"* zum Thema. Auch in diesem Zusammenhang geht es Binswanger darum zu zeigen, dass von Lebensgeschichtlichem auf Lebensfunktionales geschlossen wird. Indem eine Versuchsperson auf ein Experiment eingeht, fasst sie einen Entschluss, und das tut sie, indem sie sich *„motivieren" lässt.* Damit aber steht sie bereits *in lebensgeschichtlichen Zusammenhängen.* Binswanger zeigt nun, wie sich der experimentell arbeitende Psychologe kaum darum kümmert und d.h. um den Menschen, der den Versuch macht. Er wendet sich vielmehr der Frage zu, wie oft verschiedene Versuchspersonen eine bestimmte Reaktion zeigen, und zieht aus zahlenmässigen Verhältnissen Schlüsse, ohne sich zu fragen, ob im individuellen Einzelfall die Aussagen, die er wesensmässig ja von andern Fällen erhoben hat, zutreffen oder nicht. Was er dabei findet, kann nur „seelische" oder „physiologische" Funktion sein, niemals jedoch Individuelles = induktives Vorgehen.

Binswanger spricht von einer *„Umwandlung"* oder *„Umdeutung"*, die *„zum Zwecke der wissenschaftlichen Forschung"* vorgenommen wird. Das griechische Zitat heisst denn auch: „Überstieg in eine andere Art". Man kann das im einzelnen sehr schön an Hand des *Rorschach-Versuches* zeigen. Rorschach selbst hat zunächst seinen Versuch statistisch ausgewertet und damit seine *Psychodiagnostik* geschrieben. Dann aber hat er in seinem Kapitel über den „Erlebnistyp" weit über die Statistik ausgeholt und in den letzten Lebensmonaten *individuelle Protokolle interpretiert,* von denen nur eines oder ganz wenige publiziert sind, die aber noch existieren.

In Ergänzung zu den Ausführungen Binswangers zur experimentellen Psychologie, die eigentlich nichts aussagen über die faktischen Beziehungen zwischen Lebensfunktion und Lebensgeschichte, sondern in Feststellungen über faktische Verwechslungen und Umdeutungen bleiben, die immer wieder vollzogen werden, ist gerade *der Rorschach-Versuch ein hervorragendes Mittel, um diese Beziehungen zu untersuchen und begrifflich zu erfassen.* Auch in seiner Anm. 1 auf S. 69 zu Al. 26 verharrt Binswanger in der Sicht auf die nur funktionale Deutung des Formdeutversuches. Die andern Möglichkeiten seiner Auslegung hat Binswanger später in der Zusammenarbeit mit R. Kuhn gefunden, was dann in den Schizophreniestudien zu einer Zusammenarbeit geführt hat, womit die andern Seiten des Versuches ebenfalls ins Licht traten. *(Schizophrenie,* Pfullingen: Neske

1957, S. 212–230, wobei dann auch noch der Jungsche Assoziationsversuch entsprechend ausgelegt wird.)

Anm. 1, S. 69: Dass es sich beim psychologischen Verstehen um etwas anderes handelt als beim biologischen Erkennen des Charakters, geht auch daraus hervor, dass, auf der noematischen Seite, bei ersterem von Gestalt und Gestalteinflüssen gesprochen werden kann, bei letzterem nicht. Beim psychologischen Verstehen in seiner charakterologischen Sonderart unterliegen wir ganz ähnlichen Gestalteinflüssen wie bei der äusseren Wahrnehmung, insofern z.B. hier die kleinste „Verschiebung" eines Charakterzuges das Ganze des Charakterbildes zu verändern vermag, und zwar schon im Hinblick auf die schlichte Kenntnisnahme oder Anschauung. Beim biologisch-charakterologischen Verstehen gibt es etwas derartiges nicht. Hier handelt es sich lediglich um empirisch festgestellte, primär uneinsichtige korrelative Beziehungen von funktionalen (oder morphologischen) Sachverhalten, z.B. von Schwachsinn und gewissen Konfigurationen der Fingerkapillaren oder von unproduktiver Intelligenz und Mangel an kinästhetischen Deutungen, von gesteigerter Affektivität und Farbenreaktion im Rorschachschen Versuch. Deswegen sind auch die Typen, die auf Grund solcher Sachverhaltskorrelationen aufgestellt werden (z.B. von den Brüdern Jänsch) keine anschaulichen Ganzheiten, Strukturen oder Gestalten, sondern empirische, funktionale und morphologische „theoretische" Sachverhaltsbezüge.

Formdeut- und Assoziationsversuch können eigentlich sehr einfach nach *formalen* und nach *inhaltlichen* Gesichtspunkten bearbeitet werden, was in bezug auf den *Szondi-Test* nicht möglich ist. Die inhaltliche Auslegung bedient sich dabei wenn möglich der *Hilfe der Versuchsperson,* wie bei der Traumdeutung nach Freud. Es geht dann darum, die Zusammenhänge zwischen formalen und inhaltlichen Elementen herzustellen, um Einblicke in die Beziehungen zwischen Lebensfunktion und Lebensgeschichte zu gewinnen. Wenn das auch nicht so einfach ist, wie es auf den ersten Blick aussieht, so darf doch festgestellt werden, dass sich von hier aus zum mindesten *ein Einstieg in die Problematik* gewinnen lässt.

1. Dezember 1986

Wie die Traumdeutung, so ist auch die Auswertung des Rorschachversuchs nicht vollständig auf die Mitarbeit der Versuchsperson angewiesen. Es lassen sich bei entsprechender phänomenologischer Schulung des Interpreten von diesem Einblicke in *räumliche und zeitliche Strukturen* gewinnen und *Spielformen der materiellen Grundlagen,* deren sich die Phantasie bedient, wie die alten Elemente *Feuer, Wasser, Luft und Erde,* die durchaus in den Bereich des Lebensgeschichtlichen treten. Diese Methoden können freilich nicht einfach *aus einem Buch* erlernt werden wie eine statistische Verarbeitung. Sie setzen vielmehr neben einem speziellen theoretischen Studium auch den Unterricht durch *persönliche Kontakte* mit Erfahrenen voraus.

Binswanger will wie im folgenden Alinea besonders auf die Notwendigkeit der Unterscheidung der beiden methodischen Zugänge in der experimentellen Psychologie wie in der Charakterologie hinweisen.

> Al. 26, S. 67–70: 4. Besonders wichtig ist unsere begriffliche Trennung aber auf dem Gebiete der sogenannten *Charakterologie,* die nicht etwa eine besondere Wissenschaft innerhalb der Psychologie darstellt, wie viele glauben, sondern selber Psychologie ist. Häberlin *(Der Charakter)* mit seiner scharfen Trennung von Stellung im Leben und Einstellung zum Leben hat einer Vermengung der Gesichtspunkte hier vorgebeugt. Ebenso betont Strich in seinen viel zu wenig beachteten, von uns besonders hoch eingeschätzten *Prinzipien der psychologischen Erkenntnis* (Heidelberg 1914): „Es ist geradezu Pflicht, hier wie überall möglichst wenig auf den Charakter als die letzte Tatsache zu schieben, in der wir den Grenzbegriff der psychologischen Erkenntnis sehen, und möglichst viel individuell historisch zu verstehen" (S. 100) und: „Was wir Charakter oder Persönlichkeit nennen, ist nichts anderes als die allgemeinste Tendenz oder das letzte Gesetz, das sich im Leben des Individuums zeigt" (S. 221). Desgleichen ist sich Pfänder in seinen charakterologischen Arbeiten des uns beschäftigenden Unterschieds aufs schärfste bewusst, verdanken wir doch gerade ihm die entscheidende Herausarbeitung des Begriffs der psychologischen Motivation [*Motive und Motivation.* Leipzig 1911], der die Wissenschaft von der inneren Lebensgeschichte beherrscht. Aber bei Klages z.B. und vielen anderen bilden Materie, Struktur und Qualität oder Stoff, Gefüge und Artung des Charakters ein nicht genug geschiedenes Konglomerat aus Lebensfunktionen und innerer Lebensgeschichte, was eine begriffliche Klarheit in Dingen der Charakterologie erschwert. Auch hier müssen wir ausgehen von der Lebensgeschichte, der Tatsache, dass eine menschliche Person sich auf diese bestimmte Weise von einem bestimmten Erlebnisgehalt motivieren lässt, z.B. auf eine bestimmte Beleidigung zu einer bestimmten zornigen Regung, von einem bestimmten Gefühl der Schuld zu einem bestimmten Reueerlebnis, vom Anblick eines gleichgeschlechtlichen Wesens zu einer Liebesregung usw. Soweit es sich lediglich um solches Motivationsverständnis handelt, treiben wir Psychologie, oder wie man sich auszudrücken beliebt, psychologische Charakterologie. Wo wir zu solchen Akten des Motivationsverständnisses *wiederholt* veranlasst werden, nachlässigerweise aber auch nur auf Grund eines einzigen solchen Verstehensaktes, machen wir dann auch die Annahme, dass die betreffende Person sich *in der Regel,* und nicht nur in den beobachteten Fällen, in der angegebenen Weise bestimmen lässt, und schliessen nun,

statt lediglich von einer habituellen Bestimmbarkeit oder Motivierbarkeit der Person zu sprechen, auf eine dieser habituellen Richtung zugrunde liegende Lebensfunktion, sei es im Sinne eines zornigen Temperaments, sei es im Sinne einer tiefen oder depressiven Gemütsanlage, sei es im Sinne einer homosexuellen Perversion. Überall handelt es sich hier um Begriffe aus dem Gebiete der Lebensfunktionen des Organismus. Da diese Funktionsbestimmtheiten sehr häufig auch noch mit morphologischen Eigentümlichkeiten des Organismus verbunden sind, geschieht es oft, dass wir, insbesondere in der populären, aber auch in der wissenschaftlichen Charakterologie glauben, mit der Berücksichtigung und Verarbeitung der Lebensfunktionen auskommen zu können und einen Menschen verstanden zu haben, wenn wir von seinen biologischen Lebensfunktionen, seiner zornmütigen, tiefen oder depressiven oder homosexuellen „Anlage" Kenntnis haben. Insoweit treiben wir aber lediglich biologische Charakterologie, d.h. eben Biologie. Und das Verstehen, das hier in Frage kommt, ist daher auch kein psychologisches Verstehen, sondern ein teleologisches Erkennen, wie es in der gesamten Biologie überhaupt stattfindet. Dieses biologische Charakter-Erkennen hat aber immerhin eine praktische Bedeutung für das psychologische Charakter-Verstehen: es bestimmt von vorneherein die *Grenzen,* innerhalb derer ein Erlebnisgehalt zum Motiv für ein neues Erlebnis werden *kann,* wenn auch keineswegs *muss.* Einschränkung oder Begrenzung der Bestimmbarkeit durch Motive ist aber keineswegs dasselbe wie das Verständnis der einzelnen tatsächlichen Bestimmtheit durch ein Motiv. Dieser Unterschied wird meist übersehen. Gerade hier zeigt sich anderseits aber auch die Bedeutung der Lebensfunktion und damit des Organismus überhaupt für die innere Lebensgeschichte: Der Organismus, m.a.W. die Individualisation, ist nicht das schaffende Prinzip – denn dieses ist „das Universum" –, sondern das einschränkende, begrenzende Lebensprinzip überhaupt, wie wir es ja schon bei Aristoteles gelernt haben. Damit ist es aber auch das einschränkende Prinzip für das, was tatsächlich Erlebnisgehalt *werden kann.* Ähnliche Anschauungen hat schon Scheler bis auf das psychophysische Problem seiner „inneren Wahrnehmung" durchgeführt und E. Straus in seiner Schrift über das Problem der Individualität mit grossem Erfolg verwertet. Auch Häberlin setzt sich gründlich und bis in die metaphysische Sphäre mit diesem Problem auseinander. Wir befinden uns hier aber auch ganz auf dem Boden der Goetheschen Weltanschauung. Für Goethe stellt bekanntlich erst die gesamte Menschheit den Menschen dar. Daher wird ihm, was er an Lavater so sehr bewundert, so leicht jede Grenze deutlich, „in welche die Natur uns Individuen einzuschränken beliebt hat".

Ad Al. 26: Schon mit dem ersten Satz führt Binswanger ein wesentliches Problem an, nämlich, dass *Charakterologie* nicht eine besondere Wissenschaft innerhalb der Psychologie ist, sondern „*selber Psychologie*". Nun fragt sich jedoch sogleich, was das bedeutet?

Eine Antwort kann nur gefunden werden, wenn man sich klar ist darüber, was das Wort eigentlich meint, wenn man damit etwas Bestimmtes aussagen will und es nicht bloss, wie es vielfach geschieht, nur als Verlegenheitsausdruck für irgendetwas Dunkles und Verworrenes braucht.

Als erste nähere Bestimmung weist Binswanger auf eine Fassung des Begriffes „*Charakter*", die er als Ausdruck von etwas ganz Allgemeinem, einer „*allgemeinsten Tendenz*", einem „*letzten Gesetz*" auffasst. Damit aber rückt er in den Zusammenhang der Lebensfunktion, wie auch das Temperament dazu gehört.

Zu den Autoren, die Binswanger hier anführt: *Walter Strich* war der Bruder des Literaturhistorikers Fritz Strich (Professor in Bern). Er war Philosoph. Er hat in der von seinem Bruder herausgegebenen Tempelausgabe von Schillers Werken in dem Band, der dem Leben und Werk des Dichters gewidmet war, ein Kapitel über dessen philosophische Schriften verfasst. Binswanger verwendet hier ein Buch: *Prinzipien der psychologischen Erkenntnis* 1914. Binswanger hat mich mehrmals auf das Buch aufmerksam gemacht. Er hat es sehr geschätzt. Es wurde jedoch in den Kant-Studien Bd. 30, 1925, S. 227–228 von Linke vernichtend kritisiert. Die Kritik ist vielleicht in einzelnen Punkten nicht ganz unbegründet, aber sie scheint doch von einem Standpunkt aus zu erfolgen, der der experimentellen Psychologie, die Strich bekämpft, sehr verpflichtet ist. Insofern Binswanger hier Strich verwendet, ist dagegen meines Erachtens nichts einzuwenden.

Der zweite Autor, den Binswanger hier anführt, ist *Alexander Pfänder,* der „Münchner Phänomenologe", ein *Schüler Husserls,* der sich jedoch in wesentlichen Punkten von Husserl getrennt hat. Seine eigene Phänomenologie wird heute eher als zweitrangig beurteilt gegenüber der Leistung von Husserl. Es gibt aber einige sehr instruktive phänomenologische Untersuchungen von ihm, die nach wie vor gültig sind und viel Anregung geben können. Es sind dies neben der hier zitierten Abhandlung über die *Motivation* vor allem die Untersuchungen über die „*Gesinnungen*".

Für Binswanger war *Paul Häberlin,* Seminardirektor in Kreuzlingen, später Professor der Psychologie und Philosophie in Basel, ein wichtiger Lehrer und Vermittler philosophischen Wissensgutes. Binswanger findet in den beiden von ihm in diesem Alinea angeführten Werken eigentlich nur Bestätigungen seiner Auffassungen, ohne dass man sehen könnte, inwiefern sich daraus produktive Hinweise für weitere Erkenntnisse finden liessen.

Der Einwand gegenüber *Klages* dürfte wahrscheinlich zu Recht bestehen, was ganz allgemein seine Werke bei aller Originalität, die sie ausstrahlen und sicher auch enthalten, doch für die praktische Arbeit leider recht wenig brauchbar macht. Wichtig sind von Klages sicher seine Werke über *Graphologie* und über den *Rhythmus.*

Zu den Autoren, die Binswanger im Zusammenhang dieses Abschnittes anführt, ist auch *Arthur Kronfeld* wichtig [Anm. 2, S. 68]:

> Ich befinde mich hier offenbar auch in Übereinstimmung mit Kronfeld, der zwar auch nur von „abnormem Seelengeschehen" oder „Seelenvorgängen" schlechthin spricht, aber klar eingesehen und formuliert hat, dass die klinische Konstitutionsforschung der Psychiatrie „zu einer hypothetisch-biologisch fundierten und genetischen Lehre von den abnormen Charakterzügen" wird. Vgl. seine neueste, didaktisch besonders gelungene Schrift: Die Psychologie in der Psychiatrie (Berlin 1927), S. 40f. Ich weiche von Kronfeld jedoch insofern ab, als ich hierin keine Psychologie mehr erblicke, sondern lediglich Biologie, nämlich eine biologische Typologie des Psychisch-Abnormen.

Er gehörte zu dem in den Zwanzigerjahren besonders fruchtbar arbeitenden Kreis von Psychiatern und Neurologen in Berlin und hat in dieser Zeit wesentliche Abhandlungen veröffentlicht. Vom Nationalsozialismus vertrieben, wandte er sich im Gegensatz zu andern Leidtragenden nicht nach den USA, sondern nach Sowjetrussland, war dort recht unglücklich, hatte Schwierigkeiten mit der russischen Sprache und ist während des Zweiten Weltkrieges in Moskau durch Selbstmord gestorben. In neuester Zeit wurde er in Deutschland wieder entdeckt, letztes Jahr ist in Frankfurt eine Ausstellung über ihn veranstaltet worden mit wissenschaftlichen Vorträgen und Publikationen. Sicher kann manches seines Werkes auch heute noch fruchtbare Anregungen geben.

In dem Text zur *Charakterologie* hält Binswanger zwei Problemkreise fest:

1) Jede charakterologische wie auch jede psychologische Untersuchung überhaupt hat *von der Lebensgeschichte auszugehen.* Das bedeutet: Der Ausgangspunkt ist stets ein einzelnes individuelles psychisches, in den Bereich der Lebensgeschichte gehörendes Phänomen. Das ist nun tatsächlich von *zentraler Bedeutung!!!* Wenn man, wie das vielfach geschieht, von Allgemeinem ausgeht, dann entsteht die Gefahr, dass man von vorneherein den Boden unter den Füssen verliert, ins Theoretisieren gerät und im Belanglosen endet.

Hier liegt die Gefahr der sogenannten *„systemischen" Betrachtungsweise* der modernen Psychiatrie, ebenso jedoch auch jeder *ideologischen Voreingenommenheit.* Wenn die Gefahr beim ersten Schritt vermieden wird, dann kann viel zu früh *verallgemeinert* werden, oder der *Übergang in den biologischen* und damit den *lebensfunktionalen Bereich wird viel zu rasch* vollzogen. Dieser Gefahr erlag *Freud* und in noch viel ausgesprochenerem Masse *die Psychoanalyse nach Freud.* Die Gründe zu alledem liegen darin, dass es sehr viel leichter und einfacher ist, sich im Allgemein-Lebensfunktionalen zu bewegen als im Lebensgeschichtlichen. Dies unter anderem auch deshalb, weil das Lebensfunktionale *gesehen* und zum Teil auch *gegriffen* werden kann, während das lebensgeschichtlich Bedeutsame in seinem Wesen *unsichtbar* ist. Dazu kommt, dass das Lebensfunktionale *feststehend und wiederholbar* ist, das Lebensgeschichtliche *bewegt,* sich dauernd verändernd und *einmalig,* nicht wiederholbar.

In diesem Zusammenhang betont Binswanger, dass das Problem der *Wiederholbarkeit* ebengerade als wesentliches Moment herausgehoben zu werden verdient. Man neigt dazu, Sichwiederholendes festzustellen. Daraus entsteht die Gefahr, dass man auch dort Sichwiederholendes sieht, wo höchstens von Ähnlichem gesprochen werden darf oder sogar Entscheidendes an neuen, leicht übersehenen Seiten eines Geschehens sich ereignet.

2) Auf S. 69 kommt Binswanger nun auf einen ganz andern Punkt zu sprechen, nämlich auf die Frage der *faktischen Beziehung der beiden Bereiche untereinander.* Da finden wir nun die eindeutige Feststellung, dass *das Lebensgeschichtliche zwar zuerst kommt, aber vom Lebensfunktionalen begrenzt wird.* Binswanger erinnert an *Aristoteles,* der dies bereits erkannt und beschrieben hat. Was Binswanger hier über *Scheler* sagt, bezieht sich wahrscheinlich auf eine Stelle in dessen „Die Idole der Selbsterkenntnis" S. 131f., die er in der *Allgemeinen Psychologie* S. 239 zitiert. Die erwähnte Abhandlung von *E. Straus:* „Das Problem der Individualität" findet sich in: *Die Biologie der Person,* Ein Handbuch der allgemeinen und speziellen Konstitutionslehre, Bd. 1, S. 25–133, Berlin und Wien, Urban und Schwarzenberg 1926, hrsg. von Brugsch. Es wäre wohl von Interesse, die Schriften der drei hier erwähnten Autoren genauer daraufhin zu prüfen, inwiefern sie sich zu dem Thema äusserten, das mit dem *Goethe*-Zitat dann noch einmal umschrieben wird. Das Zitat stammt aus *Dichtung und Wahrheit,* Neunzehntes Buch, Artemis-Ausgabe Bd. 10, S. 820. Auch diese Stelle mit ihrem Zusammenhang müsste man genauer betrachten; sie ist nicht so einfach durchsichtig, wie es auf den ersten Blick scheinen mag; es heisst nämlich in demselben Satz unmittelbar vorher: „Ja *es war furchtbar* in der Nähe des Mannes zu leben, dem jede Grenze deutlich erschien, in welche die Natur uns Individuen einzuschränken beliebt hat."

Das *Grundproblem,* um das es hier geht, nämlich um dasjenige der *Begrenzung,* ist angelegt in der alten griechischen Philosophie. Es geht dort um das Begrenzen des Unbegrenzten, des „apeiron", durch das Begrenzende des „peras", wobei sich die beiden Mächte *gegenseitig* begrenzen, woraus ein nie ruhendes, stets um eine Mittellage schwingendes *Gleichgewicht* entsteht. Auch Lebensfunktion und Lebensgeschichte begrenzen sich gegenseitig, wobei freilich die beiden Partner nicht ebenbürtig und nicht symmetrisch einander gegenüberstehen. Diese Interpretation geht allerdings beträchtlich über Binswanger hinaus, stellt jedoch seine Analyse in einen wesentlich weiteren Rahmen und vertieft seine Bedeutung.

Das Problem kann ferner in den grösseren Zusammenhang gestellt werden, der sich mit den Begriffen: *Natur* und *Freiheit* oder *Zwang* und *Selbstbestimmung* umschreiben lässt, das in der Philosophie eine zentrale Rolle spielt und von dort her in die Psychologie und vor allem in die *Triebpsychologie* übergegangen ist. Es wird im Anschluss an Szondi von *Maldiney* in einer Abhandlung über „Pulsion et Présence" eingehend untersucht und mit der Philosophie von *Fichte, Schillers Briefen über die ästhetische Erziehung des Menschen* und dem Drama *König Ödipus* erörtert.

Die ganze *moderne Psychiatrie* und Psychotherapie handelt von diesen Problemen, wobei leider meist die entscheidenden Gesichtspunkte zu wenig und ungenügend klar voneinander unterschieden und gegeneinander abgegrenzt sind. Dementsprechend sind dann auch die Resultate nicht nur der theoretischen Abhandlungen, sondern vor allem auch der praktischen Bemühungen unbefriedigend.

> Al. 27, S. 70: 5. Was von der Charakterologie gilt, gilt in ähnlicher Weise von der speziellen *Idealtypenlehre*. So sehr ich selber z.B. die ebenso sehr bewunderten wie angegriffenen Idealtypen geistiger Strukturen von Spranger, eben als Typen, schätze, so sehr muss gerade heutzutage davor gewarnt werden, in der Schaffung und Erkenntnis solcher Typen das letzte Wort der Psychologie erblicken zu wollen; denn ihr letztes Wort ist immer die Erkenntnis der individuellen Person, auf welche Erkenntnis das Typenverstehen nicht nur eine fördernde, sondern auch eine einschläfernde Wirkung auszuüben vermag. In dieser Gesamtauffassung und ihrer systematischen Begründung und Durchführung weiss ich mich einig insbesondere mit Häberlin *(Der Charakter)* und mit Strich, dessen Prinzipien der psychologischen Erkenntnis nicht ohne tiefen Grund den Untertitel *Prolegomena zu einer Kritik der historischen Vernunft* tragen. Doch muss ich hier wieder auf meinen bereits erwähnten Aufsatz über Verstehen und Erklären in der Psychologie hinweisen.

Ad Al. 27: Binswanger kommt hier nun auf die bereits in Al. 4, S. 55–56 erörterte *Idealtypenlehre* zurück. Das erwähnte Buch von *Eduard Spranger* heisst *Lebensformen*. Es ist 1914 erstmals erschienen, knüpft an Jakob Burckhardt, Nietzsche und besonders Dilthey an. Es hat seinerzeit einen sehr *grossen* Erfolg gehabt und in kurzer Zeit mehrere Auflagen erlebt. Es stand auch in einer Strömung, die andere, in die gleiche Richtung zielende Werke hervorgebracht hat: neben denjenigen von *Dilthey* vor allem *Karl Jaspers Psychologie der Weltanschauungen.*

Der Text dieses Abschnittes bringt eigentlich kaum etwas Neues. Es geht im *„Verstehen"* um die einzelne Person und ihre „Geschichte". Daraus ergibt sich ein Problem, das später in der Literaturwissenschaft und Philosophie eine gewisse Rolle spielte, nämlich die Frage, ob es möglich, ja vielleicht sogar allgemein zu erstreben sei, einen Dichter oder einen Philosophen *besser zu verstehen, als er sich selbst verstanden hat.* Auf der Stufe der alltäglichen Praxis des mitmenschlichen Umganges und des besonderen psychiatrischen Umganges wurde das Problem durch die allgemeine Verbreitung der Psychoanalyse aktuell. Viele *Psychotherapeuten* meinen auch, ihren *Patienten besser zu verstehen,* als sie sich selbst verstehen. (Aus der Literatur zu dem Problem ist zu erwähnen Bolnow: *Das Verstehen.)* Das ist sehr gefährlich, vor allem wenn dann von vorgefassten Meinungen, Systemen oder Ideologien ausgegangen wird. Diese sicher missbräuchliche Tätigkeit führt dann zu *Gegenreaktionen.* „Jedermann" meint heute, „verstehen" sei dann gegeben, wenn der andere derselben Meinung sei oder doch die Meinung des andern einfach bejahe. Wenn Binswanger den Titel von *Strichs* Werk ausdrücklich erwähnt, der heissen könnte: „Vorbemerkungen zu einer Beurteilung der geschichtlichen Vernunft", dann meint er, dass eigentliches Verstehen sicher nicht aus Vorurteilen, Ideologien, Systemen oder einfach persönlichen Meinungen bestehen könne. *Psychologische Erkenntnis* und damit *verstehen,* sowohl des andern Menschen wie eines literarischen Textes oder eines andern Kunstwerkes, *gehört in den Zusammenhang des lebensgeschichtlichen Erfahrens,* wie es in der Abhandlung von Binswanger dargestellt worden ist. Es können niemals fertig vorgebrachte Auffassungen einfach als solche „verstanden" werden. Vielmehr ist ihre *Einbettung in zeitlich-geschichtliche Abläufe nach- und mitzuvollziehen,* zu prüfen, *woher, wozu und warum* das eine so und ein anderes anders ist und so gemeint wird.

Man merkt aber auch rasch, dass es um die innere Lebensgeschichte *noch viele offene Fragen* gibt, sobald man sich genauer dem Verstehen zuwendet.

> Al. 28, S. 70f.: 6. Für den *neurologischen Kliniker* ist die Antithese von Lebensgeschichte und Lebensfunktion gerade heute auf einem besonders heiklen Spezialproblem brennend, dem Gebiete der sog. „Striatumneurosen", insbesondere der Tics. Gerade hier sind die Gebiete der „gestörten Lebensfunktion" und der Lebensgeschichte äusserst schwer zu trennen und zeigt sich überdies die Bedeutung des ersteren für das letztere besonders deutlich. Für das Neurosenproblem überhaupt ist dieses Spezialgebiet besonders bedeutungs- und aussichtsvoll. Denn auch hier ist immer die „Begrenzung" der Gesamtanlage zu derjenigen biologischen Funktionsweise, zu demjenigen abnormen „Organismus" ins Auge zu fassen, welche dazu beiträgt, dass die innere Lebensgeschichte einen solchen Verlauf nimmt, dass wir sie als neurotisch bezeichnen. Niemals ist ja das

> klinische Neurosen- oder Psychopathenproblem zu lösen nur von dem Gebiet der inneren Lebensgeschichte allein aus, wie manche Psychoanalytiker – keineswegs Freud selbst – behaupten; ebensowenig aber ist es zu lösen von seiten des Gebietes der Lebensfunktionen allein, was ja auch immer einer der besten Kenner der somatischen Seite des Neuroseproblems betont, Friedrich Kraus [Anm. 1, S. 71].

Ad Al. 28: Auch hier kommt Binswanger auf ein bereits behandeltes Problem zurück, auf die Abhandlung von *Kurt Goldstein* (S. 53, Anm. 2):

> [...] Zu erinnern ist hier aber auch an Goldsteins im Anschluss an Jackson gebildete Anschauungen, wie er sich insbesondere niedergelegt hat in dem Aufsatz: *Über die gleichartige funktionelle Bedingtheit der Symptome bei organischen und psychischen Krankheiten; im besonderen über den funktionellen Mechanismus der Zwangsvorgänge.* Monatsschr. f. Psych. u. Neur. Bd. 57, 1925.

und damit auf die *Neurologie.* Auf die Abhandlung von *Straus* hat Binswanger S. 56 hingewiesen. Jetzt geht er auf eine andere Abhandlung ein. Wahrscheinlich handelt es sich um „Geschehnis und Erlebnis", die dann 1930 erschienen ist. Binswanger hat dann darüber eine Rezension geschrieben, die eine Weiterentwicklung der Gedanken zu Lebensfunktion und innerer Lebensgeschichte enthält.

Was in diesem Abschnitt steht, ist heute von nicht nur *historischem,* sondern *aktuellem Interesse.* Der Begriff *„Striatum-Neurose"* ist zwar heute so wenig gebräuchlich wie damals; aber er weist auf eine Pathologie hin, die, wie man immer deutlicher sieht, mit den endogenen Psychosen in Beziehung stehen dürfte, wie die Erfahrungen und experimentellen biochemischen Untersuchungen über die Wirkung der Antidepressiva und Neuroleptika zeigen. Was seinerzeit von den Neurologen zu diesen Problemen bereits erarbeitet worden ist, haben die neuzeitlichen Psychopharmakologen freilich noch nicht zur Kenntnis genommen und ausgewertet für die sie interessierenden Fragen. Was Binswanger jedoch hier zu dem Problem schreibt über *die gegenseitige Angewiesenheit* der beiden von ihm untersuchten Bereiche, gilt heute nicht nur wie damals, sondern hat durch die neuen Erkenntnisse *sehr an Bedeutung gewonnen.*

Dasselbe kann man sagen in bezug auf den Inhalt der langen Anmerkung zu S. 71:

> Anm. 1, S. 71: Vgl. Über das Neuroseproblem. Klin. Wochenschr., Bd. 6, H. 12. – Trotz der Unverkennbarkeit der *allgemeinen Beziehungen* zwischen Lebensfunktion und innerer Lebensgeschichte darf aber auch deren Uneinsichtigkeit, Vagheit und konkrete Unbestimmbarkeit nicht übersehen werden. So spricht auch Kronfeld von einer „Konvergenz der psychopathologischen Charakterlehre und der klinischen Konstitutionsforschung" und einer „organischen Wechselwirkung" zwischen Psychologie und klinischer For-

> schung, schränkt dann aber diese Konvergenz und Wechselwirkung sehr richtig ein, indem er erklärt: „Der konstitutionsbiologische Befund *stigmatisiert* ein Seelenleben nach bestimmbaren, aber in sich *psychologisch ungleichartigen* Richtungen als abnorm; dies Seelenleben seinerseits aber ist in einer grossen Fülle von Eigenarten und Reaktionen unabhängig von diesen konstitutionsbiologischen Stigmen. Diese Tatsache zieht Grenzen für unsere Erkenntnis der Grundlagen von menschlichen Charakteren, Grenzen aber auch für die biologische Determination der Charaktere selber" (a.a.O. S. 89). Da wir den konstitutionsbiologischen Befund mit der konkreten Lebensfunktion, den unbestimmten Ausdruck „Seelenleben" mit unserem Begriff der inneren Lebensgeschichte gerade *hier* wohl identifizieren dürfen, können wir Kronfeld hier nur beipflichten. – Insbesondere aber gehen wir hier einig mit E. Straus, der schon 1926 auf die *Konvergenz* der Personlehre und der biologischen Forschung hinwies, zeigend, dass und inwiefern die letztere zwar nicht zum *Verständnis,* wohl aber zur *Kenntnis* der Person beizutragen vermag *(Das Probl. d. Individ.* S. 129f.).

Das Zitat stammt aus *Die Psychologie in der Psychiatrie,* 1927, S. 89. Von Interesse ist die Unterscheidung von Straus zwischen *„Kenntnis"* und *„Verständnis"* der Person. Was Binswanger hier in einer Anmerkung beifügt, das ist eigentlich schon das, was in unseren Erläuterungen bereits deutlicher ausgesprochen wurde über die *Gegenseitigkeit des Begrenzungsverhältnisses* zwischen Lebensfunktion und Lebensgeschichte.

Da die Abhandlung von Straus schwierig zu beschaffen ist, die Formulierung darin jedoch das Verständnis der grundsätzlichen Problematik weiter fördern kann, sei der fragliche Abschnitt hier hingesetzt: „Die Konvergenz der Personlehre und der biologischen Forschung: Allein, da ja der Mensch uns nicht nur als seelisches Lebewesen entgegen tritt, sondern als eine psycho-physische Einheit, so liegt es nahe, die für die Erkenntnis des Organismus anwendbaren Methoden auch zur *Kenntnis,* nicht zum *Verständnis* der Person auszunützen. Wir sind es gewohnt, jederzeit von bestimmten leiblichen Merkmalen aus auf seelische zurückzuschliessen. Und zwar dient nicht nur der Leib als beseelter Ausdruck, sondern schon seine rein somatischen Eigentümlichkeiten – wie z.B. die Geschlechtscharaktere oder die Alterszeichen – zur Beurteilung der Person. Ohne dass wir auf die Schwierigkeiten des Leib-Seelen-Problems und auf die viel umstrittenen Versuche zur Lösung des Problems die Lehren vom Parallelismus, von der Wechselwirkung, des Dualismus (N. Hartmann) näher einzugehen brauchen, ist es möglich, eine Verknüpfung von Person und Organismus dadurch zu begründen, dass wir uns die Grenzen der Entfaltung der Person an die Struktur des Organismus gebunden denken. Dadurch können wir von der biologischen Seite her zu einer Kenntnis der Person gelangen, wie dies durch zahlreiche Arbeiten, die sich mit den Schlagworten vom Körperbau und Charakter, von der Konstitution und dem Charakter, von der mehrdimensionalen Diagnostik, von der Erbbiologie kennzeichnen lassen, schon längst erfolgreich begonnen worden ist."

Die Abhandlung von Straus enthält ein sehr grosses *Literaturverzeichnis* der damals wesentlichen Publikationen zu diesen Problemen.

> Al. 29, S. 71: 7. Die Bedeutung unserer Unterscheidung für die psychiatrische Klinik haben wir nicht mehr zu untersuchen, bildete sie ja den Ausgangspunkt unserer ganzen Fragestellung (I). Immerhin ist sie hier keineswegs *erschöpft,* sondern nur an einem psychiatrisch-klinischen Spezialproblem aufgezeigt.

Ad Al. 29: Zu beachten ist hier, dass Binswanger seine Abhandlung nur als Beitrag verstanden haben will, der ein einzelnes klinisches Spezialproblem erörtert. *Die grundsätzliche Problematik durchwirkt jedoch die ganze Psychiatrie.*

> Al. 30, S. 71: 8. Was die allgemeinen Vorstellungen über das Verhältnis von Lebensfunktion und innerer Lebensgeschichte angeht, so sei hier zunächst an Hegel erinnert. Er unterscheidet das, was wir hier als seelisch-körperlichen Funktionskomplex von der geistigen Person und ihrer Geschichte unterschieden haben, in den Begriffen des *Genius* und des Selbstanschauens des Genius. „Das Substantielle des Genius ist die ganze Totalität des Daseins, Lebens, Charakters nicht als blosse Möglichkeit oder Fähigkeit oder Ansicht, sondern als Wirksamkeit und Betätigung, als konkrete Subjektivität." Das „Individuum" ist aber mehr als der Genius, es ist „die seine Wirklichkeit in sich wissende Monade, das Selbstanschauen des Genius". Jedoch können wir hier im einzelnen nicht auf Hegels, im doppelten Sinne geniale Lehre vom „subjektiven Geist" eingehen.

7. Januar 1987

Ad Al. 30: Der Abschnitt ist schwierig. Binswanger geht auch nicht näher darauf ein, sondern verweist nur auf *Hegels Enzyklopädie.* Es fragt sich, ob die Parallelisierung, die Binswanger vornimmt, zu Recht besteht. Gewisse Zweifel scheinen nicht ganz unberechtigt; aber ein genaues Studium der Texte könnte doch interessante Hinweise liefern. Ich habe das 1971 im September mit Maldiney durchgeführt. Dabei wurden die Zweifel eher vergrössert. Ich habe es jetzt wiederum gemacht. Nun habe ich doch den Eindruck bekommen, Binswanger könnte Recht haben. Ich glaube, dass die Frage offen ist, es sich jedoch lohnt, etwas näher auf das Problem einzugehen.

Schon der Umstand, dass Binswanger den *Text der Enzyklopädie* beizieht, führt zu Schwierigkeiten. Es handelt sich dabei um einen *uneinheit-*

lichen Text, der aus Vorlesungsunterlagen besteht, die Hegel selbst seinen Studenten abgegeben hat, um Notizen von Hegels eigener Hand und um sehr verschiedene Zutaten seiner Schüler, die sich dabei meist auf Nachschriften der Vorlesungen stützten, zum Teil aber auch nach dem Gedächtnis hinzufügten, was ihnen richtig erschien. Eine kritische Ausgabe, die all das voneinander sondert, gibt es bis heute nicht. Die Suhrkamp-Ausgabe ist heute wahrscheinlich die zuverlässigste und vollständigste. Binswanger hat die Ausgabe von Cotta benutzt, die einen Nachdruck darstellt derjenigen von 1840–1845. Sie enthält all die Zusätze der Suhrkamp-Ausgabe nicht. Diese *Zusätze* erläutern jedoch den ursprünglichen Text von Hegel sehr gut. Damit wird deutlicher, dass die Zitate Binswangers doch entsprechend sein könnten. Wenn in dem Gespräch mit Maldiney das nicht so deutlich wurde, dann kann es auch darauf zurückzuführen sein, dass ich selbst damals den *Text von Binswanger* zu sehr naturwissenschaftlich-biologisch gesehen habe und den Umstand, dass die Lebensfunktion bei Binswanger auch seelische Funktionen einschliesst, *zu wenig berücksichtig* habe.

Sicher unterscheidet Hegel, wie Binswanger *zwei Daseinsmodifikationen,* die sich *gegenseitig durchdringen* und *beeinflussen.* Sie sind nie in reiner Ausgestaltung anzutreffen, wohl aber überwiegt im faktischen Leben stets die eine, die in den Vordergrund tritt, während sie sich von der andern als ihren Hintergrund abhebt. Ohne Anspruch auf Vollständigkeit zu machen, werden nun aus den Hegeltexten einige wesentliche Bestimmungen der beiden Daseinsmodifikationen zusammengestellt. Dabei werden zuerst diejenigen Texte verwendet, die auch Binswanger zur Verfügung standen und die sicher von Hegel selbst stammen:

1) Der *Genius* ist die *„fühlende Individualität“,* ein „monadisches (einheitlich-ganzheitliches) Individuum“, das „unmittelbar“ und „passiv“ sich verhält. Er ist jedoch auch ein „Subjekt“ mit eigener Substanz, die „unselbständiges Prädikat“ ist und „durchzittert“ „auf eine durchgängig widerstandslose Weise“ das reflektierte Subjekt einer *„selbstischen Individualität“.* Der Genius ist das „Gefühlsleben“. Das „Gefühlsein“ ist „für sich bewusstloses Naturell, Temperament ... in seiner einhüllenden Einfachheit“. Es ist „in sich vollkommen bestimmte Seele“. Der Genius ist in seiner Totalität eine „gedrungene“, „intensive Form der Individualität“. Genius ist auch „Herz“ oder „Gemüt“. Ein „gemütlicher Mensch“ lässt seine Gemütsindividualität walten, „indulgere genio“, seinem Gemüt zugeneigt sein, sich seinem Gemüt ergeben.

Der Genius ist ferner „die Gesamtheit der Grundinteressen“, die „wesentlichen und partikulären empirischen (erfahrungsmässigen) Verhältnisse, in denen ein Mensch zu andern Menschen und zur Welt steht“. Die „Totalität“ von all dem macht seine „Wirklichkeit“ aus, ist „ihm immanent“. Es ist eine „Gefühlsform“, in die der Mensch „versinken“ kann, die „Dumpfheit des fühlenden Lebens", die „den Kreis der individuell bestimmten Welt der partikulären Interessen" ausmacht.

Es gibt eine „immanente Wirklichkeit des Individuums", eine „substanzielle Totalität des Gefühlslebens", die „in sich sehend und wissend ist". In dieser „Immanenz" ist „unmittelbares Anschauen und Wissen" gegeben. – Aus Erfahrungen wie der Trauer um den Verlust naher Angehöriger und dem Heimweh leitet Hegel ab, was bei einem Hervortreten des Gefühlslebens sich ereignet. Der Genius tritt auch im Schlaf und Traum hervor. Er beschreibt auch Krankheitszustände deutlich, in denen Unmittelbarkeit herrscht, „die Unterschiede vom Subjektiven und Objektiven nicht vorhanden sind".

All das steht unter dem Titel: a. *Die fühlende Seele in ihrer Unmittelbarkeit.* Die Ableitung dieser Phänomene erfolgt in Abhebung gegen den gegensätzlichen Zustand:

2) Die *„selbstische Individualität"*, das „sich reflektierende Subjekt". Das bewusste, besonnene Leben. Es gibt ein „besonnenes, verständiges, vernünftiges Bewusstsein, selbstbewusste Tätigkeit, die existierende Entfaltung eines Bewusstseins", einer „Weltvorstellung", die ein „vermittelndes Auseinander" ist. Das „entwickelte Bewusstsein ergeht sich im Scheine von Vermittlungen, Absichten, Gründen. Es geht hier jetzt um den „wollenden und denkenden Geist", der in seinen „subjektiven Vorstellungen, Plänen den verständigen Zusammenhang seiner Welt, die ausser ihm ist, und die Vermittlung seiner Vorstellungen und Zwecke mit den in sich durchgängig vermittelten objektiven Existenzen vor Augen". Das ist das „Selbstanschauen des Geistes". „Begreifen heisst für die verständige Reflexion, die Reihe der Vermittlungen zwischen einer Erscheinung und anderem Dasein, mit welchem sie zusammenhängt, erkennen, den sogenannten natürlichen Gang, d.h. nach Verstandesgesetzen und Verhältnissen (z.B. der Kausalität, des Grundes usf.) einsehen".

Hegels Text wird besonders schwierig für das Verständnis, weil er diese Unterscheidung *an bestimmten Beispielen* ableitet, wie dem Verhältnis des Kindes zu seiner Mutter vor der Geburt, dem Somnambulismus, dem Hellsehen, telepathischen Phänomenen, dem Aufspüren von Quellen und Metalladern durch Wünschelrutengänger, Visionen, Fieberdelirien und krankhaften Zuständen überhaupt. Intensiv beschäftigen ihn dabei auch der sogenannte tierische Magnetismus, Suggestions- und Hypnosephänomene im Sinne von Mesmer. Er kommt dabei auch auf die Paroxysmalität, Katalepsie zu sprechen.

Diese Anwendungen und Veranschaulichungen stammen zum Teil aus den ergänzenden Zusätzen, die Hegel in seinen Vorlesungen einfügte. So trefflich manche dieser Bemerkungen sind und so sehr sie gelegentlich zur Klärung der schwierigen Ausführungen des ursprünglichen Textes dienen und oft noch für heutige Kenntnisse von Interesse sind, so sehr erschweren sie manches, da es sich um sehr verschiedenartige Gegebenheiten handelt, deren Zusammenstellung und Ineinanderschachtelung in wohl eher konfuse Vorstellungen führt. Hegel selbst gibt sich zwar Rechenschaft über die Gefahr, die hier besteht, schreibt er doch selbst: *„Es ist töricht, Offenbarungen über Ideen vom somnambulen Zustand zu erwarten"* (§ 406, S. 134 Suhrkamp). Gerade in Zusammenhang mit derartigen Phänomenen ist es wichtig zu wissen, dass dieser Satz sicher von Hegel selbst stammt. Anderes Verunklärendes aus den Zusätzen kann sehr wohl durch die Herausgeber dazugefügt worden sein. Was Hegel Somnambulismus nennt, gehört zum Teil in den Bereich der Hypnose. Er warnt denn auch vor *der „Quelle von vielen Täuschungen"*, die darin liegt.

Von besonderem Interesse sind Hinweise von Hegel selbst (S. 137) über *Verschiebungen von Sinnesempfindung* aus den *Sinnesorganen in andere Körperregionen,* so dass dann „mit den Fingern – insbesondere der Herzgrube, Magen – gesehen, gehört usf. wird". In einem Zusatz (S. 155) ist dann die Rede von dem im hypnotisierten Zustand „mit grösserer oder geringerer Lebhaftigkeit, besonders bei weiblichen Personen, erwachenden *Geschlechtstrieb"*.

Eher schwierig ist, es von Hegel in den vorliegenden beiden Paragraphen der *Encyklopädie* ins Klare zu kommen über die *Beziehungen der „fühlenden und der selbstischen reflektierenden Individualität"*. Binswanger verweist uns hierzu „auf Hegels, im doppelten Sinne *geniale Lehre vom ‚subjektiven Geist'"*. Ich habe Binswanger einmal gefragt, was er meinte, als er an dieser Stelle vom „doppelten Sinn" schrieb: Er hat mir erklärt, die geniale Lehre meine einmal den Geist als Beurteilenden vom subjektiven Standpunkt her, zum andern von der Sache her gesehen. Wenn das so zutrifft, dann findet sich darin die Lehre von *Aristoteles* wieder. – Hegel selbst knüpft an Plato an, und zwar im Anschluss an folgenden Satz: „Abgeschmackt ist es, das Schauen dieses Zustandes (des Hellsehens) für eine Erhebung des Geistes und für einen wahrhafteren, in sich allgemeiner Erkenntnisse fähigen Zustand zu halten". (S. 136)

Man kann aus den hier eingehend dargestellten Aussagen von Hegel noch etwas entnehmen, was *für deren Verständnis von grundsätzlicher Bedeutung* ist, was jedoch *auch für das psychologisch-psychiatrisch-psychotherapeutische Denken* ebenso grundsätzlich wichtig erscheint: Es handelt sich um *Aussagen,* die zum Teil auf *subjektiven Erfahrungen leiblich-sinnlicher Art* beruhen, bei denen mehr oder weniger *erotisch gefärbtes Erleben* eine zentrale Rolle spielt. Diese Erfahrungen fliessen in den Text ein, ohne dass ausdrücklich darauf aufmerksam gemacht wird. Es ist, als ob die entsprechenden Worte *„unmittelbar"* verstanden würden und zu einer unreflektierten Evidenz führten, zu einer Art Selbstverständlichkeit, in welcher der Schritt von der „fühlenden zur reflektierten Individualität" eben gerade nicht vollzogen wird und nicht vollzogen zu werden braucht; ja wenn er vollzogen würde, dann würde er eben das auszeichnende des Phänomens zerstören.

Es beginnt sich vielleicht damit etwas abzuzeichnen über die fragliche Beziehung:

Es liegt in der *Beziehung* zwischen den beiden Daseinsformen eine *Dynamik,* die aus einer *Neigung gegenseitiger Begrenzung* entsteht. Das ergibt sich vielleicht als ein wesentlicher Punkt aus den Texten Hegels. Das ist aber auch, was der Psychiater immer wieder am Grunde der psychischen Krankheitserscheinungen findet, nämlich eine *Gleichgewichtsstörung* zwischen den beiden Daseinsformen, wobei die eine über die andere zu *dominieren* beginnt, sich *isoliert* oder nicht mehr in der Lage ist, mit der andern das Gleichgewicht zu halten. Daraus ergibt sich, dass diese Gleichgewichtstörungen sowohl von der einen wie von der andern Seite herrühren können und ebenso, dass sie meist, vor allem bei frühzeitigem Eingreifen, *von beiden Seiten aus behandelt* werden können.

Sieben Jahre nach der Abfassung von „Lebensfunktion und innere Lebensgeschichte", im Jahre 1934, hat Binswanger einen Aufsatz *„Über Psychotherapie"* veröffentlicht. Darin heisst es *(Vorträge und Aufsätze,* Bd. 1, S. 135): „Die Dialektik zwischen dem eigentlichen Mutterboden jeglicher Psychotherapie, dem faktischen (lebensgeschichtlichen) Aufgehen im Mit- und Füreinandersein auf der einen Seite, und der Kenntnis und Beherrschung der ‚Psyche' als eines ‚Organismus' differenter biologisch-psychologischer Lebensfunktionen auf der andern Seite, diese Dialektik beherrscht in der Tat jede praktisch-ärztliche Psychotherapie und alle wissenschaftlichen Aussagen über dieselbe." Binswanger fasst hier die Beziehung zwischen den beiden Daseinsformen als eine *„Dialektik"*. Am 30.10.1957 hat mir Binswanger, auf diese Problematik angesprochen, erklärt, er würde heute in diesem Zusammenhang nicht mehr von ‚Dialektik' sprechen. Er sei damals von dem Buch von *René Le Senne: Obstacle et Valeur* beeinflusst gewesen. Die „réduction dialectique" von Geschichte auf Naturfunktion wirke da störend. Richtig sei allerdings, wenn Dialektik als Produkt eines bestimmten methodischen Vorgehens verstanden werde. Es scheint bei der damaligen Diskussion auch darum gegangen zu sein, inwiefern eine funktionale Betrachtungsweise in dem psychotherapeutischen Zusammenhang notwendig sei. Das war damals, als soeben die *antidepressive Wirkung* des Imipramins entdeckt worden war. Dadurch hat sich in der Psychotherapie insofern etwas Grundsätzliches geändert, als es in der Folge gelang, viel besser als vorher die Bereiche des Lebensfunktionalen vom Lebensgeschichtlichen zu unterscheiden. Das wiederum führte dazu, *dem Lebensfunktionalen wesentlich mehr Gewicht beizulegen* als vorher. – In diesem Zusammenhang ist nun freilich noch zu bedenken, was denn Dialektik heisst und was in dem wiedergegebenen Zitat mit dem Wort ‚Organismus' gemeint ist. *Dialektik* meint eigentlich ‚Unterredungskunst' und wird angewendet, um im Zusammenhang mit logischen Fragestellungen *die Bewegung des Denkens* von einem Begriff zu einem andern zum Ausdruck zu bringen. *Organismus* ist ein sich selbst regulierendes einheitliches Ganzes, zu dessen Gliedern das Milieu gehört, mit dem es in Wechselwirkung steht, das naturhafter Art ist und das insofern eine Einheit von Leib und Seele darstellt, als die Seele funktional aufgefasst wird.

Der Text von Hegel gibt sehr gute Schilderungen des lebensfunktionalen Geschehens und lässt dem gegenüber die lebensgeschichtlichen Haltungen deutlich abgrenzen. Das hilft im praktischen Untersuchen von Kranken sehr viel. *Der Arzt lernt so die entscheidenden Fragen stellen* und kommt in ein klares Bild über das Erleben seiner Kranken. Es wirkt dann oft erstaunlich, was die Kranken erzählen, sie sagen nämlich Sätze, die derart an das erinnern, was Hegel schreibt, dass man den Eindruck bekommt, sie hätten selbst Hegel nicht nur gelesen, sondern, was noch viel erstaunlicher ist, sogar verstanden! Voraussetzung freilich ist jedoch, dass der Arzt die Zusammenhänge versteht, um aus seinen Kenntnissen sinnvolle Fragen in der zweckmässigen Richtung zu stellen.

Es bleibt nun noch das Problem der *„Lehre vom ‚subjektiven Geist'"* zu besprechen. Die beiden von Binswanger angeführten § 405 und 406 von Hegels „Enzyklopädie" stehen in einem umfangreichen Kapitel, das die § 387–482 umfasst. Dieses gibt den grösseren Zusammenhang, in welchem „die fühlende Seele in ihrer Unmittelbarkeit" eingebettet ist. Dieses ganze Kapitel stellt *eine umfassende „Psychologie"* dar. Das ist der Text, den Binswanger meint.

> Al. 31, S. 72: In unserer Zeit hat Häberlin den ernsten und gründlichen Versuch gemacht, dieses Wirken des „Genius" und sein „Selbstanschauen" auf eine einheitliche Formel zu bringen, die wir in seiner Lehre von der „Struktur des Interesses" und ihrer Zurückführung auf das Verhältnis zwischen dem im Individuum gleichermassen „wirkenden" Interesse des Universums und demjenigen des Individuums selbst erblicken dürfen. Nur geht es hier leider ohne eine prinzipielle psychologische Aus- und Umdeutung des im weitesten Sinne funktionalen Geschehens nicht ab, so wenn Häberlin das relativ gegensätzliche Reagieren eines Individuums gegen die relative Ausgeglichenheit des Primärinteresses als „Missbilligung" deutet oder die Solidarischerklärung des Individuums mit der unausgesprochenen Exzentrizität als „Bereuen". Man kann natürlich ebensogut sagen, dass hier psychologische lebensgeschichtliche Phänomene funktional umgedeutet werden. Mit diesem „Vorwurf" soll der grossartige Versuch Häberlins nicht verkleinert, sondern nur auf die Schwierigkeit, ja Unmöglichkeit einer rein begrifflichen (unspekulativen) Überwindung unseres Gegensatzes hingewiesen werden. Häberlin ist im übrigen derjenige Psychologe, welcher den Begriff der inneren Lebensgeschichte am besten kennt, hat er sein

Denken doch nicht umsonst auch an den psychoanalytischen Ergebnissen geschult. Er begreift unter dem Ausdruck Lebensgeschichte überhaupt die äussere und innere Lebensgeschichte, wie wir es auch tun, also die Geschichte des „Genius" und die Geschichte seines „Selbstanschauens", in seiner Terminologie die Geschichte der Stellung im Leben und die der Einstellung zum Leben. Aber er erkennt sehr klar, dass erst die letztere „in ihrem inneren Werden und ihrem möglichen Wechsel aus der Entwicklung eigentlich eine *Geschichte* des Lebens" macht. Wenn auch wir selbst den Begriff der Einstellung (= sich von etwas motivieren lassen) weiter fassen als Häberlin, der ihn in engste Beziehung zur „Idealbildung" bringt, so können wir uns doch seinen Satz zu eigen machen: „Die Einstellung ... ist das eigentlich geschichtsbildende Moment in der Gesamtentwicklung, weil sie prinzipielle Auseinandersetzung des Individuums mit sich selbst bedeutet", oder, anders ausgedrückt, weil sie „mit *innerer* Notwendigkeit weiter treibt". Inwiefern diese innere Notwendigkeit aber zugleich *Freiheit* bedeutet, diese philosophisch und methodologisch für unser gesamtes Thema grundlegende Frage können wir hier nicht mehr berühren.

Ad Al. 31: Statt auf Hegels Lehre einzugehen, führt Binswanger seine Abhandlung im folgenden Abschnitt mit Erörterungen zu den beiden Werken von *Paul Häberlin: Der Geist und die Triebe* und *Der Charakter* weiter. Häberlin war damals Seminardirektor in Kreuzlingen, mit Binswanger persönlich sehr befreundet, und Binswanger hat mir gesagt, er habe von ihm sehr viel über Philosophie gelernt, während Häberlin seinerseits von Binswanger in das psychoanalytische Denken eingeführt worden ist.

Der Abschnitt über Häberlin zeigt eine sehr *ambivalente Einstellung* Binswangers zu seinem Freund. Was Binswanger feststellt, das ist die Möglichkeit eines Anschlusses an Hegel über den Begriff „Genius". Dann aber trifft er auf „Umdeutungen" zwischen Lebensfunktion und Lebensgeschichte, und zwar in beiden Richtungen. Er führt das nicht genauer aus, was zwar recht instruktiv sein könnte, in der Form jedoch, wie es hier vorliegt, wenig sagt und heute wohl an wesentlicheren Beispielen erläutert werden könnte.

Von Interesse ist weiter, dass hier nebenbei neben der inneren auch die *äussere Lebensgeschichte* angeführt wird, was Binswanger in seiner Besprechung der Abhandlung von *Erwin Straus* später dann deutlicher hervorhebt.

Es kommt aber eben doch darauf hinaus, dass Häberlin den für Binswanger wesentlichen Unterschied zwischen äusserer und innerer Lebensgeschichte nicht sieht. Wie Binswanger dann doch noch etwas Wesentliches bei Häberlin findet, zeigt sich daran, dass er ihn zu dem Begriff *„Freiheit"* führt, wohin er auch gelangen würde, wenn er Hegels Lehre vom subjektiven Geist dargestellt hätte. Er führt aber auch hier die Problematik nicht weiter. Sicher wäre es jedoch viel fruchtbarer, auf Hegel zurückzugreifen statt mit Häberlin zu diskutieren. Wir können dies hier nun aber nicht darstellen.

Ad Al. 32: In diesem Alinea wird nur das Urteil über Freud wiederholt.

> S. 73: Dass die Reduktion der realen Beziehungen zwischen innerer Lebensgeschichte und Lebensfunktion auf rein quantitative funktionale Momente, wie es Freuds Lebensanschauung und Lehre entspricht, nicht befriedigen kann, wurde bereits erwähnt.

Ad Al. 33: Dieser letzte Abschnitt kann sehr wohl Anlass zu ausholender Erläuterung geben. Es kommt damit nämlich ein ganz *neues Thema* zur Sprache. Vom „*inneren Lebenszusammenhang*" der Lebensgeschichte war bisher nicht die Rede. Dieser werde, wie Binswanger sagt, gerne auf ein „*ontologisches Substrat*" bezogen. Das Wort „Ontologie" spielt in der neueren und neusten Philosophie eine grosse Rolle, ist jedoch nicht eindeutig, sondern es wird von verschiedenen Philosophen und Schulen nicht immer im selben Sinn gebraucht. Hier kann es als *abstrakter Allgemeinbegriff* gefasst werden, mit dem man das „*Ganze des Menschseins*" zum Ausdruck bringen will. Binswanger gibt dem Begriff eine bestimmte Bedeutung, wenn er das ontologische Substrat mit der Lebensgeschichte verknüpft.

> Al. 33, S. 73: Zum Schluss noch ein Wort über den inneren Lebens*zusammenhang*, wie er in der Lebensgeschichte zutage tritt. Immer wieder ist man, wie wir sahen, versucht, ihn gleichsam auf ein ontologisches Substrat zu beziehen, das man dann gerne als den Charakter, den Dämon, das Wesen des Menschen bezeichnet. In Pfänders Lehre von dem im Laufe der Lebensgeschichte sich erst auszeugenden Charakter findet dieses Bedürfnis seinen methodologisch einwandfreisten und brauchbarsten Ausdruck. Nur dürfen wir nie vergessen, dass dieser Grundcharakter, dieses Wesen des Menschen nicht losgelöst gedacht werden darf von der Lebensgeschichte, da es sich nur *in ihr* dokumentiert, manifestiert, nur in ihr „west" und ohne sie nichts ist. Wie die Quelle nichts mehr ist, „wenn sie nicht fliessend gedacht wird", wie Goethe bei Anlass der Charakteristik seiner Schwester in *Dichtung und Wahrheit* sich ausdrückt. Und noch beunruhigt uns eine Frage über dieses Grundwesen hinaus, die Frage, was denn *hinter* ihm etwa noch liegen, *in ihm* sich betätigen möge. Der religiöse Mensch aller Zeiten hat die Antwort auf diese Frage gefunden, die Metaphysik hat sich mit ihr abgequält. Am bekanntesten und relativ einfachsten ist die Antwort der philosophischen Romantik und Mystik, von Plotin über Campanella bis zu Schelling, ja Schopenhauer. Weltseele – Weltwille sind die Stichworte jener Lehren. Abgesehen von dem blinden Walten des letzteren bei Schopenhauer, stossen wir hier überall auf die Idee einer göttlichen *Weltordnung*, in der innere Lebensgeschichte, Lebensfunktion und das unscheinbarste äussere Lebens-

ereignis gleichermassen vorausbestimmt und gelenkt werden. Unserem „entzauberten" Zeitalter ist die Aufgabe übrig geblieben, jene Teilgebiete menschlichen Lebens rational zu durchforschen – so tief und ausgedehnt, als es unsere heutigen scharfen Denkmittel nur erlauben –, aber auch so scharf auf ihren methodologischen Sinn hin zu untersuchen, dass wir verstehen, was Wissenschaft auf jedem dieser Gebiete will, was hier ihr Sinn und ihre rationale Funktion ist und demnach ihr Ort auf dem Globus intellectualis.

Das *Goethe-Zitat* steht im 6. Buch, Artemis Ausgabe Bd. 10, S. 253. Der Satz wird viel zitiert und kann zu weitläufigen Überlegungen und Gesprächen Anlass geben. Das *Bild von der fliessenden Quelle* kann die Bewegtheit verdeutlichen, in die ein Dasein, das durch Lebensfunktion und innerer Lebensgeschichte gestaltet wird, führt.

Mit der Vereinigung der beiden Daseinsformen in einer „göttlichen Weltordnung" und deren Auseinanderfallen in unserem entzauberten Zeitalter klingt die Abhandlung aus. Es bleibt nur noch wenig beizufügen:

Der Begriff *„globus intellectualis"* stammt von *Francis Bacon.* Der Begriff wird in weiterem und engerem Sinn gebraucht und bedeutet das „Schema der Wissenschaften" oder die „geistige Welt". Er steht in Beziehung zum System- und Enzyklopädiebegriff.

Etwa zwei Jahre später ist Binswanger auf den Abschluss des Aufsatzes über „Lebensfunktion und innere Lebensgeschichte" zurückgekommen in dem Aufsatz über *„Traum und Existenz".* Dieser, aus einem schweren persönlichen Erlebnis stammende Text stellt im wissenschaftlichen Werk Binswangers einen *Wendepunkt* dar. Er findet im Anschluss an *Heidegger neue Begriffe,* um seine Probleme anzugehen, und eine ganz *neue Form der Bewegtheit seines Denkens und ... Lebens.* Wir führen als Übergang zu den weiteren Auslegungen einige Sätze aus „Traum und Existenz" an:

„Träumend ‚ist' der Mensch, um an eine frühere, von mir getroffene Unterscheidung anzuknüpfen, ‚Lebensfunktion', wachend macht er ‚Lebensgeschichte'. Und zwar macht er die Geschichte seines eigenen Lebens, die ‚innere Lebensgeschichte', womit nicht zu verwechseln ist die äussere oder Weltgeschichte, in die einzugehen oder nicht einzugehen keineswegs von ihm allein abhängt. Beide Glieder der Disjunktion von Lebensfunktion und innerer Lebensgeschichte auf einen gemeinsamen Nenner zu bringen, wie immer wieder versucht wird, ist nicht möglich, denn das Leben als Funktion ist ein anderes Leben als das Leben als Geschichte. Und doch haben beide *einen gemeinsamen Grund: die Existenz.* Den Ort des Traumes innerhalb dieses Grundes aufzuzeigen, war unser Bestreben. Ausser der Gemeinsamkeit des Grundes, aber in Zusammenhang damit, haben Traum und Wachen noch *ein anderes Gemeinsames:* wie der ‚*Übergang*' vom einen zum andern ein allmählicher ist (woran der Sprungcharakter der einzelnen lebensgeschichtlichen Entscheidung nichts ändert), so liegen Anfang der Lebensfunktion, und damit des Träumens, und Ende des Wachseins, der inneren Lebensgeschichte, im Unendlichen; denn wie wir nicht wissen, wo Leben und Traum beginnen, so werden wir im Laufe des Lebens immer wieder daran erinnert, dass es über Menschenkräfte geht, ‚im höchsten Sinne' ‚der Einzelne' zu sein." (*Vorträge und Aufsätze* Bd. I, S. 97)

Das letzte Zitat ist nicht nachgewiesen. Es stammt vielleicht von Kierkegaard: *Unwissenschaftliche Nachschrift,* oder aus Mörike: *Maler Nolten.*

Mit diesem Text wird die *Frage nach dem Zusammenhang* zwischen Lebensfunktion und Lebensgeschichte *in die Existenzproblematik verschoben,* womit *ein neues Kapitel der Psychiatriegeschichte* beginnt.

Wenn das Wort „Übergang" in Anführungszeichen gesetzt ist, so deutet das an, dass damit eine Anspielung an Kant gemeint ist. (Vgl. dazu: Binswanger: *Allgemeine Psychologie*, S. 211 und 215. Der dortige Hinweis auf Kant stimmt jedoch nicht.)

Im übrigen finden sich in dem Text aus „Traum und Existenz" verschiedene Hinweise aus dem Text über „Lebensfunktion und innere Lebensgeschichte".

Zu den Texten

Es handelt sich um vom Referenten frei diktierte oder in den frühen Jahren selbst mit Schreibmaschine getippte Skripta, die hier nur minimalst bearbeitet sind, um sie in ihrem ursprünglichen Charakter zu belassen. Roland Kuhn legte besonderen Wert auf Unterstreichungen, diese sind im Text kursiv dargestellt. Die ersten beiden Binswanger Aufsätze waren mehrmals Thema der Fortbildung, in diesem Band wird die jüngste Fassung vorgelegt. Diese „Arbeitstexte“, mehrheitlich in chronologischer Reihenfolge, stehen in einem inneren Zusammenhang, gehören zusammen und sind nicht zusammengeraten. Kuhn hat sich nicht nur jahrelang neben seiner praktischen Tätigkeit damit befaßt, sie sind mit ihm und er durch sie gewachsen. Sie verkörpern, weil sie den Beginn der anthropologischen Psychiatrie darstellen, in der Tat ein zeitgeschichtliches Ereignis, sind aber auch ein Fingerzeig, wie weit wir uns von der Realität des einzelnen Kranken entfernt haben.

Ludwig Binswanger: Über Psychotherapie

Ausgewählte Vorträge und Aufsätze, Bd. I, S. 132–158

12. September 1990 – 20. Mai 1992

Der Kurs schliesst an die früheren Kurse zu Abhandlungen von Binswanger, die in der Anm. 1 [Traum und Existenz. Geschehnis und Erlebnis. Das Raumproblem in der Psychopathologie. Über Ideenflucht. Ferner: Psychotherapie als Beruf und Erfahren, Verstehen, Deuten in der Psychoanalyse] des neuen Textes aufgeführt sind. Die meisten wurden in den Vorlesungen in Zürich und einzelne, ergänzt durch eine spätere Abhandlung über Erwin Straus „*Vom Sinn der Sinne*", hier in Münsterlingen im selben Kreis vorgetragen.

Der Text Binswangers „Über Psychotherapie" stellt eine Vorlesung in Holland dar. Der Vorlesungsstil ist beibehalten.

> Al. 1, S. 132: Auf meine Frage, was sie von einem Vortrag über Psychotherapie in erster Linie erwarteten, haben mir junge Schweizer Medizinstudenten ohne langes Zögern geantwortet: Aufklärung darüber, *wie Psychotherapie überhaupt wirken kann.* Ich darf wohl annehmen, dass auch unter Ihnen manche sind, die sich diese Frage vorgelegt haben und eine Antwort auf sie erwarten; bedeutet es doch für den jungen Medizinstudenten etwas ganz Neues, wenn er von einer ärztlichen Aufgabe hört, bei der er nicht mit Hand, Instrument und Medikament, nicht mit Licht, Luft und Wasser, mit Elektrizität, Hitze und Kälte wirken soll, sondern mit der menschlichen Rede, dem Wort und allen sonstigen „Mitteln", mittels derer der Mensch mit dem Menschen in Berührung zu treten und auf ihn zu „wirken" vermag.

Zu Al. 1: Es wird präzisiert, dass es um die *Frage* geht, *wie Psychotherapie überhaupt wirken kann.* Dieser Text bietet keine Probleme. Es wird lediglich darauf hingewiesen, dass in der letzten Zeile das Wort „Berührung" vorkommt, was möglicherweise mit den Besonderheiten des behandelten Beispiels zusammenhängen könnte.

> Al. 2, S. 132: Wenn Sie nun auf die Frage, wie Psychotherapie überhaupt wirken kann, nicht blosse Schlagworte im Sinne der theoretischen Dogmen einzelner psychotherapeutischer Schulen, auch nicht blosse Kasuistik, sondern etwas von der Sache selbst vernehmen wollen, so bitte ich Sie, von vornherein berücksichtigen zu wollen, dass wir uns über wissenschaftliche Tatsachen nicht anders

verständigen können, als indem wir den Sinn der Worte und Redewendungen, mit denen wir sie bezeichnen und umschreiben, genau bestimmen, erhellen und auf seine Tragweite prüfen. Ich bitte Sie also, meine Ausführungen nicht als begriffliche Haarspaltereien aufzufassen, sondern als den ernsten Versuch, Sie auf die Sache selbst, um die es sich bei unserm Thema handelt, hinzuweisen und sie so lebendig wie möglich vor Ihrem geistigen Auge erstehen zu lassen.

Zu Al. 2: Der Text ist vollkommen klar. Schon um diese Zeit bezieht Binswanger Stellung gegen „*blosse Schlagworte im Sinne der theoretischen Dogmen einzelner psychotherapeutischer Schulen*", und er legt grosses Gewicht auf begriffliche Klarheit. Dabei zeigt sich gleichsam nebenbei ein interessantes Problem, indem er nämlich „*begriffliche Klarheit*" und eine „*lebendige Darstellung*", die vor dem geistigen Auge erstehen soll, miteinander verbindet. Das ist keineswegs selbstverständlich. Es wäre ja durchaus möglich, dass man meinen könnte, begriffliche Klärung führe in einen trockenen, schwer anschaulich zu machenden Bereich; es verhält sich aber eben gerade umgekehrt. Dabei ist besonderes Gewicht auf das Wort „lebendig" zu legen, indem eben begriffliche Klarheit und Lebendigkeit einander in entscheidender Weise zugeordnet sind, während das konfuse, begrifflich unklare Gerede im wahrsten Sinne des Wortes tot ist, und was man besonders betonen muss, auch tot bleibt; es kann nämlich nicht verlebendigt werden.

Al. 3, S. 133f.: Das Wort Psychotherapie ist ein psychiatrischer Kunstausdruck. Wie alle wissenschaftlichen Kunstausdrücke verdankt es seine Prägung und seinen Sinn einer von ganz bestimmten, hier also psychiatrisch-klinischen, Wissens- und Leistungszielen aus erfolgten, begrifflichen Auslese aus einer bestimmten Seinssphäre. Die Seinssphäre, um die es sich hier handelt, ist die Sphäre des zwischenmenschlichen, richtiger mitmenschlichen oder mitweltlichen Seins. In jeder Form der ärztlichen Psychotherapie stehen sich zwei Menschen einander gegenüber, sind zwei Menschen irgendwie „aufeinander angewiesen", setzen sich zwei Menschen irgendwie „miteinander auseinander". Im Ausdruck Psychotherapie wird dieses zwischen- oder mitmenschliche Verhältnis in dreierlei Hinsicht vereinfacht oder „reduziert": erstens dadurch, dass statt des einen Verhältnispartners, des kranken Menschen, lediglich ein wissenschaftliches Abstraktum, „die Psyche", genannt wird, der andere Partner aber, der Arzt, ganz hinter seiner mitmenschlichen Funktion, der θεραπεία, verschwindet; zweitens dadurch, dass überhaupt nur diese *eine* Beziehungsrichtung vom therapeutischen Funktionssubjekt, dem Arzt, auf die Psyche des Kranken, nicht aber auch diejenige vom Kranken auf den Arzt zu Worte kommt; endlich drittens dadurch, dass die Auseinandersetzung zwischen Arzt und Krankem überhaupt nicht als ein mitmenschliches *Verhältnis*, sondern als *Dienst an einer Sache* zum

Ausdruck kommt. Denn Psyche im medizinisch-psychiatrischen Sinn bedeutet keineswegs Mitmensch = Person, ja nicht einmal psychologisches Subjekt, sondern „beseeltes" Objekt, beseelter Organismus, seelische Funktionseinheit, Inbegriff seelischer Lebensfunktionen usw.; θεραπεία im medizinischen Sinn hingegen bedeutet Wartung, Pflege, Besorgung, Behandlung, wie man sie auch einem anderen Organismus, einem Tier oder einer Pflanze, angedeihen lassen kann, bedeutet kurz pflegerischer Dienst oder Dienstleistung an einem Pflegeobjekt. Medizinische Psychotherapie heisst also wörtlich übersetzt: ärztlicher Dienst an der (als Inbegriff der seelischen Lebensfunktionen gedachten) Seele eines Mitmenschen. Würden wir uns auf diese Auffassung der Psychotherapie beschränken, wie sie aus dem Wort selbst, das heisst aus der Reduktion des Sinnes mitmenschlichen Seins auf die Bedeutung einer „einseitigen" medizinisch-psychiatrischen Dienstleistung spricht, so wären wir niemals imstande, zu verstehen und uns darüber zu verständigen, „wie Psychotherapie überhaupt wirken kann"; denn die ärztliche Psychotherapie schafft oder kreiert keineswegs neue Kräfte, ebensowenig wie die Körpermedizin; sondern wie diese die in dem anorganisch-organischen Universum oder Kosmos waltenden Kräfte nur zu isolieren, zu konzentrieren und zu dirigieren vermag, so vermag auch die Psychotherapie nur die in dem Kosmos des mitmenschlichen Seins, des menschlichen Mit- und Füreinanderseins waltenden „Kräfte" zu isolieren, zu konzentrieren und zu dirigieren.

Zu Al. 3: Was jetzt folgt, ist schon gar nicht mehr einfach und selbstverständlich zu verstehen. Die Rede ist von dem *„psychiatrischen Kunstausdruck"*, der das Thema der Abhandlung bildet, nämlich *„Psychotherapie"*. Ein solcher Kunstausdruck wird nun bezeichnet als eine „begriffliche Auslese" aus einer bestimmten Seinssphäre. Die erste Schwierigkeit, die hier auftritt, ist: was wohl mit dem Wort Seinssphäre gemeint sein könnte. Wir beschränken uns vorerst darauf hinzuweisen, dass man ganz einfach sagen kann, es ist ein Bereich, von dem die Aussage gemacht wird: „Er *ist*".

Die Seinssphäre wird nun bestimmt als mitmenschliches und mitweltliches Sein. Dabei ist das Gewicht zu legen einerseits auf das Wort „mit", andererseits auf das Wort „menschlich".

Binswanger erklärt nun, dass dieses *„mitmenschliche Zusammensein"* im Ausdruck Psychotherapie in dreifacher Hinsicht „vereinfacht" oder „reduziert" wird.

Erstens wird der Mensch mit dem Wort *„Psyche"* in ein *„wissenschaftliches Abstraktum"* verwandelt. Das ist von ganz zentraler Bedeutung. Erinnert wird, dass schon in der ersten Auflage von Griesingers *Pathologie und Therapie der psychischen Krankheiten* von 1845 der Satz steht: „Das Ich ist eine Abstraktion". Man muss sich Rechenschaft geben darüber, was das bedeutet, und diese Definition derjenigen von Fichte gegenüberstellen, die heisst: „Das Ich ist Aktivität und nichts als Aktivität". Ein solches Ich kann handeln, *es kann spontan wirken, was man von einer Abstraktion nicht behaupten kann!* Ebenfalls unter Punkt 1 wird ferner das Wort „*Therapie*" näher bestimmt als „mitmenschliche Funktion", hinter der beim Arzt sein Menschsein als Partner verschwindet.

Als zweiter Punkt wird die *Einseitigkeit* der Beziehung des Arztes auf die Psyche des Kranken erwähnt, der keine umgekehrte Gegenbewegung gegenüber steht.

Drittens wird dargestellt, dass es sich bei der Auseinandersetzung zwischen Arzt und dem Kranken nicht um ein „mitmenschliches Verhältnis", sondern um einen „*Dienst an der Sache*" handelt. Im Anschluss daran wird darauf hingewiesen, dass der Arzt sich ja für diesen Dienst an der Sache bezahlen lässt, was für ein mitmenschliches Verhältnis ausgeschlossen wäre. Ferner dass vor allem in der neueren Psychiatrie sehr viel von „Verträgen" zwischen dem Arzt mit dem Kranken die Rede ist. Solche Verträge stammen aus dem kommerziellen Bereich und sind im mitmenschlichen Zusammenleben und Zusammensein doch ausgeschlossen. Es ist eine Psychiatrie denkbar – und früher war das so – die jedes Vertragsverhältnis ausschliesst und die sagt, entweder genügt ein Versprechen oder eine Einigung über ein bestimmtes Vorgehen, und dann lässt man es dabei bewenden; oder es genügt dies nicht, und dann wird auch ein Vertragsverhältnis daran nichts ändern. Diese Einstellung hatte ihre sehr gute Berechtigung.

Man kann diese Betrachtungsweise nun weiter ausbauen und eine mitmenschliche einer sachlichen Beziehung gegenüberstellen, womit die moderne Psychiatrie eher schlecht wegkommt.

Nun muss aber umgekehrt doch darauf hingewiesen werden, dass in dem Binswangerschen Satz nicht nur von Sache, sondern auch von einem „Dienst" an der Sache die Rede ist. Dienen ist schon etwas, was mit bezahlen in einem ganz andern Verhältnis steht. Man kann auch weiter sagen, dass schliesslich der Psychotherapeut auch leben muss, dass das Bezahlen eine Notwendigkeit auch im Bereich mitmenschlicher Beziehungen darstellt, man kommt so auf eine ganz andere Betrachtungsweise. Dabei wird das, was der Referent hier tut, deutlich, indem er den advocatus diaboli spielt.

Es kommt eine *Bewegtheit* in das Gespräch. Es fragt sich, ob vielleicht damit etwas von dem, was Psychotherapie ist und wie Psychotherapie wirkt, gleichsam experimentell im Rahmen der mitmenschlichen Beziehung des aktuellen Kurses in lebendiger Art dargestellt worden ist. So wird darauf hingewiesen, dass vielleicht *Psychotherapie* darin besteht, *menschliche Situationen von verschiedenen Seiten aus zu betrachten,* um zu sehen, wie diese verschiedenen Betrachtungsweisen sich miteinander und gegeneinander bewegen. Es wird nun Aufgabe der folgenden Interpretation sein, diese Bewegtheit stets im Auge zu behalten und ihr Wesen zu verfolgen.

26. September 1990

Nach einer kurzen Zusammenfassung beginnen wir mit der Lektüre auf S. 133, Al. 3 in der Mitte. Die nächsten Sätze sind aufgrund des bisherigen Textes und der bereits gegebenen Erläuterungen ohne Schwierigkeiten zu verstehen. Wesentlich ist, dass der *Begriff „Psychotherapie"* in ebenso *abstrakte Konstruktionen wie Lebensfunktion und innere Lebensgeschichte* führt.

Die ärztliche Psychotherapie wird dann noch kurz mit der Körpermedizin in Zusammenhang gebracht mit Sätzen, die auf S. 134 übergehen. Es sind dies die „beiden Seins-Sphären", von denen in Zeile 3, S. 134 die Rede ist, von denen Binswanger sagt, dass sie *„gleich ursprünglich"* seien:

> Forts. Al. 3, S. 134: Beide Seinssphären sind, das bitte ich Sie von vornherein im Auge zu behalten, gleich ursprünglich und gleich „urkräftig". Mit diesen beiden Urkräften haben wir es überall in der Medizin zu tun, auf sie haben wir zurückzugehen, aber nicht weiter; denn was diese Kräfte selbst im ganzen der Welt, an und für sich und in bezug aufeinander bedeuten, das alles sind keine medizinischen Fragen mehr. „Die Ärzte", so hat schon Hippokrates der ärztlichen Weisheit letzten Schluss klar formuliert, „beugen sich vor den Göttern, weil in der ärztlichen Kunst keine aussergewöhnliche Kraft enthalten ist".

Dieser Begriff des *„gleich Ursprünglichen"* stammt offensichtlich aus Heideggers *Sein und Zeit.* Er wird von Binswanger ergänzt durch eine eigene Wortschöpfung, die er in Anführungszeichen setzt, nämlich *„urkräftig"*. Er kommt auf die Beziehung der Psychotherapie zur Körpermedizin deshalb zu sprechen, weil er zum Schluss mit einem Zitat aus Hippokrates sagen will, dass *beide ärztlichen Handlungen nichts grundsätzlich Neues* schaffen, sondern gleichsam mit dem Vorhandenen wirken müssen.

Der Gedanke ist von zentraler Bedeutung, Psychotherapie ist nicht etwas Geheimnisvolles, Mysteriöses, sondern sie bedient sich in einer bestimmten Weise, nämlich indem sie *isoliert, konzentriert und dirigiert,* der normalen vorhandenen Kräfte. Insofern als in der Psychotherapie Mitmenschliches im Spiel ist, kann sie nur deshalb wirken, weil *Menschen überhaupt* in ihrem alltäglichen Dasein *aufeinander wirken,* fördernd und hemmend, helfend und behindernd; und Psychotherapie kann nichts anderes leisten, als dieses alltägliche menschliche Geschehen in einer bestimmten Art zu gestalten.

> Al. 4, S. 134: Die scheinbar so eindeutige Frage, wie Psychotherapie überhaupt wirken kann, ist, wie Sie vielleicht selber schon bemerkt haben, im Grunde zweideutig: einmal bedeutet sie die Frage, *wie es überhaupt möglich ist, dass Psychotherapie wirken kann.* Das war sicher das Hauptanliegen meiner jungen Freunde, als sie mir die Frage stellten. Zum anderen aber bedeutet sie die Frage, *auf welche Weise Psychotherapie tatsächlich zu wirken vermag,* m.a.W. auf welche Weise der Psychotherapeut im konkreten Fall die psychotherapeutische Wirkung erzielt. Wie leicht ersichtlich, schliessen diese Fragen zugleich auch die Frage nach den *Grenzen der Psychotherapie* mit ein; doch gehe ich im einzelnen auf diese Frage nicht ein, da sich ihre Beantwortung aus der Beantwortung der beiden anderen Fragen ganz von selbst ergibt.

Zu Al. 4: Hier werden nun zwei Seiten der scheinbar eindeutigen Frage, wie Psychotherapie wirke, aufgewiesen, nämlich einerseits die *grundsätzliche Frage* und anderseits die *spezielle Frage,* wie es im einzelnen konkreten Fall dabei zu- und hergehe. Diese „Zweiteilung" oder, wie es hier heisst, „Zweideutigkeit" stammt offensichtlich aus einem Buch, das Ludwig Binswanger damals sehr intensiv studiert hat und das auch in seinem grossen Buch über die *Grundformen* verschiedentlich erwähnt wird und in bezug auf den vorliegenden Text noch einmal genauer erörtert werden muss, nämlich *René Le Senne: Obstacle et Valeur.*

Im Folgenden werden nun diese beiden Aspekte genauer erläutert. Zu diesem Zweck müssen wir darauf hinweisen, dass das Al. 4 unterteilt werden muss. Nach der 12. Zeile von oben muss ein weiteres Alinea hergestellt werden.

Was vorher über die *Grenzen der Psychotherapie* gesagt wird, könnte natürlich noch genauer ausgeführt werden. Es ruft nach Assoziationen, die über das, was Binswanger hier dazu sagt, doch vielleicht in nicht ganz unwesentlicher Weise hinausgehen.

> Al. 4a, S. 134: Auf die erste jener untereinander natürlich aufs Engste zusammenhängenden und auch nur in ihrem Zusammenhang letztlich zu beantwortenden Fragen haben Sie bereits eine Antwort von mir erhalten: es ist deshalb möglich, dass Psychotherapie überhaupt wirkt, weil sie einen bestimmten Ausschnitt darstellt aus den überall und jederzeit ausgeübten Wirkungen von Mensch auf Mensch, ganz gleich ob suggestiv-einschläfernder, erzieherisch-aufweckender oder rein kommunikativ-existenzieller Wirkung. (Unter letzterem Ausdruck verstehen wir mit Jaspers, Martin Buber, Löwith *[Das Individuum in der Rolle des Mitmenschen],* Grisebach u.a. das rein menschliche, also nicht durch irgendeine *Aufgabe oder* einen *Dienst* „komplizierte" und „gestörte" *Miteinander-* und *Füreinander-Sein,* wie es dem echten Freundschafts-, Liebes- und Autoritäts- oder Vertrauensverhältnis zugrunde liegt.) Die Möglichkeit der Psychotherapie beruht also

> nicht auf einem Geheimnis oder Mysterium, wie Sie hörten, überhaupt auf nichts Neuem oder Ungewöhnlichem, sondern auf einem Grundzug der Struktur des Menschseins als dem In-der-Welt-Sein (Heidegger) überhaupt, eben dem Mit- und Füreinandersein. Soweit dieser Grundzug in der Struktur des Menschseins „erhalten" bleibt, soweit ist Psychotherapie möglich.

Al. 4a: In diesem Abschnitt wird nun der erste der beiden oben erläuterten Aspekte dargestellt und näher besprochen. Eigentlich kommt es dabei darauf hinaus, dass der bereits im vorhergehenden Alinea aufgenommene Gedanke, dass Psychotherapie nur etwas leistet, was schon im Alltag geschieht, näher ausgeführt. Wesentlich ist dabei, dass das *mitmenschliche Mit- und Füreinandersein erhalten bleiben muss,* da nur auf diese Weise eine wirklich wirksame Psychotherapie möglich ist. Es gibt sicher in der Wirklichkeit etwas, was sich als Psychotherapie ausgibt, was aber keineswegs das Mit- und Füreinandersein enthält, sondern nur dem Selbstsein und dem Selbstinteresse, vor allem materieller Art, dient. Solches hat Binswanger auch gewusst. Es sind dies jene Psychotherapien, von denen man entweder von vorneherein sagen könnte, dass sie nicht sehr helfen werden, weil die Struktur der psychischen Krankheit des Patienten die Möglichkeit psychotherapeutischer Einwirkung gar nicht zulässt, oder aber weil der Mensch, der sich als Therapeut ausgibt, total unfähig ist zu diesem Mit- und Füreinandersein.

> Al. 4b, S. 135: Wenn Sie überhaupt nach den „Wirkungsmöglichkeiten" innerhalb dieser Sphäre des In-der-Welt-Seins fragen, so tun Sie es nicht deshalb, weil sie Ihnen das Fernste und Ungewohnteste wären, sondern weil sie Ihnen existenziell, d.h. als Grundzug Ihres Daseins oder Existierens, das Nächste und Vertrauteste sind; denn was uns existenziell das Nächste ist, wir selbst und unser Verhältnis zu den Mitmenschen, kommt uns theoretisch immer erst zuletzt in den Blick; theoretische Schau und theoretisches Fragen nämlich braucht Distanz, Abstand, braucht ein festes, „ruhiges" Auge, das sich über unser „zerstreutes", „unruhiges" alltägliches Sein erhebt.

Al. 4b: Das Nächste, was nun aber von ganz wesentlicher Bedeutung ist, ist, was in der zweiten Hälfte dieses Abschnittes steht, nämlich, dass es sich einerseits um das *existenziell Nächste* und *Vertrauteste* handelt, das aber *theoretisch* nur *sehr schwer* in den Blick zu kommen vermag. Man könnte auch zunächst vermuten, es sei damit das „Unbewusste" im Sinne von Freud gemeint. Das könnte jedoch nicht so bezeichnet werden, vor allem nicht als das „Vertrauteste", denn zum Unbewussten im Sinne Freuds gehört Verdrängung und damit gerade der Ausschluss des Vertrautseins. Es ist denn auch nicht derselbe Weg, der zur Erschliessung dieses Vertrauten führt wie derjenige, den Freud gegangen ist, um das, was er unter unbewusst versteht, sichtbar werden zu lassen. Es ist eine ganz andere Methode, diese *andere Methode* ist zunächst einmal dadurch gekennzeichnet, dass sie *Distanz und Abstand braucht,* ein festes ruhiges Auge, wie Binswanger sagt. Damit ist aber auch das, was Freud mit *Übertragung* und vor allem mit *Gegenübertragung* meint, von vorneherein *ausgeschlossen.* Es zeigen sich da im Verständnis von Psychotherapie Probleme und offene Fragen, die zunächst nur angedeutet sind und sich nur vage zeigen, wenn man die Aussage von Binswanger ganz wörtlich ernst nimmt.

Was am Schluss der letzten Stunde angedeutet worden ist in bezug auf die Art und Weise dessen, was in der Psychotherapie zu geschehen hat, um wirksam zu sein, sich *in der Interpretation des vorliegenden Textes selbst manifestiert,* wird durch diesen Schluss des Alineas vertieft und verdeutlicht.

17. Oktober 1990

Zu Al. 5: Es stellt sich hier das Problem, dass in Al. 4 ausdrücklich gesagt ist, Psychotherapie sei nur möglich, weil schon die allgemeine mitmenschliche Beziehung eine Wirkung des einen Menschen auf den andern enthalte, und dass *keine neuen Kräfte* ins Spiel treten.

> Al. 5, S. 135: Wenn wir uns nunmehr der zweiten Bedeutung unserer Frage zuwenden, der Frage, *auf welche Weise* Psychotherapie *tatsächlich* zu wirken vermag, oder auf welche Weise der ärztliche Psychotherapeut die psychotherapeutische Wirkung im Einzelfall erzielt, so haben wir uns bei deren Beantwortung in erster Linie daran zu halten, dass und inwiefern das Arztsein das Mitmenschsein einschränkt, und dass inwiefern es ihm etwas Neues „hinzufügt“. Dieses Neue, Sie wissen es bereits, kann also nicht aus dem Miteinandersein selbst stammen, sondern nur aus dem ärztlichen Dienst an der „sachlichen“ medizinischen Aufgabe, also aus dem medizinisch-psychologischen Wissen und dem Handeln nach diesem Wissen. Diese beiden Sphären, das Mitmenschsein und jenes Neue, das Arztsein, stehen aber nicht im Verhältnis des Nach-, Neben- oder Auseinander, sondern in dem des „dialektischen“ Zueinander. Die Dialektik zwischen dem eigentlichen Mutterboden jeglicher Psychotherapie, dem faktischen *(lebensgeschichtlichen)* Aufgehen im Mit- und Füreinandersein auf der einen Seite, und der Kenntnis und Beherrschung der „Psyche“ als eines „Organismus“ differenter biologisch-psychologischer *Lebensfunktionen* auf der anderen Seite, diese Dialektik beherrscht in der Tat jede praktisch-ärztliche Psychotherapie und alle wissenschaftlichen Aussagen über dieselbe. Kommunikation in der Existenz und Handeln zum Zwecke der Freimachung und Lenkung biologisch-psychologischer „Kräfte“, das sind die beiden dialektischen Pole der ärztlichen Psychotherapie, von denen also keiner je allein und rein in Erscheinung zu treten, aber auch keiner je völlig zugunsten des anderen Pols zu-

> rückzutreten vermag. Das heisst, als ärztlicher Psychotherapeut werde ich niemals „nur" der Freund oder Liebende des Kranken sein können, wie es in den rein existenziellen Verhältnissen der Fall ist, werde ich aber auch niemals nur im Dienst an der Sache aufzugehen vermögen. Ein guter Psychotherapeut wird immer der sein, der, um mich eines ausgezeichneten Ausdrucks von Martin Buber zu bedienen, die in jenem dialektischen Verhältnis waltende *Kontrapunktik* richtig zu sehen und kunstgemäss auszuüben vermag.

In Al. 5 wird nun doch besprochen von *„etwas Neues hinzufügen"*. Auf den ersten Blick sieht es so aus, als ob da ein Widerspruch vorläge, und tatsächlich muss man meines Erachtens zugeben, dass hier ein Problem liegt, das Binswanger seinerseits nicht thematisiert und das geklärt werden sollte. Aber es ist nicht ganz einfach, die Antwort zu finden.

Binswanger zieht sich so aus der Schwierigkeit, dass er sagt, *das Neue* könne *nicht aus dem Miteinandersein selbst* stammen, „sondern nur aus dem *ärztlichen Dienst an der ‚sachlichen' medizinischen Aufgabe,* also aus dem medizinisch-psychologischen Wissen und dem Handeln nach diesem Wissen".

Wesentlich ist weiter, dass es sich bei den sich so herausbildenden Sphären nicht um ein „Nach-, Neben- oder Auseinander" handelt, sondern um ein *„dialektisches Zueinander"*.

Es fragt sich, ob Binswanger die Schwierigkeit auf diese Weise tatsächlich behoben hat. Mir scheint heute, dass da Zweifel berechtigt sind. Nun gibt es Anhaltspunkte, dass Binswanger selbst derartige Zweifel hatte. Ich finde nämlich in meinem Exemplar einen Zettel, auf welchem folgendes steht:

„Besprechung mit Dr. Ludwig Binswanger, 30.10.1957: Würde heute hier nicht mehr von Dialektik sprechen. War damals von Le Senne: *Obstacle et Valeur* beeinflusst. Gemeint ist die *réduction dialectique* der Geschichte auf Naturfunktion! Immerhin ist daran richtig, dass es sich nur um ein Produkt des methodischen Vorgehens handelt. Problem, ob eine funktionale Betrachtungsweise notwendig." Auf demselben Zettel findet sich der Hinweis: Alinea 5 bezieht sich auf „Über Psychotherapie", Bd. I, S. 135. Anschliessend *Dialektik:* (schlechter Sinn: Überredung), Unterredungskunst, *logische Bewegung des Denkens von einem Begriff zum andern.* (Nachher gibt es noch eine Definition über „Organismus", die sich auf eine spätere Stelle bezieht.)

Diese Notiz weist darauf hin, dass sich das Problem offenbar irgendwie auf einer andern Ebene abspielt und lösen lässt, als wie es in dem gedruckten Text von Binswanger steht. Es muss irgendwie sich um etwas anderes handeln. Dieses andere könnte zunächst einmal darin liegen, dass dasjenige, was sich auf die sachlich medizinische Aufgabe bezieht, etwas *Lebensfunktionales* ist. Dieses bringt der Arzt in die Beziehung zum Patienten ein, und das ist nun etwas, was *mit* dem *Miteinandersein* im daseinsanalytischen Sinn *nichts zu tun hat.* Das ist das eine. Nun muss man in Betracht ziehen, dass *die ganze lebensfunktionale Betrachtungsweise tatsächlich eine Bewegung im Abstrakten darstellt.* Es geht, wie in der Notiz steht, um *methodische Probleme.* Es geht um die Reduktion von Psychischem auf Naturfunktionen; und diese Reduktion wird offenbar bei Le Senne als eine „réduction dialectique" bezeichnet. Es geht also beim Wort *Dialektik* nicht um etwas, was sich im Miteinandersein abspielt, sondern um etwas, was tatsächlich nur eine logische Bewegung von einem Begriff zum andern umschreibt, und nicht um eine eigentliche Bewegtheit des Daseins. Dadurch kann natürlich unter keinen Umständen etwas gemeint sein, was bei einem Kranken eine faktische Veränderung hervorruft oder auch nur hervorrufen kann. Es handelt sich da tatsächlich um ein *grundsätzliches Problem der Psychotherapie.* Dieses Problem liegt darin, wie faktische lebensfunktionale Momente in das psychische Geschehen eingreifen, wie man das einerseits verständlich macht und wie man das, was man dann so verstanden hat, auch sprachlich zum Ausdruck bringen kann. Denn das *faktische Geschehen spielt sich diesseits der sprachlichen Gestaltung* ab. Binswanger weist mit dem folgenden Satz auf diese Problematik hin.

Von Interesse ist, wie Binswanger die Problematik weiter entwickelt. Er verlässt nämlich den ganzen Bereich des Logischen, des intentional Strukturierten und begibt sich auf *ein ganz anderes Feld von Bedeutsamkeiten,* indem er nämlich die Artikulation der beiden Bereiche, die er in der Gegenüberstellung von Lebensgeschichte und Lebensfunktion begrifflich fasst, in das ganz eigentümliche Wort der *„Kontrapunktik"* einhüllt, sich dabei auf *Martin Buber* bezieht (ich weiss nicht wo, am ehesten bei *Ich und Du)* und den *Bedeutungsbereich der Musik* thematisiert, womit ein unmittelbarer Zugang zu ganz anderen Daseinsbereichen eröffnet wird. Es ist von Interesse, in diesem Zusammenhang auf das Buch von *George Steiner* über Heidegger hinzuweisen, der den interessanten Hinweis liefert, dass das „Sein" von Heidegger sehr gut und zweckmässig mit der Musik in Zusammenhang gebracht werden könnte, wobei Heidegger seinerseits überhaupt nie auf die Musik eingeht (George Steiner: *Martin Heidegger, Eine Einführung.* Edition Akzente, Hanser 1989). Von hier aus müsste mit Hilfe *musikästhetischer* und *musikwissenschaftlicher Betrachtung* die ganze Problematik neu gesehen und aufgerollt werden. Zunächst einmal ist hinzuweisen darauf, dass Ludwig Binswanger selbst, wie übrigens auch Erwin Straus, der ja sehr ähnliche Forschungen gemacht hat wie Binswanger, hervorragende Musiker waren: Binswanger Pianist, Straus Cellist. Man muss das gegenwärtig haben, wenn man sich mit ihrem Werk beschäftigt. Hier ist *eine der seltenen Stellen,* wo Binswanger etwas von seiner Musikalität und seiner musikalischen Bildung in sein wissenschaftliches Werk einfliessen lässt.

Man darf eine solche Gelegenheit eigentlich nicht vorbeigehen lassen, ohne sich einige grundsätzliche Gedanken zum Thema *„Psychotherapie und Musik“* zu machen. In erster Linie wird man dabei an Singen denken und alles, was damit in Beziehung steht. Nun ist eine klassische Psychotherapie natürlich etwas ganz anderes, als was sich beim *Singen* ereignet. Man muss sich Rechenschaft darüber geben, dass das Singen einerseits ein Gemeinschaft stiftendes Moment und mit dem In-der-Welt-sein aufs engste verknüpft ist, wobei ein Phänomen wie der Umstand, dass Gesang in der Nacht nicht nur viel lauter, sondern vor allem auch ganz anders tönt als am Tag, zu berücksichtigen ist. Zugleich enthält der Gesang sprachlich sinnhafte Bedeutung. Vor allem muss der Zusammenhang zwischen Musik und dem, was Binswanger *Bedeutungsrichtung* nennt, hergestellt werden. Es fragt sich, ob nicht der Tatsache, dass Binswanger ausgerechnet am Phänomen von Steigen und Fallen die Bedeutungsrichtung erkannt hat, mit seiner Musikalität in Zusammenhang steht, indem in der Musik das Aufsteigen und das Hinabgehen seinen unmittelbaren Ausdruck findet. Eines der schönsten und eindrücklichsten Beispiele dafür ist wohl der Chor in der Matthäus-Passion von Bach: Wir setzen uns mit Tränen nieder.

31. Oktober 1990

Al. 6, S. 136: Zum ersten Teil des ersten Satzes ist darauf hinzuweisen, dass der Satz einerseits auf *„bisher Gesagtes erläutern“* und dann auf *„Folgendes vorbereiten“* angelegt ist. Damit ist bereits eine *zeitliche Struktur* ausgesprochen mit Vergangenheit und Zukunft, die das Folgende in einen grösseren und wesentlichen Zusammenhang einfügt. Diese für Binswanger wohl unbewusste stilistische Wendung gibt dem ganzen Text ein Niveau, das auf keine andere Weise erreicht werden könnte, das aber zu beachten ist.

> Al. 6, S. 136f.: Ein alltägliches Beispiel mag das bisher Gesagte erläutern und zugleich auf das Folgende vorbereiten: Ich werde zu einem im Beginne einer von mir eingeleiteten Psychoanalyse stehenden jungen Mädchen gerufen, bei dem soeben ein Zustand eingetreten ist, an dem sie schon seit 2 Jahren jeweils während der Periode stunden- oder tagelang leidet: sie stösst in kurzen regelmässigen Abständen laute Singultusgeräusche aus, wobei gleichzeitig die gesamte Atemmuskulatur, insbesondere das Diaphragma, aber auch die Kopfnicker und das Gebiet der vom rechten Facialis innervierten Muskulatur vom Platysma bis zum M. orbicularis von rhythmischen Zuckungen befallen werden. Das Sensorium ist völlig frei, jedoch fehlt in diesem Zustand das Gefühl für den eigenen Körper, ein, wie Sie später sehen werden, sehr wichtiges Symptom,

das immer auf schwere Störungen des „Leibgefühls" oder des Leibbewusstseins überhaupt hinweist. Die Kranke sieht ihrem Zustand mit leicht märtyrerhaftem Gesichtsausdruck, aber im Grunde doch mit der „belle indifférence" vieler Hysterischer zu. Gegen diesen Zustand war von anderen Ärzten schon vieles versucht worden: Hypnose, Übungstherapie, Überrumpelung und Schreck, Faradisierung, alles umsonst, so dass man sich entschlossen hatte, zur Erleichterung der Kranken und zum Schutze der durch das oft gellende Singultusgeräusch nächtelang gestörten Umgebung Äther und Chloroform innerlich bis zur leichten Narkose zu verabreichen. Der Anfall hat die Kranke auch jetzt wieder während der Periode, aber sonst aus völlig heiterem Himmel überrascht; leichte Nackenschmerzen waren die einzigen Prodromalerscheinungen. Es gelingt auch mir nicht, trotz des guten Rapportes mit der Kranken, irgendwelchen Einfluss auf das Zustandsbild auszuüben, so dass nach einer Stunde die Einwilligung erteilt wird, aus der schon bereitstehenden Chloroformflasche die übliche Dosis zu entnehmen. Das gleiche wiederholt sich am selben Tag noch einmal, desgleichen am nächsten Tag, mit jeweils 1½stündiger Dauer, sodann nach zweitägigem Intervall noch einmal. Die Kranke stand erst seit kurzem in Anstaltsbehandlung; die lebensgeschichtlichen krankmachenden Motive konnten weder vom Arzt noch von der Kranken schon überschaut und verstanden werden. Sie sehen, die Situation ist für den Arzt heikel. Es handelt sich darum, soll „die Krankheit", d.h. wenn es sich um Neurosen handelt immer, soll (der oder) „die Kranke" die Oberhand behalten, den Arzt auf die Rolle des passiven Zuschauers und blossen Narkotiseurs beschränken, wie es bisher immer der Fall gewesen war, oder soll der Arzt als Psychotherapeut zu „wirken", d.h. in seiner Rolle als Mitmensch und Arzt aufzutreten und diese Rolle nun auch wirklich zu übernehmen imstande sein. Unterliegt er nun noch ein- oder zweimal, so kann das über den ganzen Verlauf der Kur, auch der psychoanalytischen, (im negativen Sinne) entscheiden; anderseits, wagt er einen psychotherapeutischen Eingriff und misslingt dieser, so steht ebenfalls der gute Ausgang der gesamten Kur auf dem Spiel, einer der Gründe, weswegen Freud vor aktiven Eingriffen während der Analyse von jeher gewarnt hat. Von der Hypnose versprach ich mir nach den bisherigen erfolglosen Versuchen nicht viel, ganz abgesehen von meiner prinzipiellen Gegnerschaft gegen dieselbe; anderseits durfte, wie Sie soeben gehört haben, nicht gewartet werden bis zur historischen Aufhellung der Lebens- und Leidensgeschichte, sondern es musste trotz jener Warnung aktiv gehandelt werden, ein Beispiel, dass die Anforderungen der *psychotherapeutischen Situation* stärker sein können als die theoretischen Vorschriften des Meisters. Was in solchen Fällen entscheiden muss, sind Ihr Wagemut und Ihre Siegeszuversicht, nicht die Theorie. Ich erinnere mich nun, wie mir plötzlich der *Einfall,* wenn Sie wollen, die Eingebung kam, ruhig auf die im Bette liegende Kranke

> zuzuschreiten, die Finger meiner rechten Hand um ihren Hals zu legen und die Trachea so stark zu komprimieren, dass sie Atemnot bekommen musste, sich der Umklammerung zu erwehren suchte und, als der Druck einen Moment nachliess, einen starken Schluckakt vollzog. Damit wurde die Singultusbewegung plötzlich unterbrochen, um nach zwei bis dreimaliger Wiederholung desselben Kunstgriffes ganz aufzuhören.

Es folgt dann der Hinweis, dass die *krankhafte Symptomatik nur während der Menstruation* auftritt. Das zeigt, dass es sich um letztlich *etwas Biologisches* im Sinne von Binswanger *Lebensfunktionales* handelt, das *nicht lebensgeschichtlich* und folglich auch *nicht mit sprachlichen Mitteln* in Ordnung gebracht werden kann. Heute verfügen wir für die Behandlung einer solchen Symptomatik über ganz andere Möglichkeiten, nämlich *medikamentöse.* Die *Handgreiflichkeit* im wahrsten Sinn des Wortes, in welche Ludwig Binswanger in diesem Text ausweicht, greift ebenfalls *in das Lebensfunktionale* ein.

Ebenfalls einer zusätzlichen Betrachtung bedarf der Hinweis auf Binswangers Beobachtung eines *gestörten Leibgefühls* oder *Leibbewusstseins* der Patientin. Die Art, *wie der Leib dem Menschen gegeben* ist, ist ebenfalls etwas Lebensfunktionales, lässt sich auch nicht sprachlich beeinflussen oder höchstens ganz indirekt. Dazu gehören auch andere leibliche Phänomene wie vor allem natürlich solche, die mit der *Triebhaftigkeit* zusammenhängen, sei es mit dem Essen bei Anorexien, sei es mit dem Trinken bei Alkoholikern, mit dem Rauchen bereits von Tabak und erst recht von Drogen. All das ist natürlich ebenfalls und dauernd mit sexuellen Trieben und Impulsen verbunden. Auf diese Sphären hat Binswanger damals schon geachtet. Es ist aber ein Bereich, der sich *sprachlich schlecht fassen* lässt, von dem oft nur andeutungsweise gesprochen wird. Binswanger verwendet hier die Redewendung: „es fehle der Kranken in dem pathologischen Zustand ‚*das Gefühl für den eigenen Körper*'". Es ist dies bereits eine sehr differenzierte Fassung, die wohl in einer üblichen Exploration und vielleicht sogar in einer langen Psychotherapie überhaupt nicht zur Sprache kommt, da es einer beträchtlichen psychischen Differenziertheit bedarf, damit der Patient etwas Derartiges beobachten und erst recht noch sprachlich ausdrücken kann.

In diesen Zusammenhang gehört auch der *eigenartige Gesichtsausdruck* der Patientin, was Binswanger Gelegenheit gibt, sein diagnostisches Urteil einer Hysterie einfliessen zu lassen. In den Bereich des Gefühls- und Trieblebens greift eben der *mimische Ausdruck* ein, oder besser der mimische Ausdruck drückt solches aus. Von dort her lässt sich ein Zugang zum Verständnis des Testes von Szondi ableiten, anderseits ist es sehr schwierig, ein derart *flüchtiges Phänomen* wie die Mimik zu erfassen, und es bleibt so alles, was sich daraus ergeben könnte, unzugänglich. Der Szondi-Test kann hier, wenn er entsprechend interpretiert wird, gewisse

Hinweise geben, die wahrscheinlich klinisch nur schwer oder überhaupt nicht gefunden werden können.

In bezug auf die Verwendung von *Chloroform* muss hier auch gesagt werden, dass dieses Medikament schon seit Jahrzehnten überhaupt nicht mehr gebraucht wird wegen seiner Gefährlichkeit.

Im weiteren Verlauf der Schilderung spricht Binswanger dann doch von den *„lebensgeschichtlichen krankmachenden Motiven"*. Diese Formulierung erscheint heute nicht ganz unproblematisch, indem damit eine Vermischung lebensgeschichtlicher und lebensfunktionaler Probleme erfolgt, die nach heutiger Einsicht deutlicher unterschieden werden müssten. Es verbergen sich hier ganz *grundsätzliche Probleme jeder Psychotherapie,* die speziell ausgearbeitet werden müssten, was von grosser grundsätzlicher Bedeutung wäre, heute aber immer noch nicht auch nur als Problem gesehen, geschweige denn bearbeitet ist. *Lassen sich nämlich tatsächlich lebensfunktionale Störungen durch Aufklären lebensgeschichtlicher Zusammenhänge behandeln?* Wo liegen hier konkrete Möglichkeiten und Grenzen? Es ist dies eine jener Fragen, die heute aufgrund der *Erfahrungen mit den Psychopharmaka* sehr viel klarer gestellt und bis zu einem gewissen Punkt beantwortet werden können, während man früher auf Andeutungen angewiesen war, die oft zu Irrtümern ganz grundsätzlicher Art Anlass gegeben haben.

Einer besonderen Betrachtung bedürfte ferner die Problematik, die dadurch angedeutet wird, dass Binswanger den *Erfolg einer Psychotherapie* hier auf das *Problem eines Machtkampfes* zwischen Arzt und Patienten verlegt. Darüber müssten heute ebenfalls *grundsätzliche Erwägungen* angestellt werden. Es fragt sich nämlich, ob dann, wenn eine Psychotherapie mit den bereits heute zur Verfügung stehenden biochemischen Hilfsmitteln geführt wird, noch so etwas wie die, ich möchte absichtlich sagen, *soziologische Struktur des Kampfes* eine Rolle spielt. Handelt es sich nicht vielmehr um ein ganz anderes Niveau der mitmenschlichen Beziehung, nämlich um dasjenige der *Verständigung* im vollen Sinne dieses Wortes. Das würde aber bedeuten, dass von Psychotherapie im höchsten Sinn eigentlich nur gesprochen werden kann, wenn eine *Dialektik zwischen Kampf und Verständigung* derart ausgetragen wird, dass alles Kämpferische oder wenigstens fast alles Kämpferische in der Verständigung gegenstandslos wird. Binswanger deutet an, dass es sich um ein Problem handle, das Freud schon wahrscheinlich mehr geahnt als gesehen hat, indem es seiner *Warnung vor aktiven Eingriffen* des Therapeuten in die Therapie zugrunde liegen dürfte. In diesem Sinn ist auch zu verstehen, was Binswanger über seine negative Haltung gegenüber der *Hypnose* sagt.

Wenn Binswanger nun von seinem *„Einfall"* spricht, die Patientin zu würgen, dann müssen wir hier erneut eine kritische Anmerkung insofern beifügen, als man dies nicht als eine „Gebrauchsanweisung für Psychotherapie“ auffassen darf. Man wird heute eben gerade durch die Hilfe, welche die Psychopharmakologie bietet, solcher Eingriffe nicht mehr bedürfen. Das aber hat weite Konsequenzen. Es zeigt sich nämlich, dass sich durch die *Psychopharmaka* an dem, was man *Psychotherapie* nennt, *etwas ganz Grundsätzliches geändert* hat. Wenn wir uns Rechenschaft geben wollen, „was“ dieses andere ist, dann müssen wir antworten: es ist ein „wie“, und das heisst: es ist *der Stil,* in welchem Psychotherapie vollzogen wird.

Zu Al. 7: Was nun folgt, lässt sich mit dem Titel „*Kunst und Wissenschaft*“ in der Psychiatrie und Psychotherapie überschreiben.

> Al. 7, S. 137f.: Hier haben Sie eines der zahllosen und so überaus variablen Beispiele, wie ärztliche Psychotherapie tatsächlich zu wirken vermag. Was war geschehen? Sicherlich nichts Aussergewöhnliches. Zunächst ist dem Arzt überhaupt „etwas eingefallen“. Das ist die erste Bedingung jeder psychotherapeutischen, wie jeder ärztlichen, ja *jeder* Kunst überhaupt. Dabei müssen Sie nur im Auge behalten, dass ein Einfall nur dann ein künstlerischer und nicht ein dilettantischer Einfall ist, wenn er einem für die betreffende ärztliche Persönlichkeit *mass*gebenden und von ihr gleichsam verkörperten künstlerisch-wissenschaftlichen Stilgesetz entspringt. Das gilt für den Einfall auf dem Gebiet der ärztlichen Kunst genau so, wie für den Einfall im Sinne eines musikalischen oder dichterischen Motivs. Solche Einfälle kommen, wenn man nicht gerade ein Genie ist, nicht vom Himmel, sondern, wie alles nicht Aussergewöhnliche, nur von harter, geduldiger Arbeit und steter Auseinandersetzung des Menschen mit den objektiven Gesetzen und Regeln seiner Kunst und Wissenschaft. Jener Einfall selbst nun bestand darin, gegen die so tief eingewurzelte, überaus *mächtige* Störung oder Verkehrung einer biologisch-physiologischen und offenbar auch psychologischen Funktionsgestalt – eines funktionellen „Gestaltkreises“, wie v. Weizsäcker sich ausdrückt – eine andere *Macht* aufzurufen und ins Spiel zu setzen, die jener „störenden“, wenn Sie wollen, dämonischen Lebensmacht gewachsen wäre, nämlich die Macht der Atemnot. Sehr oft muss sich ja auch der Seelenarzt wie der Körperarzt darauf beschränken, eine Lebensmacht gegen eine andere ins Feld zu führen, gleichsam nur der Kulissenschieber zu sein in dem Schauspiel, welches das Leben bald in verborgener Stille, bald weithin hörbar lärmend und tobend aufführt. Im vorliegenden Fall haben Sie zunächst ein Beispiel solcher psychotherapeutischen Kulissenverschiebung vor sich, deren Wirkung sich physiologisch in der Unterbrechung der singultischen Antiperistaltik durch das Einsetzen des normalperistaltischen heftigen Schluckaktes, funktionspsychologisch durch die Wiedererlangung der dem Willen entzogen gewesenen Herrschaft über die Innervation grosser und lebenswichtiger Muskelgruppen äussert.

Dazu möchte ich eine persönliche Bemerkung anbringen. Ich habe für meine akademische Antrittsvorlesung den Titel „Kunst und Wissenschaft in der Psychiatrie" gewählt. Sicher habe ich vorher den Artikel von Ludwig Binswanger über Psychotherapie mit dessen Al. 7 auf S. 137–138 gelesen, und ich vermute, dass mich diese Worte angeregt haben, diesen Titel zu wählen. Der Vortrag ist, nebenbei bemerkt, in der NZZ erschienen und hat einerseits ein Echo gefunden, indem Professor Loeffler, der Internist von Zürich (ein naher Verwandter meiner Frau Verena Gebhart, bei dem diese während ihrer klinischen Semester in Zürich wohnte), nach dieser Vorlesung daheim sagte, er habe wieder einmal eine gute Antrittsvorlesung gehört, wobei seine im ganzen äusserst kritische Einstellung gegenüber der Psychiatrie bekannt war.

Als ich den Vortrag vorbereitete, habe ich nicht mehr gewusst, woher das Thema stammte, und die entsprechende Stelle bei Ludwig Binswanger nicht gekannt. Es ist dies sehr schade, denn sie hätte mir die Arbeit der Vorbereitung wesentlich erleichtert und hätte sicher wenigstens mit den Kenntnissen, die ich heute habe, dem Vortrag eine wesentlich tiefere Bedeutung gegeben.

Damit ist das Problem jedoch noch nicht erledigt. Das Wesentliche daran ist nämlich meines Erachtens folgendes: Dr. Binswanger ist zu meiner Antrittsvorlesung nach Zürich gekommen, und wir haben anschliessend mit ihm, meinem Vater, meiner Schwester und Frau Dr. Audétat aus Biel Zumittag gegessen. Vor der Antrittsvorlesung hat Ludwig Binswanger dann gesagt, ich kann mir gar nicht vorstellen, was sie zu diesem Thema sagen werden! Es scheint mir heute, dass dies deshalb von ganz wesentlicher Bedeutung ist, weil man daraus doch mit einiger Wahrscheinlichkeit schliessen muss, dass er sich selbst nicht mehr daran erinnerte, dass er über dieses Thema selbst geschrieben hat. Wenn es sich so verhält, und ich habe keinen Anlass daran zu zweifeln, dann ergibt sich daraus ein Hinweis auf meine damalige Situation und auf meine Beziehung zu ihm und seine Beziehung zu mir, vor allem aber auf die damals im Miteinandersein von ihm und mir bestehende Situation. In meinem Buch findet sich eine Unterstreichung der Worte Kunst und Wissenschaft. Die untere Belegstelle stammt aus späterer Zeit, die oberen Hinweise aber sicher spätestens aus der Zeit von 1957, aus welcher auch die bereits erwähnte Notiz zu Al. 5 stammt. Damit wird das Problem recht sonderbar. Die Antrittsvorlesung hat am 23. November 1957 stattgefunden, die Aktennotiz stammt aus dem Oktober 1957. Es ist ganz sonderbar, dass ich bei der Vorbereitung der Vorlesung Binswangers Text nicht mehr gegenwärtig gehabt habe, ich hätte sonst sicher darauf Bezug genommen. Ich habe also auch im Oktober 1957 mit Herrn Binswanger über seinen Aufsatz gesprochen und auch er hat nicht mehr, wie man so zu sagen pflegt, daran gedacht.

In Zusammenhang mit der Problematik der *Kunst in der Psychotherapie* kommt *Binswanger* auf die Stilproblematik zu sprechen. Er leitet den

Einfall, den er hatte, eben daraus ab, dass *Psychotherapie ein künstlerisch wissenschaftliches Problem mit Stilgesetzen und Regeln* ist. Hier ist nun weiterhin von Interesse, dass er das Denken in Form von „*Gestaltkreisen*" im Sinne von *Weizsäckers* anführt, wobei zu bedenken ist, dass das Buch über den *Gestaltkreis* doch schon 1940 erschienen war. Es scheint mir dies deshalb von Interesse, weil später *Maldiney* in Zusammenhang mit den ästhetischen Dimensionen von Psychologie und Psychiatrie auch immer wieder und in wesentlichen Punkten auf von Weizsäckers *Gestaltkreis* zurückgreift, zum Teil auch auf spätere Schriften wie *Anonyma.*

Noch ein anderes Problem ist hier zu berücksichtigen. In seinem Vortrag „Über Phänomenologie" von 1922 leitet Binswanger das phänomenologische Denken und Analysieren von Husserl *aus künstlerischen Problemen* ab, nämlich aus einer Analyse „Der blauen Pferde" von Marc. Er weist darauf hin, dass der Künstler das Pferdhafte dadurch glaubte besonders deutlich zeigen zu können, indem er ihm eine Farbe gibt, die an wirklichen Pferden nie vorkommt. Es ging ihm nicht darum, ein bestimmtes Pferd darzustellen, sondern um dasjenige, was allen Pferden gemeinsam ist, das Wesenhafte des Pferdes. Es zeigt dies, wie sehr für Binswanger schon immer *ästhetisch-künstlerische Probleme* eine zentrale Rolle gespielt haben. Es lag dies in den *künstlerischen Zügen seiner Persönlichkeit,* die sich u.a. in seiner musikalischen Begabung ausgedrückt haben (auch Erwin Straus war ausübender Künstler, ein ausgezeichneter Cellist).

Zu diskutieren wäre ebenfalls über Binswangers Unterscheidung zwischen einem „*künstlerischen*" und einem „*dilettantischen Einfall*". Man ist natürlich versucht, das weitverbreitete *leere Gerede* in Psychotherapien in den Bereich der dilettantischen Einfälle zu verweisen, und dürfte damit wohl einen wesentlichen Zug der heutigen Entartung psychiatrischer Psychotherapie getroffen haben.

Ferner muss noch ausdrücklich darauf hingewiesen werden, dass Binswanger die „ärztliche Kunst" in einen Zusammenhang bringt mit „*musikalischen oder dichterischen Motiven*" und damit auch mit „harter geduldiger Arbeit".

Erneut wird dann die *Machtproblematik* erwähnt, was zu der Bedeutung des Kampfes, von dem soeben die Rede war, gehört. Mit der Erwähnung einer „*dämonischen Lebensmacht*" wird in jene Bereiche geleuchtet, in welchen sich Psychotherapie, von der man erwarten darf, dass sie etwas nützt, abspielt. Man wird an Nietzsche und die „Lebensphilosophie" erinnert, ohne dass entsprechende Hinweise gegeben werden. Aber man muss eben doch weiter sehen, dass dann gar die Rede ist vom „*Schauspiel, welches das Leben bald in verborgener Stille, bald weithin hörbar lärmend und tobend aufführt*". Solche Worte sind ernst zu nehmen. Es sind nicht beiläufige rhetorische Ausschmückungen, die ebenso gut unterbleiben könnten, sondern *ernstzunehmende* Hinweise. Man ist versucht zu sagen: stilistisch künstlerischer Art, wie sie sich auch etwa im Werk von Freud finden, die gleichsam schlaglichtartig in Höhen und Tiefen existenzieller Art leuchten. In bezug auf C.G. Jung müsste ähnliches gesagt werden, nur dass dort eine Gefahr nicht völlig vermieden wird, sich nämlich durch diese ästhetischen Bereiche in schwärmerische Töne zu verirren. Darüber wäre wohl anhand konkreter Beispiele und Vergleiche mit Freud und Binswanger Näheres zu sagen.

Was Binswanger zum Schluss dieses Alineas über die „Wiedererlangung der dem Willen entzogen gewesenen Herrschaft grosser und lebenswichtiger Muskelgruppen" sagt, öffnet die Sicht auf ein Problem, das freilich mit dem bisher Gesagten noch bei weitem keiner Lösung zugeführt worden ist.

14. November 1990

Zuerst wird stichwortartig der Inhalt des letzten Kurses *zusammengefasst:* Probleme des Leibgefühls, Beziehung zu Triebhaftigkeit, zu Mimik und Gestik mit ihrer Flüchtigkeit, die sich nur schwer in Worten festhalten lässt. Problematik der lebensgeschichtlichen krankmachenden Motive, von denen Binswanger spricht. Es folgen dann Diskussionen über Machtprobleme in der Psychotherapie, anschliessend die Rolle der Einfälle überhaupt mit der Unterscheidung dilettantischer und künstlerischer Einfälle, wobei die ersten zum leeren Gerede in der Psychotherapie führen, die letzteren zur Erörterung von Fragen des Stils. Es folgt der Übergang zu dem Begriff „dämonische Lebensmacht" und zu den Problemen der künstlerischen Persönlichkeit, die Binswanger selbst war und die ihm gestattete, auch wissenschaftliche Arbeiten künstlerischer Gestaltung zu verfassen. Ein sprechendes Beispiel dafür wird sich heute bei der Besprechung des grossen Abschnittes Al. 8 ergeben.

> Al. 8, S. 138f.: Soviel kurz über die psychotherapeutische Wirkung auf Organismus und Psyche im Sinne eines einheitlichen Ganzen physiologisch-psychologischer Lebens*funktionen,* also über den *einen* Pol des psychotherapeutischen Aktes. Der andere Pol, das existenzielle Verhältnis zwischen Arzt und Krankem, kommt in unserem Beispiel nicht weniger zum Ausdruck, im Gegenteil! Ein psychotherapeutischer Eingriff wie der geschilderte vermag überhaupt nur dann zu wirken, und Sie dürfen ihn daher auch nur dann wagen, wenn Sie mit dem kranken Menschen in dem ausgesprochenen oder besser unausgesprochenen existenziellen Kommunikationsverhältnis des Vertrauens stehen, in welchem der Kranke Ihnen Vertrauen „entgegenbringt", Sie als Arzt aber in Ihrem Sein und Handeln sich vom Vertrauen des Kranken, wie die deutsche Sprache so richtig sagt, „getragen" fühlen. Dieses Vertrauen ist das

Geschenk, das der Kranke dem Arzt als unerlässliche Bedingung jedes psychotherapeutischen Aktes macht, und das Sie um so weniger erhalten, je mehr Sie darum werben; denn es liegt, wie das Geschenk aller echten Kommunikation, jenseits von Absicht, von Mittel und Zweck, von Ursache und Wirkung. Hätte in unserem Fall jenes existenzielle Verhältnis nicht vorgelegen, so hätte der Eingriff, das Umklammern und Zudrücken der Gurgel, entweder überhaupt nicht oder gerade das Gegenteil bewirkt, nämlich die Zunahme des Singultus und aller seiner Nebenerscheinungen, die Beschränkung der Kranken auf die motorischen Abwehrkräfte, das Wachwerden oder die Steigerung der seelischen Ablehnung des Arztes, etwa vom Auftreten einfacher Antipathie bis zur Aufkündigung jeder weiteren Gefolgschaft usw. Sie sehen also, dass jener psychotherapeutische Einfall nur kommen konnte und jedenfalls nur ausgeführt werden durfte, wenn er, abgesehen von dem allgemeinen Stilgesetz ärztlicher Kunst und Wissenschaft, auch dem individuellen „Gesetz" des konkreten Miteinanderseins dieses Arztes mit dieser Patientin in diesem Augenblick entsprach. Nur wenn auch diese Voraussetzung erfüllt ist, vermag Psychotherapie im tiefen Sinne des Wortes „heilend" zu wirken. Dazu kommt ein Weiteres: der Arzt muss das Vertrauen des Kranken erwidern können, ihm auch seinerseits das Geschenk menschlichen Vertrauens entgegenbringen, wenn ein solcher Eingriff auch nur kommen und als Eingriff gelingen soll; der Kranke muss wissen, dass er, der Arzt, auf *jeden* Fall und in *jeder* Hinsicht es „gut mit ihm meint", dass er ihn nicht nur aus seinem Wissen und Können heraus als einen Gegenstand reparieren, sondern ihm aus seiner vertrauenden Achtung heraus als einer „Person" helfen will. Andernfalls gewinnt ein solcher Eingriff nicht die komplexe Gestalt eines psychotherapeutischen Aktes, sondern er bleibt, was er als blosse Handlung, d.h. ausserhalb der ärztlich-menschlichen Sphäre ist: eine Bedrohung, ja Vergewaltigung des andern als eines Objekts, also ein Akt der Rohheit. Vor einem solchen Akt hat sich der Psychotherapeut nicht nur aus dem bereits erwähnten Motiv zu hüten, weil er dem Kranken damit allen Grund gibt, sich von ihm abzuwenden, sondern, was rein psychotherapeutisch viel schwerer ins Gewicht fällt, weil er damit in dem Kranken alle masochistischen Instinkte der Unterwerfungsbereitschaft, also den Wunsch nach dem Vergewaltigtwerden entfesselt, womit das Symptom gerade nicht zum Verschwinden gebracht, sondern erst recht fixiert und an die Person des Arztes geknüpft wird: der Eingriff wird dann eine Quelle von nach immer erneuter Wiederholung strebender masochistischer Lust und somit ein Anlass zu immer erneutem Auftreten des Symptoms. Da wir nun aber selten *nur* geistbestimmte, sondern meist *auch* erosbestimmte Wesen sind – ein Gegensatz, der übrigens kein ausschliesslicher, sondern ein polarer ist – so kann und soll man natürlich nicht in Abrede stellen, dass in unserem Falle sowohl beim Arzt gewalttätige, als auch bei der Kranken unterwer-

> fungsbereite *Trieb*regungen „mitgespielt" hätten; aber man sieht gerade hier, wie wenig mit einer solchen Feststellung an und für sich gesagt ist; denn nicht darauf kommt es an, ob hier „erotische" Regungen „vorhanden" waren oder nicht, sondern darauf, was sie in dem Sinnganzen der psychotherapeutischen Handlung *bedeuten*, nämlich, ob sie über dieses Ganze herrschen oder ob sie ihm dienen.

Ausgangspunkt ist das *„einheitliche Ganze" der „physiologisch-psychologischen Lebensfunktionen"*. Diesen wird nun das *existenzielle Verhältnis* von *Arzt und Patient* gegenübergestellt. Es handelt sich nicht um die allgemein übliche Gegenüberstellung von Physischem und Psychischem, Biologischem und Psychologischem, sondern um eine, wie Binswanger sich ausdrückt, *Polarität* zwischen dem einen Pol, der sowohl Physisches wie Psychisches im Sinne der Lebensfunktion enthält, und anderseits etwas weit über das Psychische hinausreichende, nämlich ein existenzielles Verhältnis, das im Folgenden als *Kommunikationsverhältnis* beschrieben wird.

Eine nächste Stufe stellt sich nun in der Weise dar, nachdem in den vorhergehenden Abschnitten von den Lebensfunktionen die Rede war, dass jetzt das existenzielle Kommunikationsverhältnis als ein solches des *Vertrauens* erörtert wird. Wenn Binswanger das Vertrauen als ein *Geschenk* bezeichnet, dann ist daran zu erinnern, dass die Umgangssprache vom *„Vertrauen schenken"* spricht. Solche Ausdrucksformen der Umgangssprache müssen ernst genommen werden, indem sie als *Hinweis* auf *strukturelle Gegebenheiten* dienen, die als *Grundlage der Analyse* zu betrachten sind.

Im Vorbeigehen ist auf die berühmte soziologische Abhandlung von *Mauss: „Le don"* hinzuweisen, einer Abhandlung, die wie andere desselben Autors für die Psychiatrie und Psychotherapie wertvolle Anweisungen enthält.

Es ist noch darauf hinzuweisen, dass bei Freud in der Psychoanalyse und der Psychotherapie das Problem der *Bezahlung der ärztlichen Leistung* bekanntlich eine beträchtliche Rolle spielt, während Binswanger hier einen gegenteiligen Standpunkt vertritt, indem er nämlich nicht vom Geldgeschäft, sondern vom Geschenk spricht. Hier ergibt sich einmal ein *äusserlicher Unterschied* zwischen *Psychotherapie* und *Seelsorge.* Man kann sich keine Seelsorge vorstellen, für die nachträglich eine Rechnung geschickt wird.

Das will natürlich nicht heissen, dass der Arzt seine Psychotherapien gratis machen soll. Immerhin ist darauf hinzuweisen, dass es früher selbstverständlich war, dass klinikinterne Patienten genauso gratis psychotherapeutisch behandelt wurden, wie sie gratis Medikamente bekamen. Das war früher selbstverständlich, soll jetzt nicht mehr überall so sein. Das Problem dessen, was ein Patient seinem Arzt schenkt, besteht aber. Patienten aus südlichen Ländern pflegen wie selbstverständlich vor allem dann, wenn sie daheim im Urlaub waren, für ihren Arzt Geschenke mitzubringen. Bei dem heute vielfach üblichen „*Vertragssystem*" zwischen Patient und Arzt fällt natürlich die Geschenkproblematik vollkommen dahin. Freilich unterscheidet auch Binswanger zwischen Geschenk des Patienten an den Arzt und Geschenk des Arztes an den Patienten, wobei letzteres im Vertrauen besteht, das der Arzt dem Patienten schenkt. Dazu ist daran zu erinnern, dass Binswanger selbst oft gesagt hat, er habe *bittere Erfahrungen* gemacht mit Vertrauen, das er Patienten geschenkt hat und von dem er enttäuscht wurde, vor allem von Patienten, die das Vertrauen missbrauchten, um Suizid zu machen. Das war für ihn eigentlich die Haupttriebfeder für sein wissenschaftliches Forschen, um in diesen Fällen besser ausgerüstet zu sein, um derartige Enttäuschungen, die in einer Privatklinik natürlich belastend waren, nach Möglichkeit auszuschliessen.

Wichtig ist dann, wie das Problem des Vertrauens aus dem Zusammenhang von Absicht, Mittel, Zweck, Ursache und Wirkung ausgeschlossen wird.

Im folgenden Text kommt Binswanger wiederum auf „*das allgemeine Stilgesetz ärztlicher Kunst und Wissenschaft*" zu reden und fügt dieses eine individuelle Gesetz des konkreten Miteinanderseins eines bestimmten Arztes mit einem bestimmten Patienten *in einem bestimmten Augenblick* hinzu. Damit wird das *allgemeine Problem* der Beziehung zwischen allgemeiner und individueller Problematik in der Psychiatrie auf eine ganz eigentümliche Weise erweitert und präzisiert.

Aus der Vertrauensproblematik ergibt sich dann weiter, dass es sich in der Psychotherapie nicht, wie Binswanger ausdrücklich sagt, um „blosse Handlung" handelt, sondern dass ein *Handeln in der ärztlich-menschlichen Sphäre* etwas ganz anderes ist. Um das zu erläutern, greifen wir noch einmal auf vorhergehende Sätze zurück, nämlich darauf, dass Binswanger sagt, das existenzielle Kommunikationsverhältnis des Vertrauens könne *nicht willkürlich hervorgerufen* werden, sondern es bleibe *unausgesprochen.* Das will nicht sagen, dass in der Psychotherapie nicht gesprochen werden soll, aber es soll nicht von diesem Vertrauensverhältnis als *solchem gesprochen werden,* es soll dies nicht *thematisiert* werden. Wenn man das Vertrauen mit einem andern Menschen thematisiert, *verwandelt* man ihn, wie es hier heisst, *in ein Objekt* und tritt so aus der „ärztlich-menschlichen Atmosphäre" hinaus.

Binswanger vertieft nun diese Problematik in ganz eigentümlicher Weise, indem er sie mit der Triebhaftigkeit und der mitmenschlichen Beziehung derart verbindet, dass er das, was im Anfang des Alineas als *lebensfunktional* bezeichnet wurde, jetzt als „selten nur geistesbestimmtes, sondern meistens auch *erosbestimmtes* Wesen" benennt. Auch hier weist Binswanger auf die *polare Struktur* dieses Gegensatzes hin.

So schliesst sich die ganze Thematik dieses Abschnittes, indem *der Text gegen den Schluss des Alineas an den Anfang zurückkehrt!* Dieser Anfang wird nun aber gleichsam *auf eine* andere *höhere Stufe* gehoben, indem das, was früher als *lebensfunktional* bezeichnet wurde, das sich im in sich geschlossenen Organismus abspielte, jetzt als *Eros* bezeichnet wird und damit *Bezug zum andern Menschen* eintritt. Es ist dies eine Struktur, die sich wie ihre Polarität die existenzielle Kommunikation nicht in Individuellem erschöpft, das Individuelle jedoch in ganz besonderer bestimmter Weise zum Ausdruck bringt.

Das ganze Al. 8 erweist sich so als *kunstvoll aufgebaut* mit einem Anfang und einem Ende, das zum Anfang zurückkehrt, aber mittels dieses Durchganges auf eine ganz andere, sehr viel höhere Stufe gehoben wird. Dabei muss man ebenfalls bedenken, dass Binswanger ausgezeichnet Griechisch konnte, indem er in dem Suso-Gymnasium in Konstanz bis ein Jahr vor der Matur unterrichtet wurde, dort war Griechisch Hauptfach, und damals wurden acht Wochenstunden Griechisch erteilt. Wenn er deshalb vom Eros spricht und diesen Begriff in Zusammenhang mit Psychotherapie bringt, dann muss dieses Wort im tiefen umfassenden Sinn der griechischen Lebens- und Weltauffassung gesehen werden.

Der letzte Satz gliedert in sprachlich hervorragend klarer Weise die Problematik von eros- und geistbestimmter existenzieller Daseinsform. Der weitere Text gibt nun zu der Bewegung, die auf dieser neuen polaren Ebene sich ereignet, anschauliche Beispiele und zusätzliche Erläuterungen.

Diese Gliederung des Textes erinnert an die Musik, man kann einen Text wie denjenigen Binswangers als eine Sonate auffassen, die aus einzelnen Teilen besteht, die in sich wieder gegliedert sind und in denen ein anfängliches Thema am Schluss nach vielfältigen Abwandlungen und Entwicklungen auf neuer Stufe wieder erscheint.

28. November 1990

S. 139–151, Al. 9–13: Diese Abschnitte stellen einen in sich ziemlich geschlossenen Teil der ganzen Abhandlung dar, in welchem vor allem die *Kontinuität mit der Psychoanalyse* und der damals üblichen Psychotherapie hergestellt wird, ohne dass auf die nachfolgenden, für Binswanger charakteristischen Modifikationen in der Betrachtungsweise eingegangen wird.

Zu Al. 9: Hier ist nun vor allem von der lebensgeschichtlichen Analyse die Rede, die zum *Zusammenhang der inneren Lebensgeschichte* führt und von dieser her die Phänomene zu verstehen und einzuordnen versucht.

Al. 9, S. 139f.: Im übrigen ist es selbstverständlich, dass auch eine solche psychotherapeutische Handlung ihrerseits nachträglich noch in den Dienst der lebensgeschichtlichen Analyse zu treten hat und von dieser aus dem Zusammenhang der inneren Lebensgeschichte heraus zu beleuchten ist; denn an und für sich bleibt es natürlich immer zweifelhaft, ob das kommunikative Verhältnis zum Arzt rein als solches massgebend war, oder ob der Arzt daneben *auch noch* als Träger der Vater- oder Mutterimago in Betracht kam. Dies aufzuhellen ist schon deswegen sehr wichtig, weil die Kranken nicht ihre lebensgeschichtliche Gebundenheit, etwa an den Vater, mit derjenigen an den Arzt einfach „vertauschen" sollen. Wir kommen auf diese Doppelrolle des Arztes rein als eines „neuen" Mitmenschen und als Trägers eines „alten" mitmenschlichen Bildes noch zurück.

Es wird dann unterschieden zwischen dem „kommunikativen Verhältnis zum Arzt" und dem Arzt, der „auch noch Träger der Vater- oder Mutterimago" sein kann. Hier wird dann Binswangers eigene Auffassung von Al. 14 an eintreten.

Zu Al. 10: Hier ist nun wesentlich die Unterscheidung zwischen einem *einzelnen* ursprünglichen *psychotherapeutischen Akt* und einem *psychotherapeutischen Ritus.* Von Interesse ist dabei, dass der Ritus ebenfalls wirken kann. Darüber wäre nun viel in bezug auf moderne Psychotherapie zu sagen, indem manche psychotherapeutischen Schulen zu einem solchen Ritus anleiten, wobei es freilich vollkommen offen bleibt, ob dann auch tatsächlich das ritische Vorgehen ebenso fruchtbar sein kann wie der eigentliche ursprüngliche psychotherapeutische Akt. Im Ritus liegt die *Wiederholung* bestimmter, *eigentlich technischer Handlungen,* die an einen *bestimmten Ablauf* und einen *bestimmten Ort,* aber nicht an eine bestimmte Person gebunden sind. Damit sind ganz wichtige Momente herausgestellt.

Al. 10, S. 140: In unserm Fall ist der Singultusanfall bei der nächstfolgenden Periode wieder aufgetreten, konnte nun aber auch von einem zweiten Arzt auf dieselbe Weise coupiert werden: der ursprüngliche psychotherapeutische *Akt* war bereits ein psychotherapeutischer *Ritus* geworden. Auch bei der übernächsten Periode trat der Anfall zur grossen Enttäuschung der Kranken noch einmal auf, diesmal im Anschluss an heftige Unterleibsschmerzen; wieder und zum letzten Male wurde er auf jenem rituellen Wege beseitigt.

Zu Al. 11: Es findet sich hier die Schilderung des *Charakters einer Persönlichkeit,* den man in der Klinik üblicherweise als *„hysterisch"* bezeichnet, ohne dass damit ein Werturteil verbunden sein sollte, wie es üblicherweise mitschwingt.

Al. 11, S. 140f.: Inzwischen war auch die Vertiefung in die äussere und innere Lebensgeschichte der jetzt 26jährigen Kranken, d.h. in

> ihre äusseren Schicksale, ihre Konstitution und ihre Mit- und Umwelt und in ihre inneren lebensgeschichtlichen Entscheidungen fortgeschritten: Die ebenso sensitiv-verschlossene wie lebenslustige, ebenso leidenschaftliche wie geistig rege, überaus stolze, niemals jemanden „über sich duldende" Kranke hatte im Alter von 5 Jahren ein äusserst schweres Erdbeben erlebt, das damals zwar keine Erscheinungen gemacht, wohl aber nach ihren eigenen Worten eine Art von „incubo", von „Alp", Spur oder Marke, hinterlassen hatte, die bei der leisesten neuen Erderschütterung in Form von starker Angst wiederbelebt wurde. Mit 18 Jahren verlor sie im Anschluss an eine heftige, aber unbegründete Erdbeben*panik* in ihrer Klosterschule erstmals die Stimme, nachdem sie vorher eigenartige Zuckungen und Vibrationen im Pharynx verspürt hatte. Heilung nach einigen Monaten nach Auflegung heisser Kataplasmen auf die Brust durch die Mutter, nachdem alles andere, auch 40 Tage lang wiederholte Faradisierungen am Hals, erfolglos geblieben war. Mit 24 Jahren, also 2 Jahre vor dem Eintritt in die jetzige Behandlung, tritt erstmals während der Periode der Singultusanfall auf, zusammen mit quälenden Hinterkopfschmerzen, Appetitlosigkeit, Übelkeit und heftigen Magenkrämpfen. Bei der nächstfolgenden Periode dasselbe Bild, diesmal aber gefolgt von einer, nun also zum 2. Male auftretenden Stimmlosigkeit oder Aphonie, an deren hysterischer Natur nicht zu zweifeln war. Die Aphonie und nicht der Singultus war es, wegen deren die Kranke jetzt in Behandlung kam. Die Analyse ergab, dass das jetzige Krankheitsbild nicht, wie das 1. Mal, durch ein Schreckerlebnis (Panik wegen angeblichen Erdbebens), sondern aus eigener lebensgeschichtlicher Entscheidung, nämlich aus Regungen von Lebensüberdruss und Trotz gegen die im Grunde sehr geliebte, aber männlich-unbeugsame Mutter aufgetreten war, die ihr die Verbindung mit einem jungen Mann, in den sie verliebt war, verboten hatte.

Ein von Binswanger sonderbarerweise nicht erwähnter Zusammenhang dürfte bestehen zwischen dem *Erdbeben in der Aussenwelt* und den *Zuckungen und Vibrationen des Pharynx.* Man ist versucht zu sagen, das Erdbeben habe sich *auf den eigenen Leib übertragen.*

Warum nachher eine weitere Übertragung auf den Magen-Darm-Trakt erfolgt, ist schwierig zu sagen, man gewinnt jedoch den Eindruck, die dargestellte Kranke könnte unter dem heutigen Begriff der Anorexie gebracht werden.

Die *Aphonie,* die dann als hysterisches Symptom auftritt, kann zunächst noch nicht richtig untergebracht werden. Es ist aber zu vermuten, dass sie mit *sprachlichen Auseinandersetzungen* mit der Mutter wegen der Verbindung mit dem jungen Mann in Zusammenhang steht.

Zu Al. 12: Hier ergibt sich nun, dass es die Aphonie war, die zu der Psychotherapie Anlass gegeben hat und nicht, wie man aus dem Bisherigen meinen könnte, die Anfälle.

Al. 12, S. 141: Mit der Aufdeckung der Motiviertheit des Auftretens und Bestehenbleibens der Aphonie durch den Erlebnisgehalt der Auflehnung gegen das Verbot der Mutter, ja ihrer Bestrafung, verschwand auch die Aphonie nach wenigen Monaten, unterstützt durch einen Akt sog. *sozialer Psychotherapie*, d.h. durch einen Eingriff in die sozialen, in diesem Falle familiären Verhältnisse der Kranken. Nach Aufhellung der Genese des Symptoms wurden die Eltern bestimmt, die Verlobung mit dem jungen Mann, gegen den nichts Stichhaltiges vorzuliegen schien, zu gestatten. Bald darauf erwies sich der junge Mann als Lump, die Verlobung wurde gelöst, aber weder Singultus noch Aphonie traten je wieder auf. Gereift und gewitzigt durch die Analyse hat das Mädchen den Eingriff des Schicksals in ihr Leben nicht so „persönlich" genommen, wie denjenigen ihrer Mutter, im Gegensatz zu vielen unserer neurotischen Kranken, die sich gegenüber den Versagungen des Schicksals nicht anders verhalten als das Kind gegenüber dem Versagen eines Wunsches durch das Kindermädchen. Es sind seither 5 Jahre vergangen. Das Mädchen ist bis heute unvermählt geblieben, wobei wir mangels weiterer Berichte ganz dahingestellt sein lassen müssen, wie weit hierfür äussere Verhältnisse, wie weit noch bestehende lebensgeschichtliche Bindungen verantwortlich zu machen sind.

Dann ist von *„sozialer Psychotherapie"* die Rede. Immerhin ist darauf hinzuweisen, Binswanger hat diesen Aufsatz 1934, vor mehr als fünfzig Jahren geschrieben; die so heute beliebte Sozialpsychiatrie könnte u.a. auch auf diesen Hinweis zurückgreifen. In diesem Alinea findet sich ein langer schwieriger Satz, der beginnt mit: „Gereift und gewitzigt durch die Analyse ...". Dieser Satz ist rein grammatikalisch nicht eindeutig verständlich, man kann nicht einmal sicher sagen, was Binswanger ausdrücken wollte. Man hat den Eindruck, dass zwei Gedanken sich gleichsam kreuzen, durcheinandergehen, nämlich einerseits das, was bei der Patientin selbst geschehen ist, und anderseits etwas, was man bei Neurotikern allgemein findet. Man versteht nun nicht richtig, wie die beiden Gedankenketten aufeinander bezogen sind, erweist sich die Kranke als typisch neurotisch, oder handelt es sich tatsächlich um etwas anderes als um typisch Neurotisches. Ausserdem ist nicht recht einzusehen, wie sich die beiden Personen, die Mutter einerseits, das Kindermädchen andererseits, zueinander verhalten, und warum da dieses Kindermädchen eingefügt wird. Es kommt so zu einer Polarität zwischen der ganz besonderen Beziehung zu einem Elternteil und einer gleichsam auf niedrigerer Stufe stehenden Beziehung zu einem nur zugewandten Glied der Familie. All diese Fragen bleiben offen, sind viel zu kurz angedeutet, könnten aber zu genauerer Analyse Anlass geben.

Al. 13, S. 141: Ich habe Ihnen den Verlauf der psychotherapeutischen Gesamtbehandlung unserer Kranken vorerst in kurzen Zügen geschildert, nicht weil er an und für sich irgend etwas Besonde-

> res aufwiese, sondern weil Sie daraus des weiteren ersehen können, wie Psychotherapie als Strategie, d.h. als ein *Gesamt* aus einzelnen taktischen psychotherapeutischen Entscheidungen und Methoden „wirken kann“, in unserem Falle also als ein Ganzes aus einem psychotherapeutischen Einzelakt, einem daraus erwachsenen psychotherapeutischen Ritus, einem sozialen psychotherapeutischen Eingriff und einer bestimmten psychotherapeutischen Grundmethode im Sinne der systematischen Erforschung der äusseren und inneren Lebensgeschichte. Die Wirkung der „Kraft“, mittels derer jener *soziale* Eingriff, d.h. die Erlangung der Erlaubnis zur Verlobung mit einem geliebten Manne, therapeutisch zu wirken vermochte, diese sicherlich nicht aussergewöhnliche Wirkung brauche ich Ihnen nicht näher auseinanderzusetzen; hervorgehoben sei nur, dass dieser soziale Eingriff ohne genaueres Eingehen auf die innere Lebensgeschichte nicht in seiner therapeutischen Bedeutung so deutlich erkannt, so zielbewusst durchgeführt und so rasch gutgeheissen worden wäre; zweifellos hat er dann auch seinerseits den therapeutischen Erfolg der Analyse wirksam unterstützt.

Zu Al. 13: Die Gesamtheit oder das Ganze, wovon hier die Rede ist, spielt an die Unterscheidung der *zwei Formen von Ganzheit* an. Mit den verschiedenen psychotherapeutischen Zugängen, die sich zu einem Gesamten zusammenfügen, ist sicher ein Ganzes im Sinne des *to holon* gemeint, das aus unselbständigen Teilen besteht, die einzelnen psychotherapeutischen Schritte werden so als unselbständige Handlungen, die für sich selbst keine psychotherapeutische Wirkung haben, dargestellt. Dabei handelt es sich, wie beim psychotherapeutischen Ritus, um ein *lebensfunktionales Geschehen,* das Übrige ist *lebensgeschichtlich,* und dann wird das *Soziale* noch hinzugefügt.

Von Interesse ist die *Metaphorik,* das Reden von *Strategie* und *Taktik,* das heisst in Bildern aus dem Militär und von der Kriegskunst, Bilder, die auch Freud häufig beigezogen hat. In unserem Text hier stehen sie mit dem, was wir bereits über die *Entfaltung von Macht* in der Psychotherapie gesagt haben, und mit der *Kritik,* die damit verbunden war, in Zusammenhang. Umgekehrt zeigt sich, dass gerade in den *heutigen Psychotherapien* direkt von Strategien und Taktiken gesprochen wird. Solche Begriffe weisen auf *Vorgegebenes* hin, dem man im psychotherapeutischen Gespräch Geltung für den Kranken zu verschaffen sucht, d.h. man will *den Kranken* an das Vorgegebene *anpassen,* man will ihn *aus seinen eigenen inneren Zusammenhängen herausnehmen,* um ihn *in ein von aussen herbeigefügtes Schema zu zwingen;* man meint dann, wenn dies erreicht sei, sei auch das therapeutische Ziel gewonnen. Es geht dabei eigentlich um ein *Denken im Kreis,* das danach strebt, von einem bestimmten Punkt auszugehen und zu diesem Punkt zurückzugelangen. Moderne psychotherapeutische Schulen haben das auch richtig erkannt und sprechen selbst von *„zirkulä-*

rem Fragen" und von der „*Hypothese, Zirkularität und Neutralität der Familiendynamik*" (1981, Bd. 4, S. 135–143 von Selvini).

In diesen Bereich gehört nun auch noch der Ausdruck einer „*systematischen Erforschung* der äusseren und inneren Lebensgeschichte". Es fragt sich natürlich, welchen Sinn man dem Wort „*systematisch*" hier beilegt. Wenn man dabei meint, eine *lückenlose zeitliche Aufeinanderfolge* der Lebensgeschichte herbeiführen zu können, dann erliegt man dem Irrtum, dass es so etwas gebe. In Tat und Wahrheit jedoch gibt es das deshalb nicht, weil mit dem Fortschreiten in der Zeit die bereits zurückgelegte Wegstrecke nicht unverändert feststeht und nicht fixiert ist, dass man zu ihr zurückkehren könnte wie zu etwas Bestimmtem, Gegebenem, sondern es handelt sich um etwas, was *sich nicht nur in der Gegenwart dauernd verändert,* sondern um *Vergangenes, das von der Gegenwart gesehen sich immer wieder umgestaltet.* – Das Wort „systemisch" kann aber auch noch anderes bedeuten, nämlich ein *vorgegebenes System von Gedanken,* an welche der Kranke nun eben mit dem kreisförmigen Denken „erfasst" werden soll. Denn solches Erfassen gibt es nicht oder nur scheinbar. Es ist deshalb unklug, von systematisch zu sprechen, und Binswanger wird sich gerade in diesem Punkt im Verlauf des weiteren Textes, wie zu zeigen sein wird, an entscheidender Stelle korrigieren.

12. Dezember 1990

Zu diesem Alinea 14, S.142 hat L. Binswanger am 12.12.1957 in der Vorlesung Zusätze geliefert.

> Al. 14, S. 142: Was nun den wichtigsten psychotherapeutischen Heilfaktor, die methodische *Erforschung der inneren Lebensgeschichte* betrifft, so werden Sie hier, nur in historischer Entfaltung über einen längeren Zeitraum hin, vieles wiederfinden, was ich Ihnen im Anschluss an den psychotherapeutischen Einzelakt gesagt habe.

Zum ersten Satz ist nur darauf hinzuweisen, dass offenbar ein *eigentümlicher innerer Zusammenhang* besteht zwischen der Struktur des psychotherapeutischen Einzelaktes und der Erforschung der inneren Lebensgeschichte über einen längeren Zeitraum. Das heisst, es handelt sich nicht um ein zufälliges Zusammentreffen ähnlicher Inhalte, wie man aus der Darstellung von Binswanger entnehmen könnte, sondern es geht um etwas Wesentlicheres und Tieferes, wenn in der Schilderung der Struktur des psychotherapeutischen Einzelaktes ähnliche Inhalte zum Vorschein kommen, wie sie sich dann in der Struktur einer geschichtlichen Entfaltung zeigen. Das hängt wahrscheinlich mit dem *geheimnisvollen Hintergrund* zusammen, der in dem Wort „*methodische Erforschung*" liegt. Auch da handelt es sich eben nicht um irgendeine zufällige Gegebenheit, sondern um ein bestimmtes Vorgehen, das eben gerade zu dieser Parallelität führt.

Der nächste Satz, der beginnt, ist 14 Zeilen lang. Er erinnert so schon äusserlich an eine lateinische Periode, wobei man, nebenbei bemerkt, sich immer wieder gegenwärtig halten muss, dass Binswanger ein hervorragender Kenner der griechischen und lateinischen Sprache war und bis in sein höchstes Alter jeden Tag einige Verse Homer in der Ursprache las und noch im 8. Lebensjahrzehnt den peloponnesischen Krieg von Thukydides unter Zuhilfenahme einer lateinischen Übersetzung gelesen hat.

> Forts. Al. 14: An Stelle des angesichts der momentanen Funktionsstörung aus der gesamten ärztlichen Situation und der rein persönlichen Kommunikation entsprungenen Einfalls und seiner augenblicklichen Umsetzung in einen, eine „normale" Funktionsgestalt, eine neue ärztliche Situation und eine neue Kommunikationsform stiftenden Eingriff tritt jetzt die geduldige, gemeinsame, systematische *Arbeit* an der erlebnismässigen *Rekonstitution* und gedanklichen *Rekonstruktion* der inneren Lebensgeschichte, eine durchaus schöpferische Arbeit für beide Partner, zusammengesetzt aus beidseitigen Erfahrungs-, Verstehens- und Deutungsakten, die, zunächst nur lose einander lockend und sich miteinander verflechtend, allmählich immer straffer thematisch gebunden und gegliedert erscheinen, so dass an Stelle des intuitiven Einfalls jetzt das *Thema* massgebend wird.

Dieser Satz stellt inhaltlich den Übergang von dem Einzelakt, von welchem im vorhergehenden Satz die Rede war, zu einer inneren Lebensgeschichte dar und beschreibt somit das *eigentliche Vorgehen* in einer *grösseren, länger dauernden Psychotherapie.*

Darüber hinaus fällt der Satz jedoch auf durch eigentümliche Worte und grammatikalische Formeln, die sich in einer derartigen wissenschaftlichen Arbeit nicht von selbst verstehen. So ist etwa die Rede davon, dass Erfahrungs-, Verstehens- und Deutungsakte sich *„nur lose einander lockend"* verhalten. Es ist dies eine Art anschaulicher bildhafter Schilderung, die nicht unbedingt in eine wissenschaftliche psychologische Darstellung gehören, wohl aber als fast poetisch sehr einleuchtend dasjenige beschreiben, was in einer Psychotherapie vor sich geht.

Eine *daseinsanalytische Betrachtungsweise* sucht stets nach *zeitlichen Strukturen.* Da fällt in erster Linie auf, dass bestimmte Worte auf ein bestimmtes zeitliches Geschehen hinweisen. So ist in dem Satz einerseits von *„augenblicklichen Umsetzungen"* die Rede, und dann von der aus einer völlig andern Zeitgestalt entspringenden *„geduldigen gemeinsamen systematischen Arbeit".* In bezug auf das systematisch ist auf das bereits das letzte Mal Gesagte hinzuweisen. Aber ein augenblickliches Geschehen und ein geduldiges Vorgehen weisen auf verschiedene, *in ihnen gleichsam* *innerlich enthaltenen Zeitstrukturen* hin, die sich nicht in Gegenwart, Vergangenheit und Zukunft als den *expliziten grammatikalisch* ausgedrückten, dem Wort somit äusserlich anhängenden Zeitformen der *expliziten Zeit* zuordnen, sondern einer *im Inneren der Worte enthaltenen* impliziten oder aspektuellen Zeit. Diese gliedert sich nun wiederum in einen *lexikalischen* Teil, der mit dem soeben genannten Beispiel angesprochen ist und bei welchem die zeitliche Struktur im Inneren des Wortes liegt, d.h. in seiner Bedeutung. Der zeitliche Aspekt kann aber auch in der *grammatischen* Form ausgedrückt werden. Aspektuell sind der *Infinitiv* und das *Partizip Präsens*, und dazu gehört auch das *Partizip Perfekt* ohne sein Hilfsverb.

Wenn wir nun die *stilistische Form* unseres Satzes betrachten, so finden wir darin mehrere Partizip Präsens-Formen und auch Infinitiv-Formen, d.h. *der Satz ist stilistisch* zu einem guten und wesentlichen Teil *aspektuell gegliedert* und drückt so implizite Zeit aus, während explizite Zeitformen stark in den Hintergrund gedrängt werden. Dabei kommen sowohl der lexikalische wie der grammatikalische Aspekt zum Tragen.

Die Frage ist nun, *was das bedeutet*, und was es einerseits im Zusammenhang mit der speziellen inhaltlichen Aussage, die wir soeben skizziert haben, und was es mit der wesentlichen Struktur des psychotherapeutischen Gesprächs für einen Sinn hat.

Hier muss nun kurz auf ein sonderbares Phänomen hingewiesen werden: In den weit über 400 Seiten von Heideggers *Sein und Zeit* ist nur gerade auf einer halben Seite von aspektueller Zeitlichkeit die Rede, und zwar nur in dem Sinn, dass auf etwas hingewiesen wird, was in dieser Richtung zu geschehen hätte, was aber in dem Buch überhaupt nicht erörtert, geschweige denn durchgeführt ist (vgl. S. 349). Dazu ist ferner auf das eigenartige *Ungleichgewicht* hinzuweisen, welches in *Sein und Zeit* zwischen der Bedeutung der Weltanalyse und der Bedeutung des Miteinanderseins, d.h. der Beziehung zum andern Menschen und ebenso zu sich selbst, besteht. Auf dieses Ungleichgewicht zum Nachteil der mitmenschlichen Beziehung und vor allem bestimmter Arten dieser Beziehung, auf welche Ludwig Binswanger in seinen *Grundformen* hingewiesen hat, muss wohl noch sehr eingehend zurückzukommen sein; vor allem auch in Zusammenhang mit den heute aktuellen Problemen der Persönlichkeit Heideggers und seiner politischen Wirrnisse. Binswanger hat hier sehr frühzeitig etwas bemerkt und auf Probleme hingewiesen, die später kaum mehr beachtet wurden.

Für unsern momentanen Gebrauch ist es wichtig, darauf hinzuweisen, dass im Aspektuellen sich Daseinsformen ausdrücken lassen, die eben nicht in der expliziten und geschichtlichen Zeit, sondern in einer vorgeschichtlichen Daseinsmodifikation wesentlich sind. In der *empirischen und positivistischen Psychologie* spricht man in diesem Zusammenhang von *Gefühlen, Affekten, Emotionen und Stimmungen,* ohne aber eigentlich sagen zu können, worin diese Phänomene bestehen und wie sie geschildert werden können.

Wichtig ist dabei, sich klar zu sein darüber, dass im *Aspekt keine Personalisierung* stattfindet. Indem wir von „gehen" sprechen oder das Wort „gehend" gebrauchen oder „gegangen", haben wir in bezug auf Zeit keine Fixpunkte, keinen Beginn, keinen Abschluss, aber wir haben auch keine Personalisierung. Es ist nicht gesagt, ob die gehende Gestalt männlich oder weiblich, in der Einzahl oder in der Mehrzahl erscheint. Es ist eine vorpersonale und vorgeschichtliche zeitliche Struktur.

In diesen aspektuellen Urmodifikationen des Daseins ereignet sich die mitmenschliche Begegnung oder Beziehung. Binswanger hat in diesem einen langen Satz etwas ganz *Wesentliches* der *Psychotherapie* zum Ausdruck gebracht, nämlich dass *sie sich in einer stilistisch gesehen vorzeitlichen Sphäre abspielt* und durch das langsam nach und nach sich vollziehende Geschehen in Zusammenhänge führt, womit sie einerseits geschichtlich wird, und das heisst in die explizite Zeitlichkeit aufeinanderfolgender Ereignisse übergeht, und dabei notwendigerweise personalisiert wird, und zwar indem der sie vollziehende Mensch selbst zur Person und damit zu einer verantwortlichen Instanz des Tuns und Lassens wird, was sich dann auch in einer explizit-zeitlichen Struktur ausdrückt. All das ist in dem Satz von Ludwig Binswanger enthalten.

Der Satz birgt jedoch noch andere interessante Phänomene. Es gibt ein weiteres eigentümliches, das in psychologischem Zusammenhang kaum erwartet würde, nämlich: *„eine neue Kommunikationsform stiftender Eingriff"*. Zwei Punkte sind hier zu erörtern, die sich an die beiden Worte *„neu"* und *„stiften"* anschliessen. In bezug auf „stiften" ist auf Heideggers *Vom Wesen des Grundes* hinzuweisen. Hier kommt Heidegger tatsächlich aus seiner Terminologie in *Sein und Zeit* hinaus. Es kann dies hier nicht im einzelnen dargestellt werden.

Dagegen ist das Wort „neu" noch genauer zu betrachten. Etwas Neues ist etwas, was nicht aus Altem, bereits Vorhandenem hervorgeht, d.h. das Neue und das Geschichtliche stehen miteinander in einer eher negativen Beziehung. Die Geschichte lässt das Zukünftige als etwas erscheinen, was aus dem bereits Geschehenen hervorgeht, sich aus der bisherigen Lebensgeschichte, wie man zu sagen pflegt, ergibt, was deshalb auch voraussehbar ist, und wovon man sagen kann, man habe es eigentlich schon vorher in irgendeiner Form gehabt oder zu sehen bekommen. Ganz anders verhält es sich mit dem *Neuen,* das stets *erstaunt, überrascht, unerwartet, nicht vorausgesehen* und auch *nicht voraussehbar* erscheint. Das deutet auf das geheimnisvolle Wort *„erscheinen"*, auf das Maldiney in *Art et Existence,* S. 106 hinweist und das vor allem in dem Aufsatz von Eugen Fink „Über die intentionale Analyse und das Problem des spekulativen Denkens" erörtert wird. Ein Satz von Fink auf S. 70 der Originalpublikation und

S. 148 des Neudruckes lautet: „*Der Ausdruck ‚Erscheinen' hat eine rätseltiefe Vieldeutigkeit.*" Maldiney hat diesen Satz in seinem Aufsatz über Erwin Straus auf S. 216 der deutschen Fassung näher analysiert, und er kommt auf die Problematik zurück in *Art et Existence* S. 191–193 in Zusammenhang mit einer Analyse der Skulptur, von wo dann sich Beziehungen ergeben zu dem Aufsatz über das Ich.

Nach dieser noch keineswegs erschöpfenden Analyse des langen Satzes folgen nun bei Binswanger weitere in dieselbe Richtung weisende Aussagen, wobei ein wichtiges Problem dasjenige des „*Themas*" wird, worüber wir jedoch erst in der nächsten Stunde eingehender sprechen können.

Besonderer Erläuterungen bedürfte noch der Begriff der „*ununterbrochenen kommunikativen Berührung und Wechselwirkung*". Binswanger legt dem so umschriebenen Phänomen eine entscheidende Bedeutung bei, wobei vor allem das *Zusammenspiel* von *Berühren* und *Wechselwirkung* von Interesse ist, womit sich das Wort „berühren" hier sowohl im aktiven wie im passiven Bereich zeigt. Zwischen „berühren" und „berührt werden" jedoch liegt das „sich berühren lassen", womit die aktive und die passive Verhaltensweise in dieselbe Form gebracht ist und sich zeigt, dass der Bereich dessen, was die „*mediale Form des Verbs*" vor allem in antiken Sprachen zum Ausdruck gebracht haben.

Binswanger legt nun auf das „*Neue in der Psychotherapie*" ein ganz grosses Gewicht, zugleich aber erscheint Mediales in seiner tiefen und wesentlichen Bedeutung. Es zeigt dies, auf welche Art die Personalisierung des Aspektuellen zu einer expliziten Gestaltung führt.

Wir lesen dann weiter bis zur Anm. 1 auf S. 143, womit das Problem der Psychoanalyse und ihres, wie Binswanger sagt, „*merkwürdigen Blindseins*" gegenüber dem Neuen und ihr Haftenbleiben in Vergangenem zusammenhängt. Dieser Satz hat Binswanger ebenso viel Feindschaft wie Unverständnis in Kreisen der Psychoanalyse eingetragen; faktisch enthält er auch einen sehr wesentlichen, entscheidenden Einwand gegen das analytische Vorgehen überhaupt und kann nicht damit erledigt werden, dass man sagt, Freud habe in Wirklichkeit doch das Neue auch berücksichtigt.

> Forts. Al. 14, S. 142: Die ganze innere Lebensgeschichte eines Menschen, ganz gleichgültig, ob sie folgerichtig und gerade oder sprunghaft und gekrümmt verläuft, stellt ja nichts anderes als *ein* lebensgeschichtliches Thema dar, das, an sich unerschöpflich, sich aus mannigfachen und wiederum unerschöpflichen Hauptthemata „zusammensetzt", die auch ihrerseits sich aus zahllosen Unterthemata aufbauen. Je weiter die psychotherapeutische Arbeit fortschreitet, um so führender wird der thematische Zusammenhang als solcher, um so mehr tritt die „Willkür" des Einfalls zurück. Und wiederum stellt diese psychotherapeutische Kur nicht nur eine gemeinsame geistige Arbeit an einer gemeinsamen Sache oder Auf-

gabe dar, also nicht nur einen Dienst oder eine Leistung, sondern auch eine ununterbrochene kommunikative Berührung und Wechselwirkung, das eigentlich Ausschlaggebende jeder seelischen Behandlung. Diese Kommunikation darf keineswegs, wie es die orthodoxen Psychoanalytiker glauben, als blosse Wiederholung, also im positiven Falle als Übertragung und Gegenübertragung, im negativen als Widerstand und Gegenwiderstand aufgefasst werden; vielmehr stellt das Verhältnis von Patient und Arzt immer auch ein eigenständiges kommunikatives Novum dar, eine neue Schicksalsverbundenheit, und zwar gerade nicht nur hinsichtlich des Patient-Arztverhältnisses, sondern auch und vor allem hinsichtlich des rein mitmenschlichen Verhältnisses im Sinne eines echten *Miteinander.*

Zu dem ganzen bisher Erörterten ist noch auf das Begriffspaar der *Rekonstitution* und *Rekonstruktion* hinzuweisen. Das erste spielt sich im Patienten ab, das zweite leistet der Arzt. Und damit ist noch auf ein weiteres Wort hinzuweisen, das im dritten Satz, der beginnt: „Die ganze innere Lebensgeschichte ...“ steht nämlich das Wort des *„unerschöpflichen“*. Tatsächlich ist es eine Illusion sich vorzustellen, dass man eine innere Lebensgeschichte, so wie sie sich einmal ereignet hat, abschliessend rekonstituieren und rekonstruieren könne. Man müsste über dieses Problem eine der letzten theoretischen Schriften Freuds über „Konstruktionen in der Psychoanalyse“ genauer ansehen; und aus dem, was wir soeben gesagt haben, ergibt sich zwanglos ein innerer Zusammenhang mit der zeitlich darauffolgenden letzten theoretischen Schrift von Freud über „endliche und unendliche Analyse“. *Die stets sich verändernde, immer wieder Neues produzierende Aktivität des Ichs verändert* auch *dauernd* nicht nur die *Lebensgeschichte,* sondern sowohl *ihren Ursprung* wie *ihren bisherigen Ablauf.* Es ist deshalb von vorneherein unmöglich, eine solche Geschichte abschliessend als ein Geschehenes aufzufassen, sondern von jedem neu gewonnenen Standpunkt aus ist das Vergangene stets wieder neu und anders.

16. Januar 1991

Wir greifen zurück auf den langen Satz, den wir das letzte Mal eingehend erörtert haben und fragen uns, wie wir bereits angedeutet hatten, wie das Wort *„Thema“* hier aufzufassen sei. Nachdem bereits vorgehend von der Kontrapunktik die Rede war, liegt es nahe, das Wort „Thema“ hier zum mindesten auch und wahrscheinlich in erster Linie mit dem *musikalischen Begriff* in Zusammenhang zu bringen. Das bestätigt sich dann auch, wenn im Folgenden von Hauptthemata und Unterthemata die Rede ist und von einem „führenden thematischen Zusammenhang“.

Etymologisch stammt das Wort aus dem Griechischen: *thiténai* heisst setzen, stellen, legen im Sinne von annehmen, voraussetzen. Im *Wörterbuch der philosophischen Begriffe* von Lalande wird dazu ein interessanter Satz aus Leibniz zitiert, dass es sich nicht um eine These oder eine Proposition oder eine Wahrheit handelt, wenn von einem Thema die Rede ist, sondern nach dem grossen *Etymologischen Wörterbuch der deutschen Sprache* von *einem „zu behandelnden"* oder *„behandelten Gegenstand"*, der zu diskutieren ist. Darin finden wir nun wieder die Gegenüberstellung einer *unabgeschlossenen Handlung,* die im Partizip Präsens steht, und einer *abgeschlossenen Handlung.*

Wenn wir mit dieser Feststellung zu dem Text des erwähnten Satzes zurückkehren, in welchem von den *„beidseitigen Erfahrungs-, Verstehens- und Deutungsakten"* die Rede ist, die sich *„zunächst nur lose einander lockend und sich miteinander verflechtend, allmählich immer straffer thematisch gebunden und gegliedert erscheinen"*, dann ist darin ebenfalls ein Hinweis auf zahlreiche, unabgeschlossene, offenstehende Handlungen die Rede, die sich offenbar nach und nach wohl auf verschiedensten Ebenen in abgeschlossene Handlungen verwandeln.

Diese Betrachtungsweise fordert die Kenntnisnahme der Gegenüberstellung einer *ankommenden* und einer *weggehenden Zeit.* Der *Ablauf der Zeit,* für sich allein genommen, ist ein *Fliessen* von oben nach unten, eine kontinuierliche Bewegung, die französisch als „temps descendant" aufgefasst wird. Wenn ein Mensch auf diese Bewegung blickt, z.B. von einer Brücke aus, dann sieht er, wenn er aufwärts schaut, immer *ankommendes Wasser* und dem entspricht immer *ankommende,* und d.h. *noch nicht bestimmte Zeit.* Wenn er sich dann umdreht und *abwärts blickt,* sieht er nur *weggehende Zeit.* Französisch heisst das erste *„temps incident"*, das zweite *„temps décadent"*. In der Gegenwart kann sich die *unbestimmte ankommende Zeit in bestimmte weggehende Zeit verwandeln.* Dies geschieht jedoch nicht als selbstverständlich, sondern das Abschliessen der Zeit *muss vollzogen werden.*

Es gibt nun in der gegenwärtigen Psychiatrie – auf einen späten Aufsatz von Erwin Straus zurückgreifend – eine auf Aristoteles zurückgehende Unterscheidung, die mit diesen Phänomenen zusammenhängt. *Vergangenes* kann nämlich als *Vergangenes vergegenwärtigt* werden und wird dann *erinnert.* Es kann aber auch *Vergangenes als Gegenwärtiges vergegenwärtigt werden* und wird dann *wiederholt.* Diese Bestimmung kann genauer gefasst werden, wenn man sie in den Rahmen der ankommenden und der weggehenden Zeit stellt. Das *Wiederholen* beruht dann darauf, dass *Unabgeschlossenes präsentiert* wird, womit es eine eigentümliche Wirklichkeit bekommt, obschon es eigentlich vergangen ist. „Erinnern, wiederholen, durcharbeiten" lautet bekanntlich eine theoretische Schrift von Freud, die eine Beobachtung weiterführt, welche Freud bereits in einem Aufsatz „Jenseits des Lustprinzips“ mitgeteilt hat. Freud hat mit diesen Texten *eine ganz wesentliche Beobachtung* zur Sprache gebracht, es fehlten ihm jedoch die adäquaten Begriffe, um die Beobachtung auch auszuwerten und für die Praxis im eigentlichen Sinn des Wortes fruchtbar zu machen. Maldiney hat in *Aîtres de la langue et demeures de la pensée* (Lausanne 1975) auf S. 84 auf dieses Problem bei Freud und seine Stellung im Rahmen linguistischer Untersuchungen älterer und neuerer Art ausdrücklich hingewiesen.

Wenn es sich nun so verhält, dann zeigt sich als wesentliche *Aufgabe einer Psychotherapie,* Vergangenes, das noch nicht in sich abgeschlossen ist, zu einem Abschluss zu bringen, damit es nicht mehr wiederholt zu werden braucht, sondern erinnert wird im eigentlichen Sinn des Wortes, nämlich als Vergangenes in sich Geschlossenes zu vergegenwärtigen. Die Frage ist, wie das möglich ist.

In diesen Zusammenhang gehört nun die *uralte Beobachtung* aus den *Studien über die Hysterie* von Freud und Breuer, wobei möglicherweise Breuer an der Beobachtung eine wesentliche, vielleicht gar entscheidende Bedeutung zukommt: dass nämlich *das einfache Erinnern* eines traumatischen Erlebnisses daran nichts ändert, dass auch das *affektive Wiedererleben* eines solchen Ereignisses keine heilende Wirkung auf neurotische Symptome zustande bringt, sondern dass es eines dritten Momentes bedarf, nämlich des *Aussprechens.* Damit rückt *die Sprache* in ihre eigentliche Bedeutung für die Behandlung psychischer krankhafter Störungen. (Freud, Londoner-Ausgabe, Bd. 1, S. 87) Damit fragt sich aber auch, *unter welchen Umständen das Sprechen* eine solche *therapeutische Bedeutung* entfalten kann.

Damit treten nun die andern Aussagen Binswangers in dem Abschnitt, den wir zur Zeit besprechen, in ihre Bedeutung. In der ankommenden Zeit wird immer *etwas Neues* erfahren, das Neue ist dabei weitgehend oder ganz *unvoraussehbar.* Aus dem Text Binswangers ergibt sich nun, dass *das Neue durch den Arzt in die Begegnung mit dem Kranken* eingebracht wird, während der *Patient* seinerseits *unabgeschlossenes Altes* darlegt und immer wieder wiederholt. Dabei hat sich in der psychotherapeutischen Praxis gezeigt, dass es *Gründe des Unabgeschlossenseins* gibt, die meist *nicht ausgesprochen* werden. Im Kurs wird das Problem am Beispiel eines Beziehungswahnes, das in einem andern Zusammenhang bearbeitet worden ist, angeführt.

Es zeigt sich nun, wie *das Abschliessen* eines vergangenen, immer noch gegenwärtigen Ereignisses *die Voraussetzung* dafür ist, dass der Kranke vom Arzt sich *in die Zukunft* und das heisst zu Neuem führen lässt, und zwar in Form der Beziehung, die als eine neue und andere erfahren wird.

Zum Abschluss dieser Erörterung wird darauf hingewiesen, dass es sich dabei um Probleme handelt, die mit der griechischen Verbalform des *Aorists* verbunden ist. Diese Verbalform unterscheidet bekanntlich nicht zwischen unabgeschlossen und abgeschlossen, stellt deshalb analog, wenn auch nicht identisch, mit dem Französischen *passé simple* oder *passé défini* jene Erzählform dar, in welcher der Erzählende sich in die Handlung selbst verlegt, was im Deutschen mit dem Präsens ausgedrückt wird.

Von Interesse ist, dass diese Analysen zeitlicher Gestaltungen in den alten sprachwissenschaftlichen Untersuchungen der *Stoiker* bereits weitgehend vollzogen worden sind und in verschiedenen Fragmenten aus damaliger Zeit, die Hülser in seiner grossen dreibändigen Materialsammlung herausgegeben hat, heute leicht und allgemein zugänglich geworden sind. Maldiney hat bereits in dem oben angeführten Werk in diesen Zusammenhängen darauf hingewiesen, dass die Auffassung der Stoiker seines Erachtens richtig sei, während Guillaume in diesem Punkt irrte; gleichwohl aber zeigt Guillaume eine zentrale, äusserst wichtige Weiterentwicklung der Probleme.

30. Januar 1991

Wir haben das letzte Mal eigentlich nur den schon in der vorhergehenden Stunde erörterten langen Satz und den auf diesen folgenden Satz besprochen und noch eine ganze Seite Text nur zum Teil und ganz kursorisch gelesen. Wir lesen nun zunächst einfach von S. 142 unten bis zum Schluss des Alineas auf S. 143 durch.

> Forts. Al. 14: Misslingt eine solche Behandlung, so ist der Analytiker geneigt, anzunehmen, dass der Patient seine Widerstände gegen den Arzt, etwa „als Vaterimago", nicht zu überwinden imstande ist. Das Entscheidende hinsichtlich der Frage, ob eine Analyse psychotherapeutisch zu wirken vermag oder nicht, beruht aber oft nicht darauf, ob ein Kranker die Widerstände gegen das auf den Arzt übertragene Vaterbild zu überwinden und damit frei und selbständig zu werden vermag, sondern darauf, ob er seine Widerstände gegen den Vater *an diesem Arzt* zu überwinden vermag oder nicht; mit anderen Worten, ob nicht die Ablehnung dieses Arztes als Menschen, also die Unmöglichkeit, mit ihm in ein echt kommunikatives Verhältnis zu kommen, das Hindernis bildet für die Durchbrechung der „ewigen" Wiederholung des Widerstandes gegen den Vater. Die psychoanalytische Lehre ist ja in ihrer Befangenheit im Mechanismus und damit in der (mechanischen) Wiederholung merkwürdig blind gegenüber der Kategorie des Neuen und damit des eigentlich Schöpferischen im Seelenleben überhaupt.[1] Es entspricht sicherlich nicht immer den „Tatsachen", wenn man die Schuld am Misslingen einer Behandlung nur dem Kranken zu-

schiebt; vielmehr müssen wir Ärzte uns immer fragen, ob die Schuld nicht auch bisweilen an uns liegt. Gemeint ist hier natürlich nicht eine Schuld auf Grund technischer Fehler, sondern die viel tieferliegende Schuld des Unvermögens, im Kranken den „göttlichen Funken“ zu erwecken oder anzufachen, der nur in echter Kommunikation von Existenz zu Existenz zu erwecken und anzufachen ist, und dessen Helle und Wärme im Grunde ganz allein imstande ist, den Menschen aus der blinden Vereinzelung, aus dem idios Kosmos, wie Heraklit sagt, also aus dem blossen Leben in seinem Leibe, seinen Träumen, seinen Privatneigungen, seinem Stolz und Übermut zu befreien und für das Teilhabenkönnen an dem koinós Kosmos, an dem Leben echter Koinonia oder Gemeinschaft, zu erhellen und freizumachen.

Anm. 1: Der aufmerksame Leser wird bei der in dieser Schrift geübten Kritik an der Psychoanalyse nicht übersehen, wieviel der Verfasser der Psychoanalyse *schuldet*, und wie sehr gerade die hier niedergelegten Anschauungen in gewisser Hinsicht den Keim einer Weiterbildung der psycho-analytischen Lehren in sich bergen.

Das Thema ist im Gegensatz zu der bisher geschilderten gelungenen Psychotherapie das *Problem des Misslingens einer Psychotherapie.* Man müsste hier eine grosse Ergänzung anbringen. Ganz *allgemein* ist es so, dass durch das *Misslingen des Handelns Einsichten in die Struktur des Gelingens des Handelns* gewonnen werden können. Prof. Szilasi hat in einer Vorlesung in Freiburg über Heideggers *Sein und Zeit* das Problem derart erläutert, dass er einen Operationssaal eines Spitals wählte und erörterte, was geschieht, wenn plötzlich Sauerstoff benötigt wird und der Apparat ist nicht verfügbar. Dann zeigt sich, was alles nötig ist, damit im richtigen Augenblick dasjenige, was gebraucht wird, auch tatsächlich zur Verfügung steht. Von alledem merkt man solange nichts, als alles, wie man zu sagen pflegt, „programmgemäss“ abläuft. Wenn dies nicht mehr gewährleistet ist, stellen sich Fragen, die einerseits zeigen, wo etwas falsch gelaufen oder besser nicht gelaufen ist, wie es innerlich strukturiert ist, dass es gegebenenfalls ohne Störung abläuft. (Vgl. dazu: *Sein und Zeit,* S. 72ff. über Zuhandenheit und Unzuhandenes.)

Wir haben im Kurs diese Einleitung vergessen. Ich werde sie nachholen. Nun zeigt sich aber, dass bei Binswanger die *Gestörtheit einer Psychotherapie Einsichten in die Voraussetzungen liefert, welche einen positiven Verlauf gewährleisten.* Diese Voraussetzungen werden nun wiederum mit Worten geschildert, die in einer wissenschaftlichen Abhandlung befremden, ja noch mehr als das bei den vorhergehenden Sätzen der Fall war. Da wird von einer „Schicksalsverbundenheit“ zwischen Patient und Arzt gesprochen, von einem „eigenständigen kommunikativen Novum“, von einem „rein mitmenschlichen Verhältnis“, dann von der „merkwürdigen Blindheit gegenüber der Kategorie des Neuen“ des „eigentlich Schöpferischen im Seelenleben". Dann erhält dieser Stil gleichsam seinen Höhepunkt, wenn von einem „göttlichen Funken" die Rede ist, wobei Binswanger selbst dieses Wort in Anführungszeichen setzt. Es wird in ähnlichem Sinn auf S. 94 in *„Traum und Existenz"* davon gesprochen, dass es dem Arzt gelingen müsse, „das Fünkchen Geistigkeit" zu erwecken, „das wach sein muss, um solchen Geistes einen Hauch zu spüren" (Hinweis von Dr. F. Lehner). Auf den ersten Blick könnte bei dieser Schilderung geradezu ein Pastoraleffekt erzielt werden. Wir sind aber nach den Ergebnissen, die wir in den letzten beiden Stunden gewonnen haben, in dieser Beziehung sehr vorsichtig geworden und überlegen, ob da nicht ganz anderes im Spiele sein könnte.

Ein wesentlicher Hinweis ergibt sich aus der *Anordnung der Texte* im ersten Band der *Vorträge und Aufsätze* von Binswanger. Dort zeigt sich nämlich etwas ganz Sonderbares. Die Abhandlung „Über Psychotherapie" ist gleichsam *eingerahmt von zwei Texten* mit einem fast identischen Titel. Aus demselben Jahr 1934 wie der Text über Psychotherapie ist ihm vorgeordnet ein Text über *„Heraklits Auffassung des Menschen"*, und dem Text über Psychotherapie folgt zwei Jahre später, 1936, der Titel *„Freuds Auffassung des Menschen"*. Hier ist nur noch hinzugefügt „im Lichte der Anthropologie". Der Text über Freud wurde in Wien zur Feier des 80. Geburtstages von Freud an einer Festveranstaltung vorgetragen, an welcher auch Thomas Mann seinen bekannten Text über Freud vorgetragen hat. Ein Vergleich der beiden Jubiläumsvorträge ist sehr interessant und aufschlussreich. Thomas Mann spricht dabei fast ausschliesslich von sich selbst, während Ludwig Binswanger nur zur Sache spricht und sehr viel später einen speziellen Aufsatz verfasst hat: *„Mein Weg zu Freud"*, in welchem er den Text von 1936 in einem gewissen Sinn erweitert und korrigiert.

Heraklit und Freud treten nun in dem Aufsatz „Über Psychotherapie" in naher Beziehung zueinander auf, wenn Freud hier auch nicht mit Namen genannt wird. Aber es drängt sich natürlich auf, den *Text „Über Psychotherapie"* auch faktisch *in den Zusammenhang der beiden ihn umrahmenden Texte zu stellen* und zu schauen, was dabei herauskommt.

Zunächst ist darauf hinzuweisen, dass der ganze Gedankenbereich, in dem Binswanger sich damals bewegte, schon mit dem Text über „Traum und Existenz" im Jahre 1930 angetönt ist. In den Jahren, in denen die Texte von 1934 und 1936 entstanden, hat er sich im selben „Stil" bewegt.

Als Ergänzung müsste auch noch der Text aus dem 2. Band der *Vorträge und Aufsätze* erwähnt werden, der auch 1936 im Schweizer-Archiv zum 80. Geburtstag von Freud erschienen ist. Der Titel lautet: *„Freud und die Verfassung der klinischen Psychiatrie"*. In dem uns heute hier interessierenden Zusammenhang vor allem des „göttlichen Funkens" ist von Interesse die Schilderung des Besuches von Binswanger bei Freud im Jahre

1927 auf dem Semmering. Anlässlich dieses Besuches hat Binswanger auch von einer *„religiösen Grundkategorie im Menschen“* gesprochen, die er anerkennen müsse, und er hat dazu gesagt: „Es sei mir jedenfalls unmöglich, zuzugeben, dass ‚das Religiöse‘ ein irgendwie und von irgend etwas *ableitbares* Phänomen sei“. Er erläutert das dort auch noch weiter. Beim Abschied habe Freud dann gesagt: „Ich kann Ihre religiösen Bedürfnisse leider nicht befriedigen“ *(Vorträge und Aufsätze,* Bd. 2, S. 82 – im Kurs auch nicht referiert).

Was ergibt sich nun aber, wenn man der Spur folgt, die mit dem Namen Heraklits angezeigt wird. Der entsprechende Text von Binswanger zeigt, dass er sich sehr eingehend mit Heraklit befasst und die Literatur über Heraklit eingehend zu Rate gezogen hat. Eine besondere Rolle spielt dabei, was Hegel in seiner *Geschichte der Philosophie* zu Heraklit sagt. Es findet sich gerade in diesem Text neben anderen ein Zitat, das Binswanger auch gebraucht hat und im Gespräch gelegentlich erwähnte: *„Die Menschen meinen gewöhnlich, wenn sie etwas denken sollen, so müsse es etwas Besonderes sein; dies ist Täuschung.“* (*Geschichte der Philosophie,* Bd. I, S. 352 der Originalausgabe) Es handelt sich um eine äusserst faszinierende Schrift, die zu lesen gerade in Zusammenhang mit Binswangers Text sich sehr lohnt.

Von Interesse ist, nebenbei bemerkt, dass Hegels *Geschichte der Philosophie* auch einen Abschnitt über chinesische Philosophie enthält, u.a. über Lao-Tse, und dass Binswanger in seinem Heraklit-Aufsatz auch auf Lao-Tse zu sprechen kommt. Freilich werden dabei nicht Dimensionen erreicht wie diejenigen, die Maldiney in dem entsprechenden Abschnitt von *Art et Existence* über chinesische Kunst wachruft.

Binswanger stützt sich dann weiter vor allem auf Werner Jaegers *Paideia.* Daneben aber führt er eine lange Liste von Autoren auf, die er eingehend oder nebenbei berücksichtigt hat. Unter anderem auch den damaligen Gräzisten Howald von der Universität Zürich, mit welchem er persönlichen Kontakt hatte und der ihn zu dem Aufsatz über Heraklit insofern lobte, als er in der griechischen Zeichensetzung der Zitate keinen Fehler entdeckt habe.

Von Heraklit übernimmt Binswanger nun vor allem die Unterscheidung von *„idios kosmos“* und *„koinós kosmos“*, *der eigenen Welt* und der *gemeinsamen Welt.* Die *Eigenwelt* ist vor allem die Welt des schlafenden und träumenden Menschen, es gibt aber viele Menschen, die auch im Erwachen nie den Weg zu einer gemeinsamen Welt finden, sondern in ihrer eigenen Welt stecken bleiben. Diese eigene Welt schildert Binswanger in dem vorliegenden Text mit den Worten der *„blinden Vereinzelung im blossen Leben in seinem Leibe, seinen Träumen, seinen Privatneigungen, seinem Stolz und Übermut“*. In dem Aufsatz über Heraklit wird jedoch sehr viel weitergehend ausgeführt, dass das Teilhabenkönnen an einer gemeinsamen Welt eine echte *koinonia* oder Gemeinschaft bringt, die Helle und Wärme vermittelt und den Menschen aus seiner blinden Vereinzelung befreit. Dabei ist jedoch nicht nur an die Teilhabe am andern Menschen zu denken, sondern an die Teilhabe am weltlichen und überweltlichen und das heisst eben göttlichen Kosmos. Für Heraklit stellt nun das *Feuer* jenes Element dar, das Leben in Bewegung setzt und dabei gleichzeitig die beiden Grundrichtungen alles Lebendigen, nämlich das *Werden* und *Entstehen,* das *Vergehen* und *Sterben,* das sich gleichzeitig ereignet, umfasst. Zu denken ist immer an das Samenkorn in der Erde, das vergeht, um eine neue Pflanze vor allem des Getreides entstehen zu lassen.

Als *Anmerkung* ist hier zu erinnern an ein Kapitel aus Viktor v. Weizsäckers Schrift *Anonyma,* in welcher diese durchaus heraklitischen Auffassungen unter dem Titel „Das Antilogische" dargestellt sind, und auf das Maldiney ebenfalls in *Art et Existence* im Beginn des Abschnittes über die chinesische Kunst und die *Ästhetik des Verschwindens* Bezug nimmt, ohne freilich zu zitieren.

Der göttliche Funke ist dieses heraklitische Feuer, und was zunächst als vage Anspielung pastoraler Art erscheinen mochte, erweist sich nun plötzlich als *abgrundtiefe Sicht auf wesentliche zentrale menschliche Daseinsstrukturen.* Es ist das Licht, das neben Helle auch Wärme bringt, das sehen lässt und die Blindheit vertreibt. Damit muss zurückgeblickt werden auf Binswangers Urteil über das *psychoanalytische Blindsein für das Neue und Schöpferische.* Zwar wird vor allem die orthodoxe dogmatische Psychoanalyse in den Bereich der „eigenen Welt" verwiesen, aber doch die ganze *Psychotherapie-Problematik* in eine *Dialektik zwischen Heraklit und Freud* eingefügt.

Vor allem die *echte mitmenschliche Beziehung, das Miteinandersein,* wird in diesem Zusammenhang thematisch, und das Verfehlen in der Psychotherapie mit dem *Verfehlen der gemeinsamen Welt* überhaupt in Beziehung gesetzt.

So bestätigt sich, was bereits aus der Analyse des langen Satzes gewonnen wurde, dass nämlich die so sonderbaren Ausdrücke Binswangers über das Menschsein und das Wesen der Psychotherapie einer *wohl überlegten und strukturierten Auffassung des Menschseins* entsprechen und nicht etwa, wie man meinen könnte, einem schöngeistigen Einfall entspringen, den man ruhig mit einem schweigenden Lächeln übergehen könnte.

Wir lesen dann noch ganz rasch das nächste Alinea, worin von *Peripetien* die Rede ist, d.h. von „unerwarteten Veränderungen oder plötzlichem Wechsel" zwischen dem Sicheinfügen in eine gemeinsame Welt und dem Rückfall in die private Eigenwelt. Das ereignet sich im Laufe einer Psychotherapie genauso wie auch immer wieder im Dasein oder der Existenz des einzelnen Menschen. Damit zeigt sich dann auch noch die *Bedeutung des Wortes „Existenz"* in diesem Text, indem das *Eingehen in eine gemeinsame Welt ein Hinaustreten aus der privaten eigenen Welt* eben ein ex-stare, ein Hinausstehen, bedeutet.

13. Februar 1991

Gemäss dem Referat der letzten Stunde knüpfe ich an das Problem des *Verschwindens der Zuhandenheit* im Sinne von Heidegger an und füge dieses Problem als Einführung in die das letzte Mal besprochenen Phänomene ein. Dabei handelt es sich in *Sein und Zeit* um den § 16 und vor allem um den Text auf den S. 75f. Auf S. 75 findet sich dann im ersten Alinea von oben der entscheidende Satz über das Phänomen, das eintritt, wenn ein Handeln infolge Vermissens eines wesentlichen Teiles scheitert: *„Die Umsicht stösst ins Leere und sieht erst jetzt, wofür und womit das Fehlende zuhanden war“.*

Diese Betrachtungsweise ergibt wesentliche Einsichten, die zeigen, weshalb Ludwig Binswanger nach der Schilderung der gelungenen Psychotherapie das ganz andere *Problem des Misslingens der Psychotherapie* einführt. Dieses Misslingen gestattet ihm dann, *Strukturen* zu finden, die *üblicherweise verborgen bleiben,* jedoch in dem Augenblick *sichtbar werden, wenn das Handeln misslingt.*

Wir fassen dann kurz zusammen, was das letzte Mal besprochen wurde bis zu jenem Punkt, an welchem die zweite Abhandlung Binswangers zu Freuds 80. Geburtstag im Referat erwähnt worden ist. Wir besprechen das *Problem des Themas des Religiösen,* das Ludwig Binswanger im Gespräch mit Freud eingeführt hatte. Freuds Antwort bestand auch darin, dass er Ludwig Binswanger sein Manuskript: „Die Zukunft einer Illusion“ zeigte. Diese Abhandlung war damals noch nicht erschienen.

Wir greifen dann zurück auf Al. 15, S. 143 unten, lesen das Alinea noch einmal durch und stellen fest, dass der Begriff der Peripetien, der das letzte Mal nur gerade in Zusammenhang mit dem Vorhergehenden erläutert wurde, zuwenig erklärt worden ist.

> Al. 15, S. 143: In unserem Falle gestaltete sich die Erforschung der inneren Lebensgeschichte deswegen leicht, weil es, wie Sie gesehen haben, zur Erzielung des Heilerfolges genügte, das Thema des Aktualkonflikts mit der Mutter und des damit in engstem Zusammenhang stehenden Konflikts zwischen Todes- und Lebens- oder Liebeswillen überhaupt erlebnismässig zu rekonstituieren und ihm den ihm in der Lebensgeschichte der Kranken gebührenden Platz anzuweisen. Aber auch hier kam es zu starken kommunikativen Peripetien zwischen Vertrauen und Liebe der Kranken zum Arzt und positiver Mitarbeit einerseits, Enttäuschung, Versagen der Gefolgschaft und Mitarbeit anderseits. Schliesslich gelang es aber dem

Arzt, sich aus den Verstrickungen in die „Identifikation“ mit der Mutter und dem Vater herauszuwinden und wieder in ein unmittelbar kommunikatives Verhältnis zur Kranken zu treten.

Schon der erste Satz bereitet dem Verständnis einige Schwierigkeiten, es wäre wahrscheinlich *verständlicher,* wenn man umgekehrt sagen würde, dass die leichte Erzielung des Heilerfolges die Erforschung der inneren Lebensgeschichte so einfach gestaltete, als, wie Binswanger es macht, einen umgekehrten Zusammenhang herzustellen.

Es wird dann eingehend über die *„erlebnismässige Rekonstituierung“* gesprochen. Es handelt sich dabei um ein Problem, das wahrscheinlich tief greift und das damit zusammenhängt, dass Freud in den gemeinsam mit Breuer herausgegebenen *Studien über die Hysterie* geschrieben hat, das blosse Wiederholen des traumatischen Erlebnisses und das Wiedererfahren der dazu gehörenden Affekte nicht genüge, um eine Heilung herbeizuführen, sondern dass das damals Erlebte *auch sprachlich zum Ausdruck gebracht werden muss.* Wir können heute sagen, dass dabei das Vergangene nicht mehr als Gegenwärtiges vergegenwärtigt wird, was lediglich zu einem Wiederholen führt, sondern *das Vergangene muss als Vergangenes vergegenwärtigt werden.* Das bedeutet, es muss sprachlich gestaltet werden, weil nur die *Sprache jene zeitlichen Strukturen aufweist, die Vergangenem in der Lebensgeschichte einen bestimmten Ort zuweisen können,* wie Binswanger das gleich im Anschluss an die soeben zitierte Stelle feststellt. Man kann auch sagen, dass das Vergangene in der Reihe der Ereignisse der inneren Lebensgeschichte auf diese Weise einen bestimmten Ort bekommt, als *festgelegt wird, was vorher und was nachher war.* Das Problem ist von Freud erörtert im Bd. 1 der Londoner Ausgabe auf S. 87. Freud hat das Problem später eigentlich nur noch nebenbei berührt; es haben sich für ihn mit der Zeit andere Phänomene in den Vordergrund gestellt. Man kann vermuten, dass das *tiefere Gründe* hatte. Einerseits ist nicht so ganz sicher, ob es sich tatsächlich um eine Entdeckung von Freud handelte, und ob es nicht eher Breuer war, der diese Entdeckung gemacht hatte, und anderseits ist das Problem *verknüpft mit dem Sprachproblem von Freud überhaupt,* mit seiner *Studie über die Aphasie* und seiner konsequenten Weigerung, diese Abhandlung in seine gesammelten Werke aufzunehmen. Bereits im Geleitwort zu der französischen Übersetzung der Aphasiestudie habe ich auf diese Probleme hingewiesen, zur Zeit beschäftigt sich Prof. Robert Christe eingehend damit und findet neue wichtige, teils biographische, teils sprachpsychologische und sprachphilosophische Hinweise, die zum Verständnis dieses Problems beitragen.

Interessant ist ferner in dem Alinea, dass Binswanger das Wort *„Trieb“*, das sich anbieten würde, hier vermeidet und statt dessen von *„Willen“* spricht, was an Schopenhauers *Welt als Wille und Vorstellung* erinnert.

Der letzte Satz des Alineas muss so verstanden werden, dass das Wort *„Identifikationen“* mit Vater und Mutter sich auf Identifikationen bezieht, die der Patient auf den Arzt macht. Damit bleibt er natürlich in seiner eigenen Welt. Die Lösung der Identifikationen, die ihn in eine gemeinsame Welt führen, erfolgt als etwas Neues in der Beziehung zum Arzt. Man muss sich sehr klar über diesen Tatbestand Rechenschaft geben, denn man könnte ja meinen, die Beziehung zu Vater und Mutter sei auch ein Schritt in eine gemeinsame Welt. Aber *es ist eben nicht die Welt des Vaters und der Mutter, in welche die Identifikation führt, sondern es ist die eigene Welt,* die als diejenige des Vaters oder der Mutter ausgegeben wird. Damit kommen dann die Probleme zu Gesicht, die mit einer negativen Beziehung zu den Eltern zusammenhängen, zugleich aber auch die positiven. All das wird mit den beiden Begriffen der *positiven und negativen Übertragung mehr verhüllt als geklärt,* indem für ein sehr schwieriges und dunkles Phänomen ein Wort sich einstellt, das einfach so hingesetzt wird, als ob damit etwas erklärt wäre, und man tut so, als ob man das Phänomen damit verstanden hätte, was eindeutig mit diesem Mittel allein nicht geschieht.

Wie Binswanger mit diesem letzten Satz den *therapeutischen Vorgang begrifflich fasst,* ist wahrscheinlich sehr viel wesentlicher, als wie es auf den ersten Blick erscheint, indem alles, was im vorhergehenden Alinea über das „Neue“ und das „Schöpferische“ gesagt worden ist, hier hinein gezogen wird. Freilich ist damit noch bei weitem nicht gesagt, *wie* die Aufgabe, die so vorerst einmal gestellt ist, sich konkret am einzelnen Kranken gestaltet.

So ist es denn verständlich, wenn Binswanger im nächsten Al. 16 darauf zu sprechen kommt, dass damit *noch nicht geklärt ist,* wie die Psychotherapie eigentlich in dem von ihm angeführten Fall gewirkt hat.

> Al. 16, S. 144: Die Frage, die Ihnen nun aber immer noch auf den Lippen schweben wird, und deren Beantwortung ich Ihnen noch völlig schuldig geblieben bin, ist die: zugegeben, dass die lebensgeschichtliche Analyse stimmt, zugegeben auch, dass die Kranke durch die analytische Technik, den sozialen psychotherapeutischen Eingriff und die kommunikative Erhellung dazu bestimmt werden konnte, auf ihre frühere Entscheidung zurückzukommen und in neuer Entscheidung den Widerstand gegen „das Leben“ überhaupt und gegen die Mutter im speziellen aufzugeben – wie ist es aber zu verstehen, dass sie damit wieder die Herrschaft über ihre Stimme erhält, die während zweier Jahre ihrem Willen gänzlich entzogen war? Sie verstehen vielleicht, wie es möglich war, in gemeinsamer Arbeit die Kranke wieder dazu zu bringen, laut sprechen zu *wollen;* Sie verstehen aber nicht, wie dieses Wollen sich nun auch in ein Können umsetzte; denn an Simulation, mit welcher Annahme diese Frage dahinfiele, dürfen Sie in einem solchen Fall nicht denken. In diesem Zusammenhang ist es nun wichtig zu beachten, was solche

> Kranke in der Rekonvaleszenz in bezug auf die Wiedererlangung der Herrschaft über ihren Körper und das Verschwinden des Symptoms an sich selbst beobachten. Sie erklären oft, es sei ihnen, wie wenn sie etwas vergessen hätten, einen Namen z.B., und wie wenn das Vergessene ihnen jeden Augenblick wieder in den Sinn kommen zu wollen scheine, zunächst aber immer wieder verschwände, bis es eines Tages plötzlich klar und deutlich vor ihrem Geiste und in ihrer Gewalt stünde. So ging es auch unserer Kranken mit der Wiedererlangung ihrer Stimme und der Wiedererlangung der Herrschaft über sie.

Wir lesen das Alinea einmal durch und finden die *Beschreibung eines Phänomens,* das von Binswanger als *äusserst wichtig* bezeichnet wird, das aber in üblichen psychotherapeutischen Erörterungen *übergangen* wird, indem es überhaupt nicht zur Sprache kommt. Es handelt sich darum, wie die verloren gegangene Fähigkeit tonhaften Sprechens wieder gefunden wird, wobei es sich, nachdem was Binswanger hier beschreibt, um die *Phänomene des Erscheinens und Verschwindens* handelt.

Es sind dies Phänomene, die Henri Maldiney in seinem Buch *Art et Existence* auf den S. 105 bis 122 eingehend analysiert, und zwar anhand der *chinesischen Kunst zur Zeit der Sung,* wobei in erster Linie von der Malerei, zum Teil aber auch von der Keramik gesprochen wird. In der Malerei besteht ein wesentlicher Unterschied zwischen der Malerei des Nordens und des Südens, die zum Teil durch die Landschaft bestimmt sind, nämlich durch die bedrohend nahen und unzugänglichen Lössklippen des Nordens und die im Dunst und Nebel verschwindenden Gipfel des Südens. Im Norden ist es das Erscheinen, das in den Bildern zum Vorschein kommt, im Süden ist es das Verschwinden, das zu thematisieren ist. Dieses *Verschwinden* hängt zusammen mit der *Leere.* Es ist die Leere, die in der Keramik der damaligen Zeit eine zentrale Rolle spielt.

Es drängt sich nun geradezu auf, psychotherapeutische Probleme in diesem Zusammenhang zu sehen und an die Stelle von Worten wie *verdrängen* und *erinnern,* von *verschwinden* und *erscheinen* zu sprechen, womit sich eine Möglichkeit ergibt, diese Phänomene sprachlich ganz anders und sehr viel wesentlicher zu fassen als mit den üblichen technischen Kunstworten. Darauf wird nun zurückzukommen sein, indem wir das Al. 16 das nächste Mal noch einmal genauer betrachten.

27. Februar 1991

Wir greifen zurück auf Al. 16, S. 144. Zunächst findet sich auch wieder eine *stilistische Eigentümlichkeit.* Binswanger schreibt, dass seinen Zuhörern die zentrale Frage immer noch *„auf den Lippen schwebt"*. Gleich anschliessend sagt er dann, er sei ihnen „die Antwort *schuldig*". An diesen beiden

Formulierungen kann man sehen, aus welchen Bereichen die Überlegungen Binswangers stammen. Es geht eben *nicht um „objektive Tatsachen"*, um „naturwissenschaftliche Exaktheit" u.ä., sondern es geht um *menschliche Probleme* ganz eigener Art, um eine gewisse *Leibnähe* einerseits und um eine *besondere Form mitmenschlicher Beziehung* und *unmittelbarer Begegnung* andererseits.

Der nächste lange Satz mit der stilistischen Formel: „Zugegeben dass ...", die sich mehrmals wiederholt, sind wiederum ganz eigenartige Probleme in der stilistischen Formulierung selbst enthalten, nämlich: einerseits wird *etwas Hypothetisches* ausgedrückt, *ohne Entscheidung*, ob es tatsächlich so sei. Anderseits ist wiederum die *unmittelbare mitmenschliche Begegnung* angesprochen, und zwar in der Weise, dass die wissenschaftliche Feststellung und die Beziehung zum andern Menschen, nicht zum Kranken, sondern zum Partner gleichsam in den wissenschaftlichen Stil hineingezogen sind. Die ganze Hypothese ist und bleibt fraglich, sie wird aber auf sich beruhen gelassen und unter der Voraussetzung, dass sie stimmen würde, wird dann weiter argumentiert. Das ist alles sehr sonderbar und muss wohl beachtet werden.

Der nächste Schritt besteht dann darin, die anfängliche Frage, an die erinnert wird, gleichsam zuzuspitzen, auf ihren Höhepunkt zu treiben, in eine Entscheidung hineinzuzwingen, so dass man der Antwort nicht mehr ausweichen kann. Wenn man dies nun gleichsam nebenbei für sich selbst vergleicht mit dem, was in einer üblichen psychosomatischen Medizin als genügend für ein Verständnis hingestellt wird, dann sieht man den ungeheuren Abstand dieser Formulierungen von dem, was üblicherweise in der Psychiatrie geschieht.

Die Frage wird nun ganz genau präzisiert und auf einer ersten Stufe gleichsam beantwortet. Die Antwort jedoch ist nun ebenfalls ganz ungewöhnlich, indem sie darin besteht, dass das *Verständnis des Heilungsgeschehens* dort gesucht wird, *wo es sich faktisch ereignet,* nämlich in dem, was Binswanger „Rekonvaleszenz" nennt, nämlich in dem, *was der Kranke auf dem Weg zur Heilung selbst empfindet.* Üblicherweise wird überhaupt nicht danach gefragt, und man könnte sich überlegen, *weshalb das nicht geschieht.*

Dafür gibt es nun verschiedene Möglichkeiten der Erklärung.

1. Die Kranken sprechen nicht darüber.

2. Der Arzt ist derart beglückt über den Erfolg, dass er sich hütet, daran zu rühren. Er empfindet ein gleichsam natürliches „noli tangere". So erinnere ich mich eines Falles von schwerer, offenbar psychisch bedingter Impotenz eines Mannes im mittleren Lebensalter, der plötzlich nach der Besprechung einer eigenartigen Begegnung mit einer Coiffeuse beim Haarschneiden vollkommen geheilt war. Es blieb aber dabei, das Symptom ist sogleich wieder erschienen, der Patient war nicht bereit, Einblicke

in das damalige Geschehen zu gewähren, und ist aus der Behandlung davongelaufen.

3. Es handelt sich um Phänomene, die *dem Patienten selbst gar nicht bewusst sind* und über die er deshalb keine Auskunft geben kann.

4. Dieses Nicht-wissen hängt wahrscheinlich damit zusammen, dass es sich, wie Binswanger selbst sagt, um etwas handelt, das „*plötzlich*" geschieht. Es handelt sich nicht um eine Entwicklung, gleichsam um etwas, was sich Schritt für Schritt ereignet, dem man sich nähert und das man dann rekonstruieren könnte, sondern es ist einfach plötzlich da.

Diese Plötzlichkeit nun hat tatsächlich jedoch eine *Vorbereitung,* und diese Vorbereitungsphase ist es, die nach Binswanger entscheidend ist. Und hier greifen nun zwei Begriffe, die wir das letzte Mal schon kurz erörtert haben, ein, nämlich das *Erscheinen* und das *Verschwinden.* Diese beiden Begriffe sind nicht wie der Begriff *unbewusst* in sich geschlossen, so dass man darüber nur *theoretisieren* und *spekulieren* kann, indem der Begriff selbst nichts weiter hergibt, als was er unmittelbar zum Ausdruck bringt. Mit Erscheinen und Verschwinden ist das ganz anders, da können dann *weitere Begriffe* und *stilistische Ausdrucksformen* sich einstellen, z.B. die stilistische Form des *Konjunktivs,* die in dem Satz von Binswanger verwendet wird, dann *zeitliche Strukturen* wie die Flüchtigkeit, die Bewegtheit, die Veränderung, das Kommen und Gehen, das Hin und Her. Es beginnt sich eine Dynamik abzuzeichnen, die Aussichten in ein *Sich-öffnen* und *Sich-schliessen* vermittelt, was alles mit dem Begriff des Unbewussten überhaupt unzulänglich bleibt.

Interessant ist, wie in diesem Zusammenhang die beiden Worte „*klar*" und „*deutlich*" erscheinen, was einen unbedingt an Descartes' Formulierung „*clare et distincte*" erinnert und damit die ganze Descartes'sche Problematik, die mit diesen beiden Begriffen, etwa aus der „*Abhandlung über die Methode*", aber auch anderswo, aufbricht und in den Zusammenhang hier eingefügt wird.

Endlich ist noch auf ein weiteres Problem hinzuweisen, nämlich das Problem des „*Verlustes*" und der „*Wiedererringung*" und „*Wiedererlangung der Herrschaft über die Stimme*". Dieses Problem führt nun zum nächsten Abschnitt über, wobei wir uns vorher noch kurz darüber klar sein müssen, dass die Antwort, die Binswanger auf die grundlegende Frage, wie Psychotherapie überhaupt wirken könne, bisher gegeben hat, noch *keine volle Antwort* ist, sondern lediglich eine gleichsam *provisorische,* die zur weiteren Präzisierung und Klarstellung der Frage hinüberleitet, was nun im folgenden Al. 17 näher erläutert wird. Wir lesen diesen Abschnitt, ohne auf Einzelheiten einzugehen.

> Al. 17, S. 144f.: Wenn Sie nun verstehen wollen, was hier eigentlich vor sich geht, so dürfen Sie ja nicht an eine der psychophysischen Theorien, etwa an den psychophysischen Parallelismus oder die

psychophysische Wechselwirkung, denken, womit wir in der Psychologie und Psychopathologie gar nichts anfangen können. Vielmehr müssen Sie einzig und allein daran denken, wie „der Leib" psychologisch und psycho-pathologisch überhaupt relevant wird, nämlich als Leibgegebenheit oder Leibbewusstheit mit all ihren apriorischen Wesensgesetzen und „faktischen" Alterationsmöglichkeiten. Sie haben sich also in erster Linie zu fragen, wie ein Kranker in seinem Leib lebt oder besser, wie er seinen Leib erlebt oder „empfindet". Bei diesem Empfinden dürfen Sie aber weder an Sinnesempfindungen noch an Organempfindungen oder einzelne Leibsensationen denken, vor allem auch nicht an optische oder taktile („äussere") Leibwahrnehmungen, sondern an den völlig einheitlichen und einzigartigen phänomenalen Tatbestand des Leibhabens und Leiberlebens überhaupt, welcher Tatbestand, wie Scheler so klar gezeigt und Plessner so eingehend verfolgt hat, jeder einzelnen faktischen Leibempfindung als „Kategorie", als „reine" Wesensform oder Norm vorgegeben ist. Schon Schelling hat die phänomenale Einzigartigkeit dieser Wesenssphäre erkannt, indem er sie der Geist-Gegenstand-Sphäre entrückt und als Seele-Leibsphäre besondert und herausgehoben hat, erklärend: „Der Geist hat nur Beziehung zum Körper, die Seele zum Leib; der Leib wird empfunden, der Körper begriffen." Aber schon in den indischen Heilslehren und bei Plotin ist diese Sphäre der „Leiblichkeit", des Leibhabens und des Aufgehens in ihr als einer existenziellen Sonderform aufs schärfste in ihrer phänomenalen Eigenart erkannt und anderen Existenzformen gegenübergestellt. Aus unserer Zeit seien nur die Untersuchungen von Klages, Erwin Straus, Buytendijk, Heinz Werner und insbesondere von v. Weizsäcker erwähnt, durch die unsere Kenntnis der Leibsphäre von der faktisch-empirischen Seite her wesentlich bereichert und vertieft worden ist. (Von v. Weizsäcker unterscheide ich mich prinzipiell jedoch dadurch, dass, während er die Sphäre der „Leiblichkeit" vergegenständlicht und als ein Leib*geschehen* auffasst [vgl. „Körpergeschehen und Neurose"], ich selbst der Überzeugung bin, dass wir uns hier so weit irgend möglich von einer vergegenständlichenden Auffassung freihalten und in der Sphäre des Leib*erlebens* bleiben müssen. Die Vergegenständlichung führt sofort zur Theorie und zu Versuchen der „Überbrückung" des Gegensatzes von physisch und psychisch, während wir selbst gleichsam einen „Tunnel" unter diesem Gegensatz hindurchschlagen wollen, was einzig und allein möglich ist, solange wir auf dem rein *phänomenalen* Boden bleiben, also innerhalb der Sphäre von Erlebnis und Bedeutung, mit einem andern Wort: von Existenz.) An diese Lehren müssen Sie denken, nicht an das, was die Physiologie Sie gelehrt hat (die aus der Leiblichkeit ein rein biologisch-gegenständliches Funktionsgesamt macht), wenn Sie verstehen wollen, wie unsere Kranke wieder zu ihrer Stimme kam und wie die Psychotherapie in diesem Falle „wirkte", ja schon, was aufs engste mit der Möglichkeit dieses Verständnisses zusammenhängt, wie sie ihre Stimme *verlor.*

Zunächst werden die üblichen Theorien über leiblich-seelische Zusammenhänge im Sinne des „psychophysischen Parallelismus“ und der „psychophysischen Wechselwirkung“ als unbrauchbar abgelehnt. Das ist sehr einfach einzusehen, denn damit, dass man sagt, psychische Vorgänge hätten parallele Vorgänge im zentralen Nervensystem als Grundlage, oder psychische Vorgänge und solche im Nervensystem würden sich gegenseitig in beiden Richtungen bedingen, ist natürlich *über das, was dabei geschieht, überhaupt nichts ausgesagt.* Es handelt sich um rein theoretische Konstruktionen, die lediglich die Funktion haben, dass peinliche Fragen danach, wie es sich eigentlich verhalte, zum Schweigen zu bringen, indem man so tut, als ob man mit einem solchen Wort etwas ausgesagt hätte, was man dann verstehen könne.

Ferner muss man sich klar sein darüber, dass mit derartigen und andern *Theorien* eine *Vergegenständlichung* vollzogen wird, die das Phänomen, auf seiner Weise zu erscheinen, gleichsam hinauswirft. Das hat mit der *„phänomenalen Einzigartigkeit der Wesenssphäre des Leibempfindens“ gar nichts mehr zu tun.* An den Formulierungen Binswangers wäre vom heutigen Standpunkt aus lediglich zu sagen, dass es sich gerade nicht um ein „Leib-haben“ und auch nicht um „Leibempfindungen“, sondern um ein *„Leib-sein“* und *„Leibempfinden“* handelt. Damit würden Unklarheiten und Undeutlichkeiten, die sich in dem Text von Binswanger finden, gleichsam von selbst korrigieren.

Dabei hat Binswanger jedoch sehr genau gemerkt, worum es sich handelt, wie sich aus seiner Kritik an von Weizsäcker zeigt. Diese Kritik steht zwar in Klammern, ist aber faktisch von zentraler Bedeutung und müsste im einzelnen im Hinblick auf das ganze Werk von Weizsäckers genauer erörtert werden, vor allem auch im Hinblick auf die Verwendung des Begriffes „Wahrnehmung“, auch in späteren Schriften wie dem *Gestaltkreis.*

Zum Schluss weisen wir nur noch auf die grosse Schwierigkeit hin, die gegen das Ende des Absatzes aber noch innerhalb der Klammer angedeutet ist. Man müsste das Bild, das Binswanger hier entwirft, von einem *„Tunnel“*, den er *unter dem Gegensatz von physisch und psychisch „hindurchschlägt“*, etwas ausführen. In einem solchen Tunnel ist es vor allem *dunkel.* Und es fragt sich, wie in dieser Dunkelheit Lichter gefunden werden können, die *klare und bestimmte begriffliche Fassungen* und *deutliche Zusammenhänge* gewinnen lassen. Wir stehen aber damit erst am Anfang dieser Erläuterungen Binswangers und sehen, dass Binswanger am Schluss des Alineas einen neuen Ansatz für die Beantwortung seiner Frage findet und damit den Schluss des vorhergehenden Alineas gleichsam wieder aufnimmt: Wenn es nämlich schon so schwierig ist, Einsicht zu gewinnen in das Wiedergewinnen der Stimmhaftigkeit, so kann dazu gefragt werden, wie es denn zu und her gegangen ist beim *Verlieren der Stimmhaftigkeit. Krank werden* und *gesund werden* treten so in eine nahe und enge Beziehung zueinander, wie sie z.B. bei Troxler als Schüler Schellings in seiner „Theorie der Medizin" entwickelt worden ist. Darüber müsste man nun sehr eingehend und weit ausholend sprechen, liegt doch diese Idee, wenn auch *kaum explizit* der ganzen *psychotherapeutischen Praxis, Technik* und *Theorie* der *Psychoanalyse Freuds* und der *psychoanalytischen Schulen* zugrunde, *ohne dass dieses theoretische Postulat näher erläutert* und *ausgestaltet worden wäre.* Damit jedoch, dass man diesen Aspekt der Probleme vernachlässigt, entsteht eine *Unklarheit* und *Unbestimmtheit,* die sich als ein nicht wieder gut zu machender Fehler erweist, solange man sich nicht Rechenschaft darüber ablegt, *worin das Problem eigentlich besteht.*

14. März 1991

Ich war heute in St. Gallen am 25-jährigen Geburtstag des dortigen Kinderpsychiatrischen Dienstes. Ein erster Vortrag von Prof. Herzka, Zürich über *„Tagesklinik als Brücke"* war unterhaltend und inhaltlich sicher das Beste der ganzen Tagung. Er sprach von den heute allgemeinen Tendenzen zur *Spaltung* der verschiedensten Bereiche, die früher in der alten Gesellschaftsordnung, Religion und andern, vor allem auch familiären Strukturen, zusammengefügt waren. Von dort aus leitete er einerseits die kindlichen Schwierigkeiten und krankhaften Störungen ab, anderseits die Funktion der Kinderpsychiatrischen Tagesklinik. Zu den Spaltungen gehört auch diejenige zwischen kognitiven und affektiven Bereichen, deren Umwandlung er mit einem allgemeinen Ballonfest im Hörsaal demonstrierte.

Die weiteren Vorträge von Wellendorf über *„Möglichkeiten und Grenzen und Psychoanalyse-Institutionen"*, von Frau Berger über *„Zur Kooperation zwischen Kinderpsychiatrie und Pädiatrie"* und von Rothschild, Zürich über *„Krisenintervention"* waren weniger befriedigend. Es sah so aus, als ob Psychotherapie überhaupt nur darin bestände, mit gewissen Techniken, die in *Übertragung* und Gegenübertragung bestehen, ein Wissen des Therapeuten, das dem Patienten fehlt, zum Bewusstsein zu bringen. So war denn dauernd das Wort *„unbewusst"* im Gebrauch, wobei man so tat, als ob dieses Unbewusste ein festgefügtes, eindeutiges Wissen des Therapeuten wäre.

Ich hätte dazu gerne in der Diskussion eine Anekdote erzählt. Der erste Psychiater, der sehr früh zu Beginn des Jahrhunderts Freudsche Gedankengänge in eine Psychiatrische Universitätsklinik eingeführt hat, war *Eugen Bleuler.* Von ihm gibt es folgende authentische Geschichte: Nachdem nun Freudsche Gedankengänge unter der Ärzteschaft der Klinik Eingang gefunden hatten, trug ein junger Assistent im Rapport vor, eine junge Patientin habe anlässlich eines Anlasstanzfestes einen jungen Patienten kennengelernt, mit dem sie am Sonntag spazierengehen möchte. Der Assistent war der Meinung, im Sinne psychoanalytischen Denkens müsse das gestattet werden. Bleulers Antwort: „Bezahlen Sie die Alimente?“ Damit war die Angelegenheit erledigt.

Die Anekdote zeigt eine Eigenheit all der Referate auf, vor allem auch desjenigen über die Institution. Alle Referenten sprachen nur davon, dass *Vergangenes aus der Regression herausgeholt werden müsse* und von dem, was daraus in Zukunft wird, hat niemand auch nur ein einziges Wort verloren.

Damit stehen wir wiederum bei dem Text von Binswanger. Wir haben das letzte Mal Al. 17, S. 144f. gelesen und zuletzt auf den *Zusammenhang von Krankwerden* und *Gesundwerden* hingewiesen, was seinerseits wiederum zusammenhängt mit dem *Erscheinen* und *Verschwinden* des Krankseins. Dabei hat sich gezeigt, dass *jede Vergegenständlichung vermieden werden muss,* was schwierig zu bewerkstelligen ist. Binswanger findet den Zugang zu der *rein phänomenalen Gegebenheit* auf dem Weg über das *Leiberleben,* und das heisst über das Empfinden des Kranken. Dabei wird nicht ein Gegensatz von physisch und psychisch „überbrückt“ (vergleiche das Referat von Herzka), worüber wir schon das letzte Mal gesprochen haben. Wohl aber geht es neben dem „Leiberleben“ um *„Bedeutung“* und damit für Binswanger um *„Existenz“*. Das „rein biologisch gegenständliche Funktionsgesamt“ erinnert an die *„Lebensfunktion“*.

Al. 18, S. 145–147 Mitte. Hier wird nun die *„Vorgeschichte“* des Krankwerdens bei der Patientin beschrieben. Wenn man den Text liest, dann stösst man auf S. 146 auf Zeile 7 von oben auf eine *stilistisch-rhetorische Eigenheit!*

> Al. 18, S. 145–147: Während es bei ungebildeten Kranken oft so aussieht, als entstünde ein solches Symptom plötzlich, wie aus heiterem Himmel als Reaktion auf ein bestimmtes Erlebnis, kann man bei gebildeten, in der Selbstbeobachtung bewanderten Kranken oft eine längere Inkubationszeit mit verschiedenen Zwischenstadien erkennen. Bei unserer Kranken trat, wie Sie schon wissen, vor der Aphonie der quälende Singultusanfall auf; aber auch diesem gingen Prodromalerscheinungen voraus. Ausgangspunkt von allem war das Verbot der Mutter, an einem Ball teilzunehmen, auf dem sie den Geliebten zu treffen hoffte. Darauf stellten sich zunächst die erwähnte Appetit- und Schlaflosigkeit ein, es kam zu vagen Selbstmordtendenzen, dem Gefühl, körperlich ernstlich krank zu werden und dem Wunsch, den Geliebten noch einmal auf dem Sterbebett zu sehen. Das sind alles sehr alltägliche und bekannte Dinge, und Sie werden sich wundern, warum ich Sie damit aufhalte. Doch se-

hen wir weiter zu. Nachdem all das drei Wochen so weitergegangen und die Kranke körperlich immer mehr „heruntergekommen“ war, trat die Periode auf, also eine weitere, an und für sich schon besonders einschneidende Wandlung des Leiberlebens. Dabei kommt es, wie schon erwähnt, zu starker Übelkeit und Brechreiz und heftigen Kopfschmerzen, an die erst am dritten Tage sich sehr quälende „Magenkrämpfe“ anschliessen, mit heftigem Aufstossen oder Rülpsen, das seinerseits tagelang dauert und sich erst allmählich in den rhythmischen Singultusanfall verwandelt. Alle diese Störungen dürfen Sie, wie gesagt, nicht nur vom Standpunkt des Physiologen und Physiopathologen aus betrachten, dann werden Sie sie nie verstehen; denn Sie müssen nicht nur wissen, dass der Mensch einen Leib „besitzt“ und wie dieser Leib beschaffen ist, sondern auch, dass er selber stets irgendwie Leib *ist.* Das aber heisst nicht nur, dass er stets irgendwie leiblich lebt, sondern dass er auch dauernd irgendwie leiblich spricht oder sich ausdrückt, dass er also neben der lautlich artikulierten Wort- und der mehr oder weniger gegenständlich artikulierten Bildersprache auch eine sehr deutlich artikulierte Leibsprache besitzt. In dieser spricht er immer dann besonders vernehmlich, wenn das eigentliche Ausdrucksmittel der Kommunikation, die Wortsprache, infolge des Verzichts auf Kommunikation überhaupt und des Rückzugs auf das eigene Ich nicht mehr in Frage kommt, wenn auch die Bildphantasie schweigt und der Mensch recht eigentlich in seiner Qual verstummt. Aber so sehr ist der Mensch ein im weitesten Sinne sprechendes Wesen, das er auch jetzt noch etwas zum Ausdruck bringt. Die Kranke, die Sie nicht für eine „Hysterica“ im landläufigen Sinne, d.h. für einen charakterlich schwachen, unzuverlässigen, vorwiegend zu unechten und schauspielerischen Ausdrucksformen neigenden Menschen halten dürfen, was ja alles, wie Bleuler schon immer betont hat, mit Hysterie im rein klinischen Sinne gar nichts zu tun haben *muss,* die Kranke *leidet* wirklich. Das Verbot der Mutter und der aufgezwungene Liebesverzicht haben ihrem Lebenswillen einen ernstlichen Stoss versetzt; sie zieht sich vom Leben zurück, kann und will aber auch nicht ernstlich sterben. So lebt sie durchaus zwischen Leben und Tod nur noch dahin, ohne Ziel und Zweck, der fruchtbarste Boden für eine Neurose, wenn wir nicht an und für sich schon, was richtiger ist, diese Lebens- oder Existenzform der Halbheit und Unentschlossenheit, als neurotische Ambivalenz, kurz als Neurose bezeichnen wollen. In dieser Seinsform bekommt nun aber die Sphäre der Leiblichkeit, die sonst entweder einen stillen Horizont und undeutlichen Hintergrund, einen tragenden Mittelpunkt oder mehr oder weniger lauten Vordergrund, oder aber eine gegliederte Werksphäre unseres Seins darstellt, eine neuartige Bedeutung. Sie wird jetzt, nachdem „alles andere, Mitwelt sowohl als Umwelt, „abgetötet“, sinnlos, zwecklos, d.h. eben leblos geworden ist, der eigentliche Schlupfwinkel unseres Seins, ein Schlupfwinkel, der uns zwar keineswegs wohl und heimelig anmutet, sondern als „Sitz“,

> des jetzt blinden und zwecklosen blossen Lebens*drangs* „unheimlich" vorkommt, uns quält, schreckt und ängstigt; denn wohin uns dieser blosse Lebensdrang drängt und treibt, ist der Rand des Abgrunds der völligen existenziellen Leere, des Nichts[1] (eine Not, die es wohl begreiflich macht, dass so viele Menschen sie durch Betäubungsmittel zu bekämpfen suchen, das Leben nur noch in Rausch oder Narkose aushalten und Alkoholiker oder Morphinisten werden).

Binswanger *unterbricht* die Darstellung, wendet sich an die Zuhörer, spricht sie an, für uns sind wir, die Leser, die Angesprochenen. Er mutet den Zuhörern zu, etwas zu wissen, was sie sehr wahrscheinlich nicht wissen, spricht vom *„Aufhalten"* und geht dann *„weiter"*. Was hat das zu bedeuten? Es ist sicherlich mehr als bloss eine rhetorische Zutat. Das Aufhalten und Weitergehen ist ein zeitliches Phänomen und stellt damit eine *Gliederung des Textes in der Zeit* dar. Was der Autor hier macht, hat jedoch eine ganz *eigenartige Bedeutung,* indem damit auf einen Zug psychotherapeutischer Gedankengänge hingewiesen wird. Auch im *psychotherapeutischen Gespräch* werden solche Unterbrechungen und Weiterführungen verwendet, um das Gespräch und damit die berichteten Ereignisse zu gliedern, und das heisst sie in *„geschichtliche Gestaltung"* zu bringen. Damit jedoch werden sie *„Vergangenes, das als Vergangenes vergegenwärtigt"* und das heisst *„erinnert"* werden kann. Es wird so von der *„Wiederholung als Gegenwärtiges"* ausgeschlossen, was ja der Zweck der Psychotherapie ist. Damit jedoch gewinnen wir Einblick in das, was in der Psychotherapie geschieht oder was dann auf dasselbe hinauskomme, *„wie Psychotherapie wirken kann"*.

Das Unterbrechen und Wiederaufnehmen „des Fadens" (vgl. dazu Hönigswalds *Denkpsychologie*) des Denkens, wie man etwa zu sagen gewöhnt ist, hat aber noch eine andere Bedeutung. Es hat, wie leicht einzusehen ist, Beziehung zum *Kontakt von Patient und Arzt,* und es hat damit mit der ganzen zeitlichen Struktur dieser Beziehung zu tun.

Es geht jedoch bei diesen Phänomenen noch um anderes. Einerseits geht es um das *Unterbrechen des Kreisens der Gedanken um immer wieder dieselben Inhalte,* und das bedeutet die *Einführung neuer Themen,* wie es Binswanger denn auch hier macht.

Das allerdings erinnert nun wieder an das Problem des *„Neuen"*, worauf wir bereits verschiedentlich gestossen sind. Im *Weitermachen* an sich liegt eine Richtung, und zwar die *Richtung auf die Zukunft.* Dies trifft dann zu, wenn man sich grundsätzlich von dem Kreisen in der Vergangenheit um immer dieselben Probleme getrennt hat.

Das nun hat wiederum zu tun mit der Kommunikation und der *sprachlichen Gestaltung.*

Bei Binswanger geht es nun um das Problem des *„Nicht-Sprachlichen"*, das man auch als das *„Vorsprachliche"* bezeichnen könnte und das

Binswanger im speziellen mit den Worten einer *„sehr deutlich artikulierten Leibsprache"* bezeichnet. Es stellt sich natürlich sogleich die Frage, was dieser Ausdruck meint. Binswanger merkt das auch und hat im vorhergehenden Satz auf S. 146 Mitte von *„irgendwie Leibsein"* gesprochen. Dieses „irgendwie" kommt im nächsten Satz wiederum vor mit der Wendung, dass der Mensch *„stets irgendwie leiblich lebt"*. Mit einem nächsten Schritt behauptet er nun, dass dieses „irgendwie leiblich Leben" ein „dauernd *irgendwie leiblich Sprechen"* ist oder ein entsprechendes *„Sich-ausdrücken"*.

Es ergibt sich dann aus dem folgenden Text, dass Binswanger drei Sprachen unterscheidet: die *Wortsprache,* die *Bildsprache,* die er mit der *„Bildphantasie"* in Zusammenhang bringt, und die *„Leibsprache"*. Letztere erscheint: „Wenn der Mensch in seiner Qual verstummt". Es ist dies ein Goethe-Zitat aus dem *Tasso,* das Goethe selbst in der Marienbader-Elegie falsch zitiert (vgl. darüber die Abhandlung von Emil Staiger).

In den Problemen, die hier erörtert werden, ist natürlich wiederum von Erscheinen und Verschwinden die Rede, worin sich die Probleme des Krankwerdens und des Gesundwerdens widerspiegeln, die Troxler in einer einheitlichen *Theorie der Medizin* zusammengefasst hat.

Man muss sich über die Frage freilich Rechenschaft darüber ablegen, ob wirklich der *Leib ein Ausdrucksphänomen* darstellen könne. Die Antwort darauf ist nicht einfach zu geben. Es handelt sich vielmehr um eine *äusserst verwickelte Problematik,* weil nämlich das, was der Leib ausdrückt oder ausdrücken kann, wahrscheinlich im Gegensatz zu dem, was gewisse psychoanalytische Theorien, vor allem diejenige von Lacan behaupten, *nicht* im Sinne der *Wortsprache strukturiert* ist und deshalb sich *nicht unmittelbar wortsprachlich fassen lässt,* was man ja im allgemeinen als deuten bezeichnet. Es kommt dann hier vor allem darauf an, inwiefern überhaupt *„deuten"* von etwas zulässig ist und wie dabei vorzugehen sei.

Bevor Ludwig Binswanger sich nun auf dieses Problem einlässt, das er dann auf der folgenden Seite in den eigenartigen Zusammenhang der „Volkssprache" bringt, ist hier gleichsam als *Exkurs* etwas einzuschieben, was Binswanger unbedingt mit einem eigenen Alinea hätte aus dem Text herausheben sollen.

Es geht in diesem Exkurs einerseits um Einsichten von Eugen Bleuler und anderseits um *Grundprobleme der Neurosenlehre.* Binswanger führt Bleuler ein mit dessen Definition des *„hysterischen Verhaltens"*, das nicht mit dem vielerorts auch heute noch üblichen Begriff des unechten, theatralisch übertriebenen, mit vielen negativen moralisierenden Urteilen belasteten Begriff der Hysterie oder des sogenannten hysterischen Charakters zu tun hat, sondern lediglich mit dem, was man als *„Konversion" von Psychischem in Physisches* auszudrücken pflegt, wobei dieser Ausdruck wiederum zu mannigfaltigen Missverständnissen Anlass geben kann.

Binswanger entnimmt nun der Krankengeschichte seiner Patientin einen wesentlichen Punkt, indem er von einem *„Rückzug aus dem Leben"* spricht, der im Anschluss an das Verbot der Mutter, an einem Ball teilzunehmen, aufgetreten ist. Diesen Rückzug bestimmt er nun näher mit einer *eigenartigen „Lebens- oder Existenzform der Halbheit und Unentschlossenheit"* (S. 147 oben). Er verwendet dafür den von Eugen Bleuler stammenden Begriff der *„Ambivalenz"*. Dieser Begriff erhält nun bei Binswanger eine bestimmende Bedeutung für das, was er als *„Neurose"* bezeichnet.

Hier drängt sich nun in heutiger Sicht die Frage auf, inwiefern das, was Binswanger als Neurose bezeichnet, eine in der *vitalen Sphäre verankerte „Verstimmung"* ist, die man klinisch-psychopathologisch als *„Depressivität"* bezeichnen kann. Es würde sich fragen, ob es eine *Differentialdiagnose* zwischen *Neurose* und *Depression* in diesem Sinn gibt, oder ob beides zum mindesten sehr eng miteinander verwandt ist, wobei es dann doch wieder darauf hinauskäme, dass das *Neurotische* mehr vom *Reaktiven,* das *Depressive* mehr vom *Endogenen* her bestimmt würde, d.h. dass das *ätiologische Moment* eine grosse Bedeutung bekäme, ja vielleicht als einziges Kriterium übrig bleiben würde.

In diesem Zusammenhang fällt wiederum eine eigentümliche *stilistische Formulierung* auf, indem Binswanger die Seinsform des Gesundseins im Hinblick auf die Sphäre der Leiblichkeit als einen *„stillen Horizont und undeutlichen Hintergrund"* bezeichnet, aus welchem der Leib beim Krankwerden zu einem „tragenden Mittelpunkt oder mehr oder weniger lauten Vordergrund" wird. Als weitere Alternative kann es dann zu etwas kommen, was Binswanger mit dem ausserordentlich interessanten und wesentlichen Begriff einer *„gegliederten Werksphäre unseres Seins"* bezeichnet. Es zeigt dies deutlich, wie sich *das Sein* dann *in das Leibsein* verlegt und alle Ich-Aktivität nur noch auf dieses Leibsein gerichtet ist. Man sieht darin, was Binswanger nicht ausdrücklich sagt, eine Analyse des *hypochondrischen Verhaltens,* wie Binswanger es später in seinen Schizophrenie-Analysen im „Fall Jürg Zünd" näher erläutert hat. Zugleich ergibt sich damit ein interessantes und im übrigen schwer verständlich zu machendes Phänomen, dass *hysterische Menschen im Rorschachschen Versuch* im Idealfall gleichsam eine starke Neigung haben, *anatomische Deutungen* zu geben.

Was nun folgt, ist eine Weiterführung des vorhergehenden Gedankenganges, und zwar in der Art, dass die *neurotische Ambivalenz* dazu führt, dass „alles andere, Mitwelt sowohl als Umwelt, abgetötet, zwecklos, d.h. eben leblos geworden ist". Hier ist darauf hinzuweisen, dass Binswanger seinerseits mit den Anführungszeichen in Konflikt geraten ist, er setzt alles andere in Anführungszeichen, so dass nach diesen beiden Worten ein weiteres Anführungszeichen als abschliessendes hingesetzt werden müsste.

Ein weiterer Schritt der Ableitung folgt nun, indem dieser *Verlust* als eine *neue Bedeutsamkeit* bezeichnet wird, in welcher der Leib nun *zu etwas Neuem wird,* nämlich *„als ‚Sitz' des jetzt blinden und zwecklosen blossen Lebensdrangs"*, der nun „unheimlich vorkommt, uns quält, schreckt und ängstigt", denn er drängt und treibt an den *„Rand des Abgrunds der völligen existenziellen Leere des Nichts"*.

Hier *unterbricht* nun Binswanger wieder einmal den Gedankengang und spricht von der Not, die es verständlich erscheinen lässt, dass viele Menschen dagegen *Betäubung* und *Rausch* suchen, Alkoholiker und Morphinisten werden. Er setzt das in Klammern.

Tatsächlich geht der Gedankengang dann wieder weiter, und zwar mit einem langen, äusserst schwierig zu verstehenden Satz, den wir heute nicht mehr näher erörtern können, der sich aber aus dem, was wir bisher gesagt haben, sehr wohl verstehen lässt, wenn er auch eine *neue Anstrengung des Begreifens* erfordert.

25. März 1991

Al. 18, S. 147 Mitte: „Der Leib funktioniert" hier, und zwar in aufrührerischer, weil von keinem eigentlichen Sinn beherrschter und gelenkter Weise, „allein" weiter und übernimmt in diesem Aufruhr auch die Funktion der Sprache, er wird, im weitesten Sinne des Wortes, das Sprachorgan dieses Aufruhrs. Aber auch in der Zurückgezogenheit in meinen Leib oder „als Leib-Ich" spreche *ich.* Das wissen die Volkssprachen, in denen auch in dieser Hinsicht ein grosser ungehobener Schatz an Wissen verborgen liegt, sehr gut. Und wir wenden nur dieses Wissen auf unsere Kranke an, wenn wir in ihrer Unfähigkeit, in diesem Aufruhr etwas in sich aufzunehmen und bei sich zu behalten, in dem Zwang, es wieder auszustossen und von sich zu geben, den konkreten leibsprachlichen Ausdruck ihrer allgemeinen Unfähigkeit erblicken, etwas ihren Lebensinstinkt Bedrohendes, ihr nicht Gemässes, von ihr existenziell nicht zu Assimilierendes „herunterzuschlucken" und zu „verdauen"; und wir wenden weiterhin nur dieses Wissen an, wenn wir jenes unassimilierbare Etwas in dem mütterlichen Verbot der Teilnahme an dem Ball und der Verbindung mit dem Geliebten überhaupt erblicken und rundweg erklären: die Kranke vermag das Verbot der Mutter nicht zu *schlucken,* die ihrem Liebes- und Lebenswillen angetane Beeinträchtigung oder Kränkung nicht *herunterzuschlucken* und zu *verdauen.* Woher nähme denn der Geist der Volkssprache einen solchen Ausdruck, wenn er nicht aus dem alltäglichen Leben und Wissen des Volkes schöpfte? In solchen Ausdrücken der Volkssprache, und nicht in dem Jonglieren mit gelehrten Kunstworten, haben wir die wahre Leib-Seele-Einheit, besser ausgedrückt, das wahre Menschsein vor uns.

Nach einer kurzen Zusammenfassung des Textes des letzten Kurses lesen wir den schwierigen langen Satz, der das letzte Mal angedeutet worden ist, nämlich:

> „Der Leib funktioniert“ hier, und zwar in aufrührerischer, weil von keinem eigentlichen Sinn beherrschter und gelenkter Weise, „allein“ weiter und übernimmt in diesem Aufruhr auch die Funktion der Sprache, er wird, im weitesten Sinne des Wortes, das Sprachorgan dieses Aufruhrs.

Der Satz verbindet in ganz eigentümlicher Art *Sinnvollzug durch das Ich mit Beherrschung und Lenkung von leiblichen Funktionen.* Seine Formulierung lässt dies nicht gerade auf den ersten Blick erkennen, es ist aber ganz eindeutig ein Hinweis auf Phänomene, die in den Bereich dessen gehören, was man üblicherweise als das *„Leib-Seelen-Problem“* bezeichnet. Wenn es gelingt aufzuklären, wie diese Beziehung eigentlich gestaltet ist, dann kann das mit dem Begriff allein in sich selbst festgefahrene Problem in Bewegung gebracht und weiterentwickelt werden.

Um das zu leisten, greifen wir auf ein *Beispiel* zurück: wir nehmen ein Tischmesser zur Hand und schneiden damit ein Stück Brot ab. Wir schildern dann, wozu das Messer beim Frühstück etwa weiter dient. Es muss nach dem Gebrauch gereinigt und abgetrocknet werden. Beim Abtrocknen nehmen wir es so zur Hand, dass es die Funktion, die es vorher hatte, nämlich zum Schneiden zu dienen, gerade nicht ausüben kann. Es darf das Tuch nicht zerschneiden. Es handelt sich in beiden Fällen um dasselbe Messer, dieses hat jedoch durch die Situation, in welcher es gebraucht wird, seinen Sinn oder seine Bedeutung – man könnte auch sagen seine Funktion – geändert. Das ergibt eine *Definition von Sinn* in der Weise, dass *Sinn sich aus dem Handeln in einer bestimmten Situation* ergibt. Sinn ist somit an Handeln einerseits und an all die Bewandtnis- und Verweisungszusammenhänge gebunden, die eine bestimmte Situation ergeben.

Damit ist nun aber bereits ein *wesentlicher Schritt* zum Verständnis des Problems der Beziehung zwischen dem sinnvollziehenden Ich und leiblichen Funktionen gegeben, d.h. eine *Beziehung zwischen dem Sinn* und der *Bewegung* der Hand.

Das Beispiel lässt sich weiter entwickeln, dasselbe Messer bekommt einen andern Sinn, wenn ich es im Schaufenster eines Haushaltgeschäftes sehe, wo es ausgestellt ist, um gesehen zu werden. Hier ist nicht die Hand, sondern das *Auge* als leibliches Organ im Spiel. Wenn ich eintrete, um das Messer zu kaufen, dann muss ich dafür bezahlen. Für die Verkäuferin jedoch ist das Messer etwas, wofür sie Geld bekommt. Es hat somit für mich als Käufer und für die Verkäuferin wiederum einen je verschiedenen Sinn, der ausdrücklich geradezu gegenteilig ist und der, abgesehen von den dabei beschäftigten Händen über das Geld, in grosse *wirtschaftliche und gesellschaftliche Zusammenhänge* eingreift.

All das und noch manches andere ergibt den Sinn dessen, das wir ein Messer nennen. Im Sinne der *Phänomenologie von Husserl* nennt man das Vorgehen, das wir soeben beschrieben haben, *„eidetische Variation"*. In der *Phänomenologie des Geistes* von *Hegel* nennt man das hier beschriebene Phänomen die *„Verflüssigung"* der Begriffe durch ihre *„Selbstbewegung"*. *Denken ist* dann selbst *Bewegung* und *Bewegung* kann, in diesem Sinne gefasst, *Denken* sein.

All das zeigt nun tatsächlich eine *verständliche Beziehung zwischen psychischem Sinnvollzug* und *physischer Bewegung*, womit das sogenannte Leib-Seelen-Problem aus seiner ausweglosen Starre gelöst und in einen Bereich von Phänomenen geführt wird, in denen *sinnvoll, anschaulich, nachvollziehbar gedacht* und *gehandelt* werden kann.

Wenn wir mit diesem Wissen zu dem Satz von Binswanger zurückkehren, so sehen wir, dass offensichtlich tatsächlich das Vollziehen sinnvoller Handlungen die Funktion des Organismus beherrschen und lenken kann. Umgekehrt ergibt sich Einsicht in pathologisches Geschehen, wie Binswanger es in diesem Text darstellt, dann wenn der Sinnvollzug beeinträchtigt wird. Dann beginnt tatsächlich der Organismus unkontrolliert, unbeherrscht und ungelenk zu funktionieren.

Von hier aus gesehen gewinnt natürlich die in den Bereich des *Hysterischen* gehörende *Funktionsstörung des Organismus* seine Bedeutung, und zwar in der Weise, dass die notwendigen üblichen, sogenannt normalen Abläufe *unbeherrschbare, übertriebene*, mehr oder weniger *ungeordnete Gestalt* annehmen, die mit der *„Konversion"*, von welcher soeben gesprochen wurde, in Verbindung stehen.

In dem Ausmass, als dies geschieht, büsst das Dasein an Sinnhaftigkeit ein und gerät immer mehr „an den *Rand* des *Abgrundes*", wie Binswanger sagt, der *„existenziellen Leere"* oder des *„Nichts"*.

Auf diese Weise wird die krankhafte Störung, die sich leiblich – oder je nach der Betrachtungsweise muss man auch sagen körperlich – manifestiert, vom Sinnverlust her verständlich; und es wird natürlich so auch plötzlich der Weg frei zu einer Sicht auf das Problem, *„wie Psychotherapie überhaupt wirken kann"*. Man muss dabei sehr klar und deutlich sehen, um was es sich eigentlich handelt und worum es eben gerade nicht geht. Es geht *nicht* darum, dass sich *Sinnhaftigkeit*, wie z.B. eine bestimmte *Absicht*, eine bestimmte *Erwartung* oder eine bestimmte *Hoffnung*, wie der Begriff Konversion es nahe legen würde, *in Körperliches verwandelt*, sondern es verhält sich insofern eben gerade *umgekehrt, als primär ein Verlust an Sinn eintritt, welcher dem Körper eine Eigenmächtigkeit einräumt*, die dann eben als unbeherrscht, ungelenk, man könnte auch sagen desorganisiert, erscheint. Gleichsam der *Endzustand* einer derartigen Entwicklung ist dann *die „Katastrophenreaktion"* im Sinn von *Goldstein.* Diese wiederum kann sowohl in einer *masslosen Erregung* und unkoordinierter Bewegung bestehen mit wildem Umsichschlagen, unartikuliertem Schreien, dem, was man als *„toben"* bezeichnet oder umgekehrt in einer *vollkommenen Erstarrung,* in welcher willkürliche Bewegungen auch nicht möglich sind. Es ist dies ein Zustand, den man als *Stupor* benennen kann. Beide Formen von Katastrophenreaktion stehen einerseits mit normalen Abläufen in psychischen und körperlichen Ausnahmesituationen in nächster Beziehung über verschiedenste Formen pathologischer Abläufe bis hin zu dem, was man als *katatone Symptomatik* bezeichnet, wobei man sich klar sein muss, dass die Beziehung zu schizophrenen Prozessen wohl besteht, aber keineswegs eindeutig und notwendig ist, sondern dass derartige Symptome auch vorkommen im Rahmen manisch-depressiver und organischer Erkrankungen, z.B. bei Vergiftungen und nicht zuletzt gerade bei Vergiftungen durch Rausch und Betäubungsmittel.

Mit dem Verlust von Sinnhaftigkeit sind anderseits auch ganz andere Phänomene verknüpft. Ein Beispiel gibt Binswanger selbst mit seiner Anmerkung 1, S. 147, die einen Hinweis auf die *Phänomenologie der Langeweile* ergibt:

> Das aus dem alltäglichen Leben einem Jeden bekannte, sozusagen „normale" Paradigma für diese existenzielle Leere und das „zugehörige" dumpflastende oder gar lästige Leiberleben bildet die *Langeweile* und das ihr entsprechende „schleichende" Erlebnistempo.

In diesem Zusammenhang soll nur ganz flüchtig darauf hingewiesen werden, dass in den Publikationen aus dem Nachlass von Heidegger sich phänomenologische Analysen zum Problem der Langeweile finden, von denen aus es vielleicht möglich ist, weitere Zugänge und Einsichten im Hinblick auf die soeben berührten Probleme zu gewinnen.

Wenn wir mit dieser Klärung der Verhältnisse nun auf S. 147 weiterlesen, dann zeigt sich, dass Binswanger mittels eines ganz andern Phänomens Einblick in diese Probleme gewinnt, nämlich mit der Tatsache, dass die *„Volkssprache"* ein eigentümliches „Wissen" um diese Probleme verrate, wobei sich sogleich fragt, ob es sich dabei tatsächlich um ein Wissen handelt. Es geht aber offensichtlich darum, die *Möglichkeit* zu einem *wortsprachlichen Ausdruck* in diesen Bereichen zu finden, und diesen Zugang hat die Volkssprache tatsächlich gefunden, indem sie Worte aus dem Bereich des Leibes und seiner Funktionen verwendet. Binswanger schildert das sehr anschaulich, wenn er davon spricht, dass seine Patientin unfähig war, ein ihren „Lebensinstinkt Bedrohendes, ihr nicht Gemässes, von ihr nicht zu Assimilierendes" „hinunterzuschlucken und zu verdauen". Ein solches *Hinunterschlucken* und *Verdauen* wäre geeignet, einerseits die Enttäuschung und alles, was damit zusammenhängt, ebenso *verschwinden* zu lassen *wie die Nahrung,* die wir geniessen, und wie diese dazu dient, *dem*

Leib Kraft und Energie zu spenden, ihm auch seelische Kraft zuzuführen, die das Ich dann anderweitig verwenden kann.

In diesem Zusammenhang ist darauf hinzuweisen, dass wieder Hegel in der *Phänomenologie des Geistes* ebenfalls vom *„Vertilgen"* spricht, wobei man sich klar sein muss, *wie wörtlich ein solches Wort bei Hegel genommen werden muss,* und wie dann gleichsam von der „Volkssprache" her die ungemein schwierigen philosophischen Texte in einer Art und Weise lebendig werden, die einer rein theoretischen – heute würde man sagen „kognitiven" – Zugangsweise verschlossen bleiben.

Ganz wesentlich ist dann der erste Satz auf S. 148 oben: „In solchen Ausdrücken der Volkssprache, und nicht in dem Jonglieren mit gelehrten Kunstworten, haben wir die wahre Leib-Seele-Einheit, besser ausgedrückt, das wahre Menschsein vor uns." Mit diesem Satz fällt Binswanger ein vernichtendes Urteil über all das, was heute bis in den Unterricht von Medizinern auf der Hochschule unter dem *verhängnisvollen Titel* einer *„psychosomatischen Medizin"* geführt wird; was für viele intelligente Ärzte als konfuses Gerede aufgefasst wird, für junge Mediziner jedoch, die noch nicht über die notwendige kritische Erfahrung an der Wirklichkeit verfügen, in *verhängnisvolle Irrwege* nicht nur *ihres Denkens,* sondern auch *ihres Handelns* führt.

Wir kommen nun zu Al. 19 auf S. 148 oben. Hier wird nun auf ein *mögliches Missverständnis* hingewiesen, das diese ganze Betrachtungsweise in eine falsche Richtung leiten könnte, nämlich die Meinung, es handle sich bei diesen volkssprachlichen Ausdrücken um *Analogien* oder um *Metaphern.*

> Al. 19, S. 148: Sie dürfen nun aber nicht glauben, dass es sich bei unserem Beispiel, wie so oft angenommen wird, um eine Analogie oder um eine blosse Metapher handle, insofern etwas Seelisches mit einem leiblichen Ausdruck analogisch oder metaphorisch *bezeichnet* würde; denn hier handelt es sich, wie ich es andernorts in bezug auf das Steigen und Fallen gezeigt habe, um keine Frage der Bezeichnung im Sinne blosser Ausdruckswahl, sondern um etwas viel tiefer Liegendes, nämlich um die Tatsache, dass unsere *Existenz* stets in bestimmten Bedeutungsrichtungen aufgeht, wie z.B. des Steigens oder Fallens, des Schwebens oder Springens, des Weit- oder Engwerdens, des Voll- oder Leer-, Hell- oder Dunkel-, Weich- oder Hart-, Warm- oder Kalt*werdens* usw., in unserem Falle aber des Auf-, Hin- und Ein*nehmens* kurz der „Assimilation", und des Vonsich*gebens,* Aus*stossens,* Ab*wehrens,* mit einem Wort der „Expektoration". Diese existenziell einheitlichen Bedeutungsrichtungen werden nun zwar von der Sprache selbst in leibliche, seelische, geistige Ausdrucksweisen gesondert; sie würde und könnte diese Ausdrucksweisen aber nicht miteinander *vertauschen,* vor allem nicht mit solcher Leichtigkeit und solch unmittelbarer Sicherheit des Verstandenwerdens vertauschen, wenn ihnen nicht

eine gelebte Einheitsform zugrunde läge. Das Wissen von dieser Einheit dürfen wir nicht in der Wissenschaft suchen, sondern wir müssen es dort suchen, wo es sich lebendig bewahrt und fortpflanzt, eben in der Volkssprache und ihren Charakterisierungen des Menschen, wie sie in den Sprichwörtern, den volkssprachlichen Kraftausdrücken, Witzen, Verhöhnungen, Bildern und Vergleichen niedergelegt wird. Ich vergleiche also keineswegs den physiologischen Schluckakt, der schon eine wissenschaftliche Isolierung aus einem ureinheitlichen anthropologischen, ja sogar physiologischen Ganzen ist, mit den psychologischen Abstracta der Wut, Rache, Traurigkeit, Verzweiflung, sondern ich sehe in beiden nur spezifizierte Sonderausdrücke für ein und denselben existenziellen Tatbestand. Ob ich die seelische Revolte, die Wut, Unfähigkeit zum Schlucken oder die Unfähigkeit zum Schlucken seelische Revolte oder Wut nenne, bleibt sich im Grunde völlig gleich, wenn auch die Volkssprache den ersteren Fall der Anschaulichkeit halber vorzieht. Wir *leben* viel einheitlicher als wir *denken*, ja, als wir „sprechen", und manches Denkproblem fällt daher dahin, wenn wir es in das entsprechende Lebensproblem zurückverwandeln.

Analog meint: aus der Gleichheit einzelner Punkte auf die Gleichheit des Ganzen zu schliessen, was ein logischer Irrtum ist. Metapher heisst: sich eines Bildes bedienen, um Einsicht in das Wesen eines Zusammenhangs oder eines Phänomens zu gewinnen. Binswanger sagt deutlich, dass es sich bei dem eben Beschriebenen um *etwas ganz anderes* handelt, als was diese beiden Begriffe meinen. Nachdem wir unser Beispiel vom Messer durchgeführt haben, sind wir eigentlich der Gefahr dieses Missverständnisses nicht mehr ausgesetzt. Es ist aber sicher richtig darauf hinzuweisen, dass diese beiden Begriffe in keiner Weise geeignet sind, etwas zum Verständnis des Problems beizutragen oder, mit andern Worten, das fixierte Problem in Bewegung zu versetzen.

Hier führt Binswanger nun einen *ganz neuen Begriff* ein, der zwar vor ihm schon bestanden hat, dem er jedoch in seiner Abhandlung „Traum und Existenz" erstmals die Bedeutung gegeben hat, die er auch hier jetzt anspricht. Es ist der Begriff der *„Bedeutungsrichtung"*, in welcher ein Mensch – was hier von entscheidender Bedeutung ist – *„aufgeht"*. Was er dann als Bedeutungsrichtungen aufzählt, steht in nächster Beziehung zu dem *Begriff der „Dimension"*, wie er bei *Descartes* in den *Regulae ad directionem in genii* definiert und verwendet wird, und zwar in einem Abschnitt, der neben der Dimension den Begriff: „unitas", d.h. Einheit und „figura", den man besser mit „Form" als mit „Gestalt" übersetzt, da heute das Wort „Gestalt" einen grossen theoretischen Ballast von seiten der sog. „Gestaltpsychologie" als einer „positiven Psychologie" mit sich schleppt. Dieses recht kurze Kapitel über die Schrift von Descartes erfordert sehr viel Denkarbeit, um es in seine Konsequenzen hinein gerade für die uns hier beschäftigenden Probleme zu verfolgen.

Besonders zu beachten ist noch, der Binswangersche Begriff enthält das Wort *„Richtung"*, das die Bedeutungsrichtung in den Bereich des *„Vektoriellen"* führt, im Gegensatz zu dem *„Tensoriellen"* oder *„Gespannten"*, dem rein Kraftmässigen oder *„Skalaren"*. Damit sind natürlich wiederum Begriffe genannt, die in den modernen Naturwissenschaften, in der Mathematik und in der Physik einen zentralen Platz einnehmen. Aus dem soeben Gesagten ergeben sich neuartige und wesentliche Hinweise in Richtung des sog. „Leib-Seelen-Problems", die weiter ausgeführt werden könnten.

10. April 1991

Wir stellen den Anschluss an den letzten Kurs so her, dass wir vor allem auf die Notwendigkeit hinweisen, *im existenziellen Bereich zu bleiben* und nicht in die Betrachtungsweise der positivistischen vergegenständlichenden Psychologie zu verfallen. Binswanger erreicht dies mit der Einführung des Begriffs der *„Bedeutungsrichtung"*. Dessen Einführung erfolgt in Al. 19, S. 148. Dieser Text wurde das letzte Mal nur kursorisch gelesen. Deshalb beginnen wir heute wiederum mit dem Anfang des Alineas.

Wir erörtern erneut die Einwände des Autors gegen die Auffassung, es handle sich nur um Analogien oder Metaphern. Wesentlich zu beachten ist dabei das Wort *„blosse"* auf Zeile 2 des Al. 19. *Analogien* und *Metaphern* spielen in der Betrachtungsweise, wie Binswanger sie ausübt, *faktisch eine grosse Rolle.* Er hat einmal, ich glaube in *Der Mensch in der Psychiatrie* geschrieben: *„Die Metapher ist der Daseinsanalyse liebstes Kind"* (S. 26). Das „blosse" bezieht sich tatsächlich auf das gesperrt gedruckte Wort *„bezeichnen"*. In Analogien und Metaphern liegen nicht nur „Bezeichnungen" oder, wie man auch sagen könnte, „Namengebungen" für etwas, was mit dem Gemeinten wesensmässig nichts zu tun hat, was nur „Zeichen" ist für etwas, wobei der Zusammenhang nur konventionell ist. Man vergleiche dazu Husserl: *Logische Untersuchungen,* Bd. 2, 1. Untersuchung „Über Zeichen und Bedeutung". Vielmehr enthalten *Analogien* und vor allem *Bilder wesentliche Hinweise auf innere Strukturen* von Phänomenen. Dies geschieht nun eben gerade mittels dessen, was der Begriff „Bedeutungsrichtung" meint. Sie verbindet das Bild im bildlichen Ausdruck mit dem gemeinten andern. Die Bedeutungsrichtung ist jedoch kein Gegenstand, kein Objekt. Im Bild eines steigenden oder fallenden Gegenstandes, wie er etwa im Traum erscheint, geht es nicht um diesen Gegenstand, sondern um das durch ihn zum Ausdruck gebrachte Steigen oder Fallen. *Damit sind wir aus einer objektivierenden Psychologie ausgetreten.* Nun taucht freilich sogleich die Frage auf, *wohin* wir denn geführt werden. Die Antwort kann nur lauten: *In den Vollzug einer entsprechenden Aktion,* einer

Handlung, und die Handlung kann nur diejenige *eines wirklichen Menschen* sein, eines „existierenden Menschen", einer „Existenz". *So verweisen die Bedeutungsrichtungen eben auf den existenziellen Bereich.*

Nun muss man aber noch insofern einen Schritt weiter gehen, als es sich nicht nur darum handelt, sondern der *metaphorische Ausdruck* stammt eben *aus diesen Bewandtniszusammenhängen!* Nur weil er daraus stammt, ist er verständlich. Es handelt sich um seine *ursprüngliche Bedeutung,* die im existierenden Menschen selbst liegt. Weil seine *eigenen Aktivitäten,* etwa seine Ausdrucksbewegungen, *einen Sinn haben, den andere auch verstehen, findet er in der Bewegung anderer und der Welt sich selber wieder.* Seine Sprache kann sich dann sowohl der eigenen Bewegtheit wie derjenigen der andern und der Welt bedienen, um etwas auszudrücken, *ohne es in eine feste fixierte Form eines einzigen Wortes zu bannen.*

Nun muss man jedoch diese Betrachtung noch einmal erweitern, vertiefen. Indem die Metapher aus einer Analogie der eigenen Aktivität mit entsprechenden Aktivitäten der Mitmenschen und der Umwelt entspringt, *ist sie zugleich Ausdruck einer Einheit zwischen der eigenen Aktivität und derjenigen, die sich ausserhalb des Ichs abspielt. Der Nichtgegenständlichkeit entspricht eine Einheitlichkeit von Ich und Welt,* aus welcher die Metaphore entspringt, und sie wird nur verstanden im Rahmen dieser Einheitlichkeit, sie ist mit dieser und diese mit ihr *„gleichursprünglich"*, wie der treffende Ausdruck für das Phänomen bei Heidegger lautet.

Damit kann nun der sehr schwierige Text von Binswanger einigermassen verstanden werden. Es ist jedoch noch auf ein Problem hinzuweisen, wie sich aus der Diskussion im Kurs ergibt. Binswanger stellt die Bedeutungsrichtungen in der Form von Gegensätzen dar: steigen/fallen, hinausgehen/hereinkommen. Es bereitet nun eine gewisse Schwierigkeit, sich darüber Rechenschaft zu geben, dass man diese *gegensätzliche Struktur auflösen* muss, indem man ja *entweder* hineingeht *oder* herauskommt, ins Licht oder in die Finsternis gelangt. Freilich sind die Gegensätze auch wieder ineinander verwoben, indem der Vollzug der einen Bewegung die entgegengerichtete gleichsam herausfordert. Von hier aus sind dann die Begriffspaare von Diastole und Systole, Exspiration und Inspiration abzuleiten, an die die Aufzählungen Binswangers anklingen und denken lassen.

Es handelt sich dabei um verschieden gestaltete Einheiten, die Binswanger als *„Einheitsformen"* bezeichnet, was sicher richtig ist. Im weiteren Verlauf spricht er dann selbst auch vom *„dimensionalen Raum"* (S. 149, Zeile 9 von oben) und fügt sich so in den Text von *Descartes* mit der vierzehnten Regel der „Regulae ad directionem ingenii".

Mit diesen Erläuterungen wird eigentlich alles verständlich, was Binswanger bis auf die Mitte der S. 149 schreibt. So auch der zentrale Satz, der zusammenfasst: *„Wir leben viel einheitlicher als wir denken"*. Im Denken trennen wir, unterscheiden, vergegenständlichen und wir müssen all das tun, um uns zu orientieren und zurechtzufinden.

James-Langesche Gefühlstheorie: Erklärungsversuch der Gefühle aus Körpervorgängen, vor allem neurovegetativer Art: Wir weinen nicht, weil wir traurig sind, sondern wir sind traurig, weil wir weinen.

24. April 1991

Es zeigt sich, dass das Referat über die letzte Stunde vom 10. April sehr zusammengedrängt und infolgedessen schwer verständlich ist. Wir gehen deshalb nicht vom Text Binswangers aus, sondern *lesen* gemeinsam *das Referat* über die letzte Stunde, denn im damaligen Kurs wurden die Gewichte nicht so verlegt, und die Zusammenhänge sind damals nicht deutlich geworden.

Besonderes Gewicht gelegt wird auf die Bedeutung des Wortes „*bezeichnen*" in Zusammenhang mit dem *Sinn von Zeichen,* und es entwickelt sich dann eine Diskussion über den in diesen Zusammenhang sehr wohl erwähnenswerten Begriff des „*Symbols*". Es wird darauf hingewiesen, dass dieser Begriff deshalb besser nicht verwendet wird, weil er derart abgegriffen ist und durch zahlreiche unklare Verwendungen keine Präzision mehr hat. Man müsste schon auf die *ursprüngliche griechische Bedeutung* zurückgehen, die auf einen entzwei gebrochenen Ring hinweist. *Zwei Menschen,* die sich *trennen,* tragen mit sich die beiden Hälften, um sich gegebenenfalls viel später wieder zu erkennen. Damit wäre gesagt, dass das Symbol der Teil eines einheitlichen Ganzen ist, der sich mit einem andern entsprechenden Teil zu diesem Ganzen zusammenfügt. Dann ist er aber, und das ist das Entscheidende, eben *kein Zeichen,* bei welchem irgendetwas *konventionell* an etwas anderes gebunden wird, ohne dass die beiden Teile in einer inneren wesensmässigen Beziehung stehen.

Besonderes Gewicht wird darauf gelegt, dass die „*Bedeutungsrichtung*" Binswangers nicht gegenständlich objektivierend gefasst werden kann, dass sie *unabhängig ist von dem Gegenstand,* an welchem sie sich zeigt, dass jedoch *nicht irgendetwas Beliebiges* eine Bedeutungsrichtung zum Ausdruck bringen kann und darf. Es wird dies an den Beispielen dargestellt, dass das „Aus-den-Wolken-fallen" ein Ausdruck für Enttäuschung und die „Waage" ein Ausdruck für Gerechtigkeit sein kann, dass die beiden jedoch nicht verwechselt werden können.

Weiter wird grosses Gewicht gelegt auf die Bedeutung der *Einheitlichkeit* in diesem *Zusammenhang.*

Das Al. 19 auf S. 148 des Textes in der Mitte, worin auf dieses Problem der Einheit vor allem hingewiesen wird, ist innerlich mit dem folgenden Alinea über die gegensätzlichen Strukturen der Bedeutungsrichtungen zu verbinden. Sie bilden unter sich eine Einheit, die aber im konkreten Fall gelöst wird, so dass jeweils nur die eine Bedeutungsrichtung des Gegensatzes zum Tragen kommt. Unser Text erweist sich als wesentlich einheitlicher, als man vielleicht auf den ersten Blick meinen würde, was natürlich damit zusammenhängt, dass es eine Interpretation eines in sich ebenfalls einheitlich strukturierten Textes Binswangers ist.

Das gibt dann Anlass, den Satz Binswangers *„wir leben viel einheitlicher als wie wir denken“* zu interpretieren und darauf hinzuweisen, dass und inwiefern die Einheit wesensmässig immer wieder gestört werden muss, und zwar schon dadurch, dass das einzelne Wort ein Herausbrechen eines Teiles aus einer Einheit darstellt und man sich bemühen muss, diese Einheit wieder herzustellen, was nur möglich ist, indem man sie in Bewegung setzt und in Bewegung erhält. *In dem Wort Bedeutungsrichtung liegt eben dieses bewegende Moment,* eine Bedeutungsrichtung lässt sich nicht als etwas Feststehendes denken, sondern ist *immer im Vollzug.* Zu diesem Vollzug gehört nun eben, dass die Worte in ihrer metaphorischen Bedeutung eine andere Bedeutung annehmen, womit wir gegen den Schluss der Stunde eigentlich zu deren Anfang zurückkommen. Beachte dazu: *Wandlung* im „Zurückverwandeln“.

Hier wäre nun noch ein *Exkurs* zu unternehmen über die Tatsache, dass in der modernen, mathematisch ausgerichteten *Linguistik* die Metaphorik mit allem, was dazugehört und was eben gerade den Inhalt der letzten hier nun bloss referierten Stunde ausmacht, völlig aus dem Rahmen fällt. Ihre Methoden versagen angesichts der Metaphorik; es ist eine Linguistik, welche jede analoge und jede metaphorische Bedeutung ausschliesst und die dann zu einer *Sprache* führen würde, welche *vollkommen eindeutig, bestimmt,* aber *tot* und *unbeweglich* wäre. Man kann sich darüber Gedanken machen, wie eine solche Sprache etwa aussehen müsste, in welcher jedes Wort nur eine einzige Bedeutung hat, und käme wohl zum Schluss, dass diese Sprache vor allem eine Charakteristik zeigen würde, dass sie „tödlich“ langweilig sein würde. Es wäre in dieser Sprache dann auch dasjenige nicht möglich, was man mit dem Wort *„Anspielung“* bezeichnet, und damit würde der ganze Bereich des *spielenden Daseins* überhaupt wegfallen. Zu erinnern ist in diesem Zusammenhang an den Beginn des Aufsatzes von Freud, dessen Titel lautet „Zur Einleitung der Behandlung“ und der mit einem Hinweis auf das „edle Schachspiel“ beginnt. Es wird damit auch in analogischem bildlichem Ausdruck eine ganz bestimmte Seite der Psychotherapie herausgehoben, und zwar nicht nur diejenige des Spielens an sich, sondern der Umstand, dass Anfang und Endspiel gleichsam legalisiert, festgelegt sind, während sich dazwischen der Bereich des Unvorhersehbaren, nicht zu Fixierenden ausdehnt, womit eben gerade jene Beweglichkeit gemeint ist, die dem Wesen der Sprache und damit der Metaphore und der Analogie eingeräumt werden muss.

Binswanger macht nun in seinem Text einen grossen Sprung in die *Kritik bestehender Auffassungen* mit dem Hinweis auf die *Gefühlstheorie* von James und Lange. Hier setzen wir mit der Lektüre auf S. 149 oben wieder ein:

> Forts. Al. 19, S. 148f.: Wir stehen deshalb auch der üblichen Gefühlstheorie ebenso ablehnend gegenüber wie der James-Langeschen; es gibt hier nichts Primäres und Sekundäres, keine Ursache und Wirkung, keinen Grund und keine Folge. Wir haben weder ein Schreck- oder ein Enttäuschungsgefühl, *weil* wir einen Tonusverlust erleiden, noch erleiden wir einen Tonusverlust, *weil* wir erschrecken; vielmehr sind Schreck und Tonusverlust nur zwei verschiedene, leiblich-seelisch differenzierte sprachliche Ausdrücke für ein und denselben Sachverhalt, nämlich für das Haltverlieren und Ins-Wanken-Kommen der „Orientierung" unserer Existenz in ihrem gesamten, historisch-lebensgeschichtlichen, vitalen, dimensionalen *Raum.* Auf diesen Sachverhalt darf man keineswegs, wie es so leichthin geschieht, nur negativ als auf einen „psychophysisch neutralen" hinweisen, sondern man muss ihn positiv, d.h. existenziell, kennzeichnen, im letztgenannten Fall also als Wechsel der Bedeutungsrichtung von der Bedeutung der existenziellen Sekurität nach der der existenziellen Erschütterung „im Raum" usw., oder in unserem Fall als Wechsel der Bedeutungsrichtung von der existenziellen, d.h. ebensowohl lebensgeschichtlichen als vitalen als dimensionalen Bedeutung des Auf-mich-zu und In-mich-hinein, der existenziellen assimilatio, nach derjenigen des Von-mir-weg und Aus-mir-heraus, der existenziellen expectoratio. Es trifft also unseres Erachtens nicht das ganze Problem, wenn man lediglich erklärt, dass eine seelische Regung der Abwehr „ins Körperliche konvertiert" werde, sondern man muss einsehen, dass „das Körperliche", die Leiblichkeit, nur eine besondere Form menschlichen Existierens ist, dass und warum sie unter Umständen das einzige „Ausdrucksfeld" des Menschen bleibt und dass und warum er, der Mensch, sich nunmehr auch der Sprache derselben bedient, d.h. anstatt zu schimpfen und zu wüten gluckst, rülpst, kräht und „kotzt". Diesen anthropologischen Tatbestand nennen wir, wenn er einen überdurchschnittlichen Grad erreicht, aufs Klinische reduziert, Krankheit, und auf die diagnostische Feststellung und Typisierung beschränkt: Hysterie.

Es scheint zweckmässig, zu diesem Punkt noch etwas Genaueres über die beiden Namen zu sagen. James ist Amerikaner gewesen, ein Zeitgenosse Husserls, der in der Psychologiegeschichte insofern eine eigenartige Rolle spielt, als er gewisse Auffassungen und Methoden entwickelte, die innere Beziehungen zur Phänomenologie Husserls erkennen lassen. Von Interesse ist z.B. in diesem Zusammenhang, dass er sich mit Religionspsychologie befasst hat, was einer positivistischen Psychologie eigentlich wesensmässig fremd sein müsste. Es ist auch heute noch von grossem Interesse, die James gewidmeten Abschnitte in Binswangers *Allgemeiner Psychologie* zu lesen und sich über die Gleichzeitigkeit verschiedener, voneinander wahrscheinlich praktisch unabhängiger, geistesgeschichtlicher Bewegungen Rechenschaft zu geben. In diesen Zusammenhang würde auch die französische Philosophie mit Maine de Biran und Bergson gehören.

Lange dagegen ist bekannt durch seine *Geschichte des Materialismus.* Er ist damit gleichsam an einem andern Pol tätig, indem er den *Positivismus,* wie er in der Psychologie sein Wesen und Unwesen treibt, *historisiert,* d.h. als geschichtliches Phänomen aus seiner Verankerung in einer bestimmten Weltanschauung hinaus befördert!

In dem folgenden Text nun macht Binswanger eine kategorische *Kritik* dieser *üblichen Gefühlstheorien.* Man könnte sich fragen, warum diese Kritik gerade hier steht. Man muss darauf hinweisen, dass diese Kritik sich eben nun gerade *aus der Einheitlichkeit* der Phänomene herleitet, indem gezeigt wird, dass Gefühle nicht im Kausalitätsdenken erfasst werden können. Biologische Vorgänge und subjektive Erlebnisse sind nicht in der Weise eines kausalen Hervorgehens zu verstehen, sondern sie sind in sich einheitliche Phänomene, die lediglich durch den Psychologen oder Psychiater in der sprachlichen Deskription von verschiedenen Standpunkten aus gesehen und erfasst werden können. Es handelt sich dabei jedoch um *sekundäre Bearbeitung* ursprünglich einheitlicher Gegebenheiten, die durch eine solche sekundäre Bearbeitung nicht nur nicht erklärt, sondern geradezu dem Verstehen entzogen werden.

Binswanger leitet nun die verschiedenen Gefühlserfahrungen aus dem ab, was er als *„Wechsel der Bedeutungsrichtung"* bezeichnet, wobei dem Hinweis, dass sich damit etwas *„im Raum ereignet"*, besondere Bedeutung zukommt. Freilich muss man sich hier schon fragen, ob der Ausdruck Binswangers, den er selbst in Anführungszeichen setzt, wirklich adäquat ist. Man gewinnt nämlich doch den Eindruck, dass ein anderer Ausdruck, nämlich derjenige von *„Räumlichung"* angemessen und richtiger wäre.

Ein bei Binswanger seltener Ausdruck „usw.", der sich hier findet, verbirgt Probleme, die sich keineswegs so von selbst verstehen, wie es bei dem, was Binswanger sagt, den Anschein hat. Vielmehr müsste dieses „usw." eigentlich aufgelöst werden, und das hätte dann die Entfaltung einer ganz grossen Problematik zur Folge, die selbst wohl Gegenstand für einen ganzen Vortrag und vielleicht noch mehr bieten würde.

Mit dem Hinweis des *„Auf-mich-zu"* und *„In-mich-hinein"* und *„Von-mir-weg"* und *„Aus-mir-heraus"* ist nicht nur das zu sehen, was Binswanger als *„assimilatio"* und *„expectoratio"* bezeichnet, sondern in diesen beiden Worten, die in ihrer Etymologie betrachtet werden müssten, was faszinierende Ausblicke geben würde, ist die *„zentripetale"* und *„zentrifugale"* Betrachtungsweise der Ich-Psychologie von Fichte gegenwärtig und damit natürlich die jetzt hier schon mehrfach berührte Gegenüberstellung von

„Einatmen" und „Ausatmen", von „Systole" und „Diastole" im Sinn von Fichte und vor allem auch von Goethe. Es ist dabei auf ein Gedicht aus dem *Westöstlichen Divan* hinzuweisen mit dem entsprechenden Kommentar von Rychner (Manesse-Bibliothek, S. 11 und 410–411):

Im Atemholen sind zweierlei Gnaden: / Die Luft einziehen, sich ihrer entladen; / Jenes bedrängt, dieses erfrischt; / So wunderbar ist das Leben gemischt. / Du danke Gott, wenn er dich presst, / Und dank ihm, wenn er dich wieder entlässt.

Es kommt nun eigentlich ein *neuer Abschnitt*, der richtigerweise in ein eigenes Alinea verlegt würde über das *Problem der „Somatisierung von Psychischem"*, das Problem dessen, was man *„Konversion"* oder *„Hysterie"* nennt. Es scheint, dass dieser Abschnitt, so sehr er etwas ganz Wesentliches sagt, insofern etwas kurz geraten ist, als vielleicht doch zuwenig deutlich unterschieden wird, was eigentlich *funktional* und was *Ausdruck* ist. Das Problem ist höchst akut in der sogenannten *„psychosomatischen Medizin"*. Ausdruck kann nur etwas sein, was wirklich ausgedrückt wird, d.h. der Blutdruck kann z.B. nicht Ausdruck für einen psychischen Druck sein, wie Boss das in seiner *Psychosomatischen Medizin* erörtert. Wohl kann Erbrechen Ausdruck dafür sein, dass man etwas von sich stossen will, und in diesem Sinn kann es ein Konversionssymptom hysterischer Natur von Körperlichem für Psychisches sein. Auch Tränen können Ausdruck für etwas sein wie auch das Lachen. Es handelt sich hier jedoch um eine ganz spezielle Phänomenologie, die, wie Binswanger sicher richtig sagt, in der Volkssprache eine bestimmte Gestaltung findet, auf die der Psychiater achten, die er hören und verstehen muss und die grundsätzlich auch verstanden werden kann. Wie die Volkssprache so ist auch die dichterische Sprache in der Lage, diesen Phänomenen nahe zu treten und gerecht zu werden. Man denke an all die ursprünglichen Bilder im Werk von Jeremias Gotthelf. (Ähnliches zu sagen ist über das Werk des berndeutschen Dichters Rudolf von Tavel.) Es handelt sich jedoch um ein sehr weites, vielgestaltiges und von jeder positivistischen Psychologie nicht beachtetes und gar nicht zugänglich gemachtes Gebiet, das Binswanger mit dem ausserordentlich glücklichen Namen *„Ausdrucksfeld"* bezeichnet. Er hat damit einen zweiten der Bedeutungsrichtung analogen Begriff geprägt, der wie der erste als *Existential* aufzufassen ist. Das „Feld" als der Boden, auf welchem die Saat wächst und die Frucht gedeiht, ist eben etwas anderes als das darauf wachsende und gedeihende Getreide. Dieser Boden ist zwar gegenständlich zu sehen und zu greifen, aber das an ihm Wesentliche und Entscheidende ist nicht das, sondern jene Bewegung, die mit Worten wie z.B. Fruchtbarkeit erfasst wird. Man kann so *in dem Feld eine Kraft am Werke* sehen, die in einer bestimmten Bedeutungsrichtung sich gestaltet und die ebenfalls in den Bereich des Nichtgegenständlichen gehört. Diese Überlegungen führen zu einem andern Gedicht aus dem *Westöstlichen Divan* von Goethe:

> „Mein Erbteil, wie herrlich, weit und breit!
> Die Zeit ist mein Besitz, mein Acker ist die Zeit."

Damit liesse sich nun eine weitere Analyse verbinden, welche zu dem, was soeben über den Raum gesagt worden ist, die *zeitliche Komponente* hinzuzufügen hätte. So würden sich dann Raum und Zeit zusammenfügen, *Raum mit dem Begriff der Bedeutungsrichtung, die Zeit mit demjenigen des Ausdrucksfeldes.* All das müsste natürlich sehr viel tiefer erfasst und deutlicher gesagt werden. Es handelt sich bei dem, was hier gesagt wurde, gleichsam um einen flüchtigen Augenblick auf ein sich in Raum und Zeit ausdehnendes oder erstreckendes Phänomen, das aber von zentraler, eben einheitlich ganzheitlicher Bedeutung ist und in welchem sich eben gerade das, was man Bedeutung oder Sinn nennt, ereignet.

8. Mai 1991

Aufgrund des Protokolls des letzten Kurses werden die Hinweise auf Goethes Gedichte aus dem *Westöstlichen Divan* gelesen und in den Zusammenhang eingefügt, wobei vor allem der Übergang vom Feld zum Acker genauer erörtert wird und der Zusammenhang zwischen räumlichen und zeitlichen Strukturen.

Die ganze Stunde wird dann einer erneuten Betrachtung der letzten vierzehn Zeilen des Al. 19 auf S. 149 gewidmet.

Von den Gedichten ausgehend wird zunächst noch die *Etymologie* der beiden Worte *„assimilatio"* und *„expectoratio"* besprochen. Es wird gezeigt, dass das erste Wort mit similis und similare zusammenhängt, d.h. also *ähnlich machen.* Assimilatio hängt seinerseits wieder mit *ad-similatio* zusammen, womit die Beziehung auf das, was ausserhalb von uns liegt und geschieht, hergestellt wird. Das Wort bedeutet *nachmachen, nachbilden, ähnlich machen* und weist darauf hin, dass wir in der Assimilatio die Tendenz haben, uns dem andern, und zwar sowohl dem andern Menschen wie der Welt ähnlich zu machen, *nicht gleich* zu machen, sondern mit dem Wort *ähnlich* ist ein gewisser *Spielraum* im Gegensatz zum *gleich machen* gewonnen. Im Wort *similare* liegt zugleich die Bedeutung von darstellen, abbilden, aber auch vorgeben, vorschützen, sich den Schein von etwas geben, sich stellen.

Expectoratio hängt mit *expectorare* zusammen, und das heisst sehr schön, fast poetisch: *„aus der Brust verscheuchen"*, wobei man noch zusätzlich bedenken muss, dass *pectus* Brust heisst und im Lateinischen sehr viel im übertragenen Sinn als *Herz, Gemüt, Seele, Geist* verwendet wird.

Wenn wir nun weiter lesen, so finden wir den Satz: „Dass eine seelische Regung der Abwehr ‚ins Körperliche konvertiert' werde." Hier findet sich wieder ein Fremdwort, nämlich *„konvertieren"*. Nach Duden ist die 6. Bedeutung dieses Wortes: *„Umsetzung seelischer Erregung in körperliche Symptome, hauptsächlich bei der Hysterie"*. Die ursprüngliche Bedeutung heisst umkehren, wenden. Das Wort wurde zunächst für die Wendung zum katholischen Glauben benutzt, später ganz allgemein für eine Änderung einer Konfession oder einer Religion.

All das ist jedoch nur eine *„Bezeichnung"* in dem bereits erörterten Sinn, eine *Benennung, eine Namengebung,* die ein bestimmtes Phänomen meint, keineswegs aber irgendetwas darüber aussagt, *was dieses Phänomen eigentlich bedeutet* und *wie es zustande kommt.* Was zu diesem Problem das letzte Mal und das vorletzte Mal bereits gesagt worden ist, muss in diesem Zusammenhang wiederholt werden. *Zusätzlich* aber muss darauf hingewiesen werden, dass diese Benennung *Folgen* hat, und zwar damit, indem man einem Phänomen einen Namen gibt, wird es gleichsam auf die Seite gelegt, es wird fixiert, erledigt, verschlossen. Es ist nicht nur über das Wesen des Sachverhaltes nichts ausgesagt, sondern darüber hinaus wird *der Weg zu einer Einsicht* und zu einer Klärung des Phänomens *verbaut.*

Diese Tatsache liegt nun im *Wesen der Wortgebung* überhaupt, worüber Ludwig Binswanger unter Zitat von Herder und von Bergson in seiner *Allgemeinen Psychologie* wesentliche Hinweise gegeben hat.

Es ist dies insofern eine wesentliche Feststellung, als *Psychotherapie* ja überhaupt *im Sprechen* besteht und damit schon von dieser Tatsache der *fixierenden Funktion des Wortes* eine Problematik bekommt, welche darin besteht, die lebendige Bewegtheit und Beziehung dadurch zu *gefährden,* dass die Phänomene eben in Worte gefasst werden. Man erinnert sich des Wortes von Schiller: „Spricht die Seele, so spricht, ach! die Seele schon nicht mehr."

Das führt zur Frage, was denn überhaupt in der mitmenschlichen Beziehung und in der Psychotherapie im besonderen vorzukehren sei, um diese fixierende, man muss geradezu sagen, tötende Wirkung des Wortes zu bekämpfen. Da drängt sich natürlich sogleich im Anschluss an das auf, was in den letzten zwei Stunden vor allem auch zum Beginn des Al. 19 gesagt wurde: die Rolle der *Vieldeutigkeit der Worte*, die Möglichkeit, dass Worte, wozu wir soeben Beispiele genannt haben, einen *übertragenen Sinn* bekommen können, *Analogien* herstellen und *Metaphoren* bilden. Man erinnert sich an die eigenen Erfahrungen beim Lernen von Fremdsprachen, dass in den Lexika zu jedem Wort nicht eine Bedeutung, sondern mehrere, oft viele Bedeutungen gefunden werden, man diese verschiedenen Bedeutungen lernen musste und sich nicht damit begnügen konnte, für ein Wort ein bestimmtes anderes Wort zu lernen. Guter Lateinunterricht z.B. fordert vom Schüler, dass er nicht nur die eigentlichen, oft auch schon verschiedenen Bedeutungen eines Wortes lerne, sondern auch die übertragenen Bedeutungen. Es ist, wenn man diese nicht kennt, ausgeschlossen, einen Text sinngemäss zu übersetzen. Dieses Problem hat seinerseits jedoch auch wieder *Konsequenzen,* einmal muss man sich klar werden darüber, dass deshalb, weil die *Bedeutungsfelder* der Worte in verschiedenen Sprachen verschieden sind, im strengsten Sinne des Wortes eine Übersetzung von einer Sprache in eine andere nicht nur schwierig, sondern *eigentlich unmöglich* ist. Zum andern muss man einsehen, das Lernen einer Fremdsprache besteht nicht einfach darin, irgendeinen Gedanken einigermassen verständlich in einer andern Sprache auszudrücken. Mit der vielfachen Verwendung einer Sprache und vor allem mit der Aneignung von Texten bedeutender Sprachschöpfer und Dichter bekommen die *Worte Bedeutungsfelder,* die ihnen *zuwachsen* und von dort her das *eigene Sprechen, Denken und Fühlen* sowohl wie die Struktur des Mitmenschen und der Welt überhaupt nicht nur bereichern, erweitern und vertiefen, sondern überhaupt *neue Dimensionen* bekommen, von denen man vorher überhaupt nichts wusste.

Aus diesen Überlegungen ergibt sich, weshalb *das Lesen grosser Dichter und Denker* stets ein Mittel ist, sich auch in *Psychotherapie auszubilden.* Literatur ist im hohen und eigentlichen Sinn und vor allem auch poetische Literatur mindestens ebenso wichtig für die Ausbildung in Psychotherapie wie das Studium von Werken, die dazu technische Anweisungen vermitteln.

Von diesen Ergebnissen aus gewinnen bestimmte *Worte des vorliegenden Textes* erst ihre eigentliche Bedeutung. Es wird nämlich nicht einfach von „assimilatio" und „expectoratio" gesprochen, sondern Binswanger spricht ausdrücklich von *„existenzieller* assimilatio" und *„existenzieller* expectoratio". Diese Worte stehen nicht da, um übergangen zu werden, sie stehen auch nicht gleichsam zur Dekoration da, um sich ein „wissenschaftliches" oder „psychologisch-daseinsanalytisches" Gewand zuzulegen, sondern der Bezug auf *Existenz* meint eben gerade das, nämlich das *Hinaustreten aus sich selbst zu anderem* und das *In-Bewegung-bleiben* dieser Aktivität. Die Vieldeutigkeit der Worte und der sprachliche Ausdruck sind von zentraler Bedeutung, wobei vor allem im Hinblick auf die Psychotherapie noch auf den *grundsätzlichen Unterschied* zwischen *sprechen, schreiben* und *lesen* hinzuweisen ist. Im Sprechen, d.h. in der mündlichen Beziehung von Mensch zu Mensch, gibt es ausser der *Vieldeutigkeit* und, was hier hinzuzufügen ist, der *Bildhaftigkeit* der Worte noch etwas ganz anderes, das die Bewegtheit und den existenziellen Charakter erhält; und das ist alles, was die gesprochene Sprache an *Lautstärke, Modulation, Rhythmus* hinzufügt, und damit die Bedeutsamkeit dessen, was ausgesprochen ist, durch *weitere Dimensionen* bereichert. All das muss in eine *Ausbildung* und *Ausübung* von *Psychotherapie* einbezogen werden.

Aufgrund all dessen, was jetzt gesagt wurde, ergibt sich nun noch etwas weiteres. Mit dem Wort „existenziell" ist ein äusserer Hinweis auf Heideggers Philosophie, vor allem auf *Sein und Zeit* gegeben. Dieser äussere Hinweis ist *nicht* nur im vorliegenden Text wie in vielen vermeintlich psychotherapeutischen und daseinsanalytischen Texten ein *blosses Jonglieren mit Worten,* sondern es zeigt sich, dass eben das Wort „existenziell" hier auf etwas hinweist, was auch *zum Bedeutungsfeld* dieses Wortes *gehört,* was aber *nicht* selbst *unmittelbar ausgesprochen* ist. In der Phänomenologie Husserls gibt es darüber einen grossartigen Begriff, der genau das sagt, was hier gemeint ist, er heisst *„Appräsentation"*, wobei man sich klar sein muss, dass die Vorsilbe die scheinbar widersprüchliche doppelte Bedeutung sowohl von „ab" wie von „ad" hat, den beiden lateinischen Präpositionen, die „von" und „zu" bedeuten. Wenn man sich das vergegenwärtigt und dann die Worte Binswangers betrachtet, wo z.B. die Rede ist von „von-mir-weg" und „aus-mir-heraus", dann sieht man, dass darin eben der Heideggersche Begriff der Existenz enthalten und dessen technischer Ausdruck des „Sich-vorweg-Seins" wirksam ist. Die Heideggersche Terminologie ist bei Binswanger eben „appräsent" oder in deutscher Sprache *„mit-gegenwärtig"*, aber nicht irgendwie zur Dekoration, sondern als *ursprüngliche,* aus einer *einheitlichen Daseinsstruktur* (vgl. was früher über die Einheit gesagt wurde) wirkend. Man müsste lediglich einwenden, dass es wahrscheinlich richtiger „hinaus" als „heraus" heissen müsste. Dabei stellt sich die Frage, ob nicht dieses Versehen selbst wieder bedeutsam ist. Man könnte darüber Überlegungen anstellen, die jedoch durch das Studium anderer, in dieselbe Richtung weisende Texte ergänzt und bestätigt werden müssten.

Bei diesem Stand der Interpretation muss nun klar gesagt werden, dass der ganze Text von Binswanger über Psychotherapie nur möglich war dadurch, dass sowohl Husserls Phänomenologie wie Heideggers Daseinsanalyse für Binswanger appräsent, d.h. mitgegenwärtig waren, ohne dass es sich in einem andern Wort als demjenigen des „Existenziellen" kund gegeben hätte.

Das bedeutet, dass in diesem Text Phänomene wirksam sind, die sich als *appräsent* erweisen, die man auch als *hintergründig* oder mit dem von Maldiney im Französischen gebrauchten Ausdruck *„marginal"* oder im Sinne von Husserl als *„Horizont"* bezeichnen kann. Solche Horizonte pflegen sich nicht ausdrücklich zu melden, sondern sie müssen durch das, was man eine *„Interpretation"* oder eine *„Auslegung"* bezeichnet, gesucht werden. Die entsprechende Methode heisst *„Hermeneutik"*. Wer in einem solchen Text nur liest, „was da steht", der kann wohl etwas daraus lernen, was er aber damit *nicht* lernen kann, ist *„wie Psychotherapie überhaupt wir-*

ken kann". Denn Psychotherapie kann nur wirken, wenn sie etwas *verändert.* Sie verändert aber nur etwas, wenn sie das Dasein selbst in Bewegung setzt. Mit dem Gebraucht des Wortes „Dasein" im Heideggerschen Sinn ist damit eigentlich alles gesagt. Statt von Dasein zu sprechen, kann man auch von Existenz sprechen, man sollte aber eigentlich nicht von menschlichem Dasein und von menschlicher Existenz sprechen, weil das ein Pleonasmus ist. (Ich habe dieses Problem einmal mit Szilasi erörtert, und er hat mir voll und ganz beigepflichtet.) Wenn man es trotzdem tut, dann deshalb, weil eben mit dem Wort Dasein und Existenz nicht als allgemein bekannt vorausgesetzt werden kann, was diese Worte faktisch bedeuten.

Diese Überlegungen haben auch *Konsequenzen für die Psychotherapie* insofern nämlich, dass jedem Gespräch und damit auch dem psychotherapeutischen Gespräch Appräsentationen zugrunde liegen, die als *selbstverständlich* einerseits, als *nicht thematisiert* andererseits einfach *mitlaufen,* ohne dass dieser Hintergrund oder Horizont zum Vorschein käme, die aber das, und das ist natürlich das Entscheidende, was zum Vorschein kommt, *mitbedingen* und *mitbestimmen* und wobei keineswegs ausgemacht ist, dass zwei Partner im psychotherapeutischen Gespräch dieselben Appräsentationen haben, auf die sie sich unausgesprochenermassen stützen. Ja, man muss präzisieren und sagen, dass *nie zwei Partner dieselben Appräsentationen* in die Begegnung hineintragen und dass deshalb das, was sie miteinander sprechen, nicht nur ein *Sich-verstehen,* sondern wesensmässig immer auch ein *Sich-nicht-verstehen* enthält. Diese beiden voneinander grundsätzlich verschiedenen Phänomene werden schlecht oder auch gar nicht voneinander unterschieden.

All das hängt natürlich zusammen mit dem, was man üblicherweise als „*Grund*" bezeichnet. Jedes Gespräch und jede Beziehung beruhen auf einem nicht ausgesprochenen, aber stets und überall mitwirkenden – im Deutschen kann man sehr schön sagen „*mitspielenden*" – Grund. Die Kenntnis Heideggers Schrift *Vom Wesen des Grundes* ist hier von zentraler Bedeutung, die Binswanger sehr wohl, als er den Aufsatz „Über Psychotherapie" schrieb, gekannt hat.

Man muss sich der *Konsequenzen* dieser phänomenalen Gegebenheiten bewusst sein und einsehen, dass die Grundlage des psychotherapeutischen Wirkens nie und nimmer in einer von aussen an den Kranken herangetragenen *Theorie,* wie z.B. der psychoanalytischen, bestehen kann, sondern dass bei jedem individuellen Kranken nach den *Wesensgrundlagen seiner Individualität* gesucht werden muss. Das ist keineswegs einfach, wird vielfach übergangen und durch eine von aussen an ihn herangetragene Theorie überspielt. So gelingt es jedoch nicht, jene Grundlage aufzufinden, die bei einem bestimmten Menschen selbst wirkend ist, und es gelingt nicht, diese Wirkung in andere Bahnen zu lenken. Das kann zwar spontan geschehen, falls es nicht durch eine Theorie verhindert wird, sich spontan zu ereignen. Oft ist aber noch mehr und anderes nötig.

Von hier aus wird ferner offensichtlich, warum jemand, der einzelne Sätze Binswangers aus ihrem Zusammenhang herausreisst und sie kritisiert, gar nichts geleistet hat im Hinblick auf ein Verständnis der Binswangerschen Schrift; er hat höchstens dokumentiert, dass er vom Wesen dessen, worum es bei Binswanger geht, nichts verstanden hat. Umgekehrt kann man sich eine Ausbildung in Psychotherapie dadurch denken, dass man den Zugang zum Verständnis einer Schrift von Binswanger erschliesst, und wenn man dann prüfen will, ob ein Schüler tatsächlich verstanden hat, worum es geht, dann kann man ihm ein bis zwei Sätze Binswangers vorlegen und ihm die Aufgabe erteilen, in einer etwa vierstündigen Arbeit, in welcher er jedes gedruckte Hilfsmittel verwenden darf, den entsprechenden Satz zu kommentieren, und d.h. ihn auszulegen oder zu interpretieren. *Interpretieren ist eben etwas ganz anderes als kritisieren.* Auch wenn möglicherweise, wie oben erwähnt, der Text vielleicht einen Fehler aufweist, geht es nicht darum, diesen zu kritisieren, sondern danach zu suchen, wieso Binswanger darauf gekommen ist. Ein solcher für eine derartige Prüfung geeigneter Satz wäre z.B. der letzte Satz des Al. 19 auf S. 149. Dessen Interpretation würde das ganze Problem der Beziehung zwischen klinischer Psychiatrie und Psychopathologie einerseits und dem, was Binswanger einen *„anthropologischen Tatbestand“* mit seiner *existenziellen Struktur* andererseits nennt, bedeuten. Dabei käme dann der Unterschied, den Heidegger macht zwischen einer „kategorialen“ und einer „existenzialen“ Analyse oder Interpretation zu Sprache.

Von hier aus eröffnet sich aufgrund des eben interpretierten Textes ein *abgründiges, äusserst schwieriges Problem.* Heidegger spricht nur von der „Ex-istenz“ und damit von dem, was Binswanger „expectoratio“ nennt. Die Frage stellt sich, ob bei Heidegger sich auch Hinweise auf das finden, was Binswanger die „assimilatio“ nennt mit den entsprechenden Begriffen, etwa in dem Gedicht von Goethe. Gibt es bei Heidegger etwas Derartiges. Wenn ja, in welchen seines Erachtens existenzialen Strukturen ist es zu finden oder findet es sich nicht, und hat gerade dieses Problem etwas damit zu tun, dass Binswanger die ausserordentlichen Konsequenzen seines Textes selbst möglicherweise gar nicht gesehen hat, sich dann aber auf die als Gegensatz gemeinte Interpretation der Liebe in seinen *Grundformen* verlegt hat?

5. Juni 1991

Wir lesen Al. 20, S. 149 bis 150. Wir lesen den ganzen Text zunächst einmal durch. Die Schilderung der *somatischen Beschwerden* der Patientin gibt Anlass, diese etwas zu *gliedern.* Im Vordergrund stehen zunächst der Magendarmtrakt und dann die Atmung mit dem Sprechen.

> Al. 20, S. 149f.: Stellen nun in unserem Paradigma die Appetit- und Schlaflosigkeit, die Übelkeit und Magenkrämpfe die erste Etappe des Krankheitsbildes dar, der Singultusanfall die zweite, so beginnt mit der nächstfolgenden Periode die dritte und letzte Etappe, die *Aphonie,* positiv ausgedrückt das Flüstern, das sich jetzt dem temporären Glucksen als Dauersymptom zur Seite stellt. In ihm haben wir einen weiteren Verzicht auf Kommunikation zu erblicken und damit indirekt eine weitere Bestrafung der Mutter. Es handelt sich um einen weiteren Rückzug vom Leben in der Gemeinschaft, das immer auch ein Leben in die Ferne und Zukunft ist, auf das Leben in dem (nicht mit der Einsamkeit zu verwechselnden) Alleinsein, im idios Kosmos, in der zukunftslosen, träge dahinschleichenden puren Leiblichkeit und Leibnähe. Dieser Rückzug findet um so leichter einen Weg, als ein solcher durch die Erdbebenschrecknisse bereits existenziell vorgezeichnet war, die vitale Leibsekurität schon eine wiederholte Bedrohung im Sinne einer Todesdrohung erfahren hatte. Eine jede solche Bedrohung wirft uns ja auf unsere eigene Existenz zurück, da wir, jeder Einzelne für sich, unseren Tod und unsere Lebensbedrohungen ganz allein durch- und mit uns abzumachen haben. Auch hier nun weiss die Volkssprache Bescheid: Der eine „sinkt" vor Schreck „um", dem anderen „fährt" der Schreck lediglich „in die Glieder", der dritte ist vor Schreck „sprachlos", der vierte „macht vor Schreck in die Hosen", der fünfte wird blass „wie eine Leiche", überall also Lähmung, Hemmung, „Tonusverlust", Verlust der vollen Herrschaft über einzelne Gebiete der Leiblichkeit, richtiger, Unfähigkeit des „Aufgehens" in diesem Gebiete der Leiblichkeit. Warum unsere Kranke unter all diesen schreckartigen Möglichkeiten bei jener Erdbebenpanik gerade auf die Stimme Verzicht leistete und z.B. nicht auf das Gehen oder Stehen (Abasie oder Astasie), ob hier z.B. nicht noch bestimmte infantile Erlebnisse und Triebregungen, vor allem auch erotischer Art, „mitgewirkt" haben usw., haben wir im einzelnen nicht mehr eruieren können.

Aufgrund des letzten Satzes des Alineas zeigt sich, dass Binswanger in diesem Abschnitt das Problem der *sog. „Symptomenwahl"* stellt. Es fragt sich also, warum gerade diese und nicht irgendwelche andern Symptome zum Vorschein kommen.

Wenn man diesen Text genauer ansieht, dann enthält er *eigentümliche Unklarheiten.* So weiss man zunächst nicht, ob die „Bestrafung der Mutter" etwas ist, wovon die Patientin selbst gesprochen hat, d.h. ob das eigentlich zur Symptomatik gehört, oder ob es sich lediglich um eine Interpretation des behandelnden Arztes handelt. Dasselbe zeigt sich dann, wenn man genauer darauf achtet, auch in bezug auf die ganze Problematik der Kommunikation. Man weiss nicht, inwiefern es sich dabei einfach um eine *Meinung des Arztes* handelt, oder ob die *Patientin selbst* und wenn ja wie sie darüber gesprochen hat. Ähnliches liesse sich in bezug auf die *„vitale Leibsekurität"* und die ganze *Todesproblematik* sagen. Solange man jedoch nicht weiss, was die Patientin selbst faktisch thematisiert hat, ist es ausserordentlich schwierig, wenn nicht gar unmöglich, die Problematik zu erfassen. – Im Vorbeigehen wird darauf hingewiesen, dass es sich bei dieser Unklarheit um einen geradezu als *Wesenszug* aufzufassenden *Mangel* nicht nur *bei Freud und Binswanger,* sondern vor allem der *ganzen modernen Psychiatrie* handelt. In vielen Publikationen weiss man nie, wovon eigentlich die Rede ist und wo die Grenze verläuft zwischen dem, was der Kranke sagt, was er empfindet und dem, was der Arzt davon hält, was er als Interpretation hinzufügt.

Wir wenden uns nun unter diesen Umständen einer andern Problematik zu, nämlich der Frage, ob sich in diesem Alinea *Hinweise* ergeben für eine *daseinsanalytische Fragestellung.* Es gehört nun zur *Methodik* daseinsanalytischen Vorgehens, *nach Raum und Zeit zu fragen.* In bezug auf Räumlichkeit liesse sich die Leiblichkeit, wie sie sich in der somatischen Symptomatik ausdrückt, genauer beschreiben. Vor allem aber drängt sich auf, die Aufmerksamkeit auf *zeitliche Strukturen* zu wenden, die hier unmittelbar ausgesprochen werden. So ist von der *„Zukunft"* die Rede, von der *„zukunftslosen, träge dahinschleichenden puren Leiblichkeit".* Es ist damit eine eindeutig zeitliche Struktur zum Ausdruck gebracht, wobei man freilich leider wiederum nicht weiss, ob sich die Patientin selbst faktisch darüber ausgesprochen hat.

Als Gegenbeispiel wird aus der Praxis erzählt, wie eine Studentin sich darüber beklagt, dass *die Zeit so ungeheuer schnell vorbeigehe.* Es wird darauf hingewiesen, dass es sich dabei um einen Zug in der Richtung des *Maniformen* handelt, womit sich andere Symptome des Krankheitszustandes wie eine ausserordentliche *Betriebsamkeit,* das dauernde Treffen der verschiedensten mehr oder weniger nahe bekannten Leute, das überall Reden und Dabeiseinwollen in einen schönen Zusammenhang einfügen.

Gerade dieser Fall würde auch ein Beispiel für entsprechende räumliche Strukturen geben, ist die Patientin doch für ihre Ferien nach der Matur gleich für drei Monate ins Ausland verreist. Auch jetzt ergreift sie die Gelegenheit, mit einer Schulklasse, in welcher sie eine kurze Stellvertretung inne hatte, in ein Ferienlager zu gehen.

Man kann sich nun fragen, ob es irgendeine Möglichkeit gibt, zu dieser *Symptomwahl* weitere Hinweise zu finden ausser der offensichtlich *depressiven Verstimmtheit,* die sich aus der speziellen Haltung der Zeit gegenüber verrät, vorausgesetzt, dass es sich tatsächlich um Äusserungen der Patientin handelt.

Grundsätzlich gibt es eine solche Möglichkeit, nämlich mittels des *Rorschachschen Formdeutversuches.* Wenn die Beschreibung, die Binswanger von der zeitlichen Struktur des Daseins dieser Patientin gibt, zutrifft, und wenn man deren *hypochondrische Haltungen* in Betracht zieht, dann müsste man vermuten, dass einerseits in einem Rorschach-Versuch, falls man einen solchen von ihr hätte, *keine Objektdeutungen* zu finden wären und dass ferner wahrscheinlich *mehrere Anatomiedeutungen* vorliegen würden. Die Inhalte dieser Anatomiedeutungen würden es dann gestatten zu prüfen, ob bei der Patientin auch die entsprechenden inneren Organe und Körperhöhlen in den Anatomiedeutungen zum Vorschein kommen.

Es gibt nun eine Dissertation von Urs Baumann aus der Klinik Münsterlingen, in welcher die *Anatomiedeutungen* teils statistisch, teils psychologisch und teils in Zusammenhang mit mythischen Vorstellungen und mit kindlichen Haltungen im Verhältnis zum Körperinneren dargestellt und untersucht sind. Dabei hat sich gezeigt, dass im geschlechtsreifen Alter Frauen dazu neigen, innere Organe zu bevorzugen, während Männer eher Knochen und Bewegungsorgane deuten. Es ergibt sich daraus, dass das, was wir als *Symptomwahl* bezeichnen, u.a. ganz einfach auf der *Geschlechtlichkeit* der Versuchsperson beruht.

Dazu ist noch eine *allgemeine Bemerkung* notwendig. Wenn es auch zutrifft, dass die erwähnten Unterschiede statistisch im früheren Kindesalter und im höheren Lebensalter nicht bestehen, so darf doch nicht etwa geschlossen werden, dass die Frauen nur innere Organe und die Männer nur Knochen deuten. Es handelt sich bloss um eine gewisse statistisch erfassbare Bevorzugung. Zudem hat sich sogar gezeigt, dass Rekruten, wenn sie den Versuch bei nüchternem Magen machen, die Neigung haben, im Rorschach Magendeutungen zu geben oder sonst den Verdauungstrakt zu bevorzugen. Wenn man das von einem Standpunkt der positiven Psychologie aus betrachtet, dann wird man natürlich sagen, der Versuch sei nicht valid, falls er derartige Variationen ergibt. Von einem daseinsanalytischen Standpunkt aus gesehen liegen gerade darin sein Interesse und der Wert der Methode, in dem sich offenbar sogar *momentane Stimmungen* darin ausdrücken.

Im letzten Satz des Alineas weist Binswanger daraufhin, es sei ihm nicht gelungen, die Symptomwahl durch Erhellung *frühinfantiler Erlebnisse* und *Triebregungen* „vor allem auch erotischer Art" nachzuweisen, die etwas Derartiges „bewirkt" haben könnten. Dazu muss heute bemerkt werden, dass es eben durchaus fraglich ist, *ob solche „Verankerungen"*, wie man gerne sagt, in der frühen Kindheit *überhaupt real existieren,* und ob es sich nicht um Behauptungen, Konstruktionen, Meinungen, vermeintliche Erklärungen im Rahmen psychoanalytischer Überlegungen handelt, denen in Wirklichkeit höchstens in Ausnahmefällen, nie aber, wie man gerne annimmt, generell etwas entspricht. Sollte es sich aber so verhalten, dann fragt sich natürlich, wo denn die Grenze dessen ist, was an theoretischen, psychoanalytischen Vorstellungen stimmt und was bloss Phantasien entspringt, welche von den entsprechenden Ärzten vollzogen werden.

Einer der Zuhörer fragt nun, ob man denn unter solchen Verhältnissen auch noch von „Symptomwahl" sprechen könne. Er meint damit, dass es sich offenbar eben kaum noch um eine *Wahl* handelt, sondern um etwas, was von ganz anders woher bestimmt wird. Es ist ihm durchaus zuzustimmen.

Zum Schluss wäre auf die *Volkssprachproblematik* hinzuweisen, die die Phänomene einfach schildert, ohne eine theoretische Überlegung dazu zu machen; dann noch auf das Problem des *„Aufgehens in der Leiblichkeit"*, womit das Leibliche nicht wie in den Anatomiedeutungen thematisch wird und nicht wie in den hypochondrischen Ideen in den Bereich gegenständlicher Wahrnehmung rückt. Wohl aber spricht sich dieses Aufgehen in der Leiblichkeit im Rorschachschen Formdeutversuch in den *Bewegungsdeutungen* aus.

18. Juni 1991

Nachzutragen zu Al. 20 ist, dass *Binswanger selbst* mir einmal gesagt hat, er habe hier den Begriff *„Existenz" noch im Sinn von Kierkegaard* und nicht von Heidegger gebraucht. Maldiney sagt, das stimme nicht ganz! (Brief 12. Juli 1991). Wir haben ihn im Sinn von Heidegger erläutert. Es ist dies wahrscheinlich nicht sehr schwerwiegend. Es lässt sich sogar rechtfertigen, indem nach einer mündlichen Mitteilung von *Szilasi Heidegger* im ursprünglichen Manuskript von *Sein und Zeit* vor jedem Kapitel ein Zitat von Kierkegaard gestellt hatte. Szilasi habe ihm dann gesagt, das gehe nicht. Wenn er ein Zitat vor seinen Text stellen wolle, dann müsse es eines von *Aristoteles* sein. Darauf habe Heidegger Kierkegaard-Zitate gestrichen.

Ferner ist zu ergänzen, dass die Verwendung des Begriffes *„idios kosmos" zweideutig* ist. Hier wird er verwendet, um ein Dahinschleichen in der zukunftlosen trägen Leiblichkeit auszudrücken. Das ist wohl eine Form des *idios kosmos,* aber nicht die einzige. Das muss gesagt werden.

Wir lesen nun das folgende Al. 21, S. 150–151. Zu beachten sind vorerst die verschiedenen kursiv gedruckten Worte, die im ersten und im letzten Satz des Alineas stehen.

> Al. 21, S. 150f.: Anderseits ist jetzt leicht einzusehen, warum bei einem *neuen* existenziellen Beeinträchtigungs- und Bedrohungserlebnis wiederum vorwiegend die *orale Zone* betroffen wurde, die, ganz abgesehen von der rein psychoanalytischen Deutung, aber doch einigermassen in der dort gemeinten Ausdehnung, sicherlich einen einheitlichen seelisch-körperlichen Funktionskreis darstellt, und warum dieses neue Betroffensein sich schliesslich auch wieder

des Ausdrucks des früheren Erlebnisses, der Aphonie, bediente. Handelt es sich doch gerade hier überall um diejenige existenzielle Bedeutungsrichtung, die sich auf den Ein- und Auszug, Ein- und Austausch zwischen Eigenwelt, Um- und Mitwelt bezieht, und die wir mit um so grösserem Recht den oralen Pol oder, wie ich lieber sage, die Oralität nennen dürfen, je mehr wir erkennen, dass die Sexualität hier nicht eine genetische oder ursächliche Rolle spielt, sondern lediglich einen, wenn auch vital höchst bedeutsamen Sonderfall, einen Ausschnitt aus jener allgemeinen existenziellen Bedeutungsrichtung darstellt. Gerade dieser Umstand erklärt ja erst, dass sich die einzelnen Sonderbedeutungen und Sonderbedeutsamkeiten, wie die sexuelle, die nutritive und die seelisch-kommunikative, zu vereinigen, zu vertreten, zu fördern und zu hemmen vermögen. Es ist nämlich etwas ganz anderes, aus Erfahrung zu wissen, dass *historisch* am Anfang einer sog. neurotischen Lebensgeschichte in der Regel sexuelle Erlebnis- oder Phantasie*inhalte* stehen – soweit decken sich meine eigenen Erfahrungen mit denen der orthodoxen Psychoanalyse – etwas anderes, auf Grund theoretischer Spekulation die evolutionistische Behauptung aufzustellen, „das Sexuelle“ bilde die *genetische* Grundlage für alle übrigen Erlebnis*formen* als solcher.

Das Wort *„neu“* stellt den Zusammenhang her mit den auf S. 143 erörterten Problemen über die *„merkwürdige Blindheit der psychoanalytischen Lehre gegenüber der Kategorie des Neuen und damit des eigentlich Schöpferischen im Seelenleben überhaupt“*. Vgl. dazu Freud: „Ratschläge“, Bd. VIII. Wir verweisen auf das damals Gesagte. Hier ist zu erinnern an die *„zukunftlose Leiblichkeit“* von Al. 20, S. 149. Sie lässt eben nichts Neues zu, weil es nicht bewältigt werden kann. Deshalb verfällt die Kranke wiederum in dieselbe Reaktion, wie es schon früher der Fall war.

Nun fällt das Gewicht auf die *„orale Zone“*. Was damit gemeint ist, wird in den Begriff *„existenzielle Bedeutungsrichtung“* eingebaut, und zwar über den Begriff der „Oralität“, einem Abstraktum. Dieses gestattet, sehr verschiedene Formen von Handlungen einzubeziehen, wie sie im einzelnen aufgezählt werden. Mit dem „Ein- und Auszug“ findet Binswanger einen Zugang zu der *ganz allgemeinen Bedeutungsrichtung* des *„Hinausgehens“* und des *„Hereinkommens“*, die mit der *Aktivität des Ichs,* welche eine *Erweiterung* und jene andere, welche eine Verengung des Ichs herbeiführen, in Zusammenhang steht – das *Aus-* und *Einatmen,* die *Diastole* und die *Systole,* die in *Maldineys* Abhandlung über die „Dialektik des Ichs“ eine so zentrale Rolle spielen wie schon bei Fichte.

Es folgt dann der letzte Satz, in welchem *„historisch“* und *„Inhalt“* einerseits, *„genetisch“* und *„Form“* anderseits einander gegenübergestellt werden. Darin ist die Unterscheidung zwischen *„Psycho- und Pathogenese“* und *„Psycho- und Pathoplastik“* enthalten (bei Binswanger in der Rezension der *Psychodiagnostik* von Rorschach). Wenn Binswanger hier eine klare Unterscheidung fordert, so ist festzuhalten, wie sehr dies gerechtfertigt ist und wie sehr heutzutage gegen dieses elementarste Prinzip dauernd verstossen wird von dem, was sich heute die „moderne Psychiatrie" nennt. Man neigt dazu zu glauben, der Zusammenhang zwischen verschiedenen Erlebnisinhalten einer Lebensgeschichte führe zur Genese einer Krankheit. Dagegen hat schon Freud eindeutig Stellung bezogen, besonders deutlich gegen Jung in der „Geschichte der psychoanalytischen Bewegung". (Bd. X, S. 68: „Mir war aber nicht die Deutbarkeit der Symptome, sondern der psychische Mechanismus der Erkrankung das Wichtige gewesen".) Daraus leitet sich ab, dass Freud stets daran festhielt, die *psychischen Erkrankungen* würden auf einem *biologischen Mechanismus* beruhen und die Zukunft werde zeigen, dass sie durch Forschungen der Chemie zu heilen sein werden. (Vgl. die zahlreichen entsprechenden Stellen im Registerband.) Freud meinte verständlicherweise, es werde sich um Sexualhormone handeln, was sich bekanntermassen nicht bestätigt hat. Schon diese Tatsache gibt einen Hinweis auf die von Binswanger *bestrittene genetische Rolle der Sexualität* beim Zustandekommen der psychischen Erkrankungen. Wenn die entsprechenden Behauptungen stimmen würden, dann müssten Sexualhormone wahrscheinlich doch, wenigstens in vielen Fällen, irgendeine Wirkung haben.

3. Juli 1991

Zunächst: Hinweis auf die zentrale Bedeutung des Begriffs *Bedeutungsrichtung* im letzten Kurs, dann Lektüre von Al. 22, S. 151. (Vgl. dazu: Ludwig Binswanger „Traum und Existenz", Bd. I, S. 74–97):

> Al. 22, S. 151: Nun werden Sie besser verstehen, auf welche Weise Psychotherapie auf die Aphonie zu wirken vermochte. Sie sehen, es hat sich hier um eine eigentliche *Hierarchie von Wirkungen* gehandelt, im Gegensatz zu den meisten Fällen, wo die Aphonie in der Regel durch eine banale Suggestion in einer Sitzung wie wegzublasen ist. In solchen Fällen handelt es sich aber entweder um sehr frische Fälle, wo das Symptom erst vor einigen Stunden oder Tagen aufgetreten ist (um dann übrigens bei jeder Gelegenheit wieder neu aufzutreten), oder um weniger „ernsthafte" und ernst zu nehmende Menschen oder um ein weniger tiefes Leid und einen weniger tiefen seelischen Konflikt. Von der obersten Wirkung, nämlich dem Wiedererwachen des Wunsches der Kranken, wieder aus ihrer Isolierung ins Leben der Gemeinschaft zurückzukehren, wurde schon gesprochen; dabei handelte es sich nicht um die Stärkung ihres Gesundheitswillens, wie es bei weniger ernsthaften, spielerischen Menschen oft der Fall sein muss, sondern durchaus um eine Wiedererweckung und Stärkung ihres Lebenswillens, also um die Provozierung ihrer Entscheidung nach der Seite der vollen Lebens-

> wirklichkeit hin. Die nächste Wirkung bestand darin, dass der Motivationszusammenhang zwischen dem Entschluss zum „Rückzug“ aus dem Leben und der lebendigen Kommunikation (die Kranke sprach selber von einem „détachement de la vie“) und dem Verzicht auf lautes Sprechen ihr nicht nur verständlich wurde, sondern auch von ihr *rekonstituiert,* d.h. voll wiedererlebt wurde; die dritte Wirkung bestand darin, dass ihr die Stimme nun auch wirklich *wieder einfiel* oder ins Gedächtnis kam, welches Wiedereinfallen, wenn es sich nicht um organische Störungen handelt, zugleich immer auch heisst, dass etwas wieder reproduziert, innerviert, hier also *intoniert* werden kann.

Der erste Satz ruft der Frage, ob nachdem, was bisher gesagt wurde, tatsächlich ein besseres Verständnis möglich ist dafür, wie Psychotherapie auf Aphonie wirken kann. Diese Frage muss unbedingt offen gehalten werden. Vorläufig können wir darüber nichts Bestimmtes aussagen. Binswanger wird das Problem nun im Folgenden selbst aufgreifen und erörtern.

Der nächste Satz hebt die beiden Worte *Hierarchie von Wirkungen* durch Kursivschrift hervor. Bevor jedoch diese Hierarchie dargestellt wird, will Binswanger offenbar so etwas wie einen möglichen Einwand vorweg nehmen, nämlich ausserordentlich schnelle Wirkungen, die gelegentlich eintreten und bei denen man vielleicht einwenden könnte, dass dabei keine lange Hierarchie von Wirkungen sichtbar werde. Es werden einige *Beispiele* derart *schneller Wirkungen* aufgezählt:

Bei einer Patientin, die wegen Depressionen mit epileptoider Komponente in Pharmako- und Psychotherapie steht, hat sich ein lästiges Augenzwinkern eingestellt. Es ist, wie sich aus der Besprechung ergibt, aufgetreten im Anschluss an eine der Geschäftsversammlung folgenden Betriebsbesichtigung. Die Mutter hat sie gefragt, warum sie der Besichtigung fern geblieben sei. Sie hat ihr gesagt, sie habe diese schon letztes Jahr mitgemacht und sei deshalb in ihr Zimmer schlafen gegangen. Daraufhin hat ihr die Mutter geantwortet: „Weisst Du nicht, dass man bei solchen Gelegenheiten nicht hingeht, um zu sehen, sondern um gesehen zu werden. Daraufhin ist das Zwinkern aufgetreten (das sie früher schon hatte) und sogleich verschwunden, als der Zusammenhang, der ihr vorher gar nicht bewusst war, hergestellt werden konnte.

Ein etwa 12-jähriger Schüler wird vom Lehrer wegen eines den weiteren Unterricht praktisch verunmöglichenden Stotterns in die Sprechstunde gebracht. Es stellt sich heraus, dass das Symptom erst vor wenigen Wochen aufgetreten ist. Ferner zeigt sich, dass es im Anschluss daran auftrat, als der Knabe in die Jauchegrube gefallen war und von dort vom Meister herausgezogen werden konnte. Mit dem Herstellen des Zusammenhangs ist das Symptom ebenso plötzlich, wie es aufgetreten war, wieder verschwunden.

Ludwig Binswanger hat mehrfach eine Geschichte erzählt von einem Zöllner, der vor dem Sanatorium Bellevue Dienst hatte und um eine Konsultation wegen seiner etwa 20-jährigen Tochter nachsuchte. Sie litt an dem Zwang, auch in der Öffentlichkeit am Daumen zu lutschen. Ludwig Binswanger hat sich die Geschichte angehört und dem Vater und seiner Tochter erklärt, dagegen sei nichts zu machen. – Nach Wochen, als er den Vorfall bereits vergessen hatte, hat ihn beim Grenzübergang der Zöllner übermässig freundlich und liebenswürdig begrüsst und ihm die ausserordentliche Dankbarkeit im Namen seiner Tochter, seiner Frau und sich selbst ausgedrückt, das Symptom sei nämlich nach der Konsultation sogleich und dauerhaft verschwunden.

Derartige Fälle würden vom heutigen Standpunkt aus gesehen eine eingehendere Analyse erfordern, die sicher nicht uninteressant wäre.

Binswanger verwendet seinen Hinweis auf derartige Beispiele dazu, um die *verschiedene Art der Verarbeitung psychischer Erfahrungen bei verschiedenen Menschen* zu bedenken zu geben. Das gibt uns Anlass, auf ein *generelles Problem der Psychiatrie* hinzuweisen, das sich besonders schön demonstrieren lässt an einer Einsicht, die Jakob Wyrsch in seiner Habilitationsschrift: *Über akute schizophrene Zustände und ihr psychopathologischer Aufbau* gefunden hat. Die Gruppen 2 und 3 seiner Beispiele unterscheiden sich dadurch, dass sich bei der zweiten Gruppe, die weitaus am meisten Patienten umfasst, keine intrapsychische und lebensgeschichtliche Verarbeitung schwerer und schwerster psychischer Störungen findet, während umgekehrt bei der dritten Gruppe die psychische Symptomatik in die Lebensgeschichte eingearbeitet wird, zu einer Auseinandersetzung und meist auch zu einer Umgestaltung der Persönlichkeit führt. Wyrsch sagt dazu: die Tatsache, so schwerwiegender Ereignisse fast unbeachtet an sich vorüber gehen zu lassen, deute schon nicht auf eine besonders gesunde Persönlichkeit.

Analoges findet sich aber nicht nur bei akuten Schizophrenen, sondern ebenso bei Depressionen:

Eine Studentin, die eine schwere endogene Depression von fast einem Jahr Dauer durchgemacht hat, hat nach der Ausheilung, die zu einer vollen Restitution führte, welche ihr gestattete, ihr Studium mit dem Doktorgrad abzuschliessen, erklärt, wer so etwas einmal erlebt habe, werde nie mehr die ursprüngliche naive Geborgenheit im Leben und in der Welt zurückgewinnen können. Bei andern ähnlich Erkrankten geht alles spurlos vorüber, so dass sie kaum mehr sich erinnern, was sie in der Psychose erlebt haben.

Die mit alledem verbundenen Fragestellungen rufen auch Hinweise auf Freud wach, der ausdrücklich erklärte, es gebe Menschen, die unfähig seien, eine Psychoanalyse zu machen.

Es liegen hier *Probleme* teils *ethischer,* aber wahrscheinlich nicht nur ethischer, sondern möglicherweise sehr wohl auch *ästhetischer* Art vor, die eine sehr ausführliche Darstellung erfordern würden und zahlreiche andere Phänomene beiziehen müssten.

Wir lesen dann weiter und kommen nun zu der *Problematik der hierarchischen Gliederung.* Dabei weist Binswanger auf eine „oberste Wirkung" hin, die, wie aus seinem entsprechenden Satz hervorgeht, leicht zu einem Missverständnis Anlass geben könnte, die aber offensichtlich als Phänomene zu bezeichnen sind und in den *Bereich des Vitalen* gehören und sich deshalb ganz klar von der zweiten Stufe der Wirkung unterscheiden, in welcher *Motivationszusammenhänge* eine wesentliche Rolle spielen. Gewicht zu legen ist darauf, dass eben die Motivationszusammenhänge nicht auf die oberste Stufe gestellt werden und sich ganz klar vom vitalen Geschehen unterscheiden.

Das erinnert wiederum an Freud. Was hier jetzt als vitale Stufe bezeichnet wird, sind *bei Freud die Triebe,* die er bekanntlich als „mythische Wesen" bezeichnet hat und die von Binswanger hier jetzt eindeutig *über* die Motivationszusammenhänge gestellt werden. (Neue Folge der „Zürcher Vorlesungen": Daseinsanalytisches Kolloquium über psychopathologische Kunst. H. Maldiney: Dialectique du Moi et morphologie du style dans l'art.)

Es handelt sich hier um ausserordentlich wesentliche Probleme der *Unterscheidung,* die *nicht* etwa als *Trennung* aufzufassen ist. Gerade diese Stufen der hierarchischen Ordnung müssen *erkannt* und *als wesentlich* für jede Therapie unterschieden werden. Sobald man das einmal eingesehen hat, muss man zunächst einmal feststellen, dass bei Freud und in noch viel ausgesprochenerem Masse in der heutigen psychotherapeutischen Literatur *diese Unterscheidungen* nicht gemacht werden und daher ganz konfuse Verhältnisse entstehen, in denen man überhaupt nicht mehr davon sprechen kann, Einsicht in faktische Wirkungszusammenhänge gewinnen zu können.

Dasselbe gilt nun grundsätzlich auch für die dritte nach Binswanger *unterste Stufe,* die er in dem hier besprochenen Text nur andeutet und erst in der Folge näher erläutern wird, von der er aber im ersten Satz des folgenden Alineas eine ganz wichtige Aussage macht, nämlich diese Stufe werde im allgemeinen *als selbstverständlich vorausgesetzt* und *nicht beachtet.* Wir müssen deshalb feststellen, dass aufgrund des Textes von Binswanger dieser der Auffassung ist, in der üblichen Psychotherapie würden nicht nur die verschiedenen Stufen der Wirkungshierarchie nicht beachtet, sondern zudem noch *wesentliche Schritte* dieser Wirkung *ausgelassen,* d.h. der Wirkungszusammenhang bleibt überhaupt unvollständig und kann deshalb nicht nachvollzogen werden.

Mit alledem ist aber der Text noch nicht erschöpft, wichtig ist darauf hinzuweisen, wie Themen angetönt werden, die auf eine *offensichtliche depressive Verstimmung* hinweisen, womit der Depressivität und dem mit ihr zusammenhängenden Stimmungsleben, d.h. der *obersten vitalen Stufe* eine zentrale Bedeutung beigemessen wird.

Zudem werden wir im Folgenden darauf zurückkommen müssen, wieso gegen den Schluss zwei weitere Begriffe kursiv geschrieben sind und so mit den kursiven Worten des Eingangssatzes des Abschnittes in ein Wechselspiel treten.

Es zeigt sich, dass das ganze Alinea trotz seiner Geschlossenheit in *weiterführende Gedankengänge* gleitet, die erst beim weiteren Lesen gesehen und erörtert werden können.

17. Juli 1991

Wir fassen zusammen, was wir das letzte Mal über die Hierarchie von Wirkungen gesagt haben und beginnen mit Al. 23, S. 151 unten erneut mit der dritten, der untersten Stufe der Hierarchie.

> Al. 23, S. 151f.: Hinsichtlich dieser letzten psychotherapeutischen Wirkung, die in der Regel als selbstverständlich gar nicht besonders erwähnt und dargestellt wird, können wir die Kranken natürlich nur gerade bis vors Tor der Genesung führen, den Schritt durchs Tor selber müssen sie allein machen. Wir können ihnen wohl helfen, die Verdrängungen rückgängig zu machen, wie Freud sagt, und können sie dazu bringen, dass die Verdrängung sich in ein blosses Vergessenhaben zurückverwandelt, wie es z.B. der Fall ist, wenn wir einen gleichgültigen Namen einfach vergessen haben, wir können aber nicht „machen", dass ihnen das Vergessene, hier also die kinästhetische Gestalt der „Stimme" (denn auf die letztere kommt es hier viel mehr an, als auf ihre blosse Klanggestalt, so nahe natürlich auch hier Klang- und Bewegungsgestalt zusammengehören) nun auch wirklich wieder „in den Griff" kommt.

Wie schon das letzte Mal gesagt, wird diese Stufe üblicherweise als selbstverständlich gar nicht besonders erwähnt und dargestellt, d.h. sie wird ausgelassen, was zur Folge hat, dass es ganz unmöglich ist, sich darüber Rechenschaft zu geben, wie Psychotherapie eigentlich wirken kann.

Mit dem nächsten Schritt wird das Problem der *Unterscheidung von Verdrängen und Vergessen* thematisiert. Es ist dies ein ausserordentlich schwieriges Problem, das weder bei Freud noch sonst genau geklärt ist. Man kann zwar einiges darüber sagen, z.B. dass das Verdrängen ein aktiver, das Vergessen ein spontan passiver Vorgang ist. Aber wie es eigentlich dazu kommt, dass das aktiv Verdrängte nicht wieder in die Erinnerung aufsteigt und auch nicht willkürlich reproduziert werden kann, bleibt bei allen entsprechenden Theorien unbeantwortet.

Binswanger gibt dann eine ganze *Phänomenologie des Vergessens und des Wiederfindens von etwas Vergessenem,* wobei eine wichtige Unterscheidung gemacht wird zwischen *peripherem* und *zentralem psychischem Geschehen.* Dazu sind weitere Hinweise möglich, nämlich die experimentell zu belegende Tatsache, dass im Sauerstoffmangel, z.B. auf dem Jungfraujoch, das psychische Geschehen in die Peripherie rückt. Rorschach-Deutungen z.B. von der Wirbelsäule in die Hände oder eine Blutdeutung wird zu Abendrot und ähnliches mehr. Es ist zu vermuten, dass es sich hier um *primär biologisch bedingte Vorgänge* handelt, wobei das Erinnern faktisch etwas mit dem zu tun hat, was Binswanger hier, wie mir scheint, sehr geschickt mit dem Wort *„in den Griff bekommen"* bezeichnet. Ganz wesentlich in diesem Alinea ist ferner die Unterscheidung zwischen *Bewegungsgestalt* und *Klanggestalt* der Stimme. Nur über die Bewegungsgestalt ist es möglich, die verlorene Stimme wieder zu gewinnen, wobei diese Gestalten eben gerade zu jener dritten Stufe gehören, die üblicherweise verloren gehen, weil man sich nicht damit beschäftigt.

Zu Al. 24, S. 152: Was Binswanger hier mit den ersten Sätzen beschreibt, erinnert in erster Linie an *Depressivität* und depressive Hemmung.

> Al. 24, S. 152f.: Hier müssen wir nun wieder etwas weiter ausholen. Das hysterische Symptom bedeutet, wie Sie gesehen haben, nur den speziellen leibsprachlichen Ausdruck, die leibsprachliche Artikulierung und Akzentuierung einer allgemeinen, in die Leiblichkeit und auf die Leibsprache überhaupt sich zurückziehenden, äusserst „defizienten", d.h. mangelhaften Weise des Existierens. Hat sich die Existenz nun einmal in einem solchen leibsprachlichen Ausdruck gefangen, so verliert sie alle Beziehung auf Vergangenheit und Zukunft, was nichts anderes heisst, als dass der Mensch jetzt sein eigentliches Dasein, das immer ein geschichtliches und zeitigendes ist, aufgegeben hat und ein Leben ohne eigentliche Vergangenheit und Zukunft, ja auch ohne eigentliche Gegenwart, ohne ein Behalten und Erwarten und damit ohne Möglichkeit des Lernens und Reifens, eben ein rein leibliches Leben, zu führen gezwungen ist. (All das ist in dem *einen* Schlagwort *„unbewusst"* enthalten!) In der psychotherapeutischen Behandlung, Erziehung und Kommunizierung kommt nun dieser ganze existenzielle Stillstand wieder „in Fluss"; es wird wieder Vergangenheit erinnert, wieder Zukunft erwartet, das Leben in der Leiblichkeit als Rückzug vom eigentlichen Leben, als „künstlicher" Stillstand erkannt und aufgegeben, der leibsprachliche Ausdruck wird in diesem Sinne verstanden und übersetzt, womit nun endlich dem freien Leben in der Leibsphäre und ihrem freien Strömen (im Gegensatz zu ihrer „Stockung" und Fixierung in einem leibsprachlichen „Symptom" einerseits, zur

> gänzlichen Aufhebung des allgemeinen Leibgefühls anderseits), und damit natürlich erst recht auch dem freien Leben in der Geistsphäre, kein Hindernis mehr im Wege steht. Der Kranke hat jetzt nur noch eine letzte Anstrengung zu machen, ähnlich derjenigen, die Sie alle machen, wenn Sie einen vergessenen Namen, neurologisch ausgedrückt, seine Klang-, Bewegungs- und Bildgestalt, suchen. Bemerken Sie wohl, dass Sie diese Gestalten nicht „im Gehirn" suchen, das tut der Neurologe (dessen Suchen und Finden ein ganz anders orientiertes ist, als das hier gemeinte lebendige), sondern im „Kopf", im „Ohr", im „Auge", auf der „Zunge", in der „Kehle", auf den „Lippen", in den „Fingern" usw., d.h. also in Ihrer Leibsphäre oder Leiblichkeit, von der Sie jetzt wissen, dass sie nicht einen „Teil" von Ihnen ausmacht, sondern dass Sie sie immer irgendwie selber sind. Auch beim Suchen nach einem vergessenen Namen suchen Sie also immer sich selbst, sich selbst in einer bestimmten Form der Befangenheit in ihrer leiblichen Existenz, weswegen Sie auch recht eigentlich unzufrieden „mit sich selbst" sind, wenn Sie den Namen nicht finden. (Dasselbe gilt natürlich auch von den „Bildern", so vor allem auch von den Traumbildern; auch diese sind immer wir selbst). Und wenn nun unsere Kranke sagt, dass ihr die Herrschaft über ihre Stimme wie etwas Vergessenes bald näher rücke, bald wieder verschwände, so haben Sie hier nur den letzten Rest ihrer Selbstvergessenheit vor sich, ihrer selbstgewählten Befangenheit im und ihres Eingenommenseins vom Leib, mit anderen Worten also, ihres existenziellen Stockens, Festgefahrenseins und Festklebens, wie es jeder von uns im „Zustand" des Sichbesinnens auf etwas Vergessenes und nicht *nur* in diesem andauernd erlebt, da wir nur in seltenen Augenblicken „*ganz* bei uns", nur in seltenen Augenblicken „*ganz* wir selbst" sind. Aber selbst dann, selbst in diesen seltenen Augenblicken des Ganz-bei-uns-Seins, ziehen wir uns nicht völlig aus der Leibsphäre zurück; wir leben jetzt aber in einer völlig andersartigen Weise in ihr, wir „haben" sie jetzt völlig andersartig; denn an Stelle jener ebengenannten zeptorischen und rezeptorischen Weise des Existierens auf Zunge, Lippen und Fingern, im Auge und im *Ohr,* also einer rein peripherischen Weise, tritt jetzt, wenn wir ganz bei uns sind, ein Existieren in rein zentraler Weise. Für diese Weise des Existierens haben die Volkssprachen ebenfalls einen Ausdruck, den kostbarsten vielleicht ihres gesamten Sprachschatzes, den Ausdruck *Herz.* Es sind die Augenblicke, in denen „unser Herz spricht", das Zentrum, die Tiefe unseres Selbst, in denen unsere Worte „aus dem Herzen kommen", in denen der Augustinische Christ das Wort Gottes vernimmt und spricht, jenes verbum, das nicht mehr aus dem Munde kommt, sondern, wie Augustin sagt, „*ex corde sonat*".

Wesentlich ist natürlich der Hinweis durch Binswanger, dass diese ganze Phänomenologie von Erfahrungen, die er hier aufzählt und die mit der Leiblichkeit zu tun haben, von den üblichen psychotherapeutischen Schulen mit dem Wort *„unbewusst"* bezeichnet wird. Es ist notwendig, sich Klarheit darüber zu verschaffen, was das eigentlich bedeutet, wenn es sich um Phänomene handelt, die man als unbewusst betrachtet. Es besteht natürlich weder eine Möglichkeit noch ein Interesse, ihre phänomenale Gegebenheit zu untersuchen. Man meint, dass all das, wonach man nicht forscht und nicht fragt, für den Patienten tatsächlich unbewusst sei. Man diskreditiert gleichsam das Unbewusstsein dieser Phänomene. Besonders deutlich wird dieses Problem, wenn Binswanger im folgenden Satz die von ihm phänomenologisch beschriebenen Erfahrungen als einen *„ganzen existenziellen Stillstand"* bezeichnet, der angeblich durch die Psychotherapie wieder *„in Fluss kommt"*.

Was Binswanger nun weiter schildert, sieht so aus, als ob eine *intellektuelle Klärung* dieser Phänomene von therapeutischer Bedeutung wäre. Dann müsste man sagen, dass eine psychotherapeutische Methode, welche die fraglichen Phänomene als unbewusst bezeichnet, nicht nur an den Phänomenen vorbei gerät, sondern zusätzlich gerade damit den Weg verbaut, auf welchem eine therapeutische Wirkung erzielt werden könnte. Es ist dies ein Problem von der grössten praktischen, ebenso aber theoretischen Bedeutung. Es ergibt sich dies alles aus dem Text von Binswanger, ohne dass der Autor selbst ausdrücklich darauf hinweist, und es entsteht die Vermutung, dass er sich selbst dieser ganzen Konsequenzen möglicherweise gar nicht klar bewusst war.

Wir lesen dann nur noch schnell am Schluss das Ende des Alineas auf S. 153, um *das Problem* der *Beziehung* zwischen *Peripherie und Zentrum* genannt zu haben, werden aber das nächste Mal auf das Problem der Zentralität noch einmal zurückkommen müssen.

31. Juli 1991

Es erweist sich als notwendig, noch einmal zu Al. 24, S. 152 zurückzukehren. Das „weite Ausholen" bezieht sich auf eine eingehende *phänomenologische Analyse der Leiblichkeit,* die als „defiziente Weise des Existierens" aufgefasst wird. Mit dem letzten Wort ist die Beziehung zur „Existenzphilosophie" im Sinne von Heidegger mit allem, was das in sich schliesst, hergestellt, wobei man natürlich darauf hinweisen muss, dass in *Sein und Zeit* die hier nun zu erörternde „Leibproblematik" höchstens ganz peripher berührt wird. Es gibt darüber eine alte ausgezeichnete Abhandlung von De Waehlens aus Belgien, von dem Heidegger selbst gesagt hat, dass er zu einer gewissen Zeit, unmittelbar nach dem Krieg, in ihm einen seiner wesentlichsten Schüler erblicke, obschon, wie sich für uns herausgestellt hat, dessen Buch über *Sein und Zeit* im ersten Teil zwar vorzüglich, im zweiten jedoch nicht nur problematisch, sondern eigentlich falsch ist. Zudem sollen sich in den jetzt herausgekommenen Schriften Heideggers, die seinerzeit nicht publiziert waren, Hinweise auf Leibprobleme finden, die in diesen Zusammenhang gehören würden.

Binswanger stützt sich auf Erfahrungen, die er mit seinen Patienten selbst gemacht hat, wobei ich freilich nicht weiss, ob die in dieser Abhandlung dargestellte Patientin zu einer Zeit im Bellevue weilte, als Binswanger bereits mit Heideggers Werk vertraut war. Aus der Darstellung selbst lässt sich das nicht sicher schliessen; es ist möglich, dass auch diese Patientin, wie vier der späteren fünf Schizophrenie-Analysen, sich lediglich auf die Krankengeschichte, wie sie vorher fertig vorlag, bezieht. Die Entscheidung dieser Frage wäre von Interesse, und zwar deshalb, weil die Patientin wahrscheinlich doch damals im Bellevue war, als Binswanger bereits mit der Husserlschen Phänomenologie vertraut gewesen ist. Er dürfte auch Hönigswalds *Denkpsychologie* damals schon gekannt haben, was man aus den Formulierungen über Zeitlichkeit, Behalten und Erwarten, Lernen und Reifen vermuten kann.

Wesentlich ist an den Formulierungen das Wort *„eigentlich"* in bezug auf Vergangenheit, Zukunft und Gegenwart, wobei dieses Wort im Sinne des „je eigenen" zu verstehen ist mit allem, was dazu gehört, wobei wiederum vor allem an Hönigswald gedacht werden muss.

Von zentraler Bedeutung ist natürlich noch das Wort *„leibliches Leben"*, wobei der Akzent auf Leben zu verlegen ist, worin wie in „Lebensfunktion und Lebensgeschichte" die „lebensphilosophische" Strömung der damaligen Zeit mit Namen wie Bergson und Simmel, aber auch Scheler anklingen.

Noch wesentlicher ist, was in der Klammer steht, dass nämlich diese ganze Leibproblematik mit ihrer Zeitlichkeit und, wie sich im Folgenden zeigen wird, auch ihrer leiblichen Räumlichkeit in einem einzigen Schlagwort: *„unbewusst"* enthalten ist. Es ist dies eine *fundamentale Kritik* der ganzen modernen sogenannten „Tiefenpsychologie" inklusive Freud, und zwar eine vernichtende Kritik deshalb, weil damit, indem man diese Phänomene ins Unbewusste abschiebt, man sich jeden Zugang zu ihrer realen Existenz verbaut, womit Tür und Tor geöffnet ist, sich in ihnen theoretisch mit irgendwelchen Annahmen und Behauptungen zu bewegen und so zu tun, als ob damit über ihre Struktur etwas Wirkliches ausgesagt wäre. Diese Hinweise müssten natürlich in einer konkreten Analyse Freudscher Aussagen über das Unbewusste im einzelnen dokumentiert werden. Es sei lediglich auf einen Punkt hingewiesen, nämlich darauf, dass Freud gemerkt hat: „Das Unbewusste ist zeitlos". Das trifft natürlich etwas Richtiges, aber Freud hat sich nicht darauf eingelassen und hat im höheren Alter bekanntlich geschrieben, er sei damit „nicht weiter gekommen" (vgl. meinen Aufsatz über „Bewusst und unbewusst").

In der Folge wird nun geschildert, was in diesem Phänomenbereich während einer Psychotherapie geschehen soll. Dabei entsteht der Eindruck, als ob es sich darum handelte, auf intellektuellem, rationalem, intentionalem Weg zu einer Lösung der Probleme zu kommen und so den „existenziellen Stillstand" wieder in Fluss zu bringen. Das soll geschehen mittels „psychotherapeutischer Behandlung, Erziehung und Kommunizierung". Da stellen sich verschiedene Fragen, die einer näheren Präzisierung bedürften. Sicher ist jedoch, damit ist *nicht nur Reden* überhaupt gemeint, sondern die psychotherapeutische Behandlung geht weit über das rein sprachliche Reden hinaus.

Ein wichtiger Punkt jedoch ist, dass die beiden Verben *„erkennen"* und *„aufgeben"* in dieser Behandlung eine wesentliche Rolle spielen. Es sieht fast so aus, als ob *rein durch Erkenntnis* ein auch als „künstlich" bezeichneter pathologischer Zustand behoben werden könnte. Wenn dies gelänge, dann ein „freies Leben in der Leibsphäre" möglich würde und ein „freies Leben in der Geistsphäre" ebenfalls, das ist sicher richtig. Aber da muss eben doch eine Reserve gemacht werden, der Binswanger selbst Rechnung trägt, indem er in den an sich schon komplizierten Satz eine Klammer einfügt, die selbst wieder zweieinhalb Zeilen in Anspruch nimmt. Man gewinnt den Eindruck, dass ihm bei dieser ganzen Geschichte irgendwo nicht so recht wohl ist, und dies um so mehr, da die Einschiebung in der Klammer, wie schon die eben beschriebene Klammer mit dem Unbewussten, faktisch von grösster Bedeutung ist.

Es geht nämlich mit dieser Einschiebung um *das einzelne leibsprachliche Symptom* einerseits und um etwas ganz anderes, nämlich eine Aufhebung, und zwar eine gänzliche Aufhebung des *allgemeinen Leibgefühls* anderseits. Hier gewinnt man den Eindruck, dass Binswanger ein Fehler unterlaufen ist, den er nachher zwar korrigiert, der aber hier auch eine Korrektur erfordern würde, indem es sich nämlich nicht um die Aufhebung und schon gar nicht um die gänzliche Aufhebung des Leibgefühls handelt, sondern um eine *Modifikation.* Und hier liegt nun wahrscheinlich eine *Zweideutigkeit* vor, die nicht nachgewiesen und nicht ausdrücklich erwähnt ist. Zu vermuten ist, mit der „gänzlichen Aufhebung des allgemeinen Leibgefühls" meint er, *der gesunde Mensch lebe ohne Leibgefühl,* solange der Leib gesund ist, ist er gleichsam nicht da. In diesem Sinn hat Binswanger recht. Aber dieses Nicht-da-sein des Leibes ist eben doch Modifikation des Leibgefühles, die an sich noch nicht nur ein Negativum darstellt. Es gibt darüber einen Punkt, bei dem Binswanger möglicherweise angeknüpft hat, nämlich bei *Scheler* finden sich in der *Ethik* wesentliche Hinweise. Zudem müssen wir hier auf die S. 144–146 dieser Abhandlung von Binswanger, in der wir stehen, zurückgreifen, wo über dieses allgemeine Leibgefühl bereits Wesentliches ausgesagt ist. Wir können aber nicht erneut all das erörtern.

Es geht weiter mit der Beschreibung des *Suchens eines vergessenen Namens.* Wir lesen diese Analyse hier. Im Vorbeigehen ist immerhin auf das erste Kapitel der *Denkpsychologie* von Hönigswald hinzuweisen, auf den „verlorenen Faden" und des Wiederfindens des Fadens.

Hier knüpft Binswanger nun an allgemeine Erfahrung an, die jeder bei sich selber macht. Während wir das jetzt im Kurs analysieren, steht vor uns auf dem Tisch ein Blumenstrauss mit violetten Blumen. Diese stammen aus unserm Garten, ich habe sie gestern geschnitten, weil sie die Bedienung der Sonnenheizung des Schwimmbads behinderten; dabei habe ich bemerkt, mich des botanischen Namens dieser Blumen nicht mehr zu erinnern. Das hat mich geärgert, und ich habe wieder einmal Gedanken über das Altern angestellt. Heute habe ich beim Schwimmen die Blumen wieder gesehen, den Namen wiederum nicht gefunden und auch jetzt fällt er mir nicht ein. – Nun steht hier, dass wir den vergessenen Namen im Ohr, im Auge, auf der Zunge, in der Kehle, auf den Lippen, in den Fingern usw. suchen, und in diesem Moment fällt mir der Namen ein, und zwar, wie ich ganz genau und deutlich erkenne, vorne im Mund, in der Gegend der Zungenspitze und der Zähne. Er heisst nämlich „Buddleia", und um das „B" auszusprechen, muss ich die Zungenspitze an die Schneidezähne meines Unterkiefers bringen, und genau dort an dieser Stelle fällt mir der Name ein. Vorher habe ich ihn in der Botanik gesucht, es ist mir eingefallen, dass der Strauch aus China stammt, aber dort war der Name nicht zu finden. Dann erinnere ich mich, wie der Strauch jetzt in die Flora der Schweiz Eingang gefunden hat, und wie ich auf einem hochsommerlichen Spaziergang von Magglingen nach Neuenstadt am Waldrand grosse Bestände dieser Pflanze gefunden habe. Da ist er mir auch nicht eingefallen. Ich habe an meine grossen Florawerke gedacht, aber da ich den Namen nicht wusste, konnte ich dort nicht nachschauen. Das Beispiel zeigt genau das, was Binswanger hier beschreibt.

Dazu gehört nun weiter, ich habe mich über den vergessenen Namen geärgert, d.h. ich selbst habe mich mit meiner ganzen Aktivität, *meinem Ich da eingeschaltet.* Zur gleichen Zeit war die Rede vom Namen einer Lilie, die in unserem Garten blüht. Meine Frau hat mich gefragt, wie sie heisse. Ich habe gesagt, ich wüsste es nicht, könnte mich aber bei meinem Freund Christe, von welchem ich die Pflanze habe, erkundigen. Auch da bin ich beteiligt, habe mich aber nicht geärgert, weil ich es gar nicht gewusst habe.

Binswanger drückt das so aus, indem er erklärt, dass wir beim Suchen eines Namens das immer *„irgendwie selber sind"*. In diesem „irgendwie" liegt natürlich das Problem, das man genauer erfassen sollte und das Binswanger nun in den folgenden Sätzen näher erläutert. Dabei weist er wiederum in Klammern gleichsam zur Illustration auf die Traumbilder hin, die auch immer wir selber sind. Das gibt Gelegenheit, an eine Stelle im 10. Buch der *Bekenntnisse* von Augustinus zu erinnern, wo er beschreibt, wie wir im Traum Bilder sehen von Handlungen, die wir begehen, die wir eigentlich ablehnen, dass es aber doch etwas „irgendwie an uns Geschehenes“ bedeutet, was „uns traurig macht“. (Ausgabe Kösel-Verlag, Lateinisch-Deutsch, 1955, S. 553)

Das Weitere bewegt sich nun wiederum zwischen *Selbstvergessenheit* und *Befangenheit,* die einmal als „selbstgewählt“ und dann wieder als „eingenommen-sein“ bezeichnet wird, wobei mit dem Eingenommensein *ein Verb* ausgesprochen *medialen Charakters,* das sowohl als Aktivum wie als Passivum gebraucht werden kann. Das wird weiter erläutert und auf die grosse Bedeutung dieser Mehrdeutigkeit dessen, was hier angedeutet ist, hingewiesen. Vorläufig kann nur gesagt werden, das Problem bleibt offen, *inwiefern Psychotherapie* tatsächlich *auf intellektuellem Wege wirkt* und inwiefern anderes eine Rolle spielt.

Mit diesem „andern“ geht Binswanger nun einen Schritt weiter. Er knüpft dabei nicht ausdrücklich, aber faktisch an den letzten Satz der Abhandlung von „Traum und Existenz“ an, der nicht sicher nachgewiesen ist, dort aber vielleicht aus Grillparzers „Das Leben ein Traum“ stammt, der jetzt in anderer Form erscheint, nämlich indem Binswanger nun von *„einer völlig andersartigen Weise“* des Lebens in der Leibsphäre spricht, in einer völlig andern Art des *„Habens des Leibes“*. Damit kommt die *Unterscheidung* von *peripherem* und *zentralem* Existieren zum Vorschein wie der Begriff des „Herzens“.

Hier muss wieder an Scheler erinnert werden und an die Tatsache, dass Scheler wochenlang im Bellevue weilte, täglich mit Binswanger philosophierte, wobei es sich auch um eine mit Scheler befreundete Patientin handelte. Es ist anzunehmen, dass damals auch vom „ordo amoris“ die Rede war und hier eine der wesentlichen Quellen der Phänomenologie der Liebe in Binswangers *Grundformen* zu suchen und zu finden ist. Es ergibt sich denn auch auf S. 105ff. der *Grundformen* eine ausführliche Problematik zu dem Begriff „Herz“, wie sich im Nachlass von Scheler ein grosser entsprechender Text über die „ordo amoris“ gefunden hat. Zum heutigen Abschluss sei nur daran erinnert, dass Griesinger in einer späten Schrift den Satz geschrieben hat: *„Die grossen Gedanken kommen vom Herzen“*. Man hat gemeint, das sei eine Idee von Griesinger selbst, es ist aber ein Zitat und stammt vom französischen Moralisten des 18. Jahrhunderts, des Marquis de Vauvenargues. (Vgl. R. Kuhn: Griesingers Auffassung der psychischen Krankheiten und seine Bedeutung für die weitere Entwicklung der Psychiatrie, in: *Bibl. Psychiatr. Neuro.* 100, 1957, 41–67)

Peripheres und Zentrales spielt auch bei K. Goldstein eine zentrale Rolle! (Vgl. *Aufbau des Organismus*)

28. August 1991

Es hat sich herausgestellt, dass der ehemalige Assistenzarzt, *Dr. med. Klaus Prüter,* ein Skriptum über die Vorlesung in Zürich gemacht hat, welche dem Vortrag von Ludwig Binswanger „Über Psychotherapie" gewidmet war. Es war dies meine zweite Vorlesung in Zürich, die erste war „Dauer und Existenz" gewidmet und hat im Sommer 1957 stattgefunden. Ich hatte diesen Text vorher in der Klinik bereits einmal in Kursen durchgearbeitet. Im Jahre 1956 habe ich dann in der Klinik in Münsterlingen den Vortrag „Über Psychotherapie" im Laufe eines Jahres im Kurs interpretiert. Darüber gibt es in den damals noch handschriftlich geführten Protokollen ein Skriptum, das Fräulein Christ im Mai 1958 für einige Assistenten und wahrscheinlich vor allem für mich in Schreibmaschine abgeschrieben hat. Herr Dr. Lehner hat noch ein Exemplar, das nun auch beigezogen wird. Darin fehlt die S. 19, ich werde versuchen, sie anhand des Originals zu rekonstruieren.

Ich war so für die Vorlesung gut vorbereitet. Es ist die Vorlesung, in welcher *Ludwig Binswanger am 12.12.1957* in Zürich anwesend war. Er hat damals bei Prof. Bleuler Zunacht gegessen. Dieser hat ihn bis vor die Türe meiner Vorlesung begleitet und hat sich dann verabschiedet, ohne dass es ihm in den Sinn gekommen wäre, auch zuzuhören, was ich eigentlich als selbstverständlich angesehen hätte.

Aus einzelnen Bemerkungen ergibt sich, dass ich die damalige Vorlesung offensichtlich *sehr eingehend mit Ludwig Binswanger besprochen habe.* Es ist anzunehmen, dass verschiedene Aussagen aus dieser Vorlesung faktisch aufgrund von Besprechungen mit Ludwig Binswanger zustande gekommen sind, obschon das nicht immer ausdrücklich erwähnt ist.

Zu diesen Bemerkungen Binswangers gehört, dass er den Text „Über Psychotherapie" später, d.h. also noch 1957, als *eine seiner wesentlichsten Arbeiten* aufgefasst hat, was man wohl auch heute noch bestätigen kann.

Zu den Zuhörern der damaligen Vorlesung gehörte auch *Jacques Schotte,* der gelegentlich auch intervenierte.

Der Umstand, dass das Vorlesungsskriptum erst jetzt zum Vorschein kam, hat den *Nachteil,* dass die bisherige Interpretation von vielen mir nicht mehr gegenwärtigen Aussagen der damaligen Vorlesung nicht beeinflusst wurde, was zu gleicher Zeit ein *Vorteil* ist, indem sich nun zeigt, was ich nach fast 35 Jahren mit dem selben Text wieder angefangen habe. Irgendwie ist es sonderbar, dass ich mich während so langer Zeit nicht mehr näher mit diesem Text befasst habe, obschon ich ihn verschiedentlich gerade wegen der Aussagen über *das Neue* im Al. 14 immer wieder etwa *beigezogen* habe.

Dass er vor jetzt Jahresfrist wieder aufgenommen wurde, ist einer Anregung von Robert Christe zu verdanken, der mich darauf hingewiesen hat, dass in diesem Text *Lebensfunktion und Lebensgeschichte als „Abstraktionen"* bezeichnet werden. Ich habe daraufhin und deswegen den Text wieder hervorgenommen und fand ihn dann so interessant, dass ich meinen Hörern vorschlug, ihn genauer zu interpretieren.

Über einige *wesentliche Ergänzungen,* die sich aus dem vorliegenden Manuskript der damaligen Vorlesung ergeben, von denen ich heute sagen muss, dass sie ganz ausgezeichnet gestaltet ist, soll im Folgenden die Rede sein.

Zum Titel ist noch auf den *Untertitel* hinzuweisen: *„Möglichkeit und Tatsächlichkeit psychotherapeutischer Wirkung".* Die beiden Begriffe sind gleichsam zusätzliche Überschriften zu den Al. 4 und 5 und weisen einerseits auf die *wissenschaftliche Begründung* psychotherapeutischer Wirkungen hin und anderseits auf das Problem der praktischen *Anwendung.* Diese beiden Probleme, von denen ich heute sagen würde, dass sie sich im Laufe des ganzen Textes *wie zwei Motive einer musikalischen Komposition* erweisen, die moduliert und miteinander *in ein Zusammenspiel* gebracht werden.

Zudem ist zum Titel zu bedenken, dass die ganze Abhandlung eigentlich *nach zwei Gesichtspunkten* hin *interpretiert* werden kann, nämlich einmal in Zusammenhang mit der Anmerkung Binswangers zum Titel *als Glied in der historischen Entwicklung von Binswanger.* Dann ist sie mit verschiedenen andern damaligen Abhandlungen in Zusammenhang zu bringen. Jeder der von Binswanger hier aufgezählten Titel *[Traum und Existenz. Geschehnis und Erlebnis. Das Raumproblem in der Psychopathologie. Über Ideenflucht.* Ferner: *Psychotherapie als Beruf* und *Erfahren, Verstehen, Deuten in der Psychoanalyse]* weist auf eine Abhandlung hin, dessen Kenntnis eigentlich Voraussetzung ist für ein volles Verständnis seines Vortrages „Über Psychotherapie".

Abgesehen von dieser individualgeschichtlichen Verankerung kann *der Text auch für sich selbst genommen werden,* er ist dann *phänomenologisch-hermeneutisch zu interpretieren.* Im ganzen gesehen ist die bisherige *neue Interpretation* weniger historisch als *rein phänomenologisch* vorgegangen, und die jetzt anzubringenden Ergänzungen müssen deshalb die historischen Gesichtspunkte stärker berücksichtigen.

In diesem Zusammenhang ist darauf hinzuweisen, dass *Binswanger im Jahre 1957* verschiedene, und zwar keineswegs bloss kleine äusserliche *Modifikationen* zu seinem Text *vorgeschlagen* und ausdrücklich gesagt hat, dass verschiedene Aussagen dieser und anderer in Zusammenhang erwähnten Abhandlungen modifiziert werden müssen, worüber die *Einleitungen* zu den beiden Bänden über *Vorträge und Aufsätze* zum Teil Auskunft geben, zum Teil aber auch Probleme betreffen, die dort nicht vermerkt sind. Wir werden auf einzelne dieser Tatsachen hinweisen.

Das Problem der *historischen Verankerung* des Textes ist wesentlich bedeutsamer, als es auf den ersten Blick scheinen mag. Die entsprechenden Abhandlungen sind zum Teil recht umfangreich, wie vor allem die *Ideenfluchtstudien.* Die Probleme führen in diesem Zusammenhang sehr weit und können hier nicht in all ihre Verzweigungen hinein verfolgt werden. Es sei nur noch eines festgehalten: *Emil Staiger* hat mir einmal gesagt, er betrachte Binswangers Studien *Über Ideenflucht* als *das Beste,* was er jemals geschrieben habe.

[Aus dem Skriptum der Zürcher Vorlesung 1957/58, Al. 1–24]

Zu Al. 1, S. 132: Ich habe seinerzeit dazu eine Anmerkung gemacht, die nicht nur zu dieser Abhandlung Gültigkeit hat und auch nicht nur für Arbeiten von Binswanger gedacht war, sondern auch für Abhandlungen von Freud. Ich habe das erste Alinea *verglichen* mit einer *Knospe,* die den gesamten Gehalt der Abhandlung gleichsam in sich schliesst. Die Interpretation besteht dann darin, dieser Knospe die in ihr liegenden Strukturen *zur Entfaltung* zu bringen, wobei es darum geht, diese Entfaltung *als etwas von sich selbst Geschehendes* zu belassen, was einerseits *Rezeptivität* erfordert, *zugleich* aber eine die im Wesen des Sachverhaltes liegende *Struktur sein zu lassen,* womit zum Ausdruck gebracht ist, dass die *Interpretation* eines solchen Textes einem *„medialen"* Vorgehen entspricht, d.h. *gleichzeitig passiv und aktiv ist* wie die medialen Verben in den antiken Sprachen, vor allem im Griechischen. Wesentlich ist einzusehen, dass es sich bei einer Interpretation nicht darum handelt, die sich entfaltende Blüte in ihre einzelnen Blütenblätter zu zerlegen, sondern die Blüte zur Entfaltung zu bringen und *bis zum Reifen der Frucht* sein zu lassen, womit natürlich vor allem auch etwa gemeint ist, dass all das *Zeit* braucht, dass nichts überstürzt werden darf, dass jedem Motiv die Entfaltungsmöglichkeit gegeben werden muss, die in ihm angelegt ist. Gerade dieses Beispiel wird dann am Schluss der Vorlesung durch die Zusammenfassung, die Binswanger über die Stunde, der er beigewohnt ist, gegeben hat, sehr schön bestätigt, wobei man ausdrücklich sagen muss, dass mein Bild aus dem Beginn der ersten Vorlesung stammte, von der Binswanger nichts wusste und ich nichts wusste und wissen konnte, womit Binswanger sein abschliessendes Urteil über meine Vorlesung abgeben werde.

Es ist denn auch sinnvoll, den Inhalt des ersten Alineas noch genauer anzuschauen.

So fällt auf, dass *hier schon* das Problem des *„Neuen"* gemeint ist, wenn auch in einem ganz andern Sinn, als es nachher wieder erscheint.

Aber die beiden Bedeutungen hängen wahrscheinlich doch innerlich irgendwie zusammen, was mit der im Text angesprochenen *„existenziellen" Betrachtungsweise* zusammenhängt. Das müsste genauer untersucht werden. Es sei hier nur auf ein Problem hingewiesen: Wenn Binswanger damals sagte, dass der Arzt mit Worten und nicht mit der Hand oder Medikamenten wirken solle, dann sei das für den damaligen Mediziner etwas Neues. Dazu müsste man heute wenigstens für schweizerische Verhältnisse sagen, dass es sich damit heute anders verhält. Im Gegensatz zu damals werden heute in der ärztlichen Ausbildung schon in den vorklinischen Semestern *Unterricht in Psychosomatik* oder physisch-psychischen Beziehungen erteilt. Dieser Unterricht hat dann zur Folge, dass eine Beteiligung der Psyche an Krankheitszuständen für den heutigen Arzt nicht etwas Neues, sondern etwas Altbekanntes ist, woraus dann die *unglückselige Tendenz* entsteht, alles, was man nicht einfach und leicht biologisch einordnen kann, als psychisch zu bezeichnen. So kommen all die Fehldiagnosen zustande, dass man akutes Glaukom, perforierte Extrauteringravidität, perforiertes Magenulcus, Wirbelsäulenfrakturen mit Rückenmarksbeteiligung, Gehirntumoren, Meningitis cerebro-spinalis, um nur einige von mir beobachteten Fälle zu nennen, für hysterisch erklärt. Es hängt dies sicher zum Teil damit zusammen, dass der entsprechende vorklinische Unterricht von Lehrern erteilt wird, die eine dafür ganz unzureichende Ausbildung haben. Zudem wird die ganze Angelegenheit von vielen Fakultäten viel zu sehr auf die leichte Schulter genommen. Das Problem liegt natürlich auch darin, dass *auch Psychiater* sich über diese Probleme *viel zu wenig im klaren sind.*

Es mag schon hier auf etwas hingewiesen werden, was im späteren Text dann eine zentrale Rolle spielt, nämlich: Freud stützt sich im wesentlichen auf Fechner. Binswanger hat stets betont, dass die wesentlichen Einsichten Freuds schon bei Fechner ausgebildet sind. Das hat nicht nur rein äusserliche historische Bedeutung, sondern die Bedeutung reicht sehr *viel tiefer ins Persönliche.* Von Fechner weiss man, dass er an schweren endogenen Depressionen erkrankt ist. Es könnte gezeigt werden, wie dieser *depressive Wesenszug* sich in seinen Werken Ausdruck verschafft hat. Wesentlich depressive Züge finden sich aber ebenfalls im Werk von Freud. – Nun aber weist Binswanger vor allem darauf hin, dass Fechners Auffassungen entscheidend widersprochen worden ist durch Lotze. Die *Einwände Lotzes* sind genau dieselben, wie sie gegenüber der Freudschen Psychoanalyse berechtigt und zu einem guten Teil von Binswanger übernommen worden sind, vor allem ausgedrückt in seinem Aufsatz über „Das Bild des Menschen bei Freud im Lichte der Anthropologie".

Im Sinne des Festhaltens dieser Problematik seien nun einige *Sätze aus Lotzes Metaphysik* wiedergegeben, die sich auf Fechner beziehen. (Ausgabe Meinert, 1912, S. 498f.): „Ich brauche nach dem Vorigen nicht zu wiederholen, dass ich *in der Erfindung des Namens eines psychophysischen Geschehens,* oder eines solchen Processes, *keinen Fortschritt zur Klarheit sehen kann;* ich gestehe zu, dass der Ausdruck Bedeutung haben mag für ein einzelnes Element, in welchem man, wie früher erwähnt, physische und seelische Erregungen zusammendenkt; aber sein Gebrauch zur Erklärung des Seelenlebens, das sich aus dem Zusammenwirken eines Systemes entwickeln soll, scheint mir in der That *nur durch seine Unklarheit bestechend;* wir haben alle einige Schwachheit für solche Vorstellungen, welche ein schwer zu definierendes Verhältnis zwischen zwei Beziehungspunkten, die geschieden bleiben müssen, als eine ursprüngliche Einheit fassen und dadurch den Gegenstand unserer Frage aus der Welt schaffen; hier fehlt mir immer die deutliche Angabe des bestimmten einzelnen Subjectes, dem jeder Einzelfall dieses Geschehens zugeschrieben wird, so wie Rechenschaft über die Art, wie diese Wirkungen ineinandergreifen und sich zu einem Ganzen zusammensetzen." [Kursive Hervorhebung im Zitat durch Ref.]

Nur kurz hingewiesen sei, dass man in der *modernsten Linguistik* dabei ist, Lotze wieder zu entdecken und dass Teile seiner *Logik* wieder gedruckt worden sind.

In diesen Zusammenhang gehört nun, dass Binswanger „dieses für den Mediziner Neue" als *„Rede"* bezeichnet. Zu beachten ist, dass es Rede heisst und nicht „Sprache". Das ist nicht zufällig, Rede und Sprache unterscheiden sich im Deutschen wie im Französischen *parole* und *langage.* Sprache ist das ganze Gebilde aus Worten, Sätzen und Grammatik, dessen wir uns alltäglich im Sprechen, Schreiben und Lesen zur Verständigung unter uns bedienen. Es ist das, was wir lernen, wenn wir eine lebendige und vor allem auch eine sogenannt tote Fremdsprache lernen müssen. Reden ist dagegen das lebendige Miteinander-in-sprachliche-Beziehungtreten. *Psychotherapie* kann natürlich niemals durch Sprache vermittelt werden, sondern *muss eben Rede verwirklichen.* Wenn Binswanger damals so geschrieben hat, dann möglicherweise unter dem Einfluss von Heideggers *Sein und Zeit,* worin von dieser Problematik „die Rede" ist.

Im ersten Alinea verwendet Binswanger Worte, die er bewusst in ihrer Mehrdeutigkeit sieht, vor allem natürlich diejenigen, die er selbst in Anführungszeichen setzt, nämlich das Wort *„Mittel"* und das Wort *„wirken"*.

Zu beachten ist ferner, dass schon das *Thema des „Berührens"* in diesem ersten Alinea auftaucht, was natürlich mit der speziellen *„manuellen" Therapie,* die Binswanger in jenem Fall angewendet hat, in Beziehung steht. Im Skriptum wird ausdrücklich erwähnt, dass Freud diese Methode Binswangers nicht akzeptiert hätte. Es ist damit jedoch ein Themenkreis berührt, der in der späteren Entwicklung der psychischen Behandlungsmethode zu Bedeutung gelangt ist, was Anlass gäbe, darüber ausführlicher zu handeln. Im Jahre 1957 sind solche Methoden erschienen und gewisse Hinweise aus dem Skript von damals dürften damit in Zusammenhang stehen.

Zu Al. 2 ist darauf hinzuweisen, dass das alte Skript vielleicht noch mehr als das neue auf die *Bedeutung begrifflicher Klarheit* Gewicht legt, im übrigen aber doch dem neuen Skript weitgehend entspricht.

Zu Al. 3: Sehr deutlich wird im alten Skript der *Zusammenhang von seelisch mit lebensfunktional* im Gegensatz zu lebensgeschichtlich, was geistig ist, betont. In bezug auf die *Beziehung der beiden Begriffe* wird auf *deren gegenseitige Begrenzung* im Sinne der griechischen koinonia zwischen apeiron und peras hingewiesen. Hier beginnt sich *die Auseinandersetzung mit Boss* anzudeuten, die dann im weiteren Verlauf immer deutlichere Gestalt annimmt.

Al. 4 und 5: Einiges ist dazu bereits gesagt worden. Wichtig ist, dass Boss und die Zürcher Schule gerade in der Zeit der damaligen Vorlesungen ihre Theorien entwickelt haben über die Notwendigkeit, in der Psychotherapie ein „ungekürztes Menschsein“ oder „ungekürztes Dasein“ zur Geltung zu bringen. Dagegen zeigt Binswanger, dass und inwiefern ein *reduziertes Dasein im Sinne wissenschaftlicher* und vor allem auch *naturwissenschaftlicher Kenntnisse* von seiten des Arztes Voraussetzung für eine wirksame Psychotherapie ist, die freilich allein ebenfalls nicht ausreicht. Sie muss mit einer *unmittelbaren Begegnung* im Sinne eines *eigentlichen Daseins* in Beziehung treten. Wie diese Beziehung zu gestalten ist, das hat Binswanger in diesem Text mit dem Begriff *„Dialektik“* zum Ausdruck gebracht, *was er später korrigiert hat.* Was in der neuen Vorlesung bereits dazu gesagt worden ist über die Herkunft dieser Betrachtungsweise bei Le Senne, ist in dem alten Manuskript dargestellt. Es geht eben darum zu sehen, dass es sich hier *nicht um einfache Dialektik zwischen Begriffen,* sondern um ein koinonia-*Verhältnis* handelt.

Im alten Skript findet sich dann unter Berufung auf Binswanger der Satz: „Begriffe dürfen nicht einfach weggeschafft, sondern sie müssen in ihrem Wesen verstanden werden.“ Das ist die entscheidende *Kritik Binswangers an den Einwänden,* die *Boss* und andere an seinen Auffassungen vorgenommen haben, indem sie einfach die Verwendung bestimmter Begriffe für falsch erklären und sich nicht im geringsten darum bekümmern, was denn der Autor eigentlich darunter verstanden haben könnte.

Im alten Skript kommt nun hier die Problematik von Freud, Fechner und Lotze zur Sprache, wobei wir vom heutigen Standpunkt aus ergänzend hinzufügen würden, dass *der Wesensunterschied zwischen blossem Kritisieren und kritischem Denken* in Betracht gezogen werden muss. Boss und die übrigen Gegner Binswangers leisten nichts anderes als dass sie kritisieren. Binswanger dagegen, sich u.a. auf Lotze stützend, übt im eigentlichen Sinn des Wortes Kritik.

Hier wurde nun im alten Skript deutlich auf die *Abstraktheit von Begriffen wie Lebensfunktion, Lebensgeschichte, Triebe und Instinkte* hingewiesen und vor allem, und das ist nun von zentraler Bedeutung, dass die Verwendung dieser Begriffe eine bestimmte *Daseinsmodifikation,* übrigens *defizienter Art* dessen, der sie verwendet, darstellt. Das ist nun eben gerade das Wesen *der existenziellen Betrachtungsweise,* die zeigt, dass Lebensfunktion und Lebensgeschichte etwas ist, was sich im Beurteiler *abspielt* und *nicht gleichsam eine Eigenschaft des Beurteilten,* d.h. des Kranken. Auf diese Problematik wurde in der alten Vorlesung eingehend eingegangen.

Binswanger weist jedoch hier bereits auf das Problem hin, dass *Neues nicht aus einer existenziellen Kommunikation entspringen kann, sondern nur aus dem Zusammenwirken einer existenziellen Kommunikation mit defizienten Daseinsmodifikationen.* Damit wird der grundsätzliche Einwand gegen Boss und seine Auffassung von Psychotherapie wieder aufgenommen. Natürlich fragt sich nicht nur, dass es so ist, sondern weshalb es so ist.

In diesem Zusammenhang war in der alten Vorlesung die Rede vom *Begriff der „Kräfte"* bei Binswanger und an anderer Stelle aus der Vorlesung, wo Binswanger zugegen war, *der Begriff des „Psychischen" bei Freud.* Es sind dies Andeutungen von Problemen, welche im zweiten Band von Binswangers *Allgemeiner Psychologie* hätten zur Sprache kommen sollen, die zum Teil in publizierten Abhandlungen der damaligen Zeit erörtert, zum Teil in Manuskripten stehen geblieben sind, ohne weiter verwendet zu werden.

In diesen Zusammenhang gehört nun der Text meiner Antrittsvorlesung in Zürich: *„Über Wissenschaft und Kunst in der Seelenheilkunde".* Der Titel dieser Antrittsvorlesung ist eindeutig dem Text von Binswanger „Über Psychotherapie" zu verdanken. Ich habe die entsprechenden Ausführungen Binswangers schon im Jahre 1956 während der ersten Interpretation in Münsterlingen aufgegriffen. Der Hinweis im neuen Skript, dass ich bei der Ausarbeitung des Vortrages den Text „Über Psychotherapie" zuwenig gegenwärtig hatte, stimmt offensichtlich nicht. *In der Antrittsvorlesung ist sogar ziemlich viel aus Binswangers Text wörtlich zitiert.* Mein Irrtum stammt wohl daher, dass Binswanger mir vor der Antrittsvorlesung gesagt hat, er habe keine Ahnung, wovon ich sprechen werde, woraus man doch irgendwie schliessen muss, dass ihm selbst sein damaliger Text, in welchem die Rolle des Künstlerischen in der Psychotherapie ausdrücklich erwähnt ist, nicht mehr richtig gegenwärtig war. Seit der Zeit, da er seine Arbeiten über Psychotherapie geschrieben hat und meiner Beschäftigung mit seinem Text, waren immerhin *mehr als 20 Jahre* verflossen, in denen er sich selbst offenbar mit dieser Schrift nicht mehr befasst hatte.

Meine Antrittsvorlesung gibt jedoch wesentliche Hinweise auf die Interpretation des Textes von Binswanger aus der damaligen Zeit, und es findet sich dann in dem Skript von Herrn Prüter eine ausdrücklich als „Zusammenfassung der Antrittsvorlesung" bezeichnete Stelle, von der ich nicht weiss, ob ich sie tatsächlich in der Vorlesung mitgeteilt habe, oder ob Herr Prüter sie für sich aus der Antrittsvorlesung entnommen hat, die er ebenfalls angehört und die ihm später auch im Text der NZZ zur Verfügung gestanden hat. Auf jeden Fall steht sie unter einem bestimmten Datum, *bevor sie gedruckt vorlag.*

In diesen ganzen Zusammenhang gehört auch die für die heutige Betrachtungsweise wichtige Bemerkung: „Heidegger habe Binswanger einmal gesagt, *er solle Hegels Ästhetik lesen, er werde darin sehr viel für seine Psychiatrie finden.*" Wenn ich mich nicht irre, stammte diese Bemerkung aus einer Begegnung von Heidegger vor dem Zweiten Weltkrieg. Denn ich weiss nicht, dass Heidegger diese Bemerkung in meiner Gegenwart gemacht hätte. Sicher kann ich das aber nicht sagen. Es handelt sich um eine Tatsache, die in vieler Hinsicht vor allem für Heidegger, sicher auch für die Arbeit Binswangers von grösster Bedeutung ist. Das ergibt sich dann aus den Aufzeichnungen zur Zürcher Vorlesung zu Al. 8 über *„existenzielles Verhältnis"*. In diesem Zusammenhang war in der Zürcher Vorlesung ziemlich eingehend von Kierkegaard die Rede und seiner Bedeutung sowohl für Heidegger wie für Binswanger.

Ferner gehört in diesen Zusammenhang die in der Zürcher Vorlesung ausdrücklich erörterte *Beziehung zwischen „einschränken" und „entschränken"*, woraus dann die andere Beziehung zwischen *„verweigern"* und *„gestalten"* hineinspielt. Damit kommt wiederum die Auseinandersetzung mit Boss und seiner Schule ins Spiel.

Eigentlich eine sehr eingehende Betrachtung würde nun die *vierte Stunde* vom 12.12.1957 benötigen, als *Binswanger selbst dabei war.* Wir haben die Al. 9 bis 13, die eigentlich dann gekommen wären, übersprungen und *in Gegenwart von Binswanger vor allem das Al. 14 gelesen.* Da wir den Text der Zürcher Vorlesung den heutigen Zuhörern zur Verfügung stellen, verzichten wir darauf, auf Einzelheiten hier einzugehen. Wichtig sind die Bemerkungen von Binswanger, und zwar vor allem seine *Unterscheidung* zwischen *„Zusammenhang"* und *„Geschichte"*. *Geschichte ist für ihn ein Zusammenhang erst dann, wenn ihm eine Bedeutung zukommt.* Das ist ein zentrales Thema dieser Vorlesung in Gegenwart von Binswanger. Dabei spielt nun der Text von Binswangers Abhandlung über *„Erfahren, Verstehen, Deuten in der Psychoanalyse"* und dessen *Korrektur* im Vorwort zum Band 2 der *Vorträge und Aufsätze* eine zentrale Rolle. In der Vorlesung wurde in diesem Zusammenhang vor allem auch *der Begriff „Thema"* erörtert.

Binswanger hat zum *Problem des Neuen in der Psychotherapie* und in der Übertragung wichtige Hinweise, u.a. auch auf *Nietzsche,* gegeben und auf den *Zusammenhang zwischen Kommunikation und Geschichte* in dem von ihm ausdrücklich erörterten Sinn. Es kommen dann die wohl nur als schlimm zu bezeichnenden Antworten Freuds auf Binswangers Frage, warum er die Patienten auf das Sofa lege und wie er zu seinen Patienten eingestellt sei, zur Sprache, die Binswanger selbst in seiner Schrift *Mein Weg zu Freud* auch publiziert hat.

Indem Binswanger den von ihm in der Vorlesung definierten Begriff der Geschichte gebraucht, fasst er seinen Eindruck über die Vorlesung zusammen mit den Worten: *„Geschichte kann nicht seziert, sondern nur interpretiert werden"*. Was Boss macht, ist eben ein Sezieren. Was wesentlich ist, ist die Tatsache, dass ein Text wie derjenige über Psychotherapie von Binswanger „Geschichte" ist, d.h. eine einheitlich gestaltete Ganzheit, aus der man nicht einzelne Teile herausnehmen kann, womit wir am Schluss dieses Kurses wieder am Anfang stehen mit dem über die Knospe.

18. September 1991

Wir haben das letzte Mal aus der Zürcher Vorlesung von 1957/58 die ersten vier Stunden besprochen mit Abschluss der 4. Stunde, in welcher Ludwig Binswanger dabei war. Die Prüfung des Manuskriptes hat ergeben, dass der Text der 5. Stunde vom 16. Januar 1958, in welcher das Al. 17, S. 144 besprochen wurde mit Übergang zum Al. 18 so viele und so wesentliche Probleme enthält, dass ganz eingehend darauf eingegangen werden muss.

Es geht in Al. 17 um die *Leibproblematik* und all die grossen Schwierigkeiten, die dieses Thema damals geboten hat und von denen nicht gesagt werden kann, dass sie heute gelöst seien. Vielleicht ist sogar eher das Gegenteil der Fall, dass nämlich vor allem durch das *Reden über Psychosomatik* und *psychophysische Einheit* die Schwierigkeiten und Dunkelheiten eher grösser sind. Was sicher grösser ist, ist die Möglichkeit, in heutigen wissenschaftlich psychiatrischen Kreisen über diese Fragen zu sprechen, da die ideologischen, vorwiegend Freudschen und heutigen psychoanalytischen *Vorstellungen* vollkommen *fixiert* sind.

Ferner ist darauf hinzuweisen, dass die in diesen Kursen heute besprochenen Aspekte des Leibproblems wesentlich weniger konsequent und klar dargestellt sind, als es in der 5. Zürcher Vorlesung bereits geschehen ist. Dabei handelt es sich darum, klar auszusprechen, dass der Text Binswangers, so wie er gedruckt ist und wie er sich zu einem wesentlichen Teil auf denjenigen von *Scheler* aus der *Ethik* (S. 414 und die folgenden etwa 30 Seiten) stützt, an ganz entscheidenden *Mängeln* leidet, die

Binswanger, als ich ihn seinerzeit darauf angesprochen habe, selbst zugegeben hat. Er hat auch eindeutig gesagt, dass er diese Texte damals schon nicht wieder so schreiben würde und entsprechende Kapitel in seinen *Grundformen*, die zur selben Zeit entstanden sind, ebenfalls neu fassen würde.

Ein wichtiges Problem zu all diesen Fragen ist das auf S. 145 stehende *Schelling-Zitat:* „Der Geist hat nur Beziehung zum Körper, die Seele zum Leib; der Leib wird empfunden, der Körper begriffen." Leider hat damals Ludwig Binswanger selbst mir gesagt, er wisse nicht, wo das stehe. Es ist bis heute nicht nachgewiesen. Wir haben lediglich ein Hilfsmittel, nämlich dass Binswanger selbst die damals greifbare vierbändige Schelling-Ausgabe besass und infolgedessen der entsprechende Satz in einem der Werke dieser vier Bände stehen müsste. Ferner ist es wohl möglich, in dem Schelling-Exemplar der Bibliothek die Anstreichung zu finden, die Binswanger darin mit grösster Wahrscheinlichkeit vorgenommen hat. Es gibt jedoch noch eine andere Möglichkeit, ein zumindest ähnlicher Satz ist von Maldiney verwendet worden, und zwar wenn ich mich nicht irre in *Psychose et Présence.* Wir haben damals entsprechende Nachforschungen gemacht, und es ist vielleicht möglich, von dort her dieses Zitat aufzusuchen. Es ist ebenfalls möglich, durch dessen *weitere Interpretation* eine Klärung wesentlicher entsprechender Probleme vorzunehmen. Endlich muss darauf hingewiesen werden, dass durch neuere Publikationen aus dem Nachlass von Heidegger zur *Vorgeschichte* von *Sein und Zeit* ganz wesentliche Kenntnisse gewonnen worden sind, die jetzt eingesehen und mit denen vor allem zum *Problem der Leiblichkeit* möglicherweise interessante und wichtige Fortschritte erzielt werden können. All das kann hier jetzt natürlich nicht geleistet werden. Es handelt sich um Probleme, die im Hinblick auf weitere Fragen, die heute noch zur Diskussion kommen werden, untersucht werden müssen und die ausserordentlich viel Zeit in Anspruch nehmen. Es könnte damit allein eine ganze Semestervorlesung ausgefüllt werden.

Aus dem Skriptum geht klar hervor, dass ich damals die Schwierigkeiten und die Problematik des Binswangerschen Textes und ebenso dieselben Probleme des Schelerschen Textes erkannt hatte und darüber mit Binswanger eingehend gesprochen habe. Binswanger hat mir daraufhin eine Antwort gegeben, die ich als sehr elegant bezeichnete, von der ich jedoch schrieb (S. 14 des Skriptums), sie sei mir in ihrer Gültigkeit fraglich. *Ich muss diesen Satz des Skriptums heute korrigieren,* indem ich heute einsehe, dass es sich nicht nur um eine elegante, sondern um eine etwas ganz *Wesentliches* zum Ausdruck bringende Antwort gehandelt hat, deren *Tragweite und Bedeutung* ich eigentlich erst heute, mehr als dreissig Jahre nach der Verfassung des Textes mit gewonnener Einsicht richtig beurteilen kann. Die Antwort ist aber derart bedeutungsvoll, dass sie für die Praxis und vor allem gerade für die Psychotherapie entscheidend ist.

Binswangers Erläuterung ging dahin, dass *phänomenologische Analysen nur an konkreten Phänomenen möglich* sind. Ein solches konkretes Phänomen ist das Suchen eines Namens auf der Zunge. Die *Idee von Leiblichkeit* ist jedoch eine *Abstraktion* und kein konkretes Phänomen und kann deshalb wesensmässig nie und nimmer phänomenologisch analysiert werden.

Dieser Ausspruch Binswangers führt zu der Feststellung, dass schon damals – als Scheler und Binswanger diese Texte verfassten und erst recht heute in der sogenannten wissenschaftlichen Diskussion der sich modern nennenden Psychiatrie – konkrete Phänomene und Abstraktionen *nicht voneinander unterschieden* und mit derselben Methode bearbeitet werden, woraus all die Widersprüche und Komplikationen entstehen, die eben den Texten von Binswanger und Scheler anhaften.

Um zu zeigen, von welcher Bedeutung diese Probleme sind, wird auf ein Beispiel aus der psychotherapeutischen Praxis zurückgegriffen. Ein Student, dessen jüngerer Bruder plötzlich verstorben ist und dessen Trauer eine eigenartige Entwicklung bot, die in den Bereich der schweren vitalen und damit endogen anmutenden Depression führte. (Vgl. den Text zu dem Vortrag in Wien im Oktober 1991 über: Psychiatrische Reflexionen über Wandel und Erstarrung menschlichen Daseins.)

Das Erstaunliche an dem Fall ist, dass es gelang, eine *schwere vitalisierte,* als endogen zu bezeichnende *Depression innerhalb einer einzigen einstündigen Psychotherapie praktisch zum Verschwinden zu bringen,* ohne Beizug von Medikamenten. Dabei ist zu bedenken, was Ludwig Binswanger mir einmal gesagt hat, *vom rein klinischen phänomenalen Standpunkt* braucht sich *eine reaktive* und *endogene Depression* überhaupt *nicht zu unterscheiden.* Es wird zu Recht heute darauf hingewiesen, dass die Begriffe *„reaktiv“* und *„endogen“* ebenfalls *Abstraktionen* darstellen, die eben phänomenologisch nicht analysiert werden können. Dieser Ausspruch Binswangers gehört eben in denselben Zusammenhang.

Ausserdem ist dieses Beispiel eindeutig ein Hinweis darauf, dass in dieser von aussen ausgelösten vitalen Depression biologische Vorgänge am Werk sind, auf welche Antidepressiva sehr wohl einen Einfluss haben könnten.

Das Beispiel ist eine sprechende Illustration zu meiner im Waldau-Vortrag erstmals geäusserten Auffassung: *„Psychisches greift viel weiter und viel tiefer in Biologisches ein und Biologisches viel weiter und viel tiefer in Psychisches, als sich die heutige Psychiatrie das auch nur im entferntesten vorstellt.“* Ich muss freilich gestehen, dass ich selbst bisher der Meinung war, depressive Symptome, die so tief ins Biologische greifen, seien auch biologisch zu behandeln und ich nicht gewusst habe, wie sehr diese rein psychisch beeinflusst und gar geheilt werden können, wie dies im vorliegenden Fall zutraf. Aber ich muss auch ausdrücklich sagen, dass damit nicht gesagt ist, alle vitalisierten Depressionen liessen sich auf diese Weise und erst noch in einer Stunde beheben. Die Frage, wann Derartiges möglich ist und wann nicht, ist von grösster praktischer Bedeutung, aber bisher in keiner Weise gelöst. Wohl spielt wahrscheinlich eine grosse Rolle, dass die Krankheit *relativ frisch* ist, das traumatische Ereignis nicht weit zurückliegt, dass das Trauma eine bereits *weitgehend geformte Persönlichkeit* betraf, dass die *konstitutionellen Momente* daran, wenn auch nicht ganz unbeteiligt, so wahrscheinlich doch *relativ gering* sind, dann spielt das *absolute Alter* eine Rolle, wahrscheinlich auch das *Geschlecht* und vor allem auch die *vorbestehende Konstellation* und *Situation* zwischen den beiden Brüdern und der Familie, wobei die innere Harmonie, die das ganze soziale Gebilde immer zeigte, wesentlich ist, vor allem aber auch die *sehr gute intellektuelle Begabung* aller Familienglieder und *das bisherige Fehlen schwerer traumatisierender Ereignisse.* Das Beispiel lässt jedoch auch erkennen, wie wichtig das *Bestehen* einer *um- und mitweltlichen Struktur* ist, die über den Verlust hinaus *weiterhin* als *tragendes Fundament* wirken kann, indem Reisen ins Ausland, welche den trauernden Depressiven dieses tragenden Grundes berauben, als auslösende Faktoren gewirkt haben.

Grosses Gewicht wird in der heutigen Darstellung gelegt auf das *Dilemma,* in welchem der Patient stand, entweder die Rolle des Verstorbenen zu spielen oder sich selbst zu sein, wobei im *Rollenspiel die Depression geheilt,* im *Sich-selbst-Sein die Depression manifest* ist. Es gibt wahrscheinlich Beispiele, bei denen dieses Dilemma nicht gelöst werden kann. Ein solches Beispiel war die Tochter eines Vaters, der an einem Leberkarzinom gestorben ist und mit welchem sie sich in ihrer Trauer weitgehend identifizierte. Sie hat dann entgegen psychiatrischem Rat einen Südländer geheiratet, ist später mit einem Kind wieder in psychiatrische Behandlung gekommen und hat bei dieser Gelegenheit dem Arzt gesagt, es sei von ihr seinerzeit ein Fehler gewesen, diesen Mann zu heiraten, er bedrohe sie immer wieder in gefährlicher Weise, und sie befürchte, von ihm faktisch umgebracht zu werden. Wenige Wochen später hat er sie tatsächlich vor den Augen der Kinder erschossen. Dabei ist nicht von der Hand zu weisen, dass sie ihn in wesentlicher Art provoziert hat. Die Identifikation mit dem verstorbenen Vater wurde, falls es sich so verhält, nie gelöst. Das Beispiel zeigt, wie schwer die Problematik tatsächlich ist, und wie schwierig es unter Umständen sein kann, diese Problematik zu lösen, aus dem Dilemma hinauszukommen und den *Ausweg* zu finden, den der Student bereits eingeschlagen hat, nämlich einerseits die Rolle in gleichsam beschränktem Rahmen weiterzuführen und sich selbst dabei gleichwohl wiederzufinden, was nur möglich ist, wenn die Persönlichkeit sich *wan-*

delt, der Mensch im wahrsten Sinn des Wortes ein anderer wird und weder in der einen noch in der andern Gestaltung erstarrt.

Über das im Wiener Vortrag Dargestellte hinaus wird berichtet, wie in der Psychotherapiestunde, in welcher der Mann, symptomatisch geheilt, berichtet hat, welchen Weg er fand, um beides zu verwirklichen, anschliessend ein sachliches Gespräch über das Thema seiner Diplomarbeit begonnen wurde, wobei der Psychiater insofern Glück hatte, als er auf wesentliche Kenntnisse zurückgreifen konnte. Er hat damit, wie aus Zuhörerkreisen sehr richtig bemerkt wird, *das Selbst* des Patienten *gestärkt* und es so gleichsam aus der Verfangenheit in die Rolle des Verstorbenen hinausgeholt, wobei nun, was ebenfalls als richtigerweise aus dem Zuhörerkreis gesagt wird, ein *Hinaustreten* in *wissenschaftliche* und damit *weltliche Zusammenhänge* einhergeht, womit sich dann zeigt, dass eben *Kommunikation* und *Wandlung* sich nicht im Inneren des eigenen Menschen, sondern *draussen in der Welt ereignen,* was ein Zuhörer nachträglich noch bestätigt. Dieser hat vor kurzem an einem Symposium in Freiburg teilgenommen, das dort zu einem hohen Geburtstag von Max Müller, dem Phänomenologen, veranstaltet worden war und wo ganz energisch darauf hingewiesen wurde, welcher *Unsinn* es ist zu meinen, *man finde sich selbst in sich,* während man *sich selbst nur in der Welt* und *in der Kommunikation* mit andern, d.h. *ausserhalb sich selbst,* finden kann.

All das zeigt eben von den verschiedensten Seiten immer wieder die Bestätigung jenes Satzes aus den *Maximen und Reflexionen* von Goethe, der wahrscheinlich zum Abschluss des Wiener Vortrages zitiert werden wird: *„Unser ganzes Kunststück besteht darin, unsere Existenz aufzugeben, um zu existieren.“*

Das Zürcher Manuskript geht aber über all diese Probleme noch hinaus, indem es eine Bewegung andeutet, die vom einzelnen konkreten Phänomen ausgehend über das Leib-haben zum Leib-sein fortschreitet. Es sind dies Konsequenzen, die sich aus Binswangers Erläuterungen zu den Leibphänomenen ergeben und die hintergründige Strukturen liefern, um konkrete Phänomene in einen grösseren, wohl als existenzial zu bezeichnenden Bedeutungszusammenhang einzufügen. Wir werden in der Fortsetzung der Besprechung der Zürcher Vorlesung auf den Binswangerschen Begriff der *Bedeutungsrichtung* stossen. In diesem Zusammenhang wird dann hier weiter erörtert werden können. Hier ist auf etwas ganz Wesentliches des Zürcher Skriptums hinzuweisen, nämlich auf das *Referat über mein Gespräch mit Heidegger in Badenweiler,* in welchem mir Heidegger gesagt hat, eine *„phänomenologische Analyse des Habens“* sei im Verlauf der Entstehung von *Sein und Zeit* durchgeführt worden und dann gleichsam als überwunden aus dem Text ausgefallen. Es gebe darüber eine Quelle in der *Dissertation von Günther Stern: Über das Haben.*

Ich habe seinerzeit Herrn Heidegger gesagt, es gebe von Gabriel Marcel ein Buch über das Haben. Es war die Zeit, als für Heidegger ein französisches Buch vollkommen unerreichbar war. Ich habe ihm dieses Buch dann geschickt. Ich hatte nie Gelegenheit, mit ihm darüber zu sprechen, aber an dem noch zu erwähnenden Symposium, das dieser Tage in Freiburg stattfand, hat vermutlich Max Müller gesagt, Heidegger habe sich über Gabriel Marcel sehr verächtlich geäussert. Als ich mich damals in Zusammenhang mit meinem Badenweiler-Vortrag im Rahmen einer Diskussion des dort Vorgetragenen mit Heidegger über dieses Problem unterhielt, hatte ich den entsprechenden Text von Marcel gelesen und habe diesen damals nicht als schlecht empfunden.

Im Gegensatz zu dem, was 1958 in der Zürcher Vorlesung steht, habe ich später ein Exemplar dieser Dissertation erwerben können, kann sie aber momentan nicht finden. Es ist dies eben gerade diese *Bewegung vom Haben zum Sein,* die Heidegger in *Sein und Zeit* vollzogen hat, wobei heute natürlich wiederum sich die Frage stellt, ob in Texten, die neu publiziert worden sind, zur Geschichte von *Sein und Zeit* über dieses Problem wesentliche Hinweise zu finden wären.

Nachdem all das erörtert wurde und die erstaunlichen Tatsachen zutage getreten sind, zeigt sich deutlich, was eben die Art und Weise des methodologischen Zugangs zu den konkreten Phänomenen in der praktischen Psychotherapie leisten kann, wobei es vor allem darauf ankommt, der Versuchung zu widerstehen, mit irgendwelchen Theorien, wie den psychoanalytischen, den Phänomenen auf den Leib rücken zu wollen. Einer der Zuhörer erklärt sich auf Einladung hin bereit, die *psychoanalytische Auffassung* der Depression des Studenten vorzutragen. Er würde die Genese der Depression in der Vorgeschichte der beiden Brüder und ihrer Beziehungen zur Mutter suchen, würde eine *Eifersuchtsproblematik* und *Todeswünsche* des älteren Bruders gegenüber dem jüngeren annehmen, die, nachdem der Tod eingetreten ist, eine *depressive Schuldproblematik* mobilisiert haben, was dann die *depressive Symptomatik* erklären würde. Durch Fragen in gezielter Richtung wird nun festgehalten, dass *diese Interpretation von vorneherein* in die *Vergangenheit* reicht und von dort her eine *Genese postuliert,* während es sich, wenn man am konkreten Phänomen bleibt, nicht nur um *Gegenwart,* sondern vor allem auch um *Zukunft* handelt, nämlich eben durch *Wandlung* die *Möglichkeit* zu eröffnen, *weiterzuschreiten,* vorwärts zu kommen, weiterleben zu können und weiter Welt und Beziehungen gestalten zu können. Dabei wird an das Problem erinnert, das Binswanger in dem Abschnitt des Psychotherapieaufsatzes behandelt, dass die *Psychoanalyse blind* sei für das *Neue.* Es wird dann an die *Resignation* erinnert, welche Freud im hohen Lebensalter aussprach, wie sehr er geahnt habe, dass in dem Problem der zeitlichen Struktur des Unbewussten tiefste Einsichten in das Wesen des Menschen möglich wären, aber: „Leider bin auch ich hier nicht weitergekommen", womit das Wort *weiterkommen* in diesem Zusammenhang in seinem konkretesten phänomenalen Sinn aufzufassen ist.

Als technischen Hinweis, woher man in einem solchen Fall die *Anweisung* der phänomenologischen Analyse eines konkreten Phänomens her nehmen kann, wird auf *Sein und Zeit* verwiesen, wo es auf S. 238 in § 47 heisst: „Im trauernd-gedenkenden Verweilen bei ihm (dem Verstorbenen) *sind* die Hinterbliebenen *mit ihm.*" Dieser Satz zeigt, wie man darauf kommt, das Rollenspiel des Hinterbliebenen zu erkennen und die Struktur der phänomenalen Gegebenheit zu analysieren. All das geschieht *auf einer ganz anderen Ebene* als theoretisch psychoanalytische Konstruktionen, die möglicherweise in dem einen oder andern Fall zutreffen können, die aber unter keinen Umständen an jeden Fall herangetragen werden dürfen, die in den meisten Fällen zum therapeutischen Vorgehen nicht nur keine brauchbare Anweisung geben, sondern einen authentischen Zugang geradezu verunmöglichen und die deshalb verhängnisvoll sind.

9. Oktober 1991

Wir stehen an der Einarbeitung der Zürcher Vorlesung von 1957 bis 1958 in den jetzigen Kurs. In der letzten Vorlesung wurden die vier ersten Zürcher Kurse besprochen, wobei bei der 4. Vorlesung Ludwig Binswanger persönlich dabei war.

Anlässlich des letzten Kurses haben wir die 5. Vorlesung von Zürich besprochen, die vor allem den Abschnitten *Al. 17 und Al. 18* gewidmet sind, in welcher die Leibproblematik erörtert wird. Wir haben dabei die heute *fixierten Vorstellungen* über *„Psychosomatik"* und *„psychophysische Einheit"* in Zusammenhang damit gebracht und gesehen, dass deren Fixierung in bestimmten Vorstellungen unfruchtbar ist.

Wir haben dann erörtert, inwiefern in *Sein und Zeit* das *Leibproblem* praktisch nicht zur Darstellung kommt. Es hängt dies damit zusammen, dass Heidegger auf dem Weg zu *Sein und Zeit* die Problematik des Habens untersucht hat. Nach einer mündlichen Mitteilung hat er die damaligen Ergebnisse in der Dissertation von Günther Stern darstellen lassen. Seit dem letzten Kurs habe ich das Buch gefunden, die Bibliographie lautet: *Über das Haben*, *Sieben Kapitel zur Ontologie der Erkenntnis* von Günther Stern, Verlag Von Friedrich Cohen in Bonn, 1928 (190 Seiten).

Ganz wichtig ist festzuhalten, dass Binswanger mir selbst gesagt hat, er würde das in den beiden Alineas erörterte Leibproblem nicht in derselben Weise verfassen und dass derselbe Einwand auch gelte für die entsprechenden Abschnitte aus seinem Buch *Grundformen und Erkenntnis menschlichen Daseins.*

Dazu ist vor allem festzuhalten, dass der Begriff „Leib“, ebenso aber „Lebensfunktion und Lebensgeschichte“ *Abstracta* sind wie auch die Begriffe „exogen“ und „endogen“ und dass *nur konkrete Phänomene phänomenologisch analysiert werden können,* nicht aber Abstraktionen. Man kann sich dazu fragen, *woher* Binswanger wohl diese Erkenntnis bezogen hat. Ich weiss nicht, ob ich ihn danach fragte, es drängt sich jedoch auf, als wahrscheinlich anzunehmen, dass seine damalige erneute Vertiefung in das Werk von Husserl ihn darauf geführt hat; es war auch die Zeit, da er intensiv mit Szilasi über diese Rückwendung zu Husserl diskutiert hat.

Wir haben das letzte Mal anhand eines *praktischen Beispiels* diese Problematik erörtert. In Ergänzung zu dem zuletzt Gesagten wäre hinzuzufügen, dass der weitere Verlauf zu einem Rückfall geführt hat, weil der Patient sich Rechenschaft geben musste, dass die Beziehung mit dem Mädchen endgültig abgebrochen werden müsse.

Von mir aus habe ich dann einen Hinweis gegeben auf das Problem von „*Wandel und Erstarrung menschlichen Daseins*“ (Thema des Vortrages in Wien, Oktober 1991) und der Tatsache, dass man *sich* nicht *selbst finden* kann in sich, sondern nur *in der Welt* draussen. Herr Dr. Müldner hat im Anschluss an den letzten Kurs darauf hingewiesen, dass an einem Kongress, der in Freiburg i.Br. zur Ehrung des Phänomenologen Max Müller stattgefunden hat, dieser ausdrücklich darauf hinwies, dass das Ich sich selbst nur in der Welt finden könne. Er hat Herrn Müldner auch gesagt, dass sich Heidegger sehr abfällig über Gabriel Marcel ausgesprochen habe. Wenn man in dessen Buch *Être et Avoir* das Urteil von Marcel über deutsche Phänomenologie liest, z.B. auf den S. 228ff., wo auch über die Abhandlung von Günther Stern gehandelt wird, dann versteht man, dass Heidegger, der auf jede Kritik äusserst empfindlich und aggressiv reagiert hat, das, was da stand, nicht eben sehr geschätzt hat. Man könnte diese Problematik näher verfolgen, vor allem auch im Hinblick auf das Problem des *Wandels von Haben zu Sein* und dessen Bedeutung für die Psychotherapie. In diesem Sinne wäre vor allem S. 241 des Buches von Marcel beizuziehen und was auf den folgenden Seiten steht.

Es werden dann aus *Sein und Zeit* von Heidegger in § 47, S. 238 jene Sätze zitiert, die gleichsam die *Grundlagen* für die Aufklärung der Symptomatik des jungen Mannes mit seiner Trauer und seiner Depression dargestellt haben. Es ist dies ein Beispiel, wie in *Sein und Zeit Anweisungen* gefunden werden können für praktisches psychiatrisch-psychotherapeutisches Handeln. Die Sätze aus *Sein und Zeit* lauten:

„Der ‚Verstorbene‘, der im Unterschied zu dem Gestorbenen den ‚Hinterbliebenen‘ entrissen wurde, ist Gegenstand des ‚Besorgens‘ in der Weise der Totenfeier, des Begräbnisses, des Gräberkultes. Und das wiederum deshalb, weil er in seiner Seinsart ‚noch mehr‘ ist als ein nur besorgbares umweltlich zuhandenes Zeug. Im trauernd gedenkenden Verweilen bei ihm *sind* die Hinterbliebenen *mit ihm,* in einem Modus der ehrenden Fürsorge. Das Seinsverhältnis zum Toten darf deshalb auch nicht als *besorgendes* Sein bei einem Zuhandenen gefasst werden.

In solchem Mitsein mit dem Toten ist der Verstorbene *selbst* nicht mehr faktisch ‚da'. Mitsein meint jedoch immer Miteinandersein in derselben Welt. Der Verstorbene hat unsere ‚*Wel*' verlassen und zurückgelassen. *Aus ihr her* können die Bleibenden noch *mit ihm sein.*"

Bereits in der Zürcher Vorlesung, noch stärker jedoch in der neuen Vorlesung habe ich mich durch die Beobachtung der Schilderung vital-depressiver Symptome durch Binswanger, die er selber höchstens beschränkt, vielleicht auch gar nicht in ihrer eigentlichen Bedeutung erkannt hat, verleiten lassen, allzu rasch über andere Hinweise hinwegzugehen, die von ganz zentraler Bedeutung sind, nämlich die Sätze in der Mitte von S. 147 im Al. 18. Binswanger spricht hier von einer *„Sprache des Leibes"* und einer *„Sprache in Worten"*. Dieses Problem hängt nun mit dem *Übergang vom Leibhaben zum Leibsein* zusammen, und zwar in der Weise, dass *„sein" dann in Erscheinung tritt, wenn gesprochen wird.* Sein und Sprache treten hier in einer ganz bestimmten inneren bedeutsamen Beziehung auf, und es erweist sich, dass durch Sprechen das Haben in Sein übergeführt werden kann, womit eben gerade dieses *Reden als das wirksame Mittel der Psychotherapie* in seiner Bedeutung erkannt und dargestellt wird. Damit hat *Binswanger wahrscheinlich eine seiner wesentlichsten Entdeckungen gemacht,* und damit ist ein Problem aufgeworfen, in Bewegung gesetzt und zu gleicher Zeit gestellt worden, welches *die zentrale Frage jeder Psychotherapie* betrifft.

Binswanger deutet mit einer Redewendung: „Wenn der Mensch in seiner Qual verstummt" an, worum es sich handelt, denn es ist der erste Teil des Goethe-Zitates aus dem *Tasso,* der in der Fortsetzung lautet: „gab mir ein Gott zu sagen, was oder wie ich leide." Der Spruch ist das Motto der *Marienbader Elegie,* in welcher Goethe sich selbst bekanntlich falsch zitiert, worüber Emil Staiger in einem Aufsatz eine Untersuchung angestellt hat.

Binswanger fasst das Problem etwas zu kurz, so dass es geradezu verschwindet. Das zeigt sich dann daran, dass er eben den zweiten Teil des Zitates nicht bringt und das Zitat überhaupt nicht als Zitat kennzeichnet, aber der *Zusammenhang mit dem „Sagen"* ist eben gerade die Pointe und müsste unbedingt ausdrücklich genannt sein.

In diese Zusammenhänge gehört auch das Problem der *Sinnlosigkeit* mit demjenigen der *Leere* und des *Nichts* mit der *schweigenden Bildfantasie* und dem *Übergang* in eine *Leibsprache,* wobei sich freilich dann die Frage stellt, ob tatsächlich, wie Binswanger schreibt, die Leibsprache ebenfalls wie die Wortsprache *„artikuliert"* ist, und ob es sich da nicht um irgendetwas ganz wesentlich anderes handelt. Auf jeden Fall ist das Problem des

Übergangs vom Haben zum Sein durch Vermittlung der Sprache von grösster, nicht nur psychotherapeutischer, sondern allgemeiner Bedeutung.

Nebenbei muss auch noch auf die Anmerkung auf S. 147 unten verwiesen werden, wo die Bedeutung der *Langeweile* zum Thema wird. Man weiss, dass Heidegger in der Zeit von *Sein und Zeit,* wie aus Nachlasspublikationen hervorgeht, sich eingehend mit der Langeweile befasst hat.

Binswanger kommt dann auf das Problem der *Volkssprache* und von diesem direkt auf dasjenige der *Bildsprache* und der *Metaphorik* zu sprechen. Was im Text nicht steht, worauf ich jedoch seinerzeit in der Zürcher Vorlesung hingewiesen habe, ist, dass Binswanger sich hier sehr stark auf Löwith: *Das Individuum in der Rolle des Mitmenschen,* Dreimasken-Verlag, München 1928, S. 33–41, stützt. Diese Quelle ist deshalb von grösster Bedeutung, weil daran *der Begriff* der *„Bedeutungsrichtung"* durch Löwith abgeleitet wird. Die Macht von Worten hängt weitgehend mit dem Problem der Metaphorik und der Bildhaftigkeit überhaupt zusammen. Wir schlagen deshalb vor, das nächste Mal den entsprechenden § 6 der Abhandlung von Löwith zu lesen und genauer zu prüfen.

23. Oktober 1991

In der Fortsetzung der Einarbeitung des Zürcher Skriptums in unseren jetzigen Kurs kommen wir zum *19. Alinea,* S. 148. Ich weiss heute nicht mehr, ob Ludwig Binswanger mich ausdrücklich darauf aufmerksam gemacht hat oder ob ich aus dem Hinweis in „Traum und Existenz", als ich eine erste Vorlesung, die derjenigen „Über Psychotherapie" unmittelbar vorausging, darauf geführt worden bin, dass der Zusammenhang von *Analogie, Metaphorik* und *Bedeutungsrichtung* ein *innerer Zusammenhang* ist, welcher aus dem Buch von Löwith: *Das Individuum in der Rolle des Mitmenschen* stammt. Es bezieht sich dort auf § 6, S. 33–41. Bei der Bedeutung, welche der Begriff „Bedeutungsrichtung" für das ganze Werk von Binswanger und vor allem für *seine ganz spezifische Leistung in der Psychiatrie* hat, erscheint es nicht nur zweckmässig, sondern eigentlich notwendig, diesen Abschnitt aus dem Buch von Löwith im Original zur Kenntnis zu nehmen.

Dabei zeigt sich nun sogleich das ganz Eigenartige des Problems, wobei Löwith mit grossem sprachlichem Geschick das Wesentliche herausarbeitet und so einen recht anschaulichen Text zustande bringt, dass es sich bei *metaphorischen Ausdrücken,* die sowohl *Natur* wie *Mensch* umfassen, nicht um die Übertragung von einem Bereich auf einen andern handelt, sondern dass, bevor ein Wort etwas Bestimmtes in einem bestimmten Bereich meint, es gleichsam in einer Schwebe gehalten wird, von welcher her es dann sowohl in den einen wie in den andern Bereich eintreten kann. Dieser *allgemeine Schwebezustand* ist eben das, was Binswanger im Anschluss an Löwith die *Bedeutungsrichtung* nennt.

Löwith bedient sich einer Aussage von Pfänder und einer andern von Klages. In „Traum und Existenz" hat Binswanger auf S. 75 des ersten Bandes Löwith genannt und auch auf sein Beispiel von Klages hingewiesen. Die beiden Textstellen von Binswanger müssen in nächster Beziehung gesehen und gedeutet werden.

Im Kurs zeigt sich, dass der Text von Löwith nicht ganz so einfach zu verstehen ist, wie man auf den ersten Blick meinen könnte, und er bedarf deshalb mehrfach der rein sprachlich-sachlichen Erläuterung. Dabei finden wir einen Satz, der schwierig zu verstehen ist, auf S. 35, Zeile 9–11 von unten. Er lautet: „Denn es ist ja nichts anderes als das *bedeutsame Woraufhin* das eine wie das andere Sein angesehen wird, also die bestimmte Vergleichshinsicht." Ein Vorschlag lautet, das „bedeutsame" gross und das Woraufhin klein zu schreiben. Das ist möglich, es ist jedoch zu vermuten, dass damit der gemeinte Sinn in störender Weise verändert würde, indem das Woraufhin im Sinne der damaligen Heideggerschen Sprache von *Sein und Zeit* eigentlich in substantivischem Sinn gebraucht wird. Man kann in etwas gezwungener Weise den Satz genauso, wie er geschrieben ist, verstehen, und wahrscheinlich verändert man auch den Sinn, wenn man nach dem Woraufhin noch ein „als das" einfügt.

Ein weiteres interessantes Problem stellt sich auf S. 36, Zeile 7 von oben, wo das *Wort „bedeuten" mit einem Bindestrich* nach der Vorsilbe getrennt ist. Es gibt das Gelegenheit, auf die ganze *Problematik von deuten und wahrnehmen* hinzuweisen, wobei wir wiederum zu der Frage der Metaphorik zurückgeleitet werden.

Der Abschnitt über Klages wird überschlagen und die letzten zwei Seiten werden nicht mehr gelesen. Das Wesentliche jedoch scheint zum Ausdruck gekommen zu sein.

6. November 1991

Zur Einleitung wird angeknüpft an den letzten Kurs, in welchem gezeigt worden ist, wie der Begriff *Bedeutungsrichtung* von Löwith aus der Metaphorik abgeleitet, von Binswanger übernommen und im Al. 19, S. 148 ausserordentlich erweitert worden ist.

Ein eingehender Vergleich des Skriptums von 1958/59 und desjenigen von 1991 ergibt interessante Beobachtungen. Das alte Skript legt vielleicht doch mehr Gewicht auf das *Psychische,* das neue sicher mehr auf das *Physische,* auf das *Vitale,* und es drängt sich auf, eine *Synthese* dieser beiden Betrachtungsweisen zu suchen.

Bevor wir soweit sein werden, drängt sich jedoch die Interpretation von zwei ausserordentlich schwierigen, aber ebenso aufschlussreichen Sätzen aus dem Al. 19 auf. Der erste Satz lautet:

„Diese existenziell einheitlichen Bedeutungsrichtungen werden nun zwar von der Sprache selbst in leibliche, seelische, geistige Ausdrucksweisen gesondert; sie würde und könnte diese Ausdrucksweisen aber nicht miteinander *vertauschen*, vor allem nicht mit solcher Leichtigkeit und solch unmittelbarer Sicherheit des Verstandenwerdens vertauschen, wenn ihnen nicht eine gelebte Einheitsform zugrunde läge."

Es ist in diesem Satz zunächst die Rede von *„existenziell einheitlichen Bedeutungsrichtungen"*. Es fragt sich, was darüber ausgesagt wird. Zunächst ist der Begriff in der *Mehrzahl* gebraucht, was auf die vielen vorher aufgezählten Bedeutungsrichtungen hinweist. Nun sind diese immer *paarig* angeordnet. So könnte man fragen, worauf sich die *Einheit* bezieht? Ist damit jeweils das eine Glied oder sind beide Glieder gemeint? Es hat vieles für sich, die *Einheit in der paarigen Struktur* zu sehen und jedem einzelnen Teil eine *Gliederfunktion* im Ganzen zuzuweisen, weil nämlich das eine in geheimnisvoller Art und Weise stets auch das andere fordert. So kann Steigen für sich allein nicht existieren, es kann nämlich nicht ins Unendliche gehen, sondern es muss durch Fallen beendet oder begrenzt werden, und so gilt es für alle andern Beispiele Binswangers. Darin liegt natürlich ein ganz wesentliches Moment, das mit der *Aktivität des Ichs*, die stets *zentrifugal und zentripetal* zusammenhängt, wobei sich dann das ganze *Problem* der *Aufeinanderfolge gegensätzlicher Strukturen* und ihrer *Gleichzeitigkeit* in einem ganz bestimmten Sinn stellt, was vor allem am Aus- und Einatmen, aber auch an der *Diastole und Systole* demonstriert werden kann.

Einheitlichkeit ist stets Ganzheit im Sinne des Griechischen *to holon*, das aus unselbständigen Teilen besteht, die sich innerlich zusammenfügen. Die Bedeutungsrichtungen werden so in die ganzheitliche Struktur des Menschseins eingefügt. Es gibt dies Gelegenheit, auf einen sehr wichtigen Satz Binswangers aus der *Allgemeinen Psychologie* (S. 187) hinzuweisen:

„Es ist das unsterbliche Verdienst Leibnizens um die Psychologie, dass er das aktive Zusammenfassen oder Verbinden, im Gegensatz zu einem passiven Aneinandergeraten, als das Grundprinzip des Seelenlebens erkannt und wissenschaftlich ausgebaut hat."

Es bezieht sich dies auf die üblichen positiven oder positivistischen Begriffe der Psychologien, die tatsächlich nur äusserlich oder aus irgendwelchen unwesentlichen Gründen *„aneinandergeraten"* sind, nicht aber innerlich zusammengehören. Sehr schön ist der mit dieser Terminologie angedeutete Gegensatz des *„aneinander"* und *„zusammen"*. Es ist verlockend, daran etymologische Überlegungen zu diesen Worten anzustellen.

Aus dem nun zu analysierenden Satz geht hervor, dass es *die Sprache* ist, welche ein *ursprüngliches einheitliches Ganzes,* zu welchem die Bedeutungsrichtungen gehören, in verschiedene Bereiche wie „Leib", „Seele", „Geist" zerlegt, womit das einheitliche Ganze in Brüche geht. Zugleich ist damit aber gesagt, dass diese Bruchstücke eben nicht mehr zusammengehörend sind. Die Macht jedoch, die sie zerteilt, ist eben gerade die Sprache.

Zu diesem Problem gibt es bei Ludwig Binswanger in der *Allgemeinen Psychologie* und in den *Aufsätzen* über „Sprache und Denken" aus den Jahren 1926 und 1946 sehr wichtige Hinweise. Dabei werden in diesen Werken Aussagen von fundamentaler Bedeutung von Herder, von Helmholtz und vor allem auch von Bergson beigezogen und interpretiert. Es ist dies ein äusserst interessantes Gebiet, das aufgrund der Untersuchungen Binswangers eingehend bearbeitet und dargestellt werden könnte, wobei festzuhalten ist, dass das einer jener Punkte ist, weshalb die Untersuchungen Binswangers zu diesem Problem nach allen Fortschritten der modernen Linguistik und Aphasielehren immer noch ihre Bedeutung und ihren Wert haben.

Die existenziellen einheitlichen Bedeutungsrichtungen werden nun von Ludwig Binswanger als etwas bezeichnet, dem *„eine gelebte Einheitsform zugrunde liegt"*. Es wird somit etwas – was man als *„gelebtes Leben"* bezeichnen könnte, das eine einheitliche Daseinsform darstellt – gegenübergestellt einer, wie Binswanger sich ausdrückt, durch die Sprache *„gesonderten Daseinsform"*, die nicht mehr einheitlich und damit auch nicht mehr existenziell ist und die Binswanger nicht in den Bereich der ursprünglichen Lebendigkeit verlegt.

Hier ist nun der Ort darauf hinzuweisen, dass in der ursprünglichen Fassung von Heideggers *Sein und Zeit* das, was später als „Dasein" oder „Existenz" bezeichnet wird, „Leben" hiess. Das ist anlässlich dieser Stelle in der Vorlesung von 1958/59 gesagt. Woher ich das damals hatte, weiss ich nicht. Ob es von Ludwig Binswanger stammt, ob wir es von Szilasi oder gar von Heidegger selbst gehört haben? *Publiziert* wurde es sicher von Pöggeler *später,* nämlich 1963 in seinem Buch *Über den Denkweg Heideggers.* Sicher handelt es sich dabei um ein wesentliches historisches Faktum, das zeigt, wie sehr Heidegger in der Zeit, da er *Sein und Zeit* schrieb, von der damals verbreiteten „Lebensphilosophie", z.B. von Simmel, aber auch andern beeinflusst worden ist und wie er auf deren Werk aufgebaut hat.

Was der einzelne Mensch in seiner Lebendigkeit erfährt, das will er zum *Ausdruck* bringen. Dazu dient ihm die *Sprache.* Er kann es aber immer nur, indem er die ursprüngliche Einheitlichkeit dieser Lebendigkeit eben in gesonderte Bereiche zerlegt, womit die Einheitlichkeit als Ganzes in die Brüche geht. Es ist jedoch deshalb eben in dem erwähnten Satz, den wir auslegen, von „*Ausdrucksweisen*“ die Rede, aber das Ganze lässt sich eben als solches nicht „ausdrücken“. Es wären hier nun Überlegungen anzuschliessen darüber, wie nahe oder wie fern der Ganzheit bestimmte Ausdrucksgestaltungen sind, wobei sowohl von Wissenschaft wie von Kunst in den verschiedensten Formen zu handeln wäre. Es ergäben sich dann auch moralische, ästhetische und religiöse Wege der Annäherung an die ursprüngliche Ganzheit. Damit würde auch gezeigt, dass und inwiefern Sprache nicht nur, aber auch fixierend zu Erstarrung führend ist, inwiefern sie aber auch etwas von der ursprünglichen Bewegtheit der lebendigen Einheit erhalten oder vielleicht auch wiedergewinnen kann.

Das führt nun über zu einem weiteren Satz aus demselben Abschnitt S. 148 unten:

„Wir *leben* viel einheitlicher als wir *denken*, ja als wir ‚*sprechen*‘, und manches Denkproblem fällt daher dahin, wenn wir es in das entsprechende Lebensproblem zurückverwandeln.“

In diesem Satz werden zum Teil dieselben Worte gebraucht wie in dem bereits zitierten. Die für den ersten Satz gegebenen auslegenden Erläuterungen machen nun auch diesen zweiten Satz verständlich. Es ist offensichtlich, dass in der Psychotherapie die in diesem Satz angedeutete „*Zurückverwandlung*“ aus der sprachlichen „Besonderung“, die zu einer „Vielfältigkeit“ führt, in ein „*entsprechendes Lebensproblem*“ geschehen soll. Damit ist jetzt natürlich über die Brücke des Begriffs „Leben“ ausgedrückt, dass es sich um eine Zurückverwandlung *in eine existenzielle einheitliche Ganzheit* handelt.

Hier stellen sich nun zwei Fragen. Die erste Frage geht dahin, ob Binswanger sich der ganzen Bedeutsamkeit dieser Sätze eigentlich bewusst war, ob er tatsächlich all das gedacht hat, was wir nun hineinverlegen. Zwar hat *Binswanger* mir einmal *gesagt,* und das steht im Skriptum von 1958/59, *er halte den Aufsatz „Über Psychotherapie“ als seine wesentlichste wissenschaftliche Arbeit.* Gleichwohl aber muss man sich fragen, wie es zustande kommt, dass in der damaligen Zeit, bei den damaligen Kenntnissen es überhaupt möglich war, in einzelne Sätze derartige tiefgreifende Aussagen gleichsam zusammenzupacken. Die Antwort auf diese Frage kann nur lauten, dass das lediglich deshalb möglich war, weil *Binswanger selbst* diese Sätze *aus der gelebten Einheit eines ursprünglichen Daseins* oder einer ursprünglichen Existenz heraus geschrieben hat, in welcher alles Wesentliche des Menschseins noch zusammengehört und *als zusammengehörend,* und jetzt müssen wir aufpassen, „*empfunden*“ und nicht etwa als „wissen“ „erkannt“ hat. Damit ist zugleich gesagt, dass und inwiefern unser Bedenken durchaus berechtigt ist. Es kann mit grosser Wahrscheinlichkeit angenommen werden, dass *Binswanger selbst sich dieser Tragweite nicht „erkennend bewusst“ gewesen ist.*

Die zweite Frage, die sich in Zusammenhang mit den hier gegebenen Interpretationen stellt, ist die Frage, *wie es denn in der Psychotherapie möglich ist,* mittels der defizienten Daseinsmodifikation des Sprechens zu der fraglichen Einheit des gelebten Lebens zurückzufinden. Binswanger gibt einen wichtigen Hinweis mit seiner Wortwahl, indem er dieses Zurückfinden als ein *„Zurückverwandeln"* bezeichnet, d.h. es handelt sich dabei um Daseinsverwandlung und nicht um blosses Reden. Es hat dies natürlich zu tun mit der *Gegenüberstellung* von *Abstraktionen* und *konkreten Ereignissen.* Die Frage ist somit, *wie* denn in der Psychotherapie diese Verwandlung geschehen könne, die sehr wohl ein „Zurückverwandeln" ist, das aber auch im Hinblick auf etwas Neues ausgerichtet sein muss.

Binswanger hat in dem Text, der zwischen diesen beiden Sätzen steht, eine Anweisung gegeben, indem er sagt, dass die *Volkssprache* das Mittel ist, um zur Einheit zurückzuführen. Diese Volkssprache ist eine *„bildliche Sprache"*. Das aber heisst, dass der Arzt in der Psychotherapie sich bildlicher volkssprachlicher Ausdrücke bedienen muss und nicht etwa abstrakter wissenschaftlicher Begriffe, in denen zu denken und unter seinesgleichen zu reden er gewohnt ist. Und wenn wir eine Antwort auf die sich nun aufdrängende Frage suchen, woher nämlich der Arzt die entsprechenden Kenntnisse beziehen soll, dann lautet die Antwort sehr einfach: nicht aus wissenschaftlichen oder pseudowissenschaftlichen Veranstaltungen wie Kursen, Supervisionen, psychosomatischen oder psychophysischen Theorien und Überlegungen, nicht in Kongressen, Workshops, Balint-Gruppen, wo der Arzt mit seinesgleichen spricht und seinesgleichen hört, sondern in aller erster Linie muss er die *Sprache von seinen eigenen Patienten sprechen lernen,* er muss die Volkssprache lernen, wie er sie auf dem Markt und auf der Strasse hört, wobei ihm *gute* und *sehr gute Literatur,* falls sie aus seinem Sprachbereich stammt, eine ausserordentliche Hilfe sein kann.

Auf diese Weise hat sich nun die *Interpretation* der beiden Sätze, die wir soeben beenden, ihrerseits *zu einem einheitlichen Ganzen gefügt,* nämlich zu jenem Ganzen, aus dem heraus Ludwig Binswanger selbst diese Sätze gestaltet hat. Dabei haben wir eine ganz fundamentale Beobachtung gemacht, nämlich wie *ausserordentlich schwierig* dieses Zurückverwandeln in das Lebensproblem tatsächlich ist, und welche gewaltigen Anforderungen es an das Wissen sowohl wie an die Emotionalität stellt, um erfolgreich zu einem Abschluss zu kommen.

20. November 1991

Zu Beginn des Kurses erinnern wir daran, dass Ludwig Binswanger der Auffassung war, sein Text „Über Psychotherapie“ sei seine wesentlichste wissenschaftliche Arbeit.

Ferner erinnern wir an die letzte Stunde, in welcher einerseits der Begriff *„existenziell einheitliche Bedeutungsrichtung“* und anderseits eine *„gelebte Einheitsform“* erläutert worden ist. Dazu hat sich bei der Überarbeitung des Skriptums eine zusätzliche Klärung aufgedrängt. Es geht darum, sich ganz klar zu sein darüber, was in diesem Zusammenhang *„existenziell“* meint. Um es möglichst klar zu sagen, muss zunächst darauf hingewiesen werden, was darunter nicht verstanden wird. Es geht in dieser Begriffsbildung nicht um den Menschen als einem Ich, das in irgendeiner Weise zu einer Welt in Beziehung tritt, sondern *existenziell* bedeutet ein *ursprüngliches, einheitliches In-der-Welt-sein* des Daseins, das gleich ursprünglich wie in-der-Welt-sein ein *Mit-sein* mit andern und ein *Sein-zu-sich-selbst* ist. Man kann auch formulieren, es sei ein *Verhalten zur Welt zum andern und zum Ich,* wobei betont werden muss, dass es sich dabei um ein *ursprüngliches Ganzes* handelt. Schön illustrieren lässt sich das mit einer entsprechenden Betrachtung von *Gestik,* d.h. gestikulierend verhält sich ein Mensch zu der ganzen Welt, zu der er ein Verhältnis hat, *auf die er einwirkt* und *die auf ihn einwirkt.* Zum Gestikulieren gehört dann das *Sich-annähern* und *In-die-Ferne-rücken,* wobei die Welt sowohl wie andere Menschen mit dem Agierenden *in einer einheitlich ganzheitlichen Struktur* sind, nicht etwa sich begegnen, sondern ursprünglich dabei sind.

Von dieser ursprünglichen einheitlich-ganzheitlichen, eben existenziellen Daseinsform sind nun die *„gesonderten“ Daseinsformen* zu unterscheiden, die im Rahmen des einheitlichen Ganzen als *Glieder* bezeichnet werden können. In dem Augenblick, wo *sinnvolle Worte* gebildet werden, zerfällt die ursprüngliche Einheit in Glieder. Im *Sprechen* wird die ursprüngliche Einheit nicht wieder erreicht. In diesem Zusammenhang ist vor allem auf *Bergson* hinzuweisen, der ausdrücklich erklärt hat, dass die Sprache die Mobilität des Daseins fixiere. Binswanger hat dieses Problem eindeutig erörtert in der *Allgemeinen Psychologie* auf den S. 40ff., wo die entsprechenden Stellen zum Teil wörtlich zitiert sind, vor allem aus dem Werk: *Essai sur les données immédiates de la conscience.* Zu vergleichen ist in diesem Zusammenhang auch der Aufsatz Binswangers von 1926 „Zum Problem von Sprache und Denken“, *Vorträge und Aufsätze,* Bd. 2, S. 308ff.

Ebenfalls in Zusammenhang mit dem, was wir das letzte Mal bereits gesagt haben, steht der Hinweis auf die *Sprache* als *„Ausdrucksform“* des Daseins überhaupt und seines In-der-Welt-Seins mit andern und mit sich selbst.

Es schien mir, dass auch ein anderes Moment das letzte Mal nicht ganz klar genug herausgehoben worden ist, nämlich das Problem der „*Zurückverwandlung der Besonderungen*“ wie der Sprache in ein „*entsprechendes Lebensproblem*“. Das Hauptgewicht ist dabei zu legen auf das Wort „Verwandlung“, denn es handelt sich tatsächlich um ein *anders-Werden*, und um anders zu werden, muss man sich verwandeln. Zu erinnern ist dabei an einige Sätze von Fichte (Reden an die deutsche Nation, 7. Rede. Sämtliche Werke, Bd. 7, S. 360 [S. 209 der Originalausgabe]). Die Sätze sind zitiert als Beginn meiner Abhandlung: „*Zum Problem der ganzheitlichen Betrachtung in der Medizin*“, Schweiz. Medizinisches Jahrbuch 1957, S. LIII–LXIII und lauten: „Zuvörderst und vor allen Dingen: der Mensch bildet seine wissenschaftliche Ansicht nicht etwa mit Freiheit und Willkür, so oder so, sondern sie wird ihm gebildet durch sein Leben und ist eigentlich die zur Anschauung gewordene innere und übrigens ihm unbekannte Wurzel seines Lebens selbst. Was du so recht innerlich eigentlich bist, das tritt heraus vor dein äusseres Auge und du vermöchtest niemals etwas anderes zu sehen. Solltest du anders sehen, so müsstest du erst anders werden.“

Das soeben Besprochene ist nun, und das ist das Wesentliche, nicht nur eine Beschreibung im Hinblick auf *ganzheitliche Betrachtung*, sondern zugleich ein entscheidender Hinweis darauf, *wie Psychotherapie* überhaupt *wirken kann*. Sie kann eben nicht dadurch wirken, dass man spricht, das Sprechen allein kann als besondere Daseinsform oder Daseinsmodifikation noch nichts verändern. Es muss vielmehr das Denk- und Sprechproblem in das ursprüngliche einheitliche Lebensproblem „zurückverwandelt“ werden. Sonst geschieht nichts.

Da fragt sich nun, wie denn das geschehen könne. Aufgrund von den frühen Texten Freuds, die er zusammen mit Breuer verfasst hat, scheint sich zunächst gleichsam der *umgekehrte Weg* als therapeutisch wirksam anzubieten, nämlich aus den *Studien über Hysterie* die Bemerkung, dass das Wiedererinnern und das affektive Wiedererleben einer traumatischen Situation noch keine Heilung bringe, sondern dass das fragliche Erlebnis sprachlich zum Ausdruck gebracht werden müsse. Es ist zu vermuten, dass diese Auffassung von Breuer stammt, von Freud zwar übernommen und gelegentlich auch selbständig ausgesprochen worden ist, Freud dem aber keine besondere Bedeutung beigemessen hat. Auf jeden Fall geht seine ganze Theoriebildung an dem Problem vorbei. Es hängt dies zweifellos mit seinem ganzen *Verhältnis zur Sprache* überhaupt zusammen, wie es sich in seinen *Studien über Aphasie* dargestellt findet. Die darin vertretene Auffassung über das Wesen der Sprache hat er, soweit man weiss, nie revidiert. In diesem Zusammenhang ist nun vor allem von grosser Bedeutung, dass Freud sich immer geweigert hat, die *Aphasiestudie* in seine sämtlichen Werke aufzunehmen. Es sind hier wesentliche Probleme verborgen, die wir hier nicht in Angriff nehmen können. Dagegen muss klar gesehen werden, dass es für die Breuer-Freudsche Auffassung wohl Bestätigungen empirischer Art aus konkreten kasuistischen Beispielen gibt; warum es sich jedoch so verhält, ist damit nicht erklärt. (Vgl. Freud, Bd. 1, S. 85. Ferner R. Kuhn, Préface zu „Contribution à la conception des aphasies par S. Freud. Presses Universitaires de France, 1983. Es ist dies die französische Übersetzung der Aphasieabhandlung von Freud.)

Binswanger schlägt, wie wir das letzte Mal gesagt haben, einen andern Weg ein, indem er an die „*Volkssprache*“ appelliert. Wir haben das letzte Mal darauf hingewiesen, dass man Psychotherapie eben nicht in theoretischen Kursen und in Gesprächen mit Kollegen lernen kann, wobei man sich seiner eigenen bereits mitgebrachten, vorbestimmten wissenschaftlichen Sprache bedient, sondern dass man *die Sprache des Patienten lernen muss,* um mit ihm sprechen zu können. Binswangers Beispiele enthalten genügend Hinweise darauf, dass es die *Sprache in Bildern* ist, welche in der Lage ist, jene Verwandlung herbeizuführen. Hier ist zu erinnern an volkskundliche Phänomene, nämlich Sprachen in sich geschlossener Landschaften mit eigenem Dialekt, die über Hunderte von Sprichwörtern verfügen, wobei die Leute untereinander in Sprichwörtern reden. Dazu gehören dann auch feste Formen von Witz und Obszönität, die bei bestimmten Gelegenheiten in bestimmten Situationen gebraucht werden.

Was Breuer und Freud sagen, scheint eigentlich nur auf ersten Blick das Gegenteil von dem zu sein, was Binswanger sagt. Bei genauem Zusehen stellt sich nämlich heraus, dass Binswanger die Aussagen von Breuer und Freud gleichsam *transzendiert. Binswanger sagt nicht, es solle nicht gesprochen werden, aber er lässt es nicht beim Sprechen bewenden.* Binswanger glaubt offenbar, dass auch Sprechen noch nicht hinreiche, um den psychotherapeutischen Effekt zu erzielen, sondern *die mit dem Sprechen verbundene Beeinträchtigung der Einheitlichkeit muss wieder aufgehoben werden,* damit der Patient in die einheitliche Lebensform zurückfinden kann, in welcher sich dann tatsächlich etwas ereignen kann, nämlich eine Verwandlung, die die Gesundheit bringt. Auf jeden Fall ist es interessant und wahrscheinlich wichtig, Binswangers Aussagen gleichsam auf dem Hintergrund von Freud zu sehen. Es ist dies ein Ansatzpunkt, der weiter entfaltet und vor allem mit Beispielen belegt werden könnte.

Damit beginnt sich ein anderes *grundsätzliches Problem* zu zeigen, das wir bisher ebenfalls nicht in der notwendigen Klarheit ausgedrückt haben. Das Problem lässt sich vielleicht am besten in der Frage ausdrücken, wie denn *Existenz und Bewegtheit* innerlich zusammen gehören. Zu diesem Zweck müssten einmal die zahlreichen Stellen in *Sein und Zeit* zusammengestellt werden, die um das Verb „bewegen“ kreisen. Es sind nach dem Handbuch zu *Sein und Zeit* etwa 82 Stellen. Ich weiss zur Zeit nicht, was bei einer derartigen Analyse zum Vorschein kommen wird; ich weiss auch nicht, ob das jemand gemacht hat. Ich weiss aber, dass es sicher von *grösstem Interesse* sein wird, dieser Frage nachzugehen. Es ist dies die Frage, die sich ja vor allem aus den Werken von Weizsäckers und Erwin Straus' aufdrängen und die dort bis zu einem gewissen Grad gelöst sind. Ferner muss mit Sicherheit angenommen werden, dass *ein existierendes Dasein immer bewegt ist* und dass es diejenige Bewegung ist, die im Anschluss an Goethe und Fichte als *zentrifugal* und *zentripetal* bezeichnet wird und *bildlich* als *aus- und einatmen,* als *Diastole und Systole* aufzufassen ist mit all den Problemen, die damit angedeutet sind.

Auf einen Punkt jedoch wurde das letzte Mal, wenn offenbar auch zu kurz hingewiesen, nämlich dass es sich bei der Erfahrung existenziell einheitlicher Daseinsformen nie um Wahrnehmung, sondern immer um *empfinden* handelt. Das wiederum fordert, den *Zusammenhang* von *empfinden und bewegen* einerseits, von *empfinden* und *einheitlich ganzheitlicher Struktur* anderseits herzustellen. Damit aber zeigt sich ein Hinweis auf *ästhetische Aspekte* des Daseins und damit auf die *Bedeutung von Kunst* im weitesten Sinn des Wortes für die oben erörterten Probleme der Zurückverwandlung in gelebte Einheitsformen. Damit ist jedoch auch gesagt, dass und inwiefern die *Erfahrung von Kunst therapeutisch* von Bedeutung sein kann und welchen *Stellenwert* die *ästhetischen Dimensionen* in der Therapie einnehmen müssen, damit diese wirksam werden kann.

Aus dem Skriptum von 1957/58 ergibt sich zum nun folgenden *Al. 20* der Hinweis auf ein anderes Werk von Binswanger, nämlich auf seinen Aufsatz über Heraklit, der offenbar zugleich mit demjenigen über Psychotherapie entstanden ist. Wichtig ist dort für den Zusammenhang, den wir heute hier erörtern, die Gegenüberstellung der *Position von Heraklit und Hegel* einerseits zu derjenigen von *Kierkegaard, Jaspers und Heidegger* andererseits, wobei mit dem Existenzproblem das Problem einer *„Zurückgewinnung des Selbst aus der Allgemeinheit“* gestellt wird, ein Problem, das bei den erwähnten Autoren als ein philosophisches erörtert wird und das Binswanger, ohne ausdrücklich darauf hinzuweisen, jedoch mit grösster Wahrscheinlichkeit *auf die Psychotherapie überträgt,* wobei es bei den Philosophen um die *Gegenüberstellung* von *Allgemeinem* und dem *Selbst* geht, bei Binswanger letztendlich um die Gegenüberstellung eines *positivistischen mechanistischen Bildes des Menschen,* das wesentlich durch *Erstarrung* gekennzeichnet ist, in *existenziell-einheitliche Bewegtheit lebendigen Daseins.* Ich weiss heute nicht mehr, ob Binswanger mir selbst eine Verbindung zwischen dem Heraklit-Aufsatz und dem Psychotherapie-Aufsatz nahegelegt hat, oder ob ich das damals selbst gemerkt habe. Sicher haben Gespräche mit Ludwig Binswanger über diese Probleme stattgefunden, wobei heute zu vermuten ist, dass beide der damaligen Gesprächspartner sich über die Konsequenzen dieser Probleme kaum im klaren gewesen sein dürften.

Nach alledem, wovon nur ein Teil in dem jetzt referierten Kurs zur Sprache gekommen ist und womit wir bei dem bleiben, was das letzte Mal zu Al. 19 gesagt worden ist, haben wir das Al. 20 noch einmal gelesen und dazu zusätzliche Erläuterungen gemacht, die sich aus dem Skript von 1958/59 ergeben und aufgrund der bisherigen Analyse neu aufdrängen.

Besonders zu beachten ist der Satz: „*Vom Leben in der Gemeinschaft, das immer auch ein Leben in die Ferne und Zukunft ist*".

Dieser Satz ist wiederum nur aufgrund des Existenzbegriffes verständlich. Ein *Leben in die Ferne* muss immer *in zentrifugaler Aktivität* aus sich hinausgehen. Während im vorausgehenden Text mit dem „*Zurück*" des Verwandelns ein Hinweis *auf Gewesenes* gegeben ist und womit die ganze „*retrospektive*" *Tendenz* der *Psychoanalyse* und ihrer Theorien in einem gewissen Sinn eine Rechtfertigung finden könnte, ist nun die im Gegensatz zu diesen Theorien stehende „*existenzielle*" und damit „*phänomenologisch-daseinsanalytische*" Betrachtungsweise eingeführt, bei welcher es sich darum handelt, einen *Weg in die Zukunft* zu finden; und das kann immer nur ein Weg in das *Offene* sein, ein Weg, der eröffnet werden muss. Damit aber treten das „*Zurück*" von vorhin mit dem Gegenstück des „*Voraus*" in ein *dialektisches Verhältnis*, das eben gerade mit der soeben erörterten „Bewegtheit" des ursprünglich einheitlichen Ganzen mit der wieder zu gewinnenden Bewegtheit in Beziehung tritt.

Wenn bisher von Zentrifugalität und Zentripetalität die Rede war, so handelte es sich doch primär um *Formen der Räumlichung*. Mit den Problemen von sprachlicher oder gedanklicher oder physischer Erstarrung und Verwandlung in dem erwähnten Sinn tritt eine neue Dialektik in den Vordergrund, die nun offensichtlich *zeitigender Struktur* ist. Das führt dann gerade in dem von Binswanger angeführten Satz zu einer *weiteren Dialektik*, die als eine solche von *Räumlichung und Zeitigung* bezeichnet werden kann.

Bei diesem Stand der Erörterung ist es nun entscheidend, die Rolle der „Kommunikation" zu sehen, wie Binswanger sie aufzeigt, und damit gelangt die Sprache wieder in den Vordergrund. Es ergibt sich so als Antwort auf die Frage, wie denn Psychotherapie, d.h. reden, kranken Menschen helfen könne, ein nicht eben gerade einfach zu überblickendes *dialektisches Geschehen auf verschiedenen Stufen*, in welches *Ganzheitlichkeit*, *Bewegtheit* und *Räumlichung* mit *Zeitigung* ineinander greifen. Dabei wird bedeutsam, was inhaltlich geschieht, und wie es sich in der lebendigen Gestaltung darstellt.

Damit ist jedoch das Al. 20 noch nicht erschöpft, und wir werden das nächste Mal darauf zurückzukommen haben.

4. Dezember 1991

Wir müssen noch einmal zu Al. 19 zurückkehren, da das letzte Mal in bezug auf die Bedeutung des Sprechens in der Psychotherapie bei Binswanger und Freud etwas missverständlich erläutert worden ist, was im Skriptum allerdings bereits korrigiert wurde.

Wir stellen richtig, dass zwischen der Auffassung von Binswanger, wie sie in der zweituntersten Zeile S. 148 zum Ausdruck gebracht ist, und dem Text von Freud auf S. 85, Bd. 1, kein Widerspruch besteht. Dagegen stellt dieser Satz eine *Weiterentwicklung* von der *Auffassung* von *Breuer* und *Freud* dar. Es ist nicht so, dass mit dem Aussprechen des Erinnerten und affektiv Erlebten sich einfach die Heilung einstellen würde. *Wie* das geschieht, sagen die beiden Autoren nämlich nicht. Binswanger jedoch gibt darüber die einleuchtende Erläuterung, dass nämlich *das Gesprochene „in das entsprechende Lebensproblem zurückverwandelt werden muss“*. Dabei ist zu beachten, dass das Verb *im Präsens* steht, was andeutet, dass es sich dabei um ein *aktuelles Geschehen* handelt.

Weiter ist zu fragen, *wie* denn dieses Geschehen *in Gang gebracht* werden kann, und dazu ist wiederum auf das Sprechen hinzuweisen und dass *dieses Sprechen* eben *in der Volkssprache* geschehen muss. Es ergibt sich so aus den Texten, dass eigentlich nicht der Arzt den Kranken heilt, sondern dass der Kranke durch das ihm gemässe und ihm eigene Sprechen sich selber heilt. Die beiden älteren Autoren scheinen davon etwas geahnt zu haben, wenn sie nämlich sagen, dass dieses Aussprechen „in möglichst ausführlicher Weise geschildert werden solle und dass dem Affekt Worte gegeben werden müssen“. Es ist damit ja ausdrücklich gesagt, dass es darum geht, dass *der Kranke in seiner Sprache* das Erfahrene, Erlebte und Erinnerte *ausspricht.*

Man kann sogar sagen, der *Psychoanalytiker* könne darauf hinweisen, dass er ja den *Patienten sprechen lasse* und sich nicht mit seiner ihm eigenen abstrakt wissenschaftlichen Sprache einmischen solle. Nur ist es eben nicht dieses Sprechen für sich allein und als solches, das eine Veränderung bewirkt, sondern dieses Sprechen muss aus dem dem Sprechen inne wohnenden „Besondern“ aufgehoben werden. Es muss *die ursprüngliche existenzielle Einheit* als Daseinsmodifikation *wieder hergestellt werden,* was einer *Verwandlung des Ichs* entspricht. Erneut ist auf die Bedeutung des Wortes *existenziell* in diesem Zusammenhang hinzuweisen und auf das Problem, auf das Binswanger ja selbst hingewiesen hat, inwiefern Existenz hier noch im Sinne von Kierkegaard und noch nicht voll im Sinne von Heidegger verwendet wird, was allerdings wiederum nicht so ganz klar ist. Dabei muss man sagen, dass eben doch die Heideggersche Bedeutung derjenigen Kierkegaards vielleicht näher kommt, als Binswanger selbst seinerzeit vermutet hat.

Damit wäre Al. 19 endlich zum Abschluss zu bringen, wobei nun aber doch noch darauf hinzuweisen ist, welche Bedeutung dieser zuletzt interpretierte Nebensatz hat, indem nämlich der ganze Aufsatz über Psychotherapie ein Teil jenes *zweiten Teiles* der *Allgemeinen Psychologie* von Binswanger ist, der nie erschienen ist, zu dem jedoch die Abhandlungen über „Lebensfunktion und innere Lebensgeschichte", der Aufsatz „Über Erfahren, Verstehen, Deuten in der Psychoanalyse", die beiden Straus-Rezensionen gehören und eigentlich auch die beiden Texte zu Freuds 80. Geburtstag. Wenn Binswanger diesen zweiten Teil nie zustande gebracht hat und nur einzelne Stücke daraus publizierte, und wenn dieser Band dann in den *Grundformen* andere Gestalt angenommen hat, so muss man doch daran erinnern, dass Binswanger in diesem zweiten Band eigentlich die Absicht hatte, *mittels der Phänomenologie Husserls die Psychoanalyse Freuds zu begründen.* Aus diesem grossen Zusammenhang und aus dieser Absicht muss dieser Satz hier gesehen werden. Man wird dann natürlich versucht, sich zu fragen, ob Binswanger *seinem Ziel eigentlich sehr viel näher war,* als er selbst bemerkt hat. Dieser Satz weist durchaus in diese Richtung; und es ist eindeutig, dass er das, was Freud gesagt hat, bei weitem *übertrifft* und *weiterführt.* Binswanger hat mir gesagt, er habe das damalige Unternehmen deshalb für gescheitert erachtet, weil er gemeint hat, seine sämtlichen Analysen würden nur dasselbe wieder schreiben, was Freud auch schon geschrieben hat. Wenn es sich mit dem hier herausgehobenen und erläuterten Satz so verhält, wie wir es dargestellt haben, dann ist damit die Auffassung von Binswanger über das, was er selber gemacht hat, eindeutig widerlegt. Entweder hat er nichts davon gemerkt, dass in dem Aufsatz „Über Psychotherapie" eben doch mehr geleistet ist, als Freuds Aussagen mit andern Worten wiederholt, oder aber er hat das selber gemerkt und hat deshalb gesagt, das sei *seine wichtigste wissenschaftliche Arbeit.* In beiden Fällen jedoch darf man wohl doch sagen, dass das, was wir jetzt hier vor allem zu diesem 19. Alinea, zum Teil aber auch schon zum vorhergehenden gesagt haben, dem bekannten Ausspruch entspricht, dass eine Auslegung eines Textes dessen Autor *besser verstehen* kann, *als er sich selbst verstanden hat.* Denn es darf doch vermutet werden, dass sich Binswanger der ganzen Konsequenzen, die in dieser einen Textzeile liegt, nicht voll und in ihrer ganzen Tragweite für die Psychotherapie überhaupt bewusst geworden ist.

Wir gehen dann zu Al. 20 über, von dem wir das letzte Mal gesagt haben, es enthalte noch Motive, die noch nicht berücksichtigt worden sind. Wahrscheinlich sind es mehrere, die noch aufgesucht werden müssten, heute beschäftigen wir uns mit der *Aussage über den Tod.* Das Bedrohtwerden mit dem Tod führt nach Binswanger auf ein *Alleinsein der eigenen Existenz* zurück. Es ist hier darauf hinzuweisen, dass dieser Ausspruch zum Teil wahrscheinlich auf das Todeskapitel in *Sein und Zeit* zurückgeht und wie dieses bei Heidegger auf das dritte Kapitel in Simmels Abhandlung: „Lebensanschauung – vier metaphysische Kapitel", „Tod und Unsterblichkeit", wobei man weiss, dass Simmel dieses ganze Buch geschrieben hat, nachdem er wusste, dass er an einem unheilbaren Magenkarzinom erkrankt war.

Dieser Ausspruch über den Tod ist von grösster Bedeutung und enthält in sich das Problem, *wie man einem sterbenden Menschen begegnen* soll. Es kommt offensichtlich alles darauf an, ihm Gelegenheit zu geben, das *Alleinsein zu überwinden.* Die beste Hilfe besteht darin, ihm zu versichern, dass er *nicht allein gelassen werde.* Falls sich der Sterbende selber über seine Erfahrung ausspricht, dann lautet seine Aussage, er habe *Angst.*

Aus dem Text von Binswanger ergibt sich dazu dann weiter, dass ebenso mit ihm gesprochen werden muss, dass eine *Beziehung hergestellt* werden kann, und dazu gibt wiederum der Text von Binswanger die Anleitung, sich der *„Volkssprache"* zu bedienen. Das jedoch bedeutet zu unserer Zeit etwas anderes, als es noch vor 100, ja noch vor 50 Jahren bedeutete, indem damals noch eine allgemeine Bildung religiösen Inhaltes bestand, und es deshalb möglich war, mit religiösen Texten und Gebeten dem Kranken beizustehen. Heute ist es so, dass von dieser allgemeinen Bildung praktisch vielerorts nichts mehr vorhanden ist, so dass ein schweizerisches Gymnasium sich entschlossen hat, einen Kurs von zwei Wochenstunden auszuarbeiten, in welchem Bildung von antiken, biblischen und germanischen Mythen vermittelt werden. Zu Letzteren gehören vor allem das Nibelungenlied und wenigstens Teile der isländischen Überlieferungen. Es hat sich nämlich gezeigt, dass in der grossen Literatur dieses Bildungsgut als selbstverständlich vorausgesetzt wird und beim Fehlen solcher Kenntnisse die Texte nicht mehr verstanden werden können. Besonders krass zeigt sich das bei dem Theologen Albert Bitzius, Jeremias Gotthelf, in dessen Prosa fortwährend Bibel-Zitate einfliessen, die in der wissenschaftlichen Ausgabe nachgewiesen sind. Es dürfte aber einer der Gründe sein, warum dieser Dichter *kaum mehr gelesen wird, man versteht ihn nämlich nicht mehr,* weil die entsprechenden religiösen Voraussetzungen fehlen.

Wenn man sich dann fragt, welche Gespräche statt religiöser geführt werden können, dann wird man auf *gemeinsame Erlebnisse geführt,* die man mit dem Kranken hatte, die in Erinnerung gerufen werden, anlässlich deren eben eine Gemeinschaft bestand, womit das Alleinsein des Sterbenden überwunden wird. Das ist Unterricht, der vor allem denjenigen zukommen muss, die berufsmässig mit Sterbenden in Beziehung kommen, wie in erster Linie Pflegepersonal, aber auch Theologen und Ärzte.

Der Ort, in welchem dieser Satz Binswangers steht, weist jedoch darauf hin, dass eben darüber hinaus bei vielen Kranken, die Psychotherapie benötigen, derartige Todesprobleme und Erfahrungen vorliegen, und dass solche Gespräche eben nicht nur bei Sterbenden, sondern *auch bei jedem Kranken* durchaus notwendig sind.

Zum Schluss ist darauf hinzuweisen, dass eine *abstrakte, theoretische, vielleicht auch wissenschaftliche Fachsprache nicht geeignet* ist, in diesen Situation zu helfen. Es zeigt sich dann, dass es ganz besondere Gruppen von Patienten gibt, bei denen die Insuffizienz abstrakten Sprechens besonders krass hervortritt, bei denen man aber auch besonders eindringlich lernen kann, nicht nur, wie man es nicht machen muss, sondern auch, wie man es machen muss, nämlich bei *Kindern* und bei *organisch Kranken.* Bei Kindern deshalb, weil sie über gar kein anderes Sprachverständnis als über das konkret anschauliche verfügen, und bei psychisch-organisch Kranken, weil sie in der Vergangenheit lebend ganz von der gewohnten Sprache befangen sind, gar nicht daraus heraustreten können, diese jedoch besonders leicht zur Hand haben, solange sie nicht durch aphasische Störungen sprachlich beeinträchtigt sind.

18. Dezember 1991

Wir knüpfen wieder an die ursprüngliche Aufgabe an zu erläutern, *wie Psychotherapie* überhaupt *wirken könne.* Wir haben das letzte Mal festgestellt, was Freud dazu sagt und inwiefern dieser beim Sprechen des Patienten stehen geblieben ist, während Binswanger darüber hinaus geht und darlegt, dass es mit dem Sprechen allein noch nicht gemacht ist, sondern dass sich daran eine Zurückverwandlung in das einheitlich Ganze eines Lebensproblems vollziehen muss.

Die nächste Frage ist dann, *wie* das *Sprechen* in der Psychotherapie *gestaltet sein muss,* damit sich diese Zurückverwandlung faktisch vollziehen kann. Wir haben dabei das letzte Mal schon auf die Volkssprache hingewiesen.

Schon Breuer und Freud weisen darauf hin, die fraglichen *traumatischen Erlebnisse möglichst vollständig* zur Sprache und vor allem auch die *Affekte* zu Wort kommen zu lassen. Vor allem Letzteres gibt ein Problem auf. Es kann dies eigentlich nur in irgendwie *bildlicher Form* geschehen, weshalb in bildlicher Sprache gesprochen werden muss.

Weiter ist festzuhalten, dieses Sprechen sollte die *Vereinzelung* des Kranken *aufheben.* Die Frage ist, wie das geschehen kann. Es wurde das letzte Mal darauf hingewiesen, dass diese Vereinzelung vor allem dann sich ereignet, wenn die Todesproblematik aktuell wird, z.B. durch eine Bedrohung der eigenen Existenz oder aber durch das Erlebnis des Todes naher Angehöriger.

Von hier aus drängt sich das Problem in den Gesichtskreis, dass es mit dem Sprechen des Patienten allein nicht gemacht ist. Indem jemand spricht, wird er noch nicht aus der Vereinzelung herausgeholt, sondern er braucht dessen, was man vielleicht – auch wieder bildlich gesagt – *„Widerhall"* nennen könnte, er braucht eine *Antwort.*

Nun hat Freud bekanntlich gefordert, der Patient müsse sprechen und der Arzt soll nur zuhören. Wenn man das genau betrachtet, dann ist es jedoch so, dass Freud in erster Linie *dem Arzt das Fragen verboten* hat. Da stellt sich dann das Problem, wie der Arzt den Kranken zum Sprechen bringen soll ohne zu fragen.

In diesem Zusammenhang ist von zentralem Interesse eine Stelle in der Abhandlung von Wilhelm Szilasi über Binswangers Daseinsanalyse. Er sagt nämlich, Binswangers Methode gestatte *dem Arzt, das zu sagen, was der Patient denkt.* Aus eigener Erfahrung ist hinzuzusetzen, *der Patient sagt das, was der Arzt denkt.* Wenn man sich fragt, wie das möglich sei, dann ist die Voraussetzung dafür eine *ganzheitliche Betrachtung,* die tatsächlich ein konkretes Ganzes herstellt. In einem solchen können dann *Lücken* erscheinen, diese Lücken sind natürlich weitgehend *durch das, was darum herum ist, bestimmt.* Es ist so möglich, gleichsam *in die Lücken zu springen,* indem man das sagt, was eben fehlt. Solche Lücken sind *Unsichtbares,* das jedoch in eine einheitliche Ganzheit gehört, um diese als vollständig erscheinen zu lassen. Es ist dieses *Unsichtbare, das sichtbar gemacht werden kann.* Wir werden damit an den bekannten Satz von Klee erinnert: *„Kunst gibt nicht das Sichtbare wieder, sondern macht sichtbar."* Was sie sichtbar macht, hat Erwin Straus (der Satz von Klee ist bereits 1920 in Berlin gedruckt worden) als das Unsichtbare bezeichnet, ebenfalls Henri Maldiney in *Art et Existence* in seiner Analyse der Skulptur, ohne auf Straus Bezug zu nehmen.

Der Psychoanalytiker wird einwenden, all das sei ein Reden um Bekanntes, nämlich das sei eben das, was er als *das Unbewusste* bezeichne. Das ist insofern eine gefährliche Argumentation, als damit der so vieldeutige Begriff des Unbewussten, der an sich nichts sagt, in eine bestimmte konkrete Situation eingeführt wird, die eben sehr viel sagt über konkretes Geschehen. Dabei ist auf anderes hinzuweisen, was Maldiney in *Art et Existence* sagt, vor allem über die Gedichte von André du Bouchet und wie er dabei die Bedeutung der Zwischenfigurdeutungen im Rorschach zur Erläuterung beizieht. Ferner ist zu bedenken, inwiefern es sich dabei um die *Problematik des Nichts* handelt und all dessen, was damit in Beziehung steht.

Das führt zu einem neuen Begriff, der sich ebenfalls in Al. 20 findet und der bisher noch nicht geklärt worden ist. Es ist der Begriff des *„Aufgehens".* Zunächst wird dieser Begriff gern gebraucht, um *ein Sich-selbst-Verlieren des Ichs* in der Welt oder unter Umständen auch in einem andern Menschen zu bezeichnen. Es ist ein *Sichaufgeben* oder eine Form des *Versinkens des Ichs* in etwas, was jedoch nicht etwas ist, weil es eben nicht als

Objekt in Erscheinung tritt. Man kann davon sprechen, dass jemand in einer Musik aufgeht und dabei sich selbst verliert. Binswanger verwendet den Begriff hier im *Aufgehen im Leib,* und zwar sowohl in einzelnen Teilen des Leibes wie im Leibsein als Ganzes überhaupt. Wenn dieses Aufgehen gelingt, dann *gehorcht der Leib,* wenn es misslingt, dann wird der *Leib vergegenständlicht,* und in dieser Gegenständlichkeit hat der Mensch keine Macht mehr über die leiblichen Funktionen, die dann *von selbst zu funktionieren* beginnen. Es scheint, dass *Depressivität* für derartiges eine besondere Disposition schafft. Wieso das so ist, müsste genauer untersucht werden. Sicher treten dabei zentrale Daseinsmodifikationen des depressiven Daseins in Erscheinung und gestatten eine ausserordentliche Einsicht in Depressives, aber auch in allgemein menschliches Geschehen.

Aus dem Text von Binswanger scheint sich zu ergeben, dass die Depressivität ein derartiges Aufgehen erschwert oder verunmöglicht, d.h. *der Depressive* hat eine besondere *Neigung zu vergegenständlichen* und sich dieser Gegenständlichkeit gegenüberzustellen und eben gerade *nicht* aufzugehen und *nicht* aufgehen zu können. Es ist dies deshalb ein ausserordentlich interessantes Problem, weil ja mit der Depressivität sehr oft *Suizidalität* verbunden ist. Es scheint deshalb so zu sein, dass Suizidalität und nicht Aufgehen-können im eigenen Leib und Nicht-aufgehen-können im andern und in der Welt innerlich zusammenhängt. Das müsste im einzelnen *genauer erörtert* und *analysiert werden.* Bei Binswanger findet sich darüber vorerst nichts.

Wir lesen dann weiter *Al. 22.* Der weite Begriff der *Oralität,* es gehört eben alles dazu, was zur allgemeinen Bedeutungsrichtung des Hineintuns und Hinauslassens gehört, d.h. des Essens und des Sprechens, aber auch was in dieser Beziehung in andern Körperregionen vor sich gehen kann, z.B. in der Nase oder im Auge mit dem Weinen oder im sexuellen Bereich und im analen Bereich.

Wichtig ist, dass die *allgemeine Bedeutungsrichtung* die Möglichkeit hat, von einem derartigen Bereich in den andern hinüberzuwechseln.

Von zentraler Bedeutung ist dann, was Binswanger über den *Unterschied* zwischen *historisch* und *genetisch* sagt. Fragen muss man sich, ob die Bestätigung, die Binswanger oder Freud liefert, historisch liege im Grunde jeder neurotischen Entwicklung ein sexuelles Problem, faktisch zutrifft. Man muss doch bedenken, dass Ludwig Binswanger Patienten aus einer ganz bestimmten gehobenen Schicht hatte, die an Freudschen Auffassungen sicher teilgehabt hat. Das war damals schon gleichsam in die Volkssprache übergegangen. Man müsste sich fragen, ob ähnliches unter einer bäuerlichen Bevölkerung zu finden wäre. Auf jeden Fall darf man dieser Aussage von Binswanger nicht eine absolut sichere Bedeutung zugrunde legen.

Das andere ist die *sehr negative Beurteilung der psychoanalytischen Theorie,* die sicher mit Recht besteht.

Wenn man all das vom Standpunkt der Frage, wie Psychotherapie denn wirkt, betrachtet, dann bemerkt man zwar, dass Binswanger weit über Freud hinaus gesehen hat, dass aber *das Problem eigentlich noch offen* ist, wenn es sich auch *verschoben* hat, nämlich vom blossen Reden zu der Frage, wie und was geredet wird und wer zu reden und nicht zu reden hat. Dazu macht Binswanger im folgenden Alinea mit dem Problem der *hierarchischen Gliederung* der psychotherapeutischen Wirkung einen weiteren entscheidenden Schritt im Hinblick auf eine Antwort auf die entsprechende Frage.

15. Januar 1992

Es erscheint zweckmässig, auf die Probleme, die das letzte Mal erörtert worden sind, zurückzukommen. Das vorletzte Mal war das *Problem der Todeserfahrung* thematisiert worden. Es hatte sich gezeigt, dass der sterbende Mensch Angst hat vor dem Alleinsein, weil das Sterben von jedem Menschen wesensmässig allein vollzogen werden muss. Die Pflege und Hilfe, die einem Sterbenden angeboten werden kann, ist deshalb in erster Linie, dass man ihn nicht allein lässt und ihm das auch sagt. Wir haben dann uns weiter gefragt, *wie* man denn *mit* dem *Sterbenden sprechen* könne. Und wir haben gefunden, dass gemeinsame vertraute Erfahrungen geeignet sind, das Alleinsein zu durchbrechen. Früher bestand die Möglichkeit, an gemeinsame religiöse Erfahrungen anzuknüpfen, was heute vielleicht noch mit älteren Menschen möglich ist, vor allem mit jungen aber kaum mehr vollzogen werden kann. So stellt sich dann die Frage, was anderes an die Stelle treten kann.

Um auf diese Frage eine Antwort geben zu können, ist es notwendig einzusehen, dass *in der Begegnung* mit einem andern Menschen, nicht nur mit einem Sterbenden, *eine gemeinsame einheitlich-ganzheitlich strukturierte Situation* erstrebt werden muss. Wenn nun in dieser Situation Glieder, wie eben zum Beispiel religiöse Inhalte fehlen, dann weist die Situation Lücken auf. Solche *Lücken* sind *Leerstellen.* Die Worte des Arztes in dieser lückenhaften Situation sollten nun ausgeführt werden, damit wieder der Eindruck einer einheitlich-ganzheitlichen Welt hergestellt wird, in welcher der Mensch Vertrauen haben kann, sich wohl fühlt und vor allem keine Angst, die stets eine Angst vor der Leere ist, zu empfinden braucht.

Es handelt sich also darum, mit einem Kranken derart zu sprechen, dass man seine Welt strukturiert, wobei deren Lücken nur dadurch gefunden werden können, wenn man diejenigen Glieder, die vorhanden sind, benutzt, um das, was nicht vorhanden ist, aufzuzeigen. Mit andern Worten heisst das, man muss versuchen, mit dem Kranken *über dasjenige zu sprechen, was ihn interessiert,* als *das Glied seiner ihm persönlichen Welt, die ihn angeht,* die ist und dass man auf diese Weise die *Lücken* gleichsam *umschreiben* kann *mit dem, was ist.* Die Lücken an sich sind als Leerstellen, ähnlich wie die Rorschachschen Zwischenfiguren *unsichtbar.* Es geht also darum, etwas Unsichtbares in der Weise sichtbar zu machen, dass man es eben gleichsam hervorbringt. Hier ist es nun, wo sich *Psychotherapie und Kunst berühren,* gilt doch der Satz von Klee aus seinem Text über die schöpferische Konfession: „Kunst stellt nicht das Sichtbare dar, sondern sie macht sichtbar", und zwar wie Erwin Straus im Buch *Vom Sinn der Sinne* ausdrücklich gesagt hat, *sie macht das Unsichtbare sichtbar.*

In der psychiatrischen Psychotherapie kann man bei geeigneten Patienten mit Kunst derartige Lücken ausfüllen. Es ist dies auch die Stelle, wo sich Psychotherapie mit den verschiedensten Formen von *Kunsttherapie* berühren, vor allem natürlich mit Musik- und Tanztherapie, ebenso aber mit Malen und Modellieren, mit Zeichnen und gemeinsamer Lektüre. Eine ganz wichtige Rolle würde, wenn man es pflegen könnte, das gemeinschaftliche Singen spielen. In all dieser Beziehung haben unsere Vorfahren vor 150 Jahren viel mehr geleistet, als man heute mit allen sich als modern bezeichnenden Hilfskräften und Hilfsmitteln tut.

In diesem Zusammenhang ist noch ein kurzer Blick auf die *psychoanalytische Therapie* zu werfen. Bekannt ist Freuds Anweisung an den Psychotherapeuten, *nicht zu fragen.* Diese Anweisung wird in modernen Ausbildungen immer wieder verkehrt, indem man meint, sagen zu müssen, der Therapeut dürfe überhaupt nicht sprechen. Zwischen Sprechen und Fragen ist ein grosser Unterschied, vor allem dann, wenn das Sprechen in der soeben dargestellten Form Lücken füllt. Fragen nämlich reisst den Kranken aus seiner Situation heraus, gibt seinem Denken eine andere Richtung und reisst so vor allem in seine Welt Lücken, die dann wieder ausgefüllt werden müssen. In diesem Sinne ist das Wort von Szilasi zu verstehen, Binswangers Daseinsanalyse gestatte es dem Arzt, das zu sagen, was der Patient denke, nämlich sich in die Welt des Kranken einzufügen oder einzufühlen, und von da her dasjenige, was der Patient nur denkt und selbst nicht zur Sprache bringen kann, sprachlich zu gestalten.

Dieses Ausfüllen von unsichtbaren Lücken durch den Arzt mit seinen Worten kann auch als ein *Einspringen* des Arztes in die Situation des Kranken bezeichnet werden. Mit diesem Begriff stehen wir in einer hervorragenden Analyse von Heidegger in *Sein und Zeit,* wo der Begriff der *Fürsorge* analysiert wird. Neben der einspringenden Fürsorge unterscheidet Heidegger auf S. 122 die *vorausspringende Fürsorge,* die selbst aktiv handelnd in die Weltstrukturierung sich einfügt. Wichtig ist nun zu sehen, dass die beiden Begriffe Grenzbegriffe extremer Einstellung sind, die in Wirklichkeit sich nicht nur nicht ausschliessen, sondern *sich gegenseitig er-*

gänzen. Die wirkliche Fürsorge mit den andern, zu der vor allem auch die Psychotherapie gehört, stellt ein Gemisch von beiden extremen Haltungen dar, was denn die *Bewegtheit der fürsorgenden Teilnahme* am andern Menschen ergibt. Es ist dies ein sprechendes und einleuchtendes Beispiel für eine der vielen Anweisungen, welche Heideggers *Sein und Zeit* enthält, wie man Psychotherapie ausüben kann. Der verstorbene Zürcher Psychiater und Lehrer der Psychotherapie, Gustav Bally, hat sich gerade mit diesem Problem eingehend befasst.

Um eine möglichst *deutliche Anschauung* von all diesen Problemen zu gewinnen, ist es zweckmässig, auf den Satz im Al. 20, auf S. 150 des Aufsatzes von Ludwig Binswanger zurückzukommen, wo vom Problem des *„Aufgehens"* des Ichs in einzelnen Gebieten der Leiblichkeit und im Leibsein überhaupt die Rede ist. Dieser Begriff des Aufgehens muss näher erläutert werden. Man sagt von einem Menschen, er gehe in seinem Beruf auf, und meint damit, er verliere gleichsam sein eigenes Ich im Beruf. Man kann jedoch dasselbe sagen von der Musik, der Hörer gehe in einem Konzert in der dargebotenen Musik auf. Voraussetzung dafür ist natürlich, dass auch der Künstler, welcher musiziert, in der entsprechenden Musik aufgeht. Statt aufgehen kann man auch sagen, man *vergesse* oder man verliere in diesem Aufgehen, z.B. in der Betrachtung eines Bildes oder im Lesen oder Hören die Rezitation eines Gedichtes, im Lesen eines Romans, er verliere sich in dem Werk. Ein sehr tüchtiger, in hohem Alter stehender, aber immer noch voll leistungsfähiger Chirurg, der an einer Angina pectoris litt, hat gesagt, er möchte während einer Operation sterben. Das ist sehr wohl verständlich und folgerichtig, denn in der Operation verliert er auch sich selbst und geht in dem Werk, das er vollbringt, im eigentlichsten Sinn des Wortes auf und kann deshalb als Ich gar nicht sterben. Es ist ihm denn auch beinahe gelungen, den Wunsch in Erfüllung gehen zu sehen, indem er kurz vor Beendigung einer Operation einen schweren Angina pectoris-Anfall erlitt, dem er zwei Stunden später erlegen ist.

Das Problem, das Binswanger in seinem Text zur Sprache bringt, lautet nun dahin, dass er eine *Unfähigkeit des Aufgehens des Ichs in seinem Leibsein* feststellt. Wie er das beschreibt, muss man vom heutigen Standpunkt aus sagen, dass es sich nicht, wie er es darstellt, um eine Neurose, sondern um einen depressiven Zustand gehandelt haben dürfte. Tatsächlich ist es gerade die *Depression,* die die Fähigkeit, aufzugehen in einer Welt, beeinträchtigt oder verunmöglicht. Leichter als in bezug auf den eigenen Leib lässt sich das an einem andern Beispiel demonstrieren an einer Frau, die im höheren Alter umzieht und nun an einer schweren *Umzugsdepression* erkrankt. Sie berichtet, sie sehe sehr wohl, dass die neue Attikawohnung, die sie nun bewohnt, in jeder Beziehung besser und schöner ist als das alte Haus, das sie vorher bewohnt haben. Die Haushaltung lässt sich viel leichter machen, da alles zweckmässiger eingerichtet ist, die Wohnung an sich ist heller und schöner, die Aussicht unvergleichlich viel besser. Sie sagt ausdrücklich, sie sehe, wie alles schöner sei, aber sie könne sich daran nicht freuen, sie könne es nicht geniessen.

Das gilt nun ganz besonders für ein Beispiel, das sie anführt. Die Rosen aus dem Garten des alten Hauses wurden teils auf dem Dachgarten, teils unten vor den Eingang zum neuen Haus verpflanzt. Es sind dieselben Rosenstöcke, die am neuen Ort sehr viel schöner wachsen, sehr viel schöner blühen als früher, sie kann das deutlich sehen, und dieses Sehen ist ein Wahrnehmen im eigentlichen Sinn des Wortes; und sie kann auch, wie ihre Formulierung deutlich zeigt, vergleichen mit einer andern Situation. Und trotzdem kann sie an diesen schöneren Rosen keinen Genuss finden, sie kann das Schöne nicht empfinden. *Das Empfinden ist durch die Depression beeinträchtigt.*

Eine Verordnung einer antidepressiv medikamentösen Therapie, verbunden mit Psychotherapie, behebt den depressiven Zustand innert kurzer Zeit und stellt die Fähigkeit, sich zu freuen, wieder ein.

Hier ist die Anmerkung zweckmässig, dass bei der Untersuchung eines Patienten neben Fragen nach einer vitalen Depression – d.h. Fragen nach Müdigkeit, Enge, Schwere, Bedrückung und Hemmung von Denken, Fühlen und Wollen und der Fähigkeit, sich zu entscheiden und zu konzentrieren – vor allem die so einfache *Frage* gehört, *ob sich der Kranke noch freuen könne.* Freilich ist diese Frage nicht so zu stellen, dass sie mit Ja oder Nein endgültig beantwortet werden kann, sondern so, dass sie *in ein Gespräch führt,* das auf Probleme wie den Sinn des Lebens, den Sinn am Arbeiten und ähnliches überleitet. Die Erfahrung zeigt, dass es sehr schwierig ist, diese Frage so zu stellen und das Gespräch darüber so zu führen, dass tatsächlich Einblick in das entsprechende psychische Geschehen gewonnen wird. Das lässt sich mit Fragen aus einer ‚rating scale' niemals erreichen. Es gibt denn auch solche Fragebogen, welche überhaupt keine entsprechende Frage enthalten, oder dann sind die Fragen derart allgemein oder derart speziell formuliert, dass keine Einsicht in die tatsächlichen Verhältnisse gewonnen werden kann.

Wir müssen uns ganz konkret fragen, *wie* denn *dieser Verlust des Empfindens für das Schöne zustande kommt.* Offenbar verharrt die Patientin weiterhin in der alten Welt, kann sich von dieser nicht lösen und, wenn man es möglichst angemessen formuliert, sie kann *ihre damalige Welt,* in welcher sie offenbar vollkommen aufgegangen ist, *nicht negieren,* um sich einer neuen Welt zu öffnen, in der sie wiederum aufgehen könnte. Sie steht in ihrer Depression in einer defizienten, von leeren Stellen gleichsam durchlöcherten Welt, in die sie sich nicht einfügen, nicht selbst verlieren und in der sie nicht aufgehen kann.

Die Folge davon ist, dass Glieder dieser neuen Welt, hier im speziellen die Rosen, ihr als ihr selbst fremde, man kann vielleicht gelegentlich sogar sagen, feindliche Gegenstände gegenübertreten, mit denen sie nichts anzufangen weiss und an denen sie nur ihre Vergänglichkeit sieht. Die Rosen verwelken, das Leben weicht aus ihnen.

In ausserordentlich eindrücklicher Weise ist diese Erfahrung am folgenden Text zu sehen: „Vor einiger Zeit machte ich in Gesellschaft eines schweigsamen Freundes und eines jungen, bereits rühmlich bekannten Dichters einen Spaziergang durch eine blühende Sommerlandschaft. Der Dichter bewunderte die Schönheit der Natur um uns, aber ohne sich ihrer zu erfreuen. Ihn störte der Gedanke, dass all diese Schönheit dem Vergehen geweiht war, dass sie im Winter dahingeschwunden sein werde, aber ebenso jede menschliche Schönheit und alles Schöne und Edle, was Menschen geschaffen haben und schaffen könnten. Alles, was er sonst geliebt und bewundert hätte, schien ihm entwertet durch das Schicksal der Vergänglichkeit, zu dem es bestimmt war."

Es handelt sich um den ersten Abschnitt eines Aufsatzes von Freud, den er 1915 während des Krieges für einen Sammelband geschrieben hat mit dem Titel „Vergänglichkeit" und der aus unerklärlichen Gründen in der Londoner Ausgabe im Kleindruck geschrieben ist. Es ist jedoch ein wahrscheinlich ganz wesentlicher Text von Freud, in dem noch andere sehr bedenkenswerte Aussagen gemacht sind.

Von Interesse ist, dass der Aufsatz von einem Gespräch ausgeht, das im September 1913 in München in Zusammenhang mit dem damaligen Kongress für Psychoanalyse unter dem Präsidium von C.G. Jung stattgefunden hat, wo Rilkes Freundin, Lou Andreas-Salomé, Freud mit dem Dichter bekannt machte. Man nimmt mit guten Gründen an, dieser Abschnitt beziehe sich auf ein Gespräch der drei. Die entsprechende Literatur findet sich im *Briefwechsel Freud-Jung* auf S. 611 unten, wo auch steht, dass Rilke damals um den Tod seines Freundes Gerhard Ouckama Knoop trauerte, womit gesagt ist, dass es sich bei seinen Äusserungen tatsächlich um die depressive Reaktion in der Trauer handelte. Freuds Worte sind hier ausserordentlich treffend, um diese Daseinsmodifikation zu beschreiben, und das heisst begrifflich zu fassen.

Die Fortsetzung zeigt dann Freuds psychotherapeutische Bemühung, die kaum Erfolg hatte. Eine derartige Depressivität ist eben biologisch oder besser gesagt im Sinne der Terminologie Binswangers „lebensfunktional" begründet und ist dementsprechend auch sehr schwer psychotherapeutisch und sehr leicht medikamentös zu beheben.

Hier zeigt sich die sowohl *wissenschaftlich theoretische wie praktische Bedeutung der phänomenologisch-daseinsanalytischen Betrachtungsweise* für die *Psychiatrie.* Sie gestattet es, psychische Phänomene jenen Bereichen zuzuordnen, in welche sie gehören. Vor allem zeigt sich dabei ein entscheidender Punkt, nämlich dass *der Arzt,* wie das Beispiel des Chirurgen zeigt, nicht nur in der Operation, sondern auch in einer Psychotherapie *aufgehen muss,* und zwar nicht in seiner eigenen Theorie oder Schulmeinung, sondern *in der Welt des Kranken* mit ihren Modifikationen und ihren Defekten. Nur so ist es ihm möglich, jene Beziehung zum Kranken zu finden, die geeignet ist, dem Kranken wirklich zu helfen, nämlich aus seiner Welt und nicht aus der eigenen des Therapeuten, wie das geschieht, wenn der Therapeut in irgendeiner theoretischen Schulmeinung befangen ist und meint, seine Aufgabe bestehe darin, diese dem Kranken „beizubringen".

Mittwoch, 12. Februar 1992

Das letzte Mal wurde eingehend über das Problem des *„Aufgehens im Leib"* und seiner Störungen gesprochen. Dabei ist ein Thema noch nicht erörtert worden, nämlich die Tatsache des *Zusammenhanges* zwischen diesem *Aufgehen im Leib* und der *Ausführung von Bewegungen* und vor allem von eigentlichen *Handlungen.* Es ist dies tatsächlich ein sehr wichtiges, aber auch sehr schwieriges Problem. In diesem Zusammenhang sei erinnert an den ersten Satz von Heidegger in seinem „Brief über den ‚Humanismus'" von 1949: „Wir bedenken das Wesen des Handelns noch lange nicht entschieden genug." Es ist damit ein Thema gegeben, welches der ehemalige Philosophie- und Psychologie-Professor in Basel, Hans Kunz, kurz nach der Erscheinung des Textes von Heidegger in einem wöchentlichen zweistündigen Seminar während vier Semestern behandelt hat. Er hat mir einmal erzählt, er sei nach dieser Zeit, ich glaube, auf die 5. Seite des Textes gekommen und habe es dann aufgegeben. Das mag zeigen, wie schwierig und verwickelt die Probleme sind, die sich aus diesem Thema ergeben. Wir können deshalb bei weitem nicht erwarten, hier zu einem einigermassen abschliessenden Resultat zu kommen.

Wir müssen jedoch darauf hinweisen, dass *handelnde Bewegungen* irgendwie darauf angewiesen sind, sich *spontan* aufgrund eines Aufgehens im Leib zu ereignen. Wohl lernen wir bewusst und kontrolliert, gewisse Handlungsabläufe zu vollziehen, z.B. die Schwimmbewegung. Wenn wir diese jedoch einmal beherrschen, dann bewirkt jedes Darandenken eine Störung des Ablaufes, die dazu führen kann, dass an die Stelle eines selbstverständlichen Handelns ein ganzes Bewegungschaos entsteht, was z.B. mit der *Katastrophenreaktion* von Goldstein in Beziehung steht.

Man kann dieses ganze Gebiet als dasjenige der *„Psychomotorik"* bezeichnen; nur muss man sich darüber Rechenschaft geben, dass mit dieser Benennung noch gar nichts über Kenntnisse dieses Gebietes gewonnen worden ist. Ferner ist es notwendig einzusehen, dass es sich hier um einen

Bereich handelt, der in der Pathologie eine grosse Rolle spielt, so z.B. ist die *depressive Gehemmtheit der Bewegung* und des Handelns hier verankert und muss von diesem Standpunkt aus untersucht werden. Einen näheren Schritt zur organischen Störung, gleichsam von der *Endogenität zur Organizität* ergibt dann die *ideatorische Apraxie* und die mehr oder weniger nahe damit verbundenen Beziehungen zu gewissen *apraktischen Sprachstörungen.* Kurz diskutiert wird dabei im Kurs die Frage der Beziehungen zwischen *Apraxie und Aphasie,* wobei sich ergibt, dass es isolierte Apraxien der untern Extremität gibt, die nicht notwendigerweise an aphasische Störungen gebunden sind, während dies bei apraktischen Störungen im Kopfbereich immer der Fall sein dürfte und bei solchen im Armbereich häufig auch.

Es ist mit diesen Hinweisen ein Forschungsgebiet berührt, über das noch viel zu wenig bekannt ist und das vor allem natürlich für die *Sprachheilkunde* von zentraler Bedeutung ist.

Wir lesen dann noch einmal das ganze Al. 21 auf S. 150/151. Dazu muss noch etwas ausführlicher auf das Problem der *Oralität* hingewiesen werden. Die entsprechende psychoanalytische Literatur ist zugänglich gemacht durch das Vokabular der Psychoanalyse von Laplanche und Pontalis. Es weist mit Recht auf die Bedeutung der Abrahamschen Abhandlung: „Entwicklungsgeschichte der Libido" von 1924 hin. Einerseits ist zu bedenken, dass Abraham nach dem Urteil vieler guter Psychoanalytiker der wissenschaftlich fruchtbarste Schüler von Freud war, dessen Werke in bezug auf Qualität sich von allen anderen Schülern Freuds wesentlich unterscheiden, der aber durch seinen frühen Tod an der Ausgestaltung der psychoanalytischen Lehre nicht den Anteil gewonnen hat, den er wahrscheinlich eingenommen hätte, wenn er länger gelebt hätte. Von Interesse ist auch sein Briefwechsel mit Freud, der separat herausgekommen ist (S. Fischer-Verlag 1965).

Abraham hat hauptsächlich in der *oralen Phase zwei Stufen unterschieden,* eine erste bis zum Durchbruch des ersten Zahnes, die er die *Saugphase* nennt, und eine zweite, die *oral-sadistische* Phase, die mit dem Gewinnen der Zähne in Zusammenhang steht, wobei die Zähne in erster Linie als das Zerstörerische aufgefasst werden. Es muss nun aber auch gedacht werden, dass es da nicht nur um *Zerstören,* sondern auch um das zum *Verschwinden-bringen* der Dinge geht, was dann z.B. mit dem „Verschlingen" in der Phänomenologie von Hegel eine eigenartige Bedeutung erhält.

Das Problem der *Oralität* erweist sich vor allem in der Abhandlung von Abraham als ausserordentlich eng verknüpft mit demjenigen der *Depressivität.* Es liegen daran sicher wesentlich richtige Erkenntnisse zugrunde, auch dann, wenn man die postulierte, typisch psychoanalytische sexuelle Interpretation der oralen Phase als eher unwahrscheinliche theoretische Beigabe abzulehnen geneigt ist. Es sind aber hier ganz wesentliche Zusammenhänge vorhanden, auf die man durch eine mit heutiger Methode mögliche kritische Analyse der Abrahamschen Abhandlung näher eingehen könnte und auch eingehen müsste.

Wir beschränken uns darauf, dass Binswanger immerhin den Begriff der *Oralität* kursiv herausgehoben hat und damit die grundsätzliche Bedeutung des Problems anerkennt. Daran sollte man heute, wie ich zur Zeit meine, unbedingt festhalten und die sich daraus ergebenden theoretischen und praktischen Konsequenzen ziehen. Dies sollte vor allem im Hinblick auf alles, was zu *Sprachproblemen* gehört, in Betracht gezogen werden.

Nur zur Erinnerung wird das früher Gesagte über die „existenzielle Bedeutungsrichtung" im Vorbeigehen kurz erwähnt.

Dagegen wird erneut ganz intensiv hingewiesen auf die Bedeutung der *Unterscheidung* zwischen *historischer und genetischer Bedeutung.* Was historisch als zusammenhängend erscheint, kann wohl, braucht aber keineswegs als *zusammengehörend* aufgefasst zu werden. Das allgemein verbreitete Kausalitätsbedürfnis der Menschen führt dazu, dass man viel zu sehr die Neigung hat, Zusammengehörendes zu postulieren, einmal wenn ein gewisser zeitlicher Zusammenhang da ist oder da zu sein scheint, ferner wenn irgendeine Theorie aus ideologischen Gründen ein Zusammengehören annimmt.

Es wird berichtet von einem Vortrag, den wir vor wenigen Tagen in Berlin gehört haben über kindliche Suizidalität. Es wurde dort von einem Beispiel erzählt, von einem 8-jährigen Kind, das sich vor ein Auto auf die Strasse legte, um Selbstmord zu begehen. Aus dessen Leben und Milieu wurden zahlreiche Tatsachen aufgezählt, wobei von keiner einzigen offensichtlich war, dass sie in irgendeiner Art mit dem suizidalen Handeln in Zusammenhang stand. Denn es handelte sich um lauter wohl sehr unerfreuliche Erlebnisse und Erfahrungen des Kindes, die aber bei vielen andern Kindern in derselben und oft wohl noch viel schwerwiegender Art vorkommen, ohne dass ein notwendiger Zusammenhang mit der Suizidalität bestände.

Interessant war der Hinweis der grossen Bedeutung von *Veränderungen* in der *Verhaltensweise* eines Kindes, die *nicht erklärbar* sind. Es weist dies auf *endogene Komponenten* hin. Nach dem Referat war es offensichtlich, dass der Selbstmordversuch dieses Kindes wie in so vielen andern Fällen auch unerklärbar ist und damit auf eine endogene, d.h. auch biologische Wurzel zurückgeführt werden muss.

Es wurde anlässlich eines Vortrages darauf hingewiesen, dass eben *Zusammengehörendes* von *Zusammengeratenem* *unterschieden* werden müsse, und dass man sich der dauernden Gefahr bewusst sein muss, in dieser Beziehung grundsätzliche Fehler zu begehen, die unter Umständen schwerwiegende therapeutische Fehlentscheidungen nach sich ziehen können.

Die ganze Problematik wird dann in einem andern sehr sprechenden psychopathologischen Phänomen erläutert.

Ein älterer Patient leidet seit über zehn Jahren an immer wieder rezidivierenden Depressionen, die jeweils drei bis sechs Wochen dauern und dann wieder während zwei bis drei Monate verschwinden. Der Patient wurde deswegen dauernd mit Lithium und Ludiomil behandelt, es hat sich dabei aber gar nichts geändert. Der behandelnde Psychiater fand keinen Grund, auf seine therapeutischen Entscheidungen zurückzukommen. Als der Patient den Vorschlag machte, ein Psychiater, mit dem er seit Jugend befreundet sei, habe geraten, man könnte einmal einen Versuch mit Tegretol machen, hat der behandelnde Psychiater das abgelehnt mit der Begründung: „Tegretol sei viel zu scharf". Ich habe dann den Vorschlag gemacht, zunächst einmal Tofranil zu versuchen aus der Überlegung, die serotoninergische Wirkung von Tofranil könnte einen Hinweis geben. Daraufhin ist nach sechs Monaten erst, was früher nie der Fall war, ein Rückfall aufgetreten. Der Patient, der sich sehr gut beobachtet, stellte fest, der *Rückfall sei „blitzartig"*, von einem Augenblick auf den andern erschienen.

Nun kommt er wieder, diesmal ist der *Rückfall nach und nach* aufgetreten. Und es ging drei bis vier Tage, bis sich der Patient im klaren war, dass er tatsächlich einen Rückfall erlitten hat. Es fragt sich, woher dieser Unterschied kommt. Der Patient selbst hat eine Erklärung. Am ersten Tag, als es nicht mehr ganz gut war, hat er eine grosse Enttäuschung erlebt mit einem Sohn, der schon immer gewisse Schwierigkeiten der Anpassung hatte und nun erneut in seinem Beruf versagte.

Der Fall gibt nun Gelegenheit, das Thema des *Zusammengehörens* und *Zusammengeratens* zwischen *Reaktion* und *Endogenität* zu erörtern und Hypothesen aufzustellen, wie diese Beziehungen eigentlich sein könnten und was die Unterschiede und die Ähnlichkeiten bedeuten. Die Tatsache einer affektiv belastenden Situation, die eine endogene Phase auslöst, ist eine historische Tatsache, an der nicht zu zweifeln ist. Diese genügt bei weitem nicht, um die Genese des Krankheitsbildes aufzuklären, denn ähnliche Enttäuschungen werden von vielen Menschen erlebt, ohne dass dadurch eine schwere, eindeutig als endogen empfundene Depression daraus entsteht. Es sind für die Genese andere Momente wesentlich, zu denen bestimmte biochemische Voraussetzungen gehören, die offensichtlich bei einem depressiven Menschen sich spontan einstellen oder auch durch äussere belastende Faktoren in Gang kommen können. Die *Genese* muss aus diesem *Zusammenspiel* abgeleitet und verstanden werden.

Im Anschluss an den Kurs berichte ich dann noch über meine Erfahrungen anlässlich eines *Klinikbesuches in Göttingen.* Die dortigen Ärzte wollten wissen, wie ich Kranke untersuche, wobei die Erwartung dahinter war, meine Entdeckungen in der Psychopharmakologie, die ja nicht durch die modernen naturwissenschaftlichen Methoden zustande gekommen sind, könnten durch eine besondere Art und Weise des Gesprächs mit dem Patienten eine Erklärung finden.

Es wurde mir nun eine ältere Patientin vorgestellt, die an einer endogenen Depression litt, wobei die wesentlichen lebensgeschichtlichen Daten und die wesentliche Symptomatik vorher dargestellt worden sind.

Es zeigte sich, dass die Exploration sehr schwierig war, weil die Patientin sehr rasch erklärte, sie wünsche meine Frage nicht mehr zu beantworten. Ich habe dann gleichwohl weitergefragt, bin aber sehr vorsichtig vorgegangen, und plötzlich hat sich die Patientin zu mir geneigt und mir ins Ohr geflüstert, ihr Sohn sei eben geisteskrank. Wir haben dann weiter gesprochen, ich konnte wesentliche Befunde zur Therapieindikation herausexplorieren, die Patientin hat mir nämlich noch einmal etwas ins Ohr geflüstert. Nach etwa einer halben Stunde haben wir das Gespräch abgebrochen. Ich erfuhr dann, dass man mir die Patientin deshalb gezeigt hatte, weil sie äusserst misstrauisch war und man gefunden hat, dass sie sich sehr schwer explorieren lasse und man sehen wollte, wie ich mich da aus der Sache ziehe. Um so grösser war das *Erstaunen,* dass man feststellen musste, es sei mir offenbar gelungen, ein *Vertrauensverhältnis* zu der Patientin herzustellen und man wünschte zu wissen, wie ich das denn bewerkstelligt habe, obschon alle Leute dabei gewesen sind und alles hatten mit anhören und ansehen können. Die Patientin hat sich auch nachher noch gegenüber dem Arzt, der sie hinausführte, sehr lobend über das Gespräch geäussert.

Ich habe dazu vorerst festgestellt, dass die Situation für eine Demonstration sehr ungünstig gewesen sei. Schon in einem Raum, den ich im Leben zum ersten Mal betrete, vor mehr als zwei Dutzend Zuhörern, von denen ich niemand kenne, im Wissen darum, dass diese Zuhörerschaft etwas erwartet, wovon ich nicht weiss, ob ich der Erwartung werde entsprechen können und zudem mit einer Patientin, die offensichtlich durch die Öffentlichkeit der Veranstaltung zusätzlich gehemmt gewesen ist. All das sind ungünstige Faktoren.

Ich war dann insofern der Situation nicht gewachsen, als ich eigentlich auf die Frage, wie ich denn dieses Vertrauen erworben habe, keine rechte Antwort wusste, mir die Sache erst nachträglich überlegen konnte und dann zum Schluss gekommen bin, dass es der *Bereich der Appräsentation* ist, der in einem Gespräch mitschwingt, ohne dass er direkt zum Ausdruck kommt und der bei dem Patienten jene Sicherheit hervorruft, die Gewähr dafür bietet, dass nichts Ungehöriges, Verletzendes geschieht.

Diese Art von Gesprächsführung, die mit sehr viel *Unthematischem,* aber doch irgendwie *Mitgegenwärtigem* rechnet, oder besser gesagt, eigentlich nicht rechnet, sondern *spielt,* ist die Voraussetzung dafür, dass man auf diese Weise zum Ziel kommt.

26. Februar 1992

Wir lesen zunächst Al. 22, S. 151 über die *Hierarchie von Wirkungen in der Psychotherapie.* Wir wiederholen, was in einem Kurs im letzten Sommer bereits dazu gesagt worden ist, wobei wir ganz besonderes Gewicht legen zunächst auf die Unterscheidung der obersten und der zweitobersten Schicht der hierarchischen Gliederung. Die *oberste Schicht* spielt sich im *vitalen Bereich* ab, was Binswanger darüber sagt, entspricht der vital-depressiven Gestimmtheit, die sich im Rahmen einer Psychotherapie als erstes löst. Dabei stellt sich natürlich die Frage, ob eine solche Lösung tatsächlich auf psychotherapeutischem Weg zustande kommt oder aber einer Änderung der vitalen Grundstimmung entspricht, oder ob und ggf. inwiefern beide Momente *zusammenwirken* können, womit dann grundsätzlich auch die Möglichkeit gegeben ist, dass sie auch *gegeneinander* wirken könnten, d.h. dass unzweckmässige äussere Einflüsse, eventuell auch therapeutisch gemeinte, das Abklingen einer vital-depressiven Verstimmung verhindern oder gar ihr Auftreten auslösen können. All das kann im einzelnen heute hier nicht erörtert werden, muss aber als Faktum immer in alle Überlegungen einbezogen werden.

Von der vitalen Schicht, in welcher sich die Depressivität abspielt und die heute mit Medikamenten manipuliert werden kann, ist zu unterscheiden die zweite Schicht, und zwar ist diese Unterscheidung ganz klar und deutlich zu machen, wenn die Bereiche sich auch in Wirklichkeit überlappen und kaum isoliert voneinander vorkommen, was wiederum mit dem im vorhergehenden Alinea jetzt hier geschilderten Problem zusammenhängt. Diese zweite, bei Binswanger mittlere Schicht ist die Sphäre des *Vollzuges sinnvoller Akte.* Im Gegensatz zum Vitalen handelt es sich hier um das Psychische, im Gegensatz zum *Affektiv-Emotionalen* um den Bereich des *Logischen, des Rationalen, Intellektuellen.* In diesem Bereich spielt sich üblicherweise die *Psychotherapie* ab, und zwar auf *verschiedenen Höhenstufen* zwischen leerem Gerede im Bereich der Zweideutigkeiten und der Neugierde und exakter wissenschaftlicher Sprache mit geklärten Begriffen und ausgewiesenen Denkschritten. Irgendwo dazwischen liegt das alltägliche Gerede, liegt das, was üblicherweise als Psychotherapie bezeichnet wird, aber auch die künstlerische, poetische Sprache.

Zu Al. 23, S. 151f.: Binswanger unterscheidet nun eine dritte Stufe in der Hierarchie der psychotherapeutischen Wirkung. Es wird dabei, soweit ich heute sehen kann, einem nicht ganz eindeutig klar, inwiefern es sich dabei nicht nur um eine dritte Stufe, sondern vor allem auch um eine *zeitliche Gliederung* handelt, indem man den Eindruck bekommt, Binswangers dritte Stufe sei gleichsam der *Abschluss der Behandlung,* der *letzte Schritt,* und zwar in zeitlicher Hinsicht. Möglicherweise handelt es sich dabei aber eher um ein peripheres Moment.

Wesentlich ist, dass Binswanger damit etwas heraushebt, was üblicherweise *nicht einmal erwähnt,* geschweige denn in seiner Bedeutung geklärt wird, nämlich die Voraussetzung, die *selbstverständlich* sein soll, dass nach der Lösung von Konflikten und Spannungen die Heilung gleichsam *von selbst* eintrete.

Dabei ist nun für das Verständnis des Binswangerschen Textes von zentraler Bedeutung, dass es sich um *hysterische Phänomene* handelt, d.h. um ein Phänomen, das in den Bereich der sogenannten *„Psychomotorik“* gehört, d.h. um das Problem des Machtgewinnens über motorische Innervationen, die sich zum Teil spontan ereignen, zum Teil willkürlich gesteuert werden können. Was dabei nun wirklich geschieht, versucht Binswanger zutage zu fördern, womit er etwas tut, was in der damaligen psychotherapeutischen Literatur nicht getan worden ist, weil man dabei überhaupt kein Problem gesehen hat, weil man gemeint hat, all das geschehe mit der grössten Selbstverständlichkeit spontan, ohne dass irgendjemand irgendetwas dazu zu tun brauche.

Man kann sich natürlich fragen, ob das, was Binswanger hier für das Hysterische sagt, auch für anderes, z.B. für *Zwänge,* für *Ängste* und *Phobien* oder für *neurasthenisch-hypochondrische Phänomene* gelte oder gar für *psychotische Symptome.* Es fragt sich auch, warum Binswanger für seine grundsätzlichen Erörterungen über Psychotherapie ausgerechnet von einer hysterischen Symptomatik ausgegangen ist und nicht von einer andern. Dazu ist zu bemerken, dass wahrscheinlich alle andern sogenannt neurotischen und erst recht die psychotischen Symptome wie Halluzinationen, Wahnideen und katatone Erscheinungen viel *schwieriger* psychotherapeutisch anzugehen sind als die im engeren Sinne als hysterisch bezeichneten psychomotorischen Phänomene wie eben hysterische Sprachstörungen, hysterische Lähmungen, hysterische Tics, hysterische Automatismen. Dabei wäre, was hier jetzt nur am Rande erwähnt wird, auch das Problem der Freudschen Diagnose der „Angsthysterie“ zu erörtern.

Mit andern Worten sind die hysterischen Erkrankungen eigentlich in erster Linie für psychotherapeutische Bemühungen indiziert, und es lassen sich in diesem Bereich am ehesten psychotherapeutisch und rein psychotherapeutisch Erfolge erzielen. Freilich ist zuzugeben, dass wahrscheinlich bei vielen hysterischen Zuständen es sich um eine ähnliche Manifestation handelt wie gerade in dem Fall von Binswanger, nämlich dass sehr viele, wenn nicht alle hysterischen Phänomene auf der *vitalen Grundlage einer Depressivität* entstehen. Man könnte höchstens noch in Erwägung ziehen, inwiefern *paroxysmale Momente* ebenfalls mitspielen. Immerhin zeigt sich hier schon ein Hinweis darauf, warum hysterische Phänomene so gut auf Antidepressiva ansprechen. Dabei gilt ähnliches von allen andern sogenannt neurotischen Symptomenbildern.

Diese Tatsachen werfen nun aber auch noch ein eigentümliches Licht auf die Psychopathologie der vitalen Verstimmung, und zwar deshalb, weil es offenbar viel häufiger, als man üblicherweise meint, Zustandsbilder gibt, die man am besten als *monosymptomatische Depressionen* bezeichnen würde, wobei viele zur Depressivität gehörende Symptome fehlen und sich alles auf ein oder zwei Symptome reduzieren lässt. So gibt es zum Beispiel Depressionen, die sich nur in einer *Lärmüberempfindlichkeit* äussern, andere, die nur mit einem weitgehenden *Appetitverlust* einhergehen. Man muss dann jeweils weit suchen, bis man überhaupt darauf kommt, dass eine Depression zugrunde liegt. Dies dürfte auch für viele *Drogenabhängige* zutreffen. Hier ist es dann oft so, dass der Patient ein *völlig unbestimmtes,* weder sprachlich noch sonst ausdruckbares *Missbehagen* empfindet, aus dem er, koste es was es wolle, herauskommen muss. Ein Ausweg ist dann der *Suizidversuch* oder der *Suizid,* ein anderer die Suche nach irgendeinem Halt, wahrscheinlich sind *kriminelle Handlungen* gelegentlich so begründet oder dann eben der *Einstieg in Drogen.* Ein häufiger Ausweg ist der *Alkoholgenuss* oder das *süchtige Rauchen.*

Es sind dies Probleme, von denen jedes für sich eine ausführliche Behandlung erfordern würde, wobei die jeweilige Phänomenologie an der Hand einzelner, *scheinbar nebensächlicher kleiner Symptome* zu untersuchen wäre, zum Beispiel bei Rauchern die Bedeutung des Fingerspiels mit dem Feuer und der Zigarette. Es sind dies Phänomene, die üblicherweise viel zu wenig beachtet werden und die in der relativ groben psychopathologischen Betrachtungsweise und Diagnostik unberücksichtigt bleiben.

Es gibt nun aber noch einen andern Grund, warum diese Probleme so häufig übersehen werden. Dieser liegt in bestimmten, allgemein verbreiteten und in jeder Psychotherapie und Psychiatrie als selbstverständlich vorausgesetzten Tatsachen, an deren Gültigkeit zu rühren niemandem auch nur in den Sinn kommt, und falls es jemand tut, dann lädt er die Aggressivität sämtlicher Berufskollegen auf sich. Eine solche „selbstverständliche unumstössliche Tatsache" ist das, was man in Psychiatrie und Psychotherapie üblicherweise als das *„Unbewusste"* bezeichnet. In Wirklichkeit handelt es sich dabei um einen *völlig ungeklärten, vieldeutigen Begriff,* der immer dort ins Spiel gesetzt wird, wo etwas Unerklärliches zum Vorschein kommt. Damit aber wird eine weitere Klärung dieses Phänomens verunmöglicht, und zwar einerseits deshalb, weil es sich um einen *negativen Begriff* handelt, in dessen Wesen es schon liegt, dass er dem Bewusstsein nicht zugänglich gemacht werden kann, der aber, was noch schwerer wiegt, deshalb einer Klärung entzogen ist, weil er vor allem durch Freud und die Psychoanalyse mit *theoretischen Konstruktionen* gleichsam überbrückt wird. Es entsteht dann der Eindruck, mittels solcher Theorien etwas, was *unverständlich* ist, eben *doch verstehen zu können.* Das führt dann zu einem *Gesamtbild* der *Klarheit* und Übersichtlichkeit, das ausserordentlich *faszinierend* ist, in dessen scheinbarem Licht die Dinge in *wunderbare Zusammenhänge* treten und glänzend zum Vorschein zu kommen scheinen. Was es jedoch mit dieser scheinbaren Klarheit für eine Bewandtnis hat, das erklärt Binswanger nun im folgenden Alinea.

Zu Al. 24, S. 152:

Im Sinne der soeben gegebenen Erläuterungen holt Binswanger nun in bezug auf das „hysterische Symptom" weiter aus. Was er dabei zunächst feststellt ist, dass er das hysterische Symptom als Ausdruck einer bestimmten *Weise „des Existierens"* auffasst. Damit ist die Untersuchung in den Bereich der *daseinsanalytischen Betrachtungsweise* und *Methode* eingeführt. Das aber heisst nun weiter, dass jeder *positivistische Standpunkt überwunden* werden muss, und das wieder bedeutet, dass man *nicht,* wie es die allgemeine Psychologie, die allgemeine Psychopathologie und vor allem aber die psychoanalytische und wohl alle andern psychotherapeutischen Lehren tun, *ausgehen* darf von einer *Unterscheidung zwischen* einem *Ich* und einer *gegenständlichen Welt,* die in irgendeiner geheimnisvollen Art miteinander *„in Beziehung"* treten, wobei überhaupt nie gesagt wird und gesagt werden kann, worin diese Beziehung denn nun eigentlich und wirklich besteht.

Mit dem Wort *„Existieren"* ist gemeint, dass es sich jeweils um ein *„Dasein"* oder um eine *„Existenz"* handelt, die *in der Welt ist,* die ein *Mit-sein-mit-dem-andern* und ein *Mit-sein-mit-sich-selbst* in sich schliesst. Es muss also von einer grossen, einheitlich-ganzheitlichen Struktur ausgegangen werden, von welcher die positivistische Betrachtungsweise einer Unterscheidung von Ich und Welt lediglich eine in einer ganz bestimmten Weise aufzeigbare *defiziente Modifikation* darstellt.

Binswanger zeigt nun, dass das Existieren in einem hysterischen Symptom ebenfalls eine *„defiziente" Existenzweise* mit sich bringt, und zwar defizient in der Weise, dass das *Leib-sein,* das zu jedem originären Dasein dazugehört, in einer ganz eigenartigen Weise *abgewandelt wird.* Binswanger spricht von einer „sich zurückziehenden", „mangelhaften Weise des Existierens".

Er kennzeichnet nun diese Weise des Existierens in ganz eigentümlicher Art als *„Verlieren aller Beziehung auf Vergangenheit und Zukunft",* das das *Geschichtlich-sein* und das *Zeitigend-sein* aufgegeben hat. Dazu heisst es weiter, es handle sich um ein *„Leben ohne eigentliche Vergangenheit und Zukunft,* ja auch ohne *eigentliche Gegenwart".* Ein solches Leben kann, wie

Binswanger sagt, nichts behalten und erwarten, es fehlt ihm „die Möglichkeit des Lernens und Reifens". Binswanger nennt es „ein rein leibliches Leben". Damit bringt Binswanger zunächst zum Ausdruck, dass dieses Leben ein *Leben im Leib* ist und das deshalb alles *Geistige* und damit alles *Denken* und alles *Rationale* von sich *ausgeschlossen hat.*

Natürlich kommt es nun ganz darauf an, was Binswanger mit dem mehrfach wiederholten Begriff des *„Eigentlichen"* meint. Er klärt diesen Begriff nicht, was eigentlich notwendig wäre. Gemeint ist aber etwas, dem Ich als eigen Zugehöriges.

Wichtig ist nun, was im folgenden Satz in Klammern steht und dabei gleichwohl mit einem Ausrufungszeichen versehen ist und zwei Worte enthält, die durch Kursivdruck besonders hervorgehoben werden. Der Satz lautet: (All das ist in dem *einen* Schlagwort *„unbewusst"* enthalten!) Mit diesem Satz entfaltet sich plötzlich ein Feld, das demjenigen, der es mit der Bezeichnung „unbewusst" zur Seite legt, überhaupt nie in den Gesichtskreis treten kann. Binswanger sagt zwar dasselbe, was auch Freud sagt, wenn er das Unbewusste als *„zeitlos"* nennt. Der Unterschied zwischen Binswanger und Freud besteht darin, dass für *Freud* mit diesem Urteil die Untersuchung abgeschlossen ist, *bei Binswanger* aber *beginnt* sie. Freud hat zwar geahnt, dass sich hier, wie er selbst sagt, „tiefste Einsichten verbergen". Er sagt aber dazu: „Leider bin auch ich hier nicht weitergekommen". Sicher hat Freud mit dieser Feststellung recht, ebenso sicher aber ist es, dass Binswanger damit, dass er diese Problematik thematisiert, faktisch weitergekommen ist.

Binswanger spricht nun weiter davon, dass „dieser ganze existenzielle Stillstand wieder ‚in Fluss' kommt". Er kommt in der Weise in Fluss, dass „Vergangenheit erinnert, Zukunft erwartet und der Rückzug in die Leiblichkeit aufgehoben wird". Binswanger meint, dass das *auf dem Wege der Einsicht* möglich sei. Das *ist fraglich.*

Genau hier ist nun der Punkt, wo *die heutige daseinsanalytische Forschung* einsetzen kann dank neuen Erkenntnissen aus der *Linguistik.* Diese eigentümliche „Zeitlosigkeit" des Unbewussten ist nämlich keine Zeitlosigkeit im allgemeinen Sinn, sondern nur der Verlust jener Zeit, die sich in Vergangenheit, Gegenwart und Zukunft gliedert. Diese Zeit ist nach der *Linguistik von Gustave Guillaume* die Zeit, die sprachlich mit dem *Indikativ* ausgedrückt wird. Guillaume nennt sie *„explizite Zeit".* Es gibt nun aber andere Formen der Zeitlichkeit, die sich sprachlich ausdrücken lassen und die nicht der indikativischen, auch geschichtlichen Zeit entsprechen. Es sind dies die *„impliziten Zeitformen"* nach Guillaume, zu denen der Infinitiv, die Partizipien und der Konjunktiv gehören. Es ist hier der Ort, darauf hinzuweisen, dass Freud die entscheidende Beobachtung gemacht hat, *der Traum sei „infinitivisch"*, die er leider nicht weiter verfolgt hat und ihm weitere Einsichten hätte bringen können.

Man nennt nun die impliziten Zeitformen auch *Aktionsarten* oder *Aspekte* der Verben. Sie kommen als bestimmte grammatikalische Formen vor, die auf den niedrigsten Stufen nicht personalisiert sind, nicht eine zeitliche Sukzession ausdrücken wie der Indikativ, sondern eine *Dauer*, vor allem aber auch eine *Spannung*, die sich *löst* und wieder *aufbaut*. Es gibt jedoch auch *lexikalische Ausdrucksformen* aspektueller Zeitigung, z.B. in dem Gegensatzpaar der beiden Worte suchen-finden, trinken-austrinken, aber auch z.B. rennen und schleichen. Mit solchen Worten sind auch zeitliche Strukturen gemeint, die *nicht linear* verlaufen, sondern *zyklisch*, nämlich ein *Entstehen* und ein *Vergehen* zum Ausdruck bringen, und dieses zyklische Geschehen ist die Grundlage für *rhythmische Abläufe*.

Heidegger hat in *Sein und Zeit* auf 438 Seiten Zeit immer nur in Vergangenheit, Gegenwart und Zukunft gegliedert gesehen und schreibt einzig auf S. 349 eine halbe Seite über Aktionsarten, wobei er wesentliche Literatur, nämlich die *Vorlesungen über Syntax* von Wackernagel und eine Abhandlung von Herbig zitiert, ohne aber auf die Problematik einzugehen. In dieser Beziehung ist die französische Philosophie vor ihm mit Bergsons Begriff der „durée vécue" und des „temps vécu" weit voraus.

Wer versucht sein könnte, diese Betrachtungen als nebensächlich, überflüssig, gleichgültig zu betrachten und darin eine bloss störende Komplizierung einfacher Gegebenheiten zu erblicken, der muss sich unbedingt eines Besseren belehren lassen, sobald er Erfahrungen darüber sammelt, *was derartige Betrachtungsweisen für das Verständnis psychotherapeutischer Erfolge und Misserfolge bedeuten.*

11. März 1992

Nach einer Zusammenfassung der wesentlichen Punkte des letzten Seminars greifen wir zurück auf Al. 24, S. 152, Zeile 18 von oben. Der Satz: „In der psychotherapeutischen Behandlung ...", der schon das letzte Mal kurz besprochen wurde, erfordert noch eine beträchtliche Vertiefung, und zwar vor allem wegen des Inhalts der den Satz abschliessenden Klammer. Es fragt sich, was mit den Worten: *„gänzliche Aufhebung des allgemeinen Leibgefühls"* gemeint ist. Man kann einerseits annehmen, dass es sich um einen Gegensatz zwischen allgemeinem Leibgefühl und dem Rückzug auf einzelne leibliche Funktionen oder Wahrnehmungen an einzelnen Körperteilen handelt. Es fragt sich jedoch, ob nicht überhaupt hier die Gelegenheit ist, ganz allgemein auf das Problem von *Leibgefühl* und Körperwahrnehmung hinzuweisen. Binswanger verwendet hier den Begriff „Wahrnehmung" nicht, was damit zusammenhängt, dass es ja um Störungen der Funktion geht. Aber derartige *Funktionsstörungen* sind mit *Teilwahrnehmungen körperlicher Art* verbunden, wobei ganz allgemein das

Problem von Wahrnehmung und Empfinden angesprochen wird. Dazu muss man sich erinnern, dass im Jahre 1934, als Binswanger dieses Buch schrieb, *Vom Sinn der Sinne* von Erwin Straus noch nicht erschienen war, das Buch kam nämlich erst 1935 heraus. Freilich hatte Binswanger Einsicht in das Manuskript, aber wohl nicht in das gesamte. Das zweite grundlegende Werk über diese Problematik, nämlich *Der Gestaltkreis* von Weizsäckers ist erst 1940 erschienen. Man müsste heute die hier von Binswanger aufgegriffene Problematik mit den sich aus diesen Publikationen, aus andern neueren Untersuchungen, z.B. von Maldiney, aber auch der französischen Phänomenologen und Publikationen aus den Nachlässen von Husserl und Heidegger neu formulieren und käme dann so in bezug auf diese ganze Problematik zu klareren Aussagen.

Im Verlaufe der Lektüre des weiteren Textes von S. 152 stossen wir dann auf ein Problem, das mit dem soeben berührten zusammenhängt und das sich unter dem Titel „*Haben und Sein*“ einordnen lässt. Dabei ist zu denken an das Buch von Gabriel Marcel *Être et Avoir* und an die von diesem Autor verwendete, kaum erreichbare Schrift „Über das Haben“ von Stern, einer Dissertation, die bei Heidegger in Freiburg vor dem Krieg gemacht worden ist. Zudem findet sich das Problem in philosophisch freilich nicht geklärter Fassung bei Szondi.

Man muss den Rest des Al. 24 ganz und gar so lesen, dass man dauernd das Problem von Haben und Sein gegenwärtig hat. Das bedeutet, dass man vor allem auf die in dem Text vorkommenden Worte, die sich auf Sein beziehen, achtet. Auf diese Weise gewinnt man Einsicht in das „*Selbst-sein*“, das allem Haben von etwas, was man nicht selbst ist, gegenübergestellt werden muss.

Damit ist nun die vor allem auf S. 153 aktuell werdende andere Problematik verknüpft, nämlich diejenige von „*peripher*“ und „*zentral*“.

Über diese Problematik finden sich Hinweise bei Binswanger in der *Allgemeinen Psychologie* auf S. 133 und vor allem in einem Vortrag, der im zweiten Band der *Vorträge und Aufsätze* publiziert ist. Dort werden auf den S. 140 und 141 Erläuterungen gegeben darüber, was die beiden Begriffe meinen.

Auszugehen ist davon, dass der Mensch irgendwelche Gedanken fassen kann. Alles, was er so denkt, ist stets etwas, was *sein Ich denkt.* Aber die *Inhalte* dieser Gedanken können ihn persönlich dabei *mehr oder weniger angehen* oder mehr oder weniger *berühren.* In diesem Sinne ist die Aussage „mein Gedanke“ zweideutig, indem er einerseits Gedanken meinen kann, die ich jetzt denke unter genauem Wissen, dass es sich um die Gedanken eines andern handelt, um Gedanken, die das Ich irgendwo gelesen hat, irgendwo gehört hat oder die ihm auf die eine oder andere Weise irgendwie übermittelt worden sind, die er vielleicht auch selbst gefunden hat, um ein ihm völlig gleichgültiges Problem zu lösen. Die andere Bedeutung meint nun, Gedanken, die zwar auch von andern her stammen können, die ihm jedoch für sich selbst wichtig und bedeutsam sind, die er sich in einer intensiven Art und Weise „für sich“ – eigentlich müsste man sagen „für das Ich, für mein Ich“ – *aneignet,* mit denen er sich, wie man etwa auch sagt, „identifiziert“ und zu denen er dann sagt, das sind nicht nur Gedanken, die mein Ich denkt, sondern es sind *Gedanken, in denen ich mich selbst bin.* Gedanken, die sich mit mir derart intensiv verbunden haben, dass sie mir ein *wesentliches Stück meiner selbst* sind und dass sie damit eigentlich eben gerade nicht mehr ein Stück sind, sondern *mich als Ganzes beanspruchen* oder, noch besser gesagt, *bedeuten.*

Man kann das an einem Beispiel darstellen, das sich gerade aus dem Inhalt von Al. 24 unmittelbar ergibt. Das Alinea zeigt, wie Binswanger zu dem Begriff „unbewusst“ steht. Dieser Begriff wird von Binswanger in seiner Vieldeutigkeit, Unbestimmtheit, ungenügenden Geklärtheit durchschaut und infolgedessen, wie wir schon das letzte Mal gezeigt haben, überhaupt nicht gebraucht. Dagegen eröffnet sich für ihn *hinter dem Begriff „unbewusst“ ein ganzes Feld von Strukturen,* die genau *beschrieben, definiert und erfasst* werden können.

Ganz anders war das vor Freud. Freud hat verschiedentlich in seinem Werk von Philosophen gesprochen, die „das Unbewusste“, wie er sich ausdrückt, nicht anerkennen. Gemeint ist damit u.a. Brentano. Freud kannte diesen persönlich sehr gut, hat bei ihm zwei Jahre Philosophie studiert und war der Auffassung, dass er „das Unbewusste“, so wie Freud es verstand, abgelehnt hat, was wohl zutreffend ist. Das will aber nicht sagen, dass Brentano blind gewesen wäre für das, was Freud „das Unbewusste“ genannt hat, sondern er hat die entsprechenden Strukturen wesentlich exakter zu beschreiben versucht, was Freud dann seinerseits überhaupt nicht gemerkt hat. Die affektive Beteiligung Freuds an diesem Problem zeigt sich in der oft geradezu aggressiven Art, mit der er gegen das Unbewusste seines Erachtens vermeinende Philosophen polemisiert. Er meint damit Brentano, nennt ihn nicht, weil er ihn persönlich gut kannte und mit ihm freundschaftlich verbunden war. Im Gegensatz zu Binswanger war für Freud das Unbewusste etwas, was er *mit sich selbst* in einen derart innigen Zusammenhang brachte, dass man von ihm sagen könnte, er sei das selbst gewesen.

Zu erinnern ist an jene von mir in einer Publikation geschilderte Begegnung mit C.G. Jung in Zürich an einer Veranstaltung seines Kreises, wo über den Unterschied zwischen den damals üblichen drei Psychotherapie-Schulen gesprochen werden sollte. C.G. Jung hat diese Sitzung präsidiert und gesagt, bevor man über Unterschiede spreche, müsse man feststellen, worin alle drei Schulen übereinstimmten, nämlich in der *Anerkennung des Unbewussten als einer unumstösslichen Tatsache.* Vom Standpunkt Binswangers aus, den dieser in dem vorliegenden Text einnimmt, müsste diese unumstössliche Tatsache als solche in Frage gestellt werden.

Für *heutige Psychotherapeuten* gilt zweifellos meist dasselbe wie für Freud, sie alle *identifizieren sich faktisch mit dem Begriff des Unbewussten* in seiner ganzen vielfältigen Unklarheit, Vieldeutigkeit und der Unfähigkeit, die er mit sich bringt, die sich darin verbergenden Strukturen zu sehen. Dieses Sich-selbst-werden mit einem Begriff wie des Unbewussten hat zur Folge, dass jemand, der dagegen irgendetwas einzuwenden wagt, als ein Feind betrachtet wird, der einem, wenn auch nicht gerade nach dem eigenen Leben, so doch nach dem trachtet, das fast ebenso schlimm ist, nach der Grundlage der eigenen Existenz. Das führt dann zu der Ablehnung Binswangerscher Gedankengänge und zu all dem, was man seither als authentische daseinsanalytische Betrachtung bezeichnen kann.

Es ist nun möglich, diese Situation und diese Verhältnisse mit den beiden Begriffen des *Peripheren* und des *Zentralen* in Zusammenhang zu bringen. Es ist das Zentrale in diesem Sinn des Wortes, das als *„das mir eigene"* zu bezeichnen ist, das ich *nicht „habe"*, sondern das ich *„bin"*. Dabei muss noch einmal betont werden, dass beides von einem Ich gedacht wird, dass jedoch die Gedanken entweder in meiner Peripherie bleiben oder mehr oder weniger ins Zentrum meines Ichs vorstossen.

Von hier aus ist eine weitere Problematik darzustellen. Es fragt sich, ob und inwiefern ein Mensch fähig ist, auch das, was ihn zentral angeht, das, was in diesem Sinne des Wortes er selbst ist, der *„kritischen" Würdigung des Verstandes* und der *Erfahrung* zu unterstellen. Hier ist an eine Anekdote zu erinnern: Vor einigen Jahren hat mir in Deutschland ein junger Medizinstudent gesagt, in Deutschland seien in der gegenwärtigen Situation die Intellektuellen und massgebenden Persönlichkeiten durch ihr weitverbreitetes kritisches Denken charakterisiert. Ich habe ihm daraufhin erwidert, ich würde vermuten, er vermische hier „kritisches Denken" und „kritisieren". Seine Aussage sei sicher treffend, nur müsse er statt kritisches Denken kritisieren sagen. Kritisieren sei jedoch von kritischem Denken klar zu unterscheiden. Die beiden Begriffe bedeuteten in einem gewissen Sinn das Gegenteil. *„Kritisches Denken"* beruhe auf Unterscheiden, auf Feststellen von Zusammengehörendem und dessen Trennen von bloss Zusammengeratenem und bemühe sich, die im Sachverhalt selbst liegenden Strukturen zu erkennen und diesen Erkenntnissen gemäss zu handeln. Wer *kritisiert,* beurteile Situationen immer nur von seinem eigenen persönlichen Standpunkt aus und halte an dem fanatisch fest, was er einmal als das erkannt hat, was er selbst ist.

Worum es jedoch in der Wissenschaft sowohl wie im Selbst-sein überhaupt geht ist, sich die Fähigkeit kritischen Denkens unter allen Umständen zu erhalten und auch bereit zu sein, „zentrale" Gedanken des „Selbst-seins" der kritischen Würdigung und wenn nötig Korrektur auszusetzen. In bezug auf Wissenschaft gilt in diesem Sinne ein Satz von Heidegger in *Sein und Zeit* auf S. 9: „Das Niveau einer Wissenschaft bestimmt sich daraus, wie weit sie einer Krisis ihrer Grundbegriffe fähig ist." Was so als das *Niveau einer Wissenschaft* bezeichnet wird, kann man ebenso als das *Niveau einer Persönlichkeit* bezeichnen. Dabei ist zu beachten, dass das Wort „Krisis" ebenfalls in zwei Bedeutungen verwendet wird, die zwar innerlich miteinander zusammenhängen, aber weit davon entfernt sind, Identisches zu meinen, nämlich wenn man in Zusammenhang mit der Wirtschaft von einer Krise spricht, dann meint man, dass irgendetwas nicht in vorgesehener Art und Weise funktioniert. Das will jedoch bei weitem nicht sagen, dass man dadurch dem Problem, um das es sich handelt, faktisch auf den Grund geht. Man kann die soeben im Anschluss an Binswangers Text entwickelten Probleme auch so bezeichnen, dass das Wort *„Krisis"* selbst in einem *peripheren* und einem *zentralen Sinn* gebraucht werden kann und üblicherweise wie alle andern Begriffe der Umgangssprache „peripher" und nicht „zentral" verwendet werden. Wenn man es jedoch „zentral" braucht, dann heisst es, dass *Krisen notwendig sind* und dazu führen, den Menschen in dem Sinn zu *verändern* und zu *verwandeln*, dass er als sich selbst ein anderer wird. Statt im Verharren in einer einmal eingenommenen Haltung seine Bestimmung zu sehen, kann man seine Bestimmung darin sehen, nicht nur periphere, sondern auch zentrale, grundsätzliche Haltungen immer wieder der Krisis im zentralen Sinne des Wortes auszusetzen, so *immer wieder ein anderer zu werden,* obschon man dabei der Gleiche bleibt, der eben der *Wandlungsfähigkeit* und der *Krisisfähigkeit gewachsen* ist.

Binswanger erläutert hier das Problem gleichsam in anschaulicher Weise, indem er das zentrale Ich-selbst-sein als „Herz" bezeichnet und im Anschluss an Augustin davon spricht, dass dasjenige, was einen Menschen zentral bestimmt, er als das Herz bezeichnet. Von hier aus ist die Redensart zu verstehen, es kommt mir vom Herzen, oder es liegt mir am Herzen. Wenn man das einsieht, dann kann man unterscheiden zwischen Menschen, denen man anmerkt, dass sie einem am Herzen liegen oder dass man ihnen am Herz liegt, und umgekehrt solche, von denen man merkt, dass ihnen an mir nicht liegt. Die Unterscheidung kann jedoch nur derjenige machen, welcher selbst die Fähigkeit hat, „mit Herz" zu leben. Tatsächlich kommt in den Bekenntnissen des Augustin das Herz immer wieder vor. Von Scheler gibt es aus dem Nachlass eine Schrift vom *ordo amoris*. Von Griesinger hat man gesagt, er habe in einem seiner letzten Vorträge vor seinem Tod das Wort geprägt: „Die grossen Gedanken kommen vom Herzen", es ist aber faktisch ein Zitat des französischen Moralisten Marquis de Vauvenargues: „Les grandes pensées viennent du coeur". Binswanger seinerseits weist an der Stelle im 2. Band seiner *Vorträge* auf entsprechende Untersuchungen der damaligen psychologisch-philosophischen Literatur, vor allem auf Scheler, Pfänder, Haas (Die psychische Dingwelt), Kronfeld und Häberlin hin.

8. April 1992

Es ist notwendig, das Bisherige in bezug auf *peripheres* und *zentrales psychisches Geschehen* noch einmal zusammenzufassen. Es ist dies eine Terminologie, die sich heute bei Maldiney und auch sonst wenig findet. Für *zentral* würden wir wahrscheinlich am ehesten *existenziell* sagen, wobei eine beträchtliche Schwierigkeit dadurch entsteht, dass in der Art und Weise, wie Binswanger den Begriff braucht, eine *Steigerung* möglich ist, die aber mit existenziell sich schlecht ausdrücken lässt, da dabei ja alles Quantitative ausgeschlossen ist. Das Problem hängt natürlich eng zusammen mit dem allgemeinen Problem, dass *Psychisches räumlich ausgedrückt wird* und eigentlich fast nur räumlich ausgedrückt werden kann. Im Raum ist dann *Näherung* und *Fernung* im Sinne des Komparativs mit der Tendenz zum Superlativ möglich. Die ganze Problematik von peripher und zentral hängt eben mit dieser Räumlichkeit des Psychischen aufs engste zusammen. Es wäre darüber noch einiges zusätzlich zu sagen.

Wir beginnen dann mit der *Lektüre Al. 25, S. 153* und kommen vom zweiten Satz an auf *Augustin.*

> Al. 25, S. 153f.: Doch kehren wir wieder zur „Peripherie“, zum Suchen nach einem vergessenen Namen, zurück. Auch in dieser Hinsicht ist Augustin höchst lehrreich. Er beschreibt dieses Suchen (vgl. *Conf. X,* 19), worauf meines Wissens noch nicht aufmerksam gemacht worden ist, durchaus nach Gestaltprinzipien und vorab nach dem Ganzheitsprinzip, wenn er auch statt des Selbst von dem Gedächtnis, memoria, spricht, das bei ihm aber die eigentliche schöpferische, geistige Person darstellt. Beim Vergessen ist das Gedächtnis gleichsam hinkend (claudicans) und verstümmelt (obtruncata) in dem, woran es *gewöhnt* war, es *fehlt* ihm etwas von einer Verknüpfung, an die es *gewöhnt* war, der behaltene Teil sucht daher leidenschaftlich (flagitare) den vergessenen, bis wir unter Abweisung aller nicht passenden Teilstücke, zwischen Vorwärtsdrängen und Suchen und Stocken hin und her getrieben, mit einem „hoc est“ dasjenige Teilstück gefunden haben, das zu jenem gehört. William James, der in seinen *Principles* (I, 251ff.) denselben Vorgang des Suchens nach einem vergessenen Namen genau beschreibt, ist über Augustin keineswegs hinausgekommen, abgesehen von terminologischen Festlegungen betreffend die „anticipatory intention“ und die „premonitory perspective views“, denen er mit so grossem Recht den Hauptteil an unserem Seelenleben überhaupt zuschreibt. Alle diese Gewöhnungen (consuetudines) nun und ihre „Verstümmelungen“, alle diese vorweg*nehmenden* (antici-

> patory) *Anspannungen* (intentions), alle diese von einem gewissen *Standpunkt* (perspective) erfolgenden, vorausspähenden *Sichtungen* betreffen nun keineswegs nur geistige und nur seelische Seinsformen, vielmehr implizieren sie, was ebenfalls noch die sprachlichen Ausdrücke zum Teil konserviert haben, zugleich auch bestimmte Formen und Haltungen der Leiblichkeit, des Lebens in der Leibsphäre, vor allem des „Gangs" und der „Haltung", der „Hand" und des „Auges".

Wir lesen in den *Konfessionen* im 10. Buch den 19. Paragraphen ganz vor, wobei sich dann ein interessantes *Übersetzungsproblem* bei Beginn des 2. Al. ergibt. Es heisst dort lateinisch: „An non totum exciderat ...". In der deutschen Übersetzung des Kösel-Verlages von 1955, übersetzt von Joseph Bernhart, findet sich das Wort „das Ganze" erst in der 4. Zeile. Es ist dies offensichtlich ein Verfehlen des Stiles von Augustin, der nicht zufälligerweise das Wort „totum" an den Anfang des Satzes setzt, womit es dann mit dem 2. Satzteil nach dem soeben zitierten: „sed ex parte, qua tenebatur ..." in einen schönen Gegensatz tritt. Im übrigen wird der Text von Binswanger durch die Lektüre des ganzen Abschnittes deutlich geklärt.

In bezug auf *James* ist darauf hinzuweisen, dass James in den Vereinigten Staaten von Amerika gleichsam auf seine Weise an der Bewegung des Geistes teilgenommen hat, die in Deutschland zur Phänomenologie von Husserl geführt hat. Wenn Binswanger ihn hier erwähnt, dann hat das natürlich seinen Grund, der darin liegt, dass er James in seiner *Allgemeinen Psychologie* ausführlich hat zum Wort kommen lassen. Er hat seine „Principles" eingehend studiert, und es lohnt sich, die entsprechenden Stellen aus der *Allgemeinen Psychologie* hier zum Vergleich beizuziehen.

In bezug auf den letzten Satz des Alineas ist im Hinblick auf den „Gang" immer wieder an die Abhandlung von *Balzac Théorie de la démarche* zu erinnern, die Erwin Straus im *Vom Sinn der Sinne* beigezogen hat. In bezug auf die *„Haltung"* ist ganz allgemein *„Gestik"* in Betracht zu ziehen, und was das Auge anbetrifft das Buch *S. Seligmann: Der böse Blick und Verwandtes*, zwei Bände, Hermann Barsdorf Verlag, Berlin 1910.

Wir lesen dann weiter Al. 26:

> S. 154f.: Sperrt man den ganzen hier überall in Betracht kommenden Sachverhalt in den engen Wortkäfig bewusst-unbewusst ein, so verbaut man sich die Aussicht auf sein Verständnis, es sei denn, man gehe etwa zurück bis auf Leibniz, der diesen Gegensatz in der deutschen Psychologie heimisch gemacht, aber durchaus metaphysisch verstanden hat. Wenn wir auch diese metaphysischen Ansichten nicht mehr teilen, so müssen wir immerhin feststellen, das Leibniz uns hier auf Grund seiner Verbindung der Steigerung der Bewusstseinsintensität mit der Zunahme der Klarheit und Deutlichkeit der Vorstellungen, dem Wachstum der Einsicht in die ewi-

> gen Wahrheiten und der damit erzielten Vertiefung der Selbsterkenntnis, ja der Reifung „unseres Selbst“ überhaupt, viel näher steht, als ein Herbart oder Fechner oder Freuds topologisch-quantitative Auffassung, so sehr anderseits ja gerade Freud, wenn auch nicht seiner Begriffssprache, so doch der Sache nach, das, worum es sich hier handelt, sehr gut gesehen hat. Hat doch gerade Freud uns gelehrt, das Ich-kann-nicht der Kranken immer als ein Ich-will-nicht, also das Ich-Nichtich-Verhältnis als ein Ich-Ichselbst-Verhältnis zu verstehen, und hat die Psychoanalyse überhaupt nur soweit eine Existenzberechtigung, als diese Übersetzung möglich oder wenigstens sinnvoll ist. Jedoch verwandelt Freud dann in im wörtlichen Sinne „selbstmörderischer“ Absicht das *Ich-will*-nicht wiederum in ein *Es-kann*-nicht. Sicherlich liegt auch dem Bewusstwerden eines „Inhalts“, sowie seiner Abhaltung vom Bewusstwerden, wie allem in der Welt, der Mechanismus (mit all seinen begrifflichen Begleitern wie Ursache, Wirkung, Intensität, Kräftespiel usw.) zugrunde; aber gerade hier bewährt sich das Lotzesche Wort von dem Gegensatz zwischen der „ausnahmslos universellen Ausdehnung“ und der „Untergeordnetheit der Bedeutung“, welche der Mechanismus im Bau der Welt zu erfüllen hat. In dem vollen Phänomen des Bewusstseins im Sinne des Bewussthabens von etwas, muss, wie in allen echt psychologischen Phänomenen, nicht nur das habende Subjekt, das gehabte Objekt und die Art und Weise des Habens berücksichtigt werden, sondern auch die Rückbezüglichkeit dieses Ganzen auf mich selbst, seine Beziehung zu oder mit mir selbst. In dem Leibnizschen Ausdruck der Apperzeption, dem (insbesondere Lockeschen) Ausdruck der Reflexion, so sehr beide über das blosse Ins-Bewusstsein-Kommen hinausweisen, ist jene Rückbezüglichkeit nicht enthalten. Die Reflexion meint ja viel eher eine Rückspiegelung des Bewusstseins oder des Geistes auf sich selbst als eine Rückbeziehung meiner auf mich selbst. Ganz anders liegen die Dinge bei einem Ausdruck der griechischen Sprache für Bewusstsein, der sich leider neben einem zweiten, viel weniger adäquaten, dem παρακολουθεῖν oder der παρακολούθησις (= Mitfolgen, Begleitung) nicht durchgesetzt hat und mehr auf das Gewissen beschränkt blieb; ich meine die Syneidesis, das συνειδέναι oder Mitwissen, das uns häufig sogar begegnet als συνειδένοι ἑαυτῷ, als ein ausdrückliches Mit-sich-selbst-Wissen.

Der erste Satz ist sehr aufschlussreich in bezug auf die Kritik Binswangers an Freud, die er dann freilich nachher zum Teil wieder abschwächt, zum Teil aber doch in voller Gültigkeit stehen lässt. Wichtig ist, dabei einerseits darauf zu achten, wie sehr Binswanger die Herkunft Freuds von Herbart und Fechner betont, und anderseits den Hinweis auf *Leibniz* für wichtig hält, wobei auch hier wieder die Abschnitte über Leibniz in der *Allgemeinen Psychologie* besonders wichtig sind. Wir können hier nicht im einzelnen darauf eingehen, zitieren jedoch einen Satz, der zeigt, wie wichtig für Binswanger Leibniz war *(Allgemeine Psychologie,* S. 187): „Es ist das unsterbliche Verdienst Leibnizens um die Psychologie, dass er das aktive Zusammenfassen oder Verbinden, im Gegensatz zu einem passiven Aneinandergeraten, als das Grundprinzip des Seelenlebens erkannt und wissenschaftlich ausgebaut hat". Darin ist der ganze Gegensatz zwischen den beiden Ganzheiten enthalten, nämlich zwischen dem *Zusammengehörenden* eines einheitlichen Ganzen, einer Totalität, oder eines „to holon" des Griechischen und das *Zusammengeratene* einer blossen Summe selbständiger Teile, das Griechische „to pan". Nicht umsonst beginnt *Lotzes Logik* mit dieser Unterscheidung; und es handelt sich um einen phänomenalen Tatbestand, der eigentlich jeder psychologischen Betrachtung zugrunde liegen sollte, von dem man jedoch heutzutage in einem ganzen Psychologiestudium überhaupt nie etwas hört, geschweige denn in der Psychiatrie.

Lotze kommt denn auch im weiteren Verlauf dieses Abschnittes wiederum vor, und zwar mit einer wesentlichen Aussage aus seinen *Kleinen Schriften.* Dieselbe Stelle ist wieder zitiert auf S. 175 des Buches von Binswanger, das wir lesen. Die Stelle ist dort nachgewiesen und wird kommentiert und auch kritisch gewürdigt. Diese ganze Problematik müsste nun aber sehr viel eingehender untersucht und analysiert werden, als dies jetzt hier möglich ist. Es handelt sich aber sicher um ein wesentliches Problem, das heute noch viel aktueller ist, als es seinerzeit war. Die von Binswanger auf S. 175 zitierte Stelle findet sich in Lotzes *Kleine Schriften*, Bd. III, S. 310. Sie ist ein Hinweis auf die „Vorbemerkungen des Verfassers" zum ersten Band des *Mikrokosmos.* In der Ausgabe der Philosophischen Bibliothek von Meinert von 1923 findet sich die Stelle auf S. XXIV ff., besonders auf S. XXXVI. Die ganzen „Vorbemerkungen des Verfassers" sind sehr interessant in bezug auf die Frage der Beziehung zwischen „Gemütsbedürfnissen" und „wissenschaftlicher Erkenntnis".

Es folgt dann noch eine – man muss schon sagen – griechisch philologische Erörterung verschiedener Begriffe für das Wort *„Bewusstsein"*, wobei auf verschiedene Grade der Bewusstheit hingewiesen wird, was seinerseits wiederum an den Hinweis des *Begriffes des Unbewussten bei Leibniz* anknüpft. Hier müssen wir das nächste Mal einsetzen.

22. April 1992

Wir sind das letzte Mal etwas oberhalb der Mitte auf S. 155 im Al. 26 stecken geblieben. Tatsächlich ist der Rest dieses Alineas noch sehr schwierig und muss näher erläutert werden.

> Forts. Al. 26, S. 155: Erst im Wissen eines Etwas mit mir selbst bin ich einer Sache voll bewusst; die Ausdrücke: weniger voll bewusst,

> unterbewusst und schliesslich unbewusst, betreffen lediglich unterschiedliche Weisen des Bei- oder Mit-mir-selbst-Seins, von denen die unterste die „leibliche" Form ist (im Sinne der hier gemeinten Leiblichkeit und nicht des anatomisch-physiologischen Leibes!). Wäre ein „Inhalt" nicht irgendwie „in" unserer Leiblichkeit, d.h. irgendein Teilglied derselben, und wäre diese nicht eine verdeckte Form unseres Selbstseins, so könnten wir uns niemals eines „vergessenen" Namens *erinnern,* eine „unbewusste" Regung *„bewusst"* machen, von einem Unbewussten irgendeine *„Wirkung"* auf uns verspüren. (Umgekehrt müssen wir natürlich sagen, wir könnten schon gar nicht etwas vergessen, wenn wir nicht in der Leiblichkeit zu existieren vermöchten. Ein völlig unleiblich gedachtes Wesen – Gott – kann nicht vergessen!). Psychotherapie in ihrer eigentlichen, d.h. kommunikativ-erweckenden und erziehenden Form und Funktion zeigt den Arzt immer in einer eigentlichen geistigen Mittlerrolle zwischen dem Kranken und der Welt, der Mit- und Umwelt, was recht verstanden nie etwas anderes heissen kann, als zwischen dem Kranken als Nicht-Selbst und dem Kranken als Selbst; denn der Weg zum Selbst geht immer über die Welt, wie der Weg zur Welt immer über das Selbst. Jede recht verstandene Psychotherapie ist Versöhnung des Menschen mit sich selbst und damit mit der Welt, ist die Verwandlung von Feindschaft mit sich selbst in Freundschaft mit sich selbst und damit mit der Welt.

Der Satz: „Erst im Wissen eines Etwas mit mir selbst ..." ist schwer verständlich. Er setzt die Kenntnis *bestimmter psychologischer Aussagen von Leibniz* voraus. Diese bestehen darin, dass Leibniz annimmt, wir würden in der Form von ganz kleinen Teilen etwas von der Aussenwelt aufnehmen, ohne dass wir uns davon Rechenschaft geben. Er nennt das die *Perzeption.* Es ist offensichtlich, dass das ein analoger Begriff ist zu den kleinen Teilen, in die Leibniz, z.B. den Verlauf von Kurven in der Mathematik zerlegt hat und die dasjenige ergab, was man heute noch als Infinitesimalrechnung bezeichnet. Was so dem Differenzieren in der Differentialrechnung entspricht, nennt Leibniz die Perzeption. Und da es sich um kleine Teile handelt, spricht er von den *„petites perceptions".* Diese kleinen Perzeptionen summieren sich, und in einem bestimmten Moment werden sie bewusst. In diesem Moment sind es nicht mehr Perzeptionen, sondern *Apperzeptionen.* Der Übergang von den Perzeptionen zur Apperzeption, d.h. von einem unbewussten zu einem bewussten Zustand ist somit ein *quantitativer.* Es ist damit auch möglich, dass es *verschiedene Grade der Bewusstheit* wie verschiedene Grade der *Unbewusstheit* gibt. All das ist in dem einen soeben angeführten Satz enthalten. Auf diese Weise kommt das *Bewusstsein einer Sache,* zugleich aber auch das *Bewusstsein meiner selbst* in Leibnizens Auffassung zustande. Es handelt sich somit um eine *Mathematisierung von Psychischem,* zu der Leibniz in dieser Weise den Grund gelegt hat, was dann spätere Philosophen und Psychologen weiter geführt haben, so Fechner und Herbart, dessen *Lehrbuch der Psychologie* voller mathematischer Formeln ist und äusserlich so aussieht wie ein Lehrbuch der Mathematik.

Vor allem von Fechner hat Freud dann diese mathematisierenden Vorstellungen des Psychischen übernommen, in diesem Sinne spricht er auch vom *„psychischen Apparat"* und er verwendet ebenfalls die Quantifizierung des Psychischen.

Zu alledem sind nun die entsprechenden Abschnitte, vor allem der Abschnitt über Leibniz in der *Allgemeinen Psychologie* von Ludwig Binswanger zu verstehen, wo diese Probleme eingehender mit Originalzitaten und den Hinweisen auf die Originalliteratur zugänglich gemacht sind und wo auch angedeutet ist, dass und inwiefern Freud in dieser Tradition verblieben ist, die ihrerseits auf der *positivistischen Grundlage* einer Trennung von Subjekt und Objekt als ursprünglicher Gegebenheit beruht. Es lohnt sich, im Hinblick auf die ausserordentliche Bedeutung, welche diese Probleme in der *Geschichte der Psychologie* haben, die entsprechenden Stellen nachzulesen. Freilich verweist Binswanger zu weiterer klärender Erläuterung auf den zweiten Band seiner *Allgemeinen Psychologie,* der ja nie erschienen ist.

Von wesentlicher Bedeutung ist nun aber die Feststellung von Binswanger, dass die unterste Stufe der Perzeptionen von Leibniz die Stufe des *Leiblichen* ist. Das muss nun im Zusammenhang gesehen werden mit der Beziehung der ganzen soeben erläuterten Problematik zum Bewusstsein. Es ist eine Lehre, die *vom Bewusstsein ausgeht* und das noch nicht Bewusste *analog dem Bewusstsein* strukturiert. Dabei ist nun eine weitere Grundauffassung von Leibniz von Bedeutung, nämlich sein *„Gesetz der Kontinuität"*. Das bewusste Denken ist kontinuierliches Denken. Wenn man nun aber annimmt, dass das Denken kontinuierlich sein muss, jedoch Denkabläufe vorfindet, die nicht kontinuierlich sind wie z.B. viele Träume, was uns Patienten, die Träume erzählen, immer auch spontan sogleich sagen, nämlich dass ihre *Träume nicht zusammenhängend* seien, dann muss es Möglichkeiten geben, falls man das Gesetz der Kontinuität als gültig anerkennt, die nicht kontinuierlichen Traumgedanken und Trauminhalte kontinuierlich zu machen, d.h. die offenbar für die Kontinuität fehlenden Glieder einzusetzen. Freuds Methode der Traumdeutung ist eindeutig in diesen Zusammenhang einzufügen.

Natürlich hängt diese Problematik zusammen mit der *Ganzheitsproblematik,* nämlich mit der Unterscheidung der zwei Formen von Ganzheit. Die eine entspricht dem Griechischen to pan und ist eine Summe selbständiger Teile, die andere entspricht dem Griechischen to holon und ist eine Einheit unselbständiger Teile. Das erstere wird bezeichnet als *Zusammengeratenes,* das letztere ist *Zusammengehörendes.* Der bereits zitierte Satz von Binswanger über Leibniz weist auf dieses Problem hin. Es ist auch immer wieder daran zu erinnern, dass das klassische *Lehrbuch der Logik* von Lotze in seinem ersten Paragraphen über die Unterscheidung zwischen Zusammengeratenem und Zusammengehörendem handelt. Es geht dabei um ein grundlegendes Problem aller Psychologie.

Wir verweisen in bezug auf all diese Probleme auf zwei Stellen in dem im zweiten Band der *Vorträge und Aufsätze* erschienenen Beitrag von Ludwig Binswanger zu einer Festschrift von Heidegger: „Die Bedeutung der Daseinsanalytik Martin Heideggers für das Selbstverständnis der Psychiatrie". Von Interesse sind vor allem Abschnitte auf S. 270–272, auf die wir hier nur hinweisen können, die wir aber nicht lesen, und dann auf S. 276 und 277, die wir ausführlich lesen und kommentieren. Dabei wird vor allem über das *„psychiatrische Problem des Unbewussten"* Wesentliches gesagt und vor allem deutlich ausgesprochen, dass dieses Problem des Unbewussten *nicht vom Bewusstsein aus verstanden werden kann,* sondern gleichsam vom „Unbewussten" selbst ausgehen muss, und das ist nun wiederum die unterste Stufe der Perzeptionen von Leibniz, nämlich die leibliche Stufe.

Es wird darauf hingewiesen, wie ausserordentlich schwierig es ist, auf diesem Niveau mit dem Patienten zu sprechen und erst recht auf diesem Niveau Psychotherapie zu betreiben. Als *Beispiel* wird der Fall einer Trichotillomanie erwähnt. Die Patientin zupft sich dauernd Haare aus, ohne eine Ahnung zu haben, was es bedeutet, es ist ihr äusserst lästig, sie macht die verschiedensten Vorkehrungen dagegen, hüllt sich ein Tuch wie einen Turban um den Kopf, um nicht hinlangen zu können, nimmt Gegenstände in die Hand, mit denen sie spielen kann, um die Hände zu beschäftigen, beides Methoden, die sie selbst erfunden hat. Es geht ihr eigentlich sehr gut, sie ist als Studentin sehr erfolgreich, hat einen Freund gefunden, mit dem sie auch in sexueller Beziehung zur vollen Befriedigung harmoniert, was alles zum Teil wenigstens auf eine gelingende Psychotherapie zurückzuführen ist, aber das lästige, ärgerliche, anstössige, völlig isolierte Symptom bleibt ganz unberührt von allem andern bestehen, obschon es gelingt, seine Genese lebensgeschichtlich bis ins 5. Lebensjahr zurückzuverfolgen, es mit einem schweren psychisch traumatischen Erlebnis in Zusammenhang zu bringen. Aber all das ändert überhaupt nichts, es spielt sich eben alles nicht auf der Bewusstseinsebene ab.

Aufgrund dessen, was in den vorstehenden Seiten gelesen und interpretiert wurde, lässt sich nun auch zeigen, inwiefern *erinnern* und *vergessen nicht psychische, sondern leibliche Phänomene* sind. Dabei hat Binswanger sehr deutlich darauf hingewiesen, dass es sich um *kinästhetische,* also *Bewegungsphänomene* handelt, die damit zusammenhängen, dass das Ich als Leib-Ich auftritt und nicht als Ich-selbst, und dass dieses Leib-Ich autonom funktioniert. Es ist gerade dieses Problem, das eigentlich das zentrale Problem des Aufsatzes von Ludwig Binswanger ist. Er hat es sich insofern leicht gemacht, als er von einem hysterisch-leiblichen Symptom ausgeht, das gleichsam von sich selbst her die Thematisierung der Leiblichkeit fordert. Dasselbe gilt jedoch auch für nicht-leibliche Problematik und ist von Binswanger auch als das aufgezeigt worden, indem er nämlich vom Erinnern eines Namens etwa spricht, der in der Weise erinnert wird, dass man ihn dort sucht, wo er zu finden ist, nämlich im Mund, in der Form bestimmter Bewegungsgestalten, die seinem Aussprechen zugrunde liegen.

Das will nun freilich noch nicht heissen, dass diese ganze Problematik des Leibseins, des leiblichen Erinnerns und Vergessens damit restlos durchsichtig geworden wäre.

Die letzten Sätze des Abschnittes führen nun den Gedankengang ein Stück weiter und damit noch näher an die *psychotherapeutische Technik* heran, nämlich mit dem Hinweis auf die Beziehung zwischen dem Suchen seiner selbst in der *Welt* und des *Findens der Welt durch sich selbst.* Es sind damit Probleme berührt, die für jede Psychiatrie von fundamentaler Bedeutung sind, nämlich das Problem, *worüber in der Psychotherapie gesprochen werden soll,* und von der Gefahr, dass man sich in der Psychotherapie nur noch leiten lässt von dem Patienten und dass es sich nur noch um diesen handelt. Wer in einer Psychotherapie die Welt vergisst, vergisst nicht nur die Welt, sondern auch das Selbst des Patienten und bleibt in der Auslegung des Ich des Patienten mit sich selbst stecken, wobei der Weg, sich selbst zu finden, für den Patienten immer mehr verbaut statt geöffnet wird. Wenn man fragt, womit man sich in der Psychotherapie thematisch beschäftigen soll, dann lautet die Antwort: *mit dem Teil der Welt des Kranken, die ihn interessiert* und nicht mit dem, was den Arzt interessiert. Eine gewisse psychotherapeutische Einstellung, die meint, der Patient müsse dazu gebracht werden, das für interessant zu finden, was der Arzt als interessant findet, zu glauben, was der Arzt glaubt, ist sicher auf einem falschen Weg. Man könnte einwenden, es liege hier ein Widerspruch vor, einerseits empfehle man, nicht vom Ich des Patienten zu sprechen, anderseits aber doch von dem, was ihn interessiert. Häufig ist es ja so, dass der Kranke überhaupt für nichts anderes Interesse hat als für das, was er sein Ich mit seinen Störungen bezeichnet. Es ist nun aber eben ein fundamentaler Unterschied, ob man *von der Welt des Kranken* oder vom *Ich des Kranken* spricht. Wenn dann der Kranke überhaupt nur ein Interesse an seinem Ich und den damit verbundenen Problemen aufbringt und kein Interesse in der Welt, eigentlich gar keine eigene Welt hat, dann ist es Aufgabe der Psychotherapie, ihn eben zur Konstituierung einer eigenen Welt zu führen.

All diese Probleme sind in den Sätzen von Binswanger enthalten und bedeuten zentrale Fragen jeder psychotherapeutischen Tätigkeit. Sie werden mit den letzten Seiten von Binswangers Abhandlung noch genauer zur Sprache kommen.

6. Mai 1992

Zu Beginn der Stunde wird das Zitat von Lotze aus dem vorletzten Kurs noch einmal genauer erörtert, wobei sich das Bedürfnis ergibt, die „Vorbemerkungen des Verfassers“ zu fotokopieren und dem Skriptum beizulegen.

Wir müssen dann noch einmal auf die letzten Sätze auf S. 155 unten zurückkommen. Vor allem muss das *Paradox* noch gelöst werden, wenn es heisst: „Denn der Weg zum Selbst geht immer über die Welt wie der Weg zur Welt immer über das Selbst“. In dieser Formulierung ist der Satz eigentlich nicht verständlich. Man muss sich dabei klar sein, dass das Wort „Selbst“ in diesem Satz nicht eindeutig ist. Wenn der Weg zur Welt über das Selbst geht, dann kann damit nur gemeint sein, es handle sich um die diesem Selbst *eigene* Welt. Aus dieser eigenen Welt im Sinne des idios kosmos von Heraklit muss die Psychotherapie mittels der „eigentlichen geistigen Mittlerrolle“ ein *anderes Verhältnis* des Kranken zu seiner Welt bewirken. Es geht dann dabei um eine *Verwandlung* des *idios kosmos* in den *koinos kosmos.* Das kann jedoch nicht dadurch geschehen, dass der Arzt von *seinem* idios kosmos, seiner Eigenwelt, ausgeht und auf deren Basis eine gemeinsame Welt mit dem Patienten herstellen will, sondern umgekehrt: *der Arzt muss von der Eigenwelt des Kranken ausgehen,* eine gemeinsame Welt suchen, in welcher dann der Patient sein eigentliches Selbst, das nur ein Selbst in der gemeinsamen Welt sein kann, zu finden Gelegenheit hat.

Dieses Problem hat nun noch eine andere Seite, nämlich es ist dies *auch ein Problem der Wirklichkeit.* Die ursprüngliche, rein eigene Welt des Kranken ist eine Welt mit vielen Wünschen, Strebungen, Trieben, Erwartungen, Hoffnungen, die der Wirklichkeit menschlichen Lebens nicht entsprechen, deren Verwirklichung nicht möglich ist, und zwar einerseits deshalb, weil die gemeinsame Welt mit andern Menschen da ist und nicht im Sinne persönlicher eigener Wünsche modifiziert werden kann. Diese gemeinsame Welt jedoch ist *nicht eine willkürliche Struktur* „der Andern“, sondern ihrerseits *geprägt* durch *zahlreiche wirkliche objektive* Gegebenheiten, zu denen u.a. auch das gehört, was wir als die „Endlichkeit menschlichen Seins“ bezeichnen können mit der ganzen Problematik der *Daseinsgefährdung,* mit der *Angst* und der *Auseinandersetzung mit dem Tod.*

Ebenfalls problematisch ist der letzte Satz des langen Al. 26 auf S. 155 unten, wo von *„Feindschaft“* und *„Freundschaft“* die Rede ist. Auch hier liegen *Paradoxien* und *Schwierigkeiten* vor, die nach Klärung rufen und die faktisch auch geklärt werden können, wenn man sich darüber Rechenschaft gibt, dass das, was Binswanger hier mit „Freundschaft" bezeichnet und was diesem Begriff auch in den gleichzeitig entstandenen entsprechenden Abschnitten der *Grundformen* von Binswanger entspricht, von ihm später nicht mehr in derselben Weise aufrechterhalten worden ist. Es ist dies vor allem von Bedeutung für die Fortsetzung des jetzigen Textes, wenn dann im Zusammenhang mit Psychotherapie das Verhältnis von Patient und Arzt als ein freundschaftliches bezeichnet wird. Binswanger hat mir seinerzeit ausdrücklich gesagt, dass hier seinerseits ein Irrtum vorgelegen habe. Es könne zwar aus einer Psychotherapie ein *freundschaftliches Verhältnis* im eigentlichen Sinn dieses Wortes entstehen, ein solches sei aber *nicht die Voraussetzung* für eine Psychotherapie. In diesem Sinn ist vor allem auch darauf hinzuweisen, dass Freud im Gegensatz zu Binswanger aus feindseligen Regungen gegenüber seinen Kranken nie einen Hehl gemacht hat. Es geht dies aus Binswangers *Erinnerungen an Freud* hervor, und offenbar noch deutlicher aus dem seit kurzem vorliegenden *Briefwechsel von Binswanger mit Freud,* wobei Binswanger offenbar in der Ausgabe dieses Briefwechsels gewisse derartige Stellen mit sehr unfreundlichen Äusserungen Freuds über seine Patienten unterdrückt hat. Damit ist nun aber nicht gesagt, dass das Verhältnis Binswangers zu seinen Patienten ein feindseliges gewesen sei, im Gegenteil, er hat auch im mündlichen Gespräch *immer die positiven Seiten seiner Patienten* hervorgehoben. Es gibt ein Dictum, das mir soeben einfällt, von dem ich aber nicht mehr weiss, woher es stammt: „Il faut aimer les malades pour pouvoir les servir." Es liegt aber im Begriff der freundschaftlichen Beziehung eben noch etwas anderes als in der psychotherapeutischen Beziehung. In der Freundschaft spielt die *Gegenseitigkeit* eine ganz andere Rolle, sie spielt auf derselben Ebene, was in der Psychotherapie eben doch nicht der Fall ist.

Wir lesen dann das folgende Al. 27. Das Thema der Freundschaft wird hier nun weitergeführt, und zwar in Zusammenhang mit der *Unterscheidung* zwischen *Suggestion* und einer *existenziellen Auffassung* der psychotherapeutischen Beziehung.

> Al. 27, S. 155f.: Nur von dieser Mittlerrolle aus lassen sich nun auch die beiden *Hauptformen der Psychotherapie* beschreiben und einander gegenüberstellen, nämlich die existenzielle Erhellung und Erziehung in Verbindung mit lebensgeschichtlicher Forschung und die Suggestion. Was die letztere anlangt, so ist sie schon von Erwin Straus in seinen Arbeiten über Suggestion so klar und gründlich dargestellt worden, gerade auch hinsichtlich der Rolle des Suggestors als desjenigen, der dem „Perzipienten" die Welt recht eigentlich *verstellt* und ihn in der Reifung *hemmt,* dass ich Sie nur auf diese Arbeiten, von deren Auffassungen mich nur Nebendinge trennen, hinweisen kann. Das Gegenstück zur Suggestion bildet

der hier gekennzeichnete Weg, den man, im Gegensatz zum Suggestionsverhältnis, als den Weg über das Freundschaftsverhältnis bezeichnen kann, über ein Verhältnis, das mit der „geistigen Anregung“ (im Sinne der von P. Häberlin in seinem Suggestionsbuch der Suggestion *gegenüber*gestellten zwischenmenschlichen Grundhaltung) beginnt und mit der Gemeinschaft *freier* Bildung oder Kultur, der κοινωνία ἐλευθέρας παιδείας, von der Plato in seinem VII. Brief spricht, endigt.

In bezug auf die *Suggestion* ist auf die beiden von Binswanger genannten Quellen hinzuweisen, nämlich die Suggestionsabhandlung von Erwin Straus und das Buch mit dem selben Titel von Paul Häberlin. Dabei besteht kein Zweifel darüber, dass es Straus war, der hier die originelle Leistung vollbracht hat. Aus dem Suggestionsbuch von Häberlin ergibt sich, dass am 27./28. November 1926 in Zürich der Schweizerische Verein für Psychiatrie unter dem Präsidium von Ludwig Binswanger eine Sitzung abhielt mit dem Thema *Suggestion.* Dort haben Paul Häberlin und Erwin Straus referiert. Dabei ist eindeutig, dass Erwin Straus seine Monographie: *Wesen und Vorgang der Suggestion* bei Karger, Berlin, im Jahre 1925 erscheinen liess, also vor jener Sitzung in Zürich, und das Buch von Häberlin 1927 erschienen ist. Man müsste nun die beiden Werke im einzelnen miteinander vergleichen. Inwiefern Häberlin Straus benützt hat, kann man nur durch Vergleichen der Texte feststellen, denn Häberlin zitiert niemanden ausser dass er im Vorwort auf Erwin Straus hinweist. Er stützt sich aber z.B. auf Schillers Gegenüberstellung der beiden Grundtriebe in den *Briefen über die ästhetische Erziehung,* ohne zu sagen, woher er diese Unterscheidung hat. Es würde sich hier jedoch um eine zwar interessante, aber doch sehr aufwendige Arbeit handeln, und man müsste auch noch die damaligen Zürcher Verhandlungen beiziehen.

Was Binswanger zu dem ganzen Problem der Suggestion hier sagt, müsste dann auch noch untersucht werden im Hinblick auf andere Stellen bei Binswanger, die in der *Allgemeinen Psychologie* aufgezeichnet sind und mit Bleulers Auffassung in seinem Buch *Affektivität, Suggestibilität, Paranoia* aus dem Jahre 1906 (!) zusammenhängen. (Mein Exemplar des Bleulerschen Buches stammt aus der Bibliothek von Professor Hans Steck und enthält von diesem Bleistiftanstreichungen.) Auf S. 89 habe ich einen Satz unterstrichen, der in diesem Zusammenhang von zentraler Bedeutung ist. Es heisst dort: „Pag. 21 frägt Specht, *warum man sich so versteife, die Gemütsstörungen für sekundär zu halten, da doch sogar das eigene Urteil des Kranken uns eines Bessern belehre.* – Die Antwort ist einfach: *weil wir die primäre Gefühlsstörung nicht sehen.*“

Zum Schluss muss doch noch darauf hingewiesen werden, dass Binswanger diese ganze Problematik noch auf Probleme zurückführt, die Plato in seinem berühmten 7. Brief besprochen hat. Darauf müsste nun in bezug auf alle diese Fragen zurückgegriffen werden.

> Al. 28, S. 156f.: Zwischen beiden Extremen stehen die psychotherapeutischen Rezepte, Riten und Vorschriften, die Regeln oder Anleitungen zu seelischen Verhaltensweisen oder Übungen, bei denen der Psychotherapeut selbst sehr stark in den Hintergrund tritt, wenn er nicht als Suggestor auftreten will, und der Dienst an der Sache in starren, objektiv festgelegten Formen und Formeln in den Vordergrund tritt. Sie werden nun aber gerade auf Grund unserer Darstellung verstehen, dass und wie auch rein körperliche Verhaltensweisen und Übungen seelisch fördernd wirken können, also in erster Linie körperliche *Arbeit* (bei der aber vor allem auch der Gemeinschaftsfaktor zu berücksichtigen ist!), ferner z.B. das Lösen „verkrampfter" Körperhaltungen und Bewegungen durch geeignete Gymnastik oder Tanz, das methodische Training überhaupt, sei es in seiner aktiven, sei es in seiner passiven Entspannungs- oder Lösungsform, wie J.H. Schultz sie lehrt; denn was Sie als Leib-Ich tun und wie Sie es tun, geht natürlich immer auch Ihr Seelen-Ich, Sie als „wachen", mit sich selbst in geistigem Austausch stehenden Menschen an. Anderseits dürfen Sie nicht glauben, dass nicht auch umgekehrt das grosse Heer von Hemmungs-, Zwangs- und Angstsyndromen ihre „leiblichen" Ausdrucksformen, oder wie Sie es nennen wollen, haben. Was bei der Hysterie so deutlich in die Augen springt, vermöge der leibsprachlichen Akzentuierung und Fixierung, fällt bei jenen Syndromen keineswegs fort, vielmehr bedeutet seelische Hemmung immer auch irgendwelche leibliche Verhaftung oder Verhaftung in der Leiblichkeit, seelischer Zwang immer auch eine (raum-zeithafte) Stockung und Behinderung derselben, gar nicht zu sprechen von den Angstneurosen, bei denen die Leibsphäre geradezu in hellem Aufruhr ist.

Wir gehen nun aber weiter zu Al. 28. Binswanger geht davon aus, dass die faktische Psychotherapie beide extremen Haltungen miteinander kombiniert, wobei dann die Einstellung entsteht, dass der Psychotherapeut, um nicht als Suggestor aufzutreten, sich in den Dienst der Sache in der Weise stellt, dass er sich in *„starre, objektiv festgelegte Formen und Formeln"* begibt und mit diesen Psychotherapie betreibt. Dazu sagt Binswanger zunächst nichts Näheres, man kann jedoch aufgrund des Begriffes „existenzieller Erhellung und Erziehung in Verbindung mit lebensgeschichtlicher Forschung" unmittelbar entnehmen, dass derartige fixierte Formen und Formeln niemals der in Al. 26 im ersten Satz geforderten existenziellen Strukturen entsprechen können.

Es ist nun eigenartig, wie Binswanger unmittelbar darauf übergeht, etwas ganz anderes zu zeigen, nämlich die *Bedeutung von Bewegungsphänomenen,* die aus seiner Darstellung seines Erachtens unmittelbar hervorgeht.

Damit stehen wir natürlich in einem Zentrum gegenwärtiger psychotherapeutischer Probleme, indem wir die von Binswanger genannten

Techniken ergänzen durch die *Musiktherapie* und *Rhythmik,* wie sie heute allgemein anerkannt und ausgeübt werden.

Dabei muss ganz besonderes Gewicht gelegt werden auf das, was Binswanger in Klammer schreibt, nämlich dass sowohl in der Arbeitstherapie wie in andern bewegungstherapeutischen Methoden „vor allem auch der *Gemeinschaftsfaktor* zu berücksichtigen ist". Obschon Binswanger das in Klammer setzt, fügt er ein Ausrufungszeichen hinzu, und wir würden gerne heute diesem ein zweites und ein drittes Ausrufungszeichen beifügen. In der klinischen Arbeit gab es früher beim Geschirrabwaschen, in der Wäscherei, bei der Gartenarbeit wunderbare Gelegenheit, das Gemeinsame zu betonen, wobei gemeinsamer Gesang die Tätigkeit oft begleitete. Es gibt dies Gelegenheit, auf eine Publikation hinzuweisen, im „Thurgauischen Neujahrsblatt" auf das Jahr 1856, wo der damalige Chefarzt der psychiatrischen Abteilung von Münsterlingen, der Grossvater von Ludwig Binswanger, eine Schilderung des Lebens mit den Kranken gibt. Es zeigt sich, wie er mit seiner ganzen Familie mit den Kranken zusammen lebte, wie man gemeinsam ass, am Sonntag gemeinsame Spaziergänge machte, wie der Arzt selbst beim Gebet und Gesang seine leitende Funktion ausübte. Das war „Sozialpsychiatrie", von der damals niemand sprach und von der sich heute niemand auch nur im Entferntesten etwas träumen lässt.

Der Abschnitt weist dann noch auf die *intensiven inneren Beziehungen* zwischen *Leib und Bewegung* hin, worüber schon einiges gesagt ist, aufgrund dieser letzten Sätze jedoch noch sehr viel mehr gesagt werden müsste.

Vor allem zeigt sich hier ein Problem, das in einer älteren Abhandlung von Ludwig Binswanger: „Psychotherapie als Beruf" eine zentrale Bedeutung erlangt, nämlich das Problem der *„Hemmung"*. Was wir schon hier vermuten können, wird sich dort dann deutlich aufdrängen, nämlich die *Rolle der Depressivität* und die Möglichkeit ihrer *Beeinflussung* durch *geeignete Form der Bewegung,* wobei im vorliegenden Text gerade auch darauf hingewiesen wird, dass es sich nicht nur darum handelt, *was* man tut, sondern ebenso sehr *wie* man es tut.

20. Mai 1992

Wir sind bei der Besprechung der Probleme der Hemmung, die auch depressiven Ursprungs sein kann, und der Möglichkeit ihrer therapeutischen Beeinflussung durch Bewegung stehen geblieben. Von hier aus nämlich, genau von der *Beziehung zwischen Hemmung und Bewegung* führt eine Brücke zu Henri Maldineys Abhandlung über die Dialektik des Ichs und den Stil in der Kunst aus dem Buch *Art et Existence.* Hemmung der Bewegung bewirkt *Spannung*, und diese kann gelöst werden durch das Schaffen eines künstlerischen Werkes. Entscheidend ist die Frage, welche *Art von Bewegung* geeignet ist, die Hemmung zu durchbrechen. Dabei muss man sich klar sein, dass der erste Akt eine *Bewegung von innen nach aussen* sein muss. Draussen aber findet der Künstler eine Gestalt, die ihm bestimmte *Bewegungsformen zuspielt,* man nennt das beim Künstler „das Motiv", vom lateinischen Verb movere, d.h. bewegen. Das Motiv „bewegt" den Künstler und setzt ihn seinerseits in Bewegung. Ganz klar muss man dabei sehen, dass es sich nicht, wie man vermuten könnte, um etwas handelt, was im Inneren des Künstlers entsteht und hier gleichsam Gestalt annimmt, die dann nach aussen projiziert wird.

Dieses Problem findet sich auch in der sprachlich-künstlerischen Gestaltung und kann an einem sehr sprechenden Beispiel veranschaulicht werden. Es gibt von Oskar Walzel einen Aufsatz, in welchem er zeigt, dass Plotin immer die Idee hatte, was er gestalte, sei ganz unvollkommen im Verhältnis zu dem, was er selbst vorher in sich selbst als Vorstellung von dem zu gestaltenden Werk in sich trage. Umgekehrt war es bei Goethe, welcher immer die Erfahrung machte, dass, wenn er etwas schrieb, es sehr viel schöner herauskam und jede von ihm erfasste Vorstellung bei weitem übertraf. Das ist eben nur deshalb möglich, weil das Entscheidende bei der Gestaltung eines Kunstwerkes von aussen kommt, und das Wesentliche eben darin liegt, dass der Mensch eine *Bereitschaft* hat, dieses *Wesentliche aufzunehmen,* zu sehen und gerade im Gegenteil von dem, was Plotin gemeint hat, das eigene Vorstellen, Denken und Gestalten hintan zu stellen und sich dem „Motiv" im eigentlichsten Sinn dieses Wortes ganz hinzugeben. In dem Augenblick, wo das gelingt, ist es dann auch möglich, Hemmungen, die vom Ich her kommen, durch von aussen eintreffende Bewegungs- und Gestaltungsformen zu übernehmen und damit die Hemmung sogar dann, wenn sie wie bei der Depression von innen kommt, zu überwinden.

Es ist dies auch der *Weg der Psychotherapie,* wobei man sich nun folgendes überlegen muss: nicht nur das künstlerische Gestalten wird so vom Motiv „bewegt", sondern auch derjenige, welcher ein Kunstwerk betrachtet und aufnimmt, vollzieht grundsätzlich denselben Akt. Wie der Künstler in der Welt ausser sich sein Motiv findet, so findet der *Nicht-Künstler* vor dem *Kunstwerk* dieses als sein Motiv, das bereits so weit und so hoch, und man könnte auch sagen, tief gestaltet ist, dass es ihm gelingt, etwas ähnliches zu vollziehen wie der Künstler bei der Gestaltung des Werkes.

Was dabei nun aber sowohl beim Künstler wie beim Nicht-Künstler und infolgedessen auch bei dem Patienten, der behandelt werden muss, eigentlich vor sich geht, muss, um die Zusammenhänge klar überschauen zu können, näher erläutert werden.

Es geht also darum, dass *zwischen Motiv und Mensch* bestimmt gestaltete *Bewegungsformen übertragen werden.* Diese Bewegungsformen müssen eine derartige Gestaltung zeigen, dass sie vom Menschen übernommen werden können. Wenn das gegeben ist, dann geschieht die Übernahme vollkommen *spontan,* ohne Dazwischentreten von Intellekt. Man kann das „unbewusst" nennen, muss dann aber sogleich fragen, ob diese Benennung etwas bringt und gegebenenfalls was, oder ob sie nicht vielmehr, was unseres Erachtens der Fall ist, etwas ganz anderes bewirkt, nämlich die Frage nach dem eigentlichen Vorgang insofern verschliesst, als man mit der Bezeichnung „unbewusst" meint, etwas gefunden zu haben, eine Einsicht gewonnen zu haben, die weiteres Forschen verschliesst oder aber zu leerem Theoretisieren und Spekulieren über das, was unbewusst vor sich geht, verführen kann.

Wir müssen vielmehr unbedingt *am Phänomen bleiben.* Dieses Phänomen muss dann möglichst in angemessenen Begriffen zum Ausdruck gebracht werden. Es gilt also, jene Bewegungsform zu erfassen, die geeignet ist, in der beschriebenen Art und Weise „übertragen" zu werden, so dass im schöpferisch tätigen oder ebenso schöpferisch betrachtenden „nachvollziehenden" Menschen die analoge Bewegungsgestalt angeregt wird und entweder zu *Spannung* oder zu *Lösung* und, genau betrachtet, zu beidem führt. Eine derartige Bewegungsgestalt ist das, was wir den *„Rhythmus"* nennen. Mit diesem Wort aber ist einerseits gesagt, wie ein In-Harmonie-treten zwischen Motiv und Mensch möglich ist, zugleich aber die Einheit der verschiedenen ästhetischen Ausdrucksmöglichkeiten des Menschen herstellt, nämlich zwischen bildender Kunst, sprachlich-künstlerischer Gestaltung und der Musik.

Es gibt ein sehr schönes Wort, das zum Ausdruck bringt, was bei dieser Lösung von Spannungen geschieht, es heisst *„entfalten"*. Damit jedoch sich etwas entfalten kann, muss es vorher als Knospe oder eben als Hemmung und einer damit verbundenen Spannung gegeben sein. Mit Hilfe dieses Wortes lässt sich eine ganze Phänomenologie des künstlerischen Gestaltens und Erlebens oder Erfahrens ausführen.

Von hier aus lässt sich nun eine weitere Brücke schlagen zu dem Text der beiden letzten Alineas der Abhandlung von Binswanger „Über Psychotherapie". Was bisher als „das Motiv" bezeichnet worden ist, ist hier der Begriff *„Bild"*. Wenn wir „Bild" so auffassen, dann sind die *Zusammenhänge* zwischen *Bild, Bewegung und Leib,* welche Binswanger in diesen letzten beiden Abschnitten herstellt und am Beispiel ausführt, ohne weiteres verständlich. Binswanger spricht dann vom Bildbewusstsein und von der Bildersprache, und von hier aus finden wir unmittelbar die Beziehung zum *bildlichen Ausdruck, in der Sprache zur Metaphorik,* von der ja bereits die Rede war. Das *Verständnis* des bildlichen Ausdrucks oder der Metaphore vollzieht sich *augenblicklich* und *ganzheitlich.* Der Sinn „leuchtet ein", und zwar ohne Überlegungen, ohne Ableitung, er ist unmittelbar *eindeutig* und *klar* gegeben. Wenn wir sagen, um das Beispiel aus Binswangers Abhandlung „Traum und Existenz" zu verwenden, ein Mensch sei in einer grossen Enttäuschung „wie aus den Wolken gefallen", dann bedarf das keiner zusätzlichen Erläuterung, obschon es ja keine derartigen Erfahrungen gibt, weder desjenigen, der enttäuscht wurde, noch desjenigen, der eine entsprechende Kundgabe hört. Es hängt dies mit der *einheitlich-ganzheitlichen Struktur* des Menschseins zusammen und der zu dieser Struktur gehörenden *Bewegtheit.* Es hängt dies ferner zusammen mit dem im philosophischen Sinn verstandenen *„Anschauung"*, die auch als *„Intuition"* bezeichnet wird. Im Französischen heisst Anschauung *intuition.* Wichtig ist dabei die Augenblicklichkeit dessen, was sich ereignet, wobei in der bildenden Kunst im Gegensatz zur Sprache keine zeitliche Erstreckung erfolgt, sondern, wie wir bereits gesagt haben, eben ein augenblickliches Geschehen sich ereignet. Wie es sich im sprachlichen Bereich damit verhält, müsste genauer dargestellt werden. Auch hier erscheint aber der Sinn plötzlich unvermittelt, er ist einfach da oder er ereignet sich nicht.

Im sprachlichen Ausdruck wird in einem bestimmten Augenblick ein Bild eingeführt. Das kann durch verschiedene Redewendungen geschehen, am einfachsten und kürzesten mit dem einen Wort: „wie". Wir wissen aus früheren Hinweisen, dass der Unterschied zwischen Binswangers Daseinsanalyse und der Psychoanalyse darin liegt, dass die letztere immer wieder von dem ausgeht, *„was"* ein Patient denkt oder meint, während die Daseinsanalyse primär nach dem *„Wie"* fragt. Diese Unterscheidung hat bekanntlich Maldiney in bezug auf Binswanger in seinem Aufsatz über Binswanger eingeführt. Es ist dies ein anderer Weg, der jedoch zum selben Ziel führt, es sind hier zwei Bedeutungen des Wortes „wie" im Spiel, die aber aufs engste miteinander verknüpft und verbunden sind. Darüber liesse sich noch mehr sagen. Hier sei nur noch auf einen Aspekt dieser Problematik hingewiesen, nämlich dass es sich um ein *„Vergleichen"* handelt. Damit aber eröffnet sich eine Beziehung zu einem ganz andern weiten Feld, nämlich zum *Rorschachschen Formdeutversuch.* Alles, was soeben ausgeführt wurde, kann auch dazu dienen, den Rorschachschen Versuch in seinem Wesen und in seiner Bedeutung für die Psychiatrie zu verstehen, indem nämlich die Rorschachschen Kleckse als künstlerische Leistung von Hermann Rorschach erkannt und als „Motiv" für denjenigen, der die Kleckse deutet, aufgefasst werden. Was Rorschach aus seinem Versuch gemacht hat, ist eben auch eine, man könnte sagen, „Synthese" aus Leib, Bewegung und Bild, wobei diese Auffassung eigentlich schon im wesentlichen „verkehrt" ist, denn es handelt sich eben gerade im phänomenalen Tatbestand nicht um eine Synthese verschiedener Gegebenheiten, sondern umgekehrt um das *Bewahren ursprünglich ganzheitlicher Zusammenhänge und Strukturen.*

Wir können nun die beiden letzten Alineas lesen und fragen, was sich aus der ganzen Metaphorik, die vor allem im letzten Alinea dargestellt ist, ergibt. Es ist sehr leicht, in all den Bildern *räumliche Strukturen* zu finden, nämlich zum Beispiel in den Worten öffnen und schliessen, in der Nähe und Ferne, in der Tiefe, wovon da immer die Rede ist. Es finden sich aber auch *zeitliche Strukturen,* z.B. mit einem Wort wie „dahinschleichen" oder dem dazugehörenden des „langsamen" Sich-Bewegens. Die Zeitlichkeit dieser Strukturen jedoch ist nicht diskursiv, sie erstrecken sich nicht in einer kontinuierlich gestalteten Zeit, sondern sie sind *„aspektuell"* oder *„implizit"* und lassen sich auch leicht infinitivisch oder als Partizip Präsens formulieren. Es handelt sich eben *nicht* um die *indikativische „explizite"* Zeit, die sich in Gegenwart, Vergangenheit und Zukunft gliedert. Wenn Freud an zahlreichen Stellen seines Werkes das „Unbewusste" als „zeitlos" bezeichnet hat, dann muss dieser Ausspruch als Zeitlosigkeit im Sinne einer expliziten Zeitlichkeit verstanden werden und ist nur insofern richtig, als man es auch so auffasst. In diesen Zusammenhang gehört dann auch Freuds Entdeckung der infinitivischen Struktur des Traumes. Beide Entdeckungen hat Freud nicht auswerten können, weil ihm die notwendigen linguistischen und philosophischen Voraussetzungen dafür fehlten.

Die letzten beiden Abschnitte von Binswangers Arbeit enthalten noch weitere Probleme, die kurz gestreift werden müssen.

> Al. 29, S. 157: Zum Schlusse muss ich Sie nur noch darauf aufmerksam machen, dass ich Ihnen die Tatsächlichkeit psychotherapeutischer Wirkung (ihre Möglichkeit ist immer ein und dieselbe) nur insoweit gezeigt habe, als sie sich der Wiedergewinnung des Selbst aus dem Leibbewusstsein und deren Sprache bedient und auch dies wiederum nur an einem kleinen Ausschnitt aus diesem Gebiet. Ein anderes Gebiet, von dem Sie gerade heutzutage in psychotherapeutischen Vorträgen und Abhandlungen viel mehr hören, ist das immense Gebiet des weit über das Gebiet des Traumes hinausreichenden Bildbewusstseins und der Bildersprache. Prinzipiell leistet Psychotherapie hier aber ganz dasselbe und sie wirkt hier genau so wie in unserem Fall, denn Leib- und Bildsphäre gehören besonders eng zusammen. Auch hier hat man das Selbst zu befreien aus seinen Verstrickungen in und Verhaftungen an den Bildern, *in* welchen es immer schon irgendwie lebt, genau so wie es dort irgendwie in der Leibsphäre lebt. Bei der Beschäftigung mit dem sog. „kollektiven Unbewussten" (Jung) gleitet man deswegen so leicht von der Psychologie in die Mythologie ab, weil man die Bilder hier in erster Linie als Ausdruck des menschlichen Gattungs- und nicht des menschlichen Ichbewusstseins nimmt. In der Psychotherapie kann es zwar für meine Übersetzungskunst, abgesehen von der grossen Menge von Fehlerquellen, die hier möglich sind, von Wert sein, zu wissen, wie dieses oder jenes Bild in ganz anders gearteten Kulturkreisen, wie den orientalischen oder den „prähistorischen",

> gedeutet wird, dieses Wissen ist aber für mich wertlos, solange ich es nicht als Mythos gerade dieses *Einzelnen* und als bildsprachlichen Ausdruck *seiner* Lebensgeschichte betrachte und verstehe.

Das eine ist die Einstufung *Jungscher Psychologie* in Binswangers Betrachtungsweisen. Bei der Anerkennung der Möglichkeit, aus Mythos und Archäologie Anregungen für psychologisches Verstehen zu finden, hat Binswanger jedoch das kritische Bedenken, dass man dabei leicht den Boden der Erfahrung und damit eigentlich auch der Anschauung verliert. Wesentlich ist für Binswanger, dass mythische Bilder und archaische Überlieferungen für einen bestimmten Menschen in der Therapie Bedeutung gewinnen müssen. Das ist sicher richtig. Von hier aus müsste Freuds Neigung verstanden werden, sich bildlicher Ausdrücke zu bedienen, von der anzunehmen ist, dass sie Freud in seinen Therapien jeweils eingefallen sind und kaum am Schreibtisch „erfunden“ wurden. Daraus lässt sich dann zeigen, dass Freud sich eben selbst doch nicht nur um das bekümmert hat, was als Inhalt psychopathologischer Erlebnisse auf die Frage „was“ antwortet, sondern dass auch er sich mit dem „Wie“ befasst hat, dies jedoch gleichsam nur in der Praxis, dass er sich aber nicht mit der Theorie dieses Problems befasst hat.

> Al. 30, S. 158: Ganz allgemein möchte ich Sie nur darauf hinweisen, dass die Bildersprache bei unseren Kranken hauptsächlich drei Formen zeigt, die leibbildliche, die seelenbildliche und die (über- oder unterirdisch) kosmische. Erlauben Sie mir, Ihnen zum Schlusse an einem einfachen Beispiel von einer anderen Kranken kurz zu zeigen, wie diese Sprachen nicht nur nebeneinander, sondern auch neben der Leib- und Seelensprache selbst einher-, mit ihr und untereinander „parallel“ gehen: „Öffnet“ die Kranke *„sich“* in einem existenziell-kommunikativen Schritt, indem sie sich selbst und dem Arzt etwas Neues, bisher Verdrängtes mitteilen will, so erlebt sie dies leiblich als Nachlassen des Tonus ihrer Sphinctermuskulaturen, leibbildlich als Schwangerschaft und Geburt eines Kindes oder einer sich ihrerseits wieder öffnenden Melone, seelisch als „Näherkommen“ eines Einfalls oder einer Erinnerung aus der „Tiefe“ ihrer Seele, seelenbildlich als (mit dem verdrängten Einfall aufs nächste zusammenhängenden) Spalt im Fahrdamm einer betonierten Strasse, kosmisch als langsames Sichheben riesiger, schwerer, die ganze Erde bedeckender Metallplatten. Umgekehrt, als die betreffende Kranke das Hauptverdrängungserlebnis ihrer Kindheit hatte, als sie sich der Welt, den Mitmenschen und sich selbst gegenüber so zu verschliessen anfing, dass es einer jahrelangen Analyse bedurfte, um sie wieder für sich, Welt und Leben zu öffnen, da erlebte sie leiblich ein Zusammenkrampfen ihrer Sphinctermuskulaturen, das bis in die Gegenwart anhielt, leibbildlich ein Zuklappen zweier Hälften einer Melone oder sonstigen Frucht, seelisch ein „Verschwinden“ ihrer Gedanken und Erinnerungen, eine seelische Ver-

härtung und Verödung, seelenbildlich ein schemenhaftes Dahinschleichen auf dem harten Fahrdamm der betonierten Strasse, kosmisch das Zerbrechen der Himmelsschale in einzelne riesige schwere Metallplatten, in denen nur die Öffnungen für die Sterne ausgespart waren, das langsame Herniedersinken dieser Platten und die Bedeckung, Belastung und Unfruchtbarmachung der ganzen Erdoberfläche durch sie; und schliesslich, ein weiteres Leib-, Seelen- und Weltbild, schreitet die Kranke selbst als unfruchtbares Totengerippe, das an Stelle des Herzens nur eine winzige rotglühende Frucht trägt, auf jenen Platten gespenstisch einher. Nirgends handelt es sich hier um Traumbilder, sondern um während der Arbeit an der Aufhellung der inneren Lebensgeschichte auftretende oder erinnerte Bilder. Wie bei unserem Hauptbeispiel die Kranke vorwiegend aus ihrem Leib-Ich zu sich selbst gebracht werden musste, so musste sie hier zunächst aus den mannigfachen Formen ihres Bild-Ichs und seiner „Welten" in ihr Leib-Ich, d.h. in die bis dahin völlig „verdrängte" Form des leiblichen Existierens (des Existierens „in ihrem Leibe") gebracht werden, um erst aus dieser dann schliesslich „zu sich selbst" zu kommen. Sie werden verstehen, wenn auch dem Arzt die jahrelange Arbeit an solchen Enthüllungen und Aufdeckungen sich darstellt als ein mühsames, anstrengendes Heben riesiger, schwerer Metallplatten und als ihre Fügung zu einer neuen Himmelsschale; denn was wir in Wirklichkeit mit einer solchen Arbeit tun, läßt sich zuletzt doch nur im Bilde erleben und sagen.

Weiter wäre zu erörtern, was es mit dem Bereich des *„Kosmischen"* für eine nähere Bewandtnis hat. Es ist dies ein Gebiet, das sehr weit führt und schwierig zu behandeln ist. Es sei hier nur auf etwas hingewiesen, nämlich darauf, dass eben zum einheitlich ganzheitlichen Menschsein nicht nur der Mitmensch und nicht nur die unmittelbare Umwelt gehört, sondern eben auch der Kosmos, der erst die ganzheitliche Struktur als solche in sich schliesst. Deshalb gehört der Kosmos als Glied des Ganzen zum Menschen mit allem, was dieses Glied zum Verständnis des Menschseins in sich schliesst. Wir könnten deshalb unseren Kommentar zu Binswangers Abhandlung „Über Psychotherapie" mit einem Satz aus Kants *Kritik der praktischen Vernunft* beschliessen: „Zwei Dinge erfüllen das Gemüt mit immer neuer und zunehmender Bewunderung und Ehrfurcht, je öfter und anhaltender sich das Nachdenken damit beschäftigt: *der bestirnte Himmel über mir und das moralische Gesetz in mir.*" (Zweiter Teil, Beschluss, Insel-Ausgabe, 5. Band, S. 302. Cassirer-Ausgabe, Bd. 5, S. 174)

Ludwig Binswanger: Psychotherapie als Beruf

Nervenarzt Bd. 1, 1927, S. 138–145 und 206–215

17. Juni 1992 – 23. Juni 1993

Es handelt sich um einen Vortrag von Ludwig Binswanger in Berlin. Ich hatte ihm seinerzeit geraten, diesen in den zweiten Band seiner *Vorträge und Aufsätze* einzufügen, er hat das ausdrücklich nicht gewollt. Warum er die Abhandlung nicht aufnehmen wollte, habe ich seinerzeit gefragt, aber keine eindeutige Antwort bekommen. Es muss irgendeinen ganz konkreten Grund gehabt haben.

Die Abhandlung stammt aus dem ursprünglichen Manuskript des 2. Bandes der *Allgemeinen Psychologie,* der nie erschienen ist. Ludwig Binswanger hat mir einmal angeboten, er wolle mir dieses Manuskript schenken. Ich habe es damals nicht angenommen, weil ich den Eindruck hatte, ich müsste das dann sogleich lesen und ihm darüber berichten, und ich hatte dafür einfach keine Zeit. Nach seinem Tod ist das Manuskript in einer Kiste auf dem Estrich des Gartenhauses unter vielem anderem, auch Büchern und Zeitschriften zum Vorschein gekommen. Ich habe es dann einmal bei mir gehabt, habe darin gelesen und festgestellt, dass es zum Teil Manuskripte handschriftlicher oder mit Schreibmaschine verfasst enthielt, in denen ich Teile aus „Lebensfunktion und innerer Lebensgeschichte" erkennen konnte. Einzelne Abschnitte waren im Doppel vorhanden, diese Doppel habe ich behalten und das andere Frau Trudi Binswanger zurückgegeben. Es soll jetzt nicht mehr vorhanden sein, es ist aber einiges ganz neulich zum Vorschein gekommen, das möglicherweise doch diesem Manuskript entspricht. Ich weiss, dass ich damals auch unpublizierte Teile gelesen habe und den Eindruck gewann, es sei kaum etwas für die Publikation vorhanden. Ludwig Binswanger hat mir damals gesagt, er habe die Arbeiten an diesem 2. Band aufgegeben, nachdem er bemerkt hatte, dass *er immer nur mit andern Worten dasselbe sage, was Freud schon gesagt habe.* Ich habe diesen Ausspruch damals nicht so verstanden, wie ich ihn heute verstehe; wenn Binswanger nämlich mit andern Worten dasselbe sagt wie Freud, dann muss man an die Möglichkeit denken, dass dann eben doch *in der neuen Terminologie etwas anderes gesagt ist,* als Ludwig Binswanger selbst gemeint hat. Es wäre also sehr wohl möglich, dass, wenn etwas zum Vorschein käme, einzelne Aussagen auch heute noch, oder besser gesagt, eben gerade heute von Interesse sein könnten.

Der Aufsatz „Psychotherapie als Beruf“ stammt aus einer Zeit, die demjenigen „Über Lebensfunktion und innere Lebensgeschichte“ sehr nahe steht. In denselben Zusammenhang gehören noch andere Abhandlungen wie „Welche Aufgaben ergeben sich für die Psychiatrie aus den Fortschritten der neueren Psychologie“, „Zum Problem von Sprache und Denken“, „Erfahren, Verstehen, Deuten in der Psychoanalyse“, „Verstehen und Erklären in der Psychologie“. Zu dieser Abhandlung ist zu ergänzen, dass Ludwig Binswanger diesen Text in den 2. Band seiner *Vorträge und Aufsätze* aufnehmen wollte. Er hatte jedoch Zweifel und fragte mich, was ich dazu meine, und ich habe abgeraten mit der Begründung, die Schrift sei zu theoretisch und zu wenig aktuell. Als letzte dieser Schriftengruppe kommt dann „Lebensfunktion und innere Lebensgeschichte“. All diese Abhandlungen sind zwischen 1924 und 1927 erschienen und stellen in sich eine geschlossene Gruppe dar, zu der auch „Psychotherapie als Beruf“ gehört. Sie sind alle vor dem einschneidenden Ereignis des Todes des Sohnes geschrieben worden, der dann die Wandlung zu „Traum und Existenz“ brachte, die 1930 erschienen ist. Von da an kamen dann die eigentlich daseinsanalytischen Arbeiten. In diesen werden zum Teil die Themen aus den 20er Jahren wieder aufgegriffen, aber nun von einer andern Warte aus. Es sind dies die Abhandlungen über Freud zu dessen 80. Geburtstag, die „Ideenfluchtstudie“, „Geschehnis und Erlebnis“. An den Übergang gehört wahrscheinlich noch die Schrift „Über Wandlungen in der Auffassung und Deutung des Traumes“.

Es gibt nun verschiedene Gründe, weshalb wir die Schrift „Psychotherapie als Beruf“ studieren wollen. Ein Grund ist hier, dass darin die *Gedanken von „Lebensfunktion und innerer Lebensgeschichte“ wieder aufgenommen sind* und gleichsam in einem grösseren Zusammenhang von Psychotherapie überhaupt eingefügt erscheinen. Es ist sicher von Interesse, die verschiedenen Stufen von Binswangers Arbeit über dieses Thema kennenzulernen und zu sehen, wie er sich damit auseinandersetzt. Die nächste Stufe war dann die Rezension der Schrift von Straus über *Geschehnis und Erlebnis.* Dazu hat er mir ausdrücklich gesagt, dass er damit einzelne Positionen der ursprünglichen Schrift überschritten und vor allem ein Problem, das er in der ursprünglichen Schrift noch nicht gesehen habe, deutlicher zum Ausdruck gebracht, nämlich dasjenige der Beziehung der inneren und der äusseren Lebensgeschichte.

Es gibt jetzt noch einen zweiten Grund, warum wir diese Abhandlung wählen. Dieser zweite Grund lässt sich aus dem ersten Alinea erschliessen:

> Al. 1, S. 138: Während gewisse Berufe sich in einem bestimmten *Wissen und Können* zu erschöpfen scheinen – handwerkliche oder technische Berufe –, verlangen andere zu ihrer Ausübung überdies eine eigentliche *Berufung,* d.h. eine besondere Empfänglichkeit

oder Hellhörigkeit für die *Idee,* den geistigen *Ruf,* der aus ihnen ertönt: so der Beruf des Künstlers und Gelehrten, des Richters und Politikers, des Erziehers und Arztes. Diese „Ideen" sind einerseits außer- und überzeitlich, anderseits erscheinen sie jeweils in einer bestimmten historischen Gestalt. Geprägt wird diese Gestalt sowohl durch die gesamte geistige Kultur einer Zeit als auch durch das historisch besonders wandelbare einzelberufliche Wissen und Können; denn nicht etwa über oder neben dem speziellen Wissen und Können schwebt die Idee eines Berufes, vielmehr durchdringt sie dasselbe überall, wo sie lebendig ist, in eigenartiger, weithin sichtbarer Weise. Und wie das Wissen und Können nichts taugt ohne die Idee, die es durchleuchtet, so ist aber auch die Idee machtlos, ohne daß Wissen und Können ihr das Feld zur Betätigung liefern.

Was darin steht, ist etwas eigenartig und ruft der Frage, woher Binswanger diese allgemeinen Gesichtspunkte hat. Es kreist um den Begriff einer *„Idee der Medizin"*. Es ist offensichtlich, dass das aus der Philosophie stammen muss. Es erinnert an Plato und platonische Philosophie. Es erinnert an *Idealismus* und ist tatsächlich ganz offensichtlich und unverkennbar aus dem Zusammenhang der in dieser Arbeit schon am Anfang und dann später wieder zitierten Schrift von Fichte hergenommen, die lautet: *Über das Wesen des Gelehrten und seine Erscheinungen im Gebiete der Freiheit.* Es ist dies die zweite Schrift, die Fichte 1805 publiziert hat über den Gelehrten, die erste Schrift: *Einige Vorlesungen über die Bestimmung des Gelehrten* stammen von 1754. Beide Schriften, vor allem jedoch die spätere, enthalten ausserordentlich interessante Aussagen über *wesentliche Probleme wissenschaftlicher Arbeit.* Es ist ganz unerlässlich, sich Rechenschaft darüber zu geben, dass vor allem in der späteren Schrift so etwas wie der *Hintergrund* ist, auf welchem die Abhandlung von Binswanger aus der damaligen Zeit gesehen werden muss. Binswangers Abhandlung setzt vieles als bekannt voraus, was in dieser Schrift von Fichte niedergelegt ist.

In anderen Schriften der damaligen und unmittelbar nachfolgenden Zeit ist Fichte verschiedentlich zitiert, auch mit der *Wissenschaftslehre,* und zwar an zentralen Punkten. Es war eine Zeit, in welcher Fichte für Binswanger gegenwärtig war und als Hintergrund für verschiedene Abhandlungen diente. Er ist auch in der *Allgemeinen Psychologie* erwähnt, jedoch immer nur beiläufig, ohne dass Fichtes Philosophie in die Gestaltung dieses Textes eingegriffen hätte. Fichte kommt auch in den *Grundformen* gelegentlich noch vor, aber eigentlich nur am Rand. In den *Grundformen* ist dann sehr viel von Hegel die Rede, der in der *Allgemeinen Psychologie* eigentlich nur im Motto erscheint, im Literaturverzeichnis aber gar nicht erwähnt ist, der dann aber in den *Grundformen* eine wesentliche Stellung bekommt, weshalb Hans Kunz bei seiner Besprechung der *Grundformen* gesagt hat, Hegel „geistere" durch das ganze Buch, wobei man den Eindruck bekommt, Kunz habe darin eher eine problematische Seite dieses Buches hervorheben wollen. Ich selbst habe Ludwig Binswanger ja 1940 kennengelernt, und von da an hat eigentlich Fichte in den Gesprächen Binswangers praktisch keine Rolle mehr gespielt. Ich habe ganz selbständig in meinem grossen Aufsatz über „Ganzheitsmedizin" 1957 mit einem Fichte-Zitat begonnen: „Zuvörderst und vor allen Dingen: der Mensch bildet seine wissenschaftliche Ansicht nicht etwa mit Freiheit und Willkür, so oder so, sondern sie wird ihm gebildet durch sein Leben und ist eigentlich die zur Anschauung gewordene innere und übrigens ihm unbekannte Wurzel seines Lebens selbst. Was du so recht innerlich eigentlich bist, das tritt heraus vor dein äusseres Auge und du vermöchtest niemals etwas anderes zu sehen. Solltest du anders sehen, so müsstest du erst anders werden."

Ich weiss noch, wie ich diesen Aufsatz Binswanger vorgelesen habe und wie er, nachdem ich das Zitat genannt habe, unterbrochen hat und gesagt hat, er möchte sich überlegen, woher dieses Zitat stamme, es kam ihm nicht unbekannt vor, er hatte aber Schwierigkeiten, es einzuordnen. Wenn ich mich richtig erinnere, musste ich den Autor meinerseits nennen. Auf jeden Fall hat Binswanger aus der Philosophie von Fichte nie jene umfassenden, hochinteressanten Anregungen gezogen wie in späterer Zeit Henri Maldiney (vgl. vor allem *Pulsion et Présence*).

Ähnlich wie Fichte hat vorübergehend bei Binswanger auch Schelling eine gewisse, von aussen gesehen aber mehr periphere und vorübergehende Rolle gespielt. In Zusammenhang mit Szilasi ist dann freilich öfters von Schelling die Rede gewesen, aber einen tieferen oder nachhaltigeren Einfluss hat Schelling auch nicht bekommen.

> Al. 2, S. 138: Die Gestalt der medizinischen Idee, der Idee des ärztlichen Berufes, auf die wir uns hier beschränken, macht gegenwärtig bekanntlich eine deutliche Wandlung durch, gekennzeichnet gerade durch ein besonderes Verhältnis, eine besondere Spannung zwischen dem Wissen und Können des Arztes und der Hellhörigkeit für seine eigentliche Berufung. Während schon Paracelsus im Begriff der Proprietas oder Virtus des Arztes eine Vereinigung von Einsicht, Geschicklichkeit und spezieller ärztlicher Berufung erblickt hat und noch in der letzten oder vorletzten Ärztegeneration diese Meinung lebendig war, scheint heute das ärztliche Handwerk über die ärztliche Idee zu triumphieren.

Zum 2. Alinea ist von Interesse das Zitat von Paracelsus. Das Alinea zeigt jene eigenartige *Dialektik zwischen alter und neuer Medizin*, die Robert Christe aus *Hippokrates* entnommen hat und die er in seinem Einleitungsvortrag am Münsterlinger-Symposium von Ende März 1992 vorgetragen hat. Es geht dabei immer um den Gegensatz zwischen einer *„Idee der Me-*

dizin“ und *„medizinischer Technik*“. Der Aufsatz von Ludwig Binswanger fügt sich in diesen Zusammenhang ein.

> Al. 3, S. 138: Doch scheint es nur so. Überblickt man die ärztliche Gesamtsituation unserer Zeit, so erkennt man, daß die ärztliche Idee gegenüber früher nur eine andere Form gefunden hat, um sich gleichwohl durchzusetzen: Sie erlaubt es heute dem „Arzt überhaupt“, sein Wissen und sein Können weitgehend handwerklich auszuüben, ohne sich seiner ärztlichen Berufung jeden Moment bewusst zu sein (dieselbe *ganz* zu vergessen, erlaubt sie niemandem); dafür hat sie aber einen *neuen ärztlichen Stand* hervorgerufen, von dem sie nun den strengsten Gehorsam verlangt und auf den sie mit der ganzen Wucht ihrer Autorität übertragen hat, was sie früher der Ärzteschaft insgesamt übertragen hatte: das Gebot, *das ärztliche Wissen und Können unseres Zeitalters in seiner Gesamtheit zu überblicken und mitsamt dem eigenen spezialistischen Handwerk in ihren Dienst zu stellen.* Damit sprechen wir von der Idee der *Psychotherapie als Beruf.* In dem Beruf der Psychotherapie ist das Handwerk nicht mehr von der *Berufung* zu trennen, denn das widerspräche ihrem *Begriff.* Wer Psychotherapie ausübt, ohne dazu im vollsten Sinne berufen zu sein, mag ein Menschendresseur und -dompteur sein, ein geschickter Gaukler mit Menschenseelen – ein Psychotherapeut im Sinne des ärztlichen Berufs aber ist er niemals. Wird die Psychotherapie jene ihr in der Geschichte der Medizin zugefallene Rolle klar erkennen und durchführen, so wird sie zu einer Neubelebung der Medizin führen, andernfalls wird sie wieder in ödes Spezialistentum zurücksinken und verderben.

Das wird dann sehr deutlich im 3. Alinea, das in der heutigen Zeit etwa 65 Jahre nach dem Erscheinen des Textes nicht nur als hoch aktuell erscheint, sondern man muss feststellen, dass die heutige Medizin das damals geäusserte Unbehagen in noch viel ausgesprochenerem Masse zeigt und dass dementsprechend denn auch der heutige *Ruf nach einer ganzheitlichen Medizin* viel lauter zu vernehmen ist. Grundsätzlich handelt es sich jedoch heute genau um dasselbe wie seinerzeit.

Von den Zuhörern wird bemerkt, wie hoch Binswanger die Leistung Freuds hier einschätze. Dazu sei doch aber zu bemerken, dass andere Psychiater damals auch schon in ähnlicher Richtung gedacht hätten. Die Antwort auf diesen Einwand gibt Binswanger selbst mit der grossen Anm. 3 auf S. 139, die unbedingt gelesen werden muss.

> Anm. 3, S. 139: Wenn Freud in der Epikrise seines Falles Elisabeth v. R. (in den Studien über Hysterie) es noch für nötig hielt, sich gleichsam zu entschuldigen, daß seine Krankengeschichten wie Novellen zu lesen seien und sozusagen des ernsten Gepräges der Wissenschaftlichkeit entbehrten, so liegt dieser Entschuldigung noch der Rest einer Konzession an die rein funktionale Auffassung des Menschen zugrunde. Ja Freud selbst hat dieses neue Prinzip

> damals noch nicht in seiner methodologischen Reinheit und Tragweite erfaßt, spricht er doch noch an derselben Stelle lediglich von der innigen Beziehung zwischen *Leidens*geschichte und Krankheitssymptomen und von der Schaffung einer „Biographie der Psychosen". Eine Biographie der Psychosen war aber damals schon in Gestalt der Kraepelinschen klinischen Psychiatrie angebahnt und der Zusammenhang zwischen *Leidens*geschichte und nervösem Krankheitssymptom war schon bei dem wissenschaftlichen Studium der hypnotischen Erscheinungen erkannt und von Delboeuf und Binet, von Janet und Breuer psychotherapeutisch verwertet worden. Später hat Freud eingesehen, daß man mit der Erforschung der *Leidens*geschichte nicht auskommt und daß an ihre Stelle die Erforschung und Rekonstruktion der gesamten *Lebens*geschichte zu treten hat, und ferner, daß es nicht auf eine Biographie der Neurosen und Psychosen, sondern des neurotischen und psychotischen *Menschen* ankommt.

Der Hinweis auf Freud spielt an auf eine Äusserung von Freud, die in der *Londoner Ausgabe* im Bd. I, S. 227, Al. 1 zu finden ist. Im übrigen ist natürlich gerade auf den Aufsatz „Über Psychotherapie" zu verweisen, der, wie wir dort gesehen und gezeigt haben, eine wesentliche Kritik der Freudschen Psychoanalyse enthält.

Kapitel I, S. 139–142

Die Texte scheinen an sich klar zu sein, und wir lesen deshalb weiter unter Kap. I, S. 139 bis 140 oben. Hier findet sich nun das erste Zitat von Fichte, das tatsächlich aus derselben Abhandlung stammt wie das spätere Zitat zu finden ist im Bd. 6 der *Sämtlichen Werke*, der ursprünglichen und allgemein zitierten Ausgabe, wo der Satz auf S. 353 steht. Der Zusammenhang des ganzen Alineas wird gelesen. Wesentlich ist Binswanger die Feststellung, dass ein Gelehrter *„durch die gelehrte Bildung des Zeitalters hindurch"* habe gehen müssen, damit er seine Erkenntnisse in einer Art mitteilen könne, *die von den Zeitgenossen verstanden werde* und mit denen er deshalb wirken könne. Was geschieht, wenn man meint, ohne diese Bildung auszukommen, beschreibt Fichte auf drastische Art. Für Binswanger war es selbstverständlich, dass sich jedermann diese Bildung aneignen muss, um wirken zu können, und zwar nicht nur wissenschaftlich, sondern – und das müssen wir uns bereits klar machen – auch *praktisch* mit Psychotherapie, die wir betreiben, und dass wir als Psychiater nicht, wie es im 3. Alinea steht, als *„Gaukler mit Menschenseelen"* dastehen.

> Al. 4, S. 139: Das Gebot, das ärztliche Wissen und Können in seiner Gesamtheit zu überblicken und mitsamt dem eigenen spezialistischen Handwerk in den Dienst der ärztlichen Idee zu stellen, läßt

> sich in einfacherer und populärerer Weise umschreiben durch die Forderung, *den ganzen Menschen ärztlich zu untersuchen und dem ganzen Menschen ärztlich zu helfen.* So banal diese Forderung heute, wo sie in aller Munde ist, zu sein scheint, so unerläßlich ist es doch immer noch, zu zeigen, was eigentlich damit gemeint ist. Zugleich weist der mehrfache Sinn, der dem Begriff des *ganzen* Menschen in dieser Formel zukommt, auf das eigenartige Verhältnis hin, in welchem Wissen, Geschicklichkeit und eigentliche Berufung innerhalb der Idee des ärztlichen Berufs überhaupt und der Psychotherapie als Beruf im speziellen zueinander stehen.

Die Aussagen Binswangers sind eigentlich ohne weiteres verständlich, enthalten aber Anspielungen und Hinweise, die man üblicherweise übersieht. Eine solche Anspielung ist diejenige auf die *„innere Lebensgeschichte"*, wobei nun zu beachten ist, dass sich keineswegs ohne weiteres versteht, was mit dem Wort „inner" eigentlich gemeint ist. Sicher muss man sich darüber klar sein, dass es sich dabei um etwas handelt, was sich eben *im Innern* abspielt und als solches *nicht sichtbar* ist. Dieses Unsichtbare wird üblicherweise als das *„Unbewusste"* bezeichnet, womit jedoch nichts gewonnen ist. Vielmehr wird durch diese Bezeichnung allein schon der Weg, dieses Innere zugänglich zu machen, *verschlossen.* Man füllt dann das Nichtwissen über dieses Unsichtbare mit Theorien aus und postuliert, diese Theorien würden dasjenige angemessen zum Ausdruck bringen, was sich im unbewussten Innern abspielt. Diese Theorien sind jedoch nicht aus dem Innern gewonnen worden, sondern aus ganz andern Überlegungen. Von ihnen kann man mit Gewissheit nur eines sagen, dass sie sicher *keine Einsicht* in das gewähren, was sich im unsichtbaren Innern faktisch ereignet, denn dieses unsichtbare Innere ist individuell, die Theorien geben vor, das Unsichtbare generell darstellen zu können.

Es fragt sich natürlich, wie denn Einsicht in dieses innere Unsichtbare gewonnen werden könne. Als vorläufige Antwort mag der bekannte Ausspruch des Kunstmalers Paul Klee dienen: „Kunst stellt nicht das Sichtbare dar, sondern macht sichtbar." An einer andern Stelle sagt Klee auch, was die Kunst sichtbar mache, nämlich das Unsichtbare.

17. Juni 1992

Wir lesen noch einmal Al. 5:

> Al. 5, S. 139f.: Überblicken wir zunächst den ersten Teil der psychotherapeutischen Forderung, das Gebot, *den ganzen Menschen ärztlich zu untersuchen.* Was heißt hier „der ganze Mensch"? Zur Beantwortung dieser Frage müssen wir „die gelehrte Bildung unseres Zeitalters" (um mich einer Wendung Fichtes zu bedienen) auf medizinischem Gebiete überblicken. Diese „Bildung", dieses Wis-

sen zeigt uns den Menschen zunächst als *Organismus* im Sinne des Inbegriffs hierarchisch einander übergeordneter Lebensfunktionen und ihres harmonischen Zusammenwirkens. Auch in der Physiopathologie ringt sich dieser Organismusbegriff heute immer mehr durch. In der Psychiatrie war er uns seit langem geläufig, sprechen wir doch seit Meynert, Griesinger, Hughlings Jackson, Wernicke u.a. dauernd von neurophysiologischen und psychologischen *Funktionen* und ihrem krankhaften Ablauf und Abbau. Den ganzen Menschen zu untersuchen, heißt also zunächst, eine *Funktionsanalyse* des körperlich-seelischen Organismus vorzunehmen. Damit ist die Aufgabe aber noch nicht erfüllt. Abgesehen davon, daß man den Menschen niemals aus der Summe seiner körperlichen und seelischen Lebens*funktionen* begreifen kann, gibt es auch einen historischen Beweis dafür, daß auch mit der Erfüllung der jüngsten klinischen Aufgabe, der psychiatrischen nämlich, die Untersuchung des Menschen noch nicht beendigt ist. Dieser historische Beweis ist in dem mangelnden Verständnis, der mangelnden gelehrten Bildung zu erblicken, mit welcher die damals sonst schon hochentwickelte klinische Psychiatrie dem Aufkommen der Psychotherapie und insbesondere der Psychoanalyse zusah; denn gerade mit der letzteren trat ein wissenschaftliches Prinzip in Erscheinung, das ich als den Nerv, die Grundlage, das A und O der Psychotherapie bezeichnen möchte, und das der Psychiatrie bis dahin nahezu fremd war, nämlich die systematische Vertiefung in die *innere Lebensgeschichte* des kranken Menschen, ihre theoretische Rekonstruktion und praktische Reproduktion [s. Anm. 3]. Erst mit der klaren methodologischen Herausarbeitung dieses neuen Prinzips, das im Gegensatz zur Funktionsanalyse des körperlich-seelischen menschlichen Organismus als die *historische und psychologisch-hermeneutische Erforschung und Auslegung* des Menschen zu bezeichnen ist, erst jetzt also, wo der Mensch auch in seinem inneren geistigen Werdegang, seiner inneren Lebensgeschichte, gemäß dem sinnvollen Zusammenhang seiner persönlichen Erlebnisgehalte erforscht, erdeutet und verstanden wurde, war der Aufgabenkreis geschlossen, den unsere ärztliche Grundforderung in sich beschließt. Erst jetzt konnte der ganze Mensch untersucht werden und stand auch das letzte Tor, das ihr noch verschlossen geblieben war, der ärztlichen Hilfe offen.

Wir haben das letzte Mal lediglich das Problem der „inneren Lebensgeschichte" erörtert im Hinblick auf die Tatsache, dass das, was im Innern geschieht, nicht sichtbar ist. Dieses Problem muss eigentlich noch etwas deutlicher gemacht werden. Was das letzte Mal dazu gesagt wurde, ist zwar richtig, es ist jedoch notwendig darauf hinzuweisen, dass das, was im Innern geschieht, von aussen nicht sichtbar ist, *innen jedoch* unter Umständen *erfahren* und *bewusst gemacht* werden kann. Im allgemeinen wird dieser zweite Begriff vorausgesetzt, wenn man von der inneren Lebensgeschichte spricht, er wird sogar als selbstverständlich hingenommen, während derjenige Begriff, den wir das letzte Mal erwähnt haben, nämlich, dass das Innere einem selbst auch nicht bewusst ist, üblicherweise übergangen wird.

Hinzu kommt nun noch das andere, dass der Begriff der *inneren Lebensgeschichte* demjenigen des *Funktionalen gegenüber gestellt wird.* Es ist dies das Thema der Abhandlung „Lebensfunktion und innere Lebensgeschichte", die praktisch gleichzeitig mit der vorliegenden Schrift erschienen ist. Hierzu ist eine bibliographische Korrektur anzubringen: unsere Abhandlung „Psychotherapie als Beruf" ist nicht, wie es in der Binswanger-Biographie heisst, 1927 im Nervenarzt erschienen, sondern der 1. Band des Nervenarztes ist 1928 erschienen. Der Irrtum stammt daher, als der Vortrag am 7. Dezember 1927 in Berlin gehalten worden ist. „Lebensfunktion und innere Lebensgeschichte" wurde ebenfalls im Jahre 1927 im „Psychologischen Institut der Universität Berlin" gehalten. Man müsste anhand der Tagebücher abzuklären versuchen, ob das eigentlich bei derselben Gelegenheit war, und wie denn eigentlich die beiden Abhandlungen zueinander stehen. Es gibt ja dann noch den Vortrag im Rahmen des Vereins „Die Grosshirnrinde" in Berlin. Ich weiss im Moment nicht, welches das Thema dieses Vortrages war. Es gehört aber all das offenbar zusammen (vgl. Vorwort zu *Vorträge und Aufsätze,* Bd. 1).

Das Problem der „Funktionsanalyse des körperlich-seelischen Organismus" hängt sicher schon mit den von Binswanger hier zitierten Autoren zusammen, aber Binswanger hat damals auch Kurt Goldstein gekannt und dessen Abhandlungen, in denen das Problem des Organismus eine zentrale Rolle gespielt hat. Goldsteins Hauptwerk: *Der Aufbau des Organismus* ist freilich erst 1934 erschienen. In diesen Zusammenhang aber gehört auch die Schrift von Adhémar Gelb: *Zur medizinischen Psychologie und philosophischen Anthropologie,* die erst posthum 1937 erschienen ist. In bezug auf die Bedeutung des Begriffs „Lebensfunktion" muss hier auf die andere Abhandlung der damaligen Zeit hingewiesen werden.

Ferner ist in bezug auf die in diesem Abschnitt erwähnten Autoren noch ausdrücklich hinzuweisen auf Gustav von Bergmanns *Funktionelle Pathologie,* die 1936 in zweiter umgearbeiteter Auflage erschienen ist. Es ist dies eines jener ungewöhnlichen Werke zur allgemeinen Medizin, wie sie damals im deutschen Sprachgebiet verfasst wurden. Dazu gehört dann auch die *Entstehung, Erkennung und Behandlung innerer Krankheiten* von Ludolf von Krehl, die im Jahre 1932 in 14. Auflage erschienen ist. Es ist dies ein Werk, das Ludwig Binswanger auf S. 140 am Schluss des 7. Al. erwähnt, d.h. wenigstens den Autor. In diese Gruppe gehört dann weiter später vom Nachfolger von Krehl: Siebeck, *Medizin in Bewegung.* Es gehört aber dazu auch Friedrich Kraus, den Binswanger zusammen mit von Bergmann nennt und dessen *Medizin der Person* von Binswanger auch anderswo zitiert wird. Zu diesen medizingeschichtlichen Aspekten ist zu vergleichen eine interessante Abhandlung von Paul Christian: „Das Personverständnis im modernen medizinischen Denken", Tübingen 1952, J.C.B. Mohr und Theodor Brugsch „Einheitsbestrebungen in der Medizin", Kongressbericht Steinkopf, Dresden und Leipzig 1933. Es handelt sich bei alledem um Entwicklungsstufen dessen, was man heute als „*Ganzheitsmedizin*" bezeichnet, wobei die heutigen Vertreter dieser Richtung die entsprechende Vorgeschichte vollkommen vernachlässigen und deshalb die ganze Vielgestaltigkeit der Probleme überhaupt nicht mehr sehen.

Das Al. 5 gibt nun ferner Gelegenheit, auch noch die Probleme der „historischen und psychologisch-hermeneutischen Erforschung und Auslegung des Menschen" zu erörtern. Auch hier muss man sich im klaren sein darüber, dass Binswanger zu all diesen Begriffen über eine umfassende Bildung verfügte. In bezug auf *Geschichtsphilosophie* hat er sich damals schon eingehend mit den Werken von Simmel und Droysen befasst, kannte natürlich auch Jakob Burckhardts Werke und hat dazu in der Abhandlung über „Lebensfunktion und innere Lebensgeschichte" sowie in der *Allgemeinen Psychologie* wesentliche Aussagen gemacht. In bezug auf das Wort „hermeneutisch", das eigentlich Auslegung bedeutet, die einem Verstehen dient, ist auf die Volksetymologie der Beziehung mit Hermes, dem Götterboten, hinzuweisen, die schon aus der Antike stammt, von der man aber nicht sicher weiss, ob sie tatsächlich stimmt (Diskussionsbeitrag von Frau Rosmarie Niggli). Über die beiden Begriffe „*Auslegung*" und „*Verstehen*" sind die entsprechenden Paragraphen in *Sein und Zeit* von Heidegger beizuziehen, ferner eine spezielle Abhandlung von Bollnow.

Der Begriff „*persönliche Erlebnisgehalte*" bedürfte ebenfalls genauerer Erörterung, vor allem im Hinblick auf die Problematik des Begriffes „Erlebnis". Es ist bekannt, dass es dafür im alten Griechischen kein Wort gibt und dass das Phänomen des Erlebnisses erst in neuerer Zeit überhaupt Gegenstand der Psychologie und Psychopathologie geworden ist. Dazu ist zu vergleichen Martin Heidegger: „Die Zeit des Weltbildes" in: *Holzwege*, Klostermann, Frankfurt am Main, 1950 und spätere Auflagen. Diese ganze Problematik kann jetzt hier nicht aufgerollt werden.

Zu erwähnen ist zu Al. 5 nur noch der Begriff „*ärztliche Grundforderung*", die lautet, den „ganzen Menschen" zu untersuchen, wobei nicht gemeint ist, dass jeder Arzt jeden Patienten immer als „ganzen Menschen" untersuchen müsse, denn es ist sehr wohl möglich, dass vor allem der Psychiater einen andern Spezialisten beiziehen muss. – Es folgen nun in Al. 6 und 7 *zwei Beispiele.*

> Al. 6, S. 140: Zwei Beispiele mögen das Gesagte erläutern. Ein Schmerz im Knie kann von einer gestörten rein *körperlichen* Bewegungsfunktion des Knies, etwa infolge einer Infektionskrankheit,

eines Traumas, einer Tabes usw. herrühren, aber auch von einem gestörten *psycho*-physischen Funktionskomplex, nämlich einer depressiven Verstimmung, die bekanntlich häufig mehr oder weniger genau lokalisierte Muskel-, Knochen- und Gelenkschmerzen im Gefolge hat, welche dann als rheumatische oder neurasthenische Schmerzen verkannt und nicht selten auch operativ angegangen werden (man denke an die Coccygodynie!); ein solcher Schmerz kann aber auch herrühren von schizophren-hypochondrischen Vorstellungen über die Folgen der Masturbation, ein Fall, wo gestörte Lebensfunktion und lebensgeschichtliche Momente einander schon die Waagschale halten mögen; und schließlich kann ein solcher Schmerz auch hervorgerufen und unterhalten werden durch ein vorwiegend lebensgeschichtliches Moment *(rein* lebensgeschichtliche Einflüsse gibt es für den Arzt nicht, vielmehr muß man *immer* fragen, *inwiefern* lebensgeschichtlich, *inwiefern* psychophysisch-funktional?). Das letztere hat mich eine eigene Beobachtung an einer Dame gelehrt: Hier hat sich der Schmerz im (r.) Knie als lebensgeschichtlich bedingtes Konversionssymptom herausgestellt im Sinne einer verdrängten Reminiszenz an einen 20 Jahre zurückliegenden Ritt, wo der Schmerz durch das Anpressen des r. Knies an den Damensattel erstmalig hervorgerufen worden war. Ich erinnere aber auch an die Beinschmerzen des Frl. Elisabeth v. R. in deren klassischer Krankheitsschilderung in den Studien über Hysterie. In beiden Fällen führte eine psychoanalytische oder „große" Psychotherapie zum Ziele.

Al. 7, S. 140: Als zweites Beispiel möge der Fall einer älteren Dame dienen, die an schweren kolikartigen Schmerzen im Leib erkrankte und im Röntgenbild einen starken Spasmus des unteren Drittels des Colon desc. zeigte (so daß an Carcinom gedacht wurde): Physiologische Funktionsstörung. Zugleich befand sie sich aber im Beginn einer ihrer häufigen endogenen Depressionen: psychophysische Funktionsstörung. Diese Depressionen verliefen anfangs meist unter dem Bild schwerer „hysterischer" Erscheinungen somatischer und psychischer Art (Spasmen, Schmerzen, große Anfälle usw.). Die lebensgeschichtliche Untersuchung ergab wohl schwerste Traumen in der äußeren Lebensgeschichte, aber keine Anhaltspunkte für eine pathologische Verarbeitung derselben in der inneren Lebensgeschichte. Die „Hysterie" war hier rein symptomatischer und keineswegs innerlich lebensgeschichtlich bedingter Natur. Ausserhalb der Depressionen war sie jeweils nicht nachzuweisen, und in diesem Falle wäre es ein Fehler gewesen, die Kranke psychoanalytisch oder kathartisch zu quälen. Die Schmerzen im Leib stellten sich rasch als Teilerscheinung des Syndroms eines ausgesprochenen hysterischen Meteorismus oder einer hysterischen Tympanie dar (stark aufgetriebener Leib, erschwerte Atmung, sehr schmerzhafte Darmspasmen, Obstipation) und verschwanden prompt auf beruhigendes Zureden, tief atmen lassen und Auflegen der Hand auf Bauch oder Stirn. Damit war die Kranke dank der Befolgung unserer psychotherapeutischen Grundforderung, den ganzen Menschen zu untersuchen (oder, wie es sehr häufig der Fall sein wird, untersuchen zu lassen), vor dem Messer des Chirurgen, vor der Gefahr des Morphinismus, der sie schon sehr nahe war, sowie vor einer Psychoanalyse bewahrt, während die Depression jedoch noch eine mehrmonatliche Anstaltsbehandlung erforderte. Hier also relativ großer somatischer und psychischer Befund und kleine Psychotherapie, ganz im Gegensatz zum ersten Beispiel. (Zwischen Größe des Befundes und „Größe " der Psychotherapie irgendeine Korrelation aufstellen zu wollen, wäre natürlich sinnlos.) Was im zweiten Falle psychotherapeutisch geleistet wurde, gehört überdies mehr in das Gebiet der „Psychotherapie als Selbstverständlichkeit", wo es genügt, „ein fürsorglicher und einfallsreicher Arzt" (Krehl) zu sein, als in das Gebiet einer bestimmten psychotherapeutischen Methode.

Im ersten Beispiel ist ausdrücklich die Rede „von einem gestörten psycho-physischen Funktionskomplex, nämlich einer *depressiven Verstimmung*". Analoges findet sich in der Abhandlung „Lebensfunktion und innere Lebensgeschichte" in bezug auf die Bedeutung von Depressivität. Ferner ist wichtig, was in Klammer steht: „rein lebensgeschichtliche Einflüsse gibt es für den Arzt nicht, vielmehr muss man immer fragen, *inwiefern lebensgeschichtlich, inwiefern psycho-physisch-funktionell*". Das nimmt ebenfalls engen Bezug auf die eben erwähnte Abhandlung und auf einen Artikel Bleulers, der ganz offensichtlich für Binswanger von ganz entscheidender Bedeutung war. Es ist dies eine Gelegenheit, darauf hinzuweisen, dass Eugen Bleuler ja auch für Binswangers „Ideenfluchtstudien" eine wichtige Rolle spielte, und man sich überhaupt Rechenschaft geben muss, wie sehr Binswanger nicht nur unter dem Einfluss von Freud, sondern ebenso sehr von Bleuler und übrigens auch von Kraepelin stand, d.h. mit der ganzen damaligen klinischen Psychiatrie verbunden war, und wie man erst in neuester Zeit einzusehen beginnt, entscheidende Anregungen aus dem *Umkreis von Schwenninger*, der Assistenzarzt auf der Reichenau war, bezog. Letzterer hat die Bekanntschaften mit Pfänder und mit Husserl vermittelt. Die Bedeutung vor allem dieser letzteren Beziehung zu dem Kreis der Klinik Reichenau müsste genauer dargestellt werden mit Hilfe von Tagebüchern und Korrespondenzen.

Die Unterscheidung, welche Binswanger zwischen dem ersten und dem zweiten Beispiel vornimmt, ist einerseits sicher berechtigt und findet ihre Erläuterung im Beginn der Abhandlung über „Lebensfunktion und innere Lebensgeschichte" mit der Unterscheidung, die Bonhoeffer im Hinblick auf die Diagnose hysterischer Phänomene vorgenommen hat. Sie hat sicher eine gewisse Berechtigung, vor allem auch im Hinblick auf die daraus sich ergebenden Hinweise für die Indikation und die Psychotherapie entsprechender Krankheiten. Heute freilich muss man sich fragen, *ob die Zusammenhänge zwischen* derartigen *lebensgeschichtlich verarbeiteten hysterischen Symptomen* und ihre *psychotherapeutische Beeinflussbarkeit* tatsächlich derart sind, wie Binswanger sie sieht oder doch mehr oder weniger stillschweigend als selbstverständlich voraussetzt. Das *Entscheidende* ist und bleibt, dass Binswanger hier im ersten Beispiel hinter der *lebensgeschichtlichen Motivierung* den *lebensfunktionalen depressiven Hintergrund* gesehen hat. Es fragt sich dann eben, ob eine viele Monate dauernde psychoanalytische Therapie ihren Erfolg wirklich dieser Behandlung verdankt oder nicht vielmehr dem unterdessen erfolgten *spontanen Ablauf der depressiven Verstimmung.* Aufgrund der Erfahrungen mit den spezifischen antidepressiven Medikamenten neigen heute wenigstens einzelne Psychiater dazu, die Problematik in dieser Beziehung eher umgekehrt zu sehen, wobei nicht bestritten werden soll, dass eine dem depressiven Grundgeschehen adäquate Psychotherapie auch zu einem günstigen Heilungsverlauf beitragen kann und vor allem gegen die sicher auch existierende Weiterführung psychopathologischer Symptomatik nach dem spontanen Abklingen einer vitalen Depression nützlich ist. Das allerdings relativiert natürlich die Problematik.

Gegenüber diesen hochinteressanten Feststellungen Binswangers anlässlich seines ersten Beispiels ist nun aber das *zweite Beispiel* von Interesse, wo Binswanger die *Zusammenhänge hysterischer Symptomatik mit depressiver Verstimmung* ganz eindeutig konstatiert. Er entspricht dabei durchaus Kraepelinschen und Bleulerschen Vorstellungen, den *depressiven Verstimmungen* und ganz allgemein der *Affektivität eine erste Stelle* bei der *Entstehung psychopathologischer Symptome* einzuräumen. Ganz klar tritt in diesem zweiten Beispiel der Gegensatz hervor zwischen einer „Hysterie", die „rein symptomatisch und keineswegs innerlich lebensgeschichtlich bedingter Natur" ist. Binswanger schliesst auf eine derartige Genese aus der Beobachtung, dass die *hysterische Symptomatik „ausserhalb der Depressionen" „jeweils nicht nachzuweisen"* ist.

Diese Überlegungen zeigen, wie weit man es mit einer *sorgfältigen psychopathologischen Untersuchung* bringen kann, sofern man eine Untersuchungsmethode wählt, die geeignet ist, die Depressivität faktisch auch in Erscheinung treten zu lassen. Hier liegt das grosse Problem der modernen Psychiatrie. Sie geht – man möchte fast sagen – „systematisch" mit den Kranken derart um, dass deren „Affektstörung" möglichst wenig „störend" in Erscheinung tritt. Es gibt dazu ein sehr schönes Zitat von Eugen Bleuler aus dessen 1906 erschienenem Buch *Affektivität, Suggestibilität, Paranoia* auf S. 89: „Pag. 21 fragt Specht, warum man sich so versteife, die Gemütsstörungen für sekundär zu halten, da doch sogar das eigene Urteil des Kranken uns eines bessern belehre. – Die Antwort ist einfach: *weil wir die primäre Gefühlsstörung nicht sehen.* Ein Paranoiker scheint uns, wenn einmal seine Wahnideen gegeben sind, affektiv normal;

was in dieser Beziehung an ihm auffällt, das erscheint als normale Reaktion auf seine (falschen) intellektuellen Vorstellungen."

Zum Schluss sei noch auf den *Begriff „Psychotherapie als Selbstverständlichkeit"* eines *„fürsorgerlichen* und *einfallsreichen* Arztes", womit Krehl zitiert wird, hingewiesen. Es ist dies auch ein Wort, das dem heutigen Psychiater immer wieder in Erinnerung gerufen werden sollte, sei es all jenen Ärzten, die diese „Selbstverständlichkeit" nicht sehen und deshalb jeder psychotherapeutischen Aktivität völlig verständnislos gegenüberstehen und umgekehrt der Tendenz, Psychotherapie pathetisch wichtigtuerisch zu betonen. Zum Abschluss sei noch ein Beispiel für die erste Art erwähnt.

In einer Psychiatrischen Klinik wird eine ältere, schwer depressive Patientin, die dauernd klagt, behandelt, worauf ihr ein junger, aber eingebildeter Assistent sagt: „Das sei doch gar nichts, es könne viel schlimmer werden!"

8. Juli 1992

Nach kurzer Rekapitulation der wesentlichen Punkte aus den beiden letzten Abschnitten lesen wir Al. 8:

> Al. 8, S. 140f.: Was wir die Untersuchung des ganzen Menschen nennen, ist also zunächst ein genau angehbares *diskursives* Verfahren, ein Durchlaufen bestimmter Untersuchungsmethoden physischer, psychisch-funktionaler und psychologisch-historischer oder (innerer) lebensgeschichtlicher Art. Die Ganzheit, von der hier die Rede ist, wird sukzessive in einer langen Reihe geistiger Operationen durchlaufen. Der Begriff der Ganzheit erschöpft sich hier also in dem Begriff der Ganzheit einer theoretisch-praktischen *Aufgabe* und ihrer Erfüllung. Daneben tritt aber in der Erforschung der Lebensgeschichte des Menschen noch ein ganz anderer Ganzheitsbegriff auf, der nicht diskursiver, sondern (im weitesten Sinne) *anschaulicher* Natur ist (um das vieldeutige und viel missverstandene Wort *intuitiv* zu vermeiden). Hier handelt es sich nicht um das sukzessiv feststellende und denkende Durchlaufen eines hochkomplizierten, empirisch-wissenschaftlichen Gesamtsachverhalts, sondern um das instantane, unmittelbare anschauliche Erfassen eines individuellen unteilbaren *Wesens* in einer einzigen Intention oder intentionalen Haltung. Die Ganzheit, um die es sich *jetzt* handelt, ist also eine *unteilbare* Einheit und wiederum nicht die Einheit einer *Aufgabe* oder eines hochkomplexen Sachverhaltes, sondern die Einheit eines (ein konkretes individuelles Wesen meinenden) noëmatischen *Gegenstandes* als Korrelates einer bestimmten einheitlichen Intention. Während nun das *Wissen* des Arztes und seine Anwendung in jener diskursiven Aufgabe sich erschöpft, hat es die

ärztliche Idee immer auch mit dem Menschen als einheitlichem, anschaulichem, individuellem Wesen zu tun, und zum Arzte berufen ist nur der, welcher auch *diese* „Ganzheit" immer im Auge hat. Das gilt nun auf Grund des oben (S. 139) Gesagten erst recht vom Psychotherapeuten von Beruf. Verfolgt, untersucht, erdeutet und ergänzt er auch in einzelnen Etappen die innere Lebensgeschichte seiner Kranken, so ist doch auf Grund des einzigartigen Verhältnisses zwischen dem Wesen Mensch und seiner inneren Lebensgeschichte, in welcher dieses Wesen sich entfaltet, ja konstituiert, die unteilbare anschauliche Ganzheit dieses Wesens immer *vorgegeben;* d.h. sie ist kein teleologisches Endziel wie die Ganzheit im Sinne einer nur diskursiv zu erfüllenden Aufgabe, sondern der stete Ausgangspunkt, die stete anschauliche Vorgegebenheit und Mitgegebenheit.

Das heute so verbreitete Reden von „Ganzheit" in der Medizin und Psychiatrie, das üblicherweise unbestimmt bleibt, wird hier nun verdeutlicht. Es werden drei Untersuchungsmethoden genannt, die unter sich verschieden sind, ein je spezifisches Vorgehen erfordern und unter keinen Umständen miteinander vermischt werden sollten, wie das heute als selbstverständlich überall geschieht. Höchstens die *physische Methode* wird von den beiden andern für sich behandelt. Dagegen macht man keinen Unterschied zwischen *„psychisch-funktionaler"* und *„psychologisch-historischer"* Methode, übt praktisch nur die zweite und *verliert* so den *ganzen vitalen Bereich* aus der Betrachtung, oder aber, falls er spontan in Erscheinung tritt, wird er als „sekundär" und damit als nebensächlich beiseite gelassen. Man nimmt an, diese Symptome würden dann, wenn das Psychogene erledigt sei, von selbst verschwinden.

„Diskursiv" ist eben das Durchlaufen einer langen Reihe geistiger Operationen, wie es auf S. 141 oben heisst. Es ist ein Fortschreiten von Punkt zu Punkt, wobei stets einzelne Teile eines je isolierten Ganzen in dem Gespräch zum Thema werden. Nun spielen aber *nicht nur* die jeweiligen *Inhalte* eine Rolle, sondern stets auch der *Ort,* in welchem sie stehen, der *Zusammenhang,* in welchem sie auftauchen oder eben in das Gespräch gebracht werden. Es handelt sich nicht nur um ein *to pan,* eine Summe zusammengeratener Teile, sondern es muss sich um eine *gegliederte Ganzheit* handeln. Was für Anweisungen, wie sie in Fragebogen vorgegeben sind, nicht oder nur insofern zutrifft, als das *Ordnungsprinzip,* dem sie folgen, ein dem Patienten völlig fremdes ist, das einer *theoretischen Vorstellung des Arztes* oder seiner Schule entstammt und deshalb *vom Patienten gar nicht mitvollzogen werden kann.* Für den Kranken ist es ein *to pan,* ein zusammengewürfeltes Konglomerat, dessen Sinn er nicht, höchstens zum Teil versteht und deshalb zu einem guten Teil missversteht. In einer solchen Situation kommen ihm dann viele Phänomene, die er an sich sehr wohl

kennen würde, gar nicht in den Sinn, da er nicht bemerken kann, dass sie in den eben eröffneten Zusammenhang gehören würden.

All das hängt mit dem von Binswanger hier genannten *„diskursiven Ganzheitsbegriff"* zusammen. Es ist dies gleichsam eine „künstliche" einheitliche Ganzheit, die einem beliebigen Ordnungsprinzip folgen kann. Eine psychiatrische Untersuchung jedoch sollte einem *dem Kranken entsprechenden Ordnungsprinzip,* das aus einem *freien,* in einer eigentlichen *Begegnung* mit dem Kranken sich ergebenden *Gespräch* entsteht, gehorchen, in welchem dann auch die *für die Diagnose wesentlichen* Phänomene zutage treten können. Dabei trägt der fragende *Arzt* freilich ebenfalls *Strukturelemente* bei, die jedoch eindeutig dem vom Patienten stammenden Entwurf *nach- und untergeordnet* werden müssen. So entsteht dann der *„hochkomplizierte, empirisch-wissenschaftliche Gesamtverhalt"*, von dem Binswanger spricht.

Nur so – niemals aber auf Grund irgendeines theoretischen Ordnungsprinzips – kann dann ein Phänomen auftreten, das Binswanger mit den Worten *„Ganzheitsbegriff anschaulicher Natur"* beschreibt, der nicht in einem diskursiven Nacheinander von Teilen, sondern in einem *augenblicklichen, unmittelbar anschaulichen Erfassen* einer *unteilbaren Einheit* entsteht: die Erfassung eines „Wesens" in „einer einzigen Intention".

Hier erfordert der Begriff *„noematischer Gegenstand"* Erläuterung. Er stammt aus Husserl aus den *Ideen,* vgl. Sachregister zu den Begriffen „Noesis" und „Noema". „Noesis" meint den reellen Bestandteil eines Erlebnisses, das Denken von etwas, „Noema" den Gedanken, das Gedachte. Das *Noema ist der vermeinte gegenständliche Sinn,* der auch Irreales meinen kann. (Vgl. dazu entsprechende Artikel in Ritter: *Historisches Wörterbuch der Philosophie,* Bd. 6.)

Binswanger kommt dann auf die „ärztliche Idee", womit wir wieder beim ersten Alinea der Abhandlung stehen. Hier ist nun das Wesentliche die *Sukzession. Ausgangspunkt* ist im faktischen Gespräch wohl immer ein einzelner konkreter Teil, man muss schliesslich etwas sagen, „irgendwo anfangen" (vgl. den oft zitierten Brief von Freud an Binswanger). Aber jeder Begegnung mit einem Kranken muss eben die „ärztliche Idee" *„vorgegeben"* sein. Das bedeutet: Der Arzt muss sich von allem Anfang an in der *Rolle des Arztes* sehen und nicht etwa als „Geschäftspartner" oder als „Materialsammler für wissenschaftliche Arbeit" oder als „auf der Suche nach Bestätigung einer Theorie". All das würde den Arzt in der Rolle eines Menschen sehen, dem es in der Begegnung mit dem Patienten *um sich selbst* und *nicht um den Kranken* geht. Darin liegt die Bedeutung des Begriffs *„Mitgegebenheit"*.

Zu Al. 9 ist an den andern heute vielgebrauchten Begriff von der „Sozialpsychiatrie" zu erinnern.

Al. 9, S. 141: Dieser Unterschied wird erst recht deutlich, wenn wir uns dem zweiten Teil unserer Forderung zuwenden, dem Gebot, dem ganzen Menschen zu *helfen.* Das heißt einerseits wieder, zu versuchen, jeder körperlichen oder seelischen Funktionsstörung des Organismus abzuhelfen, andererseits aber erst recht, dem Menschen als einheitlichem, unteilbarem *Wesen* zu helfen. Hier treten nun Phänomene ins Spiel, welche überhaupt nur von Wesen zu Wesen, und das heißt für uns immer von geistigem Wesen zu geistigem Wesen, möglich sind, nämlich die sozialen oder zwischenmenschlichen Phänomene, auf denen *jede* Psychotherapie, auch diejenige des psychotherapeutischen Kurpfuschers, des Seelsorgers und Freundes sich aufbaut. Ich nenne aufs Geratewohl die Einfühlung, das Verstehen, die Belehrung und Überredung, den Gehorsam, die Entlarvung, Erratung und Überrumpelung, die Suggestion, Hörigkeit und Übertragung, die Gefühlsansteckung, Nachahmung usw. Diese Phänomene sind keineswegs ein Reservat der ärztlichen Psychotherapie, vielmehr sind sie schlechthin ubiquitär, wie es E. Straus und Häberlin ja auch von dem Phänomen der Suggestion gezeigt haben. Die Psychotherapie als Beruf kann sich nicht einmal *aller* Phänomene bedienen, deren sich der Freund (auch der Arzt als *Freund*!), der Seelsorger, der Kurpfuscher unter Umständen bedienen kann. Trotzdem erscheint es aussichtslos, die Psychotherapie als ärztlichen Beruf von der nichtärztlichen Psychotherapie auf Grund einer Einteilung und Unterscheidung der psychotherapeutischen Grundphänomene selbst abgrenzen zu wollen, statt auf Grund der Einordnung der psychotherapeutischen Aufgabe in das Ganze der ärztlichen Aufgabe und Idee überhaupt, wie wir es hier versuchen.

Es sind damit die *„sozialen oder zwischenmenschlichen Phänomene“* gemeint, von denen Binswanger spricht. Es kann abstossend sein, dass hier Seelsorger, Freund und Kurpfuscher zusammen genannt werden. Es wäre wohl angemessen, hier eine gewisse Unterscheidung vorzunehmen. Wesentlich sind die Feststellung des ubiquitären Charakters der hier zu besprechenden Phänomene und die Aufzählung einer ganzen Reihe von Beispielen. Was heute als *Sozialpsychiatrie* gilt, ist nur ein *ganz kleiner Ausschnitt* von dem, was Binswanger hier andeutet.

Eine besondere Beachtung verdienen die Hinweise auf *„Suggestion“*. Binswanger geht darauf nicht näher ein, weil er die damals vorliegende Literatur nennt und darauf verweist. Diese Bücher von Straus und Häberlin sind auch heute noch für die ganze Problematik richtungsweisend. Die Art der Betrachtungsweise ist absolut unerlässlich. Was heute bei all dem Reden über „Soziales“ unberücksichtigt bleibt, verbietet jede ernsthafte Diskussion derartiger Themen.

Al. 10, S. 142f.: Was nun die Ausgestaltung der psychotherapeutischen Hilfe im einzelnen betrifft, so ist das Sache der speziellen Psychotherapie. Allgemein muß hier nur erwähnt werden, daß das

> psychotherapeutische Handwerk jene ubiquitären zwischenmenschlichen Beziehungen nur steigern, gleichsam kanalisieren und disziplinieren, aber keineswegs kreieren kann. Kreieren oder hervorrufen kann sie nur der Psychotherapeut als Mensch gegenüber dem Patienten als Menschen. Daß es hinsichtlich der *Begabung* zur Hervorrufung und praktischen Verwertung dieser Phänomene die grössten individuellen Differenzen gibt, ist bekannt, kann hier aber nicht näher ausgeführt werden. Erwähnt sei nur, daß diese Begabung zwei Seiten hat, nämlich einerseits die Empfänglichkeit für die psychotherapeutische Idee, andererseits die Eignung für das psychotherapeutische Handwerk.

Der Hinweis am Schluss auf die Frage der „*Begabung*" für Psychotherapie weist auf ein sehr wichtiges Problem hin. Sicher gibt es Menschen, die dafür völlig unbegabt sind und denen keine Ausbildung helfen kann. Sicher jedoch ist eine gewisse Führung in einer Ausbildung nötig. Die entscheidende Frage ist jedoch, welcher Art eine solche Führung sein kann und soll. Die heute sogenannte „*Supervision*" ist oft eher ein Hindernis als eine Förderung. Wichtig ist, viel mehr auf Fehler hinzuweisen, als dass der Lehrer konkrete Anweisungen gibt, was man machen solle. Das kann nämlich ein Aussenstehender überhaupt nie wissen. Das hat eben gerade mit derjenigen Form von ganzheitlicher Betrachtung zu tun, die Binswanger als vorgegeben fordert und die gerade auf eine *ästhetische Art der Betrachtung* der Psychotherapie hinweist.

Kapitel II, S. 142–145

22. Juli 1992

Wir lesen Kap. II, Al. 11: Im ersten Satz ist Gewicht zu legen auf das Wort „*verändert*". Die Veränderung ist die Voraussetzung, dass der Satz gilt! Man denke an die vielen sogenannten Psychotherapien, bei denen sich nichts verändert, ferner an all die Patienten, bei denen der absolute Wille besteht, nicht die kleinste Einzelheit zu ändern. Es ergeben sich Assoziationen zu Schillers Begriffen des „*Beharrungs- und Veränderungstriebes*". *Süchtiges verhalten ist durch einen grossen Widerstand gegen jede Veränderung gekennzeichnet.* Die Unbeeinflussbarkeit des Wahns hängt damit zusammen. Die Unfähigkeit, im Kleinsten eine Veränderung zuzulassen, steht wiederum mit der Tatsache in Zusammenhang, dass die kleinste wirkliche Veränderung eben das Ganze verändern würde. Damit ergibt sich das Problem, ob es ein therapeutisches Bestreben sein soll, *über minimale Veränderungen auf das Ganze zu wirken,* ob man das kann, ob man es tun soll oder ob es Situationen gibt, in denen man besser darauf verzichtet.

Al. 11, S. 142: Fassen wir nun den Aufgabenkreis, den wir durchschritten haben, lediglich in *praktisch*-psychotherapeutischer Hinsicht ins Auge und ohne uns um die *methodologische* Grundsituation der Psychotherapie gegenüber der doppelten Ganzheit des Menschen, mit der sie es zu tun hat, zu bekümmern, so müssen wir zunächst feststellen, daß hier alles mit allem zusammenhängt und daß „am Menschen" *prinzipiell* keine Einzelheit verändert sein kann, ohne daß das Ganze verändert ist. Und zwar gilt das keineswegs nur für den Funktionszusammenhang des Organismus, sondern auch für den Zusammenhang zwischen diesem und dem Verlauf der Lebensgeschichte, wenn dieser Zusammenhang auch noch sehr dunkel, ja überhaupt nur metaphysisch zu erhellen ist. Jedenfalls bilden auch die geistige Person und der Organismus, trotz aller abstraktiven, begrifflich geforderten Zerlegung, eine reale Einheit, was Sie z.B. in der heute wieder von Häberlin vertretenen Fechnerschen Lehre ausgedrückt finden, „daß der geistigen Selbsterscheinung und der leiblichen Erscheinung ein einheitliches Wesen zugrunde liegt", einheitlich insofern, als „dasselbe, was sich selbst als Seele oder Geist erscheint, einem anderen in einer anderen Form erscheint, nämlich als Leib oder Körper". Doch ist für uns die *Begründung* dieser Einheit weniger wichtig als ihre konsequente praktische Anerkennung am Krankenbett. Wir werden dann von vornherein die so oft gestellte, von einem völligen Mangel an Einsicht in die Möglichkeit und das Wesen der Psychotherapie zeugende Frage *vermeiden, welche isolierte Funktionsstörung der Psychotherapie zugänglich sei, welche nicht!* Wer so fragt, wird nie eine Antwort erhalten, da hierauf keine Antwort möglich ist. Aber auch die Frage, wie der Gesamtorganismus oder seine Störung beschaffen sein muß, um sie psychotherapeutisch angehen zu können, genügt nicht, da hier immer noch der Einblick in den Verlauf der Lebensgeschichte hinzukommen muß. Und umgekehrt entscheidet *prinzipiell* auch nicht der Einblick in die Lebensgeschichte allein, ohne Berücksichtigung des Gesamtorganismus[1].

Anm. 1: Wäre diese letztere Einsicht allgemein verbreitet, so würden wir nicht immer und immer wieder das beschämende Schauspiel erleben, daß z.B. ein junger Student, dessen innere Lebensgeschichte zwar für eine psychoanalytische Therapie wie geschaffen erscheint, dessen Organismus aber seelische und körperliche Zeichen einer schleichend beginnenden Schizophrenie zeigt, jahrelang ohne Erfolg analysiert wird, wobei die Zeit verstreicht, wo er noch ein einfaches Handwerk hätte lernen können, während er jetzt mit dem Zusammenbruch der lange künstlich aufrechterhaltenen Illusion der Genesung hilf- und wehrlos dasteht. Umgekehrt erleben wir ja noch öfters, daß Kranke jahrelang intern oder chirurgisch erfolglos behandelt werden, denen mit einer planmässigen Psychotherapie in kürzerer oder längerer Zeit zu helfen gewesen wäre.

Der im folgenden Satz ausgesprochene Verzicht, ins Metaphysische vorzudringen, hängt wohl damit zusammen, dass die Abhandlung geschrieben wurde, bevor Binswanger *Sein und Zeit* von Heidegger kennen gelernt hatte. Zugleich sagt der Satz, dass das „Dunkel“ metaphysisch erhellt werden *könnte.* Das ist wieder ein Problem, und zwar besonders im Hinblick auf die folgenden Ausführungen über Häberlin, die in einen metaphysischen Zusammenhang führen, der jedoch äusserst problematisch ist. Ich vermute, dass hier eine der Stellen ist, weshalb Binswanger die ganze Abhandlung nicht in seine gesammelten *Vorträge und Aufsätze* hat aufnehmen wollen. Zu erinnern ist auch an den Eintrag im Tagebuch über die erste Begegnung mit Heidegger und den Eindruck, der dessen „Erscheinung“ auf Binswanger gemacht hat. Häberlin hat selbst seine Auffassungen später stark modifiziert und gemeint, damit dann die „Philosophia perennis“ gefunden zu haben. Auf jeden Fall sind hier wesentliche Probleme verborgen, die einerseits Distanz, anderseits *vertiefende Erläuterung* erfordern; denn es ist zu bedenken, dass in der faktischen Begegnung die *leibliche Erscheinung des andern* eben doch eine ganz wesentliche Rolle spielt. Das gilt nicht nur für Philosophen, sondern ebenso für Arzt und Patient im allgemeinen als auch im faktischen einzelnen Fall.

Damit steht dann die *Frage nach der Prognose* in Beziehung. Da gibt es denn doch gewisse Regeln wie zum Beispiel, dass das Hysterische mit dem dazugehörenden Veränderungsbedürfnis, das, wenn auch nur oberflächlich, so eben doch mit Veränderung zu tun hat, eher beeinflussbar ist als das Rigide. Es gibt Symptome, die bekannt sind für ihre Widerständigkeit gegen Behandlung, z.B. die Trichotillomanie.

All das muss jedoch immer auf dem Hintergrund des ganzen Lebenszusammenhanges des Patienten gesehen werden. Es geht nicht an, eine psychiatrische Untersuchung nur bei Auftreten des ersten Symptoms zu beginnen. Es ist dies vor allem für die Beurteilung vermeintlich hysterischer Symptome wichtig. Diese beginnen niemals irgendeinmal im Leben, sondern müssen sich in die Kindheit zurückverfolgen lassen. Andernfalls sind sie nie Ausdruck blosser Reaktionen, sondern haben einen endogenen oder organischen Grund. Zu denken ist dann an Encephalitiden, an Intoxikationen, an Hirntumoren.

Zum Schluss wird auf die Bedeutung der beiden Begriffe *„Vorgegebenheit“* und *„Mitgegebenheit“* hingewiesen. Beides kommt vom Kranken und muss auch dann, wenn der Arzt das Gespräch leitet und seine eigenen wissenschaftlichen Aspekte einbezieht, als Vorgegebenes mitgegeben bleiben. Darin liegt eine beträchtliche Schwierigkeit. Aber es geht nicht anders, sonst fühlt sich der Kranke nicht verstanden.

5. August 1992

Nach einer Zusammenfassung des Al. 11, das wir das letzte Mal besprochen haben, kommen wir zu Al. 12. Dabei geht es um das grundsätzliche Problem, dass die Psychiatrie der ärztlichen Grundforderung, den *ganzen Menschen* zu untersuchen und zu behandeln, nicht mit einem einzigen wissenschaftlichen Grundprinzip entsprechen kann.

> Al. 12, S. 142f.: Die ärztliche Grundforderung, den ganzen Menschen zu untersuchen und dem ganzen Menschen zu helfen, kann also mit einem einzigen wissenschaftlichen Grundprinzip nicht erfüllt werden. Jedoch haben wir es hier nicht mit dem verschiedenen Wesen jener beiden Forschungsprinzipien, des naturwissenschaftlich-biologischen, wozu auch das funktionspsychologische gehört, und des historisch- und psychologisch-hermeneutischen zu tun, sondern mit den Konsequenzen, welche sich daraus für die ärztliche Praxis ergeben. Hier entscheidet, wie überall in der Medizin, erst die gründliche *Anwendung* des Prinzips, die ärztliche Untersuchung. Solange Sie sich nicht in die Lebensgeschichte eines Menschen wirklich vertieft haben, können Sie also nie sagen, ob er nicht auch psychotherapeutisch angreifbar ist, ebenso wie Sie bei einer psychotherapeutisch angegangenen Störung nie sagen können, ob sie nicht auch organologisch bedingt ist, wenn Sie den Kranken nicht auch körperlich und psychiatrisch untersucht haben. Natürlich gibt es hier eine Menge Erfahrungsregeln, die uns im Einzelfalle davon abhalten dürfen, blindlings alles und jedes zu untersuchen, und die uns von vornherein auf gewisse Möglichkeiten hinweisen. Hauptsache ist und bleibt aber, daß eine isolierte Funktionsstörung des Organismus ebenso wenig wie eine isolierte „Abwegigkeit" im Verlauf der inneren Lebensgeschichte an und für sich darüber Aufschluss geben kann, ob Psychotherapie in Frage kommt oder nicht. Darüber entscheidet einzig und allein die Berücksichtigung der Rolle, welche das einzelne Krankheitszeichen in biologischer (physisch- und psychisch-funktionaler) *und* lebensgeschichtlicher Hinsicht spielt oder nicht spielt, wobei vor allem auch Klarheit bestehen muß über die Beziehungen, welche zwischen Organismus und innerer Lebensgeschichte überhaupt und im Einzelfalle bestehen. Ein Zählzwang z.B., der als Begleiterscheinung einer akuten endogenen Depression[1] (also einer psychophysischen Umstimmung des Organismus) aufgetreten ist, verlangt eine ganz andere Behandlung als der vorwiegend lebensgeschichtlich bedingte Zählzwang eines konstitutionellen „Zwangsneurotikers". Dort ist aktive Psychotherapie ein Kunstfehler, hier die einzige Möglichkeit ärztlicher Hilfe.
>
> Anm. 1: „Über die Beziehung der Zwangsvorstellungen zum Manisch-Depressiven" vgl. schon Bonhoeffer, Monatsschr. f. Psychiatrie u. Neurol. Bd. 33, 1913.

Im zweiten Satz ist die *Gleichstellung* von *„naturwissenschaftlich-biologisch"* und *„funktionspsychologisch"* von entscheidender Bedeutung, ebenso die Gegenüberstellung dieser beiden Aspekte derselben Methode zu der *„historisch und psychologisch-hermeneutischen Methode"*. Der letztere Begriff muss natürlich insofern besonders beachtet werden, als er über denjenigen der „inneren Lebensgeschichte" hinausgeht und ein zusätzliches wissenschaftliches Prinzip des „psychologisch-hermeneutischen" einführt, womit die ganze Auslegungsproblematik der Hermeneutik ins Spiel tritt, die eben gerade die Forderung erhebt, eine ganzheitliche Betrachtung notwendig zu machen, womit zahlreiche Begriffe ihre besondere Bedeutung im grossen Zusammenhang bekommen. Es sind dies *wissenschaftliche Probleme,* die hier nicht eingehend erörtert werden, indem es entsprechend dem Titel der Abhandlung hier um praktische Probleme geht. Binswanger betont deshalb, dass er sich mit den „Konsequenzen" *„für die ärztliche Praxis"* beschäftigen will. Damit stellt sich natürlich die Frage, wann denn tatsächlich Psychotherapie angezeigt ist und wann nicht.

Binswanger exemplifiziert hier mit Zwangsneurosen, wobei er unterscheidet zwischen dem Begleitsymptom einer akuten Depression und der Zwangskrankheit konstitutioneller Natur, die er auch als „Zwangsneurotiker" bezeichnet, wobei er ebenfalls das Wort in Anführungszeichen setzt und damit eine Einschränkung des Begriffes vornimmt.

Das gibt dem Referenten Gelegenheit, auf einen Fall aufmerksam zu machen. Es handelt sich um einen 24-jährigen Mann, den er vor drei Jahren bereits eingehend untersucht hat.

Zusammenfassung der Krankengeschichte: Erblich schwer mit Depressionen belastet, Mutter depressiv, Onkel mütterlicherseits depressiv, Suizid. Sehr gut Intelligenz, IQ von 125, Gymnasialbildung, erfolgreich bis ein Jahr vor der Matur, dann abgebrochen, keine regelmässige Arbeit mehr, kein Drogenproblem.

Nach Angaben des Vaters von *frühester Kindheit* an anders als zwei ältere Brüder, begann schon im dritten Lebensjahr zu stehlen, hat dann immer wieder gestohlen, wurde ertappt, was zu einer ersten Begutachtung in einer Psychiatrischen Klinik führte. Bedingte Verurteilung, sogleich weitere Diebstähle, immer nach demselben Muster, wiederum erneute Begutachtung.

Der Mann bereitet seine Delikte sehr genau vor, trägt Handschuhe, verfügt über geeignetes Einbrecherwerkzeug, geht immer allein, immer in der Nacht. Nachdem ein Objekt ausgesucht und hinreichend abgeklärt ist, trinkt er soviel Alkohol, um den Mut zur Durchführung zu haben.

Als Tatmotiv wird immer dasselbe angegeben: Mangel an Geld. Es zeigte sich aber, dass *Zwangssymptome* bestehen, u.a. zwanghaftes Kaufen zum Teil nicht brauchbarer Gegenstände, bei einer Hausdurchsuchung wurden zum Beispiel Dutzende von Herrenhemden gefunden.

Der junge Mann wurde für vermindert zurechnungsfähig erklärt wegen Beeinträchtigung der Fähigkeit, gemäss einer genau bestimmten Einsicht in die Tatstrafbarkeit zu handeln. Es wurde aus der Annahme einer *angst-* und *zwangsneurotischen Entwicklung* eine *psychoanalytische Behandlung* in einer *Arbeitserziehungsanstalt* vorgeschlagen, das Gericht entschied entsprechend diesem Vorschlag.

Dort wurde ihm Gelegenheit gegeben, eine Schreinerlehre zu machen. Es ging sowohl in der praktischen Arbeit wie in der Gewerbeschule ausgezeichnet. Er hatte dort während gut zwei Jahren *zweimal wöchentlich psychoanalytische Behandlung* durch einen *Psychologen.* Das Verhalten des Mannes war tadellos, der Psychologe fand, dass es sich um einen *ausserordentlich interessanten Fall* handelt. Es wurde ihm immer mehr Freiheit gewährt, während er seine Lehre fortsetzte, konnte er in der nahen Stadt eine Wohnung beziehen und verfügte über genügend Taschengeld im Monat, woraus er sein Essen und alltägliche Bedürfnisse zu bestreiten hatte.

Der Psychologe verliess jene Einrichtung. Der Patient konnte aber von ihm weiter behandelt werden, statt zweimal pro Woche eine Stunde ging er einmal pro Woche für eineinhalb Stunden in die Psychoanalyse.

Es war nun geplant, ihn *aus dem Massnahmenvollzug zu entlassen.* Er sollte weiter seine Lehre beenden. Damit stellte sich das Problem, ob die Psychotherapie weiterzuführen sei und wer sie bezahle. Das Problem wurde einerseits mir unterbreitet, da ein ärztliches Zeugnis notwendig war, um ggf. die Krankenkasse belangen zu können. Ich habe den Mann wiederum untersucht. Man berichtete mir über die äusserst erfreuliche Entwicklung, der Mann sprach davon, dass seine sämtlichen psychopathologischen Symptome unter der Behandlung durch den Psychologen verschwunden seien, er sich vollkommen wohl und ausgeglichen fühle. Unter diesen Umständen beantragte ich, der Psychologe sollte einen Bericht erstatten, aus dem hervorgehe, warum eine psychoanalytische Weiterbehandlung notwendig sei.

Zugleich wurde mit der zuständigen *Strafvollzugsbehörde* in derselben Angelegenheit verhandelt. Diese forderte ihrerseits einen *Bericht des Psychotherapeuten*, der die erfreuliche Entwicklung der schweren zwangsneurotischen Symptomatik bestätigte, aber von der jedoch bestehenden Gefahr erneuter Komplikationen sprach, woraus die Indikation für eine Fortsetzung der Behandlung abgeleitet wurde.

Kurz darauf wurde der Mann wieder bei einem Einbruch ertappt, und es stellte sich heraus, dass er bereits wiederholt Einbruchsdiebstähle begangen hatte. Er war dabei genau in derselben Weise vorgegangen wie früher, sein Motiv war wiederum dasselbe, er habe einfach kein Geld gehabt. Dabei hatte er seinerseits vorgeschlagen, die notwendigen Reisen zum Psychotherapeuten aus seinem Taschengeld selbst bezahlen zu wollen.

Der Mann kam in Untersuchungshaft, gestand seine Delikte, die zuständigen Behörden waren der Ansicht, es sollte ihm trotz allem Gelegenheit geboten werden, die Berufslehre fortzusetzen. Er wurde in dieselbe Anstalt zurückgebracht, dort wieder intern in der Schreinerei beschäftigt und er erhielt erneut Freiheiten, aber im Rahmen der Anstalt. Sein Verhalten ist tadellos wie vorher, es sieht so aus, als ob nichts geschehen wäre, wohl aber kamen gelegentlich sonderbare Rechnungen, z.B. ein Hemd für Fr. 140.-, ein von ihm gar nicht benötigtes Buch für über Fr. 200.-, das zurückgeschickt werden konnte.

Die erneute Exploration ergab nun, dass der junge Mann im letzten Sommer Gelegenheit gefunden hat, in der Nähe seines Wohnortes bei einer Liebhaber-Bühne mitzumachen. Er hat sich dort sehr eingesetzt und hatte während einiger Zeit eine grosse Betriebsamkeit entfaltet. Nach den Aufführungen brach die Gruppe auseinander, er sass allein in seinem Zimmer, die schon psychiatrisch immer festgestellte *Kontaktstörung* machte sich erneut bemerkbar, er dachte, er sollte eigentlich in einen Verein gehen, konnte sich aber nicht entschliessen, etwas zu unternehmen, und fand auch sonst keinen Kontakt. Er beschreibt seinen Zustand heute so, er sei einfach *in ein Loch gefallen,* fühlte sich *gehemmt, beeinträchtigt,* bekam immer mehr Schwierigkeiten mit dem Geld, weil er mehr ausgab als er bekam, sagt selber, er hätte von dieser Situation sprechen sollen, wozu er sich nicht entschliessen konnte. *Der Psychotherapeut hat von allem überhaupt nichts gemerkt.*

Aus meinem ersten Untersuchungsbericht sind folgende Sätze zu erwähnen: Ich pflichtete der Auffassung jener Psychiatrischen Klinik bei, wies aber darauf hin, dass meines Erachtens eine *Ergänzung der Diagnose* notwendig sei, dass das zwanghafte Zustandsbild auf einer *depressiven Entwicklung* beruhe. Dabei ist u.a. darauf hinzuweisen, dass gewisse depressive Symptome schon in jenem Gutachten festgehalten sind, z.B. immer wieder auftretende *Selbstmordideen.* Meine Untersuchung hatte weitere Anhaltspunkte für depressive Gehemmtheit ergeben. Ich schrieb deshalb, eine *Psychoanalyse* (die damals noch nicht begonnen hatte) dürfte *sehr schwierig* werden und biete *wenig Aussicht auf Erfolg.* Ganz anders wäre jedoch die Situation, wenn die Depression medikamentös behandelt würde, dann könnte u.U. auch eine Psychotherapie zu einem Erfolg führen.

Es war unter diesen Umständen von Interesse, von dem Patienten zu erfahren, was denn diese mehr als zweijährige Psychotherapie eigentlich gebracht habe. Der Patient drückte sich recht gewunden aus, er erklärte, er möchte ja schon nicht sagen, es habe nichts genützt, aber es sei alles, was da als Ursache für seine Störungen gefunden worden sei, *rein theoretisch* gewesen und hätte gar nichts geändert. Er hätte diese Theorien da *in seinem Leben anwenden* sollen, den *Nutzen daraus ziehen,* aber *gerade das könne er eben nicht,* und deshalb sei es zu diesem Rückfall gekommen.

Ich hatte vorgeschlagen, es sollte noch ein Rorschach- und ein Szondi-Test gemacht werden, beides ist nicht geschehen, auch wurde keine Pharmakotherapie angeordnet. Ich habe den Rorschach-Versuch dann gemacht, wobei anzumerken ist, dass der Mann erklärt hatte, er möchte nicht von mir begutachtet werden, da ich kein Verständnis für ihn hätte. Ich konnte dann aber recht gut mit ihm sprechen und habe ihm erklärt, dass es darum gehe, ihm aus der Patsche zu helfen, und dass ich dazu auch einen *Rorschachbefund* benötige. Er hat dann, soweit dies zu beurteilen ist, gut und aktiv mitgemacht und ein für *Zwangskranke/Depressive* recht *charakteristisches Protokoll* geliefert, aus dem man einerseits die sehr gute Intelligenz, aber auch affektive Störungen sehen konnte.

Es wurde nun der Vorschlag gemacht, eine antidepressive Therapie einzuleiten, er hat sich damit einverstanden erklärt. Man wird dann sehen müssen, was dabei herauskommt.

Das Beispiel passt ausgezeichnet in den Zusammenhang, indem es deutlich zeigt, wie ein einzelnes *wissenschaftliches Behandlungsprinzip* mittels *lebensgeschichtlicher psychoanalytischer Forschung* und entsprechender *theoretischer Strukturierung* zu einem vollkommenen *Misserfolg* führen kann, ohne dass der Therapeut irgend etwas merkt, dauernd in der Erwartung lebt, nach längerer Zeit, d.h. nach vielen Jahren werde es dann doch gut werden. Ich selber konnte die Dissimulation des Mannes bei der zweiten Untersuchung, nachdem schon verschiedene Delikte vorgegangen waren, nicht durchschauen, war aber doch insofern misstrauisch, als ich aufgrund meiner Untersuchung allein kein Gutachten irgendwelcher Art abgeben wollte.

Nachträglich kann man sagen, dass wahrscheinlich der *Beginn der Erkrankung* ins *frühe Kindesalter* zurückreicht mit den in den psychiatrischen Begutachtungen geltend gemachten schweren kindlichen Traumen, der Tod eines älteren Bruders. Dann ist, als er 15 Jahre alt war, die Mutter, die selbst an Depressionen litt, nach schwerer körperlicher Krankheit gestorben, der Vater hat wieder geheiratet, mit der Stiefmutter verstand sich der Sohn gar nicht, es kam zu dauernden Streitigkeiten und Auseinandersetzungen. Diese von der ursprünglichen Begutachtung als pathogen beurteilten Traumen dürften wohl zur stärkeren Manifestation einer Depression gegen das Ende der Gymnasialzeit beigetragen haben, die dann das Aufgeben der Schule bewirkte. Im letzten Sommer ist es wahrscheinlich im Zusammenhang mit der Tätigkeit in einer Laienspielgruppe zu einer maniformen Phase gekommen, der dann eine schwerere depressive Phase gefolgt ist.

Ein ganz besonderes Problem ist, dass niemand, weder in der Arbeitserziehungsanstalt noch der Psychotherapeut noch der konsultierende Psychiater, etwas von all dem gemerkt hat. Es ist eben so, dass bei sehr guter Intelligenz sogar schwere maniforme und depressive Verstimmungen lange Zeit unbeachtet bleiben. Intelligente Kranke können derart gut dissimulieren, dass man nichts merkt, wobei freilich darauf hinzuweisen ist, dass unter Umständen ein Rorschach-Versuch Hinweise geben kann, falls die Patienten dann tatsächlich aussagen, was sie sehen, und auch hier nicht dissimulieren. Bei hinreichender Erfahrung wäre das freilich auch zu merken oder müsste einen misstrauisch machen.

Dazu noch ein sehr illustratives Beispiel: Als ich in der Waldau war, nahm ich einen Mann mittleren Lebensalters auf, der mir sogleich erklärte, er sei vollkommen gesund. Er zog ein Zeugnis eines praktischen Arztes aus dem Berner Oberland hervor, der ihm bestätigte, er habe sich während einer Stunde mit dem Patienten gut unterhalten und seine vollkommene psychische Normalität festgestellt. Der Patient ging mit diesem Zeugnis hinaus; und wenn der Arzt zum Fenster hinausgeschaut hätte, dann hätte er von hier aus folgendes gesehen: In der Nähe des Arzthauses war ein Schulhaus. Als der Patient das Haus verliess, hatten die Kinder gerade Pause. Der Patient ging in eine nahe Bäckerei, kaufte alle vorhandenen Brötchen, einen grossen Korb voll, ging zu den Kindern, leerte den Inhalt des Korbes auf den Boden aus. Die Kinder schrien im Chor: „Ein Verrückter ist zu uns gekommen!“ Es war eine manifeste Manie. Dazu nur noch eine Anmerkung: Ludwig Binswanger hat immer wieder darauf hingewiesen, *manische Zustände sind die schwierigste Diagnose, die es in der Psychiatrie gibt.*

26. August 1992

Nach einer kurzen Zusammenfassung dessen, was wir das letzte Mal besprochen haben, wird auf die *grundsätzliche Bedeutung* der in der Psychiatrie üblichen *Vermischung* von *deskriptiven* und *genetischen Momenten* einer psychischen Störung hingewiesen. Wir erörtern dieses Problem unter Hinweis auf das Referat von Robert Christe am Münsterlinger Symposium von Ende März und weisen auf das vom Referenten beigezogene Werk *Deskriptive Psychologie* von *Brentano* hin. Dabei lesen wir den entscheidenden Satz auf S. 6: „Die Psychologen, indem sie gewöhnlich bis auf den heutigen Tag die der psychognostischen und die der genetischen Psychologie zufallenden Fragen nicht scheiden, vielmehr sie mannigfaltig vermengen, haben entschieden diesen Regeln Descartes’ entgegen gehandelt. Und es dürfte dieser schwere Verstoss gegen die Methode nicht unwesentlich dazu beigetragen haben, die Fortschritte der Psychologie zu verlangsamen oder ganz zu vereiteln" (Franz Brentano: *Deskriptive Psychologie,* Meiner, Hamburg 1982). In denselben Zusammenhang gehört die berühmte Abhandlung von W. Dilthey: „Ideen über eine beschreibende und zergliedernde Psychologie, 1894". *Gesammelte Schriften,* Bd. V, Teubner, Leipzig 1924, S. 139–240. Darin wird vor allem eine beschreibende einer erklärenden Psychologie gegenübergestellt. In der heutigen Psychiatrie wird der *genetische Standpunkt* derart *übermächtig,* dass die Beschreibung zu einer sekundären, zu vernachlässigenden Betrachtungsweise führt. Um unsern vorliegenden Text jedoch richtig zu verstehen, müssen diese Grundunterscheidungen streng festgehalten werden.

Zu Al. 13. Die Gegenüberstellung von Lebensfunktion und Lebensgeschichte bei Binswanger legt hier nun besonderes Gewicht darauf, den *innigen* und *mannigfaltigen Zusammenhang* zwischen den beiden von Binswanger herausgehobenen Bereichen und, was man hinzufügen muss, Betrachtungsweisen zu betonen.

> Al. 13, S. 143f.: Die *Beziehungen* nun zwischen den Lebensfunktionen des Organismus und dem sich in der individuellen inneren Lebensgeschichte manifestierenden Grundwesen des Menschen sind sehr innige und mannigfache. Es verhält sich nämlich nicht so, daß die innere Lebensgeschichte gleichsam nur ihren eigenen Weg ginge, unbekümmert um Art und Verhalten des Organismus, und daß sie nur da und dort Spuren in oder an ihm zurückliesse, und es ist ebenfalls nicht richtig, daß der Organismus nur der *zufällige* Träger gerade dieser bestimmten Lebensgeschichte ist, sowenig sich hier auch irgendeine Gesetzmässigkeit konstruieren läßt. Ohne auf prinzipielle metaphysische und methodologische Fragestellungen eingehen zu wollen, sei der empirische Tatbestand noch kurz berührt. Ebenso nämlich, wie eine bestimmte Artung und Verhaltungsweise des Organismus den Menschen zu bestimmten Lebensverläufen gleichsam prädisponieren, dem inneren Lebensverlauf seinerseits in gewisser Hinsicht schon die Bahn vorzeichnen kann, ebenso gibt es gewisse immanente lebensgeschichtliche Wesenszusammenhänge, die nur bei einer gewissen Artung des Organismus in Erscheinung treten. Diese doppelte Gesetzlichkeit von Lebensfunktion einerseits, innerer Lebensgeschichte andererseits und die erfahrungsmässigen, d.h. hier also uneinsichtigen und nur in rein zahlenmässiger Häufigkeit feststellbaren[3] Beziehungen zwischen beiden konstituieren für den Psychotherapeuten erst den Begriff der Gattung Mensch und ihrer individuellen Besonderheiten, des menschlichen Individuums. Und innerhalb dieser individuellen Besonderheiten gibt es wieder solche, die von der durchschnittlichen Norm in irgendeiner Hinsicht, durch ein Mehr oder Minder oder ein qualitativ Anderes, abweichen. Wir nennen solche Menschen mit einer einzigen Wortformel *Psychopathen* und besitzen bekanntlich eine ganze Gruppe einzelner Epitheta zu diesem Wort, welche formelhafte Abkürzungen für spezielle *Beziehungsformen* lebens-

> funktionaler und lebensgeschichtlicher Abläufe darstellen[4]. Ich erinnere nur an die Namen hysterischer, sensitiver, schizoider, cyclothymer, zwangsneurotischer Psychopath und die schönen biologischen, psychologischen und klinischen Psychopathenstudien von Janet, Kretschmer, Kurt Schneider, Birnbaum u.a., den alten Koch nicht zu vergessen. Hier handelt es sich also überall um den Menschen wirklich „als Ganzes", und weil solche Menschen das Forschungsobjekt des Psychiaters sind, hat hier auch der Psychiater das letzte Wort vor dem Psychotherapeuten. Nur *er* hat den ärztlichen Bildungsgang von der Physiologie und Anatomie bis zur Lehre von den seelischen Lebensfunktionen und ihren Störungen durchgemacht und praktisch geübt, nur er weiss, aus Erfahrung und nicht nur aus theoretischen Erwägungen, daß es immer der ganze Mensch ist, der in solchen Fällen „gestört" ist, nicht nur eine seiner Teilfunktionen und auch nicht nur die Sphäre der „Funktionen" überhaupt. Infolgedessen kennt er auch nicht den in der inneren Medizin und Neurologie so beliebten Begriff der Organneurose, der einen eigentlichen psychiatrischen Unbegriff darstellt. Einzelne psychotherapeutische Richtungen haben diesem Sachverhalt wenigstens insofern Bedeutung getragen, als sie somatische Konstitution, „somatisches Entgegenkommen", „Organminderwertigkeit" einerseits, immanente Wesensgesetzlichkeiten der inneren Lebensgeschichte andererseits, wie Verdrängung, „männlicher Protest", Ressentiment usw., trennten. Auch der Suggestivtherapeut sieht sich genötigt, zwischen dem konstitutionellen Faktor der größeren oder geringeren Suggestibilität und dem ubiquitären zwischenmenschlichen, lebensgeschichtlich so überaus bedeutsamen Phänomen der Suggestion scharf zu unterscheiden.

Das wird von Binswanger ausdrücklich und anschaulich geschildert. Was Binswanger dann die „metaphysischen" und „methodologischen" Fragestellungen nennt, weist eben gerade in jene Bereiche, die wir soeben mit der Nennung von Brentano und Dilthey erörtert haben. Binswanger beschränkt sich jedoch auf das, was er den *„empirischen Tatbestand"* nennt. Er leitet daraus die *„doppelte Gesetzlichkeit"* von Lebensfunktion und innerer Lebensgeschichte ab, wobei er ausführt, dass der Zusammenhang der beiden Bereiche *empirisch* festgestellt werden kann, dass damit aber der *eigentliche Zusammenhang* nicht in Erscheinung tritt. Die beiden Bereiche bleiben in bezug auf ihren Zusammenhang bei aller empirischen Feststellung ihrer gegenseitigen Abhängigkeit *„uneinsichtig"*.

Das ist nun ein ganz wesentlicher Punkt, der näher erläutert werden muss. Damit hängt zusammen, dass niemand verstehen kann, wie ein Medikament, z.B. Maprotilin, bei einem auf einer Depression beruhenden Eifersuchtswahn so evident wirken kann, dass die morgendliche Verschlimmerung den Wahn hervortreten lässt, der dann im Laufe des Tages vollständig verschwindet, am andern Morgen aber wieder erscheint. Es ist die Situation bei ungenügender Dosierung, mit einer Tablette zu 25 mg

Maprotilin mehr verschwindet auch die morgendliche Eifersucht. Dieser Zusammenhang kann *nicht verständlich abgeleitet werden* weder für den Patienten noch für den Arzt, der es dem Patienten auch nicht erklären kann. Man kann aber einige derartige Fälle zusammenstellen, dann kann man zählen, in welchem Prozentsatz von Kranken das Phänomen auftritt, und auf diese Weise auch eine Prognose für neue Fälle stellen, aber damit wird an dem Phänomen selbst überhaupt nichts erklärt. Genauer gesagt, die Genese des Wahns wird dadurch in keiner Weise durchsichtig gemacht. Es gilt eben immer noch jener Satz, den Gruhle 1932 im *Handbuch* von Bumke, Bd. IX, S. 170 schrieb: *„Es ist bekanntlich bisher niemandem geglückt, aufzuzeigen, worin das Wesen des Wahns besteht."*

Didaktisch interessant ist die Anm. 3 von Binswanger auf S. 143, wo er an einem anschaulichen Beispiel zeigt, wie scheinbar verständliche Zusammenhänge entstehen, indem in die Begriffsbildung bereits Elemente eingeschleust werden, die im Phänomen gar nicht enthalten sind, sondern aus einer Theorie stammen, und dann eine *scheinbare Verständlichkeit* hervorrufen.

> Anm. 3. Wenn man demgegenüber einwerfen will, daß doch z.B. im Tatbestand der Analerotik einsichtige oder verstehbare Zusammenhänge zwischen körperlicher Konstitution und geistigen Verhaltungsweisen bestünden, so ist dem entgegenzuhalten, daß der Begriff der Analerotik bei Freud und besonders bei Abraham u.a. von vornherein kein rein konstitutioneller Begriff ist, sondern schon psychologisch verstehbare „Elemente" enthält (Zurückhalten, Ausstossen usw.), von denen aus natürlich leicht verstehbare Brücken zu Geiz, Sparsamkeit, Pedanterie usw. zu schlagen sind.

Vor allem ist in diesem Zusammenhang aber noch auf Jaspers' Unterscheidung zwischen *„verständlichen"* und *„unverständlichen Zusammenhängen"* hinzuweisen. Dazu ist nun zu vergleichen in *Richard Hönigswalds Denkpsychologie* die Abhandlung „Zum Problem des geordneten Denkens". Aber was auch dazu gehört, ist in demselben Werk die Abhandlung „Ist Psychisches zählbar".

Weiter ist dann von Interesse die Diskussion über *Quantitatives* und *Qualitatives* in der Psychiatrie. Der Hinweis von Binswanger zu diesem Problem in der Anm. 4, S. 143, muss ebenfalls beachtet werden. An einer andern Stelle hat Binswanger das Buch von Kronfeld *Die Psychologie in der Psychiatrie* sehr gelobt und als besonders glücklich gelungen bezeichnet. Man müsste dem nachgehen.

> Anm. 4: Wenn Kronfeld (Die Psychologie in der Psychiatrie. Berlin 1927) erklärt, daß man mit der Bildung psychopathischer Typen „ein Gesetz für das besondere Zusammenwirken ihrer seelischen Funktionen ausdrücken und den Begriff dieses Gesetzes mit der jeweiligen Benennung des Typus bezeichnen will" (S. 38), so gehe

> ich in logischer Hinsicht mit ihm einig; in sachlicher Hinsicht ist aber die Reflexion auf das rein funktionale Zusammenwirken allein hier ungenügend, wie aus unserer Darstellung ohne weiteres ersichtlich.

Es ist wahrscheinlich nicht zufällig, dass Binswanger bei der Aufzählung der Autoren, die klinische Psychopathenstudien veröffentlichten, den Franzosen *Janet* in erster Linie nennt. Dieser hat tatsächlich ausserordentlich feine psychopathologische Analysen verfasst, aus denen man heute noch sehr viel lernen kann. Binswanger hat in seinem „Fall Ellen West" (vgl. *Schizophreniestudien)* den Fall „Nadja" von Janet beigezogen. Es handelt sich um eine Anorexia mentalis. Wir haben verschiedentlich über Janet gesprochen, und es ist von besonderem Interesse, dass Janet in hohem Alter als letztes Buch ein dreibändiges Werk herausgegeben hat: *L'évolution de la mémoire et de la notion du temps,* 1928. In diesem Zusammenhang ist auf einen Artikel von E. Minkowski, Paris, hinzuweisen, der im Nervenarzt Bd. 3, 1970, dieses Werk vorgestellt hat. Es handelte sich dabei um Vorlesungen, die Janet im „Collège de France" gehalten hat und die nachstenographiert worden sind. Dabei spielt natürlich Bergson eine grosse Rolle. Faszinierend an der ganzen Sache ist vor allem, wie auf diese Weise fast gleichzeitig wie *Sein und Zeit* in Frankreich ebenfalls über die Zeit nachgedacht worden ist.

Janet war Psychiatrieprofessor an der Klinik Sainte Anne in Paris und Professor der Psychiatrie der Sorbonne. Sein Nachfolger Claude hat ebenfalls eine Schule vertreten, die wie Janet in äusserster Feinheit *Deskriptionen* psychischer Verhaltensweisen geliefert hat. Für mich persönlich, der Janet nicht gekannt hat, waren die Sonntagsvormittagsvorlesungen in der Sainte Anne während meines Aufenthaltes in Paris im Winter 1935/36 äusserst eindrücklich und haben mir eine ganz andere Art der Begegnung mit den Kranken gezeigt als diejenige von Prof. Klaesi in Bern. Claude hatte eine Art, auf die intimsten und heikelsten Probleme mit dem Kranken in der Klinik einzugehen, die für mich für meine ganze psychiatrische Tätigkeit vorbildlich geblieben ist und die bewirkte, dass, als ich nachher die Psychiatrie von Klaesi erstmals erfuhr, ich sehr enttäuscht war. Später habe ich nach dem Krieg einen andern bedeutenden französischen Psychiater Baruk kennengelernt, der Nachfolger als Direktor jener Psychiatrischen Klinik von Paris, in *Charenton* war, nämlich von Esquirol. In den fünfziger Jahren war diese Klinik noch genauso, wie Esquirol sie gebaut hatte und die als Vorbild für zahlreiche europäische Kliniken diente. Zum Beispiel die Waldau in Bern, die zur Zeit, als ich dort Assistent war, genau so konstruiert war wie Charenton. Dort war ich von Baruk eingeladen, er hat mir alles gezeigt und erklärt in der wundervollen Bibliothek von Esquirol, einem Raum, der von unten bis oben mit Büchern angefüllt war, die alle in prächtigen farbigen Halblederbänden in Regalen standen. Ich habe verschiedentlich Explorationen von Baruk gehört, der dieselbe äusserst diskrete, aber ebenso äusserst kompetente Art des Explorierens hatte, daneben hat er in der Psychiatrie Auffassungen vertreten, die nicht zu akzeptieren waren. – Interessant sind aber auch die anderen Autoren in dieser Hinsicht.

Endlich ist von Interesse, dass Binswanger das Wort „*Organneurosen*" als psychiatrischen „*Unbegriff*" bezeichnet. Nach allem, was er bisher über die ganzheitlichen Betrachtungsweisen gesagt hat und was man aufgrund neuzeitlicher Untersuchungsmethoden dazu sagen kann, ist nur festzustellen, dass Binswangers Polemik gegen diesen Begriff sehr begründet ist, das Wort sollte heute noch weniger als damals angewendet werden. – Der Hinweis auf die „Organminderwertigkeit" und ähnliche zitierte Begriffe meint wohl Alfred Adler. Dazu müsste auch wieder vieles zusätzlich erläutert werden, wofür Binswangers Andeutungen einen wichtigen Hinweis geben.

9. September 1992

Zu Al. 14, S. 144: Das in Anführungszeichen gesetzte Wort „gelehrte Bildung" stammt von Fichte und ist bereits früher erwähnt worden. Wir werden heute darauf zurückkommen. Binswanger gibt nun eine Zusammenfassung dessen, was er bereits gesagt hat, nämlich dass sich die Psychotherapie als Beruf auf ein „ärztliches Wissen und Können" stützen muss.

> Al. 14: Psychotherapie als Beruf, als „gelehrte Bildung" und deren praktische Verwertung, durchschreitet also, um es noch einmal zusammenzufassen, zunächst drei Gebiete ärztlichen Wissens und Könnens: erstens die Physiologie und Pathophysiologie; zweitens die Psychologie, Psychopathologie und Psychiatrie; drittens die Lehre von der historischen Erforschung und psychologisch-hermeneutischen Interpretationskunst des gesunden und seelisch kranken Menschen. Dazu kommt ferner das Gebiet der zwischenmenschlichen oder sozialen Phänomene, also die Lehre von der Gemeinschaft oder Soziologie und eines ihrer wichtigsten praktischen Anwendungsgebiete, die Pädagogik. Bedenken Sie außerdem, daß es einer nicht geringen Energie und Schulung des Denkens bedarf, um die Einheit und ursprüngliche Ganzheit des realen menschlichen Wesens, mit dem der Psychotherapeut es zu tun hat, neben der abstraktiven Zerlegung in so viele und so große wissenschaftliche Sondergebiete nie aus dem (geistigen) Auge zu verlieren, bedenken Sie, daß eine über das landläufige Maß hinausgehende Kenntnis der Schwierigkeiten und Aporien des psychophysischen Problems und seiner Geschichte für den gebildeten Psychotherapeuten unerläßlich ist, und bedenken Sie schließlich,

> daß die Reflexion auf das *Ziel* der Psychotherapie in kein anderes Gebiet gehört, als in das der *Ethik*, so werden Sie verstehen, wenn ich die Kenntnis der Grundprinzipien der Philosophie und einen Einblick in ihre Geschichte für den Psychotherapeuten von Beruf für unerläßlich halte.

Bis in die Zeit, da dieser Text geschrieben wurde, war es noch üblich, dass Psychiater im Laboratorium am Gefriermikrotom arbeiteten, Gehirnschnitte färbten und auf diese Weise nach *Grundlagen* für Ihre Tätigkeit suchten, und zwar in der *Gehirnanatomie.* Auch in kantonalen Kliniken wie Münsterlingen war man so eingerichtet und legte ein Archiv von Schnitten an, die sich zum Teil noch erhalten haben. Die ganze Einrichtung war am 1. Mai 1939 noch vorhanden, wenn auch schon lange nicht mehr gebraucht.

1. Binswanger geht nicht mehr auf diese Phase zurück, sondern beginnt die Darstellung des Wissens des Psychiaters mit *Physiologie* und *Pathophysiologie.* Für die damalige Zeit war das sehr modern. In den dreissiger Jahren hatte man zwar Physiologie, aber an den schweizerischen Universitäten gab es noch kein Fach Pathophysiologie. In Zürich wurde dieses Fach erst nach dem Zweiten Weltkrieg Ende der 40er Jahre geschaffen. Binswanger stützt sich, wie wir gesehen haben, auf von Bergmann, von dem es damals das bekannte Buch *Pathologie der Funktionen* gab.

2. In bezug auf den zweiten Punkt *Psychologie, Psychopathologie und Psychiatrie* ist festzuhalten: die beiden letzten Begriffe unterscheiden sich dadurch, dass in der Psychopathologie vorwiegend gestörte Funktionen dargestellt werden, während die Psychiatrie eine eigentliche Krankheitslehre mit den verschiedenen Formen psychischer Krankheiten, ihre Diagnose und Differentialdiagnose sowie ihrer Behandlung beinhaltet. – Heute ist bekanntlich vor allem die Psychopathologie obsolet, und von der psychiatrischen Krankheitslehre will ein sich „modern" nennender Psychiater überhaupt nichts mehr wissen, aus der falschen Meinung, dadurch würden die Kranken in ein ihnen wesensfremdes System eingefügt und damit in ihrer Eigenheit und Individualität vergewaltigt. Die Folge davon ist, dass man keine Diagnosen mehr stellt und unter Umständen wesentliche Seiten eines Problems übersieht, weil einem nicht in den Sinn kommt, was beim Bestehen einer bestimmten Symptomatik auch noch vorhanden sein könnte, da man keine *in sich geschlossenen Krankheitsbilder* mit den *zusammengehörenden Symptomen gegenwärtig* hat.

3. Zum dritten Punkt ist wesentlich, dass es sich um zwei voneinander wohl zu unterscheidende, wenn auch nicht ganz zu trennende Bereiche handelt, nämlich einerseits die *geschichtliche Erforschung* und anderseits die *„psychologisch-hermeneutische Interpretationskunst"*. Zu der letzten

ist festzuhalten, dass es sich bei der Hermeneutik oder „Auslegung" nicht darum handelt, irgendein theoretisches System auf den Patienten anzuwenden, sondern aus einem Text, den der Patient geliefert hat, zu entnehmen, was dieser Text im Rahmen des Ganzen der Persönlichkeit dessen, der den Text geliefert hat, eigentlich bedeutet und aussagt.

Dazu ist eine *Erläuterung* notwendig. Was Binswanger nicht wusste, ist die Tatsache, dass man heute mit *Videoaufnahmen* des Gesprächs zwischen Arzt und Patient überprüfen kann, inwiefern dasjenige, was der Arzt notiert, mit demjenigen, was der Patient wirklich gesagt hat, vergleichen kann. Das Resultat, wie es vor allem Robert Christe in Porrentruy mit dieser Methode gewinnt, ist niederschmetternd. Es kann soweit gehen, dass das, was der Arzt notiert, das reine Gegenteil von dem ist, was der Patient gesagt hat. Es ist aber völlig normal, dass das, was der Arzt geschrieben hat, mit dem, was wirklich gesprochen wurde, nur sehr lose übereinstimmt. Diese Feststellung ruft nach der Frage, wie man überhaupt zuverlässige Texte, die sich hermeneutisch interpretieren lassen, gewinnen kann. Die Antwort ergibt sich daraus, dass das Gespräch zwischen Arzt und Patient ein Ganzes darstellen muss, in das sich jedes einzelne Glied als dazugehörend und an einem bestimmten Ort eingefügt erweisen muss. Auf diese Weise lässt sich bis zu einem gewissen Grad die Authentizität des Textes sichern. Es liegen aber hier noch wesentliche Probleme, über deren Tragweite man sich einigermassen Rechenschaft geben kann, wenn man Gadamers Hauptwerk *Wahrheit und Methode* studiert, dessen Titel man geradezu im Hinblick auf das hier vorliegende Problem auffassen kann. – Im übrigen ist zu überlegen, woher der Begriff „Hermeneutik" stammt, wichtig ist seine theologische Quelle zu kennen, eines der wesentlichsten frühesten Werke ist die *Hermeneutik-Abhandlung* von *Schleiermacher*. Diese ist neu herausgegeben und stellt eine hochinteressante Lektüre dar. Es geht dabei um das *Wiedergewinnen einer ganzheitlichen Struktur* im Sinne einer *Einheit,* und zwar aus einem bestimmten Text selber, ohne Beizug theoretischer Erklärungen. Inwiefern dabei immer *Vorurteile notwendigerweise* mitspielen, und inwiefern es notwendig ist, diese zu erkennen, darüber finden sich in dem Buch von Gadamer sehr interessante und kompetente Darstellungen.

4. Binswanger fügt nun aber noch einen vierten Punkt an über *zwischenmenschliche* und *soziale Phänomene* und die Bedeutung der Kenntnisse von *Soziologie* und *Pädagogik.* Man darf wohl feststellen, dass Binswanger auf diese Weise der modernsten Psychiatrie entspricht, aber doch nicht ganz, indem er damit ein Niveau der Kenntnisse sozialer Probleme fordert, wovon die Leute, die heute von Familientherapie etc. sprechen, überhaupt keine Ahnung haben. Die *Soziologie,* die Binswanger meint, ist diejenige von Simmel, Tönnies und vor allem natürlich Max Weber. Sicher ist nicht eine moderne Soziologie gemeint, die lediglich Statistik macht.

In bezug auf *Pädagogik* ist auch auf ein Buch von Hönigswald zu verweisen. Dann wird ja immer wieder Pestalozzi erwähnt. Wir verweisen vor allem auf die unerschöpfliche Quelle von *Lienhard und Gertrud.*

5. Der nächste Punkt ist nun, dass es „einer nicht geringen Energie und *Schulung des Denkens*" bedürfe, um sich in Psychotherapie auszubilden. Das ist natürlich etwas ganz anderes als das plätschernde Dahinreden über alles und jedes, was viele Leute unter Psychotherapie heute verstehen. Es braucht eine ganz grosse *Anstrengung*, um die Forderung zu erfüllen, die darin besteht, bei all den verschiedenen Teilgebieten das Ganze im Auge zu behalten und dem Ganzen als einer Einheit zu entsprechen und nicht in eine Aneinanderreihung selbständiger Einzelteile zu verfallen.

Nach alledem ist seine Schlussfolgerung dieses Abschnittes, es gehe nicht ohne *Kenntnis* der *Philosophie* und ihrer Geschichte, wobei wir immer noch auf die unübertroffene Darstellung von Windelband hinweisen.

> Al. 15, S. 144: Nach all dem wird sich der *Bildungsgang* der ärztlichen Psychotherapeuten zu richten haben, wenn ihre Tugend nicht bestehen soll in pünktlichem Gehorsam gegenüber irgendeiner Schulmeinung und in der „Vermeidung alles Selbstdenkens und über ihr Geschäft Selbsturteilens". Nur so werden wir eine Generation von ärztlichen Psychotherapeuten erziehen, welche dem Streit der Schulmeinungen, aber auch den Gefahren eines faulen Eklektizismus entronnen und zu allgemeingültigen Prinzipien psychotherapeutischen Handelns gelangt sein wird[3]. Um Mißverständnisse zu vermeiden, sei nur wiederholt, daß die Grundforderung, deren Erfüllung der Psychotherapie als Beruf vorgezeichnet ist, nicht so verstanden werden darf, als sollte der Psychotherapeut in eigener Person die Untersuchungen des ganzen Menschen vornehmen. Dazu ist er so wenig imstande wie irgendein anderer Arzt. Aber, um mich noch einmal der Ausdrucksweise Fichtes zu bedienen: „Er muß durch die gelehrte Bildung des Zeitalters" auf medizinischem Gebiet hindurchgegangen sein, um zur Erkenntnis der medizinischen Idee zu gelangen. Fehlte es ihm an der „nur in der gelehrten Schule zu erwerbenden Kenntnis seines Zeitalters", so würde er „seine Erkenntnis nach einer festen Regel weder theoretisch mitteilen, noch unmittelbar pragmatisch in der Welt realisieren können".

Zu Al. 15: Das Zitat im ersten Satz ist vorläufig noch nicht festgestellt. Zu vermuten ist, dass es auch aus Fichte stammt.

> Anm. 3, S. 144f.: Die richtige *Anwendung* dieser Prinzipien auf den Einzelfall bleibt dann aber immer noch der *Urteilskraft* des Einzelnen, d.h. seiner Fähigkeit, das empirisch Besondere dem allgemeinen Prinzip, Begriff oder Gesetz richtig einzuordnen oder zu subsumieren, überlassen. Diese Fähigkeit des richtigen *Einzelurteils* im Sinne der kantischen Urteilskraft hat man oder man hat sie nicht. Sie kann daher auch nicht *gelehrt*, sondern nur praktisch *geübt* werden. In ihr ist die intellektuelle Haupteigenschaft des Arztes wie

jeden „Praktikers“ zu erblicken; ohne sie kann er ein großer Gelehrter sein, niemals aber ein „praktischer Arzt“, wie er ohne jene Prinzipien noch ein leidlicher Handwerker sein kann, niemals aber ein *gebildeter* Arzt. Doch gehören diese Fragen nicht in das Gebiet der Psychotherapie oder Medizin als Beruf, sondern in das Gebiet der persönlichen *Eignung* zu diesem Beruf, das wir hier nicht näher berücksichtigen können.

Das nächste ist dann der Hinweis auf die *Kritik der Urteilskraft* von Kant. Ich habe mehrmals mit Binswanger über *medizinisches Denken* gesprochen, und dabei hat Binswanger immer wieder betont, er vermute, „er denke, er glaube am ehesten dürfte das medizinische Denken der Urteilskraft im Sinne von Kant“ bedürfen. Darüber wäre nun eine ganze Abhandlung zu schreiben, wobei Binswangers Hinweise gleichsam als Ausgangspunkt dienen könnten. Man müsste dann eine heute den Erkenntnissen und Fähigkeiten entsprechende Interpretation des Kantschen Werkes vornehmen.

Der Rest bezieht sich nun auf Fichte. Die entsprechenden Texte finden sich in der Abhandlung „Über das Wesen des Gelehrten und seine Erscheinungen im Gebiete der Freiheit“. Es ist dies die zweite Abhandlung über dieses Thema von 1806. Binswanger wird es noch weiter zitieren.

Es ist gerechtfertigt, den Zusammenhang, in welchem die Sätze Binswangers stehen, zu lesen. Dabei drängt sich die Frage auf, was Fichte eigentlich mit seinem Begriff der *„göttlichen Idee“* meint. Unser Text stammt aus der *ersten Vorlesung,* die *zweite Vorlesung* beschäftigt sich dann mit der „näheren Bestimmung“ des Begriffs der göttlichen Idee. Es handelt sich um schwierige Texte, deren Verständnis wir uns aber ausserordentlich erleichtern können, wenn wir darauf achten, inwiefern Fichte diesen Begriff in Zusammenhang bringt mit: *Ganzheit, Einheit* und ähnlichen Formulierungen, die zeigen, dass dabei eigentlich gemeint ist, es handle sich um das *Gewinnen der einheitlichen Ganzheit* und der Einordnung des Menschen in eine solche einheitliche Ganzheit, wobei dann zu dieser Ganzheit eben auch das ganze *soziale Umfeld* und das gehört, was Fichte das *Zeitalter* nennt.

Von diesem Standpunkt aus lässt sich nun einiges sagen zu der heutigen Situation in der Psychiatrie, die natürlich gerade diesen Forderungen Binswangers in keiner Weise entspricht. Um diese Verhältnisse genauer darzustellen, drängt es sich auf, das, was die heutige Psychiatrie ist, mit dem zu konfrontieren, was Binswanger hier fordert und erwartet. Dabei geht es nicht darum, über die aktuelle Situation der Psychiatrie zu schimpfen, wie man leichthin glauben könnte, sondern sich eines Satzes zu erinnern, der ebenfalls in dieser Abhandlung von Fichte steht und der lautet (S. 358, 18): *„Die Klarheit gewinnt durch Gegensätze.“*

Kapitel III, S. 206–208

11. November 1992

Wir beginnen sogleich mit der Lektüre und lesen das ganze Kapitel III ohne die letzte lange Anmerkung auf S. 208.

Al. 16, S. 206f.: Neben der methodologischen und praktischen Grundsituation gibt es eine *ethische Grundsituation* der Psychotherapie als Beruf. In ihr spricht sich die psychotherapeutische *Berufung*, die Empfänglichkeit für die psychotherapeutische *Idee* am stärksten aus, und hier zeigt sich auch am deutlichsten die Mission, welche der ärztlichen Psychotherapie von der Geschichte der Medizin übertragen wurde; denn während „der Arzt überhaupt" die ethische Grundsituation des ärztlichen Berufs insofern nicht immer und überall in den Vordergrund zu stellen hat, als er sehr häufig – z.B. in der Ausführung einer chirurgischen Operation – mit seinem Wissen und Können allein auszukommen vermag, hat der Psychotherapeut von Beruf sein ganzes Handwerk, sein ganzes Wissen und Können *dauernd und prinzipiell* in den Dienst der ethischen Grundaufgabe des ärztlichen Berufs zu stellen. Dabei wird auch die Bedeutung des Prinzips der „Vertiefung in die innere Lebensgeschichte" erst ins rechte Licht treten. Spielt dieses Prinzip schon methodologisch und praktisch die grösste Rolle in der ärztlichen Psychotherapie, so eröffnet sich doch erst von der ethischen Grundsituation aus das volle Verständnis dafür.

Al. 17, S. 207: Das Prinzip der Vertiefung in die innere Lebensgeschichte des Kranken allein ermöglicht es, die „geistige Mission des Bewußtseins" für die Änderung oder „Umbiegung" der inneren Lebensgeschichte in Anspruch zu nehmen und damit das höchste Gut des Menschen, das ihn am meisten vom Tier unterscheidet, *die freie Selbstentscheidung*, ins Spiel treten zu lassen. Dies ist das Prinzip, das den grössten Genius der Psychotherapie, Sigmund Freud, von Anbeginn an geleitet hat, und dem er nie untreu geworden ist, was aber nur derjenige ganz begreifen kann, der ihn am Werke *gesehen* und das Werk nicht nur literarisch studiert hat. Wir finden dieses, von Freud praktisch-methodisch in die Psychotherapie eingeführte Prinzip wieder bei Häberlin in seiner Elementarpsychologie (Der Geist und die Triebe) und in seiner Charakterologie, und zwar systematisch ausgebaut im Rahmen einer in ihrer Bedeutung für die Psychologie noch keineswegs richtig erkannten Lehre von der „Struktur des Interesses" und der menschlichen Person überhaupt. Wir finden es aber vor allem in höchster Reinheit bei Kant und Fichte. Dieses Prinzip beruht darauf, daß der Mensch wohl vernunftlose Dinge für seine Zwecke gebrauchen kann, ja darf, nicht aber vernünftige Wesen. Nicht einmal als Mittel für ihre eigenen Zwecke kann er sie gebrauchen, denn man kann keinen

Menschen „weise oder glücklich", und das heißt eben gesund, machen „außer durch seine eigene Arbeit und Mühe". Der Mensch kann und darf nicht auf die Menschen wirken wie auf tote Materie oder auf das Tier, „so daß er bloss seinen Zweck mit ihnen durchsetzte, ohne auf ihre Freiheit gerechnet zu haben". Und andererseits ist es nach Fichte „ohne Zweifel das Allerunedelste, wenn der Mensch aus zu großer Gefälligkeit, welche im Grunde Feigheit und Mutlosigkeit ist, oder aus Trägheit, sich selber zu raten und bei sich selber die Maximen seines Verhaltens einzuholen, sie sich von anderen geben läßt und diesen mehr glaubt, denn sich selber. Ein solcher hat gar kein Selbst in sich und glaubt an kein Selbst in ihm selber, sondern er geht flehend bei anderen herum und bittet sie, einen nach dem anderen, ihm das ihrige zu leihen." [Über das Wesen des Gelehrten und seine Erscheinungen in der Freiheit. 1806. 5. Vorlesung]

Al. 18, S. 207f.: Wollten wir diese Sätze dem Buchstaben nach befolgen, so wäre das der *Tod der Psychotherapie* und eine *Härte ohnegleichen*[3]. Mißachten wir aber den Geist, der aus ihnen spricht, so wären wir vielleicht noch leidliche psychotherapeutische Handlanger und vor allem zynische Menschenverächter, keinesfalls aber ärztliche Psychotherapeuten und Erzieher. Das hat mit „Moralisieren", um das dumme Wort hier einmal zu gebrauchen, gar nichts, aber auch nicht das geringste zu tun; im Gegenteil, gerade der moralisierende Arzt ist derjenige, welcher dem Kranken die Maximen *seines* Handelns, *seiner* Person, *seines* Standes aufnötigen oder „leihen", ihm die *eigene* Arbeit und Mühe ersparen will, und so seiner freien Selbstbestimmung spottet. Die psychotherapeutische Hilfe ist nur möglich, wenn der Psychotherapeut sich nicht *über* den Kranken stellt, sondern *neben* ihn, wenn er in ihm den Mitmenschen achtet. Das heißt nichts anderes, als daß er nicht nur seinen Zweck mit ihm durchsetzen will, sondern auf seine Freiheit rechnet, daß er ihn nicht wie ein Tier behandeln, sondern ihm zu seinem Selbst verhelfen will. Nennen Sie diese Aufgabe nach Simmel die Hilfe zum Auffinden des „individuellen Gesetzes" des zu behandelnden Menschen, nach Pfänder die Hilfe zur „Auszeugung seines Grundcharakters", nach Häberlin schon inhaltlich näher bestimmt die Hilfe im Kampfe „zwischen individueller Orientiertheit und Hinwendung zum Ganzen" (oder die Hilfe zum *Erleben* der Antinomie zwischen der Maßlosigkeit der Triebinteressen und der Sehnsucht nach Eindämmung und Ausgleichung derselben durch das zentralgerichtete „geistige" Interesse), so haben Sie mit dieser Aufgabe erfasst, was von der Psychotherapie vernünftigerweise verlangt und erreicht werden kann. Kein Mensch kann einen anderen Menschen anders machen als er *ist,* d.h. als in ihm angelegt ist und er die Freiheit hat zu *werden.* Aber da, wo er in der Betätigung oder Ausübung dieser Freiheit durch funktionale Störungen des Organismus, d.h. durch einen in quantitativer oder qualitativer Hinsicht von der „Norm" abweichenden Gang der körperlichen und seelischen Lebensfunktionen, oder aber durch für ihn selbst unauflösbare Verknotungen und Verwicklungen der inneren Lebensgeschichte gehindert ist, kann er ihm zur Erlangung seiner Freiheit verhelfen. Hier liegt auch der Unterschied zwischen Erziehung und ärztlicher Psychotherapie und die Begründung der vielfachen Übergänge zwischen beiden, hier auch die Quelle für das Verständnis der „geistigen Mission des Bewußtseins".

Anm. 3: Denn „das Wesen des Krankseins ist", um mit v. Weizsäcker zu reden, „eine Not und äußert sich als eine Bitte um Hilfe. Ich nenne den krank, der mich als Arzt anruft und in dem ich als Arzt die Not erkenne" (Der Arzt und der Kranke. Die Kreatur Bd. 1, H. 1, S. 73). Man sieht aber aus der Zusammenstellung der Fichteschen Auffassung mit diesem „Urphänomen einer medizinischen Anthropologie", daß auf dem Gebiete der Psychotherapie die Korrelation zwischen dem Haben der Not auf seiten des Kranken und dem Anerkennen derselben von seiten des Arztes von ganz bestimmten schwerwiegenden Einschränkungen und Sonderbedingungen abhängig ist, ein Thema, das wiederum nur erwähnt werden kann, da seine nähere Begründung und Darstellung schon zu weit in das Gebiet der speziellen Psychotherapie hineinführen würde.

Der ganze Abschnitt ist der Bedeutung der *„ethischen Grundsituation"* oder der *„ethischen Grundaufgabe"* des ärztlichen Berufes im allgemeinen und des Psychotherapeuten im besonderen gewidmet.

Dabei hebt Binswanger eine besondere Stellung der Psychotherapie insofern heraus, als er erklärt, die ethische Grundsituation sei für die Psychotherapie *„dauernd und prinzipiell"* unerlässlich, während bei gewissen andern ärztlichen Handlungen, vor allem in der Chirurgie, von ethischen Entscheidungen abgesehen werden könne.

Diese Gegenüberstellung hat sicher einiges Richtiges im Sinn, anderseits wirkt sie doch auch problematisch. Man kann z.B. sagen, die rein technische Durchführung einer Blinddarmoperation sei ohne ethische Momente möglich. Aber schon dagegen ist einzuwenden, dass es ein ethisches Problem ist, die *Operation technisch einwandfrei zu machen.* Die Gegenüberstellung ist vielleicht in diesem Text doch etwas zugespitzt, wenn auch zuzugeben ist, dass etwas daran liegt, und was die Psychotherapie anbetrifft, die Herausarbeitung einer ethischen Problematik zweifellos richtig ist und von Binswanger hier auch sehr gut vollzogen wird.

Es finden sich nun im ersten Alinea einige eigentümliche Worte, die unsere Aufmerksamkeit erwecken und die zum Teil an Ausführungen des vorhergehenden Textes anknüpfen, zum Teil neu ins Spiel treten.

Die *„psychotherapeutische Idee"* gemahnt an die *„göttliche Idee"* von Fichte, von der im Text bereits die Rede war. Der Begriff spielt im Text von Fichte eine ganz zentrale Rolle. Das Anklingen der göttlichen Idee bringt natürlich bereits mit dem *Religiösen* einen *ethischen Aspekt* mit sich.

Dann fällt das Wort *„Mission"* auf, das jetzt neu ist, das aber in den folgenden beiden Abschnitten mehrfach wiederkommt und dessen Herkunft dort belegt ist.

Welche Beziehung das mit der *„Geschichte der Medizin"* hat, ist nicht ohne weiteres einzusehen. Der Text Binswangers stammt allerdings aus einer Zeit, da sich Binswanger sehr intensiv mit Geschichte der Medizin befasst hat, in Zusammenhang nämlich mit seiner Schrift: „Wandlungen in der Auffassungen des Traumes von den Griechen bis zur Gegenwart". Dann enthalten auch andere Arbeiten wie die ebenfalls in diese Zeit gehörende Abhandlung „Lebensfunktion und innere Lebensgeschichte" zahlreiche medizingeschichtliche Hinweise. Es dürfte also schon so sein, dass die „Geschichte der Medizin" Binswanger damals sehr gegenwärtig war; man müsste in den entsprechenden Texten nachforschen, ob man direkt Hinweise zur Erläuterung dessen, was Binswanger hier meint, finden kann.

Als weiterer besonderer Begriff hebt sich im ersten Alinea derjenige der *„Vertiefung in die innere Lebensgeschichte"* heraus. Es ist dies eine direkte Anspielung an den Aufsatz „Lebensfunktion und innere Lebensgeschichte".

Das nächste Alinea zeigt nun, dass gerade dieser letzte Begriff Probleme enthält, die weiterer Klärung bedürfen. Hier erscheint nun der Begriff „Mission" als *„geistige Mission des Bewusstseins"*. Das Wort muss als *„Auftrag"* oder *„Sendung"* gesehen werden. Binswanger gibt einen präzisen Hinweis auf Paul Häberlins „Der Geist und die Triebe" mit einer bestimmten Seitenangabe. Das erfordert nun einige konkretere *Erläuterungen:* Bevor Paul Häberlin, der ursprünglich Theologe war und sich dann der Philosophie und Psychologie zugewendet hat, nach Basel kam, wo er Ordinarius für Philosophie und Psychologie war, hat er sich kurze Zeit in derselben Stellung in Bern befunden und vorher war er während mehrerer Jahre Direktor des Lehrerseminars in Kreuzlingen. Damals hatte er häufigen und intensiven Kontakt mit Ludwig Binswanger. Er ist es, der mir einmal gesagt hat, seines Erachtens sei die Dissertation von Ludwig Binswanger über „Das Jungsche Assoziationsexperiment in Kombination mit dem psychogalvanischen Phänomen" seine beste wissenschaftliche Arbeit geblieben. Während Häberlin in Kreuzlingen war, hat Binswanger von ihm sehr viel Philosophie gelernt, vor allem natürlich über die alte Philosophie, was sich dann in seiner *Allgemeinen Psychologie* in den Kapiteln über Leibniz und Kant ausgewirkt hat. Zugleich aber hat Häberlin von Binswanger sehr eingehenden Unterricht über Freuds Psychoanalyse und psychiatrisch-psychotherapeutische Probleme im allgemeinen erhalten. – In dem Buch *Der Geist und die Triebe* ist sehr vieles von dieser Quelle her verständlich. Im übrigen ist zu diesem Buch zu sagen, dass es im Gegensatz zu dem vorhergehenden Werk von Häberlin *Der Gegenstand der Psy-*

chologie einen Text ohne irgendwelche Hinweise auf Literatur enthält. Es sieht dann so aus, als ob Häberlin alles, was darin steht, selber erfunden hätte. Wer sich in Philosophie und Psychologiegeschichte etwas auskennt, merkt dann, woher diese Auffassungen stammen. Das ist nun insofern von Bedeutung, als die beiden Begriffe *„Trieb"* und *„Geist"*, wobei für letzteren Begriff das Bewusstsein gesetzt werden kann, *theoretische Konstrukte* oder *Abstraktionen* sind, die miteinander in eine *Beziehung* gesetzt werden, welche auf dieser Grundlage nur ebenfalls *theoretisch* und *nicht wirklich* sein kann. Diese ganze Lehre von Häberlin macht deshalb einen enorm theoretischen Eindruck, es ist etwas wie ein *Spiel mit Worten.* Dabei handelt es sich um Auffassungen, denen *Positivismus* zugrunde liegt. – Es ist deshalb verständlich, dass Häberlin nachher in einer weiteren Phase seines Schaffens von diesen Standpunkten abgerückt ist, worauf hier nicht näher eingegangen werden kann. Er hat aber auch die nächste Phase seines Schaffens wieder überwunden, und wie er selber gesagt hat, gegen das Ende seines Lebens die „Philosophia perennis" wieder gefunden. Er wäre wohl schon etwas enttäuscht, heute feststellen zu müssen, dass die Entdeckung, die er da gemacht hatte, heute eher belächelt als ernst genommen wird und auf jeden Fall keine Bedeutung erlangt hat.

Trotz alledem ist festzuhalten, dass Häberlins philosophisch-psychologisches Werk von damals auf Binswanger einen beträchtlichen Einfluss ausgeübt hat, dieser *Einfluss* jedoch nicht zu einem geringen Teil darin bestand, *bei Binswanger Antriebe zur Überwindung dieses Standpunktes in Bewegung zu setzen.* Zu vermuten ist, dass hier zumindest einer der Beweggründe dafür besteht, dass Binswanger sich kategorisch geweigert hat, diesen Aufsatz in seine *Gesammelten Vorträge und Aufsätze* einzureihen. Wahrscheinlich liegen aber schon hier Andeutungen der späteren Überwindung dieses Standpunktes, worauf wir vielleicht noch zurückkommen werden. – Die bei Binswanger in Anführungszeichen stehenden Worte „Struktur des Interesses" spielt an auf einen Abschnitt in Häberlins Buch, 2. Teil „Der Inhalt des Lebens", 4. Kapitel „Das Lebensinteresse und die Individuation". Dabei ist ganz besonders zu betonen, dass bei Häberlin in seinem Buch die *Inhalte* eine ganz besondere Bedeutung bekommen, was natürlich in Zusammenhang zu bringen ist mit der *Bedeutung des Inhaltlichen* überhaupt in der damaligen Psychologie und in der Psychoanalyse ganz besonders. – Eine andere ebenfalls historische Gegebenheit, die dem Werk von Häberlin zugrunde liegt, ist der auf Nietzsche zurückgehende Gedanke einer *„Philosophie des Lebens"* im Gegensatz zur Geschichte. Man kann das vor allem in Nietzsches zweiter *Unzeitgemässer Betrachtung* nachlesen. Aus diesem Zusammenhang ist dann die ganze Lebensphilosophie um den Beginn unseres Jahrhunderts entstanden, wobei man etwa an Driesch denkt, vor allem aber auch an Simmel und in besonders deutlich ausgesprochener Weise bei Ludwig

Klages *(Der Geist als Widersacher der Seele).* Der Triebbegriff bei Freud sowohl wie bei Häberlin stammt aus diesem „lebensphilosophischen Gedankengut" einer ganzen Generation von Philosophen, Psychologen, Ärzten und Psychotherapeuten. Die Auseinandersetzung Binswangers mit Häberlin und Freud muss auf diesem Hintergrund gesehen werden.

An diesem Punkt unserer Besprechung ist notwendig zu sehen, wie Binswanger *Häberlin und Freud in seinem Text nahe zueinander* bringt, was nicht nur an sich historisch richtig und einleuchtend ist, sondern was eben gerade *Binswanger in der lebendig bewegten Auseinandersetzung* mit diesen beiden Gestalten zeigt.

Einen ganz entscheidenden Schritt eben gerade über Häberlin hinaus macht Binswanger nun in der Fortsetzung des Textes, wobei wir vor allem die Redewendung: „aber vor allem in höchster Reinheit" beachten müssen. Diese *„Reinheit"*, womit offensichtlich ein Schritt über Häberlin und Freud hinaus getan wird, führt zu Kant und Fichte. Es folgen dann zunächst grundsätzliche Stellungnahmen von Kant, wie sie wahrscheinlich aus der *Metaphysik der Sitten* stammen, sich aber auch in der *Kritik der Urteilskraft* ausgeführt finden. Die genauen Zitate sind bisher noch nicht nachgewiesen. Dagegen steht das lange *Zitat von Fichte* in der 5. Vorlesung auf S. 107 der 1. Ausgabe und S. 399 im 6. Band der *Sämtlichen Werke.*

Mit diesen beiden Zitaten stellt Binswanger das Problem der Beziehung zwischen Trieb und Bewusstsein oder Geist auf eine bestimmte, höher gelegene Ebene, wobei es vor allem darum geht, das *ethische Grundprinzip in der Psychotherapie zu verwirklichen,* den Menschen *in ein selbständiges und freies Gestalten und Entscheiden seiner selbst zu führen* und in der Therapie darin zu belassen, ohne eigene Meinungen, Auffassungen und vor allem auch ohne eigene Theorien sein zu lassen. Das ist das ethische Prinzip, um welches es Binswanger hier geht.

Davon ist nun die Rede im nächsten Alinea, das einerseits eine Kritik von Fichte enthält, wobei Binswanger eine Abhandlung von Viktor von Weizsäcker anführt. Er war mit diesem persönlich befreundet und hat wahrscheinlich von ihm Separata bekommen, von denen er hier eines zitiert, einen Aufsatz, der in den *Sämtlichen Werken* von Weizsäckers wieder herausgegeben worden ist. (In den Bänden 7 und 8 der Gesamtausgabe, wo man den Aufsatz eigentlich suchen würde, findet sich dieses Thema nicht.)

Binswanger stellt nun hier *zwei Arten von Psychotherapie einander gegenüber.* Diese Gegenüberstellung wird bestimmt durch eben gerade das ethische Prinzip, das nur bei der zweiten eigentlichen Art von Psychotherapie zur Anwendung kommt, nämlich den Kranken zu seinem Recht und vor allem zu seiner Freiheit kommen zu lassen.

Hier kommen nun neue, sehr aufschlussreiche Zitate, und zwar aus *Simmels* Text *„Das individuelle Gesetz"*, der im 4. Aufsatz von *Lebensanschauung, vier metaphysische Kapitel* enthalten ist. Wenn man diesen Text ansieht, dann bemerkt man, dass schon die vorhergehenden Zitate und vor allem die Zusammenstellung von Kant und Fichte aus dem Werk von Simmel stammen.

Dieses Buch von Simmel erfordert nun erneut einen kleinen *Exkurs* über seine Bedeutung. Es enthält die vier Kapitel: „Die Transzendenz des Lebens", „Die Wendung zur Idee", „Tod und Unsterblichkeit" und „Das individuelle Gesetz". Dazu muss man sagen: Es ist dies das letzte Werk von Simmel, das er grösstenteils schrieb, als er wusste, an einem unheilbaren Magenkrebs zu leiden und nur noch eine kurze Lebenszeit vor sich zu haben. Zu diesem Buch von Simmel gehört aber auch, dass es eine der *Hauptquellen* von Heidegger zu seinem Buch *Sein und Zeit* gewesen ist, vor allem im Hinblick auf den Tod, neben Kierkegaards Schriften: „Die Krankheit zum Tod" und „Der Begriff Angst".

Mit diesem Teil von Binswangers Text stehen wir somit mitten in den *wesentlichsten* und *zentralsten Problemen* der Zeit, unmittelbar nach dem Ersten Weltkrieg, in den *geistigen Auseinandersetzungen,* die damals stattfanden und zu denen natürlich eine Bewegung gehört, die man als *Expressionismus* zu bezeichnen pflegt. Freud und die Psychoanalyse sind in diesem Zusammenhang zu sehen. Hier ist es nun, wo die Stellungnahme Binswangers besonders klar wird, indem sichtbar gemacht ist, worauf es ihm vor allem ankommt, nämlich auf etwas, was in dem langen Zitat von Fichte in einer Weise ausgedrückt ist, die gleichsam ein Problem auf die Spitze treibt, nämlich das *Problem des Individualismus,* wobei Binswanger sich sogleich bewusst wird, dass hier auch Grenzen zu beachten sind, und man kann gespannt sein darauf, was er nun im folgenden Text auf dieser Grundlage zu entwickeln vermag.

Es muss hier jedoch noch ein anderer *Exkurs* eingeschaltet werden. Die Sätze von Fichte, die dazu führen, von jenen Menschen zu sprechen, die in Ermangelung eines eigenen Selbst dasjenige anderer suchen und sich dort ausleihen, gemahnt an eine andere Gestalt, die wahrscheinlich auch in jenen Zeitläufen verankert war. Es gab damals in Genf einen Professor der Philosophie, Amiel, der einmal ein Gedicht geschrieben und, wenn ich richtig orientiert bin, auch eine Melodie dazu komponiert hat. Es ist das Lied, das in Genf jedermann kennt und das bei vaterländischen Anlässen, wie der Escalade, immer gesungen wird, es heisst: „Roulez, tambours". Im übrigen hat dieser Mann zu Lebzeiten überhaupt nie Aufsehen erregt ausser gegen Ende seines Lebens, als er bei Kollegen und Freunden herumgegangen ist und gefragt hat, *ob jemand ihm sagen könne, wer er sei.* Nach seinem Tod aber fand sich ein philosophisches Tagebuch von Tausenden von Seiten. Als man darin zu lesen begann, stellte man fest, dass es von grösster Bedeutung ist. Es gibt seither eine grosse Amiel-Forschung, die unter anderem auch von Jean Starobinski geleistet wird. Letzterer ist ein Psychiater, der in Lausanne bei Professor Steck seine psychiatrische Ausbildung gemacht hat, sich dann aber der Wissenschaftsgeschichte zuwandte, vor allem der Medizingeschichte, und der als einer der bedeutendsten, wenn nicht, wie mir einmal ein französischer Kritiker gesagt hat, als der bedeutendste lebende Literaturkritiker französischer Zunge bezeichnet wird. Man hat dieses „Journal" von Amiel auszugsweise herausgegeben und, soweit ich orientiert bin, ist man immer noch daran, eine integrale Ausgabe herzustellen. Soweit ich weiss, hat sich Binswanger nicht mit Amiel befasst, ich kann mich nicht erinnern, dass wir jemals darüber gesprochen haben. Aber der Satz von Fichte erinnert eben an Amiel, und Amiel wiederum erinnert an jene Zeit, in welcher die Werke von Binswanger entstanden sind in ihrer ganzen Verankerung in die *damalige geistige Situation der Zeit.*

Wir werden das nächste Mal in Zusammenhang mit der Lektüre der langen Anmerkung auf S. 208 auf diese Probleme zurückkommen.

Einer kurzen *Anmerkung* bedarf auch Binswangers Hinweis auf Pfänder. Das Zitat stammt sicher aus dessen grossem Buch *Die Seele des Menschen* von 1933. Pfänder war der Vertreter der sogenannten *Münchner Phänomenologie* im Gegensatz zu der *Freiburger Phänomenologie* von Husserl. Er war befreundet mit Schwenninger, der zwischen den beiden Weltkriegen Assistenzarzt in der Psychiatrischen Klinik Reichenau war. Binswanger kannte ihn gut und hat durch ihn eine Beziehung zu Pfänder, der häufig auf der Reichenau in den Ferien war, gefunden. Pfänder hat Binswanger oft getroffen und hat grossen Anteil an der Einführung Binswangers in die Phänomenologie (vgl. meinen Aufsatz zu diesem Thema: „Die Psychiatrie und Alexander Pfänders phänomenologische Psychologie". In: H. Spiegelberg/E. Avé-Lallemant (Hg.): *Pfänder-Studien.* Den Haag: Nijhoff 1982, 52–73). Schwenninger kannte aber auch Husserl. Auch Husserl war auf der Reichenau bei Schwenninger in den Ferien, und durch Schwenninger hat Binswanger auch Husserl persönlich kennengelernt. – Zu dem Buch von Pfänder ist zu sagen, dass es im Gegensatz zu dem Buch von Simmel zwar die Seele des Menschen darstellen will, dass aber in dem ganzen Buch der Tod überhaupt nicht vorkommt. Es handelt sich um medizin- und geistesgeschichtlich sehr interessante Probleme. Zur Zeit da Binswanger den vorliegenden Aufsatz schrieb, stand er in naher Beziehung zu Pfänder. – Zu Pfänders Werk ist freilich zu sagen, dass meines Erachtens sein Buch über die *Gesinnungen* sehr viel wesentlicher und wichtiger ist als das andere, ebenso das Werk über *Motive und Motivation.* Daneben gibt es von Pfänder auch eine *Psychologie.* Im Pfänder-Nachlass finden sich Texte über die „virtuellen Gesinnungen", die zwar kurz sind, nicht publiziert wurden, aber interessante Hinweise geben. Ich habe von Herbert Spiegelberg Fotokopien dieser Texte erhalten und habe diese einmal einem französischen Philosophen in Avignon zugänglich gemacht, der sich dafür interessierte, ich weiss nicht, was daraus geworden ist.

25. November 1992

Wir lesen die Fussnote 1 zum Kapitel III auf S. 208:

> Die Kontroverse, ob die Überführung eines verdrängten Komplexes „vom Unbewußten ins Bewußtsein" schon an sich heilend wirke, oder ob hier noch erzieherische, sog. synthetische Bemühungen (Jung, Maeder u.a.) hinzutreten müssen, beruht auf einer falschen Voraussetzung. Die „Bewußtmachung einer verdrängten seelischen Regung", um mich der psychoanalytischen Schulsprache zu bedienen, ist ja, wie Freud selber betont hat (vgl. seine Auffassung der Analyse als einer „Erziehung zur Überwindung innerer Widerstände"), schon die Folge einer eminenten fremd- und selbsterzieherischen Anstrengung, zuletzt eines eminenten *Willens* zur Möglichkeit verantwortlicher Selbstentscheidung. Wer diesen Willen nicht aufbringt, dem kann auch psychoanalytisch nicht geholfen werden und umgekehrt, wer ihn aufgebracht *hat,* der ist auch „ohne weiteres" imstande, gesund zu werden und zu bleiben. „Ohne weiteres" heißt hier also nicht, wie die Psychoanalytiker meinen, *lediglich* durch den Faktor des Bewußt- = inneren Gewahrwerdens, weil dem Bewußtwerden eine eminente ethische Willensanstrengung vorausgeht, die nach dem Bewußtwerden sich auch weiter bewährt, wenn sie wirklich echt war; jenes „ohne weiteres" ist deswegen aber auch keine vage Behauptung, wie die Psychagogen behaupten, vielmehr bedarf dasselbe im Falle einer regelrechten Analyse tatsächlich keiner synthetischen Nachhilfe. Diese Synthese begleitet ja, wenn Sie wollen, den psychoanalytischen Heilungsvorgang von Anbeginn an Schritt für Schritt, da kein neuer analytischer Fortschritt erzielt werden kann, wo die vorausgegangene neue Einsicht nicht schon eine Synthese mit der Gesamtperson des Kranken eingegangen ist. Insofern ist bei systematischem Vorgehen auch der „psychoanalytische Schock" im Sinne von J.H. Schultz zu vermeiden oder wesentlich zu mildern. Nur da, wo eine Psychoanalyse nicht möglich ist, wo es am guten Willen (sowie natürlich auch am Können) zur Einsicht in sich selbst und zur Überwindung seiner selbst fehlt, sind „synthetische" Bemühungen nötig, Vermittlung theoretischer und charakterologischer Anschauungen, Vorhaltungen, Aufmunterung, Suggestion, praktische Lebenshilfe usw. Aber während wir im Falle einer systematischen Analyse das Feld unserer Betätigung so klar überschauen wie der Chirurg das seinige und immer wissen, wo wir sind und was wir tun, uns also immer Rechenschaft ablegen können über unser Tun, bleiben wir hier an der

Oberfläche und wissen nicht, was wir tun, d.h. wir können uns über Erfolg und Misserfolg nicht Rechenschaft ablegen. Da aber nur wenige psychopathische Menschen einer Willensanstrengung und Selbstüberwindung, wie der psychoanalytische Erfolg sie voraussetzt, fähig sind, ist die psychoanalytische Vollanalyse als einziges therapeutisches Mittel bei einigermaßen schwereren Störungen immerhin nur relativ selten anzuwenden.

Hier stellt sich bereits eine Frage, welche in dem späteren Aufsatz von Binswanger „Über Psychotherapie" dann an zentraler Stelle aufgenommen wird, nämlich *wie eigentlich Psychotherapie therapeutisch wirkt.* Dabei wird hier angeknüpft an die Kontroverse, ob die Überführung eines verdrängten Komplexes vom Unbewussten ins Bewusstsein allein heilend wirke, oder ob erzieherische und synthetische zusätzliche Bemühungen für die Heilwirkung notwendig seien.

Der neben Jung genannte Maeder war mit Binswanger Assistent im Burghölzli, hat mit Freud korrespondiert, verschiedene Publikationen gemacht und während Jahrzehnten in Zürich eine psychiatrisch-psychoanalytische Praxis gehabt.

Binswanger erklärt dann, dass die Kontroverse von *falschen Voraussetzungen* ausgehe. Wir erläutern dazu, dass viele Kontroversen durch falsche Voraussetzungen zustande kommen, deshalb unlösbar sind und eigentlich nur dadurch zur Ruhe kommen können, dass man ihre falschen Voraussetzungen klärt.

Was Binswanger dann zunächst sagt, ist eine Zurückführung der Kontroverse *auf eine gleichsam zeitliche Struktur,* indem es ihm darum geht zu zeigen, dass die fragliche Synthese eher eine *Voraussetzung* des Bewusstwerdens ist und *nicht* eine *nachträgliche zusätzliche Aktivität,* die gleichsam aufgebracht werden muss, um das bewusst gemachte Material tatsächlich als verändernder Heilfaktor zur Geltung zu bringen.

Durch den ganzen Text geht das *Problem der einheitlich-ganzheitlichen Betrachtung,* und es wird ausdrücklich erklärt, dass es sich darum handelt, dass *im Moment des Bewusstwerdens* die *„Synthese mit der Gesamtperson* des Kranken" bereits geschehen ist. Man könnte vermuten, dass es sich da um begriffliche Haarspaltereien und belanglose Spielereien handelt, was jedoch nicht zutrifft, indem sich in diesen Worten etwas *ganz Fundamentales* vielleicht mehr verbirgt als enthüllt.

Zunächst ist festzuhalten, dass die *„Gesamtperson"*, von der hier die Rede ist, nicht nur Psychisches, sondern auch Leibliches, Triebhaftes, Affektives und Intellektuelles umfasst. Aber zur Gesamtperson gehört eben, wie nicht nur eine daseinsanalytische Betrachtung zeigt, sondern wie es auch Goldstein betont, *die ganze momentan bedeutungsvolle Mit- und Umwelt eines Menschen.* Wie das nun im konkreten Einzelfall aussieht, sei an einem Beispiel erläutert:

Wir stehen zur Zeit in der Schweiz vor einer das ganze Volk intensiv bewegenden eidgenössischen Abstimmung über einen eventuellen Beitritt der Schweiz zum Europäischen Wirtschaftsraum. Ich habe eine Studentin in Behandlung. Diese hat verschiedene traumatisierende Erlebnisse gehabt. Sie ist deshalb heute einerseits sehr verstimmt in die Konsultation gekommen, aber nicht wie sonst aggressiv, sondern in einem schweren, seit Tage dauernden *Angstzustand.* (Es handelt sich um einen Zusammenstoss mit der Mutter, von dem die Patientin meinte, es habe zu einer lebensgefährlichen Erkrankung geführt, an welcher sie schuld sei.) Sie kann abends nicht Zubettgehen, weil sie sich um das Einschlafen ängstigt, und sie sagt immer wieder, ich habe furchtbare Angst.

Wir sprechen über die bekannte Problematik, deuten neue damit zusammenhängende Träume, es bleibt aber bei dem Zustand.

Gegen das Ende der Konsultation erkläre ich der Patientin, ich möchte nun noch von etwas ganz anderem sprechen, nämlich was sie aufgrund ihres entsprechenden Studiums zu der bevorstehenden Abstimmung meine. Da beginnt die Patientin hell herauszulachen, verändert sich mimisch derart, dass man sie kaum wiedererkennt und erklärt als erstes, sie müsse mir schon sagen, sie habe daheim in den letzten Tagen mehrfach gedacht, es nähme sie wunder zu wissen, was ich darüber denke.

Wir stellen zunächst etwas fest, was wir schon verschiedentlich, u.a. sogar in dieser Stunde in anderem Zusammenhang, gefunden haben, dass *der Arzt* offenbar das *ausspricht, was der Patient denkt.* Das beruht nun nicht auf irgendwelchen geheimnisvollen, hellseherischen oder telepathischen Fähigkeiten, die Patientin hat übrigens bei beiden entsprechenden Bemerkungen ausdrücklich gesagt, dass sie nicht jetzt hier, sondern *daheim* die entsprechenden Gedanken gehegt habe. Sie hat dann erklärt, dass die Situation ihres Erachtens nicht eindeutig sei, niemand könne ganz sicher sagen, was im Falle eines Eintrittes oder eines Fernbleibens alles geschehen werde, aber die Art und Weise, wie gewisse Leute mit dem Problem umgehen, sei eindeutig unerfreulich. Es werden Dinge behauptet, die ganz einfach nicht wahr seien, und zwar vor allem eine Vermischung der jetzigen Abstimmung mit einem eventuellen späteren Eintritt in die Europäische Gemeinschaft als Vollmitglied, in Zusammenhang mit den sog. Maastrichter-Verträgen. Sie meine ferner, dass ein jetziger Beitritt uns die ausserordentliche Gelegenheit gäbe, gleichsam einen Probelauf zu machen, um zu sehen, wie sich eine europäische Zusammenarbeit überhaupt gestalte, wie sie sich weiter entwickle. Bis die Frage eines EG-Beitrittes sich in fünf bis zehn Jahren stellen werde, werde man dann viel klarer sehen, ob sich ein Beitritt wirklich aufdränge oder nicht. Sie habe sich deshalb entschlossen, Ja zu stimmen. Zudem hat sie eine Sendung von zwei Bundesräten aus dem Bundesbriefarchiv Schwyz ausserordentlich beanstandet in bezug auf die Art und Weise, wie die Interpellanten und zum Teil auch die Zuhörer mit den Bundesräten umgegangen sind, was sie als einfach ganz unanständig bezeichnete.

Ich habe ihr dann erzählt, dass ich Gelegenheit hatte, mit einem Industriellen zu reden, der fanatischer Gegner ist, und mit einem Bankdirektor, der mir erklärt habe, er habe ursprünglich Ja stimmen wollen, sei aber durch die neuerlichen Bedenken in der Öffentlichkeit eines andern belehrt worden. Wir besprechen dann die verschiedenen Seiten des Problems und stellen eine volle Übereinstimmung fest.

Nun stellt sich die Frage, wie nun dieses Beispiel mit dem Problem zusammenhängt.

An dem Beispiel lässt sich schön folgendes zeigen: die Patientin lebt zur Zeit wie viele Schweizer in einer Situation als Staatsbürgerin mit zahlreichen Bewandtniszusammenhängen, in denen irgendein Entschluss gefasst werden muss. Nun hat sich mit der Frage, die sie sich stellte, nämlich wie ihr Arzt sich in dieser Situation, die faktisch äusserst verwickelt und schwer durchschaubar ist, *eine offene Stelle gezeigt,* etwas, was sie nicht weiss und was deshalb im eigentlichen Sinn des Wortes „unbewusst" ist. Das Problem ist, diese Lücke im Bewusstsein auszufüllen, in dem Augenblick, in welchem das geschieht, und es geschieht in dem Moment, wo ich meinerseits die Frage an sie richte, indem nämlich das Gespräch auf das Problem kommt, in dem Augenblick ist die Situation wieder vollständig.

Sehr deutlich sieht man nun ferner, wie zu dieser Situation *nicht nur sachliche Gegebenheiten* und *Zusammenhänge* gehören, sondern auch eine *persönliche Stellungnahme.* In dem Augenblick, wo nun das Thema eines gemeinsamen Gesprächs gefunden wird, *treffen sich* die *beiden Gesprächspartner mit je ihrer eigenen in einer gemeinsamen Welt. In diesem Moment ist die Beziehung zum andern wieder voll hergestellt,* und vor allem ist jenes Phänomen, das vorher so beherrschend war, nämlich *die Angst,* die stets eine Angst im Nichts ist, *behoben.*

Während im vorhergehenden Gespräch ein wichtiges Thema war, die Mutter dazu zu bewegen, sich von einem Internisten genau untersuchen zu lassen, um festzustellen, ob der unerfreuliche Zwischenfall bei der Mutter wirklich keine lebensgefährliche Folgen hinterlassen habe, erklärt die Patientin zum Schluss mit der grössten Selbstverständlichkeit, sie habe volles Vertrauen zu mir, wenn ich ihr gesagt hätte, die Situation sei nicht derart, dass eine Lebensbedrohung bestehe, und es sei *nicht mehr nötig,* dass die Mutter zum Arzt gehe. Das Wesentliche ist nun folgendes: Einerseits hat Kraepelin festgestellt, dass solche *Umschläge der Stimmung* geradezu charakteristisch seien für die *endogene Depression.* Dann muss man sich klar sein über das, was dabei im wesentlichen geschieht, es handelt sich um etwas, was man nicht weiss, um eine *Lücke im Zusammenhang von Gedanken,* die aber von dem, *was darum herum ist, ihre Gestalt bekommt.* Sehr zweckmässig ist immer *die Analogie mit dem Rorschach-Ver-*

such, die *Zwischenfigurendeutungen* erhalten eine Bedeutung erst durch die Kleckse, welche die weissen Flecken begrenzen. Es sind die konkreten Gegebenheiten der Kleckse, die den weissen Flächen eine Form oder Gestalt geben. Es geht nun in der *Therapie* darum, gleichsam die Umgebung der Lücken so präzis zu erfassen, dass *die Lücken in ihrer je eigenen Gestalt zum Vorschein* kommen und damit *selbst Gestalt annehmen,* und in diesem Moment bricht dann der bisher „unbewusste" Inhalt plötzlich hervor. Wenn Binswanger ausdrücklich sagt, es sei da keine nachträgliche Synthese mehr notwendig, dann hat er nicht nur vollkommen recht, sondern er zeigt zugleich, wie die Forderung nach einer derartigen Synthese die *Sicht auf das eigentliche Problem verstellt, indem man gar nicht mehr sehen kann, was eigentlich das Wesen des Erinnerns eines „verdrängten Komplexes" ist.* Von hier aus müsste man nun auch zeigen, wie jene *Psychotherapeuten,* die ihren Patienten immer versprechen, zum Schluss würden sie ihnen dann gleichsam in einer Schlussvorstellung alles erklären und damit sei die Behandlung dann abgeschlossen, vollständig am Wesen des Problems vorbeigehen.

Wenn man sich einmal diese Situation anschaulich vergegenwärtigt hat, versteht man dann auch all diese auf den ersten Blick so theoretisch anmutenden Sätze Binswangers. Vor allem aber ergibt sich etwas, dass nämlich die Meinung, zu einer psychoanalytischen Therapie würden *„Schockerfahrungen"* gehören, vollkommen danebengeht. Wenn nämlich eine Situation derart vorbereitet ist, dass die Lücke selbst Gestalt annehmen kann, dann kann das Einspringen des fehlenden Gliedes unter allen Umständen immer nur eine *erfreuliche Erfahrung* sein, hier ist es, wo dann das *ästhetische Moment* zum Tragen kommt. Mit diesen Erläuterungen sollte eigentlich die ganze Fussnote *verständlich* und *einleuchtend* geworden sein.

9. Dezember 1992

Zur Einleitung wird über ein Psychotherapieproblem berichtet. Es handelt sich um eine 64-jährige Kranken- und Psychiatrieschwester, die intelligent ist, sich intensiv immer mit Dichtung und bildender Kunst befasst hat und selber sehr geschickt schreiben kann und auch Gedichte gemacht hat.

Sie leidet seit über zehn Jahren, wahrscheinlich in Zusammenhang mit dem Klimakterium, an einer *paranoiden Schizophrenie* mit einem Liebeswahn. Dieser hat zum Gegenstand einen verheirateten Freund der Familie, den sie mit ihren aufdringlichen Liebeserklärungen schwer belästigt hat. Die Krankheit führte zur Scheidung, die Kinder sind erwachsen und sagen ihr unverblümt ins Gesicht, du leidest an Wahnideen, du bist schizophren und ähnliches.

Ich habe die Patientin wegen zyklothymen Störungen mit starkem neurotischem Überbau vor über dreissig Jahren teils mit Antidepressiva, teils psychotherapeutisch behandelt und kenne sehr viele Einzelheiten aus der Vorgeschichte. Sie ist ausgesprochen pyknischer Konstitution, beruflich sehr tüchtig, arbeitet jetzt, um sich selbst durchzubringen, häufig als Nachtwache, vor allem auf geriatrischen Abteilungen.

Sie kommt gelegentlich, höchstens einmal im Jahr zu mir, immer mit dem Wunsch, eine Vermittlerrolle zu spielen, um zu bewirken, dass der Freund ihr Gespräche gestattet. Heute kam sie mit einem ganz bestimmten Anliegen. Sie hatte während zwei Jahren den Freund nicht mehr belästigt, da sie die Meinung hatte, ihre Aktivität könnte in der Ehe störend wirken. Jetzt ist sie überzeugt, dass dies nicht der Fall sei, sondern dass eine Wiederaufnahme früherer freundschaftlicher Beziehungen nicht nur ihrem Freund, sondern auch dessen Gattin grossen Nutzen bringen würde und dass sie eigentlich gerufen werde, sich aktiv um die Beziehung zu bemühen. Sie hat ihn deshalb vor kurzem nachts, als er von der Chorprobe nach Hause kam, auf der Strasse angesprochen, ist ihm zu seinem Haus gefolgt, wurde dort aber nicht eingelassen. Sie hatte dann gemeint, sie hätte wohl gewaltsam in das Haus eindringen sollen und hat in dieser Absicht ihren Annäherungsversuch gestern wiederholt. Daraufhin hat ihr der Mann erklärt, sie solle blitzartig verschwinden, was sie ganz ausser Fassung gebracht hat und weshalb sie heute bei mir zu einer Sprechstunde erschienen ist.

Sie hat sich nämlich nun erinnert, dass er sie anlässlich verschiedener Hospitalisierungen in Psychiatrischen Kliniken gelegentlich besucht hat. Da die damaligen Behandlungen auch mit Neuroleptika-Injektionen nichts geholfen haben, möchte sie eigentlich nicht in die Klinik zurück, aber sie kam nun auf die Idee, die Hospitalisierung könnte die einzige Möglichkeit sein, ihren Freund zu bewegen, zu ihr zu kommen und mit ihr zu sprechen. Dann würde sie auch das in Kauf nehmen, und ich könnte ihre Hospitalisierung in die Wege leiten.

Ich habe dann versucht, ihr Problem in ein *allgemein menschliches Beziehungsproblem* zu stellen, und darauf hingewiesen, dass es vielen Menschen geschehe, Wünsche nach Beziehungen zu haben, die sich nicht verwirklichen lassen. So könne es auch sein, dass der Partner abreise oder gar sterbe. Sie erklärt, sie habe sich auch schon ihrerseits überlegt, ob sie weit weg reisen sollte, aber das könne sie nicht, denn ohne mit dem Herrn zu sprechen, könne sie nicht leben.

Nachdem nun einmal die beiden Themen ‚sprechen' und ‚leben' von ihr in die Diskussion geworfen worden sind und sie ausdrücklich gesagt hat, der betreffende Partner lebe eben, was ihr die Möglichkeit zu sprechen gebe, greife ich die Dialektik von Leben und Tod auf, und zwar anhand der Rorschach-Kleckse, die *Zwischenfiguren* enthalten, welche nichts sind und ihre Form von den angrenzenden Gegebenheiten erhalten, wie diese ihrerseits ihre Form dem angrenzenden Nichts der weissen Fläche verdanken. Von hier gehen wir über auf moderne Kunst wie die Sainte Victoire von Cézanne mit den vielen weissen Flecken, welche dem Bild seine Spannung und damit auch seine Bewegtheit und damit seine Lebendigkeit vermitteln.

Sie versteht das alles sehr gut, nimmt es auch auf und beginnt dann, in abgebrochenen Sätzen zu berichten, was ich mit diesen Erläuterungen beabsichtigt habe, nämlich sie redet andeutungsweise vom Vater, von frühen Kindheitserlebnissen und fügt spontan hinzu, dass sie schon zugebe, in ihrer Angelegenheit könnten solche eine mitbestimmende Rolle gespielt haben. Ich greife diese Andeutungen nicht ausdrücklich auf, sage ihr aber, dass ich auch in dieser Richtung gedacht hätte auf Grund dessen, was ich aus früheren Berichten von ihr wisse. Die Patientin hatte nämlich eine ausserordentlich enge Beziehung zu ihrem Vater, der, als sie etwa sechs Jahre alt war, gestorben ist, was sie nicht verarbeiten konnte. Und es besteht eine nicht unbeträchtliche Wahrscheinlichkeit, dass das Redenwollen mit dem Freund eigentlich ein Redenwollen mit dem verstorbenen Vater bedeutet.

Es ist sehr wahrscheinlich, dass die Patientin, die natürlich auch über psychiatrische Kenntnisse verfügt, etwas von all diesen Zusammenhängen zum mindesten ahnt. So ist ein Gespräch möglich, das sich *auf einer ganz andern Ebene bewegt* als die Erörterung der Beziehung zu dem vermeintlichen Freund. Sie hat denn auch im Laufe des Gesprächs einmal gesagt, dass das, was ich ihr da erkläre, „Stumpfsinn“ sei. Ich habe zunächst darauf nicht reagiert, es dann aber gegen den Schluss des Gesprächs aufgegriffen, worauf sie erklärte, wenn wir uns nicht seit vielen Jahren kennen würden, hätte sie das natürlich nicht gesagt. In anderem Zusammenhang hat sie erklärt, sie sei hierher gekommen, um vom Leben und nicht vom Tod zu sprechen, hat verschiedentlich gesagt, es gäbe eben da Probleme, die sie nur mit dem Freund und dessen Gattin besprechen könne und nicht mit mir, weil nur diese Leute Beziehungen zu früheren Gesprächen und Erlebnissen hätten.

Aber es gelang dann doch, umgekehrt auch wieder die Patientin gelegentlich zum Lachen zu bringen, sie hat verschiedentlich Anstalten getroffen, davonzulaufen, ist aber immer wieder gekommen, sie hat sich entschuldigt, so lange geblieben zu sein. Wir haben dann zusammen noch Bilder betrachtet und darüber gesprochen; die Patientin ist wesentlich gelöster und in einer viel normaleren Verfassung weggegangen, hat sich sehr höflich bedankt, Grüsse für meine Frau aufgegeben und hat keineswegs widersprochen, als ich ihr sagte, sie könne gelegentlich wieder vorbeikommen.

Ein Ziel war natürlich, ein Gespräch in Gang zu setzen, das möglicherweise einen *Ersatz* für die festgefahrene Wahnsituation schaffen könnte, wobei natürlich die Gefahr besteht, dass sie dann den Ersatz tatsächlich beim Arzt sucht. Die Gefahr wird aber sehr stark vermindert dadurch, dass man von vorneherein die Beziehung *in ein künstlerisches Medium kleidet,* sich auf Kunstwerke bezieht, die ihrerseits Gestalt angenommen haben.

Man weiss, dass auch dann, wenn es gelingt, eine momentane Situation etwas zu entschärfen, der *Rückfall* in die sich verschliessende Wahnsituation gegeben ist. Zum andern muss man sich klar sein, dass natürlich auch die *Gefahr eines Suizides* durchaus ernst zu nehmen ist und entsprechende Vorkehrungen notwendig sind. Zu vermeiden lässt sich dies allerdings nie ganz.

Das Beispiel wurde eingefügt einerseits, weil es ganz aktuell ist und man aus der aktuellen Situation am ehesten in der Lage ist, die an sich sehr schwierigen Probleme einer solchen Psychotherapie darzustellen, anderseits aber handelt es sich eben um die *eigentliche psychotherapeutische Bewegung,* die eben etwas anderes ist als Geschichten erzählen, sondern etwas ist, was sich *ereignet,* was *Spannung* und *Bewegung* in sich schliesst und vielleicht noch sogar bei fixiertem schizophrenem Wahn eine gewisse Entspannung und Erleichterung bringen kann.

Kapitel IV, S. 208–215

Wir kehren dann zu unserm Text zurück und beginnen mit der Lektüre von Kap. IV, wo nun das Thema der *Indikation für Psychotherapien* gestellt wird.

> Al. 19, S. 208f.: Aus der methodologischen, praktisch-ärztlichen und ethischen Grundsituation heraus ließe sich auch die Grundsituation der *speziellen* psychotherapeutischen *Indikationsstellung* im einzelnen entwickeln. Einiges wurde schon darüber gesagt. Wo ich einen Menschen nicht mehr als Wesen erfassen kann (z.B. im Falle einer schweren organischen Verblödung), wo das Eindringen in die innere Lebensgeschichte der Person und damit ihr eigenes freies Eingreifen in dieselbe aus akuten oder chronischen Funktionsstörungen des Organismus (dazu gehört auch die Imbezillität) praktisch unmöglich ist, wo es das Lebensideal des Menschen ist, „möglichst viel zu genießen und möglichst wenig zu tun“, wie Fichte einmal sagt, da überall ist ärztliche Psychotherapie im vollen Sinne des Wortes unmöglich, so sehr auch Dressur, Zähmung, Leitung, suggestive Einwirkung, Einschüchterung, Bestrafung, Belehrung usw. noch von einigem Erfolg sein können. Dies alles sind aber keine Methoden ärztlicher Vollpsychotherapie oder großer ärztlicher Psychotherapie, sondern entweder Formen *psychiatrischer*

Behandlung, rein erzieherischer Einwirkung oder gelegentlicher „kleiner", mehr oder weniger selbstverständlicher psychotherapeutischer Momentanbeeinflussungen.

Binswanger zeigt vor allem im Anfang dieses Abschnittes die negativen Momente, die eine Psychotherapie ausschliessen. Zum Teil versteht sich das von selbst, es gibt jedoch besondere Hinweise, die man kennen muss, um nicht der Versuchung zu erliegen, völlig ungeeignete Patienten eventuell über lange Zeit psychotherapeutisch beeinflussen zu wollen. Vor allem der Satz, den Binswanger von Fichte zitiert, von Menschen, denen es nur darum geht, „*möglichst viel zu geniessen und möglichst wenig zu tun*", sind ungeeignet. (Der Satz stammt wahrscheinlich auch aus der selben Abhandlung von Fichte wie die übrigen Zitate, ist auch vorläufig noch nicht nachgewiesen.)

Beispiele von solchen Menschen drängen sich auf, wenn man derartigen Menschen begegnet. Der Satz von Fichte ist die Lebensdevise eines jungen Mannes, der von früher Kindheit an über ein sehr vorteilhaftes Äusseres verfügte, von einem Vater, der als Künstler im Ausland lebt, mit dem die Mutter jedoch nicht verheiratet war und der sich auch nie um seinen Sohn bekümmerte. Dieser lebte im Kleinkindesalter in einer sehr guten Pflegefamilie, kam dann zur Mutter, die nun geheiratet hat. Es begann recht früh schon mit Diebstählen im Schulalter, und seither sind immer wieder Diebstähle, Unterschlagung, Wechseldelikte vorgekommen. Der Mann ist sehr intelligent, brauchte in der Schule nie etwas zu arbeiten, hat die Sekundarschule besucht, hat keine Lehre machen können, findet leicht oberflächlichen Kontakt und ist wegen seiner kriminellen Handlungen in einer Arbeitserziehungsanstalt, wo er unter anderem in einer Besprechung mit dem Psychiater auch die Auffassung vertreten hat, Zuhälter wäre ein sehr passender Beruf für ihn.

Ein anderes derartiges Beispiel vom selben Ort und aus dem selben Alter ist der junge Mann, der eine Schreinerlehre mit viel Erfolg besteht, in die Gewerbeschule geht und während mehr als zwei Jahren intensiv psychoanalytisch behandelt worden ist. Als der Psychologe während dieser Behandlung die Stelle verliess, hat er dem dortigen Direktor erklärt, er möchte unbedingt dessen Behandlung in seiner künftigen Privatpraxis weiterführen, der Fall sei nämlich äusserst interessant und erfolgreich, aber noch nicht zum Abschluss gekommen. Man hat dem jungen Mann dann die Fortsetzung der Behandlung ermöglicht, bis auskam, dass er in drei Fällen Einbruchsdiebstähle begangen hatte, die während der psychotherapeutischen Behandlung stattfanden und von denen der Mann gar nichts berichtet hat.

Bei derartigen Fällen sind *rein äusserliche Abklärungen* immer von wesentlicher Bedeutung, vor allem müssen zunächst die zeitlichen Verhältnisse klargelegt werden. Da hat sich dann gezeigt, dass die Delikte in einem sehr kurzen Zeitintervall geschehen sind, was dann dazu führt, sich zu überlegen, ob irgendwelche äusseren Umstände mitgespielt haben. Tatsächlich war dies hier der Fall, er war in einem Gesangsverein, dieser hat ein Theaterstück aufgeführt, er ist als Schauspieler erfolgreich aufgetreten. Nun gab es ein Schlussfest für die Mitwirkenden, und daraufhin war alles fertig, und er ist in eine depressive Reaktion verfallen, aus der er sich mit seiner maniformen Betriebsamkeit herausgeholt hat, was Geld kostete.

Solche und ähnlich Fälle sind keineswegs selten. Wesentlich ist dabei, die *maniforme Temperamentsanomalie* zu sehen. Es handelt sich in klinischer Sprache um *hyperthyme maniforme* Zustandsbilder mit *Haltlosigkeit, Arbeitsscheu* und vor allem dem, was man früher *moralischen Defekt* nannte, wofür es eigentlich kaum eine ebenso geeignete moderne und zulässige Diagnose gibt. Jakob Wyrsch hat darüber eine auch heute noch sehr lesenswerte Abhandlung geschrieben, wobei es vor allem auch darum geht, dass derartige Menschen zu keiner festeren Bindung mit anderen Menschen fähig sind und dann kriminell werden, wenn sich die moralische Unbedenklichkeit mit einer temperamentsmässig gesteigerten Aktivität, vor allem maniformer Art und dem damit verbundenen Geltungsbedürfnis, verbindet. Wyrsch erläutert diese Probleme näher.

Der Text im Beginn dieses Kapitels bereitet keine Schwierigkeiten; wichtig ist, sich klar zu sein darüber, dass bei den von Binswanger aufgezählten Beispielen, die hier zur Illustration mit konkreten Inhalten ergänzt wurden, zwar keine umfassende Psychotherapie möglich ist, wohl aber *erzieherische Massnahmen* unter Umständen einen gewissen praktischen Erfolg haben können, vor allem auch die *Gewöhnung an regelmässige Arbeit.*

Die eigentliche Psychotherapie besteht nun eben in der *Vertiefung in die innere Lebensgeschichte.* Nach den Ausschlüssen, die Binswanger in bezug auf die Indikation gibt, stellt sich nun die Frage, wann denn eine solche Vertiefung in die innere Lebensgeschichte angezeigt und wann sie überhaupt möglich ist.

6. Januar 1993

Wir schliessen an die Diskussion über die Indikation zur Psychotherapie und die verschiedenen Formen psychotherapeutischen Wirkens an, wobei Psychotherapie im engeren Sinn dem Prinzip der *Vertiefung in die innere Lebensgeschichte* entspricht. Immerhin ist darauf hinzuweisen, dass Binswanger im 2. Al. von Kap. IV auch da nur vom Vordergrund spricht und nicht von einer Psychotherapie, die sich nur auf die Lebensgeschichte stützt, wie das bei gewissen, vor allem neuzeitlichen Formen von Psychotherapie der Fall ist.

Zu diesem selben Alinea ist in Ergänzung zum letzten Mal noch auf die Problematik hinzuweisen, die sogleich auftritt, wenn man von „*Systemen*" spricht. Jedes System wird *von aussen* an den individuellen Menschen herangetragen, bezieht seine *Strukturen von anderswo her*, ist eine *Abstraktion* von phänomenalen Gegebenheiten und damit eine *Theorie*, die auf einen bestimmten Fall angewendet wird. – Eine anekdotische Begebenheit mag dies veranschaulichen: Als ich damit beschäftigt war, den Artikel über *Daseinsanalyse* für das Handbuch *Psychiatrie der Gegenwart* in der 1. Aufl. nach dem Zweiten Weltkrieg zu schreiben, wobei ich Vorarbeiten für einen im Auftrag von Leopold Szondi verfassten Beitrag verwendete, habe ich im Laufe der Arbeit Herrn Szilasi gesagt, ich möchte anhand des Falles „Ellen West" von Binswanger das daseinsanalytische Vorgehen systematisch darstellen. Da hat er mir sogleich gesagt, das komme schief heraus, die Begriffe *Daseinsanalyse* und *Systeme* würden sich in keiner Weise miteinander vertragen. Sobald ich etwas systematisiere, trete ich aus dem daseinsanalytischen Bewandtniszusammenhang heraus. – Diese Warnung ist vor allem heute von wesentlicher Bedeutung im Hinblick darauf, dass die ganze Psychiatrie sich bemüht, ihre Aussagen in „systemische Strukturen" einzufügen, wobei man zum Beispiel dann darunter familiäre Strukturen versteht. Es sind dies Ansätze, die *wesensmässig* an *entscheidenden Punkten*, und zwar schon am Ursprung jeder daseinsanalytischen Betrachtungsweise, vorbeigehen. Vor allem darf man nicht meinen, was Binswanger mache, lasse sich in irgendeiner Weise mit moderner „Systematik" in irgendwelchen andern inneren Zusammenhang bringen als denjenigen der absoluten Gegensätzlichkeit, wobei jede „systemische Betrachtung" von vorneherein in den Bereich *positivistischer Psychologie* gehört, gegen den Maldiney in seinem Aufsatz über Ludwig Binswanger die Daseinsanalyse schon vor Jahrzehnten als Gegensatz abgehoben hat.

Wir lesen dann weiter, und zwar nur das ganze folgende Alinea S. 209. Was sogleich auffällt, sind drei *lange Sätze*, die äusserlich an lateinische Perioden erinnern.

> Al. 20, S. 209: Sie sehen, daß auch bei der Grundsituation der speziellen psychotherapeutischen Indikationsstellung *das Prinzip der Vertiefung in die innere Lebensgeschichte* im Vordergrunde steht. In ihr haben wir ein der Psychotherapie *immanentes Prinzip* gefunden, das uns auch erlaubt, die einzelnen Formen und Wege der Psychotherapie systematisch zu gliedern, d.h. ihnen ihren Ort im psychotherapeutischen System anzuweisen. Gestatten Sie mir hierzu einige Vorbemerkungen:

Al. 21: Wenn wir trotz der unverkennbaren, in ihrem Wesen immerhin völlig undurchschaubaren Zusammengehörigkeit von Lebensfunktion und Lebensgeschichte die Vertiefung in die letztere als das oberste Prinzip der Psychotherapie und damit auch der speziellen psychotherapeutischen Indikationsstellung betrachten, so geschieht das deshalb, weil der Mensch auf den Menschen ja niemals von Organismus auf Organismus allein zu wirken vermag, auch bei der instinktivsten Gefühlsansteckung und Nachahmung nicht, sondern immer nur durch das Medium „des Geistes", des aufmunternden, strafenden oder zornigen Blicks, der freundlichen oder drohenden Geste, vor allem aber des Wortes, bei welchem der lebensfunktionelle Anteil zugunsten des geistigen für den zwischenmenschlichen Verkehr überhaupt enorm zurücktritt. Nur durch das in der Rede dargestellte Medium geistiger Bedeutungen oder des Begriffs ist ja eine eindeutige *Verständigung* von Mensch zu Mensch überhaupt möglich, und nur durch Rede und Gegenrede, im geistigen Wechselverkehr also, läßt sich die innere Lebensgeschichte rekonstruieren und so die Grundlage schaffen für ein jedes psychotherapeutisches Handeln, d.h. also für die Hilfe zur Betätigung der freien Selbstentscheidung der geistigen Person. Diese Selbstentscheidung spielt sogar eine Rolle in der *Suggestion,* die keineswegs ein rein passives Sich-unterwerfen und -beherrschenlassen darstellt, sondern, wie E. Straus nachgewiesen und P. Häberlin von jeher hervorgehoben hat, sich immer auch auf besondere, der Interessensphäre der individuellen Person zugehörige *Motive* zur Aneignung oder Verwerfung bestimmter Inhalte zurückführen läßt.

Es ist dies nicht eine Umständlichkeit, die stilistisch leicht zu beheben wäre, sondern es ist der Ausdruck dafür, dass die in den langen Sätzen *zusammengefügten Gedanken innerlich zusammengehören* und somit Teil eines *einheitlichen Ganzen* sind!

Dieses einheitliche Ganze muss nun so gesehen werden, wie es in der Philosophie des „Ganzen und der Teile" dargestellt ist als Gegensatz zu einem Ganzen im Sinne einer Summe. Zur entsprechenden Literatur ist auf die Kapitel im *Historischen Wörterbuch der Philosophie* hinzuweisen. Zur Orientierung ist immer wieder an Husserls dritte *Logische Untersuchung* im 2. Band hinzuweisen. Ferner ist immer wieder zu bedenken, wie das *klassische Lehrbuch der Logik* von Lotze mit dem ersten Paragraphen die Unterscheidung zwischen „Zusammengehörendem" und „Zusammengeratenem" als Ausgangspunkt wählt. Eine Einführung in die Psychologie und damit eigentlich auch in die Psychopathologie ganz allgemeiner Art kann sehr wohl auch heute noch diese Unterscheidung zum Ausgangspunkt nehmen und wird sich damit viele Schwierigkeiten und Umständlichkeiten, vor allem aber auch Unklarheiten ersparen. Wenn im vorliegenden Text Binswanger von der *„Zusammengehörigkeit"* von *Lebensfunktion und Lebensgeschichte* spricht, dann ist dieses ganze Problem damit gleichsam auf die Bühne gestellt und muss in seinen Grundstrukturen bei der Lektüre des ganzen Satzes und hier nun der ganzen Abhandlung gegenwärtig behalten bleiben.

Dieses „einheitliche Ganze" von zusammengehörenden Gliedern ist nun einerseits das *Ganze des Menschseins,* anderseits jedoch das *Ganze* von *Lebensfunktion und Lebensgeschichte.* Wichtig ist nun, dass als Wesen diese Zusammengehörigkeit ausdrücklich als *„völlig undurchschaubar"* bezeichnet wird. Es ist dies deshalb von Interesse, weil viele psychotherapeutische Schulen lehren, diese Zusammengehörigkeiten seien eben doch durchschaubar. Es ist dies ein Problem, das im einzelnen genauer erfasst werden müsste, und das man jedenfalls gegenwärtig halten muss, wenn man den folgenden Text liest.

Diese Undurchschaubarkeit der wesensmässigen Zusammengehörigkeit von Lebensfunktion und Lebensgeschichte hindert nicht, dass eine Möglichkeit besteht, die *Lebensgeschichte* zu *erforschen.* Man muss sich nur dabei vergegenwärtigen, dass man damit allein nie das *Ganze des Menschseins* erfasst, sondern immer da und dort auf Lebensfunktionales stösst, das *lebensgeschichtlich nicht durchschaut werden kann,* weil es in diesem eben lebensfunktionalen Bereich keine wirksamen *geschichtlichen Zusammenhänge* gibt!

Besonders zu beachten ist, dass damit aber auch gesagt ist, inwiefern das *Lebensfunktionale allein nie* das *ganze Menschsein bestimmt,* was Binswanger mit Beziehungen zwischen Organismus und Organismus erörtert. Wenn er dann von *instinktiver Gefühlsansteckung* und *Nachahmung* spricht, so sind das Worte, die vom Philosophen Max Scheler stammen, aus dessen Büchern über die Sympathiegefühle und aus seiner Ethik. Scheler hat gezeigt, *wie „sinnliche Gefühle",* z.B. ein Schmerz im Zahn, nicht ansteckend sind, wohl aber schon *leibliche Gefühle* wie Depressivität und maniformes Wesen. All das ist in diesem Satz eingebaut.

Es wird dann gefragt, was Binswanger wohl unter *„Geist"* verstehe. Das Wort ist in seinem Text in Anführungszeichen gesetzt, er will damit sagen, dass das Wort nicht im populären Sinn zu verstehen ist, sondern eine ganz bestimmte Bedeutung hat, die sich an der *Phänomenologie des Geistes* von *Hegel* orientiert. Als Binswanger diesen Artikel schrieb, war er bereits damit beschäftigt, den zweiten Band seiner *Allgemeinen Psychologie* zu schreiben, aus dem dann seine *Grundformen* geworden sind. In diesen spielt Hegel vor allem mit der *Phänomenologie* eine zentrale Rolle.

Das Nächste, was auch noch in diesen Satz gehört, ist der Hinweis auf das *„Wort"*, bei dem die Lebensfunktion, beim *Sprechen* etwa, aber auch beim *Schreiben,* eine Rolle spielt, der *Sinn* jedoch oder die *Bedeutung* aber sehr stark in den Vordergrund treten.

Es folgt dann ein fast ebenso langer zweiter Satz, der ebenfalls daraufhin zu betrachten ist, dass in ihm das Wesen des Menschen möglichst genau begrifflich gefasst wird. Dabei ist zunächst auf das *Rekonstruieren* der *Lebensgeschichte* hinzuweisen, womit die *Allgemeine Psychologie* von *Natorp* hervortritt. Damit sind grosse Probleme verbunden, die Binswanger in der *Allgemeinen Psychologie* in ganz ausgezeichneter Weise erörtert hat.

Wesentlich ist jedoch der Begriff *„geistiger Wechselverkehr"* in Form von *„Rede und Gegenrede"*. Das ist nun insofern von Bedeutung, als an der *Erschliessung der Lebensgeschichte* des Patienten sein Gesprächspartner, in der *Psychotherapie* der *Arzt,* an dieser Lebensgeschichte selbst Anteil bekommt und sich *mit seiner eigenen Wesensart gleichsam daran mitbeteiligt.*

Auf ersten Blick möchte es scheinen, dass dadurch der Patient nicht zur „freien Selbstentscheidung der geistigen Person" geführt, sondern eher umgekehrt von sich fortgetragen wird. Das ist aber nur scheinbar, *jede Stellungnahme zu sich selbst ist nur möglich in einer Auseinandersetzung und in einer gemeinsamen Welt mit andern!*

Im letzten Satz wird das dann sogar für die Suggestion gefordert, indem zwei Forscher, die Freunde Binswangers waren, sich intensiv mit dem Problem beschäftigten, nämlich Erwin Straus und Paul Häberlin. Beide haben gezeigt, dass Suggestion nicht ein „rein passives Sich-unterwerfen und Beherrschen-lassen" darstellt, sondern dass auch derjenige, welcher der Suggestion erliegt, aktiv daran beteiligt ist.

Es hängt dies zusammen mit Problemen der *primär extratensiven zentrifugalen* Aktivität des Ichs, das sich nur in Auseinandersetzung mit andern und mit der Welt selbst finden kann und niemals bei sich selbst und nur bei sich selbst.

Dabei ist dem letzten Teil des 3. Satzes besondere Beachtung zu schenken, wo von der *Möglichkeit der „Aneignung oder Verwerfung"* bestimmter, einer individuellen Person zugehöriger *Motive* gesprochen wird. Damit ist in der Auseinandersetzung mit dem andern Menschen eine *Wahl* aufgezeigt, die eben das *freiheitliche Moment* enthält.

Für Maldiney liegt da ein *Grundzug des Daseins,* den er bei Szondi wieder finden wird, wo die Einstellung zu den Faktoren der Triebstruktur stets positiv oder negativ sein kann, wobei sogar beides gleichzeitig möglich ist durch die Unterscheidung zwischen Vordergrund und Hintergrund. (Das Problem wird hoch aktuell in der Vorlesung in Zürich über das Einführungskapitel zu der Abhandlung über das Schicksal von Hölderlin und Nietzsche.) Zur Zeit da Binswanger diese Zeilen schrieb, hatte Szondi seine grundlegenden Entdeckungen überhaupt noch nicht gemacht. Man versteht aber, wie sich Maldiney von Binswanger und Szondi angesprochen gefühlt hat und an wesentlichen Stellen dergestalt innere Beziehungen gesehen hat.

20. Januar 1993

Zunächst wird eine kurze Zusammenfassung der letzten Stunde gegeben, wobei besonderes Gewicht auf etwas gelegt wird, was das letzte Mal vielleicht etwas zu wenig herausgehoben wurde. Zum Begriff des *Menschseins als Ganzem* gehört nicht nur das, was man üblicherweise als Mensch bezeichnet und seine Mit- und Umwelt, sondern ganz speziell auch das, was Binswanger mit dem sonderbaren Begriff des *„geistigen Wechselverkehrs"* bezeichnet in der Form von *Rede und Gegenrede,* d.h. dass man ganz ausdrücklich sagen und sogar betonen muss, zum Menschsein als Ganzem eines Kranken gehört der Arzt als Gesprächspartner dazu. Das hat natürlich seine umfassenden Konsequenzen, vor allem auch insofern, als dieses Ganze dann von Begegnung zu Begegnung nicht mehr identisch ist, sondern sich verändert, und zwar nicht nur durch Veränderungen, die beim Patienten sich eingestellt haben, sondern auch durch solche, die sich ganz unabhängig vom Patienten beim Arzt ereigneten.

Aus dieser ganz speziellen Situation, über welche man sich schon genau Rechenschaft geben muss, leitet sich nun bei Binswanger etwas anderes ab, was wesensmässig in diese Beziehung gehört, was Binswanger zwar sagt, aber nicht in der Weise betont und mit Gewicht belegt, wie es dem Phänomen eigentlich entsprechen würde, nämlich das *Problem des Sichaneignens oder Verwerfens* dessen, was in dieser besonderen mitmenschlichen Situation gesprochen wird. Hier ist nun ein Punkt, von dem etwas abgeleitet werden kann, was Binswanger seinerzeit überhaupt nicht wissen konnte, weil es noch gar nicht existierte, nämlich die ganze Problematik des *Szondi-Testes* und der *Schicksalsanalyse von Szondi.* Damit aber wird eine Brücke geschlagen zu den neueren Entwicklungen, wie sie sich aus Maldineys psychopathologischen und kunstwissenschaftlichen Arbeiten ergeben.

Es scheint von zentraler Bedeutung, diese Strukturen, die alle mit der einheitlichen Ganzheit in Beziehung stehen, deutlich herauszuheben.

Das führt nun zum nächsten Al. 22 auf S. 209, das mit dem Satz beginnt:

> Al. 22, S. 209: Wir wissen jetzt also, was es heißt, den ganzen Menschen zu untersuchen und dem ganzen Menschen zu helfen und haben auch ein Prinzip gefunden, an dem eine jede Psychotherapie sich „messen" läßt. Damit können wir nun ihre einzelnen historisch gewordenen Richtungen und Methoden gliedern und verstehen und auf die Indikationsstellung ihrer Anwendung kurz hinweisen.

Von hier geht dann im selben Satz die Weiterführung des Problems hervor, nämlich dass von diesem Wissen um den ganzen Menschen jede *Psychotherapie* mittels eines *„Prinzips" gemessen* werden kann. Dieses Prinzip ist nach Al. 20 auf S. 209 die *„Vertiefung in die innere Lebensgeschichte"*, das aber bedeutet in Zusammenhang mit dem soeben Gesagten, dass diese Vertiefung dadurch geschieht, dass Arzt und Patient sich in *„Rede und Gegenrede" begegnen* und dabei *Stellung beziehen,* womit jedoch, und das ist ein weiterer Schritt, über den man sich Rechenschaft geben muss, *diese Begegnung* ihrerseits wiederum *in die Lebensgeschichte eingefügt wird* und dieser neue Bewandtniszusammenhänge und Bedeutungen hinzufügt. Psychotherapie ist somit nicht etwas, was einfach geschieht, sondern etwas, worin sich Patient und Therapeut in der Weise begegnen, dass das, was *früher* geschah, mit dem, was *jetzt,* nämlich in der Therapie geschieht, *in ein eigentümliches inneres strukturierendes wesentliches Ereignis verknüpft* wird. Damit aber ist nun etwas ganz Besonderes gesagt im Hinblick auf den Begriff von Geschichte. Dabei ist auf Gadamers *Wahrheit und Methode* hinzuweisen, wo vor allem auf den S. 288f. wesentliche Erläuterungen stehen, die den Autor dazu führen, Nietzsches *zweite Unzeitgemässe Betrachtung* anzuführen und auf grundsätzliche Probleme, die sich hier ergeben, hinzuweisen. Gadamer kritisiert zwar Nietzsche in entscheidender Weise, wohl mit Recht, aber es handelt sich doch um ein Problem, zu dem Nietzsche mit diesem Text einen wesentlichen Beitrag geliefert hat, eine Fragestellung, die er zum mindesten mit in Bewegung gesetzt hat und die, wie sich aus dem Text von Gadamer ergibt, wesentliche und interessante Aspekte eröffnet in Zusammenhang mit entsprechenden Interpretationen Nietzsches von Löwith und Heidegger. Im Kurs von heute wurde auf diese viel weiterführende Problematik nicht hingewiesen, sie gehört aber unbedingt zu den besprochenen Phänomenen hinzu. Darüber muss noch im nächsten Kurs eingehend referiert werden.

Heute sind wir dann zum nächsten Alinea übergegangen, wo nun Binswanger beginnt, die *klassische psychoanalytische Methode* als erste psychotherapeutische Möglichkeit darzustellen und kritisch zu beleuchten. Das geschieht ausgehend von der Feststellung der Bedeutung der Erforschung der inneren Lebensgeschichte durch die Psychoanalyse und ihre ganz spezielle Methode.

> Al. 23, S. 209: Was zunächst die *psychoanalytische Methode* angeht, so ist sie diejenige, welche die Vertiefung in die Lebensgeschichte des Menschen am weitesten treibt und die ausgebildetste Methode hierzu besitzt. Das ist der ungeheure Vorsprung, den sie vor allen anderen Methoden besitzt, ja wir dürfen nicht vergessen, daß sie zuerst dieses grundlegende Prinzip für die Psychotherapie entdeckt und nutzbar gemacht hat.
>
> Anm.: So bemerkt auch der durchaus *gegen* die Psychoanalyse eingestellte Strich in seinen „Prinzipien der psychologischen Erkenntnis" (Heidelberg 1914), einem Buch, dem ich sehr viel verdanke:

> „Der große ursprüngliche Wert der (psychoanalytischen) Theorie liegt allein in dem verpflichtenden Prinzip, die Gegenwart aus der Geschichte des Individuums zu verstehen“ (S. 294).

Das gibt Binswanger Gelegenheit, auf einen Autor hinzuweisen, nämlich Walter Strich und dessen Buch *Prinzipien der psychologischen Erkenntnis.* Man kann sich bei diesem Titel fragen und muss das eigentlich tun, ob und gegebenenfalls inwiefern Binswanger das Wort „Prinzipien“, das er selbst zum Teil in Anführungszeichen setzt oder Schrägschrift hervorhebt, aus diesem Buch übernommen hat. Dazu sind einige zusätzliche Erläuterungen angebracht. Walter Strich war Philosoph und Bruder von Fritz Strich, welcher zur damaligen Zeit Professor für deutsche Literatur an der Universität Bern war und damals sehr beachtete Bücher geschrieben hat, in welchen er Wölfflins *Kunstgeschichtlichen Grundbegriffe* auf die Literaturwissenschaft angewendet hat und so zur Charakterisierung „klassischer“ und „barocker“ Literatur geführt worden ist. Es handelte sich zu damaliger Zeit um wesentliche Forschungen, die vielleicht zu Unrecht später in den Hintergrund gedrängt worden sind. Ich erinnere mich eines Gesprächs darüber mit Szilasi, der meinte, die literaturwissenschaftlichen Arbeiten von Fritz Strich seien denjenigen von Emil Staiger überlegen. Die Frage eines Vergleiches der beiden Forscher wäre wahrscheinlich heute von gar nicht zu vernachlässigendem Interesse. – Es ist nun aber noch auf anderes hinzuweisen. Die beiden Brüder Strich haben auch zusammengearbeitet. In der Tempel-Ausgabe von Schillers Werken hat Fritz Strich einen ganzen Band über Schiller geschrieben, in welchem ein Kapitel über Schillers Philosophie von seinem Bruder Walter beigesteuert worden ist. Auch hier eröffnet sich für heutige Forschung ein hochinteressantes Kapitel. – Nicht unerwähnt soll bleiben, dass seinerzeit in den Kant-Studien über das Buch von Fritz Strich eine vernichtende Rezension erschienen ist (Bd. 30, 1925, S. 227–228). Im Gegensatz dazu hat Binswanger das Buch ausserordentlich geschätzt und erklärt, ja gerade an der Stelle, an welcher wir sind, wieviel er daraus gelernt habe. Abgesehen davon, dass man diese negative Kritik genauer überprüfen müsste, wäre zu untersuchen, wer der damalige Rezensent war. Dieser könnte, wenn er freudianisch war, an den kritischen Äusserungen zur Psychoanalyse Anstoss genommen haben oder, falls er nationalsozialistisch inspiriert war, aus antisemitischen Gründen kritisiert haben. Vielleicht ist weder das eine noch das andere der Fall gewesen, aber eine andere Voreingenommenheit mir unbekannter Art. Was mir eher unwahrscheinlich erscheint, wäre, dass Binswanger sich derart grundlegend getäuscht hätte, indem Binswanger doch sehr kritisch urteilen konnte.

Auf der untersten Zeile von S. 209 findet sich nun der Hinweis auf eine andere, ebenso wesentliche Fussnote, nämlich über die Bedeutung der *Studien über Hysterie* von Breuer und Freud:

Al. 24, S. 209: Deswegen sind die „Studien über Hysterie" sozusagen die für die Psychotherapie als Wissenschaft konstitutive Schrift geworden, wie Gregor Mendels „Versuche über die Pflanzenhybriden" etwa diejenige für die Vererbungslehre.

Anm.: Diese Schrift ist historisch um so bedeutungsvoller, als in ihr die rein funktionale Betrachtungsweise der Neurosen (Breuer) in ihrer höchsten Blüte neben dem frisch aufkeimenden Sproß ihrer lebensgeschichtlichen Auffassungsweise enthalten ist.

Auch dazu sind zusätzliche Erläuterungen notwendig. In den *Gesammelten Werken* von Freud sind die Anteile von Breuer nicht mit abgedruckt. Um die ganze Situation auch im Hinblick auf das Problem, das Binswanger in der Fussnote andeutet, nämlich der Beziehungen zwischen lebensfunktionaler und lebensgeschichtlicher Betrachtungsweise, das sicher mit der Beziehung zwischen Breuer und Freud verknüpft ist, genauer zu erörtern, ist es unbedingt notwendig, die sicher auf Breuer zurückgehenden Beiträge von denjenigen Freuds zu unterscheiden und dann zu prüfen, wer eigentlich welchen Anteil an diesen Studien hat, vor allem im Hinblick auf denjenigen Text, der von beiden zusammen verfasst worden ist. Das setzt ein eingehendes Studium des Originaltextes voraus, der wieder gedruckt worden ist. Ich habe selbst diese Texte vor Jahren gelesen und habe mich immer wieder gefragt, welcher der beiden Forscher eigentlich den *entscheidenden Schritt* entdeckt und gesehen hat, dass nämlich nicht die Erinnerung an ein komplexhaftes Erleben und nicht die affektive Reaktivierung die entscheidenden Schritte sind, sondern dass *der Patient darüber spricht,* d.h. dass die fraglichen Ereignisse Worte gewinnen. Es liegt der Verdacht vor, dass diese meines Erachtens absolut grundlegende Tatsache mehr von Breuer als von Freud stammt, weil nämlich Freud später darauf bei weitem nicht mehr das Gewicht gelegt hat, das diesem Phänomen in den Studien über die Hysterie zugeteilt wird und das sich in späteren Schriften Freuds überhaupt nicht wieder findet, obschon mannigfaltige Gelegenheit wäre, es nicht nur zu erwähnen, sondern in seiner Bedeutung weiter zu analysieren. Man muss sich nämlich über Folgendes Rechenschaft geben: einmal spielt dieses zum „*Wort bringen*" in die soeben erörterte Problematik von „*Rede und Gegenrede*" mit allem, was soeben darüber gesagt worden ist, hinein und muss in diesen Zusammenhang gestellt werden. Zum andern sind die Zusammenhänge, welche die Autoren selbst hervorheben, ausdrücklich zu beachten und zu untersuchen. Das ganze Problem ist eben aufs engste verknüpft mit der Frage, *was denn eigentlich in der Psychotherapie wirke,* und hier zeigt sich eine Möglichkeit, dieses Wirken durch eine *psychomotorische Aktivität,* eben das Sprechen, aufzuweisen, womit überhaupt das *Problem des Handelns* als des *Grundsätzlichen* in seine Bedeutung tritt. Hier ist an den ersten Satz des *Briefes über den Humanismus* von Heidegger zu erinnern und alles, was dieser über das „Wesen des Handelns" mit sich bringt. Eine Studie über Breuer und Freud, Freud und Breuer wäre hier nun anzuschliessen, wobei doch auch noch eine Anekdote festgehalten sei: Als Binswanger Freud in Wien besuchte, hat er seine Aufwartung auch bei Breuer gemacht. Er hat mir davon gesprochen und berichtet, er habe mit Breuer über Freud sprechen wollen, Breuer habe jedoch nur eine abfällige Geste gemacht, um, wie Binswanger meinte, auszudrücken, dass darüber nicht zu sprechen sei. Breuer scheint Freud in späterer Zeit nicht mehr ernst genommen zu haben.

Die ganze weitere Stunde wird nun der Besprechung der nächsten zehn Zeilen zuoberst auf S. 210 gewidmet:

> Forts. Al 24, S. 210: Dabei kommt es für die Psychotherapie in erster Linie auf jenes *Prinzip* der Vertiefung in die innere Lebensgeschichte selbst an, womit zu verbinden ist das technische Ziel, den Zusammenhang der Lebensgeschichte nicht immer wieder abreißen zu lassen, wo er nicht ohne weiteres gegeben ist. Die historische und psychologisch-hermeneutische Methode der Psychoanalyse wird immer ein unschätzbares Gute der Psychotherapie bleiben, da sie uns ein unübertreffliches Mittel gegen den absichtlichen oder unabsichtlichen Selbstbetrug der Kranken einerseits, das durch funktionale Momente bedingte Abreißen der Lebensgeschichte andererseits in die Hand gibt. Man kann monatelang sich rein anamnestisch in die Krankengeschichte eines Patienten vertieft haben und erfährt dann durch einen einzigen Traum und seine hermeneutische Auslegung in wenigen Stunden oft mehr als in den vorausgegangenen Monaten.

Hier wird nun das „Prinzip der Vertiefung in die innere Lebensgeschichte" in einer wesentlichen Dimension erschlossen durch Aufweisen eines „technischen Zieles", *„den Zusammenhang der Lebensgeschichte nicht immer wieder abreissen zu lassen"*.

Stilistisch folgt nun ein Nebensatz: „wo er nicht ohne weiteres gegeben ist". Hier ist nicht klar, worauf sich das „er" bezieht. Es scheint so zu sein, dass „er" sich auf die Lebensgeschichte bezieht. Man muss sich jedoch Rechenschaft geben über die *allgemeine Bedeutung des Abreissens lebensgeschichtlicher Zusammenhänge;* solche stellen sich nämlich dauernd im Leben ein. Es ist nicht möglich, alles im Leben Begegnende lebensgeschichtlich mit allem dauernd in Verbindung zu sehen. Das würde *keine Erfahrung von Neuem* bedeuten! Hier liegt nun ein anderes Problem vor. Bekannt ist Binswangers Einwand gegen die Psychoanalyse: sie sei blind gegen das Neue.

Zweifellos spielt nun aber in der Psychopathologie das „Abreissen" der Lebensgeschichte eine zentrale Rolle. Binswanger spricht zunächst von den Gründen, die ein solches Abreissen bewirken, es kann nämlich *absichtlich* oder *unabsichtlich* geschehen oder „durch *funktionale Momente* bedingt". Dazu ist natürlich zunächst auf den *Schlaf* hinzuweisen, der die Lebensgeschichte notwendigerweise unterbricht. In Zusammenhang damit wird erörtert, dass die *Träume* in zwei Richtungen verlaufen können, indem deren Tagesreste in der faktischen Abfolge an Ereignisse des vorhergehenden Tages in der Weise erinnern, dass zunächst solche des Morgens, dann des Mittags, des Abends und der letzten Gedanken vor dem Einschlafen verarbeitet werden. Das hat zur Folge, dass mit dem folgenden Tag die Lebensgeschichte genau dort weitergehen kann, wo sie am Tag vorher abgerissen worden ist. Es gibt jedoch den umgekehrten Typus, bei dem zuerst das jüngste Tagesereignis verarbeitet wird und vor dem Aufwachen der erste Tagrest des vorhergehenden Tages sich aktualisiert. In diesem Fall läuft der Traum der Lebensgeschichte entgegen, gerät statt in die Zukunft schreitend, den neuen Tag zu eröffnen, in vergangene Ereignisse und beginnt sich dort im Kreis zu drehen, was typisch depressiv ist. Jeder Mensch hat wahrscheinlich beide Formen des Träumens, je nach den Situationen, die sich einstellen, und wahrscheinlich vor allem aber je nach der Frage, ob über die entsprechenden Ereignisse gesprochen wurde oder nicht. Es gibt jedoch Depressive, die nur depressiv träumen, und andere, die vorwiegend trotz ihrer Depression, man könnte sagen, progressiv träumen.

Diese Überlegungen weisen in eine Richtung, welche die ausserordentliche Bedeutung des Abreissens des lebensgeschichtlichen Zusammenhanges besonders deutlich in Erscheinung treten lässt. Natürlich hängt diese Problematik mit derjenigen des *Verdrängens* zusammen, wobei aber die neue begriffliche Formulierung zusätzliche Momente und Möglichkeiten des Verständnisses eröffnet.

Maldiney spricht in *Art et Existence* in Zusammenhang mit Hölderlin vor allem auf S. 133f. von dieser Zerreissproblematik, die dort nicht ausdrücklich mit lebensgeschichtlichen Zusammenhängen verknüpft ist, wohl aber gehören diese zu den Phänomenen, die bei Hölderlin eine zentrale Rolle spielen und die in dessen Werk immer wieder zum Vorschein kommen. (Vgl. die bisher vorliegenden Wörterbücher zu Hölderlin Bd. 1 und Bd. 2.) Vor allem von Interesse ist in diesem Zusammenhang die *Veranschaulichung* der *Zerreissproblematik* in Zusammenhang mit dem *Mythos von Dionysos* und den zahlreichen religionsgeschichtlichen Phänomenen, die damit in Beziehung stehen.

Von praktischen psychiatrisch-psychotherapeutischen Gesichtspunkten aus ist natürlich von ganz besonderer Bedeutung die ausdrückliche Feststellung Binswangers, dass es auch lebensfunktionale Momente sein können, welche den Zusammenhang der inneren Lebensgeschichte zerreissen können. Dabei ist natürlich an *epileptoide Phänomene* zu denken, dann aber auch an *hysterische Manifestationen* der verschiedensten Art, an *Intoxikationen* und an *Traumen* physischer Art. Von den Intoxikationen abzuleiten sind die Wirkungen von Schlaf- und Bewusstlosigkeit induzierenden Medikamenten, vom *Schlafmittel* bis zur Narkose für chirurgische Eingriffe.

Als letztes wäre noch kurz auf die jeweilige momentane Situation hinzuweisen, aus und in welcher ein Abreissen des lebensgeschichtlichen Zusammenhanges erfolgt.

Ganz zum Schluss aber ist noch an ein Phänomen zu erinnern, das bezeichnet wird als „das Verlieren des Fadens" beim Denken, womit sich für die Erforschung dieser Probleme die Verwendung der ausserordentlichen Untersuchungen von Hönigswald zu diesem Phänomen in seiner *Denkpsychologie* anbietet.

3. Februar 1993

Die Übersicht über die letzte Stunde endet mit einer kurzen Erläuterung zum *Verlieren des Fadens* entsprechend dem Hinweis im Skriptum der letzten Stunde, von dem nicht mehr gesprochen worden war. Es fragt sich, ob und gegebenenfalls wie das Verlieren des Fadens mit dem *Verdrängen* in einer inneren Beziehung steht, ob und wie die Analyse von Hönigswald Hinweise für das Verständnis dessen, was man üblicherweise Verdrängung nennt, dienen kann. Dabei wird darauf hingewiesen, dass Ludwig Binswanger mehrfach gesagt hat, die erste Analyse der *Denkpsychologie* von Hönigswald sei die interessanteste, vor allem für den Psychiater. Er hat aber offensichtlich die sich daraus ergebende Konsequenz nie gezogen, dieses Phänomen für das Verständnis psychopathologischer Erscheinungen näher beizuziehen. Wir können uns jetzt auch nicht darauf einlassen, es wäre dies aber ein wahrscheinlich hochinteressantes und fruchtbares Phänomen, das genauer untersucht werden könnte und untersucht werden müsste.

Wir lesen dann weiter und sehen, wie Binswanger nun zu einem schwierigen Problem geführt wird, indem er merkt, wie gross die *Schwierigkeiten* sind, die auftreten, sobald man etwas wie z.B. das Deuten eines Traumes und das Eindringen in die Lebensgeschichte, das zu einer Aufklärung des verlorenen Zusammenhanges führen soll, *genauer untersucht.* Es fragt sich, was der Patient zur Lösung dieser Aufgabe beitragen kann und was der Arzt dabei leistet, woher beide ihre *Hilfsmittel* her beziehen, welche *Kriterien* dabei in Betracht zu ziehen sind und welche *Gültigkeit* die *Ergebnisse* haben.

> Forts. Al. 24, S. 210: Besonders wichtig ist dabei, daß der Arzt hier etwas von dem Kranken erfahren kann, was dieser selbst nicht weiss, genauso wie wir beim Auskultieren etwas von ihm erfahren, was er nicht hört; d.h. wir sind hier nicht an seine Selbstbeobach-

> tung und sein Gedächtnis und deren Grenzen und Fehlerquellen gebunden, sondern wir kommen auf Grund unserer Kenntnis gewisser „geistiger Wesenszusammenhänge" und hermeneutischer Regeln bis zu einem gewissen Grade um diese Faktoren herum. Und wenn auch bei der Auslegung oder Deutung eines Traumes Gedächtnis und Selbstbeobachtung wieder unentbehrlich sind, so stehen sie jetzt doch nicht unkontrollierbar für sich allein, sondern in Zusammenhang mit einer wissenschaftlichen Methode, die sich Rechenschaft ablegen kann für jeden Schritt, den sie tut, und das Gedächtnis-Material, das ihr geliefert wird, nach historischer Methode zu prüfen versteht. Ein anderes ist aber die wissenschaftliche Tatsache der Traumsymbolik und der Möglichkeit ihrer hermeneutischen Auslegung, ein anderes die bestimmte *Art* der Auslegung. So wie es z.B. in der Geschichte der Hermeneutik der Mythen eine allegorische, astrologische, kosmologische Richtung gab, so haben wir hier eine sexuelle. Dieselbe ist zwar empirisch gut fundiert, im Gegensatz zu den Mythenauslegungsformen, sie ist aber doch in ihrer Ausschließlichkeit und Allgemeinheit zu einer dogmatischen Auslegungsform geworden.

Binswanger weist einerseits auf *Kenntnisse* „gewisser geistiger Wesenszusammenhänge" des *Arztes* hin und auf Kenntnisse „hermeneutischer Regeln". Diese beiden sollen es dem Arzt gestatten, „um diese Faktoren", nämlich die *Grenzen* und *Fehlerquellen* der *Selbstbeobachtung* und des *Gedächtnisses* des Patienten „herumzukommen", wobei er jedoch ausdrücklich erwähnt „bis zu einem gewissen Grade". Es erscheint durchaus möglich, dass Binswanger hier den Grund gesehen hat, warum er eine Aufnahme dieser Abhandlung in seine gesammelten *Vorträge und Aufsätze* abgelehnt hat. Man muss schon zugeben, dass diese Lösung des Problems eigentlich *unbefriedigend* ist. Worin die Kenntnisse des Arztes, von denen er hier spricht, eigentlich bestehen und was sie bedeuten, sagt Binswanger nicht. Auch die „hermeneutischen Regeln" sind ein eher vager und unbestimmter Begriff, mit dem man eigentlich nur sehr beschränkt umgehen kann, um konkrete Hinweise zu finden.

Ob diese Methode tatsächlich leistet, was Binswanger ihr zumutet, nämlich zu bewirken, dass das Deuten nicht mehr unkontrolliert vor sich geht und dass tatsächlich eine *„wissenschaftliche Methode"* gefunden ist, die es Binswanger gestattet, die Aufgabe, die er sich gestellt hat, im konkreten Fall zu lösen, ist eher ungewiss.

Dasselbe gilt, wenn Binswanger von einer *„historischen Methode"* in diesem Zusammenhang spricht. Dazu ist allerdings auch einiges zu sagen: Vor allem hat sich Binswanger ja in der *Allgemeinen Psychologie* eingehend mit Problemen der Geschichte und der Methoden der Geschichtsforschung befasst. Man muss dabei an die damals aktuellen wissenschaftlichen Probleme denken wie an Bücher von Droysen und Georg Simmel, die Binswanger sehr genau studiert hat. Auch hier liegt aber eher ein Forschungsfeld für die Zukunft vor, als dass bereits endgültige Ergebnisse erörtert werden könnten.

Nun ist aber auf ganz anderes hinzuweisen. Die Abhandlung Binswangers stammt aus jener Zeit, in welcher er sich mit der Ausarbeitung eines zweiten Bandes zu seiner *Allgemeinen Psychologie* beschäftigte. Es sind aus dieser Arbeit eine ganze Reihe von Einzelstudien hervorgegangen wie „Lebensfunktion und innere Lebensgeschichte" mit den anschliessenden Rezensionen über Erwin Straus und die verschiedenen Abhandlungen über Freud, vor allem auch diejenige über „Erfahren, Verstehen, Deuten in der Psychoanalyse", die Freud sogar in einen Almanach aufgenommen hat. Binswanger hat öfters mit mir darüber gesprochen und mir gesagt, er habe jahrelang daran gearbeitet, habe aber zum Schluss merken müssen, dass er eigentlich nur mit andern Worten dasselbe sage, was Freud auch schon gesagt habe. Er habe deshalb diese Arbeit dann aufgegeben. Er hat mir von einem Manuskript gesprochen, das ziemlich umfangreich sei und die Spuren dieser Arbeit enthalte. Er hat mir angeboten, es mir zu geben, ich vermutete, er meine, ich sollte mich etwas damit beschäftigen und sehen, was ich dazu denke; ich habe ihm dann gesagt, ich hätte einfach die Zeit nicht, um mich da einzulesen, und habe lediglich später, als nach seinem Tod dieses Manuskript zum Vorschein kam, es einmal genau angeschaut. Ich gewann damals den Eindruck, dass es sich kaum lohnen dürfte, genauer darauf einzugehen, indem die wesentlichen Ergebnisse in den publizierten Schriften eigentlich enthalten sind. Zudem ist Binswanger nach „Traum und Existenz", nach den „Ideenfluchtstudien" und der weiteren Aneignung von Heidegger über diesen Standpunkt doch ganz wesentlich hinausgekommen.

Neuerdings gibt es nun eine *weitere* hochinteressante *Quelle* in bezug auf die soeben berührte Problematik, nämlich die Herausgabe des *integralen Briefwechsels von Freud und Binswanger* durch den Professor für Medizingeschichte der Universität Tübingen, Georg Fichtner. Binswanger hat ja eine Auswahl aus den Briefen Freuds selbst herausgegeben. Ich hatte ihm seinerzeit schon gesagt, dass seine Briefe unbedingt ebenfalls dazugehören würden. Er hat sich strikte geweigert und erklärt, dass er kein Interesse habe und nicht wesentlich sei. Nun stellt sich aber heraus, dass es eben doch so ist, wie ich seinerzeit schon vermutete, dass nämlich die Briefe Binswangers zum Teil ebenso interessant sind wie diejenigen von Freud.

Ein Brief von Binswanger vom 15. Februar 1925 und die darauf folgende Antwort Freuds vom 22. Februar erfordern im heutigen Zusammenhang ein ganz besonderes Interesse. Diese beiden Briefe stammen aus derselben Zeit, in welcher Binswanger sich mit dem 2. Band seiner *Allgemeinen Psychologie* beschäftigte. Dabei sind Binswanger offensichtlich nicht nur Fragen und Probleme, sondern vor allem auch *Einsichten* aufgetaucht, die uns heute aufs höchste interessieren und die sehr wohl geeignet sind, uns zu überlegen, ob vielleicht jene Selbstkritik Binswangers zu den fraglichen Texten richtig war; ob er wirklich dasselbe nur mit *andern Worten* sagte als Freud, oder ob nicht umgekehrt Binswanger mit diesen andern Worten eben *auch etwas ganz anderes gesagt hat!* Er hat selber aber offenbar nicht gemerkt, was dieses andere eigentlich bedeutete.

Es gibt ein Stichwort, das die unmittelbare Beziehung dieses Briefes von Binswanger zu dem Text „Psychotherapie als Beruf" herstellt. Wir haben das letzte Mal die beiden Worte: *„geistiger Wechselverkehr"* gefunden und besonders hervorgehoben. Auf S. 199 des Briefwechsels kommt dieses eigentümliche Wort wieder. Das heisst, das Wort ist offenbar schon zwei bis drei Jahre vor der Ausarbeitung des Vortrages aktuell gewesen, und Binswanger hat Freud gegenüber in Zusammenhang damit Fragen gestellt und gleichzeitig auf den ganzen *geistigen Hintergrund* hingewiesen, der Binswanger dazu geführt hat, sich mit diesen Problemen in der Weise zu beschäftigen, in der er es getan hat.

Binswanger hat Freud dann auch nach seiner Lektüre befragt. Er hat Anmerkungen zu gewissen Abhandlungen von Freud über Kunst gemacht. Freud hat darauf geschrieben, er beantworte Binswangers Fragen „selbstverständlich gern". Die Antwort fällt aber sehr spärlich aus. Man erfährt eigentlich nur, dass er Fechners Abhandlung „Über das höchste Gut" nie gelesen hat, obschon er andere Schriften des Autors kannte. Es ist aber offensichtlich, dass *Freud die Fragen Binswangers nicht verstanden hat,* es nicht für notwendig hielt, darauf einzugehen, und das ganze Problem eigentlich mit dem einen Satz erledigte: *„Die tieferen Probleme braucht man dabei wohl nicht zu erörtern"* (S. 202). Damit ist natürlich nicht nur sehr viel, sondern das *Entscheidende* gesagt, und damit hat Freud eigentlich sein Urteil über seine eigene ganze wissenschaftliche Arbeit selbst gesprochen, in einer Art und Weise, mit einer Klarheit, Bestimmtheit, ja Eindeutigkeit, die nichts zu wünschen übrig lässt, wenn man sieht, was Binswanger mit seinen Arbeiten eigentlich erstrebt hat und worüber er von Freud eine Auskunft wünschte. Meines Erachtens ist damit *einer der wesentlichsten Sätze über Freud und die Freudsche Psychoanalyse gesagt.* Freud hat sich nicht nur als unfähig erwiesen, auf die „tieferen Probleme" einzugehen, sondern, was vielleicht für ihn selbst, für seine Lehre und vor allem für die gegenwärtige Auseinandersetzung darüber von noch grösserer Bedeutung ist, er meint, eine derartige Beschäftigung sei überflüssig.

Man muss unwillkürlich an die Reaktion Freuds denken, die er dem Aufsatz Binswangers „Freuds Auffassung des Menschen im Lichte der Anthropologie" von 1936 gegenüber eingenommen hat, indem er sagte, er glaube Binswanger nicht. Das heisst nun schon, dass er eben den in dieser Abhandlung enthaltenen Erkenntnissen Binswangers völlig *verständnislos* gegenüber stand und nach wie vor der Meinung war, es sei nicht nötig, sich mit diesen „tieferen Problemen" zu beschäftigen. Man kann kaum überschätzen, was damit eigentlich gesagt ist, wobei man ergänzend hinzufügen muss, dass die weitere Entwicklung der Psychoanalyse genau dasselbe gemacht hat, nämlich den tieferen Problemen aus dem Weg zu gehen.

Bei dem Wort Binswangers vom „*Wechselverkehr*" wird man zudem an eine Stelle von Kierkegaard erinnert, die im ersten Band von *Entweder – Oder* steht und die die Überschrift trägt: „*Die Wechselwirtschaft*" in der Übersetzung von Schrempf, Bd. 1, S. 253–269. Es ist das Kapitel, das dem „Tagebuch des Verführers" unmittelbar vorausgeht und den Untertitel trägt „Ein Versuch in der sozialen Klugheitslehre".

17. Februar 1993

Nach einem erneuten Hinweis auf die das letzte Mal dargestellten Zusammenhänge des vorliegenden Textes von Binswanger mit darauf bezüglichen Äusserungen im integralen Briefwechsel zwischen Binswanger und Freud mit dem Satz Freuds: „Die tieferen Probleme braucht man dabei wohl nicht zu erörtern", welche ein mangelndes Verständnis Freuds für gerade diejenigen Probleme zeigt, die im vorliegenden Text, auf den der Brief von Binswanger mit seinen Fragen an Freud Bezug hatte, lesen wir weiter auf S. 210, Zeile 26 von oben. Der Text beginnt: „Auch ich glaube ..." Es geht in den folgenden Sätzen um den *Stellenwert der Sexualität in der Traumdeutung* und in bezug auf die *Genese der psychischen Krankheitssymptome* überhaupt. Dazu sind einige allgemeine Bemerkungen angezeigt:

> Auch ich glaube, daß die sexuelle Auslegung der Träume ihre große Berechtigung hat und einen enormen heuristischen Wert; als *einziges* teleologisches Forschungsziel halte ich sie aber für verfehlt. Man kann auch nicht sagen, daß man in *letzter* Linie immer auf eine sexuelle Bedeutung der Traumsymbole stoße, da wir gar kein Kriterium dafür besitzen, das uns instand setzte, dieses „letzte" wirklich als letztes zu bestimmen und zu erkennen. Es gehört daher gar nicht zum Wesen der psychoanalytischen Methode, sondern nur zu ihrer Theorie, die man von der Methode durchaus trennen muß, ob, wann und inwieweit man die sexuelle Auslegung anwenden will und muß.

Einerseits spielt die Sexualität sicher eine zentrale und viel allgemeinere Rolle, als man üblicherweise denkt. Es ist darauf hinzuweisen, wie sehr die *Sprache sexualisiert* ist, wenn man bedenkt, wie die Worte selbst eine männliche oder weibliche Bedeutung haben. Es gibt über dieses Problem eine interessante Abhandlung von Johannes Lohmann *(Genus und Sexus.*

Eine morphologische Studie zum Ursprung der indogermanischen nominalen Genus-Unterscheidung. Göttingen, Vandenhopeck & Ruprecht, 1932).

Ferner ist zu bedenken, welche Rolle die *Sexualität im Mythos* spielt. So wird zum Beispiel der Hausbau bei den Ryfkabilen als Geschlechtsakt verstanden, wenn der First auf die Balken gelegt wird. Ferner ist die eigentliche *Traumsymbolik* aufgrund von Binswangers späterer Studie über „Traum und Existenz" auch noch anders als durch die Form zu verstehen, nämlich durch die Bewegung des *Eindringens* oder *Hineingehens* und *Hinaustretens.* Umgekehrt muss man aber auch sagen, dass diese Bewegungen des Hinein und Hinaus ihrerseits auch wieder *noch andere Bedeutungen* haben als die sexuelle, wobei man ebensowenig sämtliche Bedeutungen aus dem Sexuellen ableiten kann wie das Sexuelle aus den andern. Es muss nämlich auch hier auf *streng kausale Beziehungen verzichtet werden;* auch darf man sich nicht im Bereich des Nacheinander festlegen, sondern all das ist ein *Miteinander* und in diesem Sinne *gleichzeitig.*

Hier wären dann auch noch Gedanken über die *aspektuelle Zeitlichkeit der sexuellen Bedeutungen* hinzuweisen, die natürlich ganz besonders ausgesprochen *ungeschichtlich,* nicht explizite, sondern *implizite Zeitlichkeit* ausdrücken, wobei das *lexikalische Beispiel,* das immer wieder verwendet wird, nämlich des Gegensatzes von *suchen* und *finden,* en accomplissement und accompli, eine ganz besondere zentrale Bedeutung erhalten.

Im Gegensatz zu den psychoanalytischen theoretischen Entwicklungen und Vorstellungen, welche Binswanger hier kritisiert, handelt es sich bei dieser Auffassung der Sexualität um etwas ganz *anderes als* um *Theorie,* nämlich um im eigentlichen Sinne *phänomenologische Beschreibungen konkreter Tatbestände* mit ihrer sich *im Bewegungsvollzug* ereignenden Bedeutsamkeit.

Gerade in Zusammenhang mit dieser Erörterung der implizit-zeitlichen Struktur der Sexualität und ihrer Bedeutung bekommt das Kriterium Binswangers ein besonderes Gewicht: Man kann tatsächlich nie entscheiden, ob die *Auffassung eines Vorganges faktisch die letzte* ist, indem das Problem der *„letzten Begründung"* ein Ende setzt aus etwas, was „en accomplissement" ist „accompli" wird. Zu behaupten, „die letzte Deutung" eines Traumes oder irgend eines Geschehens sei die richtige und wirklich die letzte, ist immer eine Behauptung, die sich grundsätzlich nicht beweisen lässt.

Natürlich hängt diese ganze Problematik mit einer andern zusammen, nämlich mit dem Tod und der *Endlichkeit* des Daseins überhaupt. Man kann gerade in dieser Beziehung an Freuds Krankengeschichte des Wolfsmannes erinnern, der bekanntlich von Freud von einer vermeintlichen Neurose geheilt worden ist, wo sich dann aber herausstellte, dass ein Rückfall eintrat, der von einer Schülerin Freuds, Ruth Mack Brunswick, wiederum zur Heilung geführt wurde, indem sie fand, dass eine noch nicht letzte Übertragung auf Freud zu einem Rückfall geführt haben soll. Das weitere Leben des Patienten bis zu seinem Tod hat dann aber das Ergebnis gezeigt, dass es sich um eine *manisch-depressive Psychose* gehandelt hat, die ihren Verlauf nahm, ganz unabhängig von den psychoanalytischen Bemühungen und die diesen einen ganz andern Stellenwert geben, als man das üblicherweise tut. (Vgl. Muriel Gardiner: *Der Wolfsmann vom Wolfsmann.* Sigmund Freuds berühmtester Fall. Erinnerungen, Berichte, Diagnosen. Fischer Taschenbuch Verlag, 1980, mit einer interessanten Stellungnahme von Anna Freud)

Das Beispiel des Wolfsmannes zeigt, wie sehr gewisse „abschliessende" oder „letzte" Beurteilungen erst nach dem Tod vorgenommen werden können und dürfen. Es kommt einem dabei eine Geschichte aus der Antike in den Sinn, als vom Streit verschiedener bedeutender Geister darüber gesprochen wurde, wer der Grösste sei, worauf die Antwort erfolgte: man müsste sie sterben sehen.

Was Binswanger hier sicher zu Recht kritisiert, ist die Meinung, man könne diese ganze *Problematik* mit *theoretischen Behauptungen* gleichsam aus der Welt schaffen und erledigen, was nun ganz einfach nicht nur falsch ist und unzutreffend, sondern den grossen zusätzlichen Nachteil in sich schliesst, dass die Theorie eine *scheinbare* Lösung des Problems anbietet, die dann fatalerweise eine weitere Prüfung und Untersuchung des Problems ausschliesst. In diesem Sinn sind die psychoanalytischen Theorien eben nicht harmlose Spielereien, an denen man auch sein Vergnügen haben kann, sondern ernst zu nehmende, *äusserst unglückliche Konstruktionen,* die im eigentlichen Sinn des Wortes grossen Schaden stiften.

> Forts. Al. 24, S. 210: Der Psychotherapeut, dessen Tugend ja nicht in „pünktlichem Gehorsam und in der Vermeidung alles Selbstdenkens und über sein Geschäft Selbsturteilens" (Fichte) zu bestehen hat, wird, wie Freud dies ja nie geleugnet hat, immer einzelne Schichten innerhalb der Sphäre der Auslegungsmöglichkeiten entdecken und so schichtenweise, je nach dem zuerst auftretenden Material vorgehen und auslegen, gemäß der in Freuds unübertroffenem Psychotherapieaufsatz der „Studien" angegebenen „Organisation des pathogenen psychischen Materials".

In der Folge kommt es Binswanger nun konsequenterweise darauf an, die „theoretischen Momente der Psychoanalyse" von der „psychoanalytischen Methode" der Behandlung kranker Menschen zu unterscheiden. In diesem Zusammenhang fällt dann ein äusserst wichtiges Zitat von Fichte über das *„selbst Denken"* und *„selbst Urteilens"*, welche einem Blinden folgen, der einer Schulmeinung entspricht. Da muss man daran denken, wie sehr heutige psychotherapeutische Schulen *dogmatisch* sind, bestimmte Meinungen und Auffassungen als Wirklichkeit lehren. Dabei handelt es sich ja eben oft gerade um jene von Binswanger abgelehnten Theorien, die zum Beispiel in den USA in den Prüfungen zur Zulassung als Facharzt für Psychiatrie zu wissen verlangt werden. Da hört jedes Selbstdenken auf und an seine Stelle treten Schulmeinungen, Lehren und Behauptungen von Lehrern.

Es folgen nun wichtige Hinweise auf Freud selbst und auf seine Auffassung anhand seines sehr frühen Beitrages über Psychotherapie in den mit Breuer herausgegebenen *Hysteriestudien.* Die von Binswanger hier gemachten Andeutungen müssten anhand des Originaltextes nachgewiesen und in ihrer Bedeutung mit heutigen Methoden untersucht werden. Es ist dies ein Desiderat der Forschung, das unbedingt in Betracht gezogen werden sollte.

Die folgende Stelle über grundsätzliche Auffassungen Freuds, die nicht „sexuelle Motivforschung" sei, sondern die „Forschung nach sexuellen Triebkräften und quantitativen Umschaltungen sexueller oder libidinöser Triebenergie". Diese Bemerkung Binswangers kann sehr klar und deutlich belegt werden anhand einer Stelle aus Freuds Abhandlung: „Zur Geschichte der psychoanalytischen Bewegung". Gegenüber Jung betont Freud ausdrücklich: *„Mir war aber nicht die Deutbarkeit der Symptome, sondern der psychische Mechanismus der Erkrankung das Wichtige gewesen."* (Bd. X, S. 68)

Sicher trifft auch zu, wenn Binswanger dann weiter sagt, dass es sich bei der Auffassung Freuds wiederum um Theorie handelt.

Eine ganz wichtige Bemerkung ist dann die, Freud kenne „eine Eigengesetzlichkeit der Lebensgeschichte nicht". Es hängt dies mit dem vorhergehenden Zitat zusammen und ebenso mit dem Hinweis von Binswanger in seinem Aufsatz über Freuds Anthropologie, dass *für Freud das Entscheidende am Krankwerden im biologischen und genauer im biochemischen Mechanismus lag und nicht im Psychischen.* Darüber gibt es in Freuds Werk zahlreiche Hinweise. Er meinte, Neurosen würden in Zukunft durch Sexualhormone zu behandeln sein, und die Psychoanalyse könne nur noch Helferdienste leisten; er sah in der Psychoanalyse eine vorläufige Methode. Zu alledem wären nun wiederum Belegstellen in Binswangers Geburtstagsvortrag und in den Werken Freuds zusammenzustellen. Vor allem müsste dann genau gezeigt werden, was nun eigentlich die *„Eigengesetzlichkeit der Lebensgeschichte"* ist, wobei in bezug auf Binswanger und die hier erörterten Probleme auf seinen Aufsatz „Lebensfunktion und innere Lebensgeschichte" hingewiesen werden muss, der 1927 erschienen ist, praktisch also gleichzeitig mit demjenigen über „Psychotherapie als Beruf". Dort sind dann auch die hier nur kurz gestreiften Beziehungen und vor allem Unterschiede von Lebensfunktion und innerer Lebensgeschichte näher erläutert, ein Thema, das dann in der Folge für Binswanger zum Teil in Zusammenhang mit den Straus-Rezensionen weiterentwickelt worden ist und das wir hier nun nicht weiter erörtern können ausser dem

Hinweis, dass in der Psychoanalyse die beiden Bereiche eben auch nur durch Theorien miteinander in Verbindung gebracht werden.

Auf einen Punkt dieser Erörterungen wird aber noch besonders hingewiesen, nämlich auf die Herkunft und die Bedeutung von Worten wie *Kräften, Energie, Trieb* in Zusammenhang mit psychischen Phänomenen.

> Forts. Al. 24, S. 210: Nur darauf muß noch hingewiesen werden, daß es sich bei Freud in letzter Linie keineswegs, wie oft so behauptet wird, um sexuelle *Motiv*forschung handelt, sondern um die Forschung nach sexuellen *Triebkräften* und quantitativen Umschaltungen sexueller oder libidinöser Triebenergie. Auch dies gehört zum theoretischen (metapsychologischen) Unterbau der Psychoanalyse, den man anerkennen kann oder nicht, ohne daß die Auslegungsmethode selber davon in ihrem Wesen beeinflusst würde. Quantitative, durch die sexuelle Konstitution des Organismus, durch sexuelle Lebensfunktionen also bedingte Energiebesetzungen entscheiden bei Freud, der eine Eigengesetzlichkeit der Lebensgeschichte nicht kennt, über deren Verlauf. Damit hat er eine sehr einfache Formel gefunden für die Beziehungen beider Sphären, eine Formel, die aber natürlich immer nur Theorie bleiben kann und schon als solche an die Anerkennung einer ganz bestimmten Weltanschauung, nämlich derjenigen von der materialistisch-epiphänomenalen Natur des Seelisch-Geistigen gebunden ist. Wie ich den Materialismus, Naturalismus und Historismus der Psychoanalyse, insbesondere in ihrer Anwendung auf die Geisteswissenschaften, ablehne, so lehne ich auch gerade diese Theorie, daß also das Auftreten eines geistigen Quale in letzter Linie auf Verschiebungen der Kräfteverhältnisse materieller Quanten zurückzuführen sei, ab, so imponierend bei Freud die Konsequenz ihrer Durchführung auch ist.

In der Psychologie, der Psychopathologie, aber auch der Philosophie werden diese Begriffe immer verwendet, ohne dass man sich Rechenschaft gibt darüber, woher sie eigentlich stammen, nämlich *aus der Erfahrung am eigenen Leib!* Es ist die eigene Kraft, aus welcher diese Begriffe ihre tiefe Bedeutung erhalten, und es ist die Fähigkeit, mit dieser Kraft sich zu bewegen und in der Welt etwas zu bewegen, was immer bei irgendwelchen Erörterungen, in denen diese Begriffe vorkommen, *mitgedacht* werden muss als gleichsam *appräsente, aber wirkende Gegebenheiten,* deren Präsentierung erst das eigentliche Verständnis solcher Texte ermöglicht.

Wir lesen dann auch die beiden ersten Sätze über die Indikation zur Psychotherapie, die den Eindruck erwecken könnten, es handle sich dabei um ein einfaches, leicht zu beherrschendes Phänomen.

> Al. 25, S. 210f.: Hieraus ergibt sich für die Praxis, daß die Indikation zur Psychoanalyse keineswegs nur da gegeben ist, wo wir sexuelle Triebkräfte als Ursache einer Störung der Lebensfunktionen vermuten, da ihr Anwendungsgebiet weit über den Kreis dieser

Vermutung hinausgeht und anderseits nie gesagt werden kann, ob mit den vermuteten sexuellen Triebkräften wirklich die letzten Motive störender lebensgeschichtlicher Wendungen zusammenhängen. Vielmehr werden wir sie immer da anwenden, wo das lebensgeschichtliche Moment zu überwiegen scheint und eine möglichst konsequente Vertiefung in die Lebensgeschichte als der einzig aussichtsreiche Weg erscheint. Dazu gehören in erster Linie komplizierte, im Laufe langer Jahre ausgebildete phobische, hysterische und zwangsneurotische Syndrome. Ich habe einen solchen Fall einer zu schweren Ohnmachten führenden, anscheinend isolierten Phobie vor dem Anblick eines nicht mehr ganz fest am Stiefel sitzenden Absatzes und vor der taktilen und sprachlichen Berührung von Stiefel und Absatz schon 1912 im Jahrbuch von Bleuler und Freud (Band 3) ausführlich beschrieben. Das sind Fälle, wo wir tatsächlich das ganze Heil der Psychotherapie auf *eine* Karte setzen und rein psychoanalytisch vorgehen müssen. Selbstverständlich müssen wir uns dabei immer erst vergewissern, ob es sich um rein lebensgeschichtlich (d.h. natürlich auch hier um *vorwiegend* lebensgeschichtlich) bedingte Phobien handelt oder um solche vorwiegend biologischen Ursprungs, wie die durch endogene Depressionen oder schizophrene Prozesse bedingten Phobien, Hysterien und Zwangsvorstellungen. Wenn die Psychoanalyse in diesen letzteren Fällen überhaupt wirkt, so kann sie nur auf den lebensgeschichtlichen Anteil einer Depression wirken, was, wie ich aus Erfahrung weiss, in manchen Fällen immerhin die Höhe des depressiven Ausschlags sowie das Gesamtbild deutlich zu verändern vermag. In solchen Fällen die Entscheidung zu treffen, ist außerordentlich schwierig und verantwortungsvoll, und wenn man des lebensgeschichtlichen Anteils nicht ganz sicher ist, läßt man hier lieber die Finger weg, es sei denn, daß umgekehrt der endogene Faktor anscheinend sehr gering ist. Bei der großen, insbesondere erbbiologischen Verwandtschaft der endogenen und reaktiven Depressionen muß man aber auch dann noch sehr vorsichtig sein. Die Möglichkeit des spontanen Abklingens der Gesamtdepression erleichtert hier oft die Entscheidung zugunsten eines exspektativen Verhaltens. Vor allem ist hier das grösste Gewicht zu legen auf das Verhalten und den Zustand des Kranken in den sog. normalen Zwischenphasen. Ich kenne kaum ein Gebiet, wo ich auf die Psychoanalyse und damit auf die lebensgeschichtliche Erforschung allein meine *ganze* Hoffnung setzte, und wo nicht andere körperliche oder seelische Behandlungsmethoden zu irgendeinem Zeitpunkt einsetzen müssen. Gemäß unserem psychotherapeutischen Grundprinzip kann es sich hier aber nur um Nebenmethoden handeln, während die Erforschung der Lebensgeschichte immer die Hauptmethode bleibt, ohne welche jene sinn- und wirkungslos wären. So habe ich in dem genannten Fall mir auch mit der Abhärtungsmethode geholfen, indem ich die Kranke am Schluß der Behandlung veranlaßte, dem Losreißen des Absatzes vom Schlittschuh, ent-

> sprechend der traumatischen Urszene der äußeren Lebensgeschichte, zuzusehen. Was ohne Analyse zu einem beängstigenden vegetativen Tonusverlust und beängstigenden psychischen Störungen geführt haben würde, wurde jetzt im Rahmen der psychotherapeutischen Gesamtmethode ein heilsamer Faktor.

Demgegenüber muss man immer wieder an Binswangers Warnung erinnern: „Die Indikationsstellung für eine Psychoanalyse sei die verantwortungsvollste Entscheidung, die ein Arzt überhaupt treffen könne". Es gehört wohl zur Tragik menschlicher Existenz, wenn Binswanger selbst sich im hohen Alter entschloss, eine Psychoanalyse durchzuführen, mit der er dann in einer ihn sehr schwer belastenden Weise gescheitert ist. Es war dies die Zeit, als man sich noch nicht Rechenschaft gab über die *Beziehung der Depressivität zur Psychopathogenese* psychischer Symptome und die Möglichkeit ihrer Behandlung in Kombination von Psycho- und Pharmakotherapie.

19. Mai 1993

Nach längerer Unterbrechung lesen wir weiter S. 211 unten.

> Al. 26, S. 211: Schon hier haben Sie ein kleines Beispiel, wie der Psychotherapeut von Beruf vorgehen soll, nämlich nach inneren psychotherapeutischen Kriterien und nicht nach historisch gewordenen und historisch vergänglichen äußeren psychotherapeutischen Dogmen.

Das kleine Beispiel, von welchem hier die Rede ist, bezieht sich auf die Absatzphobie. Wesentlich ist im ersten Satz die Gegenüberstellung von *„inneren* psychotherapeutischen Kriterien" und „historisch gewordenen und historisch vergänglichen *äusseren* psychotherapeutischen Dogmen". Dieser Satz ist besonders deshalb so wichtig, weil er eine Ablehnung jeder dogmatischen Auffassung, die eben zeitlich stets begrenzt ist, die bestimmten Moden gehorcht, bedeutet. Solche Dogmen kommen dann auch wieder aus der Mode. Wichtig ist bei diesem Satz die Gegenüberstellung von *„inneren Kriterien"* und *„äusseren Dogmen"*. Die inneren Kriterien stammen vom jeweiligen Patienten, die äusseren Dogmen sind schulmässige Behauptungen, die gar nicht vom Patienten stammen, sondern irgendwo anders hergenommen sind. Es ist dies ein ganz fundamentaler Gegensatz, der alle psychotherapeutischen Belange entscheidend berührt, auf den man sich immer wieder besinnen muss. Jeder Psychotherapeut ist immer wieder der Gefahr ausgesetzt, dass er glaubt, irgendetwas, was er gehört hat oder in einem Fall erfahren hat, in unzulässiger Weise auf andere Patienten zu übertragen, von aussen Prinzipien an den Patienten heranzutragen, was ganz grundsätzlich unstatthaft ist. – Der folgende Satz:

Der Psychoanalytiker vergißt (in psychotherapeutischer, nicht in theoretischer Hinsicht) allzu leicht, daß der Mensch auch einen Körper hat und daß man ein und demselben Symptom von zwei „Seiten" aus beikommen kann, von der Lebensfunktion aus wie von der Lebensgeschichte aus.

enthält wiederum einen ganz wesentlichen Hinweis, versteckt in einer allgemeinen Formulierung, über die man hinwegzulesen pflegt, ohne sich Rechenschaft zu geben darüber, was dabei eigentlich gemeint ist, nämlich: „dass man *ein und demselben Symptom* von ‚zwei Seiten' aus beikommen kann". Die beiden Seiten sind *„Lebensfunktion"* und *„innere Lebensgeschichte"*. Das will besagen, dass es nicht Symptome gibt, die man auf das eine, und solche, die man auf das andere zurückführen kann, sondern alle *Symptome* haben sowohl lebensgeschichtliche als auch eine lebensfunktionale Bedeutung, es gibt keine Symptome, die nicht diese „beiden Seiten" zeigen, wobei freilich zu sagen ist, dass im einen Fall ein Symptom mehr lebensgeschichtlich als lebensfunktional bedingt ist und umgekehrt. Dabei kann es wieder dasselbe Symptom sein, das einmal so und das andere Mal anders aufzufassen ist.

Der folgende Satz zeigt einerseits die Bedeutung der *Zeitdauer* eines Symptoms und anderseits auf einer ganz andern Ebene die Bedeutung der *Lebensfunktion,* auf die einzuwirken so viel einfacher ist, falls man die Möglichkeit dazu hat.

Forts. Al. 26: Wer oft erfahren hat, wie zähe und physiologisch tief eingeschliffen auch ein vorwiegend lebensgeschichtlich bedingtes, aber sehr lange bestehendes Symptom sich auch dann noch erweist, wenn man mit der Erforschung und Auslegung schon sehr weit vorgeschritten ist, der wird dankbar jede Anregung begrüßen, die ihm gestattet, auch auf die Lebensfunktionen direkter einzuwirken. So habe ich z.B. gar nichts einzuwenden gegen Übungsversuche *neben* der Analyse einer Stotterneurose, einer Abasie oder einer Agoraphobie, auch nichts einzuwenden z.B. gegen das autosuggestive Training im Sinne von J.H. Schultz, wenn all dies nur methodisch-kritisch, d.h. innerhalb der immanenten psychotherapeutischen Systematik getrieben wird.[1]

Ludwig Binswanger hat mir einmal gesagt, er sei schon immer der Auffassung gewesen, Depressionen müssten sich durch Medikamente behandeln lassen, es gelte nur, das richtige Medikament zur Verfügung zu haben.

Für Binswanger zu der damaligen Zeit war das Problem natürlich, Methoden wie Übungstherapie, autosuggestives Training und ähnliches zu verwenden, wobei vor allem darauf zu achten ist, dass andere Methoden innerhalb der Psychotherapie ihre Stellung erhalten. Das gilt auch für die heutigen *Medikamente,* und es geht natürlich nicht an, dass der Psychotherapeut aus ideologischen Vorurteilen, wie man etwa hört, „gegen Psychopharmaka" ist. So kann man überhaupt nicht Therapie betreiben.

Besonders hinzuweisen ist auf die Fussnote 1:

> S. 211f.: So wird uns z.B. in neuester Zeit auch eine „Psychotherapie auf behaviouristischer Basis" (Simon Fleischmann, Zeitschr. f.d. ges. Neurol. u. Psychiatrie Bd. 110, H. 2. 1927) empfohlen, wobei es sich um eine „Erziehung zum seelischen Ausgleich auf dem Wege der äußeren Anpassung" handelt und der Patient angehalten wird, etwa die Rolle des Starken, Frischen, Nichtmüden, Selbstsicheren usw. so lange zu spielen, bis ihm diese schauspielerische Leistung zur zweiten Natur geworden ist. Er soll dabei das ganze Benehmen des betreffenden gesunden Individuums, seine ganze Handlungs- und Ausdrucksweise nachahmen. Diese Methode und ihre Begründung mutet für sich allein genommen etwas naiv an, wenn sie sich nicht gefallen lassen will, unter die Rubrik der Suggestivmethoden eingereiht zu werden, was aber nicht der Fall zu sein scheint. Reihen wir sie aber in das psychotherapeutische System ein, so können wir sie nicht nur unter den Suggestivmethoden, sondern auch unter der Übungstherapie mit gutem Sinn unterbringen, nämlich dann, wenn von der lebensgeschichtlichen Seite aus der Boden bereits dafür frei gemacht worden ist, daß eine solche Suggestion oder Benehmensübung am Erfolg mitwirken kann.

Diese unterstreicht das Wort „Benehmen". Dazu findet sich eine ausserordentlich wichtige Belegstelle, die Binswanger natürlich nicht kennen konnte in Henri Maldineys *Penser l'homme et la folie,* éd. Millon, Grenoble 1991, S. 341, mit einem Hinweis auf Heideggers *Grundbegriffe der Metaphysik,* S. 344, über die Bedeutung von *„Benehmen ... des Tieres ... im Unterschied zum Suchtverhalten des Menschen als Handeln."* Es ist charakteristisch, dass Binswanger etwas von diesem wesentlichen Problem offenbar bemerkt hat. Wir müssten hier nun natürlich auf Heideggers Erörterung und Maldineys Erläuterung eingehen.

S. 212: Was hier über die Problematik der „einen Methode" gesagt ist, welche „das ganze Interesse, die ganze Erwartung des Kranken" in Anspruch nimmt, gilt, wie Binswanger sagt, wohl für die Suggestivmethode, aber auch für andere Methoden, die sich derart auf eines beschränken. Es gibt Psychotherapeuten, vor allem Psychoanalytiker, die sich zum Teil auf Freud berufen und dabei ausdrücklich fordern, dass die Patienten sich *nur mit ihrem Arzt* über ihre Angelegenheiten und die Behandlung besprechen und mit niemand anderem. Diese Methode hat ihre Vor- und Nachteile. Nachteilig ist vor allem, dass sich wahrscheinlich überhaupt keine Patienten daran halten. Wenn man verbietet, es zu tun, dann machen sie es im geheimen, wenn man ihnen erklärt, man habe nichts dagegen, dann berichten sie darüber, was zweckmässiger ist, indem man dann weiss, was geht und die Meinungen der andern einbeziehen kann.

> Al. 27, S. 212: Was hier gesagt worden ist, läßt sich natürlich auch auf jede andere Behandlungsform seelischer oder körperlicher Art

> ausdehnen, auf die Arbeits- und Übungstherapie, sowie insbesondere auch auf die pharmakologische Behandlung. Nur die reine Suggestivbehandlung verträgt ihrem Wesen gemäß nicht eine Mehrheit verschiedener Einzelmethoden, da es mit zum Wesen der Suggestion gehört, das *ganze* Interesse, die *ganze* Erwartung des Kranken auf *eine* Methode, einen Punkt hin anzuspannen, wobei es im Prinzip gleichgültig ist, welche man wählt. Sonst aber wird man etwa eine hochgradige spastische Obstipation, besonders im Anfang, auch mit Diät, Papaverin, Atropin und Wärme behandeln, da man im voraus ja nie weiß, ob die lebensgeschichtliche Untersuchung so weit getrieben werden kann, daß sie für sich allein zu wirken vermag. Dasselbe gilt natürlich vom Asthma, der Impotenz, den nervösen Ohrgeräuschen, den Tics usw., was ja nach unseren prinzipiellen Darlegungen alles selbstverständlich ist. Ich brauche Sie hier nur an die Grundanschauungen von Fr. Kraus zu erinnern, gerade in bezug auf das Neuroseproblem [vgl. Klin. Wochenschr. Jg. 6, Nr. 12. 1927], um Sie vor Einseitigkeiten in der Therapie zu warnen. Wann und in welchen Fällen, d.h. unter welchen lebensfunktionalen und lebensgeschichtlichen Umständen die eine oder die andere Methode angewandt werden soll, läßt sich prinzipiell kaum angeben und würde im einzelnen hier zu weit führen. In der Regel aber, und das kann nicht oft genug gesagt werden, entscheidet hier der auf gewisse Erfahrungskriterien hin unternommene *Versuch* und nicht das Prinzip, zumal das Prinzip hier ja eigentlich alles erlaubt. Jedenfalls muß man hier an jede Methode, sei sie zentraler oder sei sie peripherer Art, *denken,* gemäß dem Prinzip, dem ganzen Menschen zu helfen.

Wichtig ist nun im weiteren, dass Binswanger gerade auch *Medikamente* in diese Therapie einschliesst, und was er dazu sagt, gilt genau in derselben Weise für die modernen Medikamente.

Wenn sich Binswanger in dieser Beziehung auf Friedrich Kraus beruft, dann muss man bedenken, welche Bedeutung Kraus in der damaligen Medizin hatte. Es war die Zeit, da man sich mit der *Person des Kranken* besonders intensiv zu beschäftigen begann; in entsprechender Literatur wird er eingehend gewürdigt und für Binswanger hatte sein zweibändiges Buch *Die Pathologie der Person* seinerzeit eine gewisse Bedeutung.

In der Folge weist Binswanger darauf hin, dass in den Therapien Versuche gemacht werden sollen und der *therapeutische Versuch* nicht durch ein vorgegebenes Prinzip ersetzt werden darf. Das Prinzip Binswangers ist, dass in dieser Beziehung *„eigentlich alles erlaubt"* sei. Heute dürfte man ein solches Prinzip nicht propagieren, da man nicht mehr wie damals als selbstverständlich voraussetzen darf, jedermann gebe sich über die „erlaubten Grenzen" Rechenschaft.

Ganz wesentlich ist, daran zu denken, welche Möglichkeiten methodologischer Art zur Verfügung stehen, wobei hier wieder gleichsam so nebenbei auf die Rede von *„zentraler* oder *peripherer Art"* angespielt wird, was sich auf die innere und äussere Methode des therapeutischen Einflussnehmens bezieht.

Ganz wesentlich ist, immer wieder daran zu erinnern, wie es darauf ankommt, bei der Lektüre wissenschaftlicher Texte *scheinbar nebensächliche*, aus der Alltagssprache stammende *Redewendungen* daraufhin zu prüfen, wie sehr sie *allgemeine* und *wesentliche Aussagen* machen.

2. Juni 1993

S. 212, Al. 28: Es folgt nun eine technische Anweisung im Hinblick auf das *Deuten* im Rahmen der Psychoanalyse. Im ganzen rät Binswanger zu grosser Zurückhaltung.

> Al. 28, S. 212: Hinsichtlich der Psychoanalyse ist schließlich noch wichtig, daß es durchaus nicht immer darauf ankommt, dem Patienten das Resultat der Auslegung im einzelnen oder ganzen mitzuteilen. Das ist nur der Fall bei der systematischen Vollanalyse. Bei der teilweisen psychoanalytischen Vertiefung in die Lebensgeschichte, die unter Umständen nur Rekognoszierungszwecken dient, wie im *Beginn* jeder Analyse überhaupt wird man nur das wenigste sagen, was man zu wissen oder zu vermuten glaubt. Bei Psychosen z.B. wird man in der Regel überhaupt nichts sagen und das zufällig Erdeutete nur benützen zur richtigen psychologischen Leitung, Erziehung oder Beeinflussung der Kranken. Von einer regelrechten Analyse sehe ich bei Psychosen überhaupt grundsätzlich ab, da der lebensfunktionale Anteil der Störung hier in der Regel einem entscheidenden Eingriff von der lebensgeschichtlichen Seite aus trotzt, gesetzt, daß ein solcher überhaupt möglich ist. Vor der Psychoanalyse schizophrener Prozesse ist dringend zu warnen. Ganz besonders gefährlich ist die Analyse bei solchen Kranken, bei denen ein schleichender schizophrener Prozeß sich noch hinter neurotischen (hysterischen, zwangsneurotischen, phobischen, neurasthenischen) Syndromen verbirgt und erst zutage *gefördert* wird, wenn man diesen Symptomen analytisch zu Leibe rückt. Es ist hier, wie wenn man nach der Erstürmung einiger Außenforts plötzlich das schwere Geschütz der eigentlichen Festung zu spüren bekommt. In solchen Fällen stellen die neurotischen Symptome gleichsam Schutzwehren dar gegen den Einbruch des eigentlichen Prozeßgeschehens in die Lebensgeschichte, und wenn man das nicht weiß, so kann man ein relativ harmloses neurotisches Symptom gegen eine Wahnidee oder einen schweren schizophrenen Schub eintauschen.

Der Begriff *„systematische Vollanalyse“* bedürfte eigentlich einer näheren Erläuterung. Binswanger meint darunter wohl Behandlungen, wie er sie in seinen beiden frühen Fällen dargestellt hat. In diesem Zusammenhang ist zurückzuverweisen auf seine Warnung vor der Meinung, man habe in der Analyse einmal die *„letzte Bedeutung“* erkennen können. Es ist zu vermuten, dass es sich bei dem Begriff, der hier auftaucht, um etwas handelt, woran man wohl zu Beginn der psychoanalytischen Tätigkeit im Beginn des 20. Jahrhunderts denken konnte. Jedoch haben vor allem die späteren Arbeiten Binswangers gezeigt, dass es etwas in diesem Sinne Abschliessendes einfach *nicht gibt* und *nicht geben kann,* wie ja überhaupt der Begriff des „Systematischen“, so sehr er heute im Gebrauch ist, grösstes Misstrauen erwecken muss. Es müssten hier nun Hinweise auf die *Ganzheitsproblematik* überhaupt und Überlegungen dazu Platz finden, was praktisch sehr weit führen würde.

Im Gegensatz zu der abschliessenden Betrachtungsweise ist umgekehrt auf das *Beginnen* einer Behandlung hinzuweisen. Hier ist auf die stilistische Feinheit der Worte: „was man zu wissen oder zu vermuten *glaubt*“ Gewicht zu legen, und zwar besonders auf das Wort glaubt, indem eben häufig der Glaube sehr viel grösser ist als das Wissen. Binswanger deutet hier schon die entscheidende *Kritik* der *Gültigkeit psychoanalytischer Theorien* an.

Es folgen dann Regeln zur Anwendung der *Psychoanalysen* bei *Psychosen.* Was Binswanger dazu sagt, gilt auch heute noch, obschon es vor einigen Jahrzehnten so ausgesehen hat, als ob man darüber hinweg kommen könne oder auch Psychosen psychoanalytisch sich behandeln lassen würden. Leider stimmt das nicht, wobei immer wieder auf einen von Christian Müller aus dem Burghölzli seinerzeit publizierten Fall hinzuweisen ist, einer schizophrenen Psychose, die in bestimmten Zeitintervallen und mit einer bestimmten Dauer immer wieder erschienen ist. In einer psychoanalytischen Behandlung hat dann ein solcher Schub sehr viel länger gedauert als üblich. Die vermutete dauerhafte Heilung ist aber nicht eingetreten, sondern nach dem üblichen Intervall ist ein genau identischer Schub wieder erschienen und hat dieselbe Gestalt gezeigt wie die früheren Schübe. Der Fall zeigt eindrücklich, wie wenig eine Psychoanalyse mindestens bei Schizophrenen zu helfen imstande ist.

Auch heute noch gilt die Warnung, eine *neurotische Symptomatik,* die einen *schizophrenen Prozess verhüllt,* nicht therapeutisch anzugehen, es ist viel gescheiter, man rühre nicht daran. Solche Warnungen werden heute kaum ausgesprochen, geschweige denn gehört. Es ist aber zweifellos so, dass es viel zweckmässiger ist, wenn man schon eine Psychotherapie solcher Störungen machen will oder machen muss, gleichsam beim Äussern zu bleiben und jeder Vertiefung, die der Patient selbst wünscht, auszuweichen, da sicher immer die Gefahr lauert, in eine Manifestierung der Psychose zu geraten, die viel schlimmer ist als die bestehende Symptomatik. Im Zweifelsfall sollte man unbedingt zurückhaltend sein; und es ist einfach notwendig, darauf zu verzichten, persönliche Probleme mit solchen

Patienten zu besprechen. Man hält sich viel besser an Äusserliches, z.B. Berufliches, die Interessen an Hobbies u.ä. Man kann damit viel zur Ordnung beitragen, was dem Patienten hilft und dem schizophrenen Zusammenbruch entgegen wirkt.

Interessant ist dann der Begriff des *„einfachen neurotischen Psychopathen"* und seiner Möglichkeiten und Grenzen, sich mit seiner Eigenart abzufinden, welche man in der Psychotherapie leiten und unterstützen kann. Was Binswanger in einem einzigen Satz darüber sagt, ist eine hervorragende Zusammenfassung dieser Probleme.

> Forts. Al. 28: Die beim einfachen neurotischen Psychopathen sich bei und nach einer Analyse einstellende („synthetische") Heilungstendenz im Sinne eines schöpferischen Ausgleichs der gesetzten seelischen Wunde, ohne Bild gesprochen, im Sinne eines aktiven freien Eingriffs in den Ablauf der inneren Lebensgeschichte, zunächst als Anerkennung, dann als Abfindung mit der inneren Situation, als Anpassung an dieselbe, als handelnde Überwindung und Änderung derselben usw. – all das ist beim Schizophrenen nicht mehr möglich, all das erlaubt der schizophrene Lebensprozeß nicht mehr; vielmehr bricht er in den Ablauf dieser Lebensgeschichte störend ein, die freie Selbstentscheidung unterbindend und statt ihrer starre, unauflösbare Verknotungen und jähe Zerreißungen der Lebensgeschichte bedingend. Nur da, wo die schizophren veränderte Lebensfunktion, der schizophren veränderte Organismus von sich aus bereits wieder zur Ruhe kommt, am Ende eines katatonen Schubs z.B., kann man unter Umständen mit analytischer Vertiefung in die Lebensgeschichte die beginnende Heilungstendenz unterstützen und beschleunigen.

Ausgezeichnet sind auch die Hinweise auf die Möglichkeiten psychotherapeutischer Einflussnahme *„am Ende eines katatonen Schubs"*. Die Schwierigkeit liegt darin zu sehen, wann dieses Ende kommt. Hier ist an eine Regel, die Jakob Klaesi aufgestellt hat, zu erinnern: man soll einen Patienten „im abklingenden Schub" aus der Klinik entlassen. Dies gilt aber nur dann, wenn er in die ihm gewohnte, nicht allzu konfliktgeladene Situation zurückkehren kann. Dann wird ihm so eine Hilfe vermittelt, sich in einer Ordnung wieder zurechtzufinden und diese dazu zu verwenden, der Krankheit entgegen zu wirken. Hier kann dann eine geeignete psychotherapeutische Hilfe sehr viel leisten. Voraussetzung aber ist, dass der Arzt die technischen Hilfsmittel kennt, die diese spezielle Situation erfordern.

Zum Abschluss dieses Kapitels ist noch auf eine Diskussionsbemerkung hinzuweisen, die während dieser Besprechung fiel, nämlich dass die *Psychoanalyse* am wesentlichsten ist und am meisten hilft für den *Gesunden.* Darauf hat Ludwig Binswanger mehrfach hingewiesen. Zu ergänzen ist hier aber noch etwas: die Voraussetzung dafür ist, dass bei diesen „Gesunden" keine kriminellen Tendenzen bestehen, die das allgemein übliche

Mass überschreiten, sonst ist die Psychoanalyse gefährlich, indem sie dann die Hemmung, die der Gesunde hat, solchen Tendenzen nachzugeben, verschwinden lässt. Auf diese Problematik hat vor allem der ebenfalls psychoanalytisch sehr gut ausgebildete ehemalige Direktor und verstorbene Dr. med. Otto Briner von der Rosegg mehrfach hingewiesen.

23. Juni 1993

> Al. 29, S. 213: Bei rein endogenen Depressionen ist die Vertiefung in die Lebensgeschichte deswegen ohne bestimmten therapeutischen Erfolg, oft aber von deutlich negativem Erfolg, weil die depressiv veränderte Lebensfunktion ein normales Verarbeiten der an sich schon sehr spärlich fließenden Erinnerungen und Gedanken verhindert. Umgekehrt täuscht das reichlich fließende Material bei Manischen und Submanischen und ihr offenkundiges Bedürfnis nach eingehender Beschäftigung mit ihnen den Anfänger oft darüber, daß es sich hier nur um als *leerlaufend* zu bezeichnende Analysen handelt, indem die manische Funktionsstörung ein tieferes Haften lebensgeschichtlicher Eingriffe gar nicht zuläßt.

Hier wird auf wenigen Zeilen das Problem *psychotherapeutischer Behandlungen rein endogener Depressionen* und *submanischer* und *manischer Zustände* erörtert. Es wird ganz klar ausgedrückt, dass eine solche Behandlung „ohne bestimmten therapeutischen Erfolg" bleibt und dass sogar „oft von deutlich negativem Erfolg" gesprochen werden muss. Wenn Binswanger ferner sagt, dass „die depressiv veränderte Lebensfunktion ein normales Verarbeiten der an sich schon sehr spärlich fliessenden Erinnerungen und Gedanken verhindert", dann ist dem voll und ganz zuzustimmen. Dasselbe gilt von den manischen Zuständen, die leerlaufende Analysen hervorrufen und damit die Täuschung bewirken, es geschähe etwas, während in Wirklichkeit nichts geschieht. – Zu diesen Feststellungen ist heute lediglich hinzuzufügen, was sich aus der *Entdeckung* der *antidepressiven Medikamente* ergibt und was sich dadurch an der Psychotherapie manisch-depressiver Zustände über „ihre Verquickung mit lebensgeschichtlichen Momenten", über die wir bereits gesprochen haben, hinaus ergibt.

> Al. 30: Bei der *Epilepsie* habe ich von der Psychotherapie überhaupt noch nie einen nennenswerten Erfolg gesehen. Eine der wenigen zuverlässigen Arbeiten auf diesem Gebiet, diejenige von Binder [Kausale u. verständliche Zusammenhänge in der Epilepsie], zeigt zwar mit aller Deutlichkeit, wie tief lebensgeschichtliche Momente hier zu verfolgen sind, sie kann aber gleicherweise zum Beweise dienen für die Starrheit und seelische Unbeeinflußbarkeit des epileptischen Krankheitsprozesses selbst. Beim Vorliegen lebensge-

schichtlicher Komplikationen kann man auch hier bisweilen auf Erleichterungen hoffen, worüber aber immer erst der Versuch entscheiden kann.

Ähnliches ist zu sagen über psychotherapeutische Bemühungen bei *Epilepsie,* sogar dann, wenn etwa in Aura-Erlebnissen offensichtlich lebensgeschichtliche Momente mitspielen, ist es kaum möglich, allein psychotherapeutisch dorthin vorzudringen, wo diese ihre Verankerung haben. Die Abhandlung von Binder müsste eigens besprochen werden.

Al. 31, S. 213: Über die Psychoanalyse bei Süchtigen vgl. meinen Aufsatz „Alkoholismus" in der Neuen Deutschen Klinik (2. Lieferung. 1928). Da man nie weiß, wann das vermehrte Wissen von sich selbst auch zu einer größeren *Macht* über sich selbst führt, kommt man gerade in diesen Fällen ohne äußeren Zwang oder energische Erziehung und Übung im Widerstehen der Versuchungen nie aus.

Von zentraler Bedeutung ist das letzte Al. 32. Es sind darin *grundlegende Probleme* erörtert, die sich wiederum um die Zusammenhänge und Unterschiede der lebensgeschichtlichen Deutung und des lebensfunktionalen Erklärens drehen.

Al. 32, S. 213f.: In der Lehre Adlers kann ich, soweit sie hier in Betracht kommt, nur eine besondere Richtung lebensgeschichtlicher *Deutung* erblicken. Sie hat den Vorzug, daß sie ganz innerhalb des geistigen Motivationszusammenhangs, also innerhalb der Lebensgeschichte bleibt und nicht, wie die ursprüngliche Psychoanalyse, von der lebensgeschichtlichen Deutung sehr rasch in das lebensfunktionale Erklären verfällt. Andererseits verfährt sie mit ihrer Auslegung der Lebensgeschichte dogmatisch unglaublich starr, was wissenschaftlich unerträglicher ist, als wenn man, wie die ursprüngliche Analyse, mit der Erklärung der Lebensfunktionen zu starr verfährt; denn Art und „Zahl" der Lebensfunktionen sind relativ eng begrenzt gegenüber dem unübersehbaren Reichtum der Motive. Die willkürliche Einengung der Motivationsmöglichkeiten innerhalb der Lebensgeschichte des Psychopathen auf Minderwertigkeitsgefühle, Schuldgefühle, männlichen Protest, Geltungs- und Machttendenzen usw., so relativ häufig diese „Motive" hier auch nachzuweisen sind, gibt noch keinen Rechtsgrund ab für eine *Theorie* der Neurosen und der Psychotherapie. Wo solche Motive gerade im Vordergrund stehen und wo man Gründe zu haben glaubt, einem Eingehen auf das erotische Gebiet direkt ausweichen zu müssen, einer eigentlichen hermeneutischen Auslegungsmethode zugleich entraten zu können meint, da wird diese ziemlich naive, stark aufmunternde und von großer Zielsicherheit getragene lebensgeschichtliche Beschäftigung mit dem Kranken oft von Nutzen sein. Für die Grenzen ihres Indikationsgebietes nach den Psychosen hin gilt dasselbe wie für die ursprüngliche Psychoanalyse; innerhalb der psychopathischen Reaktionen ist ihr Wirkungsbereich da um so enger, wo man einer eigentlichen Auslegungs*methode* bedarf, hingegen da um so weiter, wo der aufmunternde und erzieherische Faktor ins Spiel treten soll und man dem Kranken mit einem fertigen Entlarvungsplan gegenüber unechten Geisteshaltungen imponieren kann.

Wesentlich ist der Einspruch *gegen dogmatische Starrheit* sowohl lebensgeschichtlicher Auslegung wie lebensfunktionaler Erklärung.

Auch der Gedanke der relativ *eng begrenzten Art und „Zahl"* der Lebensfunktionen im Gegensatz zu dem *unübersehbaren Reichtum der Motive* lebensgeschichtlicher Art ist wesentlich und muss bedacht werden. Die Kritik an Adlers Methode, der die lebensgeschichtliche Motivierung enorm einschränkt, und zwar willkürlich, ist Binswangers Urteil, dass damit noch „kein Rechtsgrund für eine Theorie der Neurosen und der Psychotherapie gelegt sei", nicht nur zuzustimmen, sondern diese Kritik ist auf viele andere Theoretisierungen, vor allem auch in der modernen Psychiatrie und Psychotherapie hinzuweisen.

Besonders beachtet muss der Begriff der *hermeneutischen Auslegungsmethode* werden, der nämlich von *gegebenen Tatbeständen* ausgeht und sich innerhalb deren Grenzen hält. Binswanger unterscheidet davon die eigentliche *„Deutung"*, die sich auf theoretische Vorgegebenheiten stützt. Eigentlich müsste man sagen, dass im Gegensatz zum hermeneutischen Auslegen das Deuten auf Vorurteilen beruht.

Wenn Binswanger gegen das Ende des Abschnittes auf *Indikationen* für gewisse erweiterte psychotherapeutische Methoden hinweist, so tut er es doch mit sehr starker Einschränkung, und man bekommt nicht den Eindruck, dass er einem „fertigen Entlarvungsplan" gegenüber dem „Imponieren mit unechten Geisteshaltungen" viel Positives abgewinnt.

> Al. 33, S. 214: Die *kathartische* Methode, wie sie heute besonders Frank propagiert, steht an der Grenze zwischen kleiner und großer Psychotherapie, zwischen lebensgeschichtlicher Vertiefung und Momentanbeeinflussung, während sie bei ihrem Begründer Breuer noch eine imposante Methode großer Psychotherapie darstellte. Sie kann während und besonders im Anfang einer Psychoanalyse immer noch sehr gute Dienste tun. Bei Frank ist sie immer mehr eine Art seelisch-körperlicher Entspannungsmethode geworden, in deren Verlauf man aber stets einiges aus der Lebensgeschichte der Kranken erfahren kann. Ich lasse sie immer da anwenden, wo ein intensives „Sichkümmern" um den Kranken nötig erscheint, ohne daß man das Risiko einer Psychoanalyse wagen will. Abgesehen von der entspannenden und beruhigenden Wirkung hat man es dabei jederzeit in der Hand, je nach Art des produzierten lebensgeschichtlichen Materials, sich doch noch zu einer Psychoanalyse zu entschließen. Der jetzt vielfach empfohlenen Fortsetzung der Methode im eigenen Heim ohne Assistenz des Arztes stehe ich skep-

tisch gegenüber, besonders bei Depressiven und Schizoiden, wegen der Gefahr des Versinkens in Grübeln und Autismus.

Al. 34, S. 214: Den spezifischen *Suggestionsmethoden* räume ich, wie aus dem Vorausgehenden leicht ersichtlich, keine *selbständige* positive psychotherapeutische Bedeutung ein. Ich kann sie nur im Rahmen lebensgeschichtlicher Forschung gelten lassen, nämlich dann, wenn die Fortsetzung einer solchen auf unüberwindliche Hindernisse oder Gefahren stößt oder dann *neben* einer solchen Behandlung. Wir müssen immer zuerst wissen, mit welcher Art von Lebensgeschichte wir es zu tun haben, bevor wir derartig kraß auf sie einzuwirken versuchen. Wir werden immerhin da gerne suggestiv vorgehen, wo intellektuelle und moralische Schranken ein tieferes Eindringen in die Lebensgeschichte verhindern. Wenn z.B. die rein phänomenologische Analyse eines schweren Angstsyndroms, nämlich der Angst, die eigenen Kinder würden tot ins Haus gebracht, daran scheitert, daß der im Alter schon vorgeschrittene Patient sich weigert, die Kinder sich einmal tot vorzustellen, überzeugt, sich dadurch zu versündigen und den Tod der Kinder wirklich herbeizuführen, so wird man wohl nicht die Zeit mit dem ziemlich aussichtslosen Beginnen verlieren wollen, dem Patienten erst eine andere Weltanschauung beizubringen, und wird rasch zur Katharsis und zur Suggestion greifen. Gemäß unseren Grundanschauungen über Psychotherapie kommt Suggestion als alleiniges Mittel für uns immer erst da in Betracht, wo der Mensch einer freien Selbstentscheidung nicht fähig und es immer noch vorzuziehen ist, daß er sich blindlings einem fremden Willen beugt, wie es für die Formen *krasser* Suggestion und Hypnose gilt, statt selber zu leiden und andere leiden zu machen.

Al. 35, S. 214f.: Hiermit seien die Bemerkungen über die spezielle Indikationsstellung der Psychotherapie abgeschlossen. Sie würden mißverstanden, wenn man aus ihnen die *Anerkennung* der gegenwärtigen, rein historisch bedingten psychotherapeutischen Sachlage als einer *innerlich* notwendigen oder *sachlich* begründeten herauslesen wollte. Im Grunde handelt es sich hier um historisch bedingte Einzelgestalten der psychotherapeutischen Idee, wie wir sie überall und zu jeder Zeit in der medizinischen Therapie überhaupt antreffen. Solche historische Formen sollte man nicht dadurch gleichsam offiziell sanktionieren, daß man den Psychotherapeuten auffordert, die von ihm geübte Methode offiziell bekannt zu geben, auf daß er dauernd mit einer äußerlichen psychotherapeutischen Etikette behaftet bleibt. Das sieht so aus, als hätten wir wirklich schon feste Indikationsstellungen hinsichtlich jener Formen. Wie die Idee der medizinischen Therapie höher stehen muß als die Sanktionierung und Verewigung einer von einem Jahr zum anderen wechselnden medizinischen Mode, so muß auch dem Psychotherapeuten die Idee seines Berufes höher stehen als der Respekt vor ihren gerade aktuellen Einzelgestalten. Wie der einzelne Psychotherapeut diese

Idee erfaßt, ihr ganz allgemein dient und sie „pragmatisch" realisiert, kann nicht in Schlagworte gefasst werden, ist aber bei der Entscheidung, welche ärztliche Persönlichkeit die Behandlung übernehmen soll, oft noch wichtiger als die Frage, welcher Einzelmethode sie „in pünktlichem Gehorsam" huldigt. Wie diese Methoden aber nach inneren psychotherapeutischen Kriterien zu gliedern und zu bewerten sind, d.h. wie stark und wie deutlich in ihnen die Idee der Psychotherapie aufleuchtet, das haben wir gezeigt.

Adhémar Gelb: Zur medizinischen Psychologie und philosophischen Anthropologie

Acta Psychologica, Bd. III, H2, 1937, S. 193–271

26. August 1970 – 12. Mai 1971

Es wird einleitend einiges gesagt über die wissenschaftliche und praktische Zusammenarbeit von Gelb und Goldstein und deren Bedeutung für die Entwicklung der Neurologie im allgemeinen und einzelner spezieller Probleme wie der Aphasielehre und der Rehabilitation organisch Hirngeschädigter. Man muss wissen, mit was für einem *persönlichen Einsatz* diese beiden Forscher mit einem grossen Mitarbeiterstab gearbeitet haben. Die Ärzte standen Tag und Nacht mit ihren Kranken in enger persönlicher Berührung, sie sind mit ihnen spazieren gegangen, haben sie in den verschiedensten praktischen Situationen beobachtet, sind ihnen aber gleichzeitig menschlich nahe gestanden, so dass sie ihre Kranken auch von einer ganz anderen als der rein wissenschaftlichen Seite kennenlernten. Sie waren für ihre Kranken da. Das ist alles zu berücksichtigen, wenn man den folgenden Text liest und vielleicht aus seiner eigenen Erfahrung nicht ohne weiteres alles bestätigen kann, was der Autor behauptet.

Beide Forscher sind zudem ausgezeichnet durch eine hervorragende *allgemeine Bildung* und durch die Neigung, ihre Wissenschaft in weitem, allgemein menschlichem und philosophischem Rahmen zu sehen und zu betreiben.

Ihre Erfahrungen mit organisch Hirngeschädigten haben sie in erster Linie an Kriegsverletzten des Ersten Weltkrieges gewonnen. Auch das muss man wissen. Es bestand eine ganz bestimmte affektive Beziehung zwischen diesen Ärzten und dieser Art von Kranken, die mit der Bedeutung zusammenhing, welche damals das Kriegsgeschehen für das deutsche Volk hatte.

Wir lesen zunächst die einführenden Worte, zu denen nichts zusätzlich zu erläutern ist. Der vorliegende Text enthält 10 Vorträge.

Vorwort

Durch die Veröffentlichung der vorliegenden Arbeit wollen wir nicht nur unseren früh verstorbenen Kollegen und Freund Adhémar Gelb ehren, sondern unserem Leserkreis in einfacher und klarer Darstellung jene Probleme darbieten, für die sich Gelb mit seiner ganzen geistigen Kraft und seinem Verantwortungsgefühl einsetzte. Es handelt sich hier nicht um Mitteilung von neuem Forschungsmaterial, sondern um eine philosophisch begründete Zusammenfassung der psychopathologischen Forschungen, die Gelb in jahrelanger gemeinsamer Arbeit mit Goldstein im „Institut zur Erforschung der Folgeerscheinungen von Hirnverletzungen“ in Frankfurt a.M. ausgeführt hat.

Als Gast der Universität Lund hatte Gelb im Jahre 1935 Gelegenheit, seine Forschungsergebnisse und theoretischen Anschauungen, die für die Anerkennung des gestalttheoretischen Gesichtspunktes in der allgemeinen und medizinischen Psychologie mitbestimmend waren, vor einem Kreise von Medizinern, Psychologen und Philosophen vorzutragen. Sein Ziel war nicht allein darauf gerichtet, eine Fülle hirnpathologischer Beobachtungen zu zeigen, sondern zugleich die innere Verbindung zwischen Medizin, Psychologie und Philosophie klarzulegen, die Unhaltbarkeit der Auffassung bezüglich der Trennbarkeit von Beobachtung und Theorie, von Empirie und Problematik aufzuweisen. Wohl in keiner seiner Arbeiten kommen Gelbs wissenschaftlicher Charakter, sein Ernst und seine Gewissenhaftigkeit, gepaart mit umfassender Bildung und Darstellungsgabe so deutlich zum Ausdruck, wie gerade in diesen Vorträgen. Gelb gehörte zu den wenigen Forschern, die die konkretesten Fragen der Wahrnehmungspsychologie von einem philosophischen Standpunkte aus zu sehen wissen. Die Art seiner Darstellung, der durchsichtige Aufbau seiner Gedanken, die klare Beweisführung seiner Ansichten geben seinen Ausführungen ein Gepräge, das wir selten in unserer Wissenschaft wiederfinden.

Sein Schaffensdrang entsprang aus einem gesteigerten Wahrheitsdrang, seine Darstellung aus der Einheit von Idee und Form. Diese Harmonie stand in voller Übereinstimmung mit seiner Hingabe und Liebe zur Wissenschaft, für die er eine beinahe mystische Verehrung hegte.

Wir glauben unsere Pflicht gegenüber dieser Wissenschaft zu tun, wenn wir Gelbs Vorlesungen über die Ergebnisse seiner Forschung in die Acta psychologica aufnehmen und dadurch seinen Freunden, wie alten und jungen Kollegen seine weit über den Rahmen der experimentellen Forschung hinausgehenden Anschauungen in ihrer letzten und endgültigen Form darbieten.

Sven Ingvar, Prof. der inneren Medizin Universität Lund
G. Révész, Prof. der Psychologie Universität Amsterdam
Einar Tegen, Prof. der Philosophie Hochschule Stockholm
E. Hochheimer, Psychologe am Kaiser-Wilhelm-Institut
für Hirnforschung Berlin-Buch

Erster Vortrag

Al. 1, S. 195: Es wird kurz erläutert, wer *Francis Bacon* war. Es wird darauf hingewiesen, dass bei diesem viele Anregungen, auch für psychologische Methoden und Untersuchungen zu finden sind. *Scheler* hat den Titel seiner Arbeit wie „Die Idole der Selbsterkenntnis" ebenfalls bei Bacon gefunden.

> Al. 1, S. 195: Der Kanzler der Königin Elisabeth von England, Francis Bacon, war ein seltsamer und philosophisch bedeutender Kopf. Die Historiker der Philosophie setzen ihn gern an den Anfang der modernen Wissenschaft, weil dieser Francis Bacon als Logiker der Empirie die grosse Bedeutung der Erfahrung für die Erkenntnis betont hat. Unter anderem hat Bacon in einer seiner Schriften (De Augmentis, 1623) von sogenannten „normalen Bildungen" und von sogenannten „abnormen Bildungen" gesprochen. Die normalen Bildungen nannte er die „generationes" und die abnormen die „praetergenerationes", wobei er die Forderung aufstellte, man müsse, wenn man die normalen Bildungen verstehen wolle, auch die abnormen Bildungen in ihrer eigentümlichen Struktur erfassen. Im Sinne dieser Baconschen Forderung gestatte man mir, hier vom kranken Menschen auszugehen, vom Menschen, der in einer bestimmten Weise verändert ist. Die Einsicht in die Art der Veränderungen soll uns dem Verständnis des gesunden Menschen näher bringen.

Zum ersten Alinea ist auf das allgemeine Problem hinzuweisen, inwiefern das *Studium von Kranken* etwas auszusagen gestattet *über das Gesunde.* Vergleiche dazu *Szilasi* und verschiedene Überlegungen, die wir schon zu diesem Thema angestellt haben; zur Zeit im Zusammenhang mit der Arbeit von *Keller* über *Freiheit und Schuld,* wo Keller behauptet, dass sich Höheres nicht aus Niedrigerem herleiten oder verstehen lasse, vgl. die dortige Kritik.

> Al. 2: Was „Krankheit" ist, darüber ist viel gedacht und geschrieben worden. Dass Krankheit nicht nur ein medizinischer oder gar klinischer Begriff ist, ergibt sich schon aus dem, was ich eben gesagt habe. Ich will nicht auf die verschiedenen Definitionen von Krankheit eingehen, auch nicht weiter untersuchen, in welchem Sinne zwischen dem Begriff des „Abnormen" und dem Begriff des „Kranken" ein Unterschied besteht. Alle diese Fragen und Unterfragen sollen uns hier nicht beschäftigen. Im übrigen ist zu sagen: wenn eine Definition fruchtbar sein soll, dann gehört sie an den Schluss und nicht an den Anfang, da aus einer Definition sachlich nichts folgt; „ex definitione nihil sequitur". Aber eins möchte ich auf alle Fälle betonen: Krankheit bedroht die Existenz eines Lebewesens. Das wollte wohl auch der Pathologe Aschoff zum Ausdruck bringen, wenn er erklärte, dass Krankheit die „biologische" Existenz

> bedrohe. Aber warum heisst es da, die „biologische“ Existenz? Welche Seite des Menschen ist denn dabei nicht bedroht? Die „nicht biologische“ Seite? Was aber soll man sich hierunter denken? Wir wollen ruhig sagen: Krankheit hat es beim Menschen mit der Bedrohung der menschlichen Existenz zu tun. Wir haben es eben mit kranken Menschen, nicht mit Tieren zu tun. Wir gehen also vom Menschen aus, dessen Existenz mehr oder weniger gefährdet ist.

Mit dem zweiten Alinea klingt die ganze *Problematik* von *Krankheit, Abnormität* und *Gesundheit* an. Hier ist auf eine Monographie hinzuweisen, welche den heutigen Stand dieser Fragen zusammenfasst und die im ersten Band des *Handbuches der Allgemeinen Pathologie* vor Jahresfrist erschienen ist.

In demselben Alinea ist ein wichtiges Problem aufgeworfen mit der Frage, inwiefern *Definitionen* an den *Anfang* oder nicht an den Anfang einer Untersuchung gehören. Es gibt eine ganze Lehre von der Definition als Teil der wissenschaftlichen Logik. Diese stellt bestimmte Regeln auf, an welche man sich unbedingt halten muss. Wir können hier nicht auf diese Probleme eingehen, müssen aber darauf hinweisen, was es bedeutet, dass Gelb auf derartige prinzipielle Fragen eingeht.

Der Rest des zweiten Alineas gibt sachliche Hinweise und zugleich vermitteln diese Sätze eine erste Begegnung mit *Methode* und *Stil* des Autors. Man bekommt eine Ahnung von seiner *Exaktheit* und vor allem von einer bestimmten *Konkretheit*, *Anschaulichkeit* und *Sauberkeit des Denkens.* Der einzige Satz: *„Was aber soll man sich hierunter denken?“* gibt eine Grundhaltung wieder, die sich immer wieder fragt, ob man sich unter dem, was man sagt, auch etwas denken könne und gegebenenfalls was. Viele Leute reden und schreiben, ohne sich jemals zu fragen, was man sich unter dem, was sie sagen, denken könne, ja, ob man sich überhaupt etwas dabei denken kann.

Für Gelb und Goldstein ist es immer charakteristisch, dass sie vom *Menschen ausgehen.* Ihre Untersuchungen stehen somit in dem grossen Zusammenhang neuzeitlicher, medizinischer Bemühungen, in der Medizin *das Menschliche zur Geltung zu bringen,* sie stehen in Zusammenhang mit jenen Richtungen der Medizin, die sich gerne als anthropologisch, als psychosomatisch oder als ganzheitlich bezeichnen und die hier nicht im einzelnen erörtert werden können. Es wird sich aber sogleich zeigen, dass die Probleme, in welche derartige Betrachtungsweisen führen, sehr viel schwieriger und verwickelter sind, als man sich das üblicherweise vorstellt. Es ist vor allem nicht damit getan, neben dem Somatischen das Psychische auch zu berücksichtigen, um zu einer psychosomatischen oder gar menschlich ganzheitlichen Auffassung zu gelangen.

Al. 3, S. 196: Man gestatte mir, eine persönliche Erfahrung anzuführen. Als ich 1915 im Kriege vor die Aufgabe gestellt wurde, die Hirngeschädigten zu untersuchen und diesen Menschen zu „helfen“, da musste ich bald eine grosse Enttäuschung erleben. Unser erster Wunsch war, diese unglücklichen Menschen wieder bis zu einem gewissen Grade zu „vollen“, zu „früheren“ Menschen zu machen; da aber kam eine Enttäuschung nach der anderen, bis wir schliesslich einsehen lernten, dass wir von ganz falschen Voraussetzungen ausgegangen waren. Wir lernten nämlich, dass wir in erster Linie jenes Milieu aufzusuchen haben, in dem sich der Hirnverletzte möglichst konfliktlos bewegen kann. Hätten wir von vornherein nach diesem Milieu gesucht, dann hätten wir unsererseits viele Mühe erspart und vielleicht den Kranken manche Aufregung. Dass wir nicht von vornherein diesen Weg gegangen sind und gar nicht gehen konnten, lag daran, dass wir damals noch nicht gewusst haben, was für eine merkwürdige Veränderung diese Kranken eigentlich erfahren hatten.

Mit dem dritten Alinea werden wir sogleich in die zentrale Problematik der Forschungen von Gelb und Goldstein geführt. Dabei zeigt sich, dass es offenbar sehr schwierig ist herauszubekommen, *worin* die *„merkwürdige Veränderung“ besteht*, welche Kranken begegnet und die man kennen muss, um ihnen so gut als möglich helfen zu können. Was in diesem Alinea hier steht, ist das eigentliche Grundproblem jeder Rehabilitation. Es zeigt, was man kann und was man nicht kann, wie man es kann und wie man es nicht kann.

Al. 4, S. 196: Man kann im Grossen und Ganzen unter den Hirngeschädigten zwei Typen unterscheiden: die einen klagen zwar zuweilen über äusserliche körperliche Leiden wie Schwindel, Schlaflosigkeit usw., aber nicht über das, was sie an spezifisch menschlichen Leistungen eingebüsst haben. Die Vertreter des anderen Typus dagegen geben zu verstehen, wie schwer sie darunter leiden, dass sie z.B. nicht geläufig sprechen, nicht mehr lesen und schreiben können. Und gerade bei diesem zweiten Typus von Hirngeschädigten fühlt man immer, dass man es mit Kranken zu tun hat, die zwar zu bedauern sind, die aber im Grunde genommen das Menschliche bewahrt haben. Kranke vom ersten Typus klagen nicht, dass sie kein Wort lesen oder nicht rechnen können. Sie leben immer ruhig und konfliktlos, solange man sie für sich ihre eigenen Wege gehen lässt. Sie werden nur dann unruhig, wenn man sie untersucht, und wenn man sie vor Aufgaben stellt, mit denen sie nicht mehr fertig werden können. Während der Untersuchungen kommt es zu Erregungszuständen und Unfreundlichkeiten – von Menschen, die sonst sehr an uns gehangen haben. Oder man geht etwa mit solchen Menschen über die Strasse, den gewohnten Weg; dann ist alles gut. Sagt man aber: „Wir wollen diese Strasse gehen, die führt auch zum Lazarett“, so kommt es zu Unfreundlichkeiten, denn diese

Kranken laufen jetzt Gefahr, sich vollkommen zu verlieren. Dies sind die beiden Typen, die „Klagenden" und die „Nichtklagenden". Die „Nichtklagenden" werden gewissermassen erst unter der Situation der Untersuchung zu „Kranken", sonst aber sind sie zwar anders als Gesunde, aber nicht direkt als Kranke anzusprechen.

Mit dem 4. Alinea kommt Gelb nun in das eigentliche Problem hinein. Es beginnt dabei ausserordentlich einfach, man möchte fast sagen banal, an einem scheinbar ganz äusserlichen Merkmal. Die *hirngeschädigten Patienten* werden nämlich in *Klagende* und *Nichtklagende* eingeteilt, wobei das entscheidende Kriterium nicht darin liegt, ob sie sich über irgendwelche körperlichen Beschwerden aussprechen, sondern *ob sie unter ihrer Leistungseinbusse leiden oder nicht.* Ob man das feststellen kann, hängt natürlich wiederum davon ab, wie man zu den Patienten steht, ob man an ihnen teilnimmt und ob sie diese Teilnahme spüren oder nicht. Es dürfte wohl Kliniken geben und auch Ärzte, die kaum jemals Gelegenheit haben, Patienten anzutreffen, die im Sinne von Gelb klagen.

Al. 5: Wie ist das zu verstehen? Diese Frage wird uns immer wieder beschäftigen. Heute will ich, um von vornherein ein bestimmtes Prinzip klar zu machen, das uns in allen zehn Vorträgen beschäftigen wird, von einer Störung ausgehen, die Ihnen Allen bekannt ist: von jener Halbblindheit, die man als *Hemianopsie* bezeichnet.

Ad Al. 5: Hier findet sich wiederum ein entscheidendes Wort, nämlich: „*Wie ist das zu verstehen?*" Immer wieder müssen wir uns fragen, wie etwas zu verstehen ist, und zwar sowohl das, was die Patienten uns sagen, die Art, wie sie sich verhalten, aber auch das, was wir selbst sagen und was wir denken und meinen.

Al. 6, S. 197: Ich will ganz kurz andeuten, wie eine solche Halbblindheit zustande kommt. Unsere Netzhaut ist nichts anderes als die halbkugelförmige Ausbreitung des Sehnervs. Das menschliche Auge ist nun so gebaut, dass die beiden rechten Netzhauthälften ihre Sehnervenfasern zur rechten Hälfte des Gehirns, die beiden linken Netzhauthälften aber ihre Sehnervenfasern nach der linken Hälfte des Gehirns senden. Der linke „tractus" enthält also Sehnervenfasern sowohl vom rechten als auch vom linken Auge; ebenso der rechte „tractus" Sehnervenfasern vom linken und vom rechten Auge. Wenn eine Verletzung eines tractus entsteht, wenn z.B. eine Schrapnellkugel die Schädeldecke durchschlägt und im rechten tractus stecken bleibt, dann müssen beide Augen verletzt sein, so verletzt, dass in diesem Falle die beiden rechten Netzhauthälften untüchtig werden. Eine Halbblindheit bekommt man, wenn entweder ein tractus oder – in dessen Fortsetzung zum Occipitalpol des Gehirns – die „Sehstrahlung" oder die „Sehsphäre" verletzt ist.

Ad Al. 6: Gelb spricht hier nun von der Hemianopsie, er erläutert für Nichtmediziner, worum es sich dabei handelt, zugleich aber dient diese elementare Erklärung der Feststellung eines bestimmten Tatbestandes. Diese Feststellung ist notwendig, damit man einen Ausgangspunkt hat.

> Al. 7, S. 197f.: Eine rechtsseitige Hemianopsie bedeutet nun also folgendes: Wenn ich hier mit einem Kreuzchen einen Punkt F andeute, einen Punkt, auf den ich beide Augen einstelle, um ihn möglichst deutlich zu sehen, dann bildet sich dieser Punkt F auf meinen foveae ab: denn ich stelle meine beiden Augen so ein, dass sich der Punkt F auf der fovea des linken und auf der fovea des rechten Auges abbildet. Wenn nun ein Kranker auf den Punkt F blickt und dabei alle Gegenstände, die rechts vom Punkt F sind, nicht sieht, so ist er ein rechtsseitiger Hemianopiker. Alle Gegenstände nun, die rechts vom angenommenen Punkt F liegen, bilden sich auf den linken Netzhauthälften der Augen ab. Eine rechtsseitige Hemianopsie liegt also vor, wenn die linke Netzhauthälfte untüchtig ist.

Mit Al. 7 wird der Tatbestand noch weiter geklärt, und zwar in einer Art und Weise, die vielleicht kleinlich anmutet. Für viele Ärzte ist das Problem damit erledigt und die Angelegenheit lässt man auf sich beruhen. Für Gelb beginnt nun die Problematik erst, und zwar mit dem Moment, wo der Leistungsausfall festgestellt ist und nun die nächste Frage kommt, wie man sich zu dem Leistungsausfall verhält. Das wird nun im folgenden Al. 8 dargestellt mit der Unterscheidung zwischen „vision noir“ und „vision nulle“.

> Al. 8, S. 198: Ich sagte vorhin: es gibt unter den Hirnverletzten „klagende“ und „nichtklagende“. Selbst bei einer relativ so „äusseren“ Verletzung wie bei der Hemianopsie beobachten wir das Entsprechende: es gibt Hemianopiker, die gar nicht ahnen, dass sie hemianopisch sind, und es gibt unter ihnen solche, die wirklich wissen, dass sie hemianopisch sind. Diejenigen, die ein Wissen um ihre Krankheit haben und darüber klagen, gehören zum einen Typ, die anderen zum zweiten. Man unterscheidet eine Hemianopsie mit „vision noire“ von einer Hemianopsie mit „vision nulle“. Wenn ich mir einen Hemianopiker denke, der unseren angenommenen Punkt F fixiert und etwa rechts von diesem Punkt dauernd Dunkelheit sieht, wie wir sie etwa in einem stockfinsteren Keller sehen, so liegt eine „vision noire“ vor. Der andere Typ der Hemianopiker mit der „vision nulle“ sieht nichts Dunkles, er sieht im kranken Gesichtsfeld schlechthin nichts und weiss überhaupt nicht, dass er hemianopisch ist. Dieser zweite Typ klagt also im allgemeinen nicht.

Der Rest des ersten Vortrages wird nun ausgefüllt von einer Analyse der beiden Arten sich zu verhalten. Zu dieser Analyse ist vorläufig nichts anderes zu sagen, als dass man die Tatsachen, die hier mitgeteilt werden, zunächst einmal zur Kenntnis nimmt (Al. 9–13, S. 198–202).

> Al. 9, S. 198: Woher kommt nun die „vision noire“? Diejenigen, die in der physiologischen Optik bewandert sind, werden wissen, dass

„vision noire“ durch nutritive Vorgänge des Gehirns entsteht. Diese nutritiven Prozesse schaffen jenes dunkle Grau, welches wir empfinden, wenn wir z.B. in einen stockdunklen Keller hineinkommen und die Augen öffnen. Wir sehen dann keine Gegenstände, sondern nur ein raumhaftes, nebelhaftes Dunkel. Dieses Dunkel ist eine positive Empfindung, ist die Empfindung des „endogenen“ Grau. Wenn nun eine Verletzung im tractus oder in der Sehstrahlung vorliegt, können im Sehzentrum unseres Gehirns immer noch nutritive Prozesse vor sich gehen, und die meisten Hemianopiker, die ihre Verletzung im tractus haben, haben dazu eine „vision noire“. Sie haben im Grunde ein „normales“, komplettes Sehfeld: sie haben eine linke und eine rechte Sehfeldhälfte von einer Mitte aus, nur mit dem Unterschied gegenüber dem Gesunden, dass entweder die linke oder die rechte Hälfte dunkel ist.

Al. 10, S. 199: Die Mediziner unter Ihnen wissen, man untersucht Hemianopiker mit einem „Perimeter“. Das ist ein Apparat, der uns erlaubt, das „Gesichtsfeld“ des Menschen aufzunehmen, die Netzhäute gleichsam abzutasten. Wir haben dabei ein Schema, in das wir das gemessene Gesichtsfeld zahlenmässig eintragen. Wenn wir zahlenmässig etwas festlegen, muss es sich um etwas Objektives handeln, und das „Gesichtsfeld“ ist in der Tat ein Stück Aussenraum, das wir festlegen. Wenn ich dabei einen markierten Punkt fixiere und nun bspw. die Kreide von der Aussenseite heranführe bis an die Stelle, an der ich sie eben sehe, dann bestimme ich einen Ort draussen, im objektiven, messbaren Raum. Ich betone das besonders, weil viele Untersucher den Begriff des Gesichtsfeldes nicht streng verwenden. Der perimetrische Befund lehrt nun beim Hemianopiker nicht, welcher Typ vorliegt, er lehrt auch nicht, wie sich der Betreffende in der Welt optisch orientiert. Wenn der perimetrische Befund anzeigt, dass entweder die linke oder die rechte Hälfte des Gesichtsfeldes „fehlt“, so wissen wir immer noch nicht, wie der Hemianopiker mit seiner übrig gebliebenen rechten oder linken Gesichtsfeldhälfte die Welt optisch räumlich erlebt. Ein Links können wir nur haben, wenn wir ein Rechts haben. „Links“ und „Rechts“ gehen von einem bestimmten „Geradeaus“, von einer bestimmten „Mitte“ aus. Sollen wir uns also auf Grund des perimetrischen Befundes denken, dass die Hemianopiker gewissermassen bloss ein „links“ oder bloss ein „rechts“ erleben? Bei der „vision noire“ liegt ja ein „rechts“ oder ein „links“ vor, aber wie steht es bei der „vision nulle“?

Al. 11, S. 199f.: Der Perimeterbefund kann uns über die Erlebnisse, über die Eindrücke des Hemianopikers mit „vision nulle“ nichts lehren. Hier kann nur eine psychologisch-experimentelle Untersuchung weiter führen. Wir knüpfen dazu am besten an bestimmte Erfahrungen der Kliniker an. –

Die Kliniker wissen seit Jahrzehnten, dass Hemianopiker oft grosse Fehler im Umgang mit Gebrauchsgegenständen machen. Diese

Kranken greifen oft vorbei, und zwar zu weit nach aussen; der Rechtshemianopiker zu weit nach rechts, der Linkshemianopiker zu weit nach links. Man hat ferner beobachtet, dass solche Kranken mitunter glauben, bloss das eine Auge sei krank; sie erschliessen das, weil sie z.B. auf der Strasse oft auf einer Seite Menschen anstossen. Indessen wurden solche Erfahrungen nicht ganz ernst genommen. Man hat gesagt, das sind Menschen, die noch nicht gelernt haben, sich gut zu beobachten, die nicht gut „aufpassen" können. Das ist aber eine Annahme, die erst dann zu machen erlaubt ist, wenn man eine gründliche Untersuchung vorgenommen hat. Wenn ich einen Menschen, ein Lebewesen überhaupt untersuche, weiss ich nicht schon von vornherein, was an Symptomen wichtig ist, und was nicht. Ich muss jedes Symptom ernst nehmen, so auch beim Hemianopiker das Vorbeigreifen oder sein „Nichtwissen" um die Störung. Wenn man sich mit einem Hemianopiker unterhält und ihm sagt: „Gucken Sie mir auf die Nase", dann bemerkt man oft, dass er an der Nase vorbeisieht. Das liegt daran, dass die Hemianopiker mit „vision nulle" zwar ein halbes „Gesichtsfeld" haben, aber ein „Sehfeld", das ganz analog strukturiert ist wie das normale. Auch sie haben ein Links und ein Rechts. Wenn ich jetzt als gesunder Mensch frage, wie unser Sehfeld organisiert sei, so wird man sagen müssen: wenn ich einen Gegenstand anblicke, z.B. diese Kreide, dann ist diese Kreide „geradeaus" vor mir. Was geradeaus ist, kann man nicht definieren. Das ist ein Begriff, den man nur deiktisch klarmachen, nur aufzeigen kann. Man kann nur sagen: „Sieh hin, guck auf diese Kreidespitze mit beiden Augen; was Du dabei erlebst in bezug auf Richtung, das nennen wir ‚geradeaus'". Und das geradeaus Gesehene bildet für gewöhnlich den „Kernpunkt" des Sehfeldes. Dieser Kernpunkt hat noch eine Merkwürdigkeit: alles, was in ihm liegt, sehen wir am deutlichsten, weil das, was im Kernpunkt liegt, mit den foveae angeblickt wird.

Al 12, S. 200f.: Der Hemianopiker behält nur die Hälfte von den Netzhäuten, aber diese beiden Hälften erfahren eine Umorganisation derart, dass sie gleichsam ein ganzes, vollständiges Sehfeld schaffen. Was muss das für Konsequenzen haben? Zunächst, dass das Erlebnis des „Geradeaus" nun nicht mehr von der anatomischen fovea ausgeht, sondern von einer Netzhautstelle, die mehr oder weniger paracentral, also abseits von der fovea in der gesunden Hälfte liegt. Es bildet sich eine neue *funktionelle* fovea aus, die die Aufgabe übernimmt, das Geradeaus-erlebnis zu vermitteln. Jetzt ist es kein Wunder mehr, dass der Hemianopiker vorbeiguckt, wenn ich ihm sage: „Guck mir auf die Nase". Er stellt nämlich seine neue fovea auf meine Nasenspitze ein, und ich muss dabei den Eindruck bekommen, dass der Hemianopiker an mir vorbei blickt. Das hat weiter die Konsequenz, dass die neue funktionelle fovea eine bessere Sehschärfe bekommt als die ursprüngliche. Die Stelle des deutlichsten Sehens ist ja die Stelle, an der unter den lichtempfindlichen Elementen im Bau die sogenannten Zapfen vorherrschen, und zwar haben wir mitten in der fovea nur Zapfen, gar keine Stäbchen. Die Zapfen sind diejenigen lichtempfindlichen Elemente, die uns ein Maximum an Sehschärfe ermöglichen. Diese fovea, anatomisch so ausgezeichnet und begünstigt, wird bei einem Hemianopiker mit „vision nulle" zu einer Netzhautstelle, die in Bezug auf Sehschärfe geringer, minderwertiger wird als eine paracentrale Stelle, die, anatomisch betrachtet, weniger günstig ausgestattet ist. Was das für eine Konsequenz hat in Bezug auf die Frage nach dem Bau und nach der Funktion des centralen Sehapparates, wollen wir heute noch nicht diskutieren. Wir wollen uns aber noch einige andere Konsequenzen vergegenwärtigen. Die funktionelle neue fovea wechselt ihren Ort im nervösen Augenapparat je nach der Aufgabe, die der Sehapparat als Ganzes bekommt. Darum ist die neue fovea keine anatomisch und örtlich festgelegte; man kann nicht ein für alle Mal sagen, wie weit entfernt sie von der ursprünglichen anatomisch ausgezeichneten fovea liegt. Mitunter liegt sie 2°, mitunter 5°, mitunter ½° davon entfernt. Der Gradwert richtet sich nach der jeweiligen Aufgabe. Ich habe z.B. ein Wort geschrieben: „Lund". Wir nehmen einen Kranken 2 m entfernt von diesem Schriftbild an und lassen ihn das L fixieren. Wenn ich jetzt den Kranken frage: „Was siehst Du am deutlichsten?", dann nennt er nicht L, sondern n, u, oder eine Stelle zwischen u und n. Das L ist ihm links vom Geradeaus. Wenn ich ihm dagegen eine andere Aufgabe stelle, z.B. irgend eine Figur biete, dann kann es vorkommen, dass eine Stelle des Aussenraumes, die bei der „Lund"-Aufgabe undeutlich erschien, jetzt deutlich wird, oder umgekehrt; ein Beweis dafür, dass die neue fovea nicht anatomisch-örtlich festgelegt, sondern funktioneller Natur ist.

Al. 13, S. 201f.: Einen absolut eindeutigen Beleg für die rein funktionelle Natur der neuen fovea bilden folgende Versuche: der Hemianopiker mit „vision nulle" hat irgend ein Wort, z.B. das Wort „Lund" in zwei verschiedenen Entfernungen zu lesen, zunächst etwa in 1 m Entfernung, dann in 10 m. Um die Abbildungsverhältnisse auf der Netzhaut bei beiden Entfernungen konstant zu halten, muss man natürlich beim Versuch in 10 m Entfernung die Buchstaben des Wortes „Lund" linear 10 mal so gross wählen. Man sollte also jetzt erwarten, dass, wenn der Kranke das „L" in „Lund" fixiert, er in beiden Versuchen das gleiche Resultat liefert in Bezug auf die am deutlichsten gesehene Stelle. Das ist aber nicht der Fall! Bei dem Versuch in 10 m Entfernung glaubt der Hemianopiker – genau wie wir – das Wort viel grösser zu sehen als bei der kleinen Entfernung. Infolgedessen rutscht sein „Geradeaus" bei der grossen Entfernung weniger nach der Seite als bei der kleinen Entfernung. Es kommt also jedesmal auf die Aufgabe an, die an den Sehapparat gestellt wird.

Wir ergänzen den vorliegenden Text durch einige zusätzliche Orientierungen. Zunächst wird darauf hingewiesen, dass man auch bei *Patienten, die nicht mehr sprechen können,* unter Umständen eine Hemianopsie feststellen kann, wenn man ihnen zeigt, wie man Erbsen von einem Tablett zusammen liest und in einen Behälter sammelt. Der Hemianopiker nimmt die Erbsen nur von der einen Seite weg, weil er die andern Erbsen gar nicht sieht.

In bezug auf die Nichtbeachtung der Hemianopsie bei der „vision nulle", wird an das *Antonsche Syndrom* erinnert, nämlich das Nichtbemerken der eigenen totalen Blindheit. So rätselhaft das erscheint, so sicher gibt es derartige Fälle. Etwas Analoges ist das Nichtbemerken der Lähmung eines Gliedes, und das geht dann über zu dem Nichtbemerken eines amputierten Gliedes und damit zum Phantomgefühl. All das gehört zu dem Problem, das hier erörtert wird; vor allem müssten die Überlegungen von Gelb berücksichtigt werden, wenn man die soeben genannten Phänomene untersuchen will.

In das Gebiet der Erweiterung von Gelbs Hinweisen gehört es übrigens auch, dass über das Klagen weitere Beziehungen bestehen zu psychiatrischen Zustandsbildern. Man kann auch bei der *Depression Klagende und Nichtklagende* voneinander unterscheiden. Auch hier gibt es Patienten, die sich lediglich über körperliche Missempfindungen beschweren und andere, die den Ausfall bestimmter psychischer Leistungen als bedrückend empfinden und darüber klagen. Man kann von hier aus eine *allgemeine Psychologie der Klage* erstreben und über *Klagelieder, Elegien* und andere Formen der Klage und ihren Ausdrucksgestalten sprechen.

> Al. 14, S. 202: Wir verstehen jetzt, warum die Hemianopiker mit „vision nulle" vielfach gar nicht wissen, dass sie hemianopisch sind. Nicht daran liegt es, dass sie „schlecht aufpassen", wie man geglaubt hat, sondern daran, dass bei den Hemianopikern mit „vision nulle" ein Sehfeld zustande kommt, das zwar kleiner ist als das des Gesunden, das aber die analoge normale Struktur besitzt. Bei der Hemianopsie mit „vision nulle" findet also eine Umformung, eine Umbildung des optischen Systems statt. Diese funktionelle Umformung ist immer nur dann zu beobachten, wenn wirklich ein vollständiger Ausfall der Sehfunktion der erkrankten Netzhauthälften vorliegt. Bleiben dagegen auch nur Reste von Sehfunktion erhalten, dann sieht der Kranke – ohne Umformung – nur schlecht mit den ungenügend funktionierenden Hälften. Ein Organismus oder ein Organ sucht immer sein Letztes herzugeben, solange auch nur noch ein Rest von Funktionsmöglichkeit vorhanden ist. Jetzt dürfte klar sein, warum ein Hemianopiker mit „vision nulle" weniger leidet als ein Hemianopiker mit „vision noire". Die „vision noire" stört die Orientierung auf Schritt und Tritt; wo der Kranke auch hinblickt, überallhin verfolgt ihn seine „dunkle" Sehfeldhälfte; er muss sich krank fühlen. Bei der „vision nulle" dagegen

> ist der Kranke ein objektiv abnorm sehender Mensch, aber ein subjektives Krankheitsgefühl hat er nicht; er erlebt beim Sehen unvergleichlich weniger Konflikte mit seiner Umwelt.

In Al. 14 findet sich ein wichtiger allgemeingültiger Satz: *„Ein Organismus oder ein Organ sucht immer sein Letztes herzugeben, solange auch nur noch ein Rest von Funktionsmöglichkeiten vorhanden ist."* Das ist sicher richtig und gilt nicht nur für organische Hirnschäden, sondern für das Gehirn und für die psychischen Leistungen überhaupt, und es gilt wohl für jedes Organ im ganzen Organismus.

Sehr wichtig ist das Beispiel von Al. 15. Damit hängt zusammen, dass bei Muskeltransplantationen im Augenblick, da die Funktion wieder möglich ist, sogleich ein ganz anderer Funktionsablauf sich einstellt, etwa wenn ein Beugemuskel plötzlich Streckfunktionen übernehmen muss. Obschon die Innervation nun ganz anders ist, läuft es normal ab. Es ist dies etwas, was man auf den ersten Blick kaum verstehen kann.

> Al. 15, S. 202f.: Der Physiologe Bethe amputierte einem kleinen Wassertiere – 6-Füssler – ein Bein. Im Moment, in dem die Amputation erfolgte, geschah es, dass aus dem Sechsfüssler ein Fünffüssler wurde, d.h. die fünf Beine dieses Tierchens arbeiteten jetzt so, wie sie früher im Sechserverband noch niemals gearbeitet hatten. Dieser neue Fünffüssler ist vergleichsweise kein „krankes", sondern nur ein „abnormes" Tier; er leistet eben das, was von einem solchen Wesen gefordert werden kann. Wenn man aber eins der sechs Beinchen nicht amputieren, sondern nur verletzen würde, dann würde aus dem Tiere ein kranker Sechsfüssler, der eben wie ein krankes Tier sich nicht geordnet fortzubewegen wüsste. Bei der Amputation kam es also zur Umformung der Apparates – in Analogie zur vision nulle –, bei der blossen Verletzung zur Schädigung der ursprünglichen Funktion – in Analogie zur vision noire.

Weiter ist interessant der erste Hinweis auf weitere Aspekte mit Al. 16, dass nämlich *die Leistungsumgestaltung erst dann erfolgt, wenn alle Möglichkeiten, die ursprüngliche Leistung zu vollziehen, fortgefallen sind.*

> Al. 16: Im Laufe dieser Vorträge werden wir sehen, dass es auch auf dem „höchsten" seelischen und intellektuellen Gebiete Umformungen bestimmter Leistungen gibt. Doch kommt es zu solchen Umformungen immer erst dann, wenn alle Möglichkeiten der ursprünglichen Leistungen fortgefallen sind.

> Al. 17: Bevor wir uns indessen weitere theoretische Fragen vorlegen, wollen wir durch streng methodische Versuche erst das Material schaffen, es immer wieder von neuen Seiten beleuchten, so dass die Theorie aus der Sache selbst herausspringt.

Zum Ganzen dieses Textes ist zu sagen, dass er sehr klar und anschaulich ist. Einmal handelt es sich um guten Stil, dann aber weiss man immer genau, wovon die Rede ist, was gemeint ist und wie etwas aufzufassen ist. Es bestehen nicht Unklarheiten, nicht diffuse Andeutungen, nicht ungefähre Aussagen. Vor allem ist der Stil im Gegensatz etwa zu demjenigen von Mitscherlich nicht abstrakt nominalistisch, sondern konkret anschaulich.

Zweiter Vortrag

9. September 1970

Zu II: Im 1. Al. ist vor allem wichtig, sich darüber Rechenschaft zu geben, dass bei dem wesensveränderten Gehirngeschädigten, der nichts davon merkt, *gewisse Aufgaben aus seiner Umwelt hinaustreten* oder eigentlich *gar nicht mehr in sie aufgenommen werden*. In Al. 2 ist wichtig der Zusammenhang zwischen der Aufgabe und der im Apparat sich zeigenden Funktion. Das wird im Folgenden näher ausgeführt.

> Al. 1, S. 203: Ich habe mit dem Problem der Hemianopsie begonnen; nicht deshalb, weil uns die Hemianopsie als solche besonders interessiert, sondern weil man an ihr bestimmte grundsätzliche Fragen leichter und fasslicher behandeln kann als an anderen Störungen. Diejenigen Kranken, die keine Vorstellung von ihrem Zustande haben, kennen auch nicht eine Fülle von Aufgaben, die dem gesunden Menschen des gleichen Kulturkreises geläufig sind. Darauf möchte ich Ihre Aufmerksamkeit ganz besonders lenken: wenn durch Krankheit, z.B. Gehirnschädigung, eine solche Wesensveränderung des Menschen eingetreten ist, dass er Aufgaben, die dem Normalen leicht zugänglich sind, nicht mehr verstehen kann, dann sind diese Aufgaben ausserhalb der Umwelt dieses Kranken.

> Al. 2: Wir haben von der eigentümlichen Umformung des optischen Systems gehört, die bei Hemianopikern mit „vision nulle“ zu erfolgen pflegt: das Halbgesichtsfeld übernimmt die Rolle eines ganzen Gesichtsfeldes, denn dieses Halbgesichtsfeld gliedert, formt und gestaltet sich in analoger Weise wie das Gesichtsfeld des normalen Menschen. Genaue Messungen, die ein Mitarbeiter durchführte, zeigten, dass die „neue“, funktionelle fovea mitunter um 33 % bessere Sehschärfe haben kann als die ursprüngliche, anatomisch ausgezeichnete fovea. Die neue fovea ist – wie wir schon hörten – nicht an eine bestimmte paracentrale Netzhautstelle gebunden, sondern ihr Ort wechselt mit der Aufgabe, die an den Sehapparat als Ganzes gestellt wird. Daraus folgt weiter, dass auch die Leistung der einzelnen paracentralen Netzhautstelle von der jeweiligen Aufgabe mitbestimmt wird.

Diese *Anpassung zwischen Aufgabe und Organleistung*, wie sie nun im dritten Alinea genauer erläutert wird, wird geregelt durch das *Gesetz des kleinsten Kraftaufwandes* im Sinne *möglichster Prägnanz.* Wertheimer ist mit Ehrenfels und Koehler einer der Begründer der Gestaltpsychologie. *Prägnanz* könnte man mit *Bestimmtheit, Klarheit, Eindrücklichkeit* und damit eben mit *Gestaltetheit* übersetzen. Eine prägnante Form ist eine Form von Gestaltcharakter, deren Gestalt einleuchtet; die Prägnanz hat wahrscheinlich etwas zu tun *mit der Evidenz.*

> Al. 3, S. 204: Versuchen Sie, dem Gedanken zu folgen, wenn ich sage, dass die Aufgabe hier die Leistung mitbestimmt. Es ist nicht so, dass da draussen eine Welt physikalischer Reize vorläge, die auf einen Organismus eindringen, und auf der anderen Seite ein Organismus mit seinen einzelnen Organen, die mit Apparaten ausgestattet sind. Sondern: was die Leistung eines – in unserem Falle – optischen Einzelorgans betrifft, so wächst diese und nimmt ab, so gestaltet sie sich mit je nach der Aufgabe, die im Augenblick an den Organismus als Ganzes herantritt. Die Aufgabe bedingt nun die Leistung mit – wahrscheinlich im Sinne des kleinsten Energieaufwandes seitens des Organismus. Diesen Gedanken – vom „Minimum des Energieaufwandes" – hat zuerst der Physiker Ernst Mach ausgesprochen in seiner Schrift „Die Analyse der Empfindungen". Ernst Mach sprach als Physiker seiner Zeit, d.h. er benutzte Begriffe, die damals vorherrschend waren. Ich möchte lieber nicht sagen „mit kleinstem Aufwande an Kraft" – das stimmt zwar, aber es ist zu wenig. Man muss noch dazu sagen „im Sinne möglichster Prägnanz", wie es Max Wertheimer nennt. Darauf kommt es an! Was bedeutet dieses „Prägnanzgesetz"?

Das nächste Alinea gibt nun ein didaktisch sehr schönes Beispiel für Prägnanz.

> Al. 4, S. 204f.: Wenn ich Sie auffordere, sich einen rechten Winkel vorzustellen, so wird das jeder von Ihnen können. Ob Sie sich das mit Tusche auf weissem Papier oder mit Kreide auf einer Tafel oder mit Spinnwebfäden in der Luft vorstellen, ist gleichgültig. Das Rechtwinklige am Winkel werden Sie irgendwie fassen können. Wenn ich Sie weiter auffordere, sich einen Winkel von 45° – also einen halbrechten Winkel – vorzustellen, dann werden Sie auch das einigermassen gut können. Stellen Sie sich aber nun einen dritten Winkel von 93° vor, oder einen von 87°! Sie alle spüren den Unterschied: die letzte ist eine qualitativ andere Aufgabe. Mit dem rechten Winkel gelingt es uns, mit dem halbrechten auch, aber mit 87° oder 93° – das geht nicht ohne weiteres. Wir stellen uns dabei etwa erst den rechten Winkel vor und gehen dann „ein bisschen nach der Seite", „nach rechts" oder „links." Die unprägnanten Fälle, 87° und 93°, wollen uns in der Vorstellung nicht recht gelingen. Dieses „Prägnanzgesetz" beherrscht nicht allein unser Vorstellungsvermögen, sondern ebenso unser Wahrnehmungsleben und unser Denken auf Schritt und Tritt. Im Sinne dieses Prägnanzgesetzes also formt sich das Gesichtsfeld des Hemianopikers.

Anschliessend folgen die *Kritik* des Begriffes *der vikariierenden Funktion* und die Gegenüberstellung der stückhaften Theorie von Helmholtz mit der neueren Gestalttheorie.

> Al. 5, S. 205: Die Mediziner unter Ihnen haben vom Begriff der „vikariierenden Funktion" gehört. Man müsste hiernach folgendes annehmen: bei der Hemianopsie übernimmt eine excentrische Netzhautstelle die Funktion der Foveastelle. Ich glaube nicht recht an eine solche Deutung. Es handelt sich vielmehr um folgendes: Bei der Umformung des optischen Systems, wie wir sie bei der Hemianopsie kennen lernten, übernimmt nicht irgend eine Einzelstelle die Funktion einer anderen Einzelstelle, sondern alle Einzelstellen werden jetzt Glieder eines neuen Systems, und eben als Glieder eines neuen Systems arbeitet jede Einzelstelle im Sinne der Gesetzlichkeit dieses neuen Systems. Die Veränderungen gehen also nicht „stückhaft" vor sich, sondern die Stücke ändern sich, weil sich das System geändert hat.

Es ist darauf hinzuweisen, wie durch neue Studien die *Kenntnis über stückhafte Funktionen* sehr viel weiter fortgeschritten ist. Man denke an die Untersuchung der Funktion einzelner Zellen der Grosshirnrinde zur Abklärung der Bedeutung der sog. unspezifischen Rindenfelder (vgl. Referat Prof. P. Buser, Neurophysiologe in Paris, in dem Skriptum über Weizsäckers Gestaltkreis). Gerade diese Untersuchungen zeigen, *wie wenig durch die Klärung der einzelnen Funktion des Elementes die Funktion des Ganzen geklärt werden kann.* Zwar sieht man wohl etwa ein, wie die Dinge zusammenhängen könnten, aber wie es zu- und hergeht, dass gerade solche Funktionen und solche Funktionsstörungen zustande kommen, und wie das eine mit dem andern innerlich zusammenhängt, all das kann eben gerade aus der Kenntnis der Funktion des Elementes nicht abgeleitet werden.

> Al. 6, S. 205: Das ist eine ganz andere Theorie, als der Gedanke von der „vikariierenden Funktion". Helmholtz hat uns in der physiologischen Optik immer wieder klarzumachen versucht, man müsse die Funktion der einzelnen Nervenfaser zuerst kennen, um die Funktion des gesamten Apparates zu verstehen. Eine solche „stückhafte" Theorie ist eben hier aufgegeben und durch eine andere Theorie – die „Gestalttheorie" – ersetzt, die von dem entgegengesetzten Standpunkte ausgeht: ich muss erst das System verstehen, um die Funktion der einzelnen Nervenfaser im System richtig zu sehen. Daher übernimmt die paracentrale Stelle nicht die Funktion der fovea. Es übernimmt überhaupt keine Einzelstelle die Funktion einer anderen, sondern das neue System bedingt die Funktion der Einzelstellen.

Ein neuer Aspekt der Probleme tritt auf S. 206 oben zutage mit den *Zusammenhängen zwischen fixierten Teilen eines Gesichtsfeldes* und der *Beach-*

tung der Umgebung und dem *Verlust der Orientierung innerhalb dieser Versuchsanordnung.*

> Al. 7, S. 206: Wir erkennen in der Pathologie manche Gesetzlichkeit besser als beim Gesunden. Was hier nur annähernd oder viel weniger deutlich ist, erscheint unter pathologischen Verhältnissen wie unter einer Lupe. Ein Beispiel vom Normalen: ich fixiere jetzt meinen rechten Zeigefinger und lenke dabei meine Aufmerksamkeit etwa auf dieses Perimetermodell. Die Augen sind also auf den Finger gerichtet, mein innerer Mensch aber auf das Perimeter. Wenn ich ein paar Minuten in dieser Haltung bleibe – was nicht leicht ist – dann weiss ich allmählich nicht mehr, was geradeaus ist, der Finger oder das Perimeter. Diese Verlagerung der „Aufmerksamkeit" an eine andere Stelle als die fixierte sucht schon meinen optischen Apparat herumzureissen. Derartige Beobachtungen hat bereits vor vielen Jahren zuerst E.R. Jaensch angestellt.

Im Folgenden wird nun untersucht, *wie die funktionierende Netzhauthälfte bei der Hemianopsie die Gestaltwahrnehmung bewerkstelligt.* Das heisst, es wird durch pathologische Veränderungen geprüft, wie das Normale funktioniert.

> Al. 8: Eine neue Frage: ist eine Hemianopsie „Blindheit" im gewöhnlichen Sinne oder nicht? Was für eine Blindheit liegt hier vor? Vergegenwärtigen wir uns eine rechtsseitige Hemianopsie, also eine solche, bei der die linke Netzhauthälfte nicht mehr funktioniert. Dieses Nichtfunktionieren ist insofern eine Blindheit, als die linken Netzhauthälften nicht mehr reagieren, wenn sie für sich allein, „stückhaft isoliert" gereizt werden. Aber es gibt auch andere Fälle. Poppelreuter in Bonn hat zuerst einen Versuch angestellt, über den ich berichten möchte.

> Al. 9: Ich zeichne jetzt hier schematisch ein Gesichtsfeld. Ich nehme an, ich habe einen Rechtshemianopiker vor mir. Also alle Lichter, die von rechts kommen und die linken Netzhauthälften treffen, wirken nicht. Der Hemianopiker soll den Punkt F fixieren. Ich nehme jetzt einen Kreis – nicht zu gross und nicht zu klein –, so dass der Mittelpunkt des Kreises mit dem Fixationspunkt F zusammenfällt. Diesen Kreis, der nur zur Hälfte die sehtüchtigen Netzhauthälften trifft, zur anderen Hälfte aber die nicht funktionierenden, zeige ich dem Kranken 1/10 Sekunde lang „tachistoskopisch" (um Augenbewegungen, die mindestens 2/10 Sek. dauern, auszuschliessen). Ich frage nun den Kranken: „Was hast du gesehen?" Antwort: „Einen Kreis, ja einen Kreis, vollständig". Warum sieht der Kranke denn aber nicht einen halben Kreis?

> Al. 10, S. 206f.: Ich zeige jetzt dem Kranken unter sonst gleichen Bedingungen einen halben Kreis, und der Kranke sieht wieder einen ganzen Kreis. Bei einem solchen Befunde hätte man früher gesagt: „Das ist eine Illusion", da hat sich der Kranke etwas hinzuge-

> dacht. Es sei nicht sicher, dass er wirklich Gesehenes beschrieben habe. Indessen – in der Wissenschaft muss man begründen, nicht bloss behaupten. Warum gleich „Illusion"? Für den wirklichen Forscher entscheiden Experimente die Frage, ob Illusion oder nicht, und der nächste Versuch ist natürlich der: ich biete den Kreis nicht so, dass sein Mittelpunkt mit dem Fixationspunkt zusammenfällt, sondern so, dass die sehtüchtigen Netzhauthälften weniger als einen halben Kreis empfangen. Ich lege also etwa ¼ des Kreises in die kranke Seite. Und da sagt der Hemianopiker: „es war so ein Bogen da". Jetzt hat also die kranke Seite nicht funktioniert. Nach einem solchen Experiment wird man schon vorsichtiger mit der Annahme einer „Illusion". Wir machen nun weitere Versuche. Ich nehme statt des Kreises eine stehende Ellipse und biete die Hälfte der Ellipse der sehtüchtigen Seite, die andere Hälfte der anderen Seite, und nun finde ich, dass der Kranke von dieser Ellipse nur einen Teil gesehen hat. Wenn ich aber von einer solchen stehenden Ellipse mehr als die Hälfte der sehtüchtigen Seite biete, so sieht der Kranke wieder eine vollständige Figur, eine ganze Ellipse. Das ist ein typischer Beleg für das Prägnanzgesetz von Max Wertheimer, wogegen Poppelreuter von „Illusion", „Ergänzung aus der Erfahrung", und ähnlichen Erklärungen sprach.

Ein sehr schöner Satz ist der folgende: *„In der Wissenschaft muss man begründen, nicht bloss behaupten."* Die Versuche sind nun sehr deutlich und erklären sich selbst. Dasselbe gilt für das *Gesetz der Lücke*. Wir lesen bis S. 208 oben. Auf S. 207 unten findet sich nun der ganz wichtige Hinweis auf die *Probleme der Sinnhaftigkeit*. Hier finden wir einen Weg, wie zwischen biologischer Funktion und sinnhafter Gestaltung ein Zusammenhang besteht, wobei es sich vielleicht um die aller unterste Stufe der Sinnhaftigkeit handelt, von der anzunehmen ist, dass sie sich beim Tier, falls sich etwas Derartiges nachweisen liesse, ebenfalls zeigen lassen müsste.

> Al. 11, S. 207: Hier liegt eben etwas ganz anderes vor als Illusion oder dergl., nämlich ein neues Gesetz, das „Gesetz der Lücke". Ist von einem Ganzen ein Teil so geformt, dass er Sinn und Form des Ganzen bereits in sich trägt, dann kommt es zur Ausfüllung der Lücke, d.h. dann läuft der Gesamtprozess ab. Der Halbkreis in unserem Versuch löst in seiner optischen Form bereits den Gesamtprozess aus, der ganze Kreis ist hier schon mitgegeben. Nehme ich dagegen weniger als die Hälfte, dann wird eine ganz beliebige Fortsetzung der Kurve anschaulich möglich, und der Kreisprozess bleibt aus. Anders bei der Ellipse: wenn ich da die Hälfte nehme, ist die ganze Ellipse noch nicht mitgegeben, daraus kann auch eine Parabel werden! Erst dann kommt es zwingend zur Ellipse, wenn ich der gesunden Seite mehr als die Hälfte biete. Der Hemianopiker sieht also im tachistoskopischen Versuch ganze Figuren, wenn die sichtbaren Teile, d.h. die, welche auf die gesunde Seite fallen, Sinn und Gesetz des Ganzen bereits enthalten.

> Al. 12: Ein letztes Experiment: ich biete eine gerade Linie! Wird der Kranke nur ein Stück von ihr sehen, oder das Ganze? Natürlich nur ein Stück, und zwar dasjenige, welches auf der gesunden Seite liegt. Bei der geraden Linie kommt es auf Geradheit an, nicht aber darauf, ob sie länger oder kürzer ist, das ist für die Geradheit unwichtig.

Wir weisen nun aber im ganzen gesehen noch auf etwas anderes hin. Was mit der *Prägnanz* und dem *Gesetz der Lücke* gemeint ist, bezieht sich *nicht nur auf den hier dargestellten Gegenstand*, sondern ebenso sehr *auf die Darstellung selbst*, d.h. auch diese Darstellung ist prägnant in dem hier erwähnten Sinn, und es wird versucht, nur dort Lücken zu lassen, wo sie sich aus der Sinnhaftigkeit des Ganzen her gleichsam von selbst schliessen. Das macht das Imponierende dieses Textes aus. Es ist ein Text, der nicht nur etwas erläutert, sondern sich selbst auch auf Schritt und Tritt erläutert, oder mit andern Worten, es geht *nicht nur um ein Was, sondern ebenso sehr um das Wie* der Darstellung. Diese eigenartige Verschlingung der Probleme ineinander und durcheinander ist es nun, was eben den vorliegenden Aufsatz zu einem *philosophischen* macht, wie es im Titel erwähnt ist, und was zugleich bewirkt, dass er trotz 35 Jahren Abstand und trotz all den Forschungen, die seither dazu gekommen sind, nach wie vor aktuell ist und ohne Einschränkungen entgegengenommen werden kann.

23. September 1970

Wir lesen S. 208 oben weiter. Zum 13. Al. wird einiges Allgemeines über tachistoskopische Versuche gesagt und deren mögliche Bedeutung für die allgemeine Psychiatrie.

> Al. 13: Das sind Beispiele für naturwissenschaftliche Gesetze, biologische Gesetze. Aber es sind zugleich auch Sinngesetze. Namentlich Mediziner neigen dazu, zu glauben, dass solche Begriffe wie „Sinn" in irgend einer „höheren" Sphäre walten und mit der „vitalen" Sphäre nichts zu tun haben. Gerade das ist „Philosophie", aber eine schlechte und darum eine gefährliche! Wir haben die Tatsache hinzunehmen, dass bestimmte Formstücke, wie z.B. ein halber Kreis, im Sehzentrum des Hemianopikers einen Prozess auslösen, der genau so abläuft, wie wenn ein ganzer Kreis geboten wäre. Wenn ich dem Hemianopiker nun schliesslich nur eine Kreishälfte auf der gesunden Seite biete, was wird er dann sehen? Natürlich wieder einen ganzen Kreis! Ich brauchte also nur die Hälfte zu bieten. Alles Gesagte gilt aber nur für den tachistoskopischen Versuch, bei kürzester Exposition.

In bezug auf das 14. Al., das auf die Nachbild-Experimente hinweist, wird gezeigt, dass es sich hier um eigentliche beweisende Versuche handelt, da die Versuchspersonen ja nicht wissen können, was dabei herauskommen soll.

> Al. 14: Sie wissen alle: wenn ich z.B. eine rote Kreisfigur längere Zeit mit unbewegtem Auge angeschaut habe, dann die Augen schliesse oder auf eine weisse Wand richte, dann sehe ich bald wieder eine Kreisfigur, aber nicht rot, sondern grün, als sogenanntes „negatives Nachbild". Hemianopiker verhalten sich bei solchen Versuchen entsprechend wie beim tachistoskopischen Versuch: die Vervollständigungen der Figuren (Kreis, Ellipse, etc.) erfolgen auch im negativen Nachbilde.

Besonders interessant ist das 15. Al., wo gezeigt wird, wie gefährlich es ist, in der Psychologie und Psychopathologie die *Erfahrung* zur Erklärung von Tatbeständen in Anspruch zu nehmen. Es ist dies etwas, was man sich ganz allgemein merken soll. Auf ersten Blick erscheint dann alles ganz plausibel, und bei genauerem Zusehen zeigt sich, dass alles ganz anders ist.

> Al. 15, S. 208f.: Damit Sie immer wieder sehen, dass es sich bei allem, was ich vorbringe, nicht um Willkür, nicht um beliebige Theorien handelt, sondern um solche, die die Tatsachen aufzwingen, noch einen wirklich letzten Versuch. Man sprach früher so gern von „Erfahrung", und auch heute spricht man bei der Bestimmung der Sehschärfe noch gern vom Einflusse der Erfahrung auf unser Sehen und Hören. Natürlich spielt die Erfahrung eine grosse Rolle im Leben des Menschen; es fragt sich nur, in welchem Sinne. Wenn jemand sagt, der Hemianopiker vervollständigt einen halben Kreis zu einem ganzen deshalb, weil er von der Hälfte des Kreises erwartet – aus „eigener Erfahrung" –, es könnte ein ganzer Kreis sein, dann ist diese Theorie falsch. Zum Beweise nehmen wir nun Buchstaben anstelle von Kreisen oder Ellipsen. Ich nehme etwa den Buchstaben A und exponiere ihn so, dass der Mittelpunkt des A mit dem Mittelpunkt des Fixationspunktes zusammentrifft. Was haben wir im Leben öfter gesehen, Buchstaben oder Kreise? Als Europäer dürften wir Buchstaben viel häufiger gesehen haben als Kreise. Wo sehen wir denn schon Kreise? Wenn ich etwa auf meine Uhr blicke oder beim Essen auf den Teller, dann sehe ich nicht die Uhr, den Teller so an, dass sie sich auf der Netzhaut als Kreise abbilden. Buchstaben verschiedener Art aber sehen wir alle sehr oft. Bei dem Buchstabenversuch nun wird kein einziger Buchstabe, der zur Hälfte in der sehenden, zur anderen Hälfte in der blinden Seite liegt, vom Hemianopiker vervollständigt. Das Lesen ist eine erworbene Fähigkeit, und die Buchstaben sind nicht so strukturiert, dass ihre Teile das Gesetz der gesamten Form enthielten (Gesetz der Lücke). Zufällig kann der Buchstabe so geschrieben sein, dass er vervollständigt wird. Dann handelt es sich aber nicht mehr um Buchstaben, sondern um Formen wie Kreis oder Ellipse. Sie sehen also, dass das, was der Hemianopiker viel öfter in seinem Leben gesehen hat als Kreise, im tachistoskopischen Versuch nicht vervoll-

ständigt wird zur „totalen Gestalt". Man muss also mit dem Begriff der „Erfahrung" sehr vorsichtig sein.

Das letzte Al. S. 209 Mitte ist vor allem wieder so interessant, aus *didaktischen* und *stilistischen* Gründen. Es ist ausserordentlich schwierig, *so konkret zu schreiben*, wie es hier geschieht. Im Gegensatz dazu wird vielerorts ein abstrakter substantivischer Stil geschrieben, der in neuer Zeit von den Linguisten unter dem Begriff des *Nominalismus* eingehend untersucht wird.

Al. 16, S. 209: Mit dem bisher Vorgebrachten sollten bestimmte Gestaltgesetze klar gemacht werden. Hier in Schweden hat der weltbekannte Anatom Henschen über die gesamte Sehbahn viel gearbeitet. Die Erfahrungen an Gehirnverletzten haben die Befunde Henschens oft bestätigt, aber die Anatomie allein klärt uns noch nicht die Frage nach der Funktion. Ich kann ja den anatomischen Befund erst wirklich verstehen, wenn ich die Funktion erforscht und begriffen habe. Was ich damit meine, kann ich hier nicht ausführlich begründen, will es aber an einem einfachen Beispiel veranschaulichen. Edinger, der berühmte Forscher auf dem Gebiete der vergleichenden Anatomie des Zentralnervensystems erzählte mir einmal, dass er im Nervensystem eines Fisches, den er lebend nie gesehen hatte, ungeheuer stark ausgebildete, mit der Tätigkeit der Flossen zusammenhängende Kerne gefunden habe. Er konnte sich jedoch die ungewöhnliche Grösse der Kerne gar nicht erklären. Das änderte sich aber in dem Augenblick, als Edinger ein Exemplar dieser Fischart auf der zoologischen Station in Neapel in lebendem Zustande beobachten konnte. Zu Edingers Erstaunen ging dieses Tier auf flachen Wasserstellen mit seinen Flossen spazieren, was ja andere Fischarten bekanntlich nicht zu tun pflegen. Im selben Augenblick wurde Edinger auch die ausserordentliche Grösse der Kerne verständlich. Sie sehen: der anatomische Befund (Grösse der Kerne) musste so lange unklar bleiben, als das Verhalten des Tieres, die Funktion, nicht beobachtet war.

Dritter Vortrag

Al. 1, S. 210: Die Hemianopsie der „vision nulle" hat uns eine charakteristische Umformung des nervösen optischen Systems gelehrt. Sie hat uns gezeigt, wie ein geschädigter Apparat die Störung in einem gewissen Sinne unwirksam werden lassen kann. Diese interessante „Restitution" bedeutet aber nicht „so werden wie früher". Eine solche Restitution (Wiederherstellung des Früheren) dürfte es überhaupt nicht geben; eine derartige Vorstellung beruht auf falschen allgemeinen Voraussetzungen über lebendiges Geschehen. Die „Restitution", die wir sahen, bedeutet vielmehr, dass der Rest, dass der ungeschädigt verbliebene nervöse Apparat als Ganzes wie

> ein kleiner gewordenes gesundes Organ zu funktionieren strebt. Auf weitere interessante Einzelheiten des Hemianopsie-Problems können wir hier nicht mehr eingehen.

Wir lesen weiter III, S. 210. Hier wird zunächst der Begriff der *Restitution* erörtert und kritisiert. In der weitern Folge werden die Begriffe der *einfachen* und der *höheren Funktion* kritisch betrachtet. Man gewinnt den Eindruck, als ob in diesem Text der Reihe nach ein Grundbegriff moderner biologischer Medizin nach dem andern aufs Korn genommen und kritisch derart untersucht würde, dass überhaupt nichts mehr davon übrig bleibt. Wenn man nach einer solchen kritischen Sichtung der hier erwähnten Begriffe eine durchschnittliche Vorlesung eines klinischen Mediziners untersuchen würde, dann müsste man feststellen, dass er lauter ungeklärte, konfuse Begriffe verwendet, die ganz ungeeignet sind, die Tatbestände zu klären. Man kann nicht umhin, sich ernsthafte *Sorgen* darüber zu machen, *was all diese ungeklärten Begriffe für Folgen in sachlicher Beziehung haben.*

Ferner ist die Methode von Gelb zu betrachten, immer wieder zu fragen, was wohl in den betreffenden Zusammenhängen die entsprechenden Worte für einen Sinn haben können. In dieser Weise lesen wir bis S. 212 oben.

> Al. 2: Was wir bei der Hemianopsie an einem mehr umschriebenen Teile des Organismus, am optischen System, kennen lernten, lässt sich, gewissermassen in vergrössertem Massstabe, als Umformung, oder besser gesagt, als Wesensveränderung des ganzen Menschen beobachten. Schon im ersten Vortrage sprach ich von den „klagenden" und den „nicht klagenden" Hirngeschädigten, und die „nicht klagenden" brachten wir bereits in Parallele mit den Verhältnissen, wie sie bei der Hemianopsie der „vision nulle" vorliegen. Bei der Hemianopsie eine Umformung im kleinen, hier eine Wesensveränderung des ganzen Menschen in bestimmter Richtung.

> Al. 3, S. 210f.: Bevor wir nun diejenigen Tatsachen ins Auge fassen, die ein Ausdruck der Wesensveränderung des ganzen Menschen sind, wollen wir als Übergang von der Hemianopsie zum „ganzen Menschen" ein Problem behandeln, das gleichsam in der Mitte liegt, d.h. ein Problem, bei dem die Umformung bereits tiefere, zentralere Eigenschaften des Menschen betrifft. Es ist das das Problem der sog. *Seelenblindheit* oder der optischen Agnosie. So interessant es wäre, das Problem der Seelenblindheit historisch zu entwickeln und etwa auf die berühmt gewordenen Tierversuche eines Munk, eines Rothmann u.a. einzugehen, so sehe ich mich vielmehr genötigt, hier den systematischen Gesichtspunkt in den Vordergrund zu rücken. Was ist eine Seelenblindheit? Wann dürfen wir überhaupt davon sprechen? Gewöhnlich beantwortet man diese Frage so: „es gibt kranke Menschen, die ‚sehen' und doch nicht ‚erkennen'". Diese Antwort ist durchaus nicht falsch, nur muss man wissen, was dabei „sehen" und was „erkennen" bedeutet.

Dabei weisen wir noch darauf hin, dass der Begriff *Agnosie* von Freud stammt, und wir erklären einiges zu der frühen Entwicklung Freudscher Forschungen.

> Al. 4: Ich will zunächst eine bestimmte unzutreffende theoretische Annahme ins Auge fassen schon deshalb, weil sie in den weitesten medizinischen und psychologisch-philosophischen Kreisen noch heute verbreitet ist. Jene theoretische Annahme besagt, dass bei der Seelenblindheit bestimmte „einfache" Sehfunktionen erhalten sind, und dass sogenannte „höhere" Prozesse – das eigentliche „Erkennen" – gestört sind. Diese Trennung in „einfache" und „höhere", in „primitive" und „kompliziertere" Funktionen braucht zwar auch durchaus nicht falsch zu sein, aber in der Form, in der diese Trennung gewöhnlich gemeint ist, ist sie falsch. So hat der Neurologe Lissauer, der 1890 als erster seinen berühmten und sorgfältig untersuchten Fall von Seelenblindheit veröffentlichte, die Forderung aufgestellt, man müsse sich immer erst vergewissern, ob die Sehschärfe eines Kranken intakt geblieben sei, ehe man die Diagnose „Seelenblindheit" stellen könne. „Intakte Sehschärfe" und dabei doch kein „optisches Erkennen", das meinte man, wenn man sagte: „es gibt Menschen, die sehen und doch nicht erkennen". Ist aber, meinte Lissauer, die Sehschärfe bei einem Kranken herabgesetzt, dann könnte ja das gestörte Erkennen eben durch mangelhafte Sehschärfe und nicht durch ein besonderes Krankheitsbild der Seelenblindheit verursacht sein. In diesem Sinne versuchte auch der Neurologe Siemerling durch Vorsetzen stärkerer Konkavgläser (die dazu noch gelblich gefärbt waren) seine eigene Sehschärfe zu beeinträchtigen in der Annahme, auf diese Weise ein ähnliches Sehen wie bei der Seelenblindheit bei sich hervorzurufen. Diese ganze Vorstellung, dass bei der Seelenblindheit die Sehschärfe, mit gewöhnlichen klinischen Methoden geprüft, intakt bleibe, ist völlig unhaltbar. In dieser Form lassen sich „sehen" (Sehschärfe) und „erkennen" (höhere Prozesse) nicht trennen. Die ganzen Voraussetzungen für diese Annahme sind unhaltbar, und ich hatte meine Freude, als ich den seelenblinden Kranken, über den ich Ihnen berichten will, zur Bestimmung seiner Sehschärfe in 3 verschiedene Augenkliniken schickte: auf der einen erklärte man seine Sehschärfe für normal, auf der zweiten für herabgesetzt, auf der dritten für 1/10, d.h. man erklärte jetzt den Kranken für praktisch blind. Aber das war er doch gar nicht, denn er ging ohne Begleitung im Freien, auch in verkehrsreichen Gegenden herum! Freilich – derselbe Kranke konnte nicht einen einzigen Buchstaben optisch erkennen weder aus der Ferne noch aus der Nähe; also doch schlechte Sehschärfe?

21. Oktober 1970

S. 212 Mitte: Es handelt sich um eine Kritik der Auffassung, dass beim Agnostischen die *Sehschärfe* normal sei. Dazu wird ein neues Phänomen beschrieben, nämlich des *„Lossehens"* eines Gegenstandes aus einem grösseren Zusammenhang, der nicht gegliedert ist. Sehr geschickt wird das als *„Umorganisation"* bezeichnet, und es wird auch darauf hingewiesen, wie schwierig es ist, diese Umorganisation zu beschreiben. Es hängt dies mit der Orientierung im optischen Feld zusammen, mit dem *Umschlag von einer Wirrnis zum Herauslösen einer Gestalt.* Es wird dabei an das *Bilderrätsel* angeschlossen, von dem auch Freud in der Einleitung zum 6. Kapitel der *Traumdeutung* ausgeht. In erster Linie werden wir dabei an das *Deuten im Rorschachschen Versuch* erinnert. Man muss sagen, dass gerade der Rorschach-Versuch in den vorliegenden Zusammenhang von grösstem Interesse wäre und die Forschung, um die es dem Autor geht, ausserordentlich befruchten könnte. Es ist tatsächlich der Rorschachsche Versuch, der eine hervorragende Einleitung und Veranschaulichung dieser schwierigen Probleme des *Herausspringens einer Gestalt* mit dem dazugehörenden „Aha-Erlebnis" bieten würde. Vor allem ist es natürlich von Interesse, dass mittels des Rorschachs diese eigenartige *psychische Funktion des Gestaltsehens in ihrer individuellen Ausgestaltung geprüft* werden kann.

> Al. 5, S. 212: Um das Ganze zu verstehen, muss man einen anderen Ausgangspunkt wählen als die Trennung von „Sehschärfe" und „Erkennen". Lassen wir für einen Augenblick die Pathologie beiseite; sehen wir uns im Leben des Gesunden um! Kommt es nicht beim Gesunden auch vor, dass er zuweilen sieht und doch nicht erkennt? Aber ganz gewiss! Da stehe ich vor dem Schreibtische und suche verzweifelt nach meiner Brille, die in Wirklichkeit direkt vor mir liegt, und die ich trotzdem nicht zu „entdecken" vermag. Dann geschieht ein Umschlag: die Brille wird plötzlich sichtbar, und ich staune, dass ich sie nicht längst entdeckt hatte. Wer hat nicht solche und ähnliche Fälle kennen gelernt! Ist in solchen Fällen die Sehschärfe zeitweise herabgesetzt gewesen? Eine solche Annahme wäre absurd! Aber ebenso seltsam wäre die Behauptung, dass die Sehschärfe intakt war, denn wie soll ich das in Bezug auf die Brille nachprüfen? Sie sehen, man kann bereits in solchen Fällen des gewöhnlichen Lebens „Sehschärfe" und „Erkennen" nicht in jener allgemein angenommenen Form trennen. Der Sachverhalt ist vielmehr der: während ich die Brille beim Suchen nicht sah, war sie offenbar so zu einer geschlossenen Einheit mit anderen Gegenständen verwachsen und ging so in dieser Einheit auf, dass ich sie nicht „lossehen" konnte. Im Augenblick aber, in dem die Brille sichtbar wird, erlebt der aufmerksame Beobachter eine charakteristische Umorganisation auf dem Schreibtische. Was eben noch zu einer unlösbaren Einheit verschmolzen war, erscheint jetzt getrennt, ab-

gesetzt von einander und anders gegliedert als zuvor. Es ist schwer, eine solche Umorganisation zu beschreiben. Aber ich glaube, Sie wissen, was ich meine. Nehmen wir ein anderes Beispiel! Ich erwache plötzlich aus tiefem Schlafe und suche mich optisch zu orientieren. Wem ist es nicht schon vorgekommen, dass er im ersten Augenblick nicht wusste, wie sich die Gegenstände seines Zimmers im einzelnen voneinander absetzen? Wo ist die Grenze des Türpfostens? Und wo die Kontur des Schrankes? Man ist verwirrt, weil das optische Feld desorganisiert ist. Plötzlich erfolgt ein Umschlag, an Stelle des Wirrnisses „sieht" man wieder deutliche Gliederung, und Hand in Hand damit geht ein klares Erkennen der einzelnen Gegenstände. Um schliesslich noch ein weiteres Beispiel anzuführen: wer kennt nicht Vexierbilder (Scherzbilder), die gerade so gehalten sind, dass man auf sie hinguckt und doch nicht das „erkennt", worauf es ankommt? Man sucht vergeblich z.B. nach dem „Jäger" oder nach der „Katze"; die gesuchten Gestalten tauchen in der Anordnung der Formen und Striche unter. Das Gesuchte bleibt so lange versteckt, bis es plötzlich, wie mit einem Ruck „herausspringt". Das Erlebnis des „Aha" pflegt die Lösung zu begleiten.

Al. 6: Was wir eben beim Suchen der Brille, beim Aufwachen aus tiefem Schlafe, beim Lösen des Vexierbildes kennen lernten, ist zwar im Leben des Gesunden nur gelegentliche Ausnahme, ist aber theoretisch trotzdem von grösster Bedeutung. Wie wäre uns zumute, wenn unsere Umwelt plötzlich dauernd den Charakter eines Vexierbildes annehmen würde, wenn wir plötzlich einzelne Gegenstände nicht mehr „heraussehen", nicht mehr „lossehen" könnten? Erst durch Krankheit kann der Mensch so verändert werden, dass das, was beim Gesunden gelegentlich vorkommt, jetzt zu dauerndem Zustande wird. Und so müssen wir das Krankheitsbild der optischen Agnosie oder der Seelenblindheit (wenigstens von einer wichtigen Seite aus) verstehen.

Bevor wir aber zur Pathologie zurückkehren, wollen wir noch ein Problem behandeln, das für das Verständnis der Seelenblindheit wichtig ist.

Es fragt sich denn, ob und inwiefern die Probleme, um die es hier geht, tatsächlich wie Gelb S. 213 Mitte sagt: *„Im Leben des Gesunden nur gelegentliche Ausnahme ist"*. Wenn wir z.B. an die *Orientierung im Verkehr auf der Strasse* denken, dann ist gerade dieses Herausspringen gewisser Gestalten aus einem Gewirr sich bewegender und verschiebender Eindrücke etwas, was sich fortwährend ereignen muss. Von diesem Phänomen her lässt sich dann aber auf andere Bereiche übergehen. Man muss sich nicht unbedingt an das Visuelle halten. Ähnliches gilt ja, worauf Gelb selbst noch zu sprechen kommt, auch im Bereich des *Gehörs.* Es hängt dies zusammen mit gewissen Problemen beim *Erlernen fremder Sprachen,* vor allem im

Hören und *Sprechen,* aber ganz allgemein bei der Orientierung in verwickelten Verhältnissen in der Beurteilung komplizierter Situationen.

Die Unfähigkeit, einzelne Gebilde und Gestalten aus einem grösseren Zusammenhang oder, besser gesagt, aus einer diffusen Wirrnis herauszunehmen, wird nun als *Grundlage der Seelenblindheit* aufgefasst.

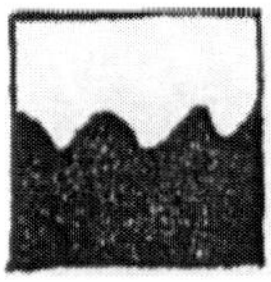

> Al. 8, S. 213f.: Nebenstehende bedeutungslose Figur (nach Rubin) kann ich auf zweierlei Weise sehen: ich kann das schwarze Feld als „Figur" und das weisse als „Grund" (Hintergrund) auffassen. In diesem Falle ist die Grenzlinie zwischen weissem und schwarzem Felde formbildend für das schwarze Feld; ich sehe dieses gleichsam als „Vorhang" und das weisse Feld als „Loch", als „Nichts". Ich kann aber auch umgekehrt das weisse Feld als Figur erleben, dann ist die Grenzlinie formbildend für das weisse Feld, und dann sehe ich gewissermassen „weisse Berggipfel", und das schwarze Feld wird jetzt zum „Nichts", zum „Loch". Wenn man den „schwarzen Vorhang" sieht, verliert man die „weissen Berggipfel" aus dem Sehfeld; und es verschwindet der „schwarze Vorhang", wenn man die „weissen Berggipfel" erlebt. Objektiv bleibt die Zeichnung bei beiden Auffassungen unverändert, dennoch ist das Erlebnis ein sehr verschiedenes. Das hier vorliegende Problem bezeichnet man als „Figur-Grund-Problem". Seine grosse Bedeutung hat zuerst Rubin (Kopenhagen) erkannt. Für uns ist dieses Problem insofern von Wichtigkeit, als es zum Verständnis der Seelenblindheit unentbehrlich ist. Denken Sie sich den Fall, dass „Figur" und „Grund" sich nicht deutlich voneinander absetzten oder dauernd wechselten – wie könnten wir uns dann noch optisch zurechtfinden?

Das Problem, um das es hier geht, wird nun in den Zusammenhang der sog. *Kippfiguren* gebracht, was sicher sehr günstig ist, um das Verständnis und die Möglichkeit der Untersuchung zu steigern. Es ist das Problem, das im *Rorschach-Versuch* mit den *Zwischenfigurdeutungen* ebenfalls eine grosse Rolle spielt. Dabei ist gerade der Rorschach-Versuch ausserordentlich geeignet, um zu sehen, wie eng das Problem des Gestaltsehens und das Kippen zwischen Figur und Hintergrund innerlich miteinander verwandt sind und eigentlich nur zwei Aspekte von einem und demselben Problem darstellen.

> Al. 9, S. 214: Kehren wir jetzt zur Pathologie zurück! Ich berichte Ihnen über einen sehr interessanten Fall, den ich 1915 bei tachistoskopischen Versuchen entdeckt habe. Als ich diesem Kranken

> Worte und Buchstaben für 1/10 Sekunde darbot, erklärte er mir, das könne man nicht lesen, das wäre „alles wie Stenographie“. (Beachten Sie hier, dass ein Gesunder, auch schon ein 7–8 jähriges Kind, tachistoskopisch jedes Wort lesen kann!) Als ich dem Kranken Bilder von einfachen Gegenständen tachistoskopisch darbot, erklärte er, es wäre „alles so durcheinander“, es könnten „geographische Karten“ sein. Das Verhalten des Kranken wich bei diesem Versuch so stark vom normalen Verhalten ab, dass man sofort eine ganz merkwürdige „Ausfallserscheinung“ vermuten musste. In der Tat, der Patient war völlig „wortblind“; darum las er nicht im tachistoskopischen Versuch. Was heisst nun Wortblindheit oder optische Alexie? Nun, ganz einfach die Tatsache, dass Kranke nicht mehr lesen können. Von unserem Patienten kann man gewiss sagen, dass er stockwortblind war, denn er konnte optisch auch nicht den einfachsten Buchstaben erkennen. Und doch vermochte dieser Kranke auf eine merkwürdige Art zu „lesen“, wenn man ihm genügend Zeit liess! Man konnte dabei bemerken, dass der Patient eigentümliche Kopfbewegungen machte: er fuhr die – bspw. schwarzen – Linien mit dem Kopfe nach, er „schrieb“ gewissermassen die Buchstaben mit dem Kopfe ab; und auf diese nachschreibende oder nachfahrende Art konnte er finden, welche Buchstaben oder Worte vor ihm standen. Also ein motorisches Lesen! Sobald man aber den Kranken verhinderte, die nachfahrenden Bewegungen auszuführen (durch Festhalten des Kopfes oder durch ganz kurze Darbietungszeit, während der ein Nachfahren unmöglich war), hörte jedes Lesen auf.

Mit S. 214 Mitte geht die Untersuchung nun weiter, und es wird als neues Moment der *Zusammenhang zwischen Sehen und Motorik* dargestellt. Auch hier haben wir wiederum äusserst interessante Analogien zum *Rorschach-Versuch,* indem ja bei diesem das motorische Suchen nach Deutungen und das motorische Mitgestalten der Deutungen sich immer wieder ereignet. Was Gelb auf S. 214–226 beschreibt, ist eine extreme Ausgestaltung unter gewissen pathologischen Veränderungen, zu denen das Deuten im Rorschach-Versuch ein normales Gegenstück darstellt. Es gibt Patienten, welche ihre Rorschach-Deutungen mimisch und gestuell begleiten, nicht nur indem sie Bewegungen von Bewegungsdeutungen ausführen, sondern indem sie mit den Händen allerlei gestalterische Bewegungen vollziehen, die man mit *Ausdrucksbewegungen* beim Sprechen etwa in Zusammenhang bringen könnte und von denen die *Graphologie* gleichsam abgezweigt werden könnte und müsste. Aber auch das Problem des *Physiognomischen* mit allem, was dazu gehört bis zum Szondi-Test, wäre in diesem Zusammenhang einzuordnen.

> Al. 10, S. 215f.: Auf die Frage, wie dieses motorische Nachfahren im Einzelnen vor sich ging, kann ich hier nicht näher eingehen. Wir haben ausführlich darüber veröffentlicht und dabei auch einige

Missverständnisse widerlegt, die in der Literatur aufgetaucht waren. An sich ist die Frage nach der Motorik sehr interessant: der Patient muss doch „sehen", um nachfahren zu können! Ein Blinder oder ein sehr Schwachsichtiger kann das nicht! Und doch ist ein optisches Lesen bei unserem Patienten aufgehoben! Bei der Kürze der zur Verfügung stehenden Zeit müssen wir uns hier mit der Feststellung begnügen, dass das Material, welches der Patient bei seinem nachfahrenden, schreibenden Lesen verwendet, motorische Schreibbilder sind, nicht aber optische Gebilde. Ich will Ihnen diese Behauptung durch wenige Versuche bestätigen. Gelegentlich einer Untersuchung schrieb ich einmal zufällig zwei verschiedene K's an die Tafel: (K 𝒦). Der Patient machte nachschreibende Kopfbewegungen und erklärte, das zweite wäre ein „K", was das erste wäre, wüsste er nicht, jedenfalls kein Buchstabe. Diese Aussage erklärt sich daraus, dass der Kranke den Buchstaben K nur so wie mein zweites K (𝒦) zu schreiben pflegte; deshalb liess nur dieses zweite K beim motorischen Nachfahren das gewohnte Schreibbild im Patienten auftauchen. Denn beachten Sie: die beiden verschieden geschriebenen K's haben zwar optisch Ähnlichkeit, in Bezug auf das motorische Schreibbild aber weit weniger. So kam es, dass das erste K dem Kranken nichts zu bedeuten vermochte. Ein weiterer Versuch: Ich schrieb dem Patienten ein Wort an die Tafel, und zwar seinen eigenen Namen; dieses Wort durchstrich ich mit einigen wenigen senkrechten, dünnen Kreidestrichen, jedoch so, dass das Wort von jedem Gesunden sofort mühelos erkannt wurde. Für den Kranken war die Aufgabe, seinen Namen zu lesen, jetzt unlösbar. Er fing wieder an, nachzufahren, entgleiste aber dabei immer wieder von den Buchstaben auf die Durchstreichungen, so dass kein geläufiges motorisches Schreibbild zustande kommen konnte. Wohl aber wurde dem Patienten sein motorisch-nachfahrendes Lesen wieder möglich, sobald man für die Buchstaben und Durchstreichungen verschiedene Farben, z.B. Rot und Blau wählte. Sagte man dem Kranken: „Lesen Sie nur das Rote", dann gelang das.

Al. 11, S. 216: Diese letzten Versuche führen uns wesentlich weiter. Warum entgleist der Patient beim Nachfahren im Versuch mit den Durchstreichungen? Offenbar deshalb, weil sich für ihn – im Gegensatz zum Gesunden – die Linien der Durchstreichungen von den Linien der Buchstabenformen optisch nicht trennen. Der Kranke steht hier wie vor einem Vexierbilde, in dem sein eigener Name versteckt ist, den er bei der Vielfalt der Striche und Linien nicht „entdecken" kann. Wir Gesunde könnten im Vexierbilde das versteckte Bild auch nicht nachfahren, solange wir dieses nicht entdeckt haben; auch wir würden dann entgleisen. Liegt nicht jetzt die Annahme nahe, dass alle Buchstaben und Worte, aber auch Figuren und Zeichnungen, für den Kranken lauter optisch unaufgelöste Vexierbilder sind? Wir werden sehen, dass es tatsächlich so ist. Der Kranke „sieht", aber die charakteristische Struktur der Gebilde ist ihm verloren gegangen.

> Zwei Probleme sind es also, die uns bei diesem Kranken zunächst beschäftigen; ein optisches: wie ist die Sehwelt bei diesem Kranken beschaffen?; ein motorisches: wie weit nützt die Motorik dem Kranken, und was ist ihr Sinn? Mit diesen beiden Fragen werden wir uns im folgenden wesentlich zu beschäftigen haben.

Wichtig ist der Begriff: „*Charakteristische Struktur der Gebilde*", der S. 216 Mitte auftaucht. Natürlich stellt sich dann sogleich die Frage, wie nun Sehen und Bewegung zusammenhängen. Nach dem Text von dieser Stelle müsste man annehmen, dass zuerst gesehen werden muss, damit man sich danach bewegen kann. Man müsste sich aber auch überlegen, dass eine angefangene Bewegung gleichsam in sich selbst Anweisung zur Fortsetzung enthält, so dass unter Umständen auch etwas, was man eben gerade nicht sieht, durch die Bewegung gefunden werden kann. Oder es gibt auch ein Suchen auf dem Bewegungsbereich von etwas, was gar nicht gesehen wird; man kann gleichsam Bewegungsgestalten ausprobieren, um zu sehen, ob und gegebenenfalls inwiefern diese mit möglichen Formen, die sich dem Sehen anbieten, übereinstimmen und kann so von der Motorik her das visuelle Gestalten einleiten oder überhaupt erst ermöglichen. Dabei spielt im motorischen Bereich zunächst *das Rhythmische* eine zentrale Rolle insofern, als dem Rhythmischen *etwas sich Wiederholendes* zugrunde liegt, womit Gestalten vorgezeichnet sind.

All das ist zu berücksichtigen, wenn man Weizsäckers *Gestaltkreis* und die darin thematisierten Probleme erörtert. Es ist von Interesse nun zu verfolgen, wie Gelb diese Aspekte weiterentwickelt.

Vierter Vortrag

> Al. 1, S. 216f.: Wir hatten ein Krankheitsbild zu besprechen begonnen, das in der Pathologie als optische Agnosie oder „Seelenblindheit" bezeichnet wird. Wir sprachen dabei auch vom Verhalten des normalen Menschen und fassten eine Frage ins Auge, die man in der Wahrnehmungspsychologie als die Frage von „Figur" und „Grund" bezeichnet. Ganz allgemein kann man sagen, dass man niemals irgend eine Figur oder eine Sache sehen kann, die sich nicht von der Umgebung so absetzt, so abhebt, dass die Kontur formbildend für die Sache selbst wird. Es handelt sich hier nicht um eine blosse Nachbarschaft, um ein blosses Nebeneinander zweier Felder. Wenn es sich nur um ein Nebeneinander handeln würde, dann könnten Sie niemals die Überraschung erleben, die Sie überkommt, wenn Sie an Stelle der weissen „Berggipfel" plötzlich den schwarzen „Vorhang" entdecken, oder umgekehrt. Es gibt niemals eine „Figur" ohne „Grund" und niemals einen „Grund" ohne irgend eine „Figur".

Zu IV, S. 216: Hier kommt zunächst ein *allgemeines Gesetz der Figurbildung zur Sprache*, nämlich dass *niemals eine Figur ohne einen Grund* gebildet wird. Dieses Gesetz ist von Bedeutung für das Verständnis hirnphysiologischer Funktionen, indem man sich vorstellen kann, dass sich im Gehirn Erregungsgestalten herausbilden, die sich stets gegen einen Hintergrund der Gesamtheit aller andern Nervenzellen und ihrer Verbindungen abheben. Aber auch hier wird wiederum der *Rorschach-Versuch* von Interesse; *indem eine Deutung gegeben wird, liegt diese immer auf einem Hintergrund,* der mitwirkt, sei dieser Hintergrund eine Zwischenfigur oder wirke er als stimmungshafter Eindruck vom Gesamtklecks her auf die Deutung ein, oder die einzelne Deutung kann sich geradezu als Gegensatz zu der Gestimmtheit des Hintergrundes herausbilden und vieles ähnliches mehr.

Gerade diese Figurgrundproblematik ist auch ein Weg, um zu zeigen, dass *einzelne Gebilde* irgendwelcher Art nie für sich allein sein können, sondern *stets in Zusammenhang gesehen werden müssen,* mit dem Ganzen und das heisst eben auch mit dem Hintergrund.

> Al. 2, S. 217: Es sei hier besonders vor einem Begriffe gewarnt, mit dem man oft gerade in der medizinischen Psychologie sehr viel Unklarheit geschaffen hat: dem der „Aufmerksamkeit". So könnte einer z.B. sagen, der Unterschied zwischen den „weissen Berggipfeln" und dem schwarzen „Vorhang" bestehe darin, dass man einmal die „Aufmerksamkeit" dem weissen und das andere Mal dem schwarzen Felde zuwende. Bei diesem Aufmerksamkeitsbegriff glaubt man, dass die Aufmerksamkeit eine Art „Scheinwerfer" sei, und dass dieses angebliche „Herausheben mit der Aufmerksamkeit" so verschiedene optische Gebilde und Erlebnisse hervorbringen könne wie die „weissen Berge" und den „Vorhang". Nein – dass es sich dabei nicht um einen solchen Aufmerksamkeitsprozess handelt, dafür spricht gerade jene merkwürdige Überraschung. Ich kann ja meine Aufmerksamkeit etwa hier auf diese Stelle des Grundes projizieren, und der Hintergrund bleibt dabei doch Grund. Es ist experimentell nachgewiesen, dass man mit einem solchen Begriff hier nichts ausrichten kann (Rubin). Bevor ich meine Aufmerksamkeit auf etwas lenke, muss doch „etwas da sein". Ich kann meine Aufmerksamkeit auf eine Figur richten, sie bleibt dabei Figur, und ich kann ebenso die Aufmerksamkeit auf den Hintergrund lenken, der bleibt dabei Hintergrund. Was dagegen hier vorliegt, ist ein Umschlag der Funktion der Grenzlinie zwischen dem weissen und dem schwarzen Felde.

Al. 2: Es folgt nun eine *Kritik des Aufmerksamkeitsbegriffes*, die zum Teil grundsätzlich ist, die sich aber auch experimentell bestätigen lässt. Was in dem Al. 3, S. 217 unten und S. 218 oben steht, gibt eine Anschauung von der *Genialität Gelbs im psychologisch sinnesphysiologischen Experimentieren.* Das Phänomen, das dabei beschrieben wird, ist farbenpsychologisch und allgemeinpsychologisch von der allergrössten Bedeutung. Das Experiment lässt sich allerdings nicht leicht wiederholen, da es bestimmte apparative Einrichtungen fordert. Man darf aber sicher annehmen, dass es stimmt. Es besteht darin, dass *die Schwelle für das Erkennen von Farben auf dem Grund deutlicher ist als in der Figur.* Es scheint, als ob die Figur sich dem Erleben der Farbenschwelle widersetzen würde. Man kann nur ahnen, was das bedeutet für die allgemeine Psychologie, was es etwa für die Ästhetik bedeutet, inwiefern es für die ganze Psychologie des Stimmungshaften wichtig ist, ja man muss sagen, dass damit die *Fragen,* die sich im Zusammenhang mit den *nicht-intentionalen Erfahrungsbereichen* stellen, eine eigentümliche Aussicht bekommen, sogar experimentell angegangen zu werden. Dass das auch für die theoretische Erörterung dieser Probleme Bedeutung hat, sei nur nebenbei erwähnt.

> Al. 3, S. 217f.: Es sei hier gleich eine sinnesphysiologische Tatsache erwähnt, damit Sie die Folgerungen sehen, zu denen wir kommen. Ich nehme z.B. rot aussehendes Licht, und mische mit Hilfe einer besonderen Vorrichtung einer Stelle des schwarzen Feldes rotes Licht zu. Das mache ich so lange, bis ich diese Stelle gerade eben rötlich werden sehe. Man nennt das die Bestimmung einer „spezifischen Farbenschwelle". Nun kann ich diese spezifische Farbenschwelle hier auf zweierlei Weisen finden. Ich gebe dem Beobachter einmal die Instruktion, dieses schwarze Feld als „Figur", und das andere Mal, dasselbe Feld als „Hintergrund" zu sehen, und in beiden Fällen bestimme ich meine spezifische Farbenschwelle. Das Resultat ist, dass die Farbenschwelle in beiden Fällen deutlich und einwandfrei verschieden ausfällt trotz des objektiv unveränderten Feldes. Die Farbenschwelle zeigt sich feiner, wenn das schwarze Feld als Hintergrund erlebt wird. Wird dieses aber als Figur gesehen, dann wird die Farbenschwelle gröber. Die Figur bildet einen Widerstand gegen das Auftreten des roten Fleckes; daher der Unterschied zwischen einer Farbenschwelle auf der „Figur" und einer Farbenschwelle auf dem „Grund" bei physikalisch unveränderten Bedingungen. Bei Farbenschwachen, bei Menschen, die nicht ganz farbentüchtig sind, ist der Unterschied zwischen den beiden Farbenschwellen noch viel extremer als beim gesunden Menschen. „Figur" und „Grund" gibt es nun nicht nur im Optischen. Auch wenn ich z.B. einen bestimmten Klang oder ein Geräusch höre – sei es in einem stillen Zimmer oder im Strassenlärm – muss sich dieses Geräusch in charakteristischer Weise „absetzen" von seinem nichtsbesagenden akustischen Hintergrund.

Gelb kommt nun auf *das Akustische* zu sprechen. Vorher S. 218 Mitte gibt er aber noch Erörterungen zur *Inversionsproblematik,* die wiederum mit *Rorschachs Zwischenfigurdeutung* in interessanter Weise erläutert werden könnten. Man müsste hier überhaupt die Inversionsproblematik aufgreifen und an die grosse Arbeit von *Hornbostel* in der „Psychologischen Forschung" erinnern.

> Al. 4, S. 218f.: In pathologischen Fällen, bei Hirnschädigung, kann das Figur-Grundsehen in Unordnung geraten. Die Folge ist dann, dass solche Kranken nicht mehr in der Lage sind, geordnete, festgefügte Gebilde zu sehen, sondern dass sie mehr oder weniger chaotisch sehen, wie ich es das vorige Mal an jenem Kranken mit optischer Agnosie zu erklären versuchte. Was würde aus mir werden, wenn mich jemand verzauberte, und ich beim Eintritt in diesen Hörsaal plötzlich alle Konturen nicht mehr als formbildend für Ihre Körper sehen würde, sondern als formbildend für den Zwischenraum? Ich würde merkwürdige Luftgebilde sehen, aber nicht „Menschen". Wenn aber nicht eine solche Verzauberung stattfindet, sondern wenn – infolge eines pathologischen Prozesses – kein geordneter Figur-Grundprozess zustande kommt, dann haben Sie eine bestimmte Form optischer Agnosie vor sich. Ein Beispiel: ich zeichne schematisch einen Vogel, einen Hahn; das ist der Kopf, hier der Rücken, hier die Beine, hier der Schwanz. Als ich jenem Kranken, von dem ich sprach, eine solche Zeichnung vorlegte, schwarz auf weissem Grunde, da sagte mir der Kranke, das wäre „wahrscheinlich eine Zunge". Ich verstand ihn nicht; es klang „ideenflüchtig". Man muss jedoch nicht zu schnell erklären wollen. Die nähere Analyse klärte die merkwürdige Antwort auf: der Kranke hatte den „Grund" oberhalb des Rückens des Vogels als „Figur" aufgefasst, und dieser hat tatsächlich die Form einer Zunge. Dieses Nicht-fest-Sein von Figur und Grund, diese Labilität, dieses nicht richtige Sichabsetzen einer phänomenalen Einheit von ihrer Umgebung, das ist ein wichtiges Symptom bei optischer Agnosie. Indessen, die Wortblindheit unseres Kranken zeigt, dass bei ihm die Störung besonders tiefgreifend ist. Bei diesem Kranken kommen optisch überhaupt keine festgegliederten Gebilde zustande.

Zu Al. 5, S. 219 oben: Hier kommt ein wichtiges weiteres Problem zur Sprache, nämlich dasjenige der *festgefügten* und *durchgestalteten Gebilde* gegenüber dem *wirrnisartigen chaotischen Charakter* anderer Gebilde, die dann eben keine eigentlichen Gebilde mehr sind. Interessant ist nun das Beispiel von dem Menschen, der in einem Konzert nur Tonwirrnis empfindet und nicht fähig ist, Melodien, Ordnungen und Gestalten aufzufassen.

Abgesehen davon, dass es unmusikalische Menschen gibt, die in der Musik nur Wirrnis erfahren, muss jeder Mensch bis zu einem gewissen Grad *lernen*, in der Musik eine Ordnung zu sehen. Ferner gibt es pathologische Zustände, in welchen die Fähigkeit, die Musik als geordnet zu erleben, verloren geht; z.B. kann man das im hohen Alter bei der Demenz sehen, oder aber bei schweren Carzinom-Kachexien.

Zum Abschluss sei noch auf einen Satz S. 218 unten hingewiesen; *„Man muss jedoch nicht zu schnell erklären wollen."* Das gilt vor allem auch für das Diagnostizieren und für die Beurteilung von Wirkungen von Medikamenten.

> Al. 5, S. 219f.: Zwei Probleme fielen uns dabei auf: ein optisches und ein motorisches. Sie erinnern sich ja, dass dieser Kranke sich motorisch zu helfen wusste, indem er z.B. Buchstaben mit dem Kopfe nachfuhr und so „schreibend" las. Ich beginne mit dem optischen Problem. Was sieht denn der Patient tatsächlich? Wie sollen wir uns die Art seines Sehens veranschaulichen, wie uns eine Vorstellung von seiner Sehwelt bilden? Es lässt sich zunächst negativ sagen: der Kranke sieht nicht jene festgefügten und durchgestalteten Gebilde, die uns Gesunden entgegentreten, wenn wir uns in unserer gewöhnlichen Umwelt umsehen. Positiv könnte man sagen: an Stelle der festgegliederten Gebilde der Gesunden sieht der Kranke mehr fleckartige Gebilde von wirrnisartigem, chaotischem Charakter. Vielleicht wird manchem von Ihnen die Sehweise des Kranken deutlicher, wenn ich eine Parallele aus dem akustischen Gebiete ziehe. Wenn ein extrem Unmusikalischer ins Konzert geht, was mag er da hören? Gewiss nicht festgefügte Melodien – diese hört der Musikalische –, sondern Klangwirrnisse, ein chaotisches Durcheinander von Klängen verschiedener Klangfarbe. Dass so extreme Unmusikalität wirklich vorkommt, wissen wir; aber wir rechnen sie nicht zu pathologischen Fällen, weil Musik, so lebenswichtig sie manchem sein mag, doch „Luxus" ist. Kommt in der Sehwelt des Menschen – bildhaft gesprochen – eine solche „Unmusikalität" zustande, dann ist dieser Mensch darum so besonders schwer pathologisch verändert, weil eben unsere menschliche Umwelt in erster Linie eine Sehwelt ist. Die Parallele aus der Akustik mag Ihnen auch dies noch klar machen: der Musikalische kann sich schwer eine Vorstellung von dem Klangwirrnis des Unmusikalischen bilden, und wir Gesunden können entsprechend schwer die wirrnisartige Sehwelt unseres Kranken nacherleben. Ich will noch bemerken, dass ein musikalischer Mensch melodietaub werden kann, er kann unter Umständen die Fähigkeit einbüssen, Melodien zu hören (wie es der Wiener Arzt Alt beschrieben hat). Glauben Sie nicht, wie das so oft zu lesen ist, dass die betreffenden Menschen statt Melodien gewissermassen eine „Summe" von Tönen hören! Eine „Summe" kann man überhaupt nicht hören! Der Gegensatz besteht vielmehr darin: Wirrnis auf der einen Seite, Melodie auf der anderen. Geprüft mit einzelnen Tönen, hört der Melodietaube die einzelnen Töne und Klänge gut. Ob Sie ihm ein Cis oder Fis oder F anschlagen, er hört es „richtig", er kann es auch nachsingen. Aber sobald Sie ihm Melodien spielen, hört er Tonwirrnis und keine Melodie.

4. November 1970

S. 220 oben: Zu der genialen Fähigkeit zu experimentieren gehört nun die hier beschriebene Art, die besprochenen Störungen mittels *negativer Nachbilder* zu überprüfen, wobei sich genau zeigt, inwiefern die Reaktion des Patienten genauer präzisiert werden kann, was alles damit bestätigt wird, und wie gewisse Phänomene erläutert werden können.

> Al. 6, S. 220: Am klarsten kam der wirrnisartige Charakter der Sehwelt unseres Kranken heraus, als ich mit ihm Versuche mit „negativen Nachbildern" anstellte. Sie wissen, was ein negatives Nachbild ist. Wenn man ein rotes Quadrat oder eine rote Scheibe längere Zeit fixiert und dann die Vorlage entfernt, so sieht man ein grün aussehendes Quadrat oder eine grüne Scheibe. Ich fragte den Kranken, ob er Quadrat und Scheibe im negativen Nachbilde unterscheiden könnte. Er war dazu nicht in der Lage, solange die Scheibe annähernd die gleiche Grösse hatte wie das Quadrat. Wenn man aber den Kranken ein ganz spitzes Dreieck fixieren und ein negatives Nachbild entwickeln liess, dann konnte er sagen: „es scheint so was Längliches zu sein, oben vielleicht schmal, unten breiter". Aber das spezifisch Dreieckige am Dreieck hat er genau so wenig gesehen wie das Kreisartige am Kreis. Bei Versuchen mit negativen Nachbildern vermochte ja der Kranke nicht Kopfbewegungen zu Hilfe zu nehmen, um die Formbeschaffenheit motorisch festzustellen. Bei jedem Versuch, eine nachfahrende Kopfbewegung zu machen, verschwand das Nachbild; dieses sieht man ja nur bei fixiertem Blicke. Hier war unser Patient eben auf seine Optik allein angewiesen, und darum versagte er beim Erkennen. Aus dem gleichen Grunde versagte der Kranke im tachistoskopischen Versuche: die Darbietungszeit ist hier zu kurz, um Buchstaben oder Figuren motorisch nachfahrbar werden zu lassen.

Al. 7: Hier kommt Gelb nun auf *die motorische Seite* des Problems. Zunächst wird darauf hingewiesen, dass der Mensch die Motorik ganz spontan einsetzt, um fehlende Funktionen auszugleichen. Hochinteressant ist, was bei dieser Gelegenheit über die *Perspektive* gesagt wird. Natürlich geht es nicht nur darum, die Bedeutung perspektivischer Zeichnungen für den Agnostiker zu erfassen, sondern es handelt sich noch um etwas ganz anderes, nämlich darum, dass die am Agnostiker gemachten Beobachtungen von der grössten Bedeutung sind für das Verständnis des perspektivischen Sehens und für alles, was mit Perspektivität überhaupt zusammenhängt (vgl. dazu das Buch von Graumann über Perspektivität).

> Al. 7, S. 220f.: Wenden wir uns jetzt dem motorischen Problem zu! Niemand hat den Kranken gelehrt, „schreibend" zu lesen. Das ist bei ihm von selbst entstanden. Die „Güte der Natur" ist ihm entgegengekommen und hat eine solche Umformung des Menschen – für den Betreffenden unbewusst – vollbracht. Selbstverständlich

musste der Erfolg immer ausbleiben, wenn irgend ein zu kompliziertes Gebilde dargeboten wurde. Der Kranke hätte jetzt zu viel nachfahren, er hätte immer wieder absetzen und neu beginnen müssen; das hätte ihn natürlich verwirrt. Der motorische Weg musste selbstverständlich auch überall dort versagen, wo es sich um perspektivische Zeichnungen handelte. Denn das motorische Nachfahren kann nur zu bekannten motorischen Bildern innerhalb der beiden ersten Dimensionen führen; eine Perspektive kann das motorische Nachfahren niemals vermitteln. Im grossen und ganzen jedoch konnte der Kranke auf motorischem Wege sehr vieles erfassen, was ihm sonst ganz verschlossen geblieben wäre.

Al. 8: Hier wird nun erörtert, dass und warum ein agnostischer Patient, der *schwerste Störungen des Erkennens* zeigt, sich im Verkehr bewegen, *sich orientieren* und eine Strassenbahn benützen kann.

Al. 8, S. 221f.: Dieser Kranke ging nun ohne Begleitung durch die Strassen Frankfurts, er fuhr auch allein mit der Strassenbahn. Wie machte er das eigentlich? Jeder, der den Kranken bei uns gesehen, jeder, der die Schriften über ihn gelesen hat, kam immer wieder mit dieser Frage zu uns: „Wie ist es möglich, dass ein Mensch ganz allein spazieren geht, der nicht einmal die einfachste Form optisch erkennen kann?“ Diese Frage geht von einer falschen Voraussetzung aus. Wenn wir Gesunden spazieren gehen, kümmern wir uns dann etwa um die speziellen Formen der Dinge? Wenn wir in Gedanken versunken sind, genügen für unsere praktische Orientierung allgemeine, vage, fleckartige Gebilde. Und wenn man den Patienten fragt, wie er sich im Freien orientiert, gibt er sehr klare Auskunft. Er sagt: „Auf dem Bürgersteig, da ist alles dünn, das sind Menschen; und in der Mitte der Strasse, da ist alles sehr laut, dick und hoch, und das können Trambahnen, Autos sein, alles Mögliche“. Und wie unterscheidet der Patient die Trambahn vom Auto? Nun – das eine hupt, und die Trambahn macht ein anderes Geräusch. Wenn er zur Arbeitsstätte oder zum Lazarett wollte, so hat er immer die richtige Strassenbahnlinie genommen. Er ging an einen ganz bestimmten Platz und wusste, hier ist die Haltestelle. Kamen nun zwei bestimmte weisse Lichter (die einzelnen Linien sind in Frankfurt durch bestimmte Kombinationen farbiger Lampen unterschieden), wusste er, das ist „Nr. 3“, und mit dieser „3“ wusste er sich an Hand bestimmter äusserer Merkmale weiter zurechtzufinden. Natürlich genügte dies alles nur zur groben praktischen Orientierung im gewöhnlichen Leben, nicht für feinere Raumorientierung. Der Kranke hatte sogar eine ganz beträchtliche Störung in der Wahrnehmung des Raumes, aber eine Störung, die die praktische Orientierung nicht wesentlich beeinträchtigte. Wie der Kranke sich auf der Strasse zurechtfinden konnte, so auch in geschlossenen Räumen. Es war zwar immer leicht, diesen Mann in Verwirrung zu bringen; man brauchte nur eine etwas aussergewöhnliche Situation zu schaffen, und er versagte. Als ich einmal beim Spaziergang meinen Hut auf den Rasen gelegt hatte und den Kranken fragte: „Was ist denn das dort?“, sagte er: „Nun, was mag das schon sein, ein Stein oder ein Ameisenhaufen?“ Ein Hut wird selbstverständlich nicht auf dem Rasen vermutet! Aber wenn dieser gleiche Hut in der Garderobe hängt, wird wohl der Kranke sagen: „Was mag das schon sein? Was so hoch liegt, wahrscheinlich ein Hut“. Man muss dabei beachten, wie dieser Kranke sprach! Er sagte nie: „Das ist ein Ameisenhaufen“, „das ist ein Hut“, sondern: „Das wird wohl ein Hut sein“, „kann ein Hut sein“, usw. Man muss gerade auf solche Spracheigentümlichkeiten achten. Wie charakteristisch sind sie in diesem Falle auch für die Sehwelt des Patienten! Ich möchte Ihnen jetzt ein Scherzbild zeigen: eine Karikatur von Mussolini, die eine charakteristische Haltung dieses Staatsmannes wiedergibt.

Von Interesse ist einerseits die Feststellung, *wie wenig* der normale Mensch braucht *an sinnlichen Daten*, um sich zu orientieren. Darüber müsste wiederum vieles gesagt werden.

Ferner muss darauf hingewiesen werden, *wie leicht* man im allgemeinen bereit ist, *Simulation anzunehmen*, wenn neben gestörten, auffallend gute Funktionen vorhanden sind. Man muss sich jeweils sehr genau fragen, ob nicht die guten Funktionen auf gewissen Umwegen zustande kommen, nur scheinbar so gut sind und in Wirklichkeit mit der schweren Störung durchaus zu vereinbaren sind.

S. 222f.: Dieses Bild besteht aus lauter Buchstaben, und zwar aus denen, die den Vor- und Nachnamen Mussolinis ausmachen. Ich frage den Patienten: „Was ist wohl das hier?“ Antwort: „Also, oben hier ist ein e, hier ist ein Oval, ein B, ein A (alles motorisch nachfahrend), hier ein S, e, O, A, B, sonst gibts nichts“. Ich frage weiter: „Was mag das ganze nun bedeuten?“ Antwort: „Das sind Buchstaben, und Buchstaben so durcheinander, das könnte ein Buchstabenrätsel sein“. Der Patient „weiss“, es gibt so etwas wie Buchstabenrätsel, aber er kann das Charakteristische am Bilde nicht sehen. Die Buchstaben stehen für ihn ohne Zusammenhang. „Solche Rätsel fallen mir schwer, weil ich die Zusammensetzung nicht weiss“, erklärte der Kranke selbst. Es ist natürlich, dass der Kranke immer wieder versucht, mit den Kopfbewegungen die einzelnen Formen herauszubekommen; aber er stückt Buchstaben zusammen ohne Zusammenhang, und es ist ihm ganz unmöglich, die charakteristische Haltung des Mussolini zu erkennen. Alles Charakteristisch-Physiognomische ist aus der Sehwelt dieses Kranken verschwunden; darum hat der Patient auch keinen Sinn für menschliche Gesichtsausdrücke. Er unterscheidet die Menschen wesentlich nach ihren Stimmen und anderen äusseren Merkmalen, z.B. – lachen Sie nicht! – nach der Glatze! Der Kranke kann, gerade weil er das Ausdrucksmässige, das Physiognomische nicht hat, in unserem Beispiel überhaupt nicht etwa zu der Angabe kommen:

„Das ist ein Kopf", „eine Menschendarstellung", usw., sondern er kommt auf seine Weise bestenfalls zu bestimmten Buchstaben. Beachten Sie das besonders, weil der motorische Umweg, den dieser Mensch geht, ein anscheinend sehr kluger ist. Dieses Motorische ist in der Tat schlau und doch so wenig brauchbar, ja geradezu blind für das Wesentliche des Bildes, für das unmittelbar Physiognomische des Kopfes. Wir Gesunden aber sehen hier primär das Physiognomische und nicht die Buchstaben.

S. 222 kommt nun die Ableitung, dass *neben der Perspektivität* auch *das Physiognomische* aus der Wahrnehmung verschwindet. Auch hier wäre wieder sehr vieles zu erörtern, u.a. müsste dadurch auch ein Beitrag zur Begründung des Szondi-Testes einerseits und zur Klärung von dessen Beziehungen zum Rorschach andererseits gegeben werden.

S. 223: Von hier aus werden wir einen Zugang finden zu den merkwürdigen Sprachleistungen unseres Kranken; doch zuvor muss ich noch andere Fälle von Seelenblindheit besprechen, um Ihnen zu zeigen, dass die Symptome sehr verschieden sein können. Durch diese Verschiedenheit darf man sich aber nicht irre leiten lassen und womöglich gleich neue Krankheitsbilder zu entdecken vermeinen.

Fünfter Vortrag

Das erste Alinea dieses Abschnittes gibt einen methodischen Hinweis. Es geht um die *Bedeutung* des *Einzelfalles*, der besonders geeignet ist, um eine *Theorie* zu entwickeln. Diese Theorie springt heraus, gerade so *wie die Gestalt aus dem Hintergrund* oder *die Figur aus dem Chaos*, und wir stehen hier wiederum an einem jener Punkte, wo die Abhandlung *philosophisch* wird, indem ihr Inhalt und die Methode ihrer Bearbeitung miteinander in enge Beziehung treten.

Al. 1, S. 223f.: Vielleicht werden Sie erstaunt sein, dass ich so viel Zeit einem einzigen pathologischen Falle widme und nicht zugleich viele Kranke bespreche. Es ist ja vielfach die Meinung vertreten worden, dass die Sicherheit eines Ergebnisses von der Anzahl der untersuchten Fälle abhinge. Je mehr Fälle, sagte man, um so sicherer das Resultat. Das ist bisweilen, z.B. bei Fragen statistischer Natur, richtig. Aber bei der Wesensanalyse einer Störung muss man im allgemeinen mit diesem Satze vorsichtig sein. Ein Sprichwort sagt: „100 graue Pferde machen noch keinen Schimmel aus". Wenn man ein weisses Pferd sucht, nützen einem die 100 grauen nichts! Ich kann bei dieser Gelegenheit nicht umhin, ein Gespräch zwischen Eckermann und Goethe wiederzugeben. Eckermann fragte, was Goethe unter einem Gesetz verstehe, worauf Goethe sagte: „Den einzelnen Fall, und die Ausnahmen – das sind die Millionen anderer Fälle". Was meinte Goethe damit? Eben den einzelnen Fall, an dem eine Theorie herausspringt und demonstrierbar wird, während Millionen anderer Fälle vorkommen können, mit denen man theoretisch nichts anfangen kann. Das, was Goethe hier in etwas zugespitzter Form ausgedrückt hat, das hat in verwandtem Sinne Francis Bacon mit der Lehre von den sogenannten „prärogativen Instanzen" gemeint. Mit anderen Worten: 100 untersuchte Kranke, die bestimmte Symptome in einer unprägnanten Form zeigen, sind theoretisch belanglos im Vergleich zu einem prägnanten Fall, der, gründlich untersucht und wirklich verstanden, viel mehr Stoff und viel mehr Gesichtspunkte für eine fruchtbare Theorie gibt als diese anderen 100 Kranken.

Was in diesem ersten Alinea steht, ist der Hinweis darauf, warum auch in der *Psychopharmakologie* Einzelfälle mehr besagen, falls sie exakt festgelegt sind, als zahlreiche schlecht ausgesuchte und ungeeignete Fälle. So kann an einem einzigen Beispiel gezeigt werden, ob eine Substanz ein Antidepressivum ist oder nicht, und es kann, nachdem Hunderte und Tausende von Fällen vorliegen, unter Umständen immer noch eine falsche Behauptung aufrecht erhalten bleiben.

Al. 2, S. 224f.: Seitdem der Physiologe Munk einem Hunde die Hinterhauptssphäre operativ entfernt und zugesehen hatte, wie ein solcher Hund sich benahm, – seit jener Zeit wurde oft behauptet, die optische Agnosie, die Seelenblindheit beruhe darauf, dass die optischen Erinnerungsbilder (Engramme) verloren gegangen seien. Die seelenblinden Menschen „sähen" zwar, „erkannten" aber deshalb nicht, weil ihnen diese „Bilder" an früher Gesehenes fehlten. Das ist eigentlich die Feld- und Wiesen-Theorie, wie sie namentlich in Frankreich und in Deutschland ausgebildet wurde. Ich glaube aber, dass diese „klassisch" gewordene Theorie von der Einbusse des Erinnerungsvermögens oder des Vorstellungsvermögens ganz und gar unzutreffend ist. Freilich, unser Patient konnte nicht mehr Vorstellungsbilder innerlich erwecken. Wie oft versuchte ich vergeblich, ihn durch Experiment und Gespräch dazu zu bringen! Wir müssen uns aber hüten, Ursache und Wirkung miteinander zu verwechseln. Dieser Kranke ist nicht seelenblind, weil er, wie jene Theorie meint, Vorstellungen (Engramme) eingebüsst hat, sondern er hat keine Vorstellungen mehr, weil er seelenblind ist, weil er chaotisch sieht! Wirrnisartige Gebilde lassen sich innerlich nicht reproduzieren, nicht vorstellen; Gestaltetes aber kann unser Kranker erst recht weder vorstellen noch sehen. Auch wir können uns ein akustisches Wirrnis innerlich nicht wieder hervorrufen. Versuchen Sie einmal, ein Musikstück, das Sie nicht erfasst haben, aus der Erinnerung zu reproduzieren! Wir können eben nur solche Melodien reproduzieren, die wir als Melodie gehört haben. Wenn man aber melodietaub ist, wie sollen dann Erinnerungsbilder an Melodien möglich sein? Und ebenso verhält es sich im Optischen! Warum können wir uns nicht einen Winkel von 93°, von 87° innerlich

> vorstellen? Weil wir in unseren inneren Vorstellungen nur Prägnantes vorstellen können. Es gibt sogar ein Gesetz, das zeigt, dass wir Menschen im Bereich des Vorstellungslebens die Gebilde noch prägnanter zu machen versuchen, als sie in Wirklichkeit sind. Wir können zwar Unprägnantes sehen, hören, usw., aber uns vorstellen können wir immer nur Prägnantes. Wie soll nun unser Kranker, der an Stelle von festgefügten Gebilden Flecke und Fleckkomplexe sieht, wie soll dieser Kranke zu Vorstellungen kommen? Also noch einmal: man büsst zwar Vorstellungen ein infolge von Seelenblindheit, aber ein „Verlust von Vorstellungen" ist nicht Ursache der Seelenblindheit.

Al. 2: Hier setzt sich Gelb nun mit der Theorie auseinander, dass der *Agnosie eine Zerstörung von Vorstellungen oder Engrammen* zugrunde liegt. Er verwendet dabei auch den Begriff des *Erinnerungsbildes*. Wir versuchen, diese schwierigen Probleme etwas besser zu verstehen, und greifen dabei auf die parallel zu der unsrigen gelesene Abhandlung von Scheler über die „Rentenhysterie" zurück. Dabei ergibt sich u.a. folgendes: Wenn wir von Vorstellungen sprechen, dann meinen wir *gerichtete vorstellende Akte*, die nicht wahrnehmende Akte sind. Es gehört zu diesen Akten eindeutig, dass *die Wahrnehmung mit ihrer Gegenwärtigkeit ausgeschlossen ist.* Das heisst, es wird also in der Vorstellung etwas vergegenwärtigt als nicht gegenwärtig, und das besagt als vergangen oder als zukünftig. Wir kommen wie bei Scheler auf die Gedächtnislehre des Aristoteles. Aus Scheler ergeben sich nun aber gewisse Problem, die auch für die vorliegende Abhandlung von Bedeutung sein können. Es fragt sich nämlich, *ob irgendein Erlebnis tatsächlich vorgestellt sein muss, um wirksam zu werden*, oder ob dies nicht der Fall ist.

Bei Gelb findet sich nun ein interessantes Moment, das auch für die Problematik Schelers von Bedeutung sein könnte. *Wirrnisartiges kann nicht vorgestellt werden.* Es kann auch *nicht reproduziert werden.* Es gibt Menschen, die eine Melodie, wenn sie sie gehört haben, auf dem Instrument spielen können. Es fragt sich, wie es sich hier mit der Vorstellung verhält. Geht eine solche Reproduktion über ein Vorstellen und damit über ein eigentliches Erinnern, oder geht eine solche Leistung über ein Wiedervergegenwärtigen von etwas Vergangenem als Gegenwart? Dabei ist wichtig zu unterscheiden zwischen der Möglichkeit einer inneren Erinnerung in der Weise, dass die wieder gespielte Melodie jederzeit auch im eigentlichen Sinn des Wortes erinnert werden *kann.* Das will nicht besagen, dass sie faktisch erinnert wird, noch weniger will es besagen, dass sie erinnert werden *muss,* um wieder gespielt werden zu können. *Es ist durchaus möglich, dass das Wiederspielen eben gerade nicht auf einer Erinnerung und Vorstellung beruht, sondern sich gleichsam spontan ereignet, indem das Vergangene als gegenwärtig vergegenwärtigt wird.* Man könnte sagen, der Spieler hat die Melodie im Gefühl und gestaltet sie aus dem Gefühl und nicht aus einer bewussten, vorstellungsmässig gegebenen Erinnerung. Es würde dies zusammenhängen mit dem Phänomen, dass gewisse Bewegungen, deren Ablauf vorstellungsmässig vollzogen wird, dann, wenn sie willkürlich nach dieser Vorstellung vollzogen werden sollen, gestört werden.

Wir stehen hier in bedeutungsvollen Problemen von grösster Schwierigkeit und werden zusehen müssen, ob und wie Gelb uns dabei weiter hilft, ob und inwiefern sich die Arbeiten von Gelb und Scheler gegenseitig ergänzen oder vielleicht auch korrigieren.

18. November 1970

> Al. 3, S. 225: Auch wiedererkennen können wir nur solche Gebilde, die bereits in ihrer inneren Komposition (Gestaltung) erkannt, durchschaut wurden. Chaotisches können wir nicht wiedererkennen. Wenn ich z.B. am Klavier irgendwelche Töne und Akkorde in beliebigem, ungestaltetem Zusammen anschlage und Sie morgen bei Wiederholung des gleichen frage: „Ist das dasselbe wie gestern?“, so können Sie gewiss keine positive Antwort geben. Sie haben zweimal ein „Durcheinander“ von Klaviertönen gehört, heute und gestern. Aber Sie können das nicht unterscheiden. Bestenfalls könnten Sie vielleicht merken, dass es heute mit einem hohen Akkord angefangen hat und gestern mit einem tiefen; aber in diesem Falle haben Sie wenigstens bestimmte Teile des Ganzen gestalthaft aufgefasst. Zwischen einem völligen Wirrnis und einem anderen völligen Wirrnis können wir keine Unterschiede feststellen. Unser Kranker bildet dafür ein klares Beispiel. Er ist nur imstande, auf Umwegen, an Hand bestimmter äusserer Anhaltspunkte festzustellen, ob eine Situation schon da war oder nicht. Oder, wenn es sich um Buchstaben oder einfache Figuren handelt, dann fährt er sie motorisch nach und kann so das motorische Bewegungsbild wiedererkennen. Aber dann ist das eben kein optisches Wiedererkennen!

Wir erörtern zu S. 225 mittleres Alinea die Probleme, die sich daraus ergeben, dass *Chaotisches nicht wiedererkannt* werden kann. Wir ziehen Beispiele aus der Psychopathologie bei, diskutieren das Problem, wie die Psychose zu einem Gestaltabbau führt und wie die Welt dadurch chaotisch wird. Die Unentschlossenheit der Depressiven hängt sicher damit zusammen. Wir erörtern das Problem in Zusammenhang mit der *Kompliziertheit;* für den Depressiven wird alles kompliziert. Er kommt dann immer auf Ideen, die offensichtlich höchstens ganz entfernt mit dem Problem etwas zu tun haben, und er verwirrt dadurch die Situation noch mehr. Offensichtlich ist *das Erinnerungsvermögen an die Gestaltung gebunden.*

Es wird auch noch die Frage diskutiert, ob nicht in der Wirrnis auch noch eine Gestalt, wenn auch niedriger Ordnung, zu erkennen wäre und dass nicht nur die äusseren Verhältnisse, sondern das, was der einzelne dazu tut, die Gestalt herbeiführt. Wir verweisen in diesem Zusammenhang auf das Kapitel über *„Das geordnete Denken"* in *Hönigswalds Denkpsychologie,* wo diese Probleme aktpsychologisch untersucht sind. In praktischer Hinsicht aber gibt es schon eine Situation, in welcher die Gestaltungsfähigkeit versagt; psychopathologisch ist das von Belang.

> Al. 4, S. 225f.: Noch einige Worte zum Problem der Sehschärfe bei solchen Kranken! Ich sagte bereits im dritten Vortrage, dass die Sehschärfe unseres Patienten auf drei verschiedenen Kliniken völlig verschieden bewertet wurde. Wie soll man überhaupt an die Sehschärfe eines solchen Menschen herankommen? Etwa mit den Snellen'schen Zeichen? Dann kann doch unser Kranken nur mit nachfahrenden Kopfbewegungen die Zeichen erkennen! Das ist schon ein grosses Hindernis für die Sehschärfebestimmung! Wenn das der untersuchende Ophthalmologe nicht kennt, müssen schwere Irrtümer entstehen. Prüfen wir unseren Kranken also mit zwei feinen Punkten oder zwei feinen Linien, prüfen wir mit anderen Worten sein Distinktions- oder „Auflösungsvermögen!" Wir können bekanntlich zwei Punkte eben getrennt sehen, wenn sich der eine Punkt auf einem Netzhautzapfen, der andere auf einem anderen Zapfen abbildet und dazwischen ein nicht gereizter Zapfen liegt. Nach diesem Prinzip (Gesichtswinkel von 1') sind die klinischen Sehschärfeproben konstruiert. Auch eine solche Prüfung ist bei unserem Kranken nicht möglich! Wenn ich nämlich zwei Punkte oder zwei feine Linien als eben getrennt wahrnehme, dann sehe ich diese beiden Linien oder Punkte als Gruppen, als duo-in-uno. Dieses Gruppensehen, das ein bestimmtes Gestaltsehen ist, ist aber dem Kranken gerade verschlossen. Er geht vielmehr stückhaft so vor: „Da ist was Schwarzes (ein Punkt), dann Weisses, dann wieder Schwarzes", er sieht aber nicht das „duo-in-uno". Bei diesem stückhaften Vorgehen des Patienten ist jedoch das Distinktionsvermögen sehr viel gröber als beim Sehen in „Gruppe"! Also auch hier eine Schwierigkeit für die Sehschärfebestimmung! Was bleibt übrig? Prüfen wir nun einfach mit einem einzelnen Punkt auf irgend einem Hintergrund! Das ist die sog. „Punkt-Sehschärfe". (Wir gehen z.B. spazieren und sehen am Himmel hoch oben einen Vogel fliegen; wenn A das sieht und B nicht, so kann man sagen: A hat bessere „Punkt-Sehschärfe" als B.) Wenn man diese Sehschärfeprüfung beim Patienten anwandte, dann erhielt man ein annähernd normales Resultat. Aber wie dürftig ist dieses Resultat! Darum Vorsicht bei Sehschärfeprüfungen mit agnostischen Patienten!

Zum Problem der *Sehschärfe* S. 225 unten ist nur ergänzend zu bemerken, dass die Punktsehschärfe praktisch wichtig ist, z.B. für das Entdecken von Flugzeugen bei der Flugraumüberwachung von Piloten.

Weite Konsequenzen ergeben sich aus der Tatsache, dass *Sinnesleistungen von der Situation abhängig* sind, wenigstens mit abhängig, und das ist zweifellos. Das hat aber Einfluss auf verschiedenste psychopathologische Aspekte. *Es kommt eben ganz auf die Situation an, ob etwas zum Vorschein kommt,* gesehen wird oder nicht, und zwar nicht nur bei der Prüfung der Sehschärfe, sondern auch bei der Exploration. In gewissen Situationen kommen bestimmten Kranken bestimmte Einfälle und in andern Situationen nicht. Bei jeder Exploration muss zunächst die entsprechende Situation hergestellt werden, *man soll deshalb vor allem zuhören und nicht dauernd dreinreden. Man soll die Themen, welche die Patienten anschlagen, aufnehmen und die Exploration in diesem Rahmen durchführen und nicht andauernd die Intentionen des Kranken durchqueren.* Er muss sich in seiner Welt fühlen, dann kommt etwas heraus, sonst eben nicht.

> Al. 5, S. 226f.: Deshalb ist auch die Forderung Lissauers, von der ich schon sprach, man müsse sich bei einem Kranken vor einer etwaigen Diagnose auf Seelenblindheit erst überzeugen, ob nicht eine Beeinträchtigung der Sehschärfe vorliege, falsch. Mit dieser Forderung verkennt man die Natur der Seelenblindheit. Weiter wird dabei vorausgesetzt – wie ich früher schon andeutete –, dass die Sehschärfe eine „einfache" Sehleistung wäre gegenüber „höheren", „komplizierteren" Vorgängen. Hier sind die Begriffe „einfach" und „kompliziert" in einem abstrakten, starren, völlig unbiologischen Sinne genommen, und darum sind sie unbrauchbar. Bringen Sie einen Neger aus Zentralafrika auf eine europäische Augenklinik und prüfen Sie seine Sehschärfe mit einer für ihn völlig lebensfernen, man möchte sagen, abstrakten Sehprobe. Der Neger wird dann gewiss eine schlechtere Sehschärfe zeigen als ein Europäer, weil das, was Sie von ihm verlangen, für ihn eine „sinnlose" Aufgabe ist. Aber gehen Sie mit ihm einmal auf die Jagd! Jetzt werden Sie als Europäer die schlechtere Sehleistung aufzuweisen haben. Auf der Jagd ist eben der Neger mit seinem Sehen in seinem Element. Daher ist auch die oft diskutierte Frage, ob Naturvölker feinere Sinnesleistungen (also auch feinere Sehleistungen) haben, gar nicht allgemein zu beantworten. Die Sehschärfe hängt – wie auch alle anderen Leistungen des Organismus – von der jeweiligen konkreten Situation und Aufgabe und von der inneren Einstellung („Disposition") des Organismus wesentlich mit ab.

> Al. 6, S. 227: Was wir neulich von den Mängeln der motorischen Auswege festgestellt haben, gilt nun in verstärktem Masse von der eigentümlichen „Kombination" des Patienten, einer Kombination, die vielleicht auf den ersten Blick als besondere „Intelligenz" im-

ponieren kann, die aber in Wirklichkeit nur ein praktisches Cliché darstellt und keinerlei fruchtbare Überlegung. Wenn der Kranke z.B. vor einem farbigen Bilde steht, das er optisch nicht erkennt, fängt er etwa folgendermassen zu „kombinieren" an: „Oben blau, hier unten grün: also vielleicht hier unten Wiese und oben der Himmel". Das ist ein Ausnützen von schablonenhaften Kriterien auf sprachlich, besser gesagt wortlich fixiertem Wege. Der Kranke versagte hier natürlich sofort, wenn die Farben für Himmel und Wiese etwas aussergewöhnliche waren.

Von Interesse ist nun weiter die Behandlung der *Sprache als totes Werkzeug* entsprechend S. 227 unten. Die Beispiele sind hervorragend geeignet, um zu zeigen, dass diese Patienten so rechnen, wie der Computer rechnet, rein automatisch und eben wie ein totes Werkzeug. Zum Teil tun es auch Kinder, wenn sie rechnen lernen. Sicher kann man derartiges bei vielen Organikern finden. Man muss die Leistungen und die richtigen Resultate immer daraufhin prüfen, wie sie zustande gekommen sind.

Besonders hinweisen müssen wir auf Gelbs Unterscheidung zwischen *Leistungen durch Einsicht* und *durch sachfremde Kriterien.* Diese Gegenüberstellung wird immer wichtiger.

Al. 7, S. 227f.: Damit kommen wir zu der Sprache des Kranken, mit der er wie mit einem toten Werkzeuge umgeht. Unser Kranker hat bspw. keinen Zahlbegriff mehr, und dennoch erzielt er äussere Effekte, die ein Rechnen vortäuschen. Wenn man den Kranken fragt, was mehr ist, 7 oder 4, dann beginnt er die Zahlenreihe aufzusagen „1, 2, 3, 4" und sagt jetzt: „7 ist mehr, denn das kommt später; bisher ist es nicht vorgekommen". Der Kranke kommt so zu einer faktisch richtigen Antwort ohne Einsicht in die Grössenverhältnisse; diese richtige Antwort ist eine „blinde". Dem entspricht auch das Verhalten des Kranken beim Schätzen anschaulicher Mengen. Legt man drei Streichhölzer weit auseinander, und nicht weit davon zehn Streichhölzer in dichtem Haufen, so sagt der Kranke – auf die 3 Streichhölzer hinweisend – „hier ist mehr, denn man muss mehr herumgucken". Also auch hier wieder sachfremde Kriterien! Die näheren Untersuchungen eines unserer Mitarbeiter haben gezeigt, dass der Kranke in der Tat überhaupt keine Zahlenvorstellung hat und trotzdem schriftlich „rechnen" kann, indem er wieder Worte und Sprache als Schablonen ausnutzt. Wie, kann hier leider nicht ausführlich behandelt werden. Aber es ist wichtig, zu wissen: man kann gute Rechen-Effekte erzielen, ohne einen Zahlenbegriff zu haben! Wenigstens ein Beispiel! Frage: „Wieviel ist 6 und 3 zusammen? Addieren Sie mal". Der Patient zählte nun an den Fingern ab „1, 2, 3, 4, 5, 6" – erster Summand; dieser wurde mit den Fingern auf dem Tische festgehalten, darauf weitergezählt an den Fingern „1, 2, 3", und auch das wieder auf dem Tische festgelegt. Jetzt zählte der Kranke vom Anfang seiner festgelegten Finger an durch bis zum 9ten Finger und kam so zum Worte „neun". Das ist kein echtes Fingerrechnen! Hier läuft eine sprachliche Zahlenreihe ab – 1, 2, 3, 4, 5, 6, 7, 8, 9 –, und mit diesem Sich-Abspulen der sprachlichen Reihe operiert dieser Mensch auch, wenn er schriftlich zu multiplizieren oder zu addieren hat. Soll der Patient etwa eine vierstellige Zahl mit einer anderen vierstelligen Zahl multiplizieren, so bringt er auf seine Weise eine Stunde und länger damit zu. Aber bei seinem Wege „verrechnet" er sich fast nie; er „verrechnet" sich nicht, weil er gar nicht „rechnet". Ich möchte sagen, er kann keine Fehler machen, weil er zu sehr gebunden ist an seinen Schablonenweg.

2. Dezember 1970

Al. 8, S. 228f.: Diese Resultate müssen uns philosophisch-anthropologisch bedenklich stimmen, denn solche dem äusseren Effekte nach richtigen, aber sachlich uneinsichtigen Leistungen kennt nur der Mensch. Auch der Gesunde benutzt in Fällen, wo Einsicht fehlt, oft sachfremde Kriterien; so bspw. vielfach Kinder in der Schule. Das sollten die Pädagogen mehr beachten, und sie sollten psychologisch zu unterscheiden wissen, wo wirkliche Einsicht, und wo ein Vorgehen mit sachfremden Kriterien vorliegt. Ein Tier leistet gewiss unvergleichlich weniger als ein Mensch, aber weder ein dürftig, noch ein reicher organisiertes Tier ist jemals im Stande, sachfremde Kriterien für sein Verhalten auszunützen. Dagegen – mit welcher Selbstverständlichkeit operiert gerade damit unser Kranker! Wie das alles mit der Sprache des Menschen zusammenhängt, werden wir später noch genauer sehen. Hier wollte ich nur Ihre Aufmerksamkeit auf das allgemeine Problem hinlenken: die „Krone der Schöpfung" kann neben höchster Einsicht auch „blinde" Resultate erzielen, lediglich äusserliche Effekte – oft recht brauchbarer Art – auf technisch „raffiniertem", aber einsichtslosem Wege. Die Konsequenzen für Erkenntnislehre und Metaphysik müssen hier beiseite bleiben.

Zu S. 229: Gelb geht nun immer weiter in eine allgemeine Untersuchung seines Agnosiefalles und findet dann auch andere Störungen, vor allem des Denkens. Natürlich kann man derartige Untersuchungen nur machen bei Patienten, die ursprünglich gut intelligent waren und auch über eine gewisse Bildung verfügten.

Gehen wir weiter! Weiss unser Kranker, was eine Analogie ist? Fragt man ihn z.B.: „Kann man das sagen, die Lampe verhält sich zum Licht wie der Ofen zur Wärme?", so geht aus der Antwort des Kranken deutlich hervor, dass ihm das Analogieverständnis völlig fehlt. Und wie steht es mit den gewöhnlichen Schlussprozessen? Vermag der Kranke aus zwei vorgegebenen Sätzen (einem sogenannten Obersatz und einem Untersatz, das sind die „Prämissen") einen dritten einsichtig zu folgern? Etwa nach dem berühmten Muster:

Alle Menschen sind sterblich; Cajus ist ein Mensch; also ....?

Nein, unser Kranker kennt den richtigen Schluss nicht; aber wieder kommt ihm ein bestimmter Sprachmechanismus zuweilen zu Hilfe, und dann „rasselt“ er nach dem Aussprechen der beiden Prämissen den Folgesatz mit herunter. Solche sprachmechanistischen „Brücken“ sind natürlich, wie Max Wertheimer gezeigt hat, streng zu unterscheiden von wirklich einsichtsvollem Schliessen. Das sprachmechanistische Moment ist ja wieder ein sachfremdes Moment, und wie leicht kann man mit der sprachmechanistischen „Brücke“ zu einem komplett unsinnigen Schlussatze kommen! Ein Beispiel dafür:

Was selten ist, ist teuer; Billige Pferde sind selten; Also ....? (Also sind billige Pferde teuer?)

Das wesentliche erscheint uns in dem Al. S. 229 unten und auf S. 230 zu stehen. *Je nachdem, was man zuerst untersucht, findet man* bei dem *Patienten etwas ganz anderes,* und vor allem bleibt man unter Umständen beim ersten Befund stecken und übersieht dabei viele andere, was auch in Frage kommt oder was vielleicht sogar den wesentlichsten therapeutischen Zugang vermittelt.

Al. 9, S. 229f.: Ohne dass ich weitere Einzelheiten bringe, merken Sie gewiss, dass unser Kranker eine Denkstörung hat, denn es fehlt ihm der Zahlbegriff, er versteht keine Analogien und Schlüsse. Wenn wir bei diesem Kranken nicht mit der Untersuchung der Optik, sondern mit der Untersuchung seiner Denkprozesse begonnen hätten, so hätten wir zweifellos in erster Linie von einer „Denkstörung“ gesprochen. Warum sagen wir denn, dass der Kranke „seelenblind“, dass er optisch-agnostisch ist? Er hat doch auch eine Denkstörung! Nun, dass wir die Optik zuerst untersucht haben, ist fast selbstverständlich, denn die optischen Symptome waren bei ihm die äusserlich auffallendsten. Dass jemand nicht lesen kann, fällt für gewöhnlich früher auf, als dass er kein Verständnis für Analogien usw. hat. Indessen, es ist doch nur „zufällig“ und äusserlich, was wir bei einem Kranken zuerst untersuchen! Tatsache ist, dass bei unserem Kranken hier keineswegs nur die Optik gestört ist; so wenig dieser im Optisch-Anschaulichen festgefügte Gebilde sehen kann, so wenig vermag er im Denkgebiet eine quasisimultane Denkgestalt zu fassen. Für den Zahlbegriff, für die Analogien, für die Schlüsse und für noch manche andere Denkaufgaben ist aber gerade eine eigentümliche „Synopsis“ im Sinne einer simultanen Denkgestalt unentbehrlich. Die Störung im Denken hat also beim Patienten die analoge Struktur wie die Störung im Optisch-Anschaulichen; noch mehr: der Kranke hat auch im Tastgebiete eine Störung, und zwar wiederum eine Störung, die einen ganz analogen Charakter hat. Auch darauf kann ich hier nicht weiter eingehen.

Al. 10, S. 230: Ich möchte diesen Vortrag mit folgendem Hinweise schliessen. Unser Kranker hat eine Verletzung des Hinterhauptlappens, also eine Verletzung der sogenannten Sehsphäre; und in der Tat sind die krankhaften Symptome im Optisch-Anschaulichen ganz besonders stark ausgebildet. Nun zeigt es sich aber, dass der Kranke auf den verschiedensten Gebieten die strukturanaloge Störung hat. Die auf den verschiedenen Gebieten zutage tretenden Symptome dürften also die Auswirkung ein und derselben Grundstörung – Mangel der Simultangestalt – sein. Und was bedeutet das in anatomisch-lokalisatorischer Hinsicht? Mit aller Reserve möchte ich sagen: der Hinterhauptlappen hat nicht nur die Bedeutung, „Sehsphäre" im engeren Sinne zu sein, sondern vermutlich in einem viel umfassenderen Sinne „Synopsis" zu vermitteln. Eine festgefügte Simultangestalt kann optisch im engeren Sinne sein, sie kann aber auch in Gebiete übergreifen (Denken, Tasten), die stofflich anderer Natur sind. Simultangestalten können also in der engeren optischen Sphäre besonders deutlich zum Ausdruck kommen, aber sie sind nicht etwa auf diese engere Sphäre beschränkt. Dementsprechend dürfte das anatomische Gebiet, das als „Sehsphäre" gilt, nicht nur Sehsphäre im engeren Sinne sein.

Es müsste hier noch auf den aristotelischen Satz hingewiesen werden von der Unterscheidung *des nächstliegenden* Sachverhaltes, je nachdem, ob man diesen *vom eigenen Standpunkt* aus oder vom *Standpunkt des Sachverhaltes selbst her* betrachtet. Es gilt eben denjenigen Standpunkt zu suchen, der von der Sache selbst her gesehen der nächstliegende ist. Wir weisen auf die *Depressionsdiagnostik* hin, die vor allem *über psychogenen Momenten übersehen wird*, und die ihrerseits wieder Reaktionen, Schizophrenien, Gehirntumoren übersehen lässt. Wir erörtern den Fall eines jungen Mädchens, das eine Liebesenttäuschung hatte, daraufhin mutistisch wurde, deswegen bei uns eingewiesen worden ist und eine purulente Meningitis hatte. Bekannt sind die akuten Glaukomanfälle und die extrauterinen Schwangerschaften, die zu einer Hospitalisierung in der Psychiatrischen Klinik führen können.

Gelb versucht nun weiter eine *allgemeine Regel der gestörten Funktion* herauszuarbeiten und spricht von einer *Störung* oder einem *Mangel an Simultangestalt.* Er erläutert das auf S. 231 oben weiter und spricht von einem *„In-Eins-haben"*. Es handelt sich hier um die *Unterscheidung zwischen abstraktem und konkretem Verhalten,* die wir mittels der Kogh'schen Würfel demonstrieren.

Sechster Vortrag

> Al. 1, S. 231: Wir haben am Schlusse der letzten Vorlesung das Gebiet der Optik im engeren Sinne verlassen und uns allgemeineren Betrachtungen zugewandt. Wir wurden dabei auf die Frage geführt, wie die optische Agnosie im engeren Sinne zu dem sonstigen Verhalten und den sonstigen Störungen unseres Kranken stehe. Wir sahen, dass bei dem Kranken nicht nur das optische Erkennen in charakteristischer Weise gestört war, sondern dass z.B. auch auf dem Gebiete des Denkens ganz strukturanaloge Störungen vorlagen. Überall, wo ein „In-Eins-Haben", (In-Eins-Schauen, In-Eins-Denken) erforderlich war, dort versagte der Kranke. Wie wir uns im einzelnen diese Beeinträchtigung physiologisch vorzustellen haben, ist natürlich zur Zeit kaum zu sagen. Ich könnte Ihnen zwar bestimmte Vorstellungen vermitteln, wie sie Wolfgang Köhler in seinem Buche über „Physische Gestalten" durchzuführen versucht hat, aber ich halte das im Zusammenhange dieser Vortragsreihe für nicht angebracht; auch schon deshalb nicht, weil wir dabei niemals über bloss Hypothetisches hinauskommen. Jede physiologische Theorie bleibt Hypothese, weil es sich hier um ein Gebiet handelt, welches uns nur mittelbar, nicht aber unmittelbar zugänglich ist. Dagegen kann das, was wir am Kranken durch Analyse und Beschreibung der Tatsachen feststellen, unmittelbar aufgewiesen und nachgeprüft werden.

Genauer erörtert wird das im 2. Al., S. 231. Wir erläutern die Bedeutung des Problems von *abstrakt und konkret für die Psychiatrie* überhaupt und vor allem *für die Exploration*.

> Al. 2: Wir hatten uns bereits eingehender mit der Tatsache beschäftigt, dass unser Kranker vieles richtig macht und viele richtige Antworten gibt, ohne sachliche Einsicht zu haben. Wenn etwa für den Kranken 1 Meter so viel bedeutet wie „zehn eigene aufeinandergelegte Fäuste", dann handelt es sich bei ihm nicht etwa um ein anschaulich praktisches Massystem, sondern es geht dabei um etwas lediglich durch Worte Fixiertes. Er hat auswendig gelernt „meine Faust ist 10 Centimeter", usw., also wieder ein worthaftes Cliché verwandt. Ähnlich sachblinde Clichés waren für ihn die Länge seines Zeigefingers, seines kleinen Fingers, u.a. mehr. Derartiges hat sich bei diesem Kranken ausgebildet, weil seine Störung so radikal war. Hätte er mehr an gestaltetem Sehen, Denken, Tasten, usw. behalten, – er hätte wohl kaum so prompt seine Hilfs- und Auswege anzuwenden gewusst. Erfahrungen an anderen Kranken mit weniger radikalen Störungen legen jedenfalls diese Annahme sehr nahe; und Sie erinnern sich wohl, dass wir uns mit diesem Gedanken schon beim Hemianopsie-Problem beschäftigten.

6. Januar 1971

Wir lesen S. 232 oben. Der Text ist z.T. ohne weiteres verständlich, sollte aber im Hinblick auf seine Bedeutung für die Psychiatrie in verschiedener Richtung ergänzt werden. Rein *technisch* ist darauf hinzuweisen, dass man solche Resultate nur erhält, wenn man *Fragen und Antworten wörtlich festhält.* Im vorliegenden Fall ist zudem ein gewisses Bildungsgut vorhanden, das hier ausgenützt wird. In andern Fällen sind es dann die *stehenden Redewendungen,* die eine entsprechende Rolle spielen. All das kommt nicht nur in Frage bei organischen Hirnschädigungen, man kann ähnliches sehen bei Schizophrenen. Es ist überhaupt eine allgemeine Aufgabe der psychiatrischen Exploration, sich zu überzeugen, *was der Patient eigentlich versteht von dem, was er sagt, ob und wie er Bedeutungen vollzieht* und *auf welchen Wegen er zu bestimmten Resultaten kommt.*

> Al. 3, S. 232: Gehen wir weiter! Unser Kranker sprach viel, ja er sprach mitunter mehr als ein Gesunder, und man staunte zu Anfang, wie glänzend diese „Sprache“ erhalten war. Erst die genaue Analyse vermochte uns zu zeigen, dass hier eine Sprachstörung vorlag. Denn diese äusserlich so „gute“ Sprache war nichts als ein unbewusster Ausweg, die Wirkung der gestörten Funktionen zu verdecken und bis zu einem gewissen Grade unschädlich zu machen. Diese Sprache war ja einer der Hilfswege, und ohne seine „flotte“ Sprache wäre dieser Kranke im praktischen Leben sehr übel daran gewesen. Hier einige Beispiele, die in fast erschütternder Weise zeigen, wie wir Menschen im Notfalle mit der Sprache „hantieren“, „agieren“ können, ohne Einsicht zu haben in Worte und Sätze, die sich abspulen wie in einem Trancezustand. Wenn man dem Kranken die Aufgabe stellte, zu zeigen, wie man militärisch grüsst, so verstand er, der doch Soldat war, diese Aufgabe gar nicht. Er wiederholte nur mit ganz abwesendem Blicke die Worte „militärisch grüssen“. Sobald man ihm aber das Wort „Ehrenbezeugung“ nannte, was der Bedeutung nach dasselbe besagt wie „militärischer Gruss“, dann löste dieses Wort unmittelbar die militärische Haltung beim Kranken aus, und die rechte Hand flog geradezu an die rechte Schläfe. Er wiederholte das Wort „Ehrenbezeugung“, und im selben Moment nahm er die Hacken zusammen, militärische Haltung an, und das Ganze lief nun äusserlich wie beim Gesunden ab. Gerade diese Exaktheit im Sinne eines Automatismus ist, wie Sie heute noch sehen werden, oft ein krankhaftes Symptom. Unser Patient erweist in Wirklichkeit gar keine Ehrenbezeugung, sondern es tut sich in ihm, was ein bestimmtes Wort, das Wort „Ehrenbezeugung“ auslöst.

Vorbildlich ist der Text auch noch in einer andern Beziehung. Es geht nicht nur darum, mit dem Patienten über ihn selbst, seine Lebensgeschichte und seine Störungen zu sprechen, sondern man sollte sich immer auch durch *Diskussion einer sachlichen Gegebenheit* überzeugen, ob und wie sich der Patient dazu verhält. Es ist möglich, dass einem im Gespräch mit dem Patienten über ihn selbst und seine Angelegenheiten gar nichts auffällt, sobald man aber eine sachliche Diskussion veranstaltet, treten die schwersten Störungen des Gedankenganges zutage. Schwierig wird eine solche Exploration erst dann, wenn man mit einem Schwachsinn rechnen muss.

Weiter ist zu bedenken, wie sehr die *unmittelbare Gegenwart die Verständigung fördert.* Es ist eindrücklich, Protokolle zu lesen von Gesprächen oder Tonbänder abzuhören, wobei das Gespräch einem noch ganz verständlich erschien, in der Reproduktion aber alles vollkommen unverständlich erscheint. – *Man überhört die Unverständlichkeit, korrigiert die Fehler* und merkt nicht, wie häufig es vorkommt, dass das, was man hört, eigentlich gar nicht verständlich ist. Das geht hinauf bis in wissenschaftliche Vorträge, die sich u.U. auch dadurch als unverständlich erweisen, dass sie in Simultanübersetzungen nicht übersetzbar sind. Es kommt hier freilich noch ein weiteres Moment hinzu. Man vermeidet es, das Urteil der Unverständlichkeit abzugeben, weil man den Eindruck hat, man gebe sich damit eine Blösse und von vornherein annimmt, dass das, was der andere sagt, ausserordentlich gescheit und wichtig sei.

Es ist ferner darauf hinzuweisen, *wie sehr der Ausdruck den Sinn gestaltet.* So wird ein Text, den jemand am Schreibtisch verfasst, immer weniger verständlich sein als Gedanken, die sich im Sprechen bilden. Wir haben dieser Tage in Zusammenhang mit Schelers Abhandlung über die Rentenhysterie ebenfalls auf *Kleists* „Les idées viennent en parlant" hingewiesen und dort andere Probleme und Aspekte analoger Sachverhalte erörtert.

> Al. 4, S. 232f.: Zufällig kam man in der Unterhaltung auf die „Natur" zu sprechen, auf Frösche, und der Kranke wurde gefragt: „Was ist ein Frosch? Sie haben doch mal einen Frosch gesehen?" Antwort: „Frosch, ein Frosch, was ist ein Frosch? Frosch: quak, quak, der springt". Frage: „Nun, was frisst denn so ein Frosch?" Antwort: „Das weiss ich nicht; der ist in Sümpfen, Wassern, an Ufern". Frage: „Wie ist denn die Farbe?" Antwort: „Frosch, Frosch ... ein Laubfrosch, ach Farbe! Laub: grün! Der Laubfrosch ist grün". Ist Ihnen nicht schon bei diesem einfachsten Protokoll aufgefallen, dass der Kranke die eigentliche Aufgabe verlässt? Man fragt: „Was ist ein Frosch", und durch die Wiederholung des Wortes „Frosch" rutscht der Kranke in das „Quak Quak" hinein. Das Wort Frosch löst also automatisch die Worte „Quak Quak" aus, – was gar nicht zur Aufgabe gehört; und nach der Farbe gefragt, sagt der Kranke nicht etwa: „Der Frosch ist grün", sondern er findet das Wort „grün" auf dem Umweg über das Wort „Laub". Ein weiteres Beispiel! Frage: „Woher kommen die Wellen auf dem Wasser?" Pause. Dann sagt der Patient: „Wellen ... es murmeln die Wellen, es säuselt

der Wind; vom Wind". Das alles plappert der Kranke mit völlig leerem Gesichtsausdruck herunter. Frage: „Ja, was ist denn das, es murmeln die Wellen?" Nach einer Pause Antwort: „Das muss ein Gedicht sein, das weiss ich jetzt selbst nicht, wie das gekommen ist. Ja, wie soll ich das erklären? Was sollte ich sagen? Wellen! Von was kommen die Wellen. Dann kam: es murmeln die Wellen, es säuselt der Wind. Also: vom Wind". Beachten Sie auch hier dieses Abbiegen von der Sache! Der Kranke geht mit seiner Sprache gewissermassen „motorisch spazieren", und ist die Aufgabe so gestellt, dass dieses „motorische Spazierengehen" zum richtigen Effekt führt, dann ist es gut. So kamen wir einmal auf das Wort Mühle zu sprechen. Da sagte der Kranke: „Es klappert die Mühle am rauschenden Bach". Man sah immer wieder, wie der Patient bei etwas anfängt, bei etwas endet, und er selbst am Schluss nicht weiss, wie er eigentlich zu Ende gekommen ist. Ein französisches Sprichwort sagt: „L'appétit vient en mangeant". Heinrich v. Kleist hat diesen Satz der Franzosen etwas geändert und gesagt: „L'idée vient en parlant". Das gibt es in der Tat! Wie oft bestätigt sich das im menschlichen Leben, und was für dramatische Situationen können sich hieraus ergeben! Aber bei unserem Kranken kommt keine „Idee" beim Sprechen, sondern bei den gebrachten Beispielen handelt es sich um ein automatisches Ablaufen von Sätzen, und es ist vielfach dem Zufall überlassen, ob dieses motorische Sichabspulen der Sätze zu einem – und dann nur äusseren – Erfolge führt.

Endlich wäre noch auf den *Eindruck des Automatischen* hinzuweisen, alles, was automatisch ist, ist präzis und diese Präzision ist gerade das, was vielen Leuten einen so grossen Eindruck macht, was aber gar nicht eine entsprechend grosse Leistung ist.

Al. 5, S. 233f.: In diesem Zusammenhange möchte ich bemerken, dass unser Kranker im Grunde nur „antwortet" und nicht von selbst „fragt". Eine Frage im strengen Sinne des Wortes entsteht da, wo ein Problem vorliegt, wenn auch ein noch so bescheidenes. Ein Tier fragt nicht, nur der Mensch! Der Kranke „antwortet" nur; sei es dass irgend ein Mitmensch ihn fragt, oder dass irgend eine Situation an ihn „Fragen" stellt. Ein charakteristisches Beispiel: Der Patient klagte einmal über Kopfschmerzen, Schlaflosigkeit und Appetitlosigkeit, wie das so oft – besonders bei schlechtem Wetter – bei Hirngeschädigten vorkommt. Da mein Freund und Mitarbeiter nicht anwesend war, ging er zum Oberarzt. Ich fragte den Patienten später: „Nun, Herr S. ..., was hat denn der Oberarzt gesagt?" Antwort: „Gar nichts". Frage: „Sie waren doch aber beim Arzt?" Antwort: „Der Herr Oberarzt hat nichts gefragt, und da habe ich nichts gesagt". Er kam vom Arzt unverrichteter Dinge zurück, da dieser ihn nicht nach seinem Befinden gefragt hatte. Ein Kranker, der nicht fragen kann, kann auch keine Antwort verschweigen! Nur wer spontan fragen kann, kann auch in bestimmtem Sinne „schweigen". Für den Kranken aber bedeutet die Frage eines Mitmenschen nichts anderes als einen „Reiz“, der zwangsläufig eine Reaktion dieser oder jener Art auslöst.

Ad Al. 5: Das zentrale Thema, um das es hier geht, ist *das Fragen.* Es handelt sich dabei um ein wichtiges Problem, man vergleiche dazu *Erwin Straus: Psychologie der menschlichen Welt:* „Der Mensch als ein fragendes Wesen“, S. 316–334. Wie oft bei Straus sind auch hier interessante Aspekte herausgehoben und trotzdem fehlt irgendwo die Einheitlichkeit der Vertiefung. Zum Problem der Frage ist ferner zu vergleichen *Heideggers Sein und Zeit,* S. 5 und vor allem H. Rombach: *Über Ursprung und Wesen der Frage,* Symposion, Verlag Alber, Freiburg.

Was von all diesen Autoren nicht berücksichtigt worden ist, was aber in Betracht gezogen werden muss, sind die *Probleme des Fragens in Freuds frühen Schriften,* wobei er ableitet, wieso er in der Psychoanalyse nicht fragt und vom Patienten verlangt, ungefragt zu sprechen und zu sagen, was ihm in den Sinn kommt. Er hat festgestellt, dass das Fragen die Widerstände hervorruft und damit die Möglichkeit der Erinnerung einschränkt.

Fragen ist eine Existenzweise, ebenso wie Antworten oder Schweigen, und man sollte sich als Arzt klar werden darüber, was das Fragen eigentlich bedeutet und wohin es führt.

17. Februar 1971

Wir lesen S. 234–237. Zu S. 234 Mitte ergänzen wir, dass in den Schulen die Kinder lernen sollten, die *Pointe von Geschichten* zu erfassen. Es hängt nicht nur von der Intelligenz ab, ob das gelingt, legasthenische Kinder z.B. sind dazu weitgehend unfähig.

> Al. 6, S. 234: Kranke dieser Art pflegen alles ernst zu nehmen. Daher versteht unser Patient auch nicht, Ernst und Scherz zu unterscheiden. Er nimmt alles wörtlich. Durch seine Art, die Sprache zu verwenden, mit ihr praktisch zu arbeiten, klebt er so am Wort, dass er übertragene Bedeutungen nicht begreift; daher versteht er kaum Fabeln, Märchen, Scherze, usw. Er kann auch manche „Schimpfworte“ nicht verstehen. Wenn man sagt: „Dieser Mensch ist ein Schaf“, so wird er antworten: „Ein Mensch kann doch kein „Schaf“ sein“. Indessen – das Nichtverstehen von Scherzfragen schliesst nicht aus, dass der Kranke mitunter besser als der Gesunde auf bestimmte Scherzfragen äusserlich richtig antwortet. Man hat in der neueren Literatur behauptet, dass Kinder Scherzfragen besser „verstehen“ als Erwachsene. Wenn man nach dem äusseren Effekt geht, mag das richtig sein. Man muss aber erst wissen, ob das Kind auch wirklich die Aufgabe löst, die man ihm stellt. Was ich damit meine, ist an unserem Patienten wieder ausgezeichnet zu demonstrieren.

> Ich frage den Kranken: „Wer hat den grössten Hut in der Welt getragen?“ Antwort: „Hut, grosser Hut, der grösste Hut, (Bewegungen mit Händen am eigenen Kopfe), wer den grössten Kopf gehabt hat“. Die Antwort ist richtig, aber gerade deshalb, weil der Kranke die Scherzfrage nicht als Scherzfrage, sondern als ernst gemeinte hingenommen hat. Sie werden wahrscheinlich angefangen haben, nachzudenken, um eine „Pointe“ zu finden. Der Kranke zerbricht sich nicht den Kopf; er macht bestimmte Bewegungen im Anschluss an die Frage und erarbeitet sich so allmählich, ohne „Pointen“ zu suchen, die Antwort.

Wir weisen in diesem Zusammenhang auf die alte Salzesel-Geschichte und die Binet-Bilder hin, die ganz darauf angelegt und in dieser Form wenigstens in den neuen Intelligenzprüfungen nicht mehr vorhanden sind, und zwar offenbar eben gerade deshalb, weil es sich da um eine spezielle Funktion handelt. Man sollte es aber eigentlich immer wieder machen, vor allem auch bei guter Intelligenz und zweifelhafter Diagnose, man findet dabei oft Hinweise auf tiefer liegende Störungen oder auch auf Störungen der obersten intellektuellen Stufen, die sonst gar nicht erfasst werden können.

Es ist ferner zu bedenken, dass es sich dabei nicht nur um im konventionellen Sinn des Wortes organische Störungen handelt, sondern dasselbe findet sich auch bei endogenen Depressionen und bei Schizophrenien und eben u.a. auch bei Legasthenikern.

Ganz wesentlich ist nun der Hinweis von Gelb, dass *nicht das Resultat* zählt, sondern *der Weg,* auf welchem es gewonnen wurde. Das ist sehr wichtig und sollte unbedingt auch viel mehr berücksichtigt werden, z.B. bei der Notengebung in den Schulen und in Aufnahmeprüfungen. Ein falsches Resultat kann u.U. wesentlich positiver zu werten sein als ein richtiges, wenn man den Weg berücksichtigt. Man muss bedenken, dass richtige Resultate gelegentlich erraten werden, und dann kann eben der Grad der Beteiligung des Abstraktionsvermögens ausserordentlich verschieden sein.

> Al. 7, S. 235: Sie sehen, wie vorsichtig man bei der Bewertung von Antworten und überhaupt von Äusserungen sein muss. Darum bin ich auch nicht sicher, ob Kinder wirklich Scherzfragen besser verstehen als Erwachsene. Man muss erst genau analysieren, wie sie dabei vorgehen. Der äussere Erfolg kann immer täuschen; das kann nicht oft genug wiederholt werden. Wie viele Protokolle in den Krankengeschichten der Literatur sind völlig wertlos, weil nur äussere Effekte protokolliert wurden, ohne Analyse, wie sie zustandekamen!

Der Satz: *„Der äussere Erfolg kann immer täuschen“* kann nicht genügend betont werden. Es ist im Leben überall so. Es ist eine Lebensweisheit, sich darüber Rechenschaft zu geben. Man darf den Satz auch umgekehrt sagen, dass der äussere Misserfolg keineswegs eindeutig ist und gar nicht etwa darauf hinweist, dass alles verkehrt war, was zu ihm geführt hat.

> Al. 8, S. 235f.: Sehen wir noch kurz einige andere Fälle von Agnosie an!
>
> Es gibt eine Form von Seelenblindheit, die nicht durch Verletzung des Hinterhauptlappens entsteht, sondern durch Verletzung des Stirnhirns. Sie sieht den Symptomen nach mitunter ähnlich aus. Zunächst ein paar Beispiele, ohne vorher zu sagen, um was es sich handelt. Ich schreibe einen Buchstaben mitten auf die Tafel, z.B. ein deutsches R, und frage einen Kranken: „Was ist das?" Er gibt mir keine Antwort; er steht davor und macht verlegene Bewegungen. Nun ziehe ich eine Horizontale unter das R, und der Kranke sagt prompt: „R". Nur das, was auf der Zeile, auf der Linie steht, nur das, was Boden hat, das wird von diesem Kranken erkannt. Ohne Linie, mitten auf der Tafel, verliert ein Gebilde Sinn und Bedeutung für ihn. Die Linie, die Zeile muss gebildet werden, entweder durch einen Strich oder im Notfalle auch durch die darunter gehaltene Hand. So wenig dieser Kranke ohne Linie Buchstaben lesen kann, so wenig erkennt er auch einen Buchstaben, wenn an diesem irgend etwas verändert wird; dann wird dieser dem Kranken sinn- und bedeutungslos. Etwa ein „normales" M aus der Anfangsfibel, das ist dem Patienten ein „M". Ein M dagegen, das etwas schief geschrieben ist, oder dem ein Schnörkel hinzugefügt wird, oder an dem etwas fortgelassen wird, das ist „kein M". Wir können verschiedenste Handschriften lesen, das kleine Kind schwer, der erwachsene Ungebildete auch nicht leicht. Wir haben eine Breite, eine „Gestaltbreite", innerhalb derer wir ein Gebilde erkennen; wir sehen bei den verschiedensten Handschriften noch das Grundgerüst, das Wesentliche der Buchstaben. Von den individuellen Abweichungen „sehen wir ab". Diese „Abstraktion" ermöglicht es uns, die verschiedensten Handschriften zu lesen. Wenn aber ein Kranker ganz eingeengt ist, z.B. auf ein bestimmtes M, womöglich das von ihm selbst geschriebene, dann entsteht eine „Buchstaben- und Wortblindheit", die ein Ausdruck dafür ist, dass jene Gestaltbreite weggefallen ist. Nun verstehen wir auch, warum unser letzter Kranker nur auf Zeilen Buchstaben erkennen kann. Die konkrete Gesamtsituation muss vollständig sein, es darf nichts fehlen, aber auch nichts Unnötiges dazukommen, – dann erst gelingt das konkrete Erkennen.

S. 235 Mitte: Die *Bedeutung der Unterstreichungen* für das Verständnis von Geschriebenem ist sehr viel grösser und allgemeiner, als man meint. Schon die Unterstreichung in einem Text macht vieles klarer. Gutachten von Binder z.B. sind immer sehr stark durch Unterstreichungen gegliedert und gewinnen so an Verständlichkeit. Man muss auch daran denken, dass Kinder und alte Leute mit dem Lineal lesen und die untere Zeile abdecken oder mit dem Finger nachfahren, das ist nicht nur deswegen, damit sie nicht von einer Zeile auf die andere springen, sondern weil eben durch den Boden, auf dem etwas steht, dessen Bedeutung an Klarheit gewinnt. Man vergleiche dazu, was Erwin Straus über das Reiterstandbild im *Vom Sinn der Sinne* schreibt. Man kann sich einen Gattamelata oder Goleoni nicht in einer Wiese vorstellen, obschon es ja eigentlich unsinnig ist, ein galoppierendes Pferd auf einen Sockel zu stellen. Man denke auch an Hans Waldmann in Zürich.

Ganz wichtig ist dann, was auf S. 235 unten und 236 oben steht, nämlich die „*Gestaltbreite*", die uns ermöglicht, Handschriften verschiedenster Gestaltung zu lesen. Hier tritt nun die Beziehung zum Rorschach ein und zu dem Problem der Instruktion, in welcher nicht von Klecksen gesprochen werden sollte.

> Al. 9, S. 236: Es vergingen etliche Jahre, ehe ich für diese „Kleinigkeiten" überhaupt einen Blick bekam. Schon wie ein Kranker das Papier zurechtlegt, wenn er etwas schreiben will, schon das ist von Wichtigkeit. Wir beobachten Ähnliches auch im gewöhnlichen Leben. Wenn Sie etwa auf eine Behörde gehen und dort mit einem einfachen Manne zusammentreffen, haben Sie da nicht die Unterschiede gemerkt, wie Sie Ihren Namen unterschreiben, und wie jener Mann das tut? Welch umständliche Prozedur, angefangen mit dem Zurechtrücken des Stuhls, benötigt oft der einfache Mann! Das zeigt: Wenn ein Mensch eine gewisse Primitivität hat, dann braucht er eine ganz bestimmte Situation für das konkrete Handeln. Und ändern Sie etwas am Milieu oder an der Situation, dann wird versucht, die Situation zurechtzulegen; sonst stockt die Handlung. Was nun bei unserem letzten Kranken vorliegt, ist etwas durchaus Ähnliches, nur in sehr verstärktem Masse. Wieder kommen wir von der Pathologie aus dem Verständnis des Gesunden näher.

Sehr schön ist weiter, wie Gelb nun *das konkrete Verhalten* am *Anbringen einer Unterschrift* demonstriert. Man kann als Arzt beim Aus- und Anziehen der Patienten ähnliche Beobachtungen machen, auf jeden Fall sollte man jede entsprechende Gelegenheit dazu benützen und mit geeigneter Fragestellung diese Probleme zu erörtern.

Die beiden nächsten Al. 10 und 11 bis S. 237 handeln vom *Markieren,* vom *Vollziehen scheinbarer Handlungen.* Wir weisen auf das weitere Beispiel hin, dass entsprechend gestörte Patienten auch mit einem leeren Glas nicht das Trinken markieren können, sogleich aber richtig trinken, wenn sie Wasser im Glas haben. Dr. Welter [Neurologe in Münsterlingen] weist mit Recht auf das eigentümliche Problem hin, dass ein Korsakow oder Delirant sich im Wachsaal absolut geordnet verhält, *situationsangepasst,* obschon er meint, in der Wirtschaft zu sein. All das gehört zusammen. Auch hier fragt sich, wie es sich bei den Kindern verhält, ja es dürfte hier ein *zentrales Problem der ganzen Kinderpsychologie* verankert liegen.

Al. 10, S. 236f.: Jetzt werden wir auch andere Eigentümlichkeiten dieses Kranken leichter verstehen können. Kann der betreffende Kranke „in der Luft" schreiben? Wir können es; wir markieren das Schreiben in der Luft. Für den Kranken aber heisst schreiben nur: hier Bleistift nehmen, Papier zurecht rücken, so eine Haltung einnehmen, usw.; dann erst gelingt das Schreiben. Unser letzter Kranker schreibt nicht in der Luft; er kann nur schreiben, wenn er am Schreibtische sitzt, Papier und Bleistift hat, usw. Nun sage ich zu diesem Kranken: „Nehmen Sie diesen Bleistift und versuchen Sie jetzt, nicht direkt auf dem Papier, sondern etwas über dem Papier zu schreiben!" Der Kranke versagt! Nur wenn die Bleistiftspitze das Papier direkt berührt, dann erst geht das Schreiben, sonst nicht. Verlange ich weiter vom Patienten: „Klopfen Sie mal an die Tür!", dann geht er sehr gut hin und klopft; aber ich brauche ihn bloss kurz vor der Tür festzuhalten, so dass zwischen Hand und Tür ein kleiner Zwischenraum bleibt, dann ist der Patient bereits nicht mehr imstande, die Klopfbewegung auszuführen; er muss die Tür selbst unbedingt berühren. Wir beobachten also hier eine ganz analoge Störung im Handeln. Dieser Kranke schreibt nur, wenn er das Papier mit der Bleistiftspitze berührt, er klopft nur, wenn er die Tür anfassen kann.

Al. 11, S. 237: So sind wir ganz von selbst von optisch-agnostischen Symptomen zu anderen gekommen. Kann ein Mensch bestimmte Handlungen nicht mehr ausführen, so liegt eine bestimmte „Apraxie" vor! Der Kranke kann in konkreten Situationen konkret handeln, aber er kann nicht Handlungen markieren. Er kann einen Bekannten begrüssen, aber er vermag nicht zu zeigen, wie man grüsst. Er kann nicht das Grüssen bloss vormachen, „bloss so tun, als ob". Das gilt besonders auch von Ausdrucksbewegungen: der Kranke kann vielleicht unter Umständen zornig werden, aber er kann nicht den Ausdruck des Zornes markieren. Solche Aufgaben sind für ihn einfach sinnlos. Er versteht nur konkrete situationsgebundene Aufgaben. Im übrigen: Haben Sie jemals ein Tier gesehen, das Ihnen nur zeigt, wie man frisst? Haben Sie jemals einen Hund gesehen, der Ihnen nur zeigt, wie man über den Graben springt? Sie haben gewiss viele Tiere fressen und viele Hunde über den Graben springen gesehen; aber bloss so tun, als ob man frisst, als ob man über den Graben springt, das kann kein Tier! Diese Welt des „Scheines" ist dem Tier verschlossen. Sie geht auch dem Menschen verloren, wenn er schwer krank wird. Selbst der primitive Gesunde kennt jene Welt des Scheines in nur beschränktem Masse. Wir berühren hier ein umfassendes philosophisches Problem: das der „Welt des Scheines", des „Spieles", und schliesslich der „Kunst". Das tiefsinnigste darüber – und auch empirisch gültige – hat nach meiner Ansicht Schiller in seinen Briefen über „die ästhetische Erziehung des Menschen" gesagt. Aber darauf einzugehen, ist hier nicht der Ort.

Es drängt sich dann noch ein Problem auf, das hier nicht erörtert worden ist, das aber in diesen Zusammenhang gehört, nämlich die Frage, wie *Markieren und Imitieren* zusammenhängen. Auch daraus lassen sich Gesichtspunkte für die Praxis und für untersuchungstechnische Feinheiten gewinnen.

Einer besonderen Besprechung bedürfte das Problem in Zusammenhang mit Schauspiel und *Schauspielkunst.*

Vergleiche auch den Abschnitt „Sein und Schein" in Heideggers *Einführung in die Metaphysik,* S. 75–88.

Siebenter Vortrag

3. März 1971

> Al. 1, S. 237f.: Wir sprachen davon, dass bestimmte Hirngeschädigte nicht in der Lage sind, Buchstaben zu erkennen, wenn diese nicht auf einer Linie stehen. Ohne Linie erkennt ein solcher Kranker die Buchstaben nicht, wohl aber mit der Linie. Das ist eine „Agnosie", ein Versagen des Erkennens, das dort auftritt, wo bei der Aufgabe selbst oder bei der Situation, in der die Aufgabe gelöst werden soll, etwas nicht ganz stimmt, irgend eine kleine Lücke offen gelassen oder eine kleine Abweichung von der gewohnten Situation vorhanden ist. Wenn ich z.B. beim Worte „Frankfurt" die beiden ersten Buchstaben rot schreibe, dann ist dem Kranken bereits ein Lesen nicht möglich. Solche Symptome finden Sie gar nicht selten, besonders bei Stirnhirnläsionen.

Wir lesen das ganze Kapitel VII. Es geht anfänglich um dieselben Probleme wie bisher. Zum ersten Alinea wird darauf hingewiesen, dass man für Legasthenie-Unterricht zwar ganze Worte farbig schreiben kann, dass man aber offenbar es vermeiden muss, nur einzelne Buchstaben farbig zu schreiben. Wir weisen auf den Einfluss von Farben auf die Reflexe hin und deren Ausnützung, um Kinder z.B. dazu zu bringen, besser auf die Zeilen zu schreiben, wenn man sie auf rote Zeilen schreiben lässt, oder die Ausnützung für die Manifestierung neurologischer Symptome, die sonst latent bleiben würden. Wir weisen auch wieder einmal auf den Einfluss farbiger Wandgestaltung in Psychiatrischen Kliniken hin und auf die Möglichkeit, in absoluter Stille durch rein blaues Licht schmerzlos Zähne zu ziehen. Von hier aus wäre auf die Lichteffekte im Theater und Dancing hinzuweisen, und vor allem müsste auch auf das Problem des Aufgehens in Farben, wie es bekannt ist vom LSD-Rausch, aber auch im Haschischrausch, hingewiesen werden.

Zum 2. Al. ist darauf hinzuweisen, dass auch in der psychiatrischen Exploration die Beurteilung psychopathologischer Phänomene, das Problem der Verkennung wichtig ist. Man muss sich Rechenschaft darüber ablegen, dass Verkennungen sehr verschiedenes bedeuten können. Mit der Diagnose der Verkennung ist eben noch nicht gesagt, was das bedeutet, wie es zustande kommt, in welchen Zusammenhang es gehört.

> Al. 2, S. 238: Gelegentlich schrieb ich dem letztgenannten Kranken das deutsche „B“ (𝔅) vor, aber rasch und unsorgfältig. Auf die Frage: „Was ist das?“ sagte der Kranke: „Eine Gaslampe“. Tatsächlich, als ich jetzt genauer hinguckte, hatte mein B (𝔅) einer „Gaslampe“ ähnlicher gesehen als einem deutschen B. Wiederum haben wir hier nicht etwa „Ideenflucht“ vor uns, aber auch kein „Verkennen“ im Sinne etwaiger „falscher Deutung“ des Gesehenen. Darauf will ich noch besonders aufmerksam machen, denn mit dem Worte „verkennen“ gehen wir oft leichtsinnig um. Ich schreibe dem Kranken etwas unsorgfältig eine II auf, und frage: „Was ist das?“ Antwort: „Eine Leiter“. „Wieso denn Leiter?“ „Ja“, sagt der Kranke, und dreht den Kopf um 90°: „Das und das sind die Sprossen“, und zeigt auf die vertikalen langen Striche. Schreibe ich aber die römische II sorgfältig hin, so erkennt sie der Patient sofort. Was bedeutet das theoretisch? Sorgfältig geschrieben, reiht sich das optische Gebilde der II für den Kranken in die Sphäre der Schriftzeichenreihe ein; flüchtig hingeschrieben, kann die römische II nur erkannt werden, wenn man von allen Unregelmässigkeiten „absieht“ oder „abstrahiert“. Man muss den „Kern“ und die „Arabeske“ zu trennen wissen, und gerade dieses ist dem Kranken unmöglich. Er klebt an dem „hier“, „jetzt“ und „so“, und kommt auf einen konkreten Gegenstand (Leiter, Gaslampe), wenn die Vorlage damit grössere Ähnlichkeit hat als mit einem Buchstaben oder einer Ziffer. So fasst der Kranke einen unsorgfältig gezeichneten Kreis als „Schornsteinfegerring“ auf, nur einen sorgfältig gezeichneten als Kreis.

Der Hinweis auf die Arabeske weckt Assoziationen zu einem entsprechenden Aufsatz von Goethe.

Der letzte Abschnitt des zweiten Alineas und der Beginn des dritten auf S. 239 oben drehen sich um das Problem der Gestaltbreite. Wir weisen erneut auf Kandinsky hin und dessen Geometrisierung, wobei wir freilich auch die Probleme berühren, die mit dem geometrischen Stil der griechischen Malerei zusammenhängen, der nun aber eben gerade nicht mathematisiert gewesen ist.

> Al. 3, S. 238f.: Ist das alles ein „Nichterkennen“ oder „Verkennen“ im Sinne etwaiger falscher Deutung? Nein! Von dem Milieu, von der Umwelt dieses Kranken aus gesehen, ist es das konkreteste, unmittelbar an die Vorlage sich anschmiegende Erkennen, also ein Erkennen ohne „Gestaltbreite“, wie ich früher sagte. Dieser Kranke kann überhaupt nicht „verkennen“; derartige Patienten können nur entweder sich verlieren, versagen und dabei aufgeregt werden, oder aber sie lösen eine Sache so, wie es der Art und Struktur ihrer Um-

welt entspricht. Die angeführten Beispiele waren derartige Lösungen. Wir haben hier also kein Verkennen, sondern ein sehr konkretes Erkennen, wenn auch – von uns Gesunden aus gesehen – eine falsche Aussage vor uns. Wir gebrauchen das Wort „Verkennen" gern, wenn ein Resultat nicht mit dem übereinstimmt, das wir erwarteten. So dürfen wir aber nicht vorgehen, wenn wir das Verhalten bestimmter Kranker verstehen wollen, gleichviel ob es sich um das Erkennen, das Lesen handelt, um bestimmte Handlungen oder auch ganz andere Verhaltensseiten. Noch ein besonders charakteristisches Beispiel: Ich stelle vor unseren letzten Kranken ein leeres Trinkglas hin und sage: „Hier ist ein leeres Glas, nun zeigen Sie mal, wie man trinkt?" Der Patient macht die verschiedensten Verlegenheitsbewegungen mit dem Glase, aber die charakteristische Trinkbewegung kommt nicht zustande. Nun giesse ich etwas Wasser ins Glas – ein paar Tropfen genügen – und sage: „Bitte, trinken Sie doch!" Jetzt nimmt er das Glas und trinkt wie ein Gesunder! Schütte ich unmittelbar darauf den Rest des Wassers aus und sage wieder: „Zeigen Sie, wie man trinkt; Sie haben doch eben getrunken!", so fängt er wieder das konfuse Bewegen des Glases an. Man kann das beliebig oft wiederholen; das Resultat wird nicht anders. Das ist das klinische Bild der sogenannten „ideomotorischen Apraxie". Derart Kranke führen nur dann Handlungen richtig aus, wenn die Situation für sie „sinnvoll" ist, das heisst, wenn die Situation die betr. Handlung unmittelbar erfordert. Ist z.B. der Kranke durstig, so nimmt er das Glas, giesst sich Wasser ein und trinkt. Dagegen „Trinken" aus einem leeren Glase ist ja gar kein wirkliches Trinken, das ist ja nur ein „Markieren", ein „Vormachen", als ob man tränke. Das aber gehört in die Welt der Vorstellung und des Scheines, wie ich das vorige Mal sagte, und nicht in die Welt der konkreten Wirklichkeit, in der diese Kranken infolge ihrer Hirnschädigung eben nur noch leben. Ich hatte Gelegenheit, einen Kranken mit progressiver Paralyse kurz vor dem Tode zu sehen. Dieser Kranke konnte überhaupt nur trinken, wenn er durstig war. Selbst wenn Wasser im Glase war, er jedoch keinen Durst hatte, konnte er die Trinkbewegung nicht mehr ausführen; Durst musste da sein. Der Kranke aber, den ich hier zuletzt im Auge hatte, trinkt auch ohne Durst; nur muss Wasser im Glase sein. Dieser ist also doch schon weniger „konkret" als jener Paralytiker. Eine weitere Loslösung vom „Konkreten" wäre: zeigen können, wie man trinkt, mit einem leeren Glase. Ein weiteres „Sich-befreien" von dem unmittelbaren Situationszwang: eine Trinkbewegung machen und ein leeres Glas nur ansehen. Und vollends: man markiert die Trinkbewegung mit der Hand aus dem Stegreif. Sie sehen – es gibt eine ganze Skala von Verhaltensweisen zwischen dem völlig situationsgefesselten Zustand – Trinken müssen nur aus Durst – und dem völlig „freien" Markieren der Trinkbewegung, wie es jeder Gesunde kann.

Gelb leitet nun weiter die Probleme des Konkreten und Abstrakten ab. Von Interesse ist besonders das mittlere Al. 4, wo sich das Problem des

Möglichen zeigt. Von hier aus müssen wir erneut auf psychopathologische Phänomene hinweisen, vor allem auf den Umstand, dass die *Zwangsproblematik* die *Kehrseite* des *konkreten Verhaltens* ist, indem der Zwangskranke eben gerade die Möglichkeiten nicht sieht und das Geschehen deshalb als nicht gewählt, sondern als zwangshaft empfindet.

> Al. 4, S. 240: Nach allem Vorgebrachten dürfte es wohl klar sein, dass die „ideomotorische Apraxie" kein selbständiges Krankheitsbild ist, sondern nur eine Spezialauswirkung einer viel umfassenderen, allgemeineren Grund- und Wesensveränderung des Menschen. Derartige Kranke sind, mögen die Symptome im einzelnen verschiedene sein, situationsgefesselter als Gesunde, und zwar auf allen Gebieten. Am schwierigsten oder ganz unmöglich wird ihnen das Hinausgehen über die unmittelbare Gegenwart. Die Welt der Imagination, des „Bloss-Möglichen" – im Gegensatz zu dem „Wirklich-Präsenten" – ist ihnen verschlossen oder doch nur erschwert zugänglich.

Interessant ist weiter das Al. 5, das um das Problem kreist: „Versagen ist keine leichte Angelegenheit", das ist wieder eines der Dikta, wie wir sie in dieser Abhandlung immer wieder finden. Wir nehmen die Gelegenheit wahr, darauf hinzuweisen, wie wichtig es ist, in Krankengeschichten möglichst vieles wörtlich aufzuschreiben. Das gilt auch für Rorschachprotokolle; dieser Text hier erinnert auch immer wieder an den Rorschach. Man denke z.B. an Rorschachprotokolle Manischer, die, falls sie vollständig aufgenommen sind, oft ein grosses Gerede mit wenigen und mageren Deutungen enthalten oder tatsächlich nur ganz spärlich sind, wo der manische Kompensationsdrang gegen das Versagen im Rorschach nicht zum Vorschein kommt.

> Al. 5, S. 240f.: Von hier aus können wir eine wichtige Eigentümlichkeit der Kranken verstehen, auf die ich noch einmal nachträglich aufmerksam machen möchte. Versetzen Sie sich in die Lage von Menschen, die an die unmittelbar präsente Situation gebunden sind und nur aus ihr heraus, nicht aber aus eigener Initiative zu handeln imstande sind. Wie schwer, ja fast unerträglich muss es für solche Menschen sein, wenn sie mit irgend einer Aufgabe nicht fertig werden und versagen müssen! Schon im ersten Vortrage sprach ich davon, dass die über ihr Leiden „nicht klagenden" Hirngeschädigten erst bei bestimmten Untersuchungen zu leiden beginnen in Form von Unruhe und Erregtheit. Das ist, wie Sie wissen, nur dann der Fall, wenn die Kranken bei der Untersuchung vor Aufgaben gestellt werden, die nicht in ihre Umwelt hinein gehören. Versagen ist ja keine leichte Angelegenheit! Man muss, um das Versagen zu ertragen, um sich nicht zu verlieren, und um nicht Sklave der dabei auftretenden Affekte, wie Scham usw. zu werden, sich den freien und offenen Blick über die gesamte Situation erhalten. Es gehört also ein gewisser Mut und eine gewisse Distanz zur Lage dazu. Wie

soll eben diese Distanz von einem Hirngeschädigten aufgebracht werden, der doch gerade aus dem unmittelbar Gegenwärtigen nicht herauszutreten vermag, der keinen Abstand gewinnen kann? Es bleiben für ihn also nur zwei Möglichkeiten übrig, die ich bereits erwähnt habe: entweder sich zu verlieren und in Aufregung zu geraten; oder etwas zu tun, das in ihm selbst das Gefühl einer Lösung erweckt, während es doch in Wirklichkeit nur ein Ausweichen ist. Ich möchte Ihnen dafür noch ein Beispiel anführen, das nicht nur für die Psychologie des Versagens, sondern auch für die Psychologie der Sprache, die wir gleich näher ins Auge fassen werden, nicht unwesentlich ist. Ich frage z.B. jenen agnostischen Kranken, von dem ich Ihnen ausführlich berichtet habe, ob er von dem letzten Eisenbahnunglück gehört habe, und wie so etwas wohl zustande käme. Antwort: „Eisenbahnunglück.... schlechte Weiche .... oder eine Schiene gelockert .... es gibt Eisenschienen und Holzschienen .... Holzschwellen .... Schwellen .... Eisenschwellen haben sich bewährt .... Eisen ist dauerhafter". Wenn man so etwas hört, staunt man über den Wortschwall, der doch mit der gestellten Frage wenig zu tun hat. Die nähere Überlegung und Analyse lehrt dies: hier arbeitet ein Sprachapparat, um die Frage los zu werden – natürlich unbewusst! –, um nicht zu versagen. Das „Gerede" erweckt im Kranken das Gefühl einer erledigenden Antwort: wir haben ja schon eine Reihe von Beispielen kennen gelernt, die ebenfalls hierher gehören!

Der Rest des Kapitels ist der Sprachpathologie gewidmet. Es zeigen sich dabei zahlreiche wichtige Aspekte, vor allem die eigentümliche hierarchische Ordnung. Wir werden noch verschiedentlich Gelegenheit haben, darauf zurückzukommen und diese Aspekte mit der modernen Aphasielehre und Sprachpathologie in Verbindung zu bringen. Auf jeden Fall ist es ein ganz anderer Zugang als der übrige. Zunächst wird lediglich der Schwierigkeitsgrad des Sprechens bei verschiedenen Anforderungen und Leistungen erörtert.

Al. 6, S. 241f.: Da die Zeit drängt, bin ich genötigt, unvermittelt zur Psychologie und Pathologie der *Sprache* überzugehen, und zwar möchte ich Sie auch hier nicht mit historischen und problemgeschichtlichen Fragen aufhalten, sondern davon ausgehen, was für verschiedene Erscheinungsweisen und -formen der Sprachleistungen wir bereits im Alltage antreffen. Das ist zwar etwas grobe Empirie; aber auf dem Sprachgebiete scheint sie mir sogar einen besseren Ausgangspunkt abzugeben, als theoretische Erörterungen. Jeder weiss aus Erfahrung, dass uns das Sprechen zuweilen schwerer und zuweilen leichter fällt. Ich denke dabei zunächst nicht an die Bedeutung des Gesprochenen, sondern an das Sprechen als solches. Der Sprechapparat kommt bald leichter, bald schwerer in Gang. Auf welche Weise ist nun unser Sprechapparat am leichtesten in Gang zu bringen? Zweifellos – beim Lesen, beim lauten Vorlesen! Wortbilder lösen unseren Sprechapparat am leichtesten aus. Zwar ist das Lesen erlernt, erworben, doch trotzdem vermag ein Wortbild wie automatisch den sprechmotorischen Apparat in Bewegung zu setzen. Ich gehe z.B. in Gedanken versunken auf der Strasse, und plötzlich spreche ich ein Wort aus, ohne zu wissen, woher es mir kam. Dann drehe ich mich um und sehe, das Wort steht auf einem Schilde, an dem ich achtlos vorbeigegangen war. Am deutlichsten dafür, dass Wortbilder das Sprechen am ehesten auslösen, spricht die Tatsache, dass wir vorlesen können, sogar mit einem bestimmten Ausdruck, und dabei an etwas ganz anderes zu denken vermögen. Natürlich können wir dann nicht den Sinn, nicht die Bedeutung des Gelesenen verstehen, aber dass überhaupt das Sprechen dabei so glatt vor sich geht, ist bereits merkwürdig genug. Das Lesen, diese erworbene Tätigkeit, automatisiert sich bei uns in dem Masse, dass es sich loslöst von allem übrigen Geschehen im Zentralnervensystem. Die Pathologie kennt Sprachgestörte – ich habe derer zwei in prägnanter Form gesehen –, die von selbst überhaupt nicht sprechen können. Sie sagen nicht einmal „ja" und „nein", sie antworten auch nicht, aber wenn man ihnen ein Buch gibt, dann lesen sie laut wie Gesunde vor, natürlich ohne zu verstehen, was sie gelesen haben. Derartige Kranke haben überhaupt nicht mehr die Fähigkeit, von sich aus den motorischen Sprechapparat in Bewegung zu setzen; sie leiden gewissermassen an einer pathologischen Sprechfaulheit. Trotzdem die leichte Reaktion auf Wortbilder! Es geht hier um ein Symptom der sog. transkortikalen motorischen Aphasie. Diese Störung kommt auch in leichteren Formen vor; man beobachtet sie bei Kranken, die mit dem Sprechen schwer beginnen, aber, in bestimmte Sätze hineingerutscht, ziemlich geläufig sprechen. Diese Kranken können z.B. nicht anfangen, zu zählen. Aber wenn man ihnen über den Anfang hinweghilft, dann geht es.

Dabei kommen wir nun auch auf das Imitieren, das wir bereits in Zusammenhang mit dem Markieren angetönt haben. Es kommen die ausserordentlichen Schwierigkeiten des Imitierens zur Sprache. Hier würden wieder kinder- und entwicklungspsychologische Probleme zu besprechen sein. Die Imitationsbestrebungen von Kindern haben eine wichtige Funktion und dürfen nicht einfach als Unarten unterdrückt werden.

Al. 7, S. 242f.: Auch Affekte bringen mitunter den Sprechapparat leicht in Gang. Wenn ein Mensch flucht oder zornig ist, kommt es zum ungehemmten Aussprechen von Worten oder Sätzen. Wir entladen dann Affekte mit der Sprache. Es ist infolgedessen zu erwarten, dass es Sprachgestörte geben muss, die schwer sprechen können, aber im Affekt sogar einige Sätze fertig bringen. Die Erfahrung bestätigt das. Also Wortbilder und Affekte sind die leichtesten Anreger für den Sprechapparat.

Al. 8, S. 243: Einen stärkeren Impuls erfordert bereits die sogenannte „reaktive Sprache“. Darunter versteht man die Sprachleistungen in Form von Antworten auf gewöhnliche Fragen, und überhaupt ein Operieren mit der Sprache in lebendigen Situationen.

Al. 9: Von der reaktiven Sprache ist die sogenannte Spontansprache zu trennen, die eine wieder grössere Initiative erfordert; aber eine scharfe Grenze gegenüber der reaktiven Sprache ist oft kaum zu ziehen. Die Spontaneität kommt besonders beim Anfangen, beim Beginn eines Berichtes, einer Erzählung usw. in Betracht.

Al. 10, S. 243f.: Noch sehr viel mehr Initiative und „Bewusstsein“ aber verlangt das „Nachsprechen“. Gewöhnlich glaubt der Laie, dass Nachsprechen leicht sei, leichter als „Spontansprache“. Das ist ein Irrtum. Ein Nachsprechen im strengen Sinne ist sogar kaum möglich, so schwer ist es; ich meine das strenge Nachahmen, das „echte“ Kopieren. Wenn ich Ihnen jetzt die Aufgabe stelle, den Laut „O“ nachzusprechen, so wird jeder von Ihnen das O auf eigene Weise aussprechen, nicht mein O, sondern sein O. Das ist kein „Nachsprechen“, sondern ein „Spontansprechen“ auf eine bestimmte Aufforderung hin! Nur in ganz schweren pathologischen Fällen, z.B. bei der Paralyse, gibt es etwas, was man in der Klinik „Echolalie“ genannt hat. Dann spricht der Kranke ohne Sinn das „nach“, was sein Ohr hört. Die Dialektunterschiede verschwinden fast, und der Kranke gibt wie ein „physikalischer Apparat“, wie ein Phonograph das wieder, was er hört. Wie gross die Anforderung ist, die das Nachsprechen an den Sprechapparat stellt, zeigt die Hirnpathologie wieder ausserordentlich deutlich. Es gibt Sprachgestörte („Aphasische“), die in der lebendigen Konversation noch ganz gut sprechen können und dabei Worte benutzen, die sie isoliert, auf das Kommando hin, nachzusprechen, nicht herausbekommen. Ein bestimmter Kranker hat z.B. soeben darüber berichtet, dass er auf dem Versorgungsamte war. Wenn man unmittelbar darauf den Kranken auffordert, das Wort „Versorgungsamt“ jetzt für sich allein nachzusprechen, so gelingt ihm das nicht. Er versucht es zwar, aber es kommt ein verstümmeltes Lautgebilde zustande, zuweilen sogar ein „Lautsalat“. Und dabei waren doch nur Bruchteile einer Minute vergangen, seit er das „gleiche“ Wort im Zusammenhange seines Berichtes ohne Stocken ausgesprochen hatte! Auch wenn man bestimmte Aphasische nicht einzelne Worte, sondern ganze Sätze nachzusprechen auffordert, z.B.: „Draussen scheint die Sonne“, so weichen sie gern der Aufgabe des Nachsprechens aus. Sie sprechen dann nicht nach, sondern bestätigen gegebenenfalls in Form von Konversation gewissermassen den Sachverhalt, indem sie etwa sagen: „Ja, ja, es ist gutes Wetter heute“. Das aber ist reaktive Sprache! Sie sehen, wie schwer ein wirkliches Nachsprechen ist! Handelt es sich doch dabei um einen Vorgang, der ohne bewusste Initiative unmöglich ist, während die

Reaktion des Sprechapparates auf Wortbilder, im Affekt und in der reaktiven Sprache auch ohne aktuelle Überlegung glatt erfolgen kann.

Al. 11, S. 244: Womöglich noch mehr „Bewusstsein“ und Impuls erfordert oft das sogenannte „Bezeichnen“ einzelner Gegenstände und Vorgänge. Das ist eine der schwierigsten Sprachleistungen überhaupt. Und es gibt eine Sprachstörung, deren Hauptsymptom darin besteht, dass die Kranken nicht mehr bezeichnen können. Bis vor kurzem existierten ganz unzutreffende theoretische Vorstellungen von dem Wesen dieser Krankheit. Es handelt sich hierbei nämlich nicht um einen Einzelausfall, sondern um eine Störung, bei der eine tiefgreifende Veränderung des gesamten Menschen vorliegt. Ich will daher auf dieses Krankheitsbild erst später eingehen.

Interessant ist das drittletzte Al. 12 über das absichtliche Sprechen von Unsinn. Mit der Schwierigkeit dieser Leistung hängt zusammen, dass es so schwierig ist, Geisteskrankheit zu simulieren und dass, wenn es geschieht, das Resultat auch entsprechend schlecht heraus kommt. – Von hier aus wäre auch das Problem des Lügens zu erörtern. Kinder entdecken in gewissen Phasen ihrer Entwicklung, dass man lügen kann, und pflegen das spielerisch zu machen. Es gibt ein Buch von Le Senne über die Psychologie der Lüge, eine Abhandlung von Oscar Wilde über den Verfall der Kunst zu lügen; zu erinnern ist auch an die interessanten Stellen über das Lügen in Grillparzers „Weh dem, der lügt“.

Al. 12, S. 244f.: Ebenso schwer wie das „Bezeichnen“, oder gar noch schwerer für den Sprechapparat, sind absichtlich falsche und unsinnige Aussagen. Absichtlich Unsinn sprechen ist nicht leicht! So vermag kaum ein Aphasischer, der eine Lähmung seiner rechten Extremitäten davongetragen hat, zu sagen: „Ich schreibe mit der rechten Hand“. Wohl aber gelingt ihm der Satz: „Ich schreibe mit der linken Hand“, weil das in der Tat so ist. Ähnlich verhält es sich in den Fällen, in denen solche Kranke aufgefordert werden, etwa ein weisses Stück Papier als schwarz zu bezeichnen. Sie lehnen die Aufforderung ab, mitunter sogar sehr energisch, weil sie der Sachverhalt irritiert. Auch das Vorsprechen des Falschen nützt in solchen Fällen nichts: die Kranken sagen einfach „nein“ und ziehen sich so vor der Aufgabe, das „Falsche“ auszusprechen, zurück. Die bewusste Willkür, etwas Falsches zu sagen, etwas zu behaupten, was im Widerspruch steht zu der gegebenen Umwelt, setzt ja Distanz zu dieser Umwelt voraus. Und Sie wissen ja, dass gerade diese den schwerer Hirngeschädigten fehlt.

Al. 13, S. 244f.: Wir haben also empirisch verschiedene Sprachleistungen nach dem Grade ihrer Schwierigkeit unterschieden. Begonnen mit der leichtesten Sprachreaktion ergibt sich folgende Reihe: Reaktion auf Wortbilder – Reaktion im Affekt – reaktive Sprache –

sogenannte Spontansprache – Nachsprechen – Bezeichnen – absichtlich falsche Aussagen.

Wie im vorhergehenden Kapitel weist Gelb auch hier wieder am Schluss darauf hin, dass nicht-wissenschaftliche Literatur mehr bietet als die wissenschaftliche. Dazu ist zu sagen, dass tatsächlich die Schriften von Herder und Humboldt über die Sprache ganz ausserordentliche Qualitäten aufweisen.

> Al. 14, S. 245: Die Aphasielehre ist in Deutschland, in England und wohl auch in anderen Ländern im Umbau begriffen: man lernt, dass man ohne Besinnung auf das umfassende Problem „Sprache" nicht recht weiter kommt. Das grosse Werk von Henry Head („Aphasia") enthält recht viele anregende sprachphilosophische Überlegungen. Ich muss aber gestehen, dass mir die Schriften Herders und W. v. Humboldts über die Sprache den Zugang zum Verständnis der verschiedenen Aphasien mehr erleichtert haben, als die Mehrzahl medizinisch-klinischer Schriften.

Achter Vortrag

17. März 1971

S. 245, VIII: Das Phänomen, das in Al. 2 beschrieben wird, ist von grösserer praktisch-psychiatrischer Bedeutung. Wenn man mit Patienten spricht, ist darauf zu achten, ob sie *bezeichnende Worte gebrauchen oder nicht.* Unter Umständen kann man bei einem dissimulierenden Depressiven an solchen Feinheiten merken, ob er noch depressiv ist oder ob er überhaupt eine Depression hat. Da nämlich schon für den gesunden Menschen das Lesen sehr viel leichter ist als das Bezeichnen, findet der Depressive besondere Schwierigkeiten und Hemmungen beim Bezeichnen und sucht dem aus dem Weg zu gehen. Das Gespräch ist so zu führen, dass der Patient tatsächlich vor die Aufgabe gestellt wird, bezeichnende Worte zu gebrauchen.

> Al. 1, S. 245: Ich hatte das letzte Mal rein empirisch verschiedene Sprachleistungen besprochen und sie nach dem Grade der Schwierigkeit unterschieden, mit der der Sprechapparat in Gang gebracht wird.

> Al. 2: Alle diese Sprachleistungen, vom Lesen bis zu den falschen Aussagen, sind „erworben". Aber sie unterscheiden sich im konkreten Einzelfalle dadurch, dass z.B. die Affektsprache automatisch, „unbewusst" vor sich geht, dagegen ein wirkliches Nachsprechen und ein Bezeichnen nur mit Absicht, nur mit „Bewusstsein" vor sich gehen können. Und das ist ein wesentlicher Unterschied. Bezeichnen kann ich nur mit „Reflexion". Ich schlage Ihnen zur

Verdeutlichung dieses Sachverhaltes einen einfachen Versuch vor. Ich schreibe auf ein Blatt Papier eine ganze Reihe von Wörtern, etwa 20: Brille, Fenster, usw. Diese Wörter sind so rasch wie möglich zu lesen! Auf einem zweiten Blatte befinden sich die Abbildungen von den betreffenden Gegenständen (also eine Abbildung von einer Brille, einem Fenster, usw.). Hier sind nun die Abbildungen so rasch wie möglich zu bezeichnen. Was geht schneller vor sich? Das Lesen der Wörter, oder das Benennen der Abbildungen? Jeder, der diesen Versuch anstellt, wird sofort merken, dass wir ganz rasch die Wörter herunterlesen können, dass wir aber sehr viel mehr Zeit und Anstrengung benötigen, um die betreffenden Abbildungen zu bezeichnen.

Zu Al. 3, S. 246: Es trifft sicher zu, dass man *kaum* jemals *Fälle* antrifft, *die dem klassischen Aphasieschema entsprechen,* und das ist sehr sonderbar und Grund für Zweifel, ob das Schema tatsächlich stimmt.

Al. 3: Wie soll ich nun bei der Kürze der Zeit das ungeheuer reichhaltige Material von Aphasien darstellen? Das ist unmöglich. Die in der Literatur mitgeteilten Fälle sind z.T. sehr unvollkommen analysiert, so dass man kein klares Bild von den betreffenden Kranken bekommt. Dazu kommt, dass die Theorien, die entwickelt wurden, gar nicht in erster Linie von der Empirie diktiert, sondern vielfach am Schreibtisch entstanden waren. Dem berühmten Wernicke-Lichtheimschen Aphasieschema z.B. entspricht kaum ein einziger klinischer Fall; das ganze Schema ruht zudem auf Begriffen, die der heutigen Problemlage weder in der allgemeinen noch in der speziellen Sprachpsychologie entsprechen. Und wer, glauben Sie, hat seinerzeit rein theoretisch die verschiedenen „möglichen" Aphasien abgeleitet? Ein Mediziner? Nein! Die früheren Hauptabhandlungen darüber stehen im „Archiv für systematische Philosophie" und stammen von dem Philosophen Benno Erdmann, der rein spekulativ die verschiedenen Möglichkeiten kombinatorisch erwog und so eine Reihe von „Aphasien" postulierte, die in der Erfahrung kaum vorkommen.

In bezug auf die Bedeutung von *Benno Erdmann* für die Aphasielehre ist u.a. zu vergleichen *A. Pick:* „Die agrammatischen Sprachstörungen", S. 192ff. Es scheint sich z.T. wenigstens schon so zu verhalten, wie Gelb hier sagt. Übrigens hat auch Wundt sich in diese Fragen gemischt, Theorien entworfen. Die Pickschen Untersuchungen, die an sich sehr interessant sind, bieten wichtige Unterlagen für die Geschichte der Aphasielehre. Es zeigt sich dabei aber auch, dass offenbar die Erdmannschen Auffassungen auch missverstanden worden sind und verkehrt angewendet wurden. Was Gelb hier schreibt, geht nämlich z.T. auch auf Erdmann zurück oder durchaus in dieselbe Richtung. Das Problem ist an sich hochinteressant und würde eine noch weitergehende Analyse rechtfertigen.

Al. 4, S. 246f.: Der Mediziner hat es nicht leicht; er muss den Kranken, den er untersucht, in relativ kurzer Zeit verstehen. Wo soll er den dazu nötigen Begriffsapparat hernehmen? Bei der Untersuchung kann er doch nicht, oder wenigstens nur in den seltensten Fällen, zugleich Forscher sein, d.h. theoretisch erkennend vorgehen. Es ist daher gewöhnlich so, dass namentlich auf den Grenzgebieten, wozu ganz gewiss auch die Sprachpathologie gehört, Begriffe verwendet werden, die vielfach gar nicht dem Untersuchungsmaterial selbst angepasst sind. Die benutzten Begriffe entstammen vielmehr zeitgenössischen allgemeinen Vorstellungen und Theoremen und werden einfach auf das Neuland übertragen. So ist die klassische Aphasielehre nicht so sehr ein Produkt der Empirie als ein Erzeugnis der damaligen, heute als ganz unzutreffend erkannten Psychologie. Es ist aber nicht allein mit der Sprachpathologie so gewesen! Nicht wesentlich anders ist es z.B. Sigmund Freud bei seiner Theoriebildung ergangen. Überwältigt von den neuen interessanten Phänomenen und Befunden, presst Freud ihnen einen Begriffsapparat auf, der keineswegs von dem Material gefordert war, sondern ein recht wilder Niederschlag entwicklungsmechanistischer (darwinistischer), assoziationspsychologischer, Herbartscher und anderer Gedankengänge ist. Damit war das wertvolle Beobachtungsmaterial eigentlich getötet; aber zum Glück ist ja das Wertvolle an Freud nicht die Theorie, sondern das bedeutende intuitiv-psychologische Können.

Die ersten zwei Sätze des 4. Alineas sind von grosser theoretischer und praktischer Bedeutung. Der erste Teil des ersten Satzes: *„Der Mediziner hat es nicht leicht“* trifft das Wesen eines Sachverhaltes, der tatsächlich schwierig ist. Die Erfahrung zeigt, dass man tatsächlich kaum zugleich praktisch und wissenschaftlich arbeiten kann. Jeder, der gewissenhaft psychiatrische wissenschaftliche Forschung betreibt, hat stets die Beobachtung gemacht, dass aus abgelegten Krankengeschichten nur schwer oder gar nicht Material für eine wissenschaftliche Arbeit zu beziehen sind, kaum von eigenen, geschweige denn von solchen anderer. Man sollte im allgemeinen die wissenschaftlichen Arbeiten machen, während man den Patienten jederzeit zur Verfügung hat. *Man muss ausserordentlich viel denken, um die entscheidenden Fragen zu finden.* Das, was man im praktischen Umgang mit dem Patienten tut, ist etwas völlig anderes. Während man wissenschaftliche Arbeiten macht, muss man immer wieder zum Patienten gehen und die eine oder andere Frage überprüfen, die sich einem stellt. Nur so kann man wirklich wissenschaftlich arbeiten. Sonst muss man immer Lücken interpolieren, nach Vermutung oder Wahrscheinlichkeit ausfüllen.

Die praktische Erfahrung zeigt in dieser Hinsicht noch etwas anderes. Man übersieht in der Praxis nicht nur die durch die wissenschaftliche Fragestellung geforderte Vollständigkeit, sondern es verhält sich noch ganz anders. *Häufig zeigt sich, dass gerade diejenigen Probleme wissenschaftlich belangvoll sind, die einen bei der Exploration stören oder gar ärgern, so dass man unwillkürlich gerne darüber hinweg gleitet.* Es zeigt sich dann, dass man immer gerade das, was man haben sollte, nicht aufgeschrieben hat.

Es scheint nun weiter so zu sein, dass es sich da um ein im Wesen der Exploration und der wissenschaftlichen Arbeit liegendes Problem handelt, das gar nicht geändert, sondern nur eingesehen werden kann. Jede Exploration wird durch einen bestimmten Entwurf geleitet, von dem nur eines mit Sicherheit gesagt werden kann, dass er dem mit diesem Entwurf erfassten Menschen nicht angemessen ist oder nicht entspricht. Dieser Entwurf muss deshalb dauernd neu überprüft, angepasst, verändert werden. *Das ist nun eigentlich die wissenschaftliche Leistung in der praktischen Arbeit.*

> Al. 5, S. 247: Nun aber zum Material selbst! Ich gehe von der bekannten, Ihnen fast selbstverständlichen Unterscheidung aus, dass es einmal Störungen des Sprachverständnisses gibt und ferner Störungen des Sprechens, des Sprechaktes. Man spricht in dem einen Falle von „sensorischer", im anderen von „motorischer Aphasie". Diese Trennung in „motorische" und „sensorische" Sprachleistungen ist eine nur recht grobe. Ein Kranker mit einer echten „motorischen Aphasie" ist, wie die Erfahrung lehrt, in der überwiegenden Mehrzahl der Fälle nicht in der Lage, einem Vortrag zu folgen, oder einer längeren Unterhaltung auch nur passiv mit Verständnis zuzuhören. Der Kranke mit einer „echten", „motorischen Aphasie" hat also auch, wie Sie sehen, Störungen „sensorischer" Natur. Es gibt hier nun scheinbare „Ausnahmen"; von einer solchen möchte ich jetzt ausgehen.

> Al. 6, S. 247f.: Ich habe einen Offizier als Patienten kennen gelernt, der im Kriege bereits 1914 linksseitig am Stirnhirn verwundet wurde. Er kam nach vollendeter chirurgischer Behandlung zu uns nach Frankfurt und konnte absolut nicht sprechen, ja er konnte nicht den einfachsten Laut äussern, selbstverständlich konnte er auch nicht laut lesen; sein Sprechapparat war vollständig zerstört. Trotzdem las er – er war Gymnasiallehrer, Altphilologe von Beruf – leise für sich die schwierigsten philosophischen Bücher mit sichtlichem Verständnis! Nach Verlauf von einigen Monaten fing der Kranke wieder an, die deutsche Sprache zu sprechen. Er erzielte das mit einer ungeheuren Anstrengung, und zwar, indem er einen merkwürdigen Umweg dazu benutzte. Er hat die Muttersprache wiedererlernt über die lateinische Sprache und Grammatik! Was liegt hier vor? Ist das eine Sprachstörung im strengen Wortsinne? Das Wort „Sprache" ist im Deutschen vieldeutig, uns fehlt da eine sprachlogische Unterscheidung. Der Franzose unterscheidet zweierlei: „la langue" und „le langage", und das logisch mit Recht. Was bei unserem Gymnasiallehrer gestört ist, ist der äussere moto-

rische Sprechapparat; dagegen ist Sprache im Sinne von „langage“ bei ihm erhalten. Dementsprechend benimmt sich dieser Mann wie ein vollwertiger Mensch, der mit einer sehr aufreibenden Störung zu kämpfen hat. Er gibt die ganze Zeit zu verstehen, wie er leidet, dass er nicht laut sprechen kann, liest aber dabei die schwierigste Literatur und lernt die eigene Sprache über das Lateinische! Der periphere Sprechapparat war durch die Kopfverletzung schwer geschädigt. Um diesen wieder in Gang zu bringen, musste der Kranke zu einer besonderen Anregung, zu einem besonderen Impuls greifen. Welche Sprache aber dürfte einen mehr rationalen Charakter haben und damit einen energischeren Impuls abgeben, den lädierten Apparat wieder in Gang zu bringen, die Muttersprache, oder eine fremde, gar eine „tote“ Sprache? Natürlich eine fremde Sprache! Denn die Muttersprache sprechen wir „automatisch“, ohne „Reflexion“, und darum genügt sie nicht für die Innervation des lädierten Apparates. Eine fremde Sprache dagegen, die ich wenig „beherrsche“, oder gar eine tote Sprache, wie das Lateinische – Sprachen also, die wir nur mit Überlegung und willentlich benutzen – eine solche fremde Sprache liefert dem zerstörten Apparat eine stärkere Anregung. Jetzt verstehen Sie, warum der Kranke diesen ungeheuren, aber auch erfolgreichen Umweg gegangen ist, auf dem er innerhalb von 4–5 Monaten leidlich sprechen lernte, so dass er schliesslich seinen Schuldienst wieder aufnehmen konnte. Diese hier aufgebrachte Energie ist natürlich mit seelischem Leid und Kampf verbunden, aber wir haben eben in diesem Kranken einen vollwertigen Menschen vor uns, der sich seiner Störung bewusst ist. Die anderen Hirnverletzten, die ihre Störung nicht kennen, wären radikal verloren, wenn sie zu ihrer Grundstörung eine Sprachstörung der eben geschilderten Art bekämen. Diese Form äusserer Sprachstörung, die auch ich nicht gern als „Aphasie“ bezeichnen möchte, hat der Franzose Pierre Marie als „Anarthrie“ bezeichnet. Ich habe ausser dem geschilderten noch zwei ähnliche derartige Kranke gesehen; von ihnen war einer ebenfalls ein Lehrer, der nach einer „Kopfgrippe“ eine Sprechstörung bekommen hatte. Als ich den mir persönlich bekannten Kranken besuchte, während er noch im Bette lag, sprach er mich französisch an. „Nanu“, sagte ich, „das pflegen wir doch sonst nicht zu tun!“ Darauf gab er ganz eigenartige Laute von sich, die nach englischer, sicher nicht nach deutscher Sprache klangen. Auch dieser Kranke suchte nun mit allen Kräften, seinen Sprechapparat wieder in Ordnung zu bringen, und auch hier war mit Energie und Wollen etwas zu erreichen.

In gewissen Bestrebungen der modernen Psychiatrie, u.a. auch in Zusammenhang mit der psychosomatischen Medizin wird immer wieder behauptet, dass *die Wissenschaft des Arztes diesen dem Patienten entfremde,* und es werden sentimentale oder andere Hinweise gegeben, wie diese Entfremdung auf menschlicher Ebene zu überwinden sei. Wir vermuten, dass es sich gerade umgekehrt verhält. *Die Entfremdung kommt nicht durch eine saubere wissenschaftliche Methode zustande, sondern durch naive, pseudowissenschaftliche Vorurteile und weitgehend realitätsfremde Entwürfe,* mit denen man an den Patienten herangeht, die aber weder an sich Wissenschaft sind noch einer wissenschaftlichen Betrachtungsweise dienen. *Echte Wissenschaftlichkeit hat gerade die gewünschte Funktion der Annäherung zur Folge* und führt dazu, dass der Patient sich vom Arzt verstanden fühlt. Das Gewicht liegt natürlich dabei auf dem Wort „echt", man könnte auch „eigentlich" sagen oder Wissenschaft schlechthin, mit andern Worten: es kommt drauf an, was man unter Wissenschaft versteht und in welcher Weise man Wissenschaft betreibt.

Das Ergebnis dieser Überlegungen ist: eigentliche wissenschaftliche Tätigkeit sollte die Praxis auf Schritt und Tritt begleiten. Nur auf diese Weise kann im eigentlichen Sinn Praxis betrieben werden, womit sich allerdings enorme Anforderungen stellen.

Von hier aus ist Picks Widmung seines Buches über Agrammatismus an Jackson, dem *„tiefsten Denker in der Neuropathologie des letzten Jahrhunderts"*, zu verstehen und das wunderbare Motto aus *Johannes Müllers* Handbuch der Physiologie: „Die wichtigsten Wahrheiten in den Naturwissenschaften sind weder allein durch Zergliederung der Begriffe der Philosophie noch allein durch blosses Erfahren gefunden worden, sondern durch eine denkende Erfahrung, welche das Wesentliche von dem Zufälligen in den Erfahrungen unterscheidet und dadurch Grundsätze findet, aus welchem viele Erfahrungen abgeleitet werden. Dies ist mehr als blosses Erfahren und wenn man will, eine philosophische Erfahrung."

Die Fortsetzung dieser Sätze ist sehr interessant, vor allem auch in bezug auf Freuds Theorien, in denen sich aber vielleicht „das bedeutende intuitiv psychologische Können" doch noch als wirksamer erweist, als Gelb meint.

Im Folgenden bis S. 249 Mitte ist nicht viel zu erläutern. Es ist nur immer wieder darauf hinzuweisen, *wie äusserst vorsichtig* man sein muss in der Beurteilung von Leistungen, die in verschiedenen Situationen so verschieden sind.

> Al. 7, S. 248f.: Mit der Anarthrie wollen wir uns nicht länger aufhalten. Ich habe sie erwähnt, zunächst um zu erklären, wie es möglich ist, dass die Muttersprache eher eingebüsst wird, eher „verloren" geht als eine fremde Sprache. Die Sprache im Sinne von „langage" war ja bei den erwähnten Fällen gar nicht verloren! Nur äusserlich war das Sprechen unmöglich geworden. Ferner ist diese Anarthrie für uns theoretisch von Bedeutung, weil sie wohl den extremsten Gegensatz bildet zu derjenigen Sprachstörung, bei der ein Kranker unter bestimmten Umständen sehr viel und fliessend sprechen kann und doch eine „Aphasie" hat. Einen solchen Fall haben wir ja bereits ausführlicher besprochen! Es ist jener agnosti-

sche Kranke, der in lebendigen Situationen „reaktiv" viel spricht, der aber die Muttersprache nur als Material zum konkreten Handeln kennt, ohne willentlich und wissentlich auf die einzelnen Sätze gerichtet sein zu können. Dieser Patient, der auf das Kommando „Ehrenbezeugung" hin den militärischen Gruss ausführt, aber auf das Kommando „Militärischer Gruss" hin versagt, der auf die Frage „Woher kommen die Wellen?" antwortet: „Es murmeln die Wellen, es säuselt der Wind", – dieser Kranke ist, sprachpathologisch betrachtet, der Antipode des Kranken mit Anarthrie. Während jener Gymnasiallehrer mit Anarthrie bewusst, aber auch nur bewusst den Sprechapparat wieder zu innervieren gelernt hat, vermag der andere Patient gerade nicht mehr „bewusst", mit „Absicht", mit „Reflexion" Sprache einzusetzen.

Das zeigt sich dann vor allem in der Fortsetzung von S. 249 Mitte bis 251 unten, wo vor allem von den *Wortfindungsstörungen* die Rede ist und eine eigenartige Theorie sich anzeigt über das Verständnis dessen, was als *Gedächtnisstörung* aufgefasst wird und eigentlich keine ist.

Al. 8, S. 249f.: Zu den beiden eben genannten Extremen nenne ich jetzt eine dritte Form der Sprachstörung, bei der ein Kranker in seinem Grundverhalten zur Umwelt so verändert ist, dass er Sprache vielfach nicht mehr benötigt und darum auch nicht spricht. Ein solcher Kranker wird in dem Sinne „primitiv", dass er mit den Dingen der Umwelt nur noch praktisch umgeht, aber keine theoretisch-erkennende Haltung ihnen gegenüber einnimmt. An diesem Typus kann man besonders gut erkennen, welche Bedeutung die „Sprache" im Leben des Menschen hat. Auch hier gibt es natürlich leichtere und schwerere Fälle. Die Aphasieform dieses dritten Typus trägt nach meiner Meinung bis heute leider einen falschen Namen. Man nennt sie „amnestische Aphasie", nachdem der Franzose Pîtres seinerzeit den Ausdruck „aphasie amnésique" geprägt hatte. Aber mit „Amnesie", also mit „Gedächtnisstörung" hat man es hier nicht zu tun! Das scheint nur so, solange man das Benehmen der Kranken ganz äusserlich beobachtet. Man zeigt derartigen Kranken z.B. einen Schwamm und fragt: „Was ist das?" Grosse Verlegenheit, Kratzen am Kopfe; es erfolgt darauf zuweilen die Antwort: „So ein Ding zum Wischen", und es folgt wohl auch ein richtiges Hantieren mit dem Gegenstand. Aber das Wort „Schwamm", als Bezeichnung, stellt sich nicht ein. Spricht man jetzt dem Kranken verschiedene Worte zur Auswahl vor, etwa: „Nun, ist das ein Handschuh? ein Messer?" usw., so werden alle falschen Bezeichnungen prompt abgelehnt. Bei dem richtigen Worte „Schwamm" aber schnappt der Kranke sichtlich erfreut zustimmend ein und ruft: „Ja, ja, natürlich Schwamm!" Wiederholt man nun nach einigen Sekunden (!) dieselbe Frage, so versagt der Kranke genau wie beim ersten Mal. Bei schweren Fällen lässt sich das beliebig oft wiederholen. Ein solches Verhalten sieht zunächst nach „Gedächtnisstörung" aus, so, als ob die Worte „vergessen" seien. Dieser

Auffassung war ich seinerzeit 1915 auch; und so suchte ich einem Kranken dieser Art, und zwar einem besonders schweren Fall, die Muttersprache wieder beizubringen. Ich versuchte das in der Form, wie man einem Schulkinde eine Fremdsprache beibringt, mit Vokabellernen, usw. Völliger Misserfolg! Der Kranke brachte es nach Monaten nicht über 60 neue Worte! Und nun sah ich bald ein: Hier muss eine Störung vorliegen, die das Wiedererlernen der Worte von Grund aus unmöglich macht! Welcher Art mag diese Störung nun sein?

Al. 9: Lassen wir, wie wir es schon oft taten, die Pathologie einen Augenblick beiseite und sehen wir zu, ob es im Leben des Gesunden nicht auch vorkommt, dass dieser nach Worten sucht und diese nicht findet. Wenn jemand, müde oder erschöpft, nach einem Gegenstand (z.B. einem Schwamm) greifen will, den er nicht erreichen kann, so sagt er oft genug: „Ach, gib mir doch das Ding da her". Und fragt der andere daraufhin: „Was denn für ein Ding?", so erhält er womöglich zur Antwort: „Nun, dieses Ding zum Wischen" – wieder ohne Nennung des Wortes „Schwamm". Hier benimmt sich der Gesunde also eigentlich wie ein Amnestisch-Aphasischer!

Al. 10, S. 250f.: Wir wollen nun zunächst versuchen, uns in die Rolle des ermüdeten Gesunden zu versetzen und diese phänomenologisch zu verstehen. Wenn mir ein Wort fehlt, etwa das Wort „Schwamm", und ich sage: „Gib das Ding da", oder das „Ding zum Wischen", so will ich doch gewiss nicht zu verstehen geben, dass der betreffende Gegenstand unter den Allgemeinbegriff „Ding" fällt. Solche grammatikalisch-logischen Gesichtspunkte sind dabei wahrlich nicht im Spiele! Ganz im Gegenteil! Ich bin ganz konkret auf den praktischen Gebrauch des betreffenden Gegenstandes eingestellt, ja dermassen konkret und nur praktisch hantierend, dass die Bezeichnung „Schwamm" völlig unwesentlich wird. Und was bedeutet das? Das bedeutet nicht, dass ich das Wort „vergessen" hätte, sondern dass ich dem Ding so nahe gerückt bin, in einem so unmittelbaren, man möchte sagen intimen Verhältnis dazu stehe, dass alles „Rationale", wozu auch die Bezeichnung gehört, verschwindet. Ich bin jetzt im strengen Sinne des Wortes „sprachlos". Übermässige Affekte (Schauer, intensiver Schreck, etc.) bewirken einen ähnlichen Zustand.

Al. 11, S. 251: Worauf es theoretisch in all diesen Fällen ankommt, ist dies: wir können nicht bei beliebigem Verhalten zur Umwelt Worte als „Bezeichnungen" verwenden, sondern nur dann, wenn wir ein mehr theoretisch-erkennendes Verhalten ihr gegenüber einnehmen. Ist dieses Verhalten und die Möglichkeit dazu ausgeschaltet, bei Gesunden zuweilen durch starke Ermüdung, oder aber dauernd durch Krankheit, so bleibt nur noch die Ausdruckssprache und reaktive Sprache erhalten, nicht aber das rationale, an „Reflexion" gebundene „Bezeichnen". Ganz im Sinne dieser Deutung erklärt sich folgende, nicht selten vorkommende Eigentümlichkeit „amnestisch-aphasischer" Kranker: ein Wort, welches sie als „Bezeichnung" nicht zur Verfügung haben, kann ihnen als Bestandteil ihrer reaktiven Sprache erhalten geblieben sein. So verstehen wir es jetzt, wie ein Kranker, nach der Bezeichnung bspw. des Schwammes gefragt, in Verlegenheit gerät und dabei ausrufen kann: „Herr Doktor, ich weiss wieder nicht, wie der Schwamm heisst!"

31. März 1971

Al. 12, S. 251: Die „amnestische Aphasie" ist also keine „Amnesie". Das Fehlen der Worte als Bezeichnungen ist kein Einzelausfall, sondern ein Symptom für eine viel tiefgehendere Veränderung des Menschen, die wir dahin charakterisiert haben, dass wir sagten: der Kranke büsst die Fähigkeit ein, die Umwelt reflektierend zu betrachten, er wird zu einem unmittelbar praktisch hantierenden Lebewesen.

Ganz allgemein ist darauf hinzuweisen, dass die Einstellung von Gelb zu den Problemen der neurologischen Erscheinungen bei Erkrankung höherer cerebraler Strukturen sich von der üblichen klinischen Einstellung der Neurologie grundsätzlich dadurch unterscheidet, dass die *Probleme des geistigen Lebens* nicht nur nebenbei auch in Betracht gezogen werden, sondern dass *von ihnen aus die ganze neurologische Symptomatologie grundsätzlich betrachtet* wird. Natürlich finden wir hier wieder den Gegensatz zwischen konkretem und abstraktem Verhalten, der hier nun dargestellt ist, den *Gegensatz* zwischen *praktisch hantierendem Umgehen* und *reflektierender Betrachtung.* Damit stehen wir bereits mitten in der Psychologie drin. Wenn sich hier irgendwo das *Problem von Leib und Seele,* Körper und Geist regt, dann sieht man zunächst einmal, *wie Gelb eben gerade ohne die Thematisierung dieses Problems auskommt* und die entscheidenden Aspekte herausarbeitet, ohne hinter diese praktische Fassade flüchten zu müssen.

Al. 13, S. 251f.: Sprache in einem rationaleren Sinne ist also nur bei einem bestimmten Grundverhalten des Menschen zur Umwelt möglich. Diese rationalere Sprache nannte Herder die „Sprache der Freiheit", im Gegensatz zu der „tönenden" Ausdruckssprache. Und wenn der Philosoph Ludwig Feuerbach einmal sagt: „Das Wort macht den Menschen frei; wer sich nicht äussern kann, ist ein Sklav", so ist mit jener Freiheit die distanziert rationale Haltung zur Umwelt gemeint, mit dem Sklaventum aber eine Art Verstricktsein in die Umwelt, bei der man eben „sprachlos" wird. Und es ist wieder ein verwandter Gedanke, den Schiller in seinen Briefen „über die ästhetische Erziehung des Menschen" zum Ausdruck bringt: „Die Betrachtung („Reflexion") ist das erste liberale Ver-

> hältnis des Menschen zum Weltall, das ihn umgibt. Wenn die Begierde ihren Gegenstand unmittelbar ergreift, so rückt die Betrachtung den ihrigen in die Ferne und macht ihn eben dadurch zu ihrem wahren und unverlierbaren Eigentum, dass sie ihn vor der Leidenschaft flüchtet". (25. Brief)

Ad Al. 13: Die Probleme werden nun anhand von wissenschaftlicher Literatur weiter besprochen. Die *beiden Aspekte der Sprachpathologie,* die dabei thematisch werden, lassen sich in der französischen Sprache besser ausdrücken, indem man das, was hier *tönende Sprache* heisst, als *parole* bezeichnet, während die *Sprache der Freiheit* als *langage* bezeichnet wird. Freilich ist dies auch wieder nicht ganz richtig. Die Bedeutungen verschieben sich etwas. Es ist aber sicher zweckmässig, in dieser Beziehung auch im Deutschen eine grundsätzliche Unterscheidung zu machen zwischen *Störungen des Sprechens,* die heute im allgemeinen – nicht mehr wie noch bei Gelb als Anarthrie – als *Dysarthrie* und *Störungen der Sprache* richtigerweise als *Aphasie* bezeichnet werden, wobei der *Vollzug des Sinnes* eben die *Reflexion* und die *Abstraktion* oder, wie es auch hier heisst, die *Betrachtung* gemeint sind. Die Betrachtung ist *stets als Intentionalität,* als *Beziehung* oder *Richtung zu oder auf etwas* zu fassen, nämlich als *Verhältnis* zu einem *Objekt,* als *Objektivierung* oder *Vergegenständlichung.* Damit ist auch der Satz aus Schillers *Briefen über die ästhetische Erziehung der Menschen* verständlich, wo davon die Rede ist, wie der Gegenstand in der Begierde unmittelbar ergriffen wird – man kann in einem gewissen Sinn auch von *Subjektivität* sprechen – und wie umgekehrt in der Betrachtung der Gegenstand in die Ferne rückt. Dabei wäre im Vorbeigehen auch noch die *Etymologie* der beiden Worte *Begier* und *Betrachtung* zu erörtern, wobei im ersten Wort das Begehren mitspielt, im zweiten Wort das Trachten. Diese beiden Worte müssten nun in ihrer unterschiedlichen Bedeutung genauer untersucht werden.

> Al. 14, S. 252: Ich halte es für unbedingt erforderlich, derartige allgemeine Betrachtungen an die Darstellung der Aphasie zu knüpfen. Denn nur eine umfassendere Besinnung lässt uns erkennen, warum Tiere nur „tönende Sprache" haben, und weshalb ihnen für die „Sprache der Freiheit" jeglicher Ansatz fehlt. Tierische Begierde „ergreift" eben immer ihren Gegenstand „unmittelbar", und es fehlt dem Tiere die „Betrachtung", die den Gegenstand „in die Ferne rückt". Aber erst mit diesem „liberalen" Verhältnis zur Umwelt stellt sich Sprache im höheren und eigentlichen Sinne ein.

In Zusammenhang mit der Sprache der Freiheit ist an Schelling zu erinnern: „Keiner ist geborener Sohn der Freiheit", *jeder muss sich losreissen aus der Verfangenheit* oder, wie Schelling sagt, aus dem *Verhängnis der Begierden,* um eben in der Betrachtung oder Reflexion den Abstand zu gewinnen, der ihm Freiheit von den Dingen gewährt. Vergleiche dazu Schellings berühmte Abhandlung über die menschliche Freiheit.

Al. 15: Die weitaus häufigste Sprachinsuffizienz, die wir bei bestimmten Hirnverletzungen antreffen, ist die sogenannte motorische Aphasie. Wie ich schon sagte, tritt sie (wenn es sich nicht um eine Anarthrie handelt, sondern um eine echte motorische Aphasie) in Verbindung mit einer Störung des Sprachverständnisses und einer Störung des Lesens und Schreibens auf. (Diese Lesestörung ist natürlich grundsätzlich anderer Art als die optische Alexie, die wir hauptsächlich im 3. und 4. Vortrage behandelten; hier meinen wir Lesestörungen, die durch eine motorische Aphasie bedingt sind).

Nun kommen noch Ausführungen über die *motorische Aphasie* auf Grund jener umfassenden weiten Betrachtungsweise. Ihr Verständnis ist erst möglich, wenn man sich ein für alle Male klar ist über das Problem, was in der *Sprachpathologie zentral* und *peripher* meint. Mit zentral ist nicht das Gehirn gemeint und auch nicht die anatomisch zentralen Partien des Gehirns, sondern *zentral meint hohe und höchste differenzierte Funktion,* zentral meint etwas, was der höchsten geistigen Funktion entspricht, nämlich den *Sinnvollzug* und der Herstellung motivierter Zusammenhänge. *Peripher* meint nicht Kehlkopf oder peripheren Nerv, sondern peripher meint jene motorischen Strukturen, die den unmittelbaren Zusammenhang der Funktionen der einzelnen Muskeln gewährleisten, d.h. *vor allem Stammhirn.* Wenn man das gegenwärtig hat, dann kann man den entsprechenden Text lesen. Auch hier handelt es sich wieder um die Unterscheidung von langage und parole.

Al. 16, S. 252f.: Die motorische Aphasie kann mehr peripheren und mehr zentralen Ursprunges sein. Je peripherer sie ist, umso ähnlicher wird sie in ihren Symptomen der Anarthrie, und umso besser pflegen dementsprechend die höheren intellektuellen Vorgänge erhalten zu bleiben. Man kann auch sagen: je peripherer die motorische Aphasie ist, umso mehr trägt sie den lokalen, umschriebenen Charakter einer blossen Sprachstörung; umso mehr bleibt also der ganze Mensch von früher erhalten. Umgekehrt liegen die Verhältnisse bei der „zentralen Aphasie“. Je zentraler diese ist, umso mehr verliert sie den spezifischen Charakter einer blossen Sprachstörung; diese wird dann immer mehr ein Spezialausdruck einer Grundveränderung, die auf den verschiedensten Gebieten in strukturanaloger Weise auftritt. Sie werden jetzt folgende Symptome ohne weiteres verstehen: je peripherer die motorische Aphasie ist, umso mehr versagt der Kranke mit seiner Sprache gerade in lebendigen Situationen, denn nur willentlich und bewusst kann er etwas einigermassen sagen und sprechen. So ist bei solchen Kranken das Nachsprechen, weil es eine bewusste Sprachleistung ist, besser erhalten als die reaktive Sprache oder etwa das Lesen. Je zentraler da-

> gegen die motorische Aphasie ist, umso eher können die Kranken reaktiv sprechen; aber das Nachsprechen, das Bezeichnen, absichtlich falsche Aussagen, etc. – das alles ist gerade gestört.

Es ist nun sehr schön, wie vor allem auf S. 253 oben die Syndrome der organischen Sprachstörung zusammengefasst werden und von einem einheitlichen Gesichtspunkt aus beurteilt werden können. Dazu ist im einzelnen nichts weiter zu erläutern als der praktische Hinweis: Wenn wir einen *motorisch-aphasischen Patienten* haben, müssen wir vor allem einmal darauf achten, ob und gegebenenfalls in welchem Ausmass *dysarthrische Störungen* da sind, oder umgekehrt, wie sauber präzis artikuliert der Patient spricht. Als nächstes ist festzustellen, ob er nachsprechen kann, ob er *buchstabieren* kann, ob er lesen und schreiben kann. Je nach dem Ausfall dieser Prüfungen wird ersichtlich, ob und gegebenenfalls inwiefern dysarthrische und aphasische Anteile beteiligt sind. Daraus ist auf das Vorhandensein einer Läsion mehr in der Gegend des Cortex oder des Stammhirns zu schliessen.

> Al. 17, S. 253: Ich kann hier nicht näher auf Einzelheiten eingehen und muss mich mit diesen mehr schematischen Gedankengängen begnügen. Nur zweierlei möchte ich noch erwähnen. Zuerst die sogen. Paraphasie. Ist die motorische Aphasie nicht zu zentral bedingt, so sprechen die Kranken vielfach Worte verstümmelt aus. Sie strengen sich beim Nachsprechen an z.B., das Wort „Artilleriekaserne" herauszubringen, aber es kommt nur ein verstümmeltes Lautgebilde zustande. Man hat diese sogenannte literare Paraphasie früher durch die Annahme zu erklären versucht, dass den Kranken die sog. „motorischen Wortvorstellungen" verloren gegangen seien. Man ging also von der Voraussetzung aus, dass das richtige Sprechen eines Wortes sich nach der inneren Vorstellung richtet, die wir uns von dem motorischen Hergange beim Sprechen angeblich bilden. Ist das so, dann muss in der Tat mit dem Verlust oder mit der Beeinträchtigung der motorischen Wortvorstellungen das Sprechen nicht mehr richtig vor sich gehen können. Indessen – diese Theorie gehört zu den unglücklichsten Konstruktionen der Aphasielehre! Wenn an den motorischen Wortvorstellungen etwas richtiges ist, so nur dann, wenn man den Sachverhalt um 180° herumdreht. Die literare Paraphasie entsteht gerade dadurch, dass Kranke, die nicht mehr schlicht und naiv sprechen können, versuchen, sich eine motorische Wortvorstellung als Hilfe, als Muster zu bilden. Die Wortverstümmelung ist also gerade die Folge des Bemühens, nach motorischen Wortvorstellungen zu sprechen. Versuchen Sie einmal, so vorzugehen! Auch Sie werden dann paraphasisch!

S. 253 Mitte: Was über *Paraphasien* hier gesagt ist und über Wortvorstellungen motorischer Art entspricht einem seit Jahrzehnten entschiedenen Standpunkt. In den Abhandlungen des *Handbuches der Neurologie* von Isserlin und Lange wird genau derselbe Standpunkt vertreten wie hier von Gelb.

Al. 18: Von der literaren ist streng die verbale Paraphasie zu scheiden, bei der der Kranke ein Wort für ein anderes setzt, z.B. für „Kirche" „Gott" sagt, also ein anderes Wort aus der gleichen Sphäre benutzt. Diese verbale Paraphasie ist ein Symptom einer sehr zentralen Sprachstörung, auf die ich hier nicht näher eingehen kann.

Was hier über das *Buchstabieren* gesagt ist, ist sehr wichtig. Vor allem ist das auch einer der Punkte, an welchem es ausserordentlich leicht zu Schwierigkeiten kommt bei der Begutachtung. Man muss eben wissen, dass jemand, der ein Wort aussprechen kann, noch lange nicht buchstabieren kann. Man hört immer wieder etwa, dass derartige Symptome als Simulation ausgegeben werden.

Al. 19, S. 254: Wenigstens ganz flüchtig möchte ich noch auf die Lese- und Schreibstörungen der Motorisch-Aphasischen eingehen. Es dürfte nach allem, was ich vorbrachte, wohl ohne nähere Erläuterung klar sein, dass bewusstes Schreiben und bewusstes Lesen – dazu gehören in erster Linie das buchstabierende Schreiben und das buchstabierende (bzw. syllabierende) Lesen – umso eher erhalten bleiben, je peripherer die Störung verursacht ist. So, wie dabei das Nachsprechen als die rationalere Leistung solchen Kranken einzig noch möglich ist, so muss für sie auch beim Schreiben und Lesen die intellektuellere Leistung den einzigen Weg bilden, auf dem sie zu einem – wenn auch dürftigen – Lesen und Schreiben kommen. Je zentraleren Ursprunges dagegen die Aphasie ist, umso eher bleibt noch das naive und schlichte Lesen und Schreiben erhalten; also es bleibt hier eher die mehr reaktive, die unmittelbare Verhaltensweise in lebendigen Situationen. Ganz im Einklange damit steht die Tatsache, dass diese Kranken – gerade im Gegensatz zu jenen mit der peripheren Aphasie – nicht mehr buchstabieren können. Sie schreiben und lesen zwar unter Umständen ganze Worte richtig, sind aber nicht in der Lage, die Buchstaben einzeln niederzuschreiben oder zu lesen, die in dem betreffenden Worte vorkommen. Sie schreiben und lesen fliessend bspw. das Wort „Frankfurt", können aber weder „f" noch „r" als einzelne Laute lesen oder schreiben. Erscheint das nicht paradox? Besteht denn Frankfurt nicht aus F, r, a, usw.? Besteht denn Lund nicht aus L, u, n, d? Ja und nein! Als lebendiges Wort, als ein Wort also, das einen Bestandteil unserer reaktiven Sprache bildet, beginnt Frankfurt weder mit F noch Lund mit L, wohl aber beginnt Frankfurt mit F und Lund mit L, wenn wir an Stelle des lebendigen und sinnerfüllten Wortes das entsprechende mehr abstrakte und sinnleere Lautgebilde setzen.

Problematisch ist, was Gelb auf S. 255 über die *angeborene Leseschwäche* sagt. Es scheint dies der Erfahrungstatsache zu widersprechen, dass die Ganzwortmethode die Legasthenie fördert. Man wird diese Probleme näher prüfen müssen. Wahrscheinlich ist es eben doch richtig und sinnvoll, dass die legasthenischen Kinder buchstabieren lernen, weil sie es nicht können.

Al. 20, S. 254f.: Das Buchstabieren und Lautieren kann eben erst in dem Augenblicke begriffen und vollzogen werden, in dem der Übergang vom lebendigen Wort zum Schallgebilde stattgefunden hat, – ein Übergang höchst intellektueller, abstrakter Natur! Beim zentral Aphasischen, dem, wie gesagt, nur noch die reaktive Sprache zur Verfügung steht, ist jener rationale Übergang vom lebendigen Wort zum abstrakten Lautgebilde unmöglich oder so erschwert, dass er nicht mehr buchstabieren und lautieren kann. Wieder zeigt hier die Pathologie ein Symptom in vergrössertem Masstabe, das uns auch sonst nicht unbekannt ist. Einem älteren Analphabeten ist es kaum noch möglich, das Lesen und Schreiben zu erlernen. Er steckt so tief in der lebendigen Umgangssprache, dass jener eben besprochene Übergang kaum noch gelingt. (Ich habe darüber persönliche Erfahrungen aus dem Vorkriegsrussland.) Und das „Spielkind" muss erst „Schulkind" werden, um Buchstabieren und Lautieren zu lernen. Ohne eine gewisse Reife in der Abstraktion ist das nicht möglich.

Al. 21, S. 255: Ich glaube, auch die „angeborene Leseschwäche" auf diese Weise am besten erklären zu können. Es gibt gar nicht so wenige Kinder, die sehr schwer lesen lernen; mitunter dauert die Leseschwäche bis in die Pubertät hinein. Jeder beobachtende Volksschullehrer weiss darüber zu berichten, aber nur wenige von ihnen entgehen dem Irrtum, solche Kinder einfach als „dumm" abzustempeln. Die wissenschaftliche Beobachtung ergab und zeigt immer wieder aufs Neue, dass solche Kinder lediglich nicht buchstabieren können, und zwar nach meiner Meinung aus den vorhin angegebenen Gründen. Weder eine „kongenitale Wortblindheit" liegt hier vor, wie man geglaubt, noch sonst eine Alexie, sondern einfach die Erschwerung, aus der lebendigen Sprache heraustreten zu können. Charakteristisch ist auch, dass solche Kinder Worte als Ganzes recht gut lesen können, aber nicht ihre einzelnen Laute. Schreibt man ein Mal „Vater", ein anderes Mal „Vatre" an die Tafel, so liest ein solches Kind beide Male „Vater" und ist meistens auch nicht in der Lage, den Fehler zu finden. Das ist ein Symptom, das wir bei zentraleren Aphasien auf Schritt und Tritt beobachten.

Neunter Vortrag

14. April 1971

Zu IX, S. 255: Das erste Alinea stellt eine Wiederholung der bisherigen Darstellungen über die Sprache dar mit dem Hinweis auf Wilhelm von Humboldts Sprachlehre. Wir ergänzen dazu, dass diese historischen Verankerungen sehr wichtig sind und zu Humboldt in diesem Zusammenhang immer auch noch Herder genannt werden muss. (Vgl. zu diesem ganzen Problem L. Binswanger: *Allgemeine Psychologie,* Kapitel über die Sprache mit den für die auch hier wesentlichen Punkte entscheidenden Hinweisen.)

> Al. 1, S. 255: Ich denke, dass es mir trotz der schematischen Darstellung einigermassen gelungen ist, den Anteil und die Rolle aufzuzeigen, welche die Sprache in ihren verschiedenen Erscheinungsformen für den Menschen hat. Neben den „primitiveren" Formen der Sprache – also neben der „tönenden" Affektsprache, neben der „vitalen" Reaktivsprache –, die das praktische Tun und Handeln des Menschen begleiten und teilweise bestimmen, gibt es jene „höheren" Formen, die mit der theoretisch-erkennenden Haltung des Menschen im Wesenszusammenhange stehen. Diese Sprache des „Geistes" ist, wie Wilhelm von Humboldt ausdrücklich darlegte, nicht irgend ein fertiges Ding neben anderen Dingen in der Welt, sondern sie ist eine dynamische Funktion, ohne die wir nicht imstande wären, eine objektive, gegenständliche Welt zu denken. In diesem Zusammenhange sagte er, dass die Sprache nicht „ergon", sondern „energeia" sei.

Wenn von zentralen und zentralsten Sprachstörungen die Rede ist, so müsste man hier sagen, dass es wahrscheinlich noch zentralere gibt, die in den endogenen Psychosen, vor allem in der Schizophrenie gestört sind. Dabei ist stets zu bedenken: je zentraler, desto weniger „zentrumsbestimmt", d.h. desto mehr ist das ZNS als Ganzes beteiligt.

Nun kommt die Erläuterung des Sortierversuches mit dem wichtigen, allgemein gültigen Satz: „Es gibt eben eine Mannigfaltigkeit von Ordnungsprinzipien". Dieser Satz weist auch darauf hin, dass es eine Mannigfaltigkeit von Standpunkten gibt und dass das Wesentliche immer eben gerade darin liegt, verschiedene Standpunkte und verschiedene Ordnungsprinzipien zu berücksichtigen. Gelbs Einteilung zeigt ferner, dass es grundsätzlich verschiedene Ordnungsprinzipien gibt, nicht nur eine Mannigfaltigkeit, sondern Ordnungsprinzipien, die sich wesensmässig voneinander unterscheiden.

> Al. 2, S. 256f.: Die Pathologie der Sprache liefert eine überraschende und willkommene Bestätigung dafür, dass die Humboldt'sche Sprachtheorie in ihren letzten Fundamenten und Grundtendenzen zutrifft. Ich möchte daher das Gebiet der Apha-

> sien nicht verlassen, ohne noch einige instruktive Beobachtungen darüber zu erwähnen, wie sehr bei den zentralen und zentralsten Sprachstörungen die Kranken nicht mehr begrifflich-gegenständlich, sondern unmittelbar tuend eingestellt sind. Ich zeige das an einem sog. Sortierversuch. Vor mir auf dem Tische befindet sich eine grössere Anzahl von heterogensten Gegenständen, die wahllos durcheinander liegen. Darunter sind z.B. Küchengeräte, Rauchutensilien, medizinische Instrumente, Spielzeug, usw. Nun bekommt jemand von Ihnen die Aufgabe, diese Gegenstände irgendwie zu „ordnen", in Gruppen zu „sortieren". Es bleibt ihm überlassen, welche Art von „Ordnung" er vornehmen will. Jeder von Ihnen wird diese Aufgabe zu lösen wissen. Freilich wird das Ordnungsprinzip, wird der Gesichtspunkt, nach dem der Einzelne sortiert, verschieden sein. So wird der eine vielleicht die Gegenstände nach ihrem praktischen Gebrauche sortieren, ein anderer nach ihrem Material, ein dritter nach ihrer Farbe, usw. Es gibt eben eine Mannigfaltigkeit von Ordnungsprinzipien! Aber: ein Ordnen muss nach irgend einem Prinzip, einem Gesichtspunkte erfolgen. Ein Ordnungsprinzip gewinnen, setzt aber voraus, dass man die einzelnen Gegenstände als Vertreter, als Repräsentanten einer bestimmten Klasse oder Kategorie ansieht, z.B. als Vertreter eines bestimmten Materials (Holz, Glas, Metall, usw.), als Vertreter von Spielzeug, usw. Hier überall handelt es sich um gegenständlich-begriffliche Einstellung; man muss von dem individuellen „So-sein" der Gegenstände absehen. Die Pfeife z.B., die vor mir liegt, ist dabei nicht diese ganz bestimmte, so und so beschaffene Pfeife, sondern ich sehe sie „als Pfeife überhaupt" an, wenn ich sie etwa nach dem Aspekt der „Rauchwerkzeuge" ordnen will. Ich nenne das, die Gegenstände in ihrem „Als"-Charakter betrachten.

Gegen den Schluss des Alineas kommt Gelb auf den Als-Charakter zu sprechen. Wir wissen nicht, ob er das selbst entdeckt hat. Man müsste in früheren Schriften von Gelb nachschauen, oder ob es sich um eine Übernahme aus Heideggers *Sein und Zeit* handelt. Schön wäre es, wenn man nachweisen könnte, dass Gelb es selbst unabhängig von Heidegger gemerkt hat. Dieser Als-Charakter, der den Dingen ihren Sinn gibt oder ihre Bedeutung, ist nach Heidegger bestimmt durch die Auslegung, die wir der Welt geben. Hier ist nun ganz entscheidend, dass bei den Psychosen, vor allem bei den *Schizophrenien,* innerhalb gewisser Bereiche aber auch bei den Neurosen, der Als-Charakter sich verändert, und es unter Umständen sogar zu einem Verlust der Fähigkeit zur Auslegung von etwas als etwas kommt. In Freiburg i.Br. sprach man an der Klinik zeitweise, als Blankenburg dort wirkte, scherzweise von der „Entalsung". Das Problem hängt natürlich mit dem des Verlustes der Selbstverständlichkeit, wie Blankenburg es dargestellt hat, zusammen.

> Al. 3, S. 257: Beobachtungen an amnestisch-Aphasischen und anderen Kranken mit zentralen Aphasien zeigten nun, dass die Patien-

ten im Grunde genommen gar nicht sortieren, weil sie nicht, oder nur sehr schwer, ein Ordnungsprinzip gewinnen können. Sie hantieren zwar mit den Gegenständen auf dem Tisch, aber nicht nach irgend einem Ordnungsprinzip, sondern wechselnd und sprunghaft, so wie die Gegenstände von Moment zu Moment konkret zu gebrauchen sind. Ein Beispiel von vielen wird die Sachlage mehr erhellen als viele Worte. Als ich einem Kranken den Sortierversuch klarzumachen versuchte, nahm ich von den auf dem Tische liegenden Gegenständen eine Flasche, einen Korkenzieher und ein Glas beiseite und schlug vor, derart eine Gruppe zu bilden, da doch diese Gegenstände besser zusammenpassten, als wenn ich statt des Glases ein Zigarettenetui oder sonst etwas dazu legen würde. Der Kranke lehnte meinen Vorschlag ab! Ich verstand sein Verhalten zunächst nicht – aber nun erfolgte die Begründung. Er machte mich darauf aufmerksam, dass die Flasche „ja bereits entkorkt" sei, „zu was denn also der Korkenzieher?" Erst in diesem Augenblicke bemerkte ich überhaupt, dass der Korken in der Tat um ein bestimmtes Stückchen aus der Flasche herausstand.

S. 257 oben zeigt nun im einzelnen, wie die *Ordnungsprinzipien* sich grundsätzlich voneinander unterscheiden, und vor allem zeigt sich daran, dass etwas als Ordnungsprinzip erscheinen kann, was in Wirklichkeit gar keines ist. Vor allem findet sich für Gelb S. 257 unten eine sehr schöne Ableitung von konkretem und abstraktem Verhalten aus dem Verhalten zum Ordnungsprinzip. Hier bestehen natürlich Beziehungen zu der bereits erörterten Problematik des Agnostischen, der nur aus einem vollen Glas trinken kann.

Interessant ist ferner das Problem des Zusammenhanges zwischen Ordnungsprinzip und Wissen und der Sinnlosigkeit, von einem unbewussten Ordnungsprinzip zu sprechen.

Ferner ist von Bedeutung, dass man mit Gegenständen sachlich richtig umgehen kann, ohne Ordnungsprinzipien zu kennen, was wieder zeigt, wie vorsichtig man sein muss bei der Beurteilung von Leistungsfähigkeiten auf Grund einzelner Leistungen.

Al. 4, S. 257f.: Beachten Sie die grundverschiedene Einstellung des Kranken von meiner eigenen! Ich habe die Gegenstände nur in ihrem „Als"-Charakter gesehen, ja in solchem Masse, dass mir das Herausragen des Korkens gar nicht aufgefallen war. Darum hatte es auch für mich einen Sinn, jene Flasche und jenen Korkenzieher in eine Gruppe zu bringen. Umgekehrt beim Kranken! Für ihn gab es nur das individuelle „So-Sein" der Flasche, des Korkenziehers, usw., und bei dieser Einstellungsart war es für ihn in der Tat sinnlos, die Gegenstände nach meinem Prinzip zusammenzulegen. Entsprechend weigerte sich ein anderer Kranker, Streichhölzer zu einer Tabakspfeife zu legen, mit dem Hinweise, in der Pfeife hier wäre ja kein Tabak! Die Beispiele dürften das Theoretische klar gemacht haben. Man kann mit Gegenständen sachlich richtig – ohne Sinnlosigkeiten – umgehen und doch nicht wissen, ob man nach einem Prinzip und nach welchem Prinzip man dabei vorgeht. Das ist das unmittelbar tuende Verhalten; eine Unmittelbarkeit, die um sich selbst nicht weiss. Von „unbewussten Ordnungsprinzipien" womöglich zu sprechen, wäre widersinnig. Das Haben eines Ordnungsprinzipes setzt eben ein Wissen um dasselbe voraus, ein Wissen, welches in einem Wesenszusammenhange steht mit jenen „höheren" Formen der Sprache, die W. v. Humboldt, wie ich schon erwähnte, als „energeia" betrachtete.

Al. 5, S. 258: Die Mediziner unter Ihnen werden gewiss die Frage bereit haben, wie denn das, was ich über das Verhalten der Hirnverletzten, besonders der Aphasischen vorgebracht habe, zu der Frage nach der „Lokalisation im Grosshirn" stehe. Diese Frage nun gehört nicht in mein eigentliches Arbeitsgebiet, und ich möchte hier wesentlich auf die Arbeiten meines Mitarbeiters und Freundes Kurt Goldstein verweisen, im besonderen auf seine Ausführungen über die „Lokalisation in der Grosshirnrinde nach den Erfahrungen am kranken Menschen" in Bethe's „Handbuch der normalen und pathologischen Physiologie" (Band 10, 1927).

S. 258: Zunächst ist von Interesse zur Kenntnis zu nehmen, dass schon vor vier Jahren Gelb die Auffassung vertrat, das, was er mache, und das, was sein Freund Goldstein mache, seien getrennte Arbeitsgebiete, wobei er sich nicht mit Lokalisationsproblemen befasse. Das Lokalisationsproblem ist also schon damals als ein Forschungsproblem, ja als ein Forschungsbereich eigener Art aufgefasst worden, der eine Forscherpersönlichkeit ganz in Anspruch nimmt; und dasselbe ist von Gelb und seinen Forschungen zu sagen. – Der Hinweis auf Goldstein ist von grosser Bedeutung. Man sollte unbedingt die Arbeit von Goldstein, die hier erwähnt ist, intensiv erforschen und mit heutigen Kenntnissen in Beziehung setzen.

Forts. Al. 5: Auch nach meiner Überzeugung ist das Lokalisationsproblem nur im engsten Zusammenhange mit einer umfassenden Verhaltensanalyse der Kranken fruchtbar zu fördern. Allerdings nur im Zusammenhange mit einer Verhaltensanalyse, die nicht von hergebrachten und meistens ungeprüft hingenommenen Voraussetzungen bestimmt ist. Zu solchen Voraussetzungen gehört in erster Linie die unzutreffende Vorstellung, dass das Verhalten des Menschen im konkreten Einzelfalle sich aus einzelnen, mehr oder weniger isolierbaren Leistungen zusammensetze, aus Leistungen, die ihrerseits einzelnen somatischen Einrichtungen und Vorgängen im Zentralnervensystem stückhaft zugeordnet seien. Man knüpft – mit gewissem Recht – die Sprachleistungen an die sog. „Sprachregion", die optisch-gnostischen an die „höheren" und „höchsten" „Sehzentren", usw. Unsere Analysen zeigten indessen, dass ein Leistungsgebiet wie das der Sprache höchst vielschichtig ist. In den einzelnen Sprachleistungen steckt nämlich, wie wir sahen, bereits der ganze Mensch insofern, als bestimmte Sprachleistungen nur bei einer ganz bestimmten Grundeinstellung des Menschen zur Umwelt zustande kommen. Das gilt von der reaktiven Sprache genau so wie von den rationaleren Formen wie „Bezeichnen", „Nachsprechen", usw. Die reaktive Sprache steht in Wesenskoexistenz mit unmittelbar-tuendem Verhalten, das Bezeichnen aber mit dem theoretisch-erkennenden. Was heisst also Lokalisation „der" Sprache? „Die" Sprache ist eine Abstraktion, und keine Realität! Die analoge Frage lässt sich auch in bezug auf gnostisch-optische Leistungen stellen. Wenn ein schlecht gezeichneter Kreis einmal als „Kreis", ein anderes Mal als „Schornsteinfegerring" aufgefasst wird, so sprechen wir in beiden Fällen mit Recht von „Sehen". Aber die beiden verschiedenen Arten von „Sehen" sind nicht beliebig auswechselbar, sondern sie existieren wiederum in verschiedenen Grundeinstellungen des ganzen Menschen. Was heisst also, optisches Erkennen „lokalisieren"?

Das nächste Problem ist der Zusammenhang zwischen Sprache und allgemeinem Verhalten. Das ist natürlich auch für die Lokalisationsproblematik von Sprachleistungen wichtig. Interessant ist dabei der Satz: „Was heisst also Lokalisation ‚der' Sprache? Die Sprache ist eine Abstraktion und keine Realität."

Al. 6, S. 259: Wird durch solche Gedanken das Lokalisationsproblem für unlösbar erklärt? Keineswegs! Gerade jetzt erst beginnt es, aber in einer von Grund aus anderen Form als früher. Wir haben ja gesehen, dass ein Konkreterwerden der Kranken, dass ein Herabsinken auf weniger rationales, unmittelbar hantierendes Verhalten bei Verletzungen sehr verschiedener Gehirnpartien zustande kommt. Jener optisch agnostische Patient, der nur noch nachfahrend, schreibend zu lesen imstande war, hatte seine Verletzung im linken Hinterhauptslappen, dagegen jener Sprachgestörte, der Gegenstände nicht mehr bezeichnen konnte und der nicht in der Lage war, die Worte der Muttersprache wieder zu erlernen, hatte seine Verletzung in der sogen. frontalen Sprachregion. Beide Patienten verhielten sich auf den verschiedensten Gebieten nur noch unmittelbar tuend, sie waren also strukturanalog verändert. Aber bei dem einen gab es Symptome im „Optischen" und bei dem anderen im „Sprachlichen", die jedesmal nicht zufällig waren, sondern vom Sitz der Verletzung abhingen. Kurz gesagt: das „Konkreterwerden" kann durch die Verletzung sehr verschiedener Grosshirngebiete verursacht sein, aber die Symptome im einzelnen und ihre „Gewichtsverteilung" sind je nach der Lage der Verletzung sehr verschieden. Mit diesen Andeutungen muss ich mich hier begnügen.

Der zweitletzte Satz ist ganz entscheidend: „Das Konkreterwerden kann durch die Verletzung sehr verschiedener Grosshirngebiete verursacht sein, aber die Symptome im einzelnen und ihre Gewichtverteilung sind je nach der Lage der Verletzung sehr verschieden." Das kann noch näher erörtert werden.

28. April 1971

Al. 7, S. 259f.: Ich möchte noch Einiges zum Raumproblem sagen und auch hier die strukturanaloge Veränderung aufzeigen. Dabei will ich ebenfalls nicht vom Theoretischen ausgehen, sondern von konkreten Beispielen. Wenn sich z.B. eine Mücke auf irgend eine Stelle unseres Körpers setzt, dann greifen wir hin und suchen uns von dem irritierenden Reize zu befreien. Wir können „hingreifen", ohne dass wir eine Kontrolle über diese Handlung ausüben; wir tun dies mitunter auch im Schlaf. Früher hat man geglaubt, diese Leistungen hätten ausschliesslich mit Rückenmarksfunktionen zu tun – unter Ausschluss höherer Zentren –, in Analogie zu bestimmten Leistungen eines decapitierten Frosches („Greifen" mit dem Hinterbein nach dem mit Säure bestrichenen Rücken). Solche Vorstellungen dürften heute kaum noch als ernst und fruchtbar gewürdigt werden; die Analogie ist hier völlig schief und nur äusserlich. Auch die Hirngeschädigten, selbst die sog. „schweren" Fälle, greifen nach juckenden oder sonstwie irritierenden Hautstellen prompt, sofern nicht äussere Hindernisse (wie Lähmungen) das Greifen erschweren. Der von mir hier ausführlicher behandelte agnostische und alektische Kranke griff nach schmerzenden oder juckenden Stellen sehr gut; wenn man ihn z.B. die Augen schliessen liess und mit einem weichen Pinsel ein Ohr oder die Nase kitzelte, so griff er prompt und richtig an die betr. Stelle. Sobald man ihn jedoch fragte: „Wohin haben Sie eben gegriffen?", da konnte er keine Antwort geben. „Vergass" er so rasch? Keineswegs! Wenn der Kranke mit zugebundenen Augen auf dem Sofa lag, und wenn man eine beliebige Stelle seines Körpers berührte (Nase, Fusszehe, usw.), so spürte der Kranke sehr wohl die Berührung; er gab das durch ein „ja, jetzt" zu verstehen. Er konnte aber die Stelle weder mit Worten angeben noch zeigen; er wusste nie, wo man ihn berührt hatte. Sobald man aber wieder einen irritierenden, etwa leicht schmerzhaften Reiz anwandte, so griff der Kranke wieder richtig und prompt nach der Stelle, ohne zu wissen, wohin. Der Kranke konnte also richtig „greifen", aber er konnte nicht „lokalisieren". In ähnlicher Weise verhalten sich vielfach Hirngeschädigte, die, wie wir sagten, zu weniger rationalen und dafür zu unmittelbar-tuenden Menschen geworden sind.

Ad Al. 7–10: Der Rest des 9. Kapitels ist dem Raumproblem gewidmet. Vgl. dazu L. Binswanger: „Das Raumproblem in der Psychopathologie" und neuere philosophische Literatur zu diesem Thema.

Eigentlich würden die Erklärungen von Gelb keinen weiteren Kommentar erfordern, da sie vollkommen klar sind. Man könnte sich begnügen, darauf hinzuweisen, dass durch diese Ausführungen das Raumproblem auch in der Neurologie eine wichtige Stelle bekommt, dass viele neurologische Symptome von der Raumproblematik her betrachtet untersucht und verstanden werden können und müssen, und dass sich so wichtige Ergänzungen zu einer Psychologie und Psychopathologie des Raumes ergeben. Dass dabei der eigene Körper und die leiblichen Beziehungen zu diesem eine zentrale Rolle spielen, versteht sich ohne Schwierigkeiten.

Wenn Gelb vom Unterschied zwischen Greifen und Zeigen ausgeht, so ergeben sich nicht nur wichtige praktische, sondern vor allem auch wissenschaftlich psychologische Aspekte, die doch kurz erörtert werden sollen. Man sieht immer wieder, wie junge Ärzte einen bewusstlosen Patienten kneifen und hoch befriedigt sind, wenn er eine Abwehrbewegung macht und nach der schmerzenden Stelle greift. Sie meinen, das sei ein Zeichen dafür, dass die vollen Bewusstseinsfunktionen nächstens wiederkehren. Das braucht aber gar nicht der Fall zu sein. Es gehört zur psychopathologischen Ausbildung, bei Patienten mit apallischem Syndrom und schwer Dementen festgestellt zu haben, was sie alles im Bereich des Greifens leisten, ohne im entferntesten in der Lage zu sein, etwas zu zeigen. Und es gehört zu den Erfahrungen des jungen Arztes, dass er bei einer Sensibilitätsprüfung festgestellt hat, wie ein Patient brav auf jede Berührung reagiert und vollkommen unfähig ist zu sagen, wo er berührt worden ist.

> Al. 8, S. 260f.: Wie ist es möglich, nach einer Körperstelle richtig zu greifen und doch nicht in der Lage zu sein, eben jene Stelle anzugeben oder auf sie zu zeigen? Was für ein Unterschied besteht denn zwischen „greifen" und „lokalisieren"? Ist denn das Hingreifen etwa nicht bloss ein rasches, ein unwillkürlich gewordenes Hinzeigen bzw. Lokalisieren? Gerade das ist es eben nicht! Früher war man allerdings der Ansicht, dass zwischen „greifen" und „lokalisieren" kein wesentlicher, sondern nur ein gradueller Unterschied bestünde; diese Ansicht vertrat z.B. Henri in seiner Schrift über den Tastraum. Wir müssen diese Anschauung unbedingt ablehnen. Beachten Sie, dass das Hingreifen eine vitale, unmittelbare Reaktionsform ist, die nicht nur ein Wissen um das Tun entbehren kann, sondern ein solches Wissen geradezu ausschliesst. Sobald wir nämlich das Hingreifen bewusst auszuführen versuchen, hört die Handlung auf, ein echtes Hingreifen zu sein. Wie primitiv und vital das Hingreifen ist, etwa nach einer schmerzhaften Stelle, zeigt auch die Beobachtung tierischen Verhaltens. Wie rasch sucht ein Tier, wenn irgend möglich, sich der verletzten Körperstelle zuzuwenden durch Zuschnappen, Lecken, usw.! Aber Sie haben gewiss noch nie ein Tier beobachtet, das nach der verletzten Stelle zeigte. Beim Menschenkinde entwickelt sich das Hingreifen, das Zupacken viel früher als das Zeigen nach dem „Wo". Schon das beweist, dass Greifen kein rasch gewordenes Zeigen ist. Nur der reifere Mensch

kann zeigen, „lokalisieren", d.h. nach demjenigen Orte hinweisen, der im Augenblick von einem Schmerz oder einem sonstigen Etwas „ausgefüllt" ist. Zeigen (Lokalisieren) setzt also das Wissen um eine „Zweiheit" voraus; erstens um den Ort, und zweitens um das Etwas, das den Ort ausfüllt. Das Erlebnis dieser Zweiheit aber beruht auf einem komplizierten Abstraktionsprozesse, der beim Greifen gar nicht in Frage kommt. Das Greifen „nach" weiss nichts von einem Ort, der von etwas ausgefüllt oder „besetzt" ist, sondern es kennt nur das einheitliche, undifferenzierte Erlebnis des in dieser oder jener Weise „Affiziertseins". Jedes Lokalisieren dagegen setzt ein Bewusstsein von zu besetzenden „Orten" und „Stellen" als solchen voraus. Wir Menschen haben fast alle die eigentümliche Vorstellung vom Raum, als sei dieser eine Art leeres Behältnis und die Dinge darin Fremdkörper, beliebig an andere Orte verschiebbar.

Was Gelb nun weiter über das Zeigen sagt, lässt erkennen, dass die Zeigefunktion in den orientierten Raum im Sinne von Binswanger, in den geographischen Raum im Sinne von Erwin Straus gehört.

Al. 9: Eben weil das Lokalisieren ein Spätprodukt unserer Entwicklung ist, das Greifen aber nicht, darum kommt das Lokalisieren bei bestimmten hirnpathologischen Fällen in Wegfall, während das Greifen erhalten bleibt.

Al. 10, S. 261f.: Nehmen wir jetzt ein anderes Beispiel! Etwa in 1 m Entfernung vor mir steht ein roter Eimer; ein zweiter, grün gestrichener, befindet sich in 3 m Entfernung vor mir. Nun nehme ich einen Ball und suche ihn abwechselnd bald in den roten, bald in den grünen Eimer zu werfen. Das gelingt mir nicht besser oder schlechter als einem Hirngeschädigten, mit dem ich solche Versuche durchführe. Solange ich den Kranken sich selbst überlasse, wirft er den Ball immer mit dem richtigen Impuls, also mit stärkerem Impuls nach dem grünen (entfernteren) Eimer. Sobald ich aber den Kranken frage, welcher von den beiden Eimern weiter entfernt sei, so vermag er diese Frage nicht ohne weiteres zu beantworten. Er geht auf den roten (den näheren) Eimer zu und sagt: „Der grüne ist der weitere, weil ich noch nicht da bin". Welch ein ungeheurer Unterschied also zwischen dem naiven, ohne weitere Reflexion vor sich gehenden Werfen einerseits und dem abstrakten Raumschätzen (Tiefenschätzen) andererseits! Wir Gesunden kennen etwas ähnliches, wenn auch in weit schwächerem Masse. Wir sind z.B. in Eile und haben auf dem Wege unvorhergesehen einen Graben vor uns. Wenn nicht aussergewöhnliche Verhältnisse vorliegen, überspringen wir den Graben ohne Reflexion besser und sicherer als etwa mit der Überlegung, wie breit der Graben und ein wie grosser Impuls erforderlich sei. Das Raumschätzen (in dem Eimerbeispiel) und das Bewusstsein um leere Raumstellen, die von ganz verschiedenen Inhalten ausgefüllt sein können (wie beim echten Lokalisieren), beides setzt ein anderes Raumerlebnis voraus als das einfache Werfen mit dem Ball bzw. das Greifen nach irgend etwas. Das unmittelbare Werfen wie das Greifen spielen sich im sogenannten „Aktions- oder Handlungsraume“ ab, das Raumschätzen und das Lokalisieren dagegen in einem „schematischen Ordnungsraume“. Die früher erwähnte Zweiheit von Ort und einem Etwas, das diesen Ort einnimmt, gibt es nur im schematischen Ordnungsraume, denn nur in diesem gibt es das Erlebnis von Orten als solchen.

Al. 11, S. 262f.: Auch Raumrichtungen (im strengen Sinne des Wortes) gibt es nur im schematischen Ordnungsraume. Darum ist es nicht erstaunlich, dass diejenigen Hirngeschädigten, die im vorhin genannten Sinne nicht lokalisieren und Raum schätzen können, auch keine rechte Vorstellung von Raumrichtungen haben, kein rechtes Oben und Unten, kein Vorn und Hinten, kein Rechts und Links. Freilich, bei oberflächlicher Beobachtung bleibt diese Störung oft verborgen, weil die Kranken unbewusst Um- und Auswege benutzen, die die Störung in ihrer Auswirkung verdecken. Sagt man z.B. einem solchen Kranken: „Zeigen Sie nach oben“, so bringt er den Arm in eine Lage, die man auf den ersten Blick als ein „nach-oben-zeigen“ ansieht. In Wirklichkeit aber diente unserem Kranken hier die Zimmerdecke als Anhaltspunkt für seine Handlung, und nicht die abstrakte Richtung! Die weitere Analyse zeigte: „vorn“ heisst bei dem Kranken so viel wie „geradeaus schreiten“, und „hinten“ so viel wie „sich umdrehen“; „rechts“ die „Hand, mit der man schreibt“, und „links“ die „Hand, mit der man nicht schreibt“; „unten“ die „Füsse“, „oben“ der „Kopf“ oder die „Zimmerdecke“, je nach der speziellen Situation.

Es zeigt sich aber noch viel mehr. Es ergeben sich wichtige Hinweise auf die experimentelle Prüfung des Raumverhaltens und einmal mehr findet sich Gelegenheit, darauf hinzuweisen, wie nützlich das Figurenlegen mit Zündhölzchen ist. Aber auch hier ist zu sagen: Man muss es selbst gemacht haben, man muss es versucht haben, man darf nicht nach irgendeinem Schema vorgehen, sondern in jedem Fall muss die Untersuchung individuell gestaltend aufgebaut werden. Dabei ist nun aber mit dem Zeigen das Richtungsproblem verbunden. Wir sehen, wie entscheidend es ist, darauf zu achten, ob Richtungen eingehalten werden können oder nicht und was sich daraus alles erschliessen lässt. Dabei ist es vielleicht noch wichtiger, sich der Täuschungsmöglichkeiten bewusst zu sein, welche auf diese Weise gegeben sind. Man muss sich immer vergegenwärtigen, ob eine Handlung, die ausgeführt wird, auch richtig verstanden worden ist.

Al. 12, S. 263f.: Beachten Sie, dass es sich in den angeführten Beispielen wieder um ein unmittelbares Tun im Aktionsraume handelt! Es bedarf grosser Erfahrung, um mitunter zu erkennen, dass die Kranken unsere sich auf den schematischen Ordnungsraum beziehenden Aufgaben nur scheinbar lösen, indem sie durch Tun im

> Aktionsraume ihr Versagen verdecken. Man muss also, um Störungen des Richtungsbewusstseins nachzuweisen, solche Aufgaben wählen, bei denen Scheinlösungen der erwähnten Art ausgeschlossen sind. Sehen wir uns nach einer solchen Aufgabe um! Auf dem Tisch liegt ein Holzstäbchen in schräger Lage, etwa von links oben nach rechts unten. Der Kranke bekommt die Aufgabe, ein zweites Stäbchen in dieselbe Raumlage zu bringen. Äusserlich betrachtet, gelingt das dem Kranken, aber eben nur äusserlich, denn er tut wieder etwas anderes, als eigentlich verlangt. Die nähere Beobachtung zeigt, dass der Kranke – langsam und unsicher – das zweite Stäbchen mit dem ersten zur Deckung bringt oder es als lineare Fortsetzung des ersten oder parallel zum ersten zu legen trachtet. Diese Hantierungen – zur Deckung bringen, als Fortsetzung oder parallel legen – erfolgen beim Kranken unabhängig von jedem Richtungsbewusstsein, das dazu auch gar nicht erforderlich ist. Man darf sich also durch den äusserlich richtigen Effekt auch hier nicht täuschen lassen! Der Versuch muss demnach modifiziert werden, wenn man ein eindeutiges Resultat erhalten will. Man muss das erste Stäbchen entfernen, nachdem der Patient auf dessen Lage hingewiesen wurde. Der Kranke muss also aus der unmittelbaren Erinnerung die Raumlage legen. Jetzt versagt der Kranke, es entstehen lauter Fehler. Das Resultat wird nicht besser, wenn man dem Kranken einen rechten Winkel aus zwei Stäbchen in einer bestimmten Raumlage als Muster vorlegt (┌ oder ┘ oder └ oder ┐) und ihn auffordert, den Winkel genau so aus der Erinnerung nachzulegen. Das Rechtwinklige als solches wird immer richtig gelegt, aber die Raumlage nicht oder nur ganz zufällig. Die Raumlage als solche gibt es eben nur im schematischen Ordnungsraume! Nun könnte man vermuten, dass bei den Versuchen, aus der Erinnerung etwas nachzulegen, ein Versagen des „Gedächtnisses" vorliegt. Am Ende hat der Kranke die Raumlage bereits vergessen? Indessen diese Erklärung ist falsch; denn wenn ich dem Kranken aus 20 und mehr Stäbchen ein „Häuschen" oder ein anderes sinnvolles Gebilde als Muster vorbaue, so legt der Kranke nach Entfernung der Vorlage aus der Erinnerung das Häuschen pedantisch genau nach; ja noch viel exakter als wir, weil es in der Umwelt dieser Kranken ein blosses „ungefähr so" nicht gibt. Ich komme darauf noch zurück.

Je weiter wir in diesem Text lesen, desto deutlicher wird, dass im Greifen und Zeigen jener Unterschied wirksam ist, den Binswanger als Lebensfunktion und Lebensgeschichte erfasst hat. Einleuchtend und einfach ist es, das Greifen als eine rein lebensfunktionale Leistung aufzufassen. Schwieriger ist es mit der andern Verhaltensstruktur. Hier müssen wir uns klar sein darüber, dass Lebensgeschichte nur ein Aspekt ist jenes Urphänomens, wie Binswanger sagt, des Erlebens von etwas und des Wissens um dieses Erleben. Was Gelb hier bietet und was Binswanger mit der räumlichen Orientierung meint, ist der räumliche Aspekt dieses Urphänomens, während der zeitliche und damit auch der geschichtliche Aspekte von Gelb nicht betrachtet wird.

Es ist sehr wichtig, seine Fähigkeit zu schulen, Begrifflichkeiten ineinander überführen zu können, miteinander in Beziehung zu setzen, denn nur so lernte man, auch die entsprechenden Betrachtungsweisen am konkreten Einzelfall eines Patienten nutzbringend anzuwenden.

> Al. 13, S. 264: Ich hoffe, an diesen Beispielen gezeigt zu haben, dass es im Gebiete des Raum-Habens eine den Veränderungen auf so verschiedenen Gebieten wie Wahrnehmung, Sprache, Denken analoge Grundveränderung im Sinne des Konkreterwerdens gibt. Das, was wir schematischen Ordnungsraum nannten, brauchen wir eben nur dann, wenn wir die Umwelt denkend beherrschen wollen, nicht aber, wenn wir bloss unmittelbar in ihr handeln. Noch ein Beispiel. Ich kann mich in einem, mir auch nur wenig bekannten Gelände gut zurechtfinden und bedarf dazu keines Ordnungsraumes. Ein Haustier kann das ja auch, aber das Tier besitzt selbstverständlich trotz guten Orientierungsvermögens keine schematische Gesamtvorstellung der Geländeanlage; es kann sich doch keinen „Plan" entwerfen! Hierzu bedarf es eben eines spezifischen Raumbewusstseins. Darüber aber verfügt nur der Mensch und auch nur dann, wenn er die Umwelt denkend darstellt. Mit einer solchen denkenden Darstellung geht aber der Mensch über den Umweltraum, über die blosse „Umwelt" hinaus und gewinnt so die Möglichkeit, den Begriff des „Weltenraumes" und der „Welt" zu fassen.

Zehnter Vortrag

12. Mai 1971

> Al. 1, S. 264f.: Wer die Literatur über hirnpathologische Fälle auch nur flüchtig kennt, der weiss, dass dort viel von Störungen der „Aufmerksamkeit", des „Merkens", „Behaltens", der „Intelligenz", usw., usw. gesprochen wurde und wird. Sie werden gemerkt haben, dass in meinen Darlegungen solche Begriffe fast vollständig fehlen. Noch mehr: für unsere Betrachtungsweise gibt es jene stückhaft betrachteten Störungen der „Aufmerksamkeit", des „Merkens", usw. gar nicht. Dass man an die Existenz solcher Einzelstörungen glaubte und sie geradezu postulierte, ist das Produkt bestimmter, sehr allgemeiner Voraussetzungen, die zu bestimmten Scheinproblemen geführt haben. Wie umfangreich ist doch z.B. die Literatur, welche durch die Streitfrage hervorgerufen wurde, ob Aphasische „nur" eine Störung der Sprache oder „auch" eine Störung der Intelligenz hätten. (In Frankreich ist diese Streitfrage an die Kontroverse zwischen Déjérine und Pierre Marie geknüpft, und der deutsche Forscher Isserlin kommt noch heute über ihre Schwierig-

> keiten nicht hinaus). In Wirklichkeit ist diese Frage mit „ja“ oder „nein“ zu beantworten, weil bereits ihre Voraussetzungen nicht zutreffen. Sprach man doch von Störungen der „Intelligenz“, der „Aufmerksamkeit“, der „Praxie“, usw. in der Annahme, dass durch das Gestörtsein solcher Einzelfunktionen der Kranke, als ganzer Mensch betrachtet, verändert sei. Dabei verlieh man solchen Begriffen wie „Intelligenz“, „Aufmerksamkeit“, „Merken“ für gewöhnlich recht willkürliche Bedeutung, so dass eine theoretische Einigung hoffnungslos wurde. Unsere Verhaltensanalyse hat uns zum entgegengesetzten Resultat geführt. Die Kranken sind nicht in ihrem Grundwesen verändert, weil ihre „Aufmerksamkeit“, ihr „Merken“, usw. gestört sind, sondern umgekehrt: weil die Kranken in ihrem Grundwesen verändert sind, indem sie zu weniger rationalen, unmittelbar-tuenden Menschen geworden sind, werden ihnen bestimmte intellektuelle Leistungen sowie bestimmte Leistungen der Aufmerksamkeit, des Merkens, usw. unmöglich.

Letztes Kapitel X, S. 264 und folgende: Das erste Alinea bringt eine Zusammenfassung der vorhergehenden Darlegungen, und zwar im Hinblick auf einzelne Begriffe der Psychopathologie. Wenn man bedenkt, dass man heute immer noch von Störungen der Aufmerksamkeit, der Merkfähigkeit, der Intelligenz usw. spricht und so tut, als ob all das ganz selbstverständlich wäre, dann muss man sich schon fragen, wie man auf diese Weise noch forschen kann, nachdem man seit bald 40 Jahren weiss, dass sich alles ganz anders verhält. Vor allem der letzte Satz des Al. 1, S. 265 Mitte stellt die Verhältnisse ins richtige Licht.

Auch das zweite Alinea S. 265 unten stellt eine Zusammenfassung früherer Aussagen dar. Es finden sich dann aber auf S. 266 oben ganz wichtige Ergänzungen. Was Gelb hier sagt, kann auch so ausgedrückt werden, dass es sich dabei um das handelt, was Freud als Übertragung und Übertragungsbeziehung bezeichnet hat. Die Betrachtungsweise, die Gelb anwendet und in der vor allem abstraktes und konkretes Verhalten unterschieden werden, ist geeignet darzutun, wie sehr die mitmenschliche Beziehung an konkrete Verhaltensweisen gebunden ist, und wie sehr konkretes Verhalten aus der mitmenschlichen Beziehung heraus verständlich wird.

Was hier steht, ist aber noch in einer anderen Beziehung wichtig, nämlich im Hinblick auf das Zuhörenkönnen. Das Zuhörenkönnen ist allgemein sehr viel schwieriger, als man meint, und zwar auch für denjenigen Menschen, der nicht organisch geschädigt ist, und so auch für den Arzt, der dem Patienten zuhört.

Aus der Beziehung zwischen mitmenschlichem Kontakt und konkreter Situation einerseits, der Fähigkeit zum abstrakten Verhalten und Zuhören-zu-können andererseits, lässt sich eine Beziehung zwischen konkret und abstrakt einerseits, zwischen Beziehung und Zuhören andererseits ableiten, die sehr interessante Aspekte zeigen kann.

Al. 2, S. 265f.: Nur von einer solchen Betrachtungsweise aus ist denn auch die uns so oft begegnete Tatsache zu erklären, dass die Kranken bei der „gleichen" Aufgabe anscheinend bald versagen, bald sie lösen können. Wir haben gesehen, dass diese Kranken dort, wo sie die Aufgabe zu lösen scheinen, etwas in ihrer unmittelbartuenden Weise verrichten, was der Intention der gestellten (rationalen) Aufgabe gar nicht entspricht, wohl aber einen äusserlich brauchbaren Effekt herbeiführt. Nach der anderen, hier bekämpften Betrachtungsweise aber musste man zur Erklärung jener Tatsache zu recht vulgären und willkürlichen Hilfsmassnahmen greifen. Blasse, man möchte sagen, blutleere Begriffe wie „Schwankungen der Aufmerksamkeit", „bessere und schlechtere Tage", u.a. sollten jenen scheinbaren Wechsel von Lösen und Versagen erklären. Damit gar keine Missverständnisse möglich werden, noch einige Beispiele! Ich sage zu einem Kranken (Stirnhirnverletzten): „Ich will Ihnen jetzt was vorlesen, hören Sie gut zu und erzählen Sie es mir hinterher". Nun lese ich dem Kranken eine kurze Geschichte vor, etwa von einem „Gewitter". Der Kranke hört zu mit einem leeren Gesichtsausdruck. Er ist nicht imstande, etwas nachzuerzählen; mitunter reproduziert er einige Worte wie „Gewitter", aber dies rein sprechmotorisch, ohne jeden Sinnzusammenhang. Kann sich der Kranke nichts „merken"? Oder „vergisst" er sofort das Gehörte? Nein! Denn sein Verhalten ändert sich mit einem Schlage, sobald ich ihm wörtlich dieselbe Geschichte nicht mehr vorlese, sondern als einen lebendigen, persönlichen Bericht bringe von einem Ereignis, das mir gestern zugestossen ist. Der Kranke hört plötzlich ganz anders zu; er ist ganz bei der Sache, und noch mehr: ist der Bericht vorbei, so erzählt er seinen Kameraden, was „dem Professor passiert ist". Kann er sich nun etwas „merken" und „behalten", oder nicht? Sie sehen, so allgemeine clichéartige Begriffe wie „merken", „behalten" fördern uns nicht. Woran lag es denn, dass der Kranke das eine Mal sich nichts merken konnte, das andere Mal aber doch? Nun, eben daran, dass der Kranke das erste Mal diejenige „Einstellung" nicht gewinnen konnte, die zum Zuhören nötig ist. Ist denn „Zuhören" so einfach? So selbstverständlich uns Gesunden das ist, für die Kranken ist es keineswegs selbstverständlich. Um zuzuhören, muss man sich von der augenblicklichen Situation, in der man sich befindet, losreissen und einer anderen Sache zuwenden, die in keinem inneren Zusammenhange mit der konkreten Situation selbst steht. Wer nun, wie der Kranke, in dem „Hier, Jetzt und So" der Situation aufgeht, vermag die für das Zuhören notwendige Einstellung gar nicht aufzubringen; er kann infolgedessen auch nichts merken und behalten. Um also den Kranken zur Teilnahme, zum Zuhören zu bringen, muss die Aufgabe eine „sachliche" Situationsnähe erhalten, d.h. nicht als etwas ganz Fremdes in die Situation hineinplatzen. Befindet sich der Kranke z.B. mitten in lebendiger Unterhaltung mit dem Untersucher, so kann sich ein Bericht vom Gewitter in die augenblickliche Situation des Kranken einfügen. Dann ist der Kranke auch „bei der Sache“ und kann „merken“ und „behalten“.

Was Gelb endlich gegen den Schluss des Alinea über Sachlichkeit und „bei der Sache sein“ sagt, ist ein weiterer interessanter Aspekt, der in diesen Zusammenhängen weiter ausgeführt wird.

Das dritte Alinea ist wiederum eine Wiederholung und zu gleicher Zeit eine Darstellung eines Problems in etwas anderem Zusammenhang.

> Al. 3, S. 267: In welch hohem Grade situationsgebunden dieser Kranke ist, zeigt eindringlich auch folgende Tatsache: er leidet, wie so viele andere auch, an epileptiformen Anfällen, die mitunter leichter, mitunter schwerer sind. Am Tage nach einem Anfalle sollte der Kranke den Satz niederschreiben: „Ich hatte einen schweren Anfall“. Er schreibt den Satz, lässt aber das Wort „schweren“ fort. Er ist auch absolut nicht zu bewegen, das Wort hineinzubringen. Es zeigte sich nun, dass der Anfall dem Patienten selbst nicht schwer erschienen war, und etwas zu schreiben, das der erlebten Wirklichkeit nicht entsprach, war für den Kranken eine Unmöglichkeit! Die Sphäre des „bloss Möglichen“, des „bloss Gedachten“ ist diesem Kranken verschlossen! Hier liegt eine Tatsache vor, die durchaus analog ist derjenigen, dass viele Kranke nicht imstande sind, absichtlich etwas Falsches zu sagen.

Was sich im vierten Alinea S. 267 über die Pedanterie findet, gilt nicht nur für organisch Hirngeschädigte, sondern auch für viele andere, was Tellenbach z.B. über die Ordentlichkeit der Melancholischen sagt, gehört auch in diesen Zusammenhang. Nur muss das Problem irgendwie umfassender gestellt werden, als wie Tellenbach es sieht. Es gibt zahlreiche, sehr unordentliche Melancholische, die aber trotzdem an einer Pedanterie im Sinne von Gelb leiden, das zeigt sich etwa so, dass sie jeder Veränderung in ihrer Umwelt feindselig gegenüberstehen und alles anders haben wollen, als wie es geschieht, und gleich haben wollen, wie es bisher immer war. Das Goethe Zitat S. 268 oben gilt nicht nur für den Organiker, sondern für den psychisch Kranken ganz allgemein.

> Al. 4, S. 267: Die unvoreingenommene Beobachtung der Kranken in ihrem gewöhnlichen Alltagsleben bestätigt die Ergebnisse, die eine planmässig angelegte und systematisch durchgeführte Untersuchung liefert. Auffallend ist die aussergewöhnliche „Pedanterie“ Hirngeschädigter. In ihren Schränken und Schubladen herrscht peinlichste Ordnung; der Gesunde kennt sie – Gott sei Dank! – in diesem Masse nur selten! Man kann geradezu sagen, je grösser die Ordentlichkeit, umso schwerer das Krankheitsbild! Denn diese Ordnung des Hirngeschädigten ist keine planmässig angelegte, sie ist nicht Ordnung eines Systems, sondern sie ist die notwendige

> Folge der unbewussten, ich möchte fast sagen, triebhaften Einstellung, die Gebrauchsgegenstände anhaltend in der gleichen Weise zur Hand zu haben, und ohne Reflexion mit ihnen umgehen zu können. Jede Veränderung im Ablauf des Alltages erfordert eine, wenn auch noch so primitive Überlegung und Entschlusskraft, und hier beginnen ja gerade die Schwierigkeiten! Derartige Kranke gehen jeden Tag um dieselbe Zeit an die frische Luft, aber immer durch die gleichen Strassen. Schon die Aufforderung, einen Umweg oder eine Abkürzung zu gehen, kann eine gewisse Fassungslosigkeit auslösen. Das „An-die-Luft-gehen" ist für diese Kranken genau so eine Tätigkeit wie irgend eine andere, und nicht etwa ein beschauliches Umherspazieren. „Spazierengehen" im strengen Sinne des Wortes heisst ja Abstand nehmen vom unmittelbaren Tun, und Annehmen einer beschaulichen Haltung. Das ist keineswegs eine unproblematische Angelegenheit! Es ist gar nicht so einfach, wirklich spazieren zu gehen, und nicht jedem gelingt jene Haltung, die in den Versen Goethes zum Ausdruck kommt: „Ich ging im Walde so für mich hin, und nichts zu suchen, das war mein Sinn".

Al. 5, S. 268 gibt wiederum so nebenbei interessante Hinweise. So z.B. wenn die Rede ist vom „langen Zusammensein" mit Kranken. Das will nicht heissen, dass man stundenlang Kranke in seinem Sprechzimmer empfängt oder gar hinter ihnen sitzt, wenn sie auf dem Sofa liegen, sondern mit Zusammensein ist ein Zusammenleben gemeint. Es ist schon so, dass gerade die wesentlichen Aspekte im Zusammensein sichtbar werden. Man kann auch nicht genügend Gewicht legen auf die Kleinigkeiten, die entscheidend und wesentlich sind. Auf Kleinigkeiten kommt es meistens viel mehr an als auf die grossen Gesten und wichtigen Ereignisse. Es ist aber nicht nur in der Psychiatrie so, sondern im Leben überhaupt.

> Al. 5, S. 268: Es gehört ein durch langes Zusammensein mit derartigen Kranken geschärfter Blick dazu, um die unendlich vielen Kleinigkeiten des Alltages im Wesenszusammenhange mit dem Krankheitsbilde zu sehen und zu werten. Man muss bei der Verhaltensanalyse äusserst vorsichtig sein mit der Einschätzung bestimmter Symptome als „Unwichtigkeiten" oder „Kleinigkeiten"! Eine anscheinend unwichtige „Nebensächlichkeit" kann, in richtiger Zentrierung gesehen, unter Umständen den Schlüssel zum Verständnis des gesamten Krankheitsbildes liefern. Die Ordentlichkeit, die Pünktlichkeit der Kranken, die, wie wir schon sagten, keine Ordnung eines Systems ist, ist also nur aus der Not der Kranken zu verstehen, aus ihrer Gefahr, sich zu verlieren; gewissermassen als natürlicher Schutz. Eine derart bedingte Ordentlichkeit schliesst natürlich alles bloss „Ungefähre" aus; „kopiert" der Kranke eine Vorlage, z.B. beim Nachbauen eines Häuschens, so hält sich die Kopie sklavisch an das Original, aber nicht aus Freude an Genauigkeit, sondern aus der Unfähigkeit heraus, vom Original abzuweichen. Ein bloss schematisches oder bloss „ungefähres"

> Nachbauen setzt, wie auch jedes Andeuten, Markieren, usw. voraus, dass man die Vorlage nur als Anhaltspunkt für ein freies Tun und Schaffen benutzt.

Endlich ist mit dem nächsten Alinea vom freien Tun und Schaffen die Rede. Auch hier finden sich wieder sehr schöne Formulierungen, vor allem am Schluss des nächsten Alineas. – Aufgaben, die freies Tun und Schaffen wesensmässig enthalten, hören auf, „dem Kranken ihren Sinn zu enthüllen". Das ist grossartig ausgedrückt, gilt aber ebenso für Depressionen und für viele andere psychische Krankheiten.

> Al. 6, S. 268: Ein freies Tun und Schaffen ist aber aus der Umwelt der hier besprochenen Kranken gewichen. Die Welt, in der sie leben, ist ärmer und dürftiger geworden, sie kennt nur einen sehr beschränkten Aufgabenkreis. In ihr gibt es nur solche Aufgaben, die aus der präsenten Situation erwachsen; Aufgaben dagegen, die darüber hinaus gehen, bleiben diesen Kranken verschlossen, d.h. sie hören auf, dem Kranken ihren Sinn zu enthüllen. Wo aber der Sinn einer Aufgabe nicht aufgeht, fällt die Aufgabe als solche fort.

Der Schluss bietet keine neuen Probleme mehr und ist für sich selbst verständlich, der Neudruck enthält sonderbarerweise noch einige Sätze mehr, als das Original, etwas wesentlich anderes ergibt sich aber nicht.

> Al. 7, S. 269: Was ich in diesen ganz wenigen Stunden bringen konnte, hat einen sehr fragmentarischen Charakter. Besonders konnten Gegenargumente nur dürftig berücksichtigt werden. Indessen lag mir daran, die Zeit auszunützen, um eine bestimmte Betrachtungsweise in den Mittelpunkt zu rücken. Es bedarf wohl keiner ausführlichen Begründung, wenn ich behaupte, dass unsere Betrachtungen über das engere Gebiet der medizinischen Probleme hinausreichen. Besonders unsere letzten Gedanken schlagen eine Brücke zur Psychologie des gesunden Menschen.
>
> Das aber war gerade der Zweck dieser Vorlesungen: wir wollten das hirnpathologische Material nicht um seiner selbst willen betrachten. Ein tieferes Eindringen in die menschliche Natur überhaupt bildete unser eigentliches Ziel.

Max Scheler: Die Psychologie der sogenannten Rentenhysterie und der rechte Kampf gegen das Übel

Philosophische Kultur. Vom Umsturz der Werte. Leipzig 1919, S. 191–218

20. Oktober 1970 – 23. Februar 1971

Einleitend wird auf Persönlichkeit, Werk und Methode von Scheler hingewiesen. Stichwortartig ist zu sagen, dass es sich um einen Phänomenologen handelt, welcher Husserl am nächsten steht, aber eine eigene Methode entwickelte, die freilich wenig streng ist, kaum System erkennen lässt, weshalb seine Schriften häufig sprachlich schlecht gestaltet und im ganzen eher diffus wirken. Sie enthalten jedoch ganz hervorragende phänomenologische Analysen, die auch heute noch ihre volle Gültigkeit haben und besonders für die Psychiatrie von grosser praktischer Bedeutung sind. Es lohnt sich deshalb, auch heute noch diese Arbeiten zu lesen und die Mühe auf sich zu nehmen, sich in den schwierigen Sätzen zurechtzufinden, da derart wesentliche Phänomene zur Sprache kommen, die auf keine andere Weise thematisiert werden können.

Die Schwierigkeit des Textes liegt aber nicht nur in der Persönlichkeit und Methode von Scheler, der diese Arbeiten häufig diktiert hat und einfach so drucken liess, ohne den Text zu überprüfen, sondern die Schwierigkeit liegt auch in den beschriebenen Sachverhalten selbst, die sich nur sehr widerspenstig einer phänomenologischen Deskription und Analyse fügen.

Die Arbeit schliesst unmittelbar an diejenige über „Die Idole der Selbsterkenntnis", die wir schon gelesen haben und die uns zu zahlreichen Erfahrungen und Hinweisen für die eigene Arbeit Gelegenheit bot.

Zum Text selber:

Der Text ist natürlich aus der Zeit, in welcher er entstanden ist, d.h. um das Jahr 1912, zu verstehen. Damals hat die Sozialversicherung dazu geführt, dass das, was wir heute als Begehrungsneurosen bezeichnen, als Massenerscheinung auftrat, indem man damals noch nicht wusste, wie mit Versicherungsleistungen umzugehen ist. Heute spielen in der Schweiz wenigstens und in unsern Gegenden Begehrungsneurosen nur noch eine ganz untergeordnete Rolle. Sie kommen immer wieder vor. Die vorliegende Arbeit ist nun aber nicht bloss von Interesse im Hinblick auf die Begehrungsneurose, sondern auf die ganze Neurosenproblematik überhaupt und vor allem im Hinblick auf allgemein psychopathologische Fragen.

Schelers Arbeit steht in Zusammenhang mit damaligen sozialpolitischen Problemen, wobei Bestrebungen im Gange waren, wegen des Missbrauches die Sozialversicherungen wieder abzuschaffen.

> S. 193f.: Um die großen Massenerscheinungen unserer Zeit voll zu verstehen, bedarf die gemeinhin hierzu angewandte statistische, und auf Grund der statistischen Ergebnisse und deren Vergleich objektiv kausal forschende Methode einer Ergänzung durch die Aufdeckung der psychischen Ursachen und elementaren psychischen Gesetze, die in jenen Erscheinungen zutage treten. Dies gilt z.B. in besonderem Maße für das Verständnis der Ursachen des gegenwärtig beängstigenden Rückgangs der Geburtenfrequenz, worauf an dieser Stelle nicht eingegangen sei. Es gilt auch für die Mehrzahl derjenigen Tatsachen, die neuerdings Professor Bernhard als „unerwünschte Folgen der Sozialpolitik" bezeichnete; insbesondere aber für die Krankheitserscheinungen, die man teils mit dem Namen „traumatische Neurose", teils mit dem Ausdruck „Rentenhysterie" zusammengefaßt hat. Ob diese Krankheit wirklich eine solche Ausdehnung gewonnen hat, daß man um ihretwillen die gesamte, oder doch einen wesentlichen Teil der sozialpolitischen Gesetzgebung verwerfen dürfte, und ob die voraussetzenden Anlagen für die Entstehung jener neuen „Krankheit" nicht auch ohne die Unfallversicherung (und Krankenversicherung) sich nur andre Ausdrucksformen verschafft hätten; wie weit endlich einige dieser Erscheinungen speziell an die staatliche Sozialversicherung für die Arbeiter (und Angestellten) und nicht wie z.B. die Verlängerung der Rekonvaleszenzdauern und alle Formen der Krankenversicherung, auch der Privatversicherung gebunden sind; ja, wie weit Versicherung gegen irgendwelche Übel überhaupt in gewissem Sinne diese zu vermehren geeignet ist, ohne daß eine bewußt willkürliche Herbeiführung derselben, wie z.B. im Falle verbrecherischer Brandstiftung bei Feuerversicherung, anzunehmen ist: All dies soll hier nicht untersucht werden; desgleichen nicht die sozialpolitischen Experimente, die z.B. in der Schweiz durch Variationen der Termine der zu zahlenden Rentensummen mit der Absicht gemacht wurden, hierdurch Wege und Ziele aufzufinden, die Gesetzgebung so abzuändern, daß die „unerwünschten Folgen" ausbleiben. Daß aber die Psychologie bei Beurteilung analoger Gesetzesvorschläge neben dem sozial-ökonomischen Gesichtspunkt jedenfalls auch ihr Wort mitzureden hat und nach einem neuerlichen Wunsche A. Webers überhaupt der Fortschritt der Sozialpolitik sich mehr als bisher auf die, durch deren Maßregeln zu erreichenden seelischen Veränderungen im Zustande der Klassen zu richten haben wird, muß auch von den Gegnern der durch Bernhard vertretenen Parteirichtung eingeräumt werden.

Psychische Massenphänomene, teils hysterischer Natur hat es immer gegeben. Wenn Scheler vom Geburtenrückgang spricht, dann ist das natürlich heutzutage kein aktuelles Problem mehr. Es ist aber an die Massenhysterien des Mittelalters zu erinnern, die es einem Bernhard von Clairvaux erlaubten, wie vielerorts so auch in Konstanz in grösserer Zahl Wunderheilungen von Blinden, Lahmen und anders Kranken vorzunehmen.

Über den zitierten Autor Bernhard ist uns nichts bekannt. Dagegen dürfte es sich bei A. Weber um Alfred Weber handeln, den Bruder von Max Weber, der in der ersten Hälfte des Jahrhunderts in Deutschland als Soziologe und Sozialpolitiker eine bedeutende Rolle spielte. Es wird in diesem Zusammenhang kurz darauf hingewiesen, welche Bedeutung Max Weber, die damalige Soziologie und die Sozialpolitik für die Psychiatrie und im speziellen für Jaspers hatte.

Scheler will nun auf psychische Gesetze hinweisen, welche der „Massenerscheinung der Rentenhysterie“ zugrunde liegen, und insofern es sich dabei eben um allgemein gültige Gesetze handelt, können diese auch auf andere psychiatrische Probleme angewendet werden.

> S. 194: Hier sei nur der Blick gelenkt auf die psychischen Gesetze, die in jener Massenerscheinung der Rentenhysterie sich darstellen.

Mit dem folgenden Alinea wird nun die Rentenhysterie von der Simulation und dem eigentlichen Missbrauch der Sozialgesetze unterschieden, wobei aber bereits ein wichtiger Aspekt thematisiert wird, nämlich dass die Simulation bloss teilweise bewusst geschehen oder auch automatisch ablaufen kann. Interessant sind dabei die Ausführungen über Automatisches und Psychisches bei Ohnmachtsanfällen, wobei wir an die psychomotorischen Epilepsien erinnert werden, bei denen auch der Anstoss biologisch ist, sich somit automatisch einstellt. Es kann zu verschiedenen psychischen Weiterentwicklungen kommen, sei es, dass einfach psychisch etwas weiterläuft, ohne spezielle Interessen, oder aber es kommt zu eigentlichen Ausdrucksfunktionen im Interesse bestimmter Haltungen, Mitteilungen oder Darstellungen, womit das hysterische Moment in den Vordergrund tritt. Man merkt dann rasch, dass offenbar gewisse Unterscheidungen vorgenommen werden, die von wesentlicher Bedeutung sind. Wir bleiben aber mitten in dieser Ableitung stehen.

> S. 194f.: Völlig zu scheiden ist die Rentenhysterie von allen Formen, sei es klarer oder halbbewußter *Simulation* einer Krankheit oder ihrer Fortdauer; sowie von allen Formen halb oder ganz bewußter willkürlicher Herbeiführung einer Unfallsschädigung; und eben damit auch von der sog. „Rentensucht“, die nur eine Steigerung dieser Erscheinungen darstellt. Wo immer die mehr oder weniger klare Vorstellung, oder Erwartung, oder Hoffnung auf eine Rente solche simulativen Handlungen und künstlichen Ersatzmit-

tel des natürlichen Ausdrucks des Befindens resp. selbstschädigende Handlungen oder doch eine willkürliche Ausspannung der sonst gebotenen und geübten „Vorsicht" (z.B. bei Maschinen) zur Folge hat, da liegt ein *Mißbrauch* der Einrichtung vor, keine Wirkung der Einrichtung auf die psychische Gesundheit. Da jede Einrichtung mißbraucht werden kann, ist auch ein (wenn auch noch so ausgedehnter) Mißbrauch solcher Art kein sinnvoller Vorwurf gegen die betreffende Einrichtung. Fälle solcher Art beschränken sich im großen und ganzen auch auf die sittlich tiefstehendsten Elemente der Versicherten, sofern nicht (wie es auch vorkommt) ein spezifisch hysterischer Racheimpuls, den sozialen Zuschauer durch Selbstschädigung (unter Rechnung auf die mitfühlende Teilnahme seinerseits) leiden zu machen (eine Form, die im chinesischen und japanischen Selbstmord geradezu zu einer „Sitte" geworden ist), die sicher nur sehr seltene Ursache des Verhaltens bildet. An der Grenze solcher Fälle steht übrigens schon eine Form der „Simulation", die man gegenüber der willkürlichen die automatische Simulation nennen kann. In ihr findet der Eintritt des simulierenden Impulses unabhängig vom bewußten Wollen statt und ist selbst schon das Zeichen einer seelischen Erkrankung. So ist etwa der erste Impuls zum In-Ohnmacht-fallen und Zusammenbrechen bei einem hysterischen Patienten durchaus automatisch, und gleichwohl zeigt der Prozeß eine gewisse Regulierbarkeit „auf Grund" (aber nicht nach „Berechnung") der jeweiligen „Umstände", so daß der Kranke z.B. auf einen Teppich, nicht aber auf einer Marmorfließe hinschlagen wird. Jene Vermischung von automatischer Nötigung und Bestimmbarkeit des Verhaltens durch die Bedeutung und den Wert, den wechselnde „Umstände" für die *Interessen* des betr. Individuums besitzen, könnte man bei einer Fülle uns aus der Hysterie bekannter Symptome, selbst bei hysterischer Blindheit, Gesichtsfeldeinengung, Taubheit, Lahmheit usw., auch bei der automatischen Bildung unwahrer Vorstellungen, die, ohne wie bei der „Lüge" willkürlich an Stelle der Wahrheit gesetzt zu sein, sich von „Irrtümern" und „Täuschungen" doch durch die Tatsache unterscheiden, daß sie auch „im Interesse" des Kranken liegen, als vorhanden nachweisen.

3. November 1970

S. 196 Mitte: Die Vermischung *automatischer Nötigung* im Sinne automatischer Abläufe *mit interessebestimmtem Verhalten* folgt nun eigenartigen Gesetzmässigkeiten. Scheler meint nun, das ist eine wesentliche These seiner Arbeit, dass *auch das Krankheitsbild der traumatischen Neurose* durch diese Gesetzmässigkeiten bestimmt sei, d.h. also durch das Zusammenwirken automatischer und interessebedingter psychischer Vorgänge.

S. 196: In ihre eigenartige Gesetzmäßigkeit hinein fällt nun zweifellos auch der *Ursprung* des Prozesses, der schließlich im Krankheitsbild der traumatischen Neurose endet. Denn nicht etwa die „Vorstellung" oder die „Erwartung" der in Aussicht stehenden Rente ist es, welche die gleich zu nennenden krankmachenden Prozesse gesteigerter „Selbstbeobachtung" und hypochondrischen Verhaltens bedingen, sondern – was zunächst wunderbar erscheinen wird – *jenes „In-Aussicht-stehen" der Rente selbst,* ohne, daß hiebei in Form einer gegenwärtigen Vorstellung, Erwartung oder gar Berechnung diese Tatsache auch im Bewußtsein gegeben sein müßte. Wo immer noch die Vorstellung, die Erwartung der Rente oder gar „das Rechnen auf" die Rente das Verhalten bedingen, da haben wir auch noch *Simulation* in gewöhnlichem Sinne. Nun wird der Unkundige wahrscheinlich sagen: Ja, wie soll denn ohne solche Vorstellung oder Erwartung die künftige Rentenzahlung überhaupt einen Einfluß auf das psychische Verhalten gewinnen? Liegt hier nicht eine ganz mysteriöse Annahme vor? Und könnte denn der bloße *Bestand* des Gesetzes, das an gewisse eintretende Krankheitsfälle oder Unfälle jenen Rentenbezug knüpft, auf den Versicherten eine Wirkung üben, wenn dieser vom Bestand dieses Gesetzes gar nichts wüßte und den Rentenbezug sich nicht vorstellte?

Das muss nun weiter begründet werden, und diese Begründung erfolgt von der Mitte der S. 196 an. Worum es sich dabei handelt ist, dass *nicht eine Vorstellung oder Erwartung bewusster Art das krankhafte Geschehen allein bestimmt.* Wenn jemand einfach auf eine Rente rechnet und sich deshalb für krank ausgibt, dann *simuliert* er. Dann handelt es sich *nicht um Krankheit,* und es ist nicht berechtigt, von einer Rentenneurose oder Rentenhysterie zu sprechen. Es ist *nicht diese Art von Interesse,* an die man naiverweise zuerst denken würde, die gemeint ist, wenn man von interessebedingten hysterischen Reaktionen spricht.

Um was es sich wirklich handelt, ist etwas anderes, was *sehr schwer zu erläutern* ist. Das merkt man auch an dem schwierigen Stil Schelers. Es kommt ihm darauf an, deutlich zu machen, dass *das in Aussichtstehen der Rente selbst* oder an sich dazu führt, dass eine Rentenneurose entsteht. Es geht *nicht um eine Vorstellung* davon, dass man in den Genuss von Geld kommen werde.

Scheler macht nun auf S. 197 oben selbst Einwände gegen diese Auffassung. Irgendwie muss ja der Rentenneurotiker schon um die Existenz und Möglichkeit eines Rentenbezuges wissen. Es fragt sich aber nur, um *was für ein Wissen* es sich hier handelt und wie dieses Wissen einen Einfluss haben kann.

S. 197f.: In diesen Fragen ist Wahres und Falsches eigenartig gemischt. Gewiß! Stirbt z.B. ein längst totgesagter „Onkel in Amerika", der mir eine Million Mark hinterläßt, so kann diese Tatsache auch eine Minute, ehe ich sie erfasse, keinerlei psychischen Einfluß

> auf mich haben. Und sicher muß der Versicherte „irgendwie“ auch „wissen“ von der bestehenden Gesetzgebung und muß auch unter ihrem „Einfluß“ dahin leben, unter ihrem Einfluß auf sein psychisches Verhalten. Aber eben auf die *Natur* dieses „Wissens“ und „Einflusses“ kommt es hier an. Wir kennen die Erscheinungen und Gesetze, um die es sich hier handelt, seit geraumer Zeit in der Psychologie ziemlich genau. W. James, der ausgezeichnete, kürzlich verstorbene amerikanische Psychologe erzählt in seiner Psychologie von folgender Selbstbeobachtung: Prof. James pflegte an bestimmten Nachmittagen der Woche ein Pflichtkolleg über „formale Logik“ zu lesen, eine Vorlesung, die er gemäß seiner, dem Formalen abgewandten Interessen nur sehr unwillig zu halten pflegte. Er machte nun die Beobachtung, daß er auch schon frühmorgens besonders schlecht gestimmt, „nervös“, zu allen Beschäftigungen unaufgelegt war, im Zimmer herumging, dies und jenes hierhin und dorthin stellte, Papierschnitzelchen sammelte usw.; dies alles aber, ohne irgendwie an die nachmittägige Vorlesung zu *denken* oder sie sich *„vorzustellen“*. Natürlich, hätte man ihn gefragt, so hätte er gewußt, daß er diese Vorlesung zu halten habe, und es wäre ihm sicher auch „eingefallen“, wenn er z.B. durch irgendein damit Zusammenhängendes daran erinnert worden wäre. Aber um diesen „psychischen Einfluß“ zu äußern, bedurfte es einer *Vorstellung* der *Vorlesung* nicht. Wem fiele nicht tausenderlei Analoges hierzu ein? Wir sagen oft, ein Mensch habe z.B. „Zukunft“, ein anderer keine „Zukunft“, und wir wissen, wie gute „Aussichten“ unsere Seele hell und freudig färben, alle Erlebnisse mitfärbend und schlechte alles in uns dunkel machen.

Scheler beruft sich hier auf *James,* der entsprechende Beobachtungen mitgeteilt hat. Wenn uns *etwas Unangenehmes bevorsteht,* werden wir nervös und unruhig, auch wenn wir gar nicht an das Unangenehme, das uns bevorsteht, denken und wir *in unserm Bewusstsein keinen Zusammenhang* herstellen *zwischen Unangenehmem und unserer Nervosität.* Wir sind nicht nervös im bewussten Hinblick auf das bevorstehende Unangenehme. Wir stellen uns das Unangenehme nicht vor und werden dann deswegen, weil wir nämlich diese Vorstellung haben, nervös. Zwar kann es sich natürlich so verhalten und verhält sich vielleicht in gewissen Fällen tatsächlich so, aber, und das ist das Entscheidende, es muss sich nicht so verhalten und es verhält sich sicher in vielen Fällen tatsächlich nicht so.

S. 198 Mitte: Da wird nun ausgeführt, *wie das in Aussicht Stehende den gegenwärtigen Gehalt unseres Erlebens färbt, erhellt oder verdunkelt,* ohne dass man sich dieses Zukünftige in bestimmter Art und Weise bewusst vorstellt.

> S. 198: Dazu bedarf es aber durchaus keiner *Vorstellung* dessen, was uns da in „Aussicht steht“. Daß es uns „in Aussicht steht“, das allein färbt, erhellt oder verdunkelt schon den gegenwärtigen Ablauf

> und Gehalt unseres Erlebens. Ganz deutlich haben wir die Erscheinung z.B. bei „posthypnotischer Suggestion".

Scheler beginnt nun dieses Phänomen S. 198 Mitte mit *posthypnotischen Suggestionen zu exemplifizieren.* Von hier aus gelangt er dann in einer weitern Ableitung auf die Idee, dass genau so wie ein derartiger suggestiver Befehl, der auch zunächst nicht ins Bewusstsein tritt, so auch *ein Interesse auf das gegenwärtige Erleben wirken kann,* wobei eine interessante Unterscheidung gemacht wird zwischen dem *bewussten, intentionalen* Interesse*nehmen* an etwas und dem Interesse*haben* an etwas, von dem man gar nichts zu wissen braucht. An der Klarheit darüber, dass damit *zwei psychologisch ganz verschiedene Tatbestände gemeint* sind, die es tatsächlich gibt, hängt das Verständnis der ganzen folgenden Arbeit. Ob nun jemand ein solches Interesse hat oder nicht hat, entscheidet darüber, wie die damit zusammenhängenden oder eben nicht damit zusammenhängenden psychischen Abläufe sich gestalten, und zwar, und das ist der zweite entscheidende Punkt, handelt es sich damit *um ein psychisches Geschehen, das rein automatisch verläuft.*

> S. 198f.: Wird dem Betreffenden in hypnotischem Zustand ein Auftrag suggeriert, zu bestimmtem Termin eine bestimmte Handlung zu vollziehen, so „weiß" die Person im Wachzustand von diesem Auftrag gar nichts. Nun zeigt sich aber, daß schon vor dem Termin, an dem der Betreffende den Impuls der betr. Handlung erlebt und er ihn ausführt, eine eigentümliche Unruhe sich geltend macht, eigenartig gefärbt je nach dem Gehalt und Sinn des Auftrags. Auch hierbei stellt der Suggerierte die Handlung durchaus nicht vor und er „erfährt" sie erst, indem er sie vollzieht. Nun kann aber an die Stelle des Hypnotiseurs und des suggestiven Befehls „Du tust dies und jenes" in der normalen Breite des seelischen Geschehens auch ein „Interesse" an etwas treten, nicht im Sinne des „ein Interesse an etwas nehmen", – das ein bewußt geistiger Akt ist, – sondern im Sinne des ein „Interesse an etwas haben", ein Tatbestand, von dem der, der das Interesse „hat", nichts zu *wissen* braucht; so wenig, wie der Hypnotisierte im Wachzustand weiß, daß er diesen Auftrag erhielt. Und auch dann verhält er sich automatisch anders, als hätte er dieses Interesse nicht; und ist dieses Interesse für den Eintritt von etwas (z.B. Rentenzahlung) an eine bestimmte Bedingung und deren Realisierung geknüpft, so wird auch eine automatische „Tendenz" auftreten, eben diese Bedingung herbeizuführen und dies ohne eine Spur von Vorstellung dieser Bedingung und ohne eine Spur eines Willküraktes, sie herbeizuführen.

Die Probleme, in die sich Scheler mit diesen Ableitungen verstrickt, sind ebenso schwierig wie verwickelt. Es gibt daraus keinen direkten Ausweg. So kommt er denn auf eine neue *Einschaltung über den Selbstmord.* Er behauptet, dass der Selbstmörder nur seine derzeitigen Bedingungen, nicht das Leben überhaupt, verneine. Sicher ist das in vielen Fällen richtig, aber ebenso sicher muss man Scheler gegenüber einwenden, dass es auch vor allem in Psychosen und gerade bei der Melancholie zweifellos Fälle gibt, bei denen es um das Leben selbst geht, und es fragt sich sogar, ob das nicht irgendwie und irgendwo der ursprüngliche Antrieb zum Selbstmord wäre.

> S. 199f.: Wie es einen organischen Lebensinstinkt und (vor dem „natürlichen“ Tod im höchsten Alter nach Metschnikoff) auch eine Umkehr dieses Instinktes in einen natürlichen, organischen Todesinstinkt gibt, die beide mit dem „Willen“ zu leben und dem „Willen“ zum Tode (wie ihn z.B. der Selbstmörder hat, der ja nicht das Leben, sondern nur seine derzeitigen Bedingungen verneint) nichts zu tun haben, so gibt es auch einen analogen organischen Instinkt für Krankheit und Gesundheit und eventuell zum Unfall und Vermeidung des Unfalls, die wieder beide von der *bewußten Vornahme*, gesund zu werden oder krank zu sein oder zu erscheinen (resp. krank zu werden), völlig unabhängig sind; und zwar so unabhängig, daß z.B. ein alter Mann, in dem alles zum Tode drängt und der den Tod als einen Erlöser begrüßen würde, gleichwohl das Leben „wollen“ kann, z.B. um eine ergriffene Aufgabe noch auszuführen, eine Pflicht zu erfüllen usw.; und ebenso umgekehrt. Wenn sich z.B. bei allen Krankheitsversicherungen die Rekonvaleszenzzeitdauern verlängern, so findet offenbar eine von der Vorstellung der Aussicht auf Rente ganz und gar unabhängige Einwirkung dieser Aussicht auf jenes *automatische* Streben nach Gesundheit statt, und zwar im Sinn der Verminderung der Stärke dieses Strebens; dem aber durchaus ein bewußter Wunsch, möglichst bald gesund zu werden und eine strenge Erfüllung aller vom Arzte gebotener Weisungen zur Seite gehen kann. Wenn Ärzte von Erfahrung zu ihren Patienten zu sagen pflegen, daß ohne die Mithilfe des „Gesundheitswillens“ des Kranken alle ihre Weisungen vergeblich seien, so ist es offenbar dieses durch bewußtes Wollen und Wählen völlig unlenkbare *automatische Gesundheitsstreben,* das sie mit dem Worte „Gesundheitswille“ meinen. Eben darum wäre es auch eine völlig irrige Meinung, es seien die verlängerten Rekonvaleszenzzeiten Folgen davon, daß der Patient länger krank sein „will“ und darum etwa die ärztlichen Weisungen gar nicht oder weniger streng erfüllt. Natürlich mag auch dieser Mißbrauch der Einrichtung vorkommen. Die Gesamterscheinung aber ist davon ganz unabhängig.

Scheler dient diese Ableitung vor allem aber, um *ein automatisches Gesundheitsstreben als phänomenalen Tatbestand* hinzustellen und von diesem wird dann angenommen, dass die reine Tatsache des Bestehens einer Rentenversicherung mit ihren Möglichkeiten auf dieses Gesundheitsstreben ebenso automatisch einwirkt, d.h. eben nicht in der Weise, dass der betreffende Kranke etwa länger krank sein will, sondern all das läuft ganz von selbst.

> S. 200f.: Man kann nun auch die theoretische Frage stellen, wie denn eine solche *Vorwirksamkeit* eines doch nur „in Aussicht" stehenden Vorteils, der gleichwohl nicht vorgestellt und „in Rechnung gezogen" ist, möglich sei? Die Antwort hierfür ergibt sich aus einer Gesetzmäßigkeit, die ich auch anderwärts dargestellt habe. Sie besteht darin, daß uns die praktische „Bedeutsamkeit", „Wichtigkeit" und der „Wert" sowohl von vergangenen, zukünftigen oder gegenwärtig um uns her sich abspielenden Ereignissen (für welche Eigenschaften der Ereignisse wir ein bestimmtes Vermögen des Fühlens, je nachdem des „Vorfühlens" und „Nachfühlens" besitzen), im Bewußtsein, sei es in Wahrnehmung, Erinnerung oder Erwartung jeweilig *primär* und *vor* der Vorstellung und dem Begriff oder dem Urteil über das betreffende Ereignis „gegeben" sein können. Wie bei allem „Erinnern" die Bildungsphasen des Erinnerungsvorgangs so verlaufen, daß uns zuerst zum Bewußtsein kommt, es sei das im Erinnern „Gemeinte" ein „Freudiges" oder „Trauriges", ein „Schmutziges" oder „Schönes" usw. gewesen, desgleichen „Schuld" oder ein „Gutes" und „Löbliches" (wie im „reinen" Gewissen) und sich erst an diese Wertphänomene das *Bild* oder der *Begriff* dessen, was so beschaffen ist, anzuschließen pflegen, so sind auch die Bedeutsamkeiten, die für uns in unserer „Zukunft" liegen, und sei es nur als „Weite" oder „Enge", „Größe" oder „Kleinheit", unseres Spielraumes möglichen Erlebens und Handelns, für unser Bewußtsein auch dann anwesend, wenn jede bestimmte Vorstellung oder Berechnung des Eintretenden fehlt.

S. 200f.: Da wird nun weiter dargestellt, dass es eine eigentümliche Art der *Vorwirksamkeit* gibt von Gegebenheiten, *bevor diese ins Bewusstsein treten*, und zwar kommt es dann zu einer solchen Vorwirksamkeit, wenn eine Gegebenheit *praktische Bedeutsamkeit hat, praktische Wichtigkeit oder praktischen Wert.* Scheler bringt dies auch mit *Fühlen* in Beziehung. Dabei muss noch genau festgehalten werden, *dass diese Vorstruktur im Bewusstsein sein kann, bevor sie einer Vorstellung, einem Begriff oder einem Urteil zugänglich wird.*

> S. 201f.: Darum die Erscheinung, daß uns die „Zukunft" selbst zu „lächeln" oder traurig „abzuwinken" scheint, darum auch der sonderbare Druck, den – wie man sagt – seine „Verhältnisse" auf den Menschen ausüben können, ohne daß er sich selbst angeben zu können vermag, was denn diesen Druck ausübt. Auch der Rentenbezug ist eine solche bildlose Bedeutsamkeit mit einer bestimmten Qualitätsfärbung, zu der eine Vorstellung der Rente nicht nötig ist. Nun ist aber bekannt, daß die Wirksamkeit dieses rein gefühlsmäßigen Gewärtigseins von Vorgängen und Erlebnissen, die in unserer Vergangenheit oder Zukunft liegen oder die unsere Umwelt enthält, eine weit *reichere und umfänglichere* ist als die Wirksamkeit der kleinen Insel, die in sie eingebettet von Vorstellungs-, Wahrnehmungs- und Begriffshelle mehr oder weniger übergossen ist;

> und es gilt zweitens, daß ihre Wirksamkeit zugleich sowohl qualitativ eine andere als quantitativ eine gesteigerte ist. Sie ist eine andere, da sie schon die automatischen und rein triebartigen Vorgänge unseres Erlebens zu beeinflussen vermag. Es können daher bei demselben Maß von bewußtem Willen, einen Unfall zu vermeiden, bei derselben bewußten „Vorsicht" gegenüber den Gefahren des Arbeitsprozesses doch die in aller Arbeit gelegenen triebartigen Impulse und ihre Abwandlung und Folge durch die in der beschriebenen Form „wirkende" Rente eine Ablenkung in eine Richtung erleiden, die Unfall herbeiführende Bewegungen auslöst. Aber sie ist auch eine stärkere.

Zum Verständnis dieser Probleme ist es nun weiter wichtig, sich klar zu sein darüber, dass eine *bildlose Bedeutsamkeit ohne Vorstellung* wirksam wird für etwas, was nachträglich geschieht. Es handelt sich um *ein gefühlsmässiges Gegenwärtigsein von Vorgängen und Erlebnissen, die in unserer Vergangenheit oder Zukunft liegen,* und dieses *Gewärtigsein entfaltet eine Wirksamkeit, und zwar automatisch und in Verbindung mit dem Triebleben.* Wir spüren nach und nach, dass es hier um die Erschliessung von nichtintentionalen Bereichen geht. Zugleich handelt es sich offenbar um stimmungsmässiges Erleben. All das wird immer deutlicher, bis auf S. 203 zuoberst dann ausgesprochen ist, dass es sich darum handelt, dass bei dieser Art des Erlebens das Vergangene als gegenwärtig und nicht als vergangen erscheint. Scheler leitet dies aus dem Wesen der Tradition ab, und er greift damit auf die Gedächtnislehre von Aristoteles zurück. Das will besagen, es handelt sich bei diesen Phänomenen nicht um Erinnerungen, sondern um die Vergegenwärtigung von Vergangenem als Gegenwart.

17. November 1970

Wir rekapitulieren die schwierigen Ausführungen Schelers, die wir das letzte Mal gelesen haben, und ergänzen diese durch das Experiment mit Flasche und Glas, um das erscheinende Ding von der Dingerscheinung im Sinne von Husserl zu unterscheiden und die Elemente der Aktpsychologie darzustellen. Wir stellen dann die Henniez-Flasche mit dem Glas weg, vollziehen erinnernde Akte in bezug auf das, was soeben besprochen wurde, und fragen dann nach der Farbe der Etikette, über die man nicht gesprochen hat. Es ist dies eine Vergegenwärtigung von Vergangenem, aber nicht als Vergangenes, sondern als Gegenwärtiges. Als Vergangenes würde es vergegenwärtigt, wenn man sagte, das weiss ich nicht mehr, das ist mir entgangen oder verschwunden. Oder aber, wenn wir vorher davon gesprochen haben und wir dabei bemerkt hätten, wie die Farbe ist und wir uns auf dieses damalige Bemerken als etwas Vergangenem beziehen würden.

24. November 1970

Auf Grund der Erläuterungen, die wir das letzte Mal gegeben haben, greifen wir noch einmal auf S. 202 zurück und lesen im ganzen nur bis auf S. 203 von oben. Es handelt sich bei diesem Text um ein zentrales Problem jeder Beschäftigung mit Psychogenese und Neurose. Es geht dauernd um die Gegenüberstellung von Erinnerung als Vergegenwärtigung von Vergangenem als Vergangenes und jener andern Form der Vergegenwärtigung von Vergangenem als Gegenwärtiges.

> S. 202f.: Die stärkste Wirkung eines vergangenen Erlebnisses ist niemals dort gegeben, wo es in klarer distanzierter Erinnerungshelle und zeitlich im Lebenszusammenhang wohllokalisiert vor uns steht; sondern am entgegengesetzten Pol der Art, wie es für uns „da" sein kann: dann, wenn es uns – wie man sagt – so in „Fleisch und Blut" übergegangen ist, daß es alle unsere sonstigen Bewußtseinsinhalte mit seiner Bedeutung eigentümlich färbt, und als Einzelerleben eben darum nicht mehr in Frage kommt und erinnert wird, weil es das Erleben jedes Einzelerlebnisses selbst eigenartig modifiziert hat. Solcher Art z.B. ist die Wirksamkeit der „Tradition", in der uns das vergangene Erlebnis selbst gar nicht gesondert gegeben ist, sein Wert und Sinn aber uns als „gegenwärtig" und nicht wie bei der Erinnerung als „vergangen" erscheint. Die bewußte, klare Erinnerung *tötet* gerade die Kraft der Tradition und erlöst uns von ihrer bindenden stummen Gewalt. Solche Erlösung vollzieht z.B. für die Völker, die Kirchen usw. die *Wissenschaft* der Geschichte, die in die Vergangenheit damit erst *einreiht*, was eben noch um uns so gespenstig sein Leben zu treiben, ja unser gegenwärtiges Leben selbst zu sein schien.

Als neues Moment tritt hier nun hinzu die Wirkung eines vergangenen Erlebnisses in der Gegenwart. Diese ist um so stärker, je weniger das vergangene Erlebnis erinnert wird und je mehr es als Gegenwart erlebt wird. Es ist, als ob das Vergangene der Gegenwart entrissen werden müsste.

Wir erläutern das Problem anhand eines Beispiels. Frau H., Mutter von zwei Kindern im schulpflichtigen Alter. Die Patientin kommt in die Sprechstunde mit der fertigen Diagnose einer Depression. Sie kenne auch deren Ursache. Sie habe nämlich vor acht Jahren ein Verhältnis angefangen, von dem der Mann nichts wisse. Sie sei dem Freund hörig geworden. Seit drei Jahren habe sie sich entschlossen, sich von ihm zu trennen, das sei während zwei Jahren nicht gelungen, seit einem Jahr beständen keine intimen Beziehungen mehr. Nun habe sie aber eine Depression seit dieser

Zeit, und sie komme in die Sprechstunde, nachdem sie alles vorbereitet hatte, um sich das Leben zu nehmen. Sie hatte der Psychologin, bei welcher der Sohn wegen Sprachschwierigkeiten in Behandlung steht, einen Brief geschrieben, in welchem sie dieser auseinandersetzte, wie sie dem Sohn ihren Selbstmord verständlich machen solle, habe die Tabletten gehabt und habe sich dann überlegt, wahrscheinlich wäre es doch richtiger, statt das zu tun, zu einem Psychiater zu gehen.

Auf den ersten Blick scheint es nun, dass es sich bei diesem Fall um das handelt, was Scheler ein Erlebnis nennt, „wo es in klarer distanzierter Erinnerungshelle und zeitlich im Lebenszusammenhang wohl lokalisiert vor uns steht". Damit aber müsste man sagen, dass es sich nicht um eine reaktive Depression oder neurotische Erinnerung handelt, sondern dass kein psychogenetischer Zusammenhang, kein Wirkzusammenhang im Sinne von Scheler zwischen dem Erlebnis und der Depression besteht. Man könnte annehmen, dass die Motivierung, welche die Frau vorträgt, eine reine Rationalisierung eines im Grunde und wesensmässig endogenen Geschehens ist.

Tatsächlich finden sich Zeichen einer endogenen Depression. Die Patientin ist oft müde, am Morgen mehr als am Abend, sie kann sich an nichts mehr freuen, ist bedrückt, beengt und zeitweise auch im Denken gehemmt, wenn dieser Aspekt auch gegenüber dem Stimmungsmässigen viel weniger in den Vordergrund tritt.

Der Fall hat aber bei genauerem Hinsehen wesentlich andere Seiten. Die Frau berichtet, dass rein äusserlich die Trennung insofern nicht vollständig ist, als der betreffende Mann sich weiterhin als Hausfreund an jedem Sonntagmorgen in ihrer Wohnung einfindet. Aus Gründen der gesellschaftlichen Konvention sieht man sich gezwungen, die persönlichen Beziehungen auch durch gelegentliche gegenseitige Einladungen weiter zu pflegen.

Das Beispiel gibt somit zugleich eine gute Veranschaulichung für das, was Scheler in den folgenden Sätzen über die Tradition sagt. Gesellige Formen gehören zur Tradition. In diese Tradition gehört es ferner, dass in einem kleineren Ort jedermann weiss, wer mit wem verkehrt, und dass grosse Geschichten entstehen, wenn sich einzelne Glieder nicht mehr entsprechend ihrer Funktion im Ganzen benehmen. Die Gebundenheit an die Tradition oder die gesellige Form wird auf diese Weise besonders deutlich.

Es kommen weitere Momente hinzu. Der Ehemann der Frau ist, oder besser gesagt, war mit dem Liebhaber der Frau befreundet. Der Mann weiss von dem Verhältnis der Frau nichts und die Frau vom Liebhaber weiss ebenfalls nichts davon.

Ferner kommt komplizierend hinzu, dass der Liebhaber der Frau über eine geringere Bildung verfügt, dieser hat deshalb über Jahre das übrige Sachwissen der Frau und von deren Mann ausgenützt, um seine eigenen Funktionen ausüben zu können. Aus diesem Grund hat die Frau nach und nach eingesehen, dass sie eigentlich bei diesem Mann eine lächerliche Rolle spielt, wozu sein Benehmen ihr gegenüber auch noch beigetragen hat. Das ist der Beweggrund, weshalb sie das Verhältnis gelöst hat.

Umgekehrt hatte sie bei ihrem Mann nie eine richtige Geborgenheit gefühlt und nie eigentliche Liebe empfunden, so dass die geschlechtlichen Beziehungen mit ihrem Mann stets für sie kaum befriedigend waren. Mit ihrem Liebhaber aber war das vollständig anders, hier fand sie erstmals etwas, von dessen Existenz sie vorher überhaupt nichts geahnt hatte. Dasselbe soll nun auch bei ihrem Liebhaber im Verhältnis zu dessen Frau der Fall gewesen sein.

Endlich erklärt die Frau, dass sie sich von ihrem Liebhaber nicht lösen könne, obschon sie keine intimen Beziehungen mit ihm mehr hat. Sie fasst das höchstens zum Teil als Folge der Tatsache auf, dass sie ihn immer wieder sieht und mit ihm weiter verkehrt, sondern als eine Folge der inneren Bindung. Es dürfte sich somit so verhalten, dass die Frau das vergangene Erleben mit ihrem Liebhaber nicht als vergangen, sondern als gegenwärtig vergegenwärtigt. Es ergibt sich aus dem Beispiel, dass es für eine derartige Wirksamkeit von Vergangenem gar nicht darauf ankommt, ob das Vergangene gewusst sei oder nicht, sondern wie es gewusst ist, nämlich ob als vergangen und damit als unwiederbringlich gewesen, beendet, endgültig vorbei, in der Art, wie wenn der Partner gestorben wäre, oder aber ob man immer noch in der vergangenen Gegenwart lebt oder eben die Vergangenheit als gegenwärtig erlebt.

Das Problem, das sich hier nun stellt, ist einerseits ein wissenschaftlich theoretisches und anderseits ein praktisches.

Wissenschaftlich fragt sich, ob eine solche Struktur nicht durch die endogene depressive Psychose bedingt ist, ob nicht darin der eigentliche Grund der ganzen Erkrankung liegt, und ob die Übermacht, welche die Vergangenheit beim depressiven Spiel hat, nicht auf diese Weise zustande kommt, dass die Vergangenheit eben gegenwärtig wird. Im Versündigungswahn z.B. tritt das sehr deutlich zutage. Minimale Verfehlungen aus der Vergangenheit treten in die Gegenwart herauf und beginnen sich dort so zu gebärden, als ob sie von der grössten Aktualität wären. Vorläufig sei nur am Rande bemerkt, dass sich viele Probleme der klassischen Freudschen Neurosenlehre in diesem Zusammenhang in einem neuen entscheidenden Licht zeigen, so z.B. die Tatsache, dass die Komplexinhalte bei Zwangsneurosen bewusst sind. Was Freud alles darüber sagt, müsste auf Grund des Schelerschen Textes genauer untersucht und in seine Strukturen hinein verfolgt werden.

In praktischer Beziehung stellt sich die psychotherapeutische Aufgabe darin, das Erlebnis, oder besser gesagt, das Erlebnisganze in Erinnerung zu bringen, und zwar nicht in der Weise, dass es nur darum gehen würde, es zum Wissen zu bringen, sondern es kurz gesagt zum Abschluss zu bringen, es „als Vergangenes, Gewesenes endgültig abzuschliessen“. Das gäbe dann eventuell die Möglichkeit eines Neubeginns und einer Umgestaltung, auch der Situation dem eigenen Mann gegenüber, die Möglichkeit aus dem Vergangenen etwas gelernt zu haben für die Zukunft. – Die Möglichkeit zu alledem ergibt sich natürlich erst dann, wenn man sich klar wird über die Probleme der menschlichen Existenz mit ihrer Endlichkeit, mit der Unwiederbringlichkeit und allem, was damit zusammenhängt, mit dem, was man als Reife bezeichnet.

1. Dezember 1970

Wir lesen von S. 203, Zeile 10:

> Nun gibt es aber eine analoge Erscheinung zur Tradition in der Gegebenheit unserer Zukunft, die so wenig ein „Erwarten“ ist als die Tradition „Erinnerung“ ist: eben jenes lebendige *Vorwirken* des „In-Aussichtstehenden“ ohne Erwartung, analog dem lebendigen *Nachwirken* des Vergangenen ohne Erinnerung. Und auch darin herrscht Analogie: Wie der tradierte Inhalt z.B. eines früheren Leidens als „gegenwärtig“ erscheint und das „Herz immer noch drückt“, wie er auf gegenwärtige Dinge bezogen wird, und nicht wie bei der Erinnerung auf „vergangene“, so erscheint auch jener *vor*wirkende Inhalt, nicht in der Zukunft gelegen, sondern als „gegenwärtig“. Die Krankheit oder der Unfall, an die die Rente geknüpft ist und auf die das automatische Streben zusteuert, „erscheint“ schon „jetzt“ vorhanden, wird schon „gefühlt“, „bereitet sich“ schon vor.

Was bisher für das Erinnern gesagt worden ist, wird nun für das Erwarten ausgeführt; was Scheler ein Vorwirken nennt, kann man auch als ein Vorwegnehmen bezeichnen, nämlich das Vergegenwärtigen von Zukünftigem als Gegenwart. Die sogenannte eingebildete Krankheit ist ein solches als Gegenwart vergegenwärtigen von etwas, was man als Zukünftiges erwarten könnte. Wichtig ist, wieso die eingebildete Krankheit eine zeitliche Struktur bekommt und was dieser zeitlichen Struktur für eine Bedeutung zukommt.

Der nächste Schritt, der S. 203 unten angedeutet wird und der sich bereits aus dem Gesagten von selbst ergibt, besteht nun darin, dass das Vergegenwärtigen von Vergangenem und von Zukünftigem als Gegenwart einander entsprechen, wenn das eine geschieht, dann geschieht notwendigerweise auch das andere. Damit hängt nun zusammen die alte klinische Erfahrung, dass man bei traumatischen und Rentenneurosen immer zunächst einmal fragt, was denn vor dem traumatisierenden Erlebnis stattgefunden habe. Die Untersuchung auf eine solche Störung ist ganz unvollständig, solange man nicht weiss, was für ein früheres Erlebnis nachgewirkt hat.

> S. 203f.: Doch all das Gesagte gibt nur die Gesetzmäßigkeiten wieder, unter deren Herrschaft die Erkrankung einsetzt. Dies kann indes nicht geschehen, wenn nicht irgendeine frühere Erkrankung oder ein Unfall, ein „Trauma“ vorherging, an deren Nachwirkungen auf die Gesamtheit der Organempfindungen und Organgefühle jener durch die Rentenaussicht entstehende automatische Krankheitstrieb (oder Unfallstrieb) eine Betätigung und gleichsam *Stoff* und *Nahrung* gewinnt. Nun findet sich freilich irgendein derartiges Material, je nach Größe und zeitlicher Nähe wechselnd, fast bei jedem Menschen. Ist es größer und näher und steht es außerdem noch in bewußt kausaler Beziehung zu den, im Wesen der betreffenden Arbeit liegenden gefährdenden Umständen, so ist im Maße, als dies der Fall ist, der Beginn der Erkrankung um so wahrscheinlicher.

S. 204: Hier macht Scheler selbst den naheliegenden Einwand, dass solche Erlebnisse immer gefunden werden können. Es ergibt sich dann, dass ein gewisser Zusammenhang zeitlicher, ev. auch räumlicher und vor allem sinnmässiger Art besteht und ein solcher Zusammenhang eben nachgewiesen werden muss.

Nach Scheler ist die Struktur der Erinnerungs- und der Erwartungsleistung in ihrem zeitlichen Aspekt die eine Gesetzmässigkeit, die für die Bildung von Rentenneurosen entscheidend ist. Eine zweite derartige Gesetzmässigkeit wird nun auf S. 204 näher erläutert, nämlich die Bedeutung von Organempfindungen. Diese werden mit den Dingerscheinungen im Sinne von Husserl in Zusammenhang gebracht. Die Struktur der Zusammenhänge zwischen Dingerscheinung und erscheinendem Ding werden erörtert und auf Organempfindungen übertragen. Es hängt nun mit dem Vergegenwärtigen als Gegenwart zusammen, dass diese Organempfindungen intensiv beachtet werden und nicht im Halbdunkel bleiben. So werden Empfindungen zu Wahrnehmungen.

> S. 204f.: Bei dem Erkrankungs*prozesse* kommen nun aber neue psychologische Gesetze zur Geltung; und zwar solche verschiedener Art. Auf Grund jener, durch die winkende Rente bestimmten veränderten Triebeinstellung zu Gesundheit und Krankheit in die Richtung auf „Krankheit“, stellt sich nun noch die triebhafte Aufmerksamkeit (nicht also die willkürliche wie das „Bemerken“, „Beachten“ usw.) auf alle möglichen „Anzeichen“ und inneren „Signale“ der ja schon als *vorhanden* scheinenden Krankheit ein. Genau so, wie z.B. im Felde der äußeren Sinneswahrnehmung unter der Herrschaft von triebmäßigen starken Erwartungen eine im Sinne dieser Triebrichtung sich vollziehende Verarbeitung des gegebenen Sinnesmaterials zu falschen Ding- und Bedeutungsein-

> heiten stattfindet und sich auf diese Weise „Illusionen“ einstellen, im Falle aber, daß selbst die schon das pure Sinnesmaterial übersteigenden „Teilansichten“ (z.B. das Sehding und sein jeweiliger visueller Aspekt) der Sache nicht mehr zum Bewußtsein kommen und jene Verarbeitung schon am puren Empfindungsmaterial einsetzt, auch sogenannte Halluzinationen, – so findet eben dasselbe hier an dem Material der *Organempfindungen* und Organgefühle statt. Auf mögliche „Symptom“einheiten von triebmäßig suggerierten Krankheitsbildern aller Art gerichtet, entstehen vor der grabenden, triebhaften Aufmerksamkeit nun auch illusionäre und in schwereren Fällen auch halluzinative Verarbeitungen des faktischen inneren Empfindungs- und sinnlichen Gefühlsmaterials zu solchen „Symptom“einheiten, in denen eine bestimmte Krankheit ebenso „wahrgenommen“ erscheint, wie im Falle eines organisch Erkrankten; dies aber anknüpfend an meist wirklich vorhandene Nachwirkungen früherer Erkrankungen.

Zunächst einmal kommt Scheler auf S. 205 mit dem gesperrt gedruckten Satz auf eine Kombination hypochondrischer und hysterischer Vorgänge, wobei die hysterischen zu den soeben erwähnten Zeitigungsstrukturen, die hypochondrischen zu den Organempfindungsaspekten gehören würden.

> So wie bei der Hysterie sich wechselnde, organisch nicht bedingte Schmerzkomplexe einstellen, die bald da-, bald dorthin wandern, findet auch hier ein Ähnliches statt. So ergibt sich schließlich ein *Gemisch des hypochondrischen und hysterischen Krankheitsbildes, aufgebaut auf ein ursprüngliches Trauma.*

15. Dezember 1970

S. 205 Mitte: Hier wird als wesentlich die Simulation und die Einbildung von Krankheiten unterschieden.

> Gewiß sind auf dieser Stufe des Erkrankungsprozesses die in jenen inneren Empfindungs- und Gefühls-Illusionen vermeintlich gegebenen organischen Erkrankungen nur „eingebildet“. Aber darum ist der Betreffende nicht im mindesten „Simulant“, da seine Aussagen und sonstigen Ausdrucksbewegungen sich dem Inhalt seiner faktischen Einbildung genau so wahrheitsgetreu anmessen wie bei dem wahrhaft organisch Erkrankten. Ihn darum *moralisch* tadeln zu wollen, ist daher ganz ohne Sinn. Es ist ja eben hier gerade nicht ein schuldhafter *Mißbrauch* der Einrichtung, sondern es ist die *Einrichtung selbst,* die den geschilderten Zustand notwendig erzeugt.

Wir weisen darauf hin, dass viele Ärzte die Idee haben, wenn jemand über etwas klage und der Arzt nichts findet oder aber der Meinung ist, das Zustandsbild sei aus irgendwelchen Gründen nicht möglich, er dann annimmt, der Patient simuliere. Das ist nicht der Fall. Um diese Probleme zu verstehen, muss man sich Rechenschaft geben darüber, was der Unterschied zwischen echt und unecht ist. Der Text von Scheler führt auf diese Unterscheidung, indem echter Ausdruck das ausdrückt, was erlebt wird. Man kann aber auch etwas ausdrücken, wenn man nichts erlebt, oder etwas anderes ausdrücken, als was man erlebt. An der Beerdigung von *Hans Joggeli dem Erbvetter* in Jeremias Gotthelfs Erzählung freuen sich alle Verwandten auf das Erbe, drücken aber tränenreiche Trauer aus. Das wird als unecht bezeichnet. Da dem unechten Gefühlsausdruck kein Erlebnis entspricht, neigt das Unechte zur Übertreibung. Das Unechte ist aber auch traditionell verankert. Die Vorarlberger Bäuerin, die ins schweizerische Rheintal zieht, kommt bei der ersten Beerdigung im Dorf zur Nachbarin mit der Frage: weint man bei euch schon im Trauerhaus oder erst auf dem Friedhof? Wenn nötig bringt man Pfefferpulver ins Taschentuch. Nun kann, und das ist wichtig, der unechte Ausdruck auch mehr oder weniger unbewusst erfolgen. Das heisst, man kann selbst meinen, es sei echt, was man ausdrückt. Vor allem Menschen, die affektiv überhaupt kaum erlebnisfähig sind, machen Gefühlsäusserungen einfach andern Menschen nach und meinen, dass das bei allen so sei, und sie wissen gar nichts anderes. Es gibt aber auch andere Menschen, die nur gelegentlich unter Umständen auch tendenziös unechte Erlebnisse haben und diese für echt halten. Gerade bei hysterischen Persönlichkeiten dürfte derartiges häufig eine zentrale Rolle spielen. – All das muss man wissen, um den Satz zu verstehen: „Seine Aussagen und sonstigen Ausdrucksbewegungen [sind] dem Inhalt seiner faktischen Einbildung genau so wahrheitsgetreu angemessen wie bei dem wahrhaft organisch Erkrankten.“ Das heisst, er drückt aus, was er empfindet und ist ehrlich überzeugt, dass seine Äusserungen dem eigentlichen Sachverhalt entsprechen.

Es fragt sich hier natürlich, ob derartige Erlebnisse auf den Organismus selbst zurückwirken. Erfahrungen beim autogenen Training etwa, in der Hypnose und Beobachtungen der körperlichen Begleiterscheinungen von Affekten führen dazu, an solche Möglichkeiten zu denken, wenn die Verhältnisse auch in Wirklichkeit ausserordentlich verwickelt sind.

S. 205 unten: Dies vergessen insbesondere häufig die Gegner der Einrichtung. Wenn diese in moralischen Tönen gegen die „Rentensucht“ wettern und gar von „moralischer Verlumpung“ reden, so scheinen sie dabei oft gar nicht zu bemerken, daß sie eben damit die *Einrichtung* selbst rechtfertigen. Wenn umgekehrt Freunde der Einrichtung demgegenüber die gesamten hierhergehörigen Erscheinungen als bloß „beiläufige Mißbräuche einer im ganzen wohltätigen Gesetzgebung“ ansehen, so scheinen auch sie nicht zu sehen, daß die Einrichtung selbst es ist, die diese Erscheinungen zeitigt, die mit „Mißbräuchen“ nichts zu tun haben.

In der Zeile 5 von unten wird behauptet, dass die Einrichtung einer Rentenversicherung selbst notwendig den Zustand der Rentenneurose erzeuge. Das ist nicht ohne weiteres einzusehen angesichts der Tatsache, dass bei weitem nicht jeder Mensch, der rentenversichert ist, eine Rentenneurose bekommt. Scheler kann das auch gar nicht gemeint haben, denn das wäre ein reiner Widerspruch. Das Wort „notwendig" ist hier offenbar die Verdeutschung des Wortes „automatisch" und will besagen, dass es geschieht ohne das willkürliche Hinzutun der Persönlichkeit, aus der Struktur des Versicherungswesens selbst heraus, aber, und diese Einschränkung muss man anbringen, nur bei bestimmten Menschen, die besonders prädestiniert sind. Scheler hat ja selbst schon in dieser Beziehung etwas angedeutet und er wird noch weiter darauf zu sprechen kommen.

> S. 206, Z. 7: Noch weniger aber dürfen die betreffenden Individuen darum gesund genannt werden, weil jene illusionierten organischen Erkrankungen nur „eingebildete" sind. Freilich sind sie organisch gesund, und wer z.B. auf diesem Wege zur Überzeugung gelangt, er habe ein Magenleiden, hat faktisch kein Magenleiden. Aber daß er eben zu solchen Einbildungen und dauernderen Fixierungen dieser gelangt, das ist bereits die Folge seiner Erkrankung, aber eben einer psychischen, nicht organischen Erkrankung. Er ist also nicht etwa auch ein *psychischer* „Malade imaginaire", sondern ein psychisch *wirklich* und *faktisch* Kranker, dessen Krankheit unter anderem die Einbildung organischer Erkrankungen zur Folge hat; und eben darum stellt seine Erkrankung auch einen *Anwendungsfall* des Gesetzes dar (und des an diese Bedingung geknüpften Rentenbezugs) – einen Anwendungsfall also *desselben* Gesetzes, dessen Bestand die Erkrankung erst bewirkte. Wären es – wie man psychologisch ganz irrig deutete – willkürliche Aufmerksamkeitszuwendungen und „Beobachtungen" seiner inneren Empfindungszustände und von bloßen „Wünschen", die Rente zu erhalten, geleitete, falsche Urteile über diese Zustände (resp. „Irrtümer" über sie), so läge die Sache freilich *ganz* anders.

Die immer wieder erfolgenden Ausfälle Schelers gegen die Gegner der Rentenversicherung müssen aus der damaligen sozialen Situation verstanden werden. Zur Zeit sehen wir derartige Ereignisse ausserordentlich selten. Die Versicherung kam in eine Bevölkerung hochgradiger Verelendung, das muss in Betracht gezogen werden. Es fragt sich aber auch, ob nicht eine Gewöhnung stattgefunden hat, man hat gelernt, mit der Versicherung umzugehen.

Das Weitere auf S. 206 ist nicht alles so ganz klar. Scheler meint offenbar, dass die eingebildete Krankheit nicht nur selbst eine Krankheit ist, sondern bereits als Folge einer Krankheit aufgefasst werden müsse.

> S. 206f.: Man könnte ihn in diesem Falle auch moralisch beschuldigen und eines Mißbrauches der Einrichtung anklagen. Das alles kann aber: niemals eine psychische Erkrankung erzeugen und entspricht dem Krankheitsbild der traumatischen Neurose in keiner Weise. Wesentlich ist, daß der Betreffende die unüberwindliche, von der willkürlichen Aufmerksamkeit ganz unabhängige *triebhafte* Nötigung verspürt, in sich herumzusuchen, und daß diese Wendung der triebhaften Aufmerksamkeit auf seinen Zustand durch den schon entstandenen „Schein" einer Erkrankung bereits *bestimmt* und durch den, durch die bloße Rentenaussicht bedingten, triebhaften Krankheitswillen schon in ihre Richtung geleitet ist. Seine etwaigen willkürlichen Aufmerksamkeitsakte, auch das Empfinden innerer organischer Reize erfolgen bereits unter der *Herrschaft* und im Spielraum jener neuen triebhaften *Einstellung*, die selbst schon krankhafter Natur ist.

Das Krankhafte wird in einer triebhaften Nötigung gesehen, nach Empfindungen zu suchen, welche die Krankheit erzeugen. Es geht alles um das, was Scheler eine „neue triebhafte Einstellung" nennt. Es fragt sich nur, wie diese zustande kommt. Wir würden dazu meinen, u.a. einer vitaldepressiven Verstimmung eine wesentliche Rolle bei der Entstehung dieser Triebeinstellung zuzuschreiben. Wir verweisen in diesem Zusammenhang auf die Pathologie des Hypothalamus mit allem, was man darüber bereits weiss, was man lediglich vermuten kann und was man noch nicht weiss. In den Bereich der Vermutung gehört, einen Zusammenhang mit der Depression und der ganzen Triebs- und Antriebsproblematik zu postulieren. Hier dürften auch die Antidepressiva eingreifen. Im Gegensatz dazu steht die Schizophrenie als eine Erkrankung in der höheren Ebene der Ich-Strukturen, wobei man allerdings sich klar sein muss darüber, dass das Geschehen – aktives und automatisches und das Geschehen in den darunter liegenden vitalen Bereichen – in enger Wechselwirkung steht. Deshalb kann man medikamentös auch auf Schizophrenien einwirken, aber indirekt, sekundär, während die Wirkung von Antidepressiva eine direktere ist. Man muss sich all das bis in seine entlegenen Konsequenzen hinein genau durchdenken.

22. Dezember 1970

Wir lesen S. 207 von der Mitte an den ersten Satz und erläutern dazu, was mit triebhafter Aufmerksamkeit gemeint ist. Es handelt sich bei der Aufmerksamkeit um eine Zuwendung zu etwas. Eine solche Zuwendung kann nun willkürlich, bewusst erfolgen. In diesem Moment kann man auch willkürlich sich wieder abwenden. Demgegenüber gibt es eine unwillkürliche Zuwendung, diese kann aber mindestens auch bewusst erfolgen, und sie erfolgt auch bewusst. Sie wird aber nicht durch den Willen geleitet, nicht willkürlich herbeigeführt, sondern ereignet sich von selbst, ohne Teilnahme eines aktiven Ichs, ist deshalb triebhaft. Das Ich kann sich aber auch nicht unbedingt hemmend einer solchen Aufmerksamkeit entgegenstellen, sondern es muss sich mit dem betreffenden Gegenstand oder Inhalt beschäftigen.

> S. 207ff.: Zu der genannten Gesetzmäßigkeit tritt aber nun noch eine zweite, die freilich noch weniger eingehend erforscht ist. Es ist bekannt, daß eine dauernde Zuwendung der Aufmerksamkeit, und zwar wieder der triebhaften Aufmerksamkeit auf die Empfindungen, welche gemeinhin automatische Lebenstätigkeiten, wie Atmen, Herzschlag, Gehen (vom Anfangsimpuls abgesehen), Sprechen, die automatischen Abschnitte von Arbeitsprozessen usw. begleiten, den normalen Fortgang jener Tätigkeiten zu hemmen und zu *stören* vermag; indirekt aber eben durch diese Funktionsstörungen auch zu den Krankheitsbildern von Herzkrankheiten, Asthma, Stottern, Lahmheit usw. zu führen pflegt. Auch die Intention (die sich auf das in oben beschriebener Weise sich einstellende Scheinbild, es gehe eine dieser Tätigkeiten nicht richtig von statten, obwohl sie faktisch wohl von statten geht, einstellt), dem Gang der Prozesse *willkürlich* nachzuhelfen, sonst automatisch sich vollziehende Teilprozesse also willkürlich zu leiten, bringt häufig erst das Übel hervor, dem sie begegnen will. So wird z.B. stottern, wer anstatt den Gedanken und den künftig zu sagenden Gedanken die Aussprache des Gedankens, und zwar des gegenwärtigen, willensmäßig intendiert. Auch kann es hierbei vorkommen, daß die Zuwendung der eigenen Aufmerksamkeit auf die betreffenden Prozesse sich als Folge einer erlebten Zuwendung *fremder Aufmerksamkeit* auf sie darstellt. So fühlt man sich schon in der normalen Breite leicht im Sprechen oder Schreiben gehemmt, wenn ein anderer einem auf den Mund oder den Gang der Feder sieht. Nun sind aber beide Quellen jener Zuwendung der Aufmerksamkeit, die Illusion, „es gehe nicht gut“ (aus der Illusion von „Symptomen“ stammend) und die Zuwendung der Aufmerksamkeit anderer Personen auch in unserem Falle vorhanden. Wo immer der Rentenbezug an Unfälle oder Erkrankungen geknüpft ist, die sich als Folgen des Arbeitsprozesses darstellen, werden nicht nur beliebige, z.B. an frühere Lebensstörungen anknüpfende, negativ betonte Empfindungen ohne weiteres mit Folgen des Arbeitsprozesses in Beziehung gebracht werden, sondern es wird der automatische Teil des Arbeitsprozesses auch eine starke *Aufmerksamkeit* zugeleitet erhalten, hierdurch aber faktisch gestört werden und die wirkliche Unfallgefahr dadurch bedeutend wachsen. Und analog werden sich durch das Mittelglied dieser Gesetzmäßigkeit aus den vorher eingebildeten Krankheiten faktische krankhafte Störungen z.B. der Herztätigkeit ergeben. An die Stelle aber jenes „Zusehenden“ tritt hier die *gesamte Summe Aufmerksamkeit, die alle*

amtlich mit der Durchführung des Gesetzes betrauten Personen aus Berufspflicht den die Gesundheit gefährdenden Arbeitsprozessen täglich und stündlich zuzuwenden haben.

Zur Erläuterung kann der Traum dienen, der ja auch bewusst ist, aber nicht vom Ich geleitet wird. Ferner kann der Denkzwang der Depressiven, das aus den Anamnesen bekannte „Studieren" hier angeführt werden, aber auch der Selbstmordtrieb der Depressiven gehört in diesen Zusammenhang, wie überhaupt triebhafte Zuwendung in dem hier erwähnten Sinne und vital-depressive Verstimmung wahrscheinlich innerlich eng zusammenhängen.

Wenn man Neurosen beurteilen will, dann muss man sich ebenfalls über diese Probleme im klaren sein; man muss willkürliche Aufmerksamkeit, triebhafte Aufmerksamkeit und die verschiedenen Formen unbewussten Erlebens klar voneinander unterscheiden und jeweils im einzelnen Fall prüfen, was vorliegt.

Schelers Hinweise geben eine Anleitung dafür, worauf man etwa bei einem psychogen gelähmten Patienten achten muss, was für psychopathologische Befunde von entscheidender Bedeutung sind.

29. Dezember 1970

Zur Erläuterung dessen, was Scheler mit seinem automatischen Denken meint, und dessen, was mit dem Denken des Neurotikers gemeint ist, berichten wir über eine Psychotherapiestunde vom heutigen Tag, wobei deutlich wird, dass und inwiefern eine Fehlleistung über zeitliche Zusammenhänge zustande kommt.

5. Januar 1971

Wir lesen S. 207 unten. Der Text ist hier wenn auch umständlich und stilistisch schlecht, so doch gut verständlich, sodass dazu nicht viel zu erläutern ist. Wohl aber muss darauf hingewiesen werden, dass das willkürliche Beachten automatischer Vorgänge in der alltäglichen psychiatrischen Praxis berücksichtigt werden sollte. Es gilt auch für psychische, nicht nur für motorische Phänomene, z.B. für gewisse Ausdrucksfunktionen wie das Erröten, aber auch das Lachen und das Weinen. Je mehr ein Depressiver dissimulieren will, desto mehr bricht er in Tränen aus und ähnliches mehr. Vor allem aber gilt es für das Vermeidenwollen von Fehlern, z.B. im Sprechen, für das Vergessen von Namen u.ä. Je intensiver man es sucht, je peinlicher es einem ist, wenn man es nicht findet, desto deutlicher meldet sich die Störung. Es ist Gelegenheit an den Aufsatz von Heinrich Kleist zu erinnern über die fortlaufende Bildung der Gedanken im Sprechen, mit der Formulierung: „Les idées viennent en parlant".

Was Scheler in bezug auf die Unfallgefährdung andeutet, müsste ebenfalls weiter ausgebaut werden. Die von ihm beschriebenen Phänomene dürften am Grund mancher unfallgefährdeten Persönlichkeit liegen. Das ist in verschiedener Hinsicht zu berücksichtigen, so z.B. auch beim Lernen von Kunstgriffen. Diese müssen tatsächlich vollkommen automatisiert sein und die Gedanken sollen sich mit andern als mit der Durchführung bestimmter Handlungen beschäftigen.

Sehr wichtig ist ferner, dass nicht nur die eigene Zuwendung, sondern auch die Zuwendung anderer zu dem, was ich tue, eine Rolle spielt und den Ablauf stört. Auch dieses Problem sollte in einem noch weitern Rahmen gesehen werden, als wie Scheler es mehr andeutet als ausführt. Auf jeden Fall muss man sich klar sein darüber, dass nicht nur derjenige, der mir beim Schreiben zusieht, mein Schreiben stört, sondern auch irgend jemand, von dem ich annehmen kann, dass er sich in meiner Abwesenheit mit mir beschäftigt. Man denke sich einmal in die Situation, dass jemand auf der Steuerverwaltung meine Steuererklärung in allen Details überprüft, das ist auch dann unangenehm, wenn ich alles deklariert habe. Man muss diese Zusammenhänge sehen, um paranoide Wahnideen verstehen zu können. Der Paranoide befasst sich ja häufig mit dem, was andere sehen, hören, tun und lassen in bezug auf ihn.

Das Problem muss aber auch insofern in einem weiteren Zusammenhang gesehen werden, als die Anwesenheit anderer und die Beschäftigung anderer mit mir auch fördernd wirken kann, die Probleme von Sympathie und Antipathie gehören in diese Zusammenhänge, aber auch das Verliebtsein und was weiter alles damit zusammenhängt.

S. 209 oben: Es ist nun von Interesse, wie Scheler von hier aus sozialpsychologische Aspekte ableitet. Dabei ist daran zu erinnern, dass Scheler auch ein bedeutender Soziologe war. Sozialpsychologische Aspekte sollten auch in der Psychiatrie berücksichtigt werden.

> S. 209: Damit gelangen wir zu dem letzten Punkt, den diese kleine Studie hervorheben möchte: die gesamte Erscheinung hat auch neben ihrer allgemein psychologischen auch ihre *sozialpsychische* Seite, die bisher kaum gewürdigt worden ist. Unsere große deutsche sozialpolitische Gesetzgebung findet ihre Rechtfertigung durchaus nicht aus der Idee der Caritas, des Mitleids, der Liebe – wie z.B. viele der ihr Wesen verkennenden „Rassenethiker" annehmen –, sondern zum einen Teil aus der Forderung der Gerechtigkeit, daß die ganze Gesellschaft und ihre höchste Organisation, der Staat, die Verpflichtung haben, für solche Schädigungen des Lebens usw. ihrer Mitglieder, die aus der Natur der herrschenden *Betriebsformen* der industriellen Arbeit, (deren Produkt alle mehr oder weniger mitgenießen,) sich ergeben, auch als *Ganzes* aufzukommen; zum

großen Teil aber auch schon aus dem rein ökonomischen Grunde, daß die in den Unternehmungen arbeitenden Kräfte selbst geschont werden müssen, wenn das gesamte Arbeitsprodukt der Nation auf sein Höchstmaß wachsen soll und auf diese Weise an der „Arbeit", – auch nur als „Ware" betrachtet, – ebenso gespart wird, wie durch gutes Instandhalten und Ölen der Maschine die Ausgaben für Maschinen verringert werden; ein Gesichtspunkt, den neuerdings Goldscheid mit Recht, wenn auch unseres Erachtens übertreibend, hervorhob; und den vor ihm der verstorbene Professor Ernst Abbe, der Leiter der Zeißwerke, hervorzuheben nicht müde wurde. Aber diese faktische „Rechtfertigung" der Gesetzgebung ist mit ihrer psychischen Wirkung und mit der Art der Aufnahme ihrer Maßregeln durch die Versicherten eben durchaus nicht identisch. Es ist sehr fraglich, wie weit die Versicherten die für sie getroffenen Maßregeln auch im Sinne der obigen Rechtfertigung der Einrichtung auffassen (im zweiten Sinne tun sie es ja gewiß nicht) und wie weit sie ihre Früchte für sie nicht als bloße zu einer „Einrichtung" erstarrten Geste *sozialen Mitleids* der herrschenden Klassen mit dem „arbeitenden Volke" faktisch empfinden. Ein Teil der Abgeordneten, insonderheit die Freiherrn von Stumm Nahestehenden, haben auch bei den erstmaligen Beratungen der Gesetze zu Beginn unserer Ära der Sozialzwangsversicherung diesen Standpunkt geteilt – im Gegensatz zu den Liberalen und dem Zentrum, die von vornherein den andern Gesichtspunkt der „Gerechtigkeit" vertraten und jene patriarchalische und „humane" Form des Arbeiterfürsorgegedankens zurückwiesen. Anderseits hat gerade der Hauptteil der Sozialdemokraten, sofern und soweit sie gegen die Gesetze stimmten, die Intention der Gesetzgebung gleichfalls als eine schwächliche, aus bloßem sozialen, schamverletzenden Mitleid entsprungene Abschlagszahlung für Schäden, deren Wurzeln nur mit Aufhebung der auf dem Privateigentum beruhenden kapitalistischen Wirtschaftsform abzugraben seien, aufgefaßt, und eben diese Auffassung agitatorisch verbreitet. Mit dem vordringenden Revisionismus in den Kreisen der Partei gewann freilich jene obige Form der Rechtfertigung der Gesetzgebung auch in den Parteikreisen immer mehr Geltung und stellt gegenwärtig ohne Zweifel den Standpunkt der geistigen Führerschaft der Partei dar. Dagegen scheint das Empfinden der großen *Massen* der Versicherten, insbesondere der wenig qualifizierten Arbeiter, doch jene ältere Einstellung geblieben zu sein, und dies um so mehr, je geringer das von der faktischen Verteilung der Lasten der Versicherung wieder unabhängige Gefühl ist, zu diesen Lasten selbst größere Teile beizutragen. Soweit aber dies der Fall ist, treten im Werden der Rentenhysterie auch Gesetze in Tätigkeit, die auch für eine große Reihe anderer Zeitprobleme aus der Massenpsychologie von größter Bedeutung sind.

Es wird im Vorbeigehen auf die Persönlichkeit von Ernst Abbe hingewiesen, dem genialen Physiker, der die Karl Zeiss-Werke und das Glashüttenwerk Schott & Genossen zur Blüte brachte. Durch seine Entdeckungen, z.B. des Prismen-Feldstechers, gelangte er in den Besitz dieser Weltfirmen und hat daraus eine Stiftung für die ganze Belegschaft errichtet. Es gibt eine Biographie.

Die sozialpsychologischen Aspekte führen Scheler dann auf politische Aspekte, was er darüber sagt, ist auch heute noch gültig, nur dass man die Probleme nach weitern 60 Jahren Erfahrung noch deutlicher und schärfer sehen kann.

Für psychiatrische Belange sind besonders wichtig die massenpsychologischen Aspekte. Wir verweisen auf Le Bon: *Psychologie des foules,* auf Freud: *Massenpsychologie und Ichanalyse* und auf das kleine Büchlein von Mannoni mit entscheidenden Interpretationen zu dem ganzen Problem.

Mit S. 211 Mitte bis 212 unten kommt ein ganz neues, wiederum zentrales Problem für die Psychiatrie überhaupt zur Sprache, nämlich die Rolle des Zuschauers für das Leiden eines Menschen, wobei dieses Leiden mit dem Zuschauer verschwinden kann, weshalb es noch nicht simuliert zu sein braucht, wie der Laie gerne glaubt.

12. Januar 1971

> S. 211f.: Fühlt sich jemand mitleidig beachtet, und zwar so, daß nicht sein tieferes und individuelles Selbst, das ja hier keinerlei Rolle spielt, die Richtung des Mitleids bildet, sondern seine Existenz als *Exemplar* einer Klasse, so kann ein Doppeltes die Folge sein: entweder sein Klassenstolz und sein Klassenselbstgefühl ist stark genug, dieses Mitleid und das durch es geleitete fürsorgliche Tun abzulehnen, und zwar aus einer Schamreaktion heraus, oder aber das empfundene Mitleid verstärkt und vertieft, so sehr auch die *Leidensfähigkeit* von Übeln der betreffenden Art die aus ihm quellende Fürsorge dem momentanen Übel Abhilfe bringt. So weint z.B. ein Kind, das sich gestoßen hat, heftiger und heftiger, je mehr man es bemitleidet, und obgleich man mit den Ursachen die schmerzhaften Empfindungen sukzessive beseitigt, wird sein Leiden an diesen abebbenden Empfindungen, trotz deren Intensitätsverminderung, größer und schwingt sozusagen über seinen ersten Anlaß, den Stoß und die ihm entsprechenden Schmerzempfindungen noch um ein Teilchen hinaus, Teilchen, die sich im Falle *fortgesetzter* Bemitleidung bei allen möglichen Anlässen summieren und schließlich zu einer Art Leidens*sucht* führen, deren Regung vom mitleidigen Zuschauer abhängig ist und die zu *faktischen* Leiden führen, die ohne den mitleidigen Zuschauer nicht ins Dasein getreten wären. Auch hier liegt ein Wurzelpunkt gewisser hysterischer Symptome. Das eben noch tiefunglückliche Gesicht und die Tränen des Patienten machen einer heiteren Aufhellung und vollende-

> ter Seelenruhe Platz, sowie der Arzt oder sonst eine Person aus dem Zimmer ist und etwa durch ein Guckloch den Patienten beobachtet. Gleichwohl hat er auch in diesem Falle durchaus nicht etwa „simuliert" oder „Theater gespielt", wie einer, der nur den künstlichen Ausdruck des Leidens annimmt oder sprachlich vorgibt, daß er leidet; d.h. wie im Falle, daß Ausdruck und Erlebnis *künstlich* inadäquat sind.

Wir lesen S. 212 unten. Hier wird vor allem darauf hingewiesen, wie die Beschäftigung der Umgebung mit der Krankheit des Kranken eine zentrale Rolle spielt bei der Gestaltung des Erlebnisses des Kranken und wie diese Beschäftigung der Umgebung automatisch auf die Erlebnisgestaltung einwirkt. Dieser Automatismus kann sich vollziehen, ohne dass Wille, Berechnung und moralisches Verschulden irgendeine Rolle spielen.

> S. 212f.: Vielmehr *leidet er wirklich* und gerade, weil sein Ausdruck und seine sprachlichen Äußerungen diesem Leiden natürlich und angemessen sind, fehlt hier jene verhältnismäßig leichte Durchschaubarkeit der Sachlage, die bei *künstlicher* Trennung von Erlebnis und Ausdruck wie im Falle der Simulation besteht. Gleichwohl aber ist dies „wirkliche Leiden" in seinem Bestande ganz vom Dasein des Zuschauers abhängig. Ist an das Vorhandensein (wie fast immer) des fremden Mitleids außerdem ein Interesse gebunden, das durch die aus dem Mitleid des Zuschauers hervorgehenden Tätigkeiten gefördert werden kann, so wird wiederum jenes mitleidheischende Leiden des Patienten ohne besondere „Vorstellung" oder „Erwartung" jener Vorteile gesteigert. Es hat darum auch dieser Fall mit dem „Rechnen" auf fremdes Mitleid gar nichts zu tun. Auch ein solches Rechnen findet ja häufig statt. Ich kenne keinen furchtbareren Fall desselben als den jüngst aus Rußland in der Frankfurter Zeitung berichteten, nach welchem Bericht in der Nähe einer größeren Stadt ein Krüppelheim bestand, in dem Kinder der ärmsten Schichten, die von dem Unternehmer adoptiert wurden, eigens zu Krüppeln gemacht, z.B. geblendet wurden, um dann an das russische Bettlerheer zu bestimmtem Entgelt überlassen zu werden und durch sie „milde Gaben" hervorzurufen. Aber das, was hier verbrecherische und willkürliche Ausbeutung des Mitleids ist, Hervorbringung von Leid und Übeln zum Ziele, aus dem durch sie bestimmten Mitleid Vorteile einzuheimsen, kann sich auch ohne eine Spur von moralischer Verschuldung und ganz unabhängig von Wille und Berechnung, durch eine der möglichen Formen der *automatischen* Wirksamkeit des Mitleids selbst vollziehen.

Wir weisen in diesem Zusammenhang auf das Brauchtum hin, z.B. auf das Verhalten einer Dorfgemeinschaft bei einer Beerdigung, wobei es Sitte ist, dass man weint, und wobei jedes Mittel recht ist, das einem ermöglicht, sich entsprechend dem Brauch zu verhalten. Wohl ist das unechte Verhalten, das aber mit Lüge insofern gar nichts zu tun hat, als es gleichsam als

Pflicht aufgefasst wird, den Trauernden zuliebe ein Mitleiden zu zeigen. Was sich dabei zeigt, ist nicht das eigene Erleben, es wird auch gar nicht erwartet, dass eigenes Erleben zur Schau gestellt wird. Es ist auch gar nicht wichtig, ob eigenes Erleben besteht oder nicht, sondern das Wohltuende an dem Mitleiden, das gezeigt wird, ist einerseits, dass man nicht allein ist in seiner Trauer und deswegen nicht aus dem Rahmen fällt und sich nicht zu schämen braucht. (Scham ersparen ist das Menschlichste nach Nietzsche.) Anderseits drückt sich darin aus, dass es einem gar nicht um das Erleben, sondern um das Wohl und um die Erleichterung der Not des andern geht. Darin liegt ein tiefer Altruismus, im Gegensatz zu einer Haltung, wie sie von modernen Dichtern etwa als Ideal hingestellt wird, dass alles Konventionelle abgeschafft werden solle, und dass jeder nur seine echte Individualität und Eigenheit zum Ausdruck bringen müsse. Von der Umgebung wird dann gefordert, dass man diese Individualität des andern respektieren müsse und dass auf diese Weise eine dem Egoismus entgegentretende Haltung eingenommen werde, während gerade das der eigentliche Egoismus ist.

> S. 213f.: Denn so „wohltuend" echte Teilnahme ist, so wahr es ist, daß „geteiltes Leid" halbes Leid ist, so gilt dies nur, soweit im Mitleiden erstens keinerlei *Gefühlsansteckung* stattfindet und damit auch jene „Leidenspotenzierung" unterbleibt, die Fr. Nietzsche völlig irrig auch dem echten Mitleid zuschrieb; und soweit die Intention des Mitleidempfängers allein und ausschließlich auf den *Aktus* der seelischen Teilnahme selbst gerichtet ist, nicht aber, sei es bewußt oder in Form jener Vorwirkung der bloßen „Aussicht" auf die *Vorteile,* die für ihn aus den erlebten Mitleiden des anderen erwachsen können. Ist das letztere der Fall, so wird mit dem fremden Mitleiden ganz automatisch auch das Leiden, das es hervorruft, ein „Interesse" des Betreffenden; aber hierdurch muß sich sein Leiden auf die Dauer trotz der dadurch erreichten Abhilfe von *einzelnen* Übeln steigern, indem hierdurch seine Leidensschwelle (bei denselben Empfindungen und äußeren Anlässen) steigend *gesenkt* und schließlich eine Leidens*sucht* hervorgerufen wird, in der die Anlässe zum Leiden geradezu aufgesucht werden und auch die Vorsicht vor Gefahren entsprechend rein automatisch verringert wird. Werden nun die Gesetzgebung und ihre Maßregeln gefühlsmäßig von den durch sie Betroffenen als ein Niederschlag, eine Kondensierung sozialen Mitleids – sicher gegen ihren wahren Sinn – aufgefaßt und erlebt, so treten gerade darum, weil sich gesetzlich bestimmte und also streng *regelmäßige* Vorteile mit dem in den Maßregeln erlebten Mitleidsquantum der Gesellschaft gegen die Versicherten verknüpfen, auch all jene seelischen Gesetze massenpsychologisch in Kraft. Das Versicherungsgesetz wirkt dann mit der Fülle seiner Apparate und Beamten usw. sozialpsychologisch einfach als eine Summe von mitleidsvollen Beachtungsakten gegenüber den Versicherten und denjenigen Arbeitsprozessen, in denen

> bestimmte Gefahren für die Gesundheit resp. Unfallsgefahren liegen: Nicht anders wie im Falle vom Kind, das sich stößt und dem dieses Kind mitleidsvoll beachtenden Zuschauer. Durch die Gesetzesform und die damit verbundene *Stetigkeit* jenes Einflusses muß die Kumulierung des „Hinausschwingens“ des Leidens über seinen ursprünglichen Anlaß bei den betreffenden Kranken schließlich alle jene vorhin genannten Symptome der Einzelhysterie hervorbringen.

In Zusammenhang mit diesem Thema taucht dann S. 213 der Begriff der Gefühlsansteckung auf. Dieser spielt in Schelers Affektlehre eine große Rolle. Es wird auch die Schichtung des emotionalen Erlebens, wie sie in Schelers Ethik dargestellt ist, und auf die Problematik der Sympathiegefühle hingewiesen. Ferner wird gezeigt, eine wie grosse Rolle die Gefühlsansteckung gerade in der Pflege des Brauchtums hat, wie wichtig das aber auch ist zum Verständnis von Bandenbildungen und andern Bewegungen unter Jugendlichen, was für eine Rolle es z.B. in der Psychologie von Revolutionen und Kriegen spielt, wie wichtig es aber auch für die Psychopathologie und Psychotherapie ist. Man muss wissen, wie ansteckend depressive und manische Verstimmungen sind, eine wie grosse Rolle die Gefühlsansteckung bei Organikern spielt, wie eigenartig es sich dabei verhält, wenn man einem Schizophrenen begegnet, und vieles ähnliches mehr.

> S. 215: Als ein zweites sozialpsychisches Moment, das die betr. Erscheinungen freilich nur quantitativ steigert, ist hierbei auch noch der *gegenseitigen* psychischen Leidensansteckung sowohl durch faktische Leiden und Krankheitsübel (durch deren Wahrnehmung bei andern) als auch der krankhaften psychischen Haltung, die zu den „eingebildeten“ organischen Krankheiten im vorher bestimmten Sinne führt, zu gedenken. Die seelische Kontagiösität gerade solcher „Haltungen“ ist eine ungeheuer starke, zumal alle dazu irgendwie Disponierten nach Charcots Wort sich zu „suchen“ pflegen und der psychische Prozeß der Ansteckung sich in diesem Falle zu geometrischer Reihe steigert; da jeder durch Ansteckung entstandene Fortschritt in jener Haltung sofort wieder auf seinen Ausganspunkt zurückwirkt. Gesteigert wird diese Art Ansteckbarkeit unter den Betroffenen des Gesetzes aber außerdem im selben Maße, als überhaupt das *Individualbewußtsein* vor dem Klassenbewußtsein der betr. Schichten zurücktritt und das Gefühl der *Schicksalsgemeinschaft* die Empfindung des Besitzes besonderer Schicksale mehr und mehr zurückdrängt.

Im übrigen erläutern wir den Text und weisen darauf hin, wie die hier besprochenen Probleme, vor allem die Leidenssucht in der allgemeinen Medizin und in der Psychiatrie, eine wichtige Rolle spielen. Es wäre wichtig, darüber in der allgemeinen medizinischen Ausbildung bessere Grundlagen zu vermitteln.

23. Februar 1971

S. 215, 9. Zeile von unten: Von hier an bis zum Ende des Abschnittes auf S. 216 lesen wir den Text durch und erläutern zwei Aspekte. Zunächst weisen wir auf den rassenhygienischen hin. Wenn irgendeine Massnahme bewirkt, dass sich eine konstitutionelle Anlage vorzeitig manifestiert, dann hat das in rassenhygienischer Hinsicht insofern unter Umständen eine positive Bedeutung, als Menschen durch die Krankheit von der Fortpflanzung ausgeschlossen werden, bevor dies der Fall wäre, wenn sich ihre Krankheit nicht so frühzeitig manifestieren würde.

> S. 215f.: Hierbei ist wesentlich, daß der Prozeß der Leidensansteckung von den niedersten Schichten einerseits, von den für die Rentenhysterie erheblich am meisten disponierten Gruppen aus andererseits, beginnt, und sich in der Richtung zur höheren Qualitätsarbeit einerseits, zu erblich minder disponierten Gruppen fortpflanzt und indem er sich in letzterer Richtung verlangsamt, immer gesundere Elemente ergreift. Ein wie großer Faktor aber darin die erbliche Konstitution ist, entzieht sich meiner Feststellung; doch scheint es mir gewiß, daß diejenigen, die hier schon von einer „durch ein Gesetz hervorgebrachten Volkskrankheit" reden und die ökonomischen Vorteile, die das Gesetz der Arbeiterklasse bringt und deren Folgen für Gesundheit und Wohlfahrt der Klasse für geringer halten als die durch es verletzten Forderungen der Sozialhygiene, das Maß des konstitutionellen Faktors, als der Vorbedingung für jene geschilderten krankmachenden Prozesse, bedeutend *unterschätzen*. Bestände hier nicht ein erhebliches Maß, so müßte nach der Dauer des Bestehens des Gesetzes die Rentenhysterie sicher schon ganz andere Dimensionen angenommen haben, als dies der Statistik und den Aussagen unparteiischer ärztlicher Beobachtung entspricht. Ist dies aber der Fall, so gibt die Tatsache der neuen gesetzlich hervorgerufenen Summe von Krankheitserscheinungen auch zu einer Befürchtung in *rassen*hygienischer Hinsicht um so weniger Anlaß, als die Zahl der erblich zu jener seelischen Erkrankung disponierten Individuen durch die schädlichen Einwirkungen des diese Erbanlagen auslösenden Gesetzes in ihrer Existenz und Fortpflanzungsfähigkeit sicher nicht gesteigert, sondern eher vermindert wird. Ob dieselben krankhaften Dispositionen ohne das Gesetz nicht gleichfalls, wenn auch in einer anderen Form, und die einzelnen Erscheinungen der Krankheit nur in anderen *Einheiten von Krankheitsbildern* verteilt zum Ausdruck gekommen wären, so daß man nicht sagen dürfte, es habe hier ein Gesetz eine „Krankheit", sondern nur, es habe ein Gesetz ein neues Krankheitsbild erzeugt, müßte in diesem Falle erwogen werden.

Verwickelter ist das andere Problem, nämlich die Unterschätzung des konstitutionellen Faktors. Der Nachweis, dass lebensgeschichtliche Ereignisse mit der Manifestierung eines psychopathologischen Zustandes zeitlich und inhaltlich zusammenhängen, beweist nicht, dass diese Ereignisse ursächlich für die pathologischen Zustände verantwortlich sind. Dieselben Ereignisse bleiben bei anderen Menschen wirkungslos. Es wird als Beispiel für das Ineinanderwirken konstitutionell endogener und lebensgeschichtlich reaktiver Momente auf die Zusammenhänge in der Familie T. hingewiesen, wo alles im Notfall als rein lebensgeschichtlich verstanden werden könnte, wenn nicht die Häufung endogener Erkrankungen bestände und nicht einzelne Fälle ohne sichtbare reaktive Komponente auch erkrankt wären.

Das konstitutionelle Moment spielt eine ganz grosse Rolle, vor allem bei den Depressionen. Warum das so ist, ergibt sich eben gerade aus dem Text von Scheler und unseren Kommentaren dazu. Man wird deshalb bei jeder reaktiven Erkrankung einmal der Familie in hereditärer Hinsicht und zum andern den psychopathologischen Problemen in bezug auf vitale depressive und übrigens auch maniforme Verstimmungen ein besonderes Gewicht beilegen und alle jene psychopathologischen Aspekte berücksichtigen, die beachtet werden müssen, um in den beiden Bereichen des Hereditären und des Vitalen zu möglichst zuverlässigen und vollständigen Ergebnissen zu gelangen.

> S. 217: Sozialethisch möchte ich aus dem Gesagten am Schlusse eine Folgerung ziehen, die ich anderwärts genauer begründete. Einmal die Folgerung, daß die tiefsten und sittlich wertvollsten Akte und Motive des menschlichen Wesens, *Liebe* und *echtes Mitgefühl*, immer mehr aus der sozialen Sphäre und der Sphäre der sozialen Übel *herausgezogen* und in die Sphäre des individualpersönlichen Verhaltens von Mensch zu Mensch hineingezogen werden sollten; und dafür der Gedanke der *sozialen Gerechtigkeit* und jener der Kraftersparnis an Menschenarbeit immer tiefer von jener ersten Sphäre Besitz ergreife; daß die herrschenden Schichten lernen, den Arbeiter genügend zu achten, um ihn nicht durch zur Schau gestelltes Mitleid und aus ihm quellende „Wohltaten" zu beschämen, dieser aber die betr. Einrichtungen als solche, auf die er nach sozialer Gerechtigkeit ein Recht hat, ansehe und alles, was ihm „Humanität", „Mitleid", „Liebe" geben möchte – soweit er nicht Individuum, sondern Klassenglied ist –, immer energischer zurückweise.

Scheler bezieht sich hier vor allem auf sein Buch über Sympathiegefühle. Wenn er fordert, dass Liebe und echtes Mitgefühl aus der sozialen Sphäre und der Sphäre der sozialen Übel herausgezogen werden sollen und hineingezogen werden müssen in die Sphäre des individualpersönlichen Verhaltens von Mensch zu Mensch; dann fällt zunächst auf, dass heute vielfach gerade das Gegenteil gemacht wird. Es fragt sich, inwiefern sich darin ein Zug der modernen Zeit manifestiert. Ferner fragt sich, inwiefern die Schelersche Forderung mit einem Grundproblem christlicher Ethik übereinstimmt, und inwiefern die ganze Geschichte der letzten 2000 Jahre ein Kampf um diese Forderungen war, und zwar die politische Geschichte sowohl wie die Geistes- und Kulturgeschichte.

Ein weiterer Aspekt, der sich aus diesem Abschnitt ergibt, ist die Frage, ob nicht der Gedanke der sozialen Gerechtigkeit, den Scheler neben die Forderung der Einfügung von Liebe und echtem Mitgefühl in das individualpersönliche Verhalten von Menschen zu Mensch stellt, innerlich mit dieser Forderung zusammenhängt. Wir meinen damit, dass die Erfüllung der ersten Forderung mehr oder weniger notwendigerweise die zweite in sich schliesst, wenigstens dann, wenn die erste in wirklich echter Weise erfüllt wird. Das müsste natürlich näher untersucht werden; es spricht aber wohl einiges dafür, dass es sich so verhält. Vor allem würde sich das ergeben aus einer phänomenologischen Analyse des eigentlichen Miteinanderseins, indem die Bestimmung dieser Struktur durch Liebe und echtes Mitgefühl bewirkt, dass der Mensch in jedem andern Mensch einen andern wie sich selbst sieht, welcher einen eben solchen Respekt und eine eben solche Bedeutung erlangt wie der Nächste, und wie man erwartet, dass der Andere einem selbst begegnet. Diese Probleme müssten aber auch auf dieser Ebene weiter geprüft und untersucht werden.

> S. 217f.: Goethe schrieb bekanntlich angesichts der Herderschen „Ideen" und des in ihr prophezeiten Sieges der Humanitätsidee die Worte nieder, er befürchte, daß hierdurch „Jeder des Anderen humaner Krankenwärter" sein werde. In gewissem Sinne ist durch die Tatsache, daß der Staat und die Steuern eines jeden von uns die Lasten der Sozialversicherung gegen Krankheit, Unfall usw. mitträgt, dieser Zustand erreicht. Es entspricht auch nur der Anwendung der Gerechtigkeitsidee auf die Arbeits- und Betriebsformen unserer Zivilisation sowie jenem tieferen Solidaritätsprinzipe, das Goethes individualistischem sittlichem Geiste unverständlich war, daß sich dem so verhält. Aber in *zwei* Punkten fühlte Goethe doch schon die *großen Gefahren* heraus, welche die nachfolgende Geschichte zur Reife brachte und von denen eine ganz kleine und nebensächliche auch die hier von uns gekennzeichnete Erscheinungsgruppe ist: Einmal darin, daß das Motiv der „Humanität", jener großen modernen Haltung, die an die Stelle der von ihr grundverschiedenen christlichen Liebesidee trat, die Gefahr in sich trägt, die Übel, auf die sie einseitig blickt und die Übel in der Sphäre des Sozialen, auf das sie wie hypnotisiert starrt, und denen sie Abhilfe bringen möchte, erst zu *bewirken;* sodann aber, daß das Maß von *Aufmerksamkeitsspannung, mit der ein Volk auf Übel und Leid gerichtet ist, eine obere Grenze hat,* bei der sie sich zur Abhilfe von jenen Übeln zu verlohnen aufhört, ja neue Übel zu schaffen tendiert und außerdem um dasjenige Maß von Wert und Glück, Volk und Menschheit betrügt, das allein – von allen anderen Glücksquellen abgesehen – aus der nicht minder erhabenen *Solidarität in der Freude* und dem gegenseitigen Mitfühlen an den positiven Gütern der Welt hervorquillt.

Mit dem zweiten Teil des ersten Alineas auf S. 217 gelangt das Problem in den Bereich der verfallenden Strukturen, womit Liebe und Mitleid in Anführungszeichen gesetzt werden und dazu der Begriff der Humanität gestellt wird. Diese Aspekte gewinnen im vorliegenden Text eine wichtigere Bedeutung durch ihre Beziehung zu den Schamphänomenen, die Scheler ihnen gibt. Es sind dies ausserordentlich wichtige Aspekte, die hier nicht mehr in allen Einzelheiten erörtert und geklärt werden können. Wir legen Gewicht nur auf die Frage nach der Humanität, die in den letzten beiden nun folgenden Alineas erörtert werden. Hier stellt sich eben die Frage, was unter Humanität zu verstehen sei. Man gewinnt den Eindruck, dass Scheler dieses Wort in ähnlicher Weise und nur so sieht wie Liebe in Anführungszeichen. Dann freilich haben seine Einwände Berechtigung, ob sie aber ebenso berechtigt sind in bezug auf Goethe, ist eine andere Frage, die zum mindesten offen gehalten werden muss. Es sieht sogar auf Grund der angeführten Stelle so aus, als ob Goethe die Auffassung gehabt hätte, es sei Herder, der eine solche Humanitätsidee vertreten habe, und es scheint, dass gerade Goethe sich dagegen verwahrt hat. Man müsste sowohl Herders „Ideen" als Goethes Äusserungen dazu im Zusammenhang auf diese Frage hin untersuchen und würde dann vielleicht doch noch eine andere Antwort sehen als diejenige Schelers. Immerhin ist es von Interesse, zur Kenntnis zu nehmen, was *Griesinger* in seiner *Pathologie der Geisteskrankheiten* dazu geschrieben hat, dass nämlich nicht dasjenige Verfahren mit den Geisteskranken das humane ist, das dem Gefühl des Kranken und des Arztes wohl tut, sondern dasjenige, das ihm hilft. Das bedeutet, dass Humanität im eigentlichen Sinne des Wortes nicht mit Sentimentalität und egoistischer Vergnügungs- und Genusssucht verwechselt werden darf. Die unter dem Begriff der Humanitätsduselei bekannten Phänomene entstehen eben gerade dann, wenn Liebe und Mitgefühl in die soziale Sphäre und in die Sphäre der sozialen Übel hineingezogen werden. Wohl soll man sich nicht mit der Tatsache der sozialen Übel einfach abfinden und alles auf sich beruhen lassen. Es fragt sich aber doch, inwiefern das, was Scheler hier fordert, wesensmässig Utopie ist, da es mit dem Wesen des Menschen nicht in Übereinstimmung steht. Auf jeden Fall wird das soziale Übel aber nicht dadurch gesteuert, dass man die eine Utopie durch eine andere ersetzt, auch wenn man annimmt, dass sogar das Christentum utopische Forderungen aufstellt, die sich in Zukunft ebenso wenig werden verwirklichen lassen wie in den letzten 2000 Jahren. Aber es ist auch darauf hinzuweisen, dass die Utopien geeignet sind, Spannungszustände zu erzeugen und damit eine Bewegung in Gang zu bringen und zu erhalten, die ihrerseits dann eben doch sehr viel mit dem Wesen des Menschen und seiner Verwirklichung zu tun hat.

> Gerne wollen wir „jeder des andern Krankenwärter sein", aber nicht „nur", wie Goethe befürchtet; sondern so, daß jeder auch des

> andern Freudenerwecker bloß durch die ihm gebotene Anschauung der eigenen Freude sei.

Von hier aus ist das letzte Alinea von Scheler mit der Verkündigung des Ideales einer Freudensseligkeit zu betrachten, wovon sich wiederum fragt, inwiefern damit etwas dem Wesen des Menschen Entsprechendes gesagt ist, und ob nicht von hier aus neue utopische Bewegungen abzweigen. Man wird dabei unwillkürlich an Spinoza erinnert, an seine Laetitia und an all die Strukturen, die damit zusammenhängen. Auch hier müssten aber neue Untersuchungen erst einsetzen.

Über die Sprache der Schizophrenen

Kurt Goldstein: Methodological approach to the study of schizophrenic thought disorder.
In: Language and thought in schizophrenia.
University of California Press 1954, S. 18–39

Einleitung

Herbst 1962

Es ist eine eigentümliche Tatsache, dass die ganze Sprachpathologie aus den systematischen Zusammenhängen der üblichen Krankheitslehre herausfällt. In der Neurologie bedient sich die Pathologie der Sprache grundsätzlich anderer Methoden als die übrige klinische Neurologie. Die Lehre von den Aphasien, den Agraphien und Agnosien und bis zu einem gewissen Grad wahrscheinlich auch der Apraxien wird vielerorts so gleichsam als Anhang ohne Zusammenhang mit dem Übrigen gesehen und behandelt; oder man macht es zu seinem Steckenpferd, das dann wieder etwas ganz für sich ist. Die topographische Gliederung, welche die Sprachpathologie in der Neurologie der Grosshirnrinde aufgehen lässt, wird offensichtlich den Phänomenen auch nur teilweise gerecht. Immer wieder gewinnt man den Eindruck, dass es sich da um „etwas Besonderes" handelt. – Erst Kurt Goldstein ist es gelungen, die Sprachpathologie in den Gesamtzusammenhang der Neurologie einzufügen und damit auch die Sonderstellung, welche die Sprachpathologie in der pathologischen Anatomie einnimmt, zu korrigieren.

Noch deutlicher als in der Neurologie ist die Sonderstellung der Sprachpathologie in der Psychiatrie. Zwar ist es vor allem die Sprache und die sprachliche Verständigung, welche es ermöglichen, psychopathologische Symptome festzustellen. Man ist dabei aber ganz und gar auf die Inhalte gerichtet, auf das, was durch die Sprache vermittelt wird, und beachtet die Sprache selbst und ihre krankhaften Störungen nicht, man übersieht das, man übergeht es, man nimmt es höchstens so nebenbei dahin.

Dieses Problem hat zunächst einen wichtigen praktischen Aspekt insofern, als viele psychiatrisch kranke Menschen Sprachstörungen zeigen, die eigentlich in den Zusammenhang der neurologischen Sprachstörungen gehören. Wir finden Dysarthrien und eigentliche Aphasien, Wortfindungsstörungen und Störungen im Bau der Sprache bei vielen organisch

Geisteskranken. Häufig verhält es sich sogar so, dass hier die ersten Symptome der organischen Hirnleistungsschwäche oder cerebraler Funktionsstörungen zu finden sind.

Weiter ist zu bedenken, dass diese neurologischen Sprachstörungen an sich schon in eigentümlicher Weise in das psychische Geschehen verwoben sind, in die psychischen Abläufe eingreifen, diese mit- und umgestalten, so dass gerade auf sprachlichem Gebiet Neurologie und Psychiatrie ganz besonders schwer und eigentlich überhaupt nicht zu trennen und zu unterscheiden sind.

Im üblichen alltäglichen Gespräch sind wir ganz darauf gerichtet, die Inhalte des Gesprochenen zur Kenntnis zu nehmen. Fehlerhafte Aussprache der Worte, mangelnde Zusammenhänge, grammatikalische Ungereimtheiten, syntaktische Störungen, Entgleisungen des Stils, etwa im Gebrauch der Bilder und manches mehr, überhören wir in der Umgangssprache. Wir korrigieren die Fehler spontan, ohne viel zu merken, achten nicht auf gesetzmässige Wiederholungen, auf innere Zusammenhänge der Fehlleistungen unter sich, und ähnliches mehr. Wir neigen deshalb auch dazu, uns mit all den formalen und funktionalen Problemen, die mit diesen Störungen des sprachlichen Aufbaus zusammenhängen, nicht zu beschäftigen und gleichsam immer nur die eine Hälfte der Mitteilungen unserer Patienten zur Kenntnis zu nehmen, nämlich deren Inhalt.

Es ist interessant zu beobachten, wie sogar Kurt Goldstein in seinem Buch *Der Aufbau des Organismus* die Sprache vergessen hat, obschon er sich vorher eindringlich mit den Problemen der Sprachstörungen befasst hat. Es war so, dass sich in die Gesamtkonzeption dieses Buches wohl die verschiedensten Arbeitsrichtungen des Autors gleichsam von selbst eingefügt haben, nicht so aber die Sprache und ihre Pathologie. Das Buch ist in sich geschlossen, ohne dass man das Fehlende bemerkt. *Goldstein hat uns persönlich selbst auf diese eigentümliche Tatsache aufmerksam gemacht.* Von Interesse ist dabei, dass in dem Buch von Goldstein noch ein zweiter Aspekt in ähnlicher Weise vergessen wurde, nämlich die Sexualität und alles, was hier von der Sprache gesagt wird, lässt sich ebenso von der Sexualität sagen.

Es ist ferner darauf hinzuweisen, dass alles, was wir soeben von Kurt Goldsteins Buch sagten, sich genau ebenso von dem Buch von Wyrsch über *Die Person des Schizophrenen* sagen liesse. *Auch in diesem Buch fehlen Sprache und Sexualität,* und auch hier werden diese beiden Aspekte eigentümlicherweise nicht vermisst.

Es ist zu vermuten, dass diese Beobachtungen einerseits darauf hinweisen, dass Sprache und Sexualität in einer bestimmten Weise unter sich in einem eigentümlichen inneren Zusammenhang stehen, der auf Grund neuerer Forschungen nach und nach geklärt werden dürfte. (Freud, Bataille, Ricoeur, neuere Entwicklung der Phänomenologie, vor allem Lévinas, De Waehlens, Sartre, Merleau-Ponty, aber auch L. Binswangers *Grundformen.)*

Darüber hinaus ergeben sich aus diesen Beobachtungen Hinweise für bestimmte methodologische Aspekte der Neurologie und Psychiatrie, die es mit sich bringen, dass gleichsam geschlossene, in sich ruhende wissenschaftliche Gebilde oder Systeme entworfen werden können, ohne dass das Fehlen dieser wichtigen Bereiche von Sprache und Geschlechtlichkeit auffällt. In diesem Zusammenhang ist vor allem auch der Aufsatz von Hönigswald beizuziehen, in welchem ausgeführt wird, dass *die psychiatrischen Symptome „Tatsachen der Verständigung"* sind.

Wie Kurt Goldstein später seinem Buch über den *Aufbau des Organismus* ein anderes folgen liess über die *Aphasien,* so hat Wyrsch lange nach Abschluss seines Buches über die Schizophrenie und der anschliessenden psychiatriegeschichtlichen Studien eine Arbeit über die Sprache der Schizophrenen publiziert und in derselben Zeit sein Buch über die kulturelle Bedeutung der Geisteskrankheiten veröffentlicht.

Die allgemeinen Erörterungen müssen auch noch auf ein Problem hinweisen, das sich sowohl im neurologischen wie im psychiatrischen Bereich der Sprachpathologie als besondere Schwierigkeit herausstellt. Es ist das Problem, das sich unter dem Stichwort von *Sprache und Denken* zusammenfassen lässt. Damit rückt ein weiterer Begriff in die Zusammenhänge, um die es hier geht, nämlich derjenige des *Bewusstseins.* Dieser Bewusstseinsbegriff führt ebenfalls eine sehr eigentümliche Existenz im Reiche der medizinischen Wissenschaften überhaupt, der Neurologie und der Psychiatrie im besonderen. Zwar tritt er deutlicher hervor als die beiden andern, wenn von klinischen Problemen gesprochen wird, er bleibt aber wesentlich unklarer, indem man sich nämlich unter Sprache und Geschlechtlichkeit doch im allgemeinen etwas vorstellen kann, auch wenn man das nicht zum Thema der Untersuchung macht. Unter Bewusstsein kann man sich aber sehr viel weniger vorstellen, und wenn man gar vom Denken spricht, dann fehlt es den meisten Menschen an einer klaren Anschauung davon. Auch hier wieder ist es so, dass diese Kapitel gerne für sich behandelt werden. Wyrsch hat nach Abschluss seines Schizophreniebuches eine besondere Arbeit den Bewusstseinsstörungen der Schizophrenen gewidmet. In neuerer Zeit werden darüber von naturwissenschaftlich interessierter Seite grosse Diskussionen abgehalten. (Vgl. z.B. *Brain Mechanisms and Consciousness,* J.F. Delafresnaye, Blackwell, Oxford 1954.)

Wir werden uns nun eingehender mit den drei soeben aufgeworfenen Problemen zu befassen haben. Alle drei Aspekte des Menschseins können wahrscheinlich rein naturwissenschaftlich gar nicht zureichend erörtert werden. Nur im Vorbeigehen sei zunächst darauf hingewiesen, dass die phänomenologische Grundproblematik der Fragen nach dem Wie im Gegensatz zur Frage nach dem Was natürlich hier ebenfalls ihre zentrale Stelle hat. Deshalb muss schon von vorneherein gesagt werden, dass nur eine Methodik, die neben den naturwissenschaftlichen auch phänomenologisch-daseinsanalytische Gesichtspunkte berücksichtigt, geeignet sein wird, die Themenkreise, um die es hier geht, in einer dem Wesen der Sache adäquaten Weise zu untersuchen.

Es handelt sich um Texte eines Symposions aus dem Kreis von Kurt Goldstein, das 1939 gehalten wurde und gewisse Ergänzungen erfuhr. In einem einleitenden Kapitel weist Kasanin auf zwei grundsätzliche Aspekte der Erforschung schizophrenen Denkens und Sprechens hin. In Zusammenhang mit Kraepelins Auffassung der schizophrenen Wesensveränderung als einer Demenz steht es, wenn die schizophrenen Denk- und Sprachstörungen als funktionelle Abwandlungen der Gehirnleistung aufgefasst werden. Demgegenüber änderte sich das Interesse bei Bleuler, Freud, Jung, Storch und Adolf Meier in Amerika etwa in der Zeit zwischen den zwei Weltkriegen, wo man anfing zu versuchen, den Sinn schizophrener Gespräche zu verstehen.

Diesem letzten Schritt gegenüber besteht die Möglichkeit, vor allem auf Grund experimenteller Untersuchungen den biologischen Aspekt der schizophrenen Sprach- und Denkstörung deutlicher herauszuarbeiten.

In einem ersten Beitrag „The language of schizophrenia“ von Sullivan werden psychoanalytische Aspekte erörtert, es wird auf gewisse Beziehungen der Sprache Schizophrener zu der Sprache kleiner Kinder hingewiesen, z.B. auch in bezug auf die Wortneubildungen. Es wird aber ausgeführt, dass es sich nicht nur um eine Regression handle, sondern es geht um grössere Zusammenhänge, wobei die Sicherheit und Bedrohtheit des Menschen eine wesentliche Rolle spielen. Die Sprache dient der Sicherung und erfüllt ihre Funktion auch beim Gesunden um so besser, je notwendiger die Sicherung ist. Sie wird vernachlässigt, wenn infolge Sicherheit die Gefährdung verschwindet. Beim Schizophrenen aber besteht überhaupt keine Beziehung mehr zum andern, so dass die Sprache gar nicht mehr der Mitteilung dient, ein individuelles Gepräge bekommt und ihren eigentlichen Sinn verliert. Denken steht nicht mit Sprechen, sondern mit dem Gedächtnis in Zusammenhang.

Wir lesen dann den zweiten Aufsatz:

Kurt Goldstein: Methodological approach to the study of schizophrenic thought disorder

Al. 1: Es geht um die Exposition der Goldsteinschen ganzheitlichen Auffassung von Gesundheitsstörungen, wobei die Symptome nicht mehr aus sich selbst, sondern vom Ganzen her verstanden werden.

Al. 2, S. 18: Auf Grund der Monographie von Goldstein und Scheerer wird das Problem der Zuordnungstests veranschaulicht.

Die Al. 3–5 geben eine zusammengefasste Beschreibung dessen, was Goldstein mit konkretem und abstraktem Verhalten bezeichnet.

13. November 1962

Al. 5: Es ist nicht einfach zu entscheiden, was der zweite Satz des Al. 6, S. 19 genau meint. Die Worte: „above-mentioned potentialities" sind wohl zu übersetzen mit „die oben erwähnten Fähigkeiten" und damit kann eigentlich nur das gemeint sein, was unter den 6 Punkten aufgezählt ist. Von diesen heisst es, dass sie keine *prerequisits* für konkretes Verhalten seien, das heisst also keine Vorbedingungen. Da stellt sich nun die Frage, was Goldstein damit sagen will. Die Diskussion ergibt, dass er wahrscheinlich zunächst einfach ausdrücken will, dass das abstrakte Verhalten höher ist als das konkrete. Nun stellt sich aber insofern eine andere Frage, ob das stimmt, indem nämlich dem konkreten Verhalten ganz bestimmte, im Sinne der erwähnten Punkte aufzufassende, präkonkrete, abstraktive Leistungen vorausgehen müssen. In phänomenologischer Sprache könnte man sagen, dass das konkrete Verhalten bereits abstrakt fundiert sein müsse, und zwar in äusserst verwickelter Weise, sodass eigentlich das konkrete Verhalten von abstraktivem begleitet ist und dass dazu ein präkonkretes, unter dem konkreten liegendes abstraktes Verhalten unterschieden werden müsste von einem über das konkrete Verhalten hinausgreifenden. Wenn es sich aber so verhält, dann ist der Satz bei Goldstein in seiner Bestimmtheit nicht richtig, er ist nicht allgemein gültig, sondern nur bedingt.

Der weitere Text gibt Hinweise darauf, dass Goldstein auch so etwas meint, ja schon der erste Satz des Al. 6 weist in dieser Richtung. Man muss aber doch darauf hinweisen, dass es Goldstein dabei weniger darauf ankommt, die dem konkreten Verhalten zugrundeliegende Abstraktionsfähigkeit in ihrer Struktur zu untersuchen, als das konkrete Verhalten selbst im Gegensatz zum höherstehenden abstrakten Verhalten aufzuzeigen. Anderseits weist Goldstein auch wieder auf die Dynamik hin, sieht diese aber vor allem im Umschlag von konkretem zu abstraktem Verhalten und umgekehrt. Ein besonderes Problem in diesem Zusammenhang stellt dann freilich die ganzheitliche Betrachtung, das heisst das Verständnis der einzelnen Haltung aus der gesamten Situation.

Hier wird nun der Vergleich des vorliegenden, aus dem Jahre 1939 stammenden Textes mit analogen Formulierungen Goldsteins in seinem *Aphasiebuch* auf S. 6 und 7 sehr aufschlussreich. Diese Texte sind 1948 publiziert worden, sind feiner ausgebaut und spezifisch auf das Problem der Sprache, der Verständigung und des Sprechens bezogen, womit natürlich das Ganzheitliche einer Situation deutlicher zum Vorschein kommt. Auf jeden Fall ist es notwendig, die Texte aus dem *Aphasiebuch* beizuziehen, um die Intentionen Goldsteins genauer zu erfassen.

Wir versuchen, die Goldsteinsche Problemstellung dadurch zu ergänzen, dass wir die von ihm in Al. 6 (erster Satz) erörterten, mehr aktiven und mehr passiven Haltungen im Sinne des Rezeptiven und des Produktiven auslegen, wobei man natürlich die Goldsteinschen Termini nicht mit den hinzugefügten identifizieren darf, wohl aber haben sie einen inneren Zusammenhang.

Ferner wird darauf hingewiesen, dass Ludwig Binswanger in Gesprächen sich mehrfach dahin geäussert hat, Goldsteins Unterscheidung von konkret und abstrakt sei viel zu äusserlich, werde dem Wesen der Sache zu wenig gerecht. Es sind damit wohl ähnliche Einwände gemeint wie diejenigen, die hier gemacht werden.

Im Al. 7 gibt der letzte Satz zu Diskussionen Anlass, indem sich fragt, ob und gegebenenfalls inwiefern symbolisches und metaphorisches Denken als besondere Form des konkreteren und damit weniger abstrakten erfassenden Verhaltens aufgefasst werden kann, wobei unter erfassendem Verhalten ein solches ohne reflektive Bewusstheit gemeint ist. Wir müssen dabei bedenken, wie die Worte ursprünglich viele Bedeutungen haben und sich davon her das symbolische und bildhafte Denken herleiten lassen. In diesem Sinne ist solches Denken tatsächlich relativ konkret, aber zu gleicher Zeit muss auch wieder etwa gesagt werden, dass diesem konkreten Denken sehr verwickelte, abstraktive Leistungen vorgeordnet sind und sich hier sogleich dasselbe Problem wie vorhin wiederum stellt.

Zu diesen Problemen und zu den folgenden Seiten (bis S. 22) ist nun zu sagen, dass trotz den erwähnten Einschränkungen sich Goldsteins Betrachtungsweise eben doch praktisch anwenden lässt und Ergebnisse erzielt, die mit üblichen psychopathologischen Methoden nicht gewonnen werden können. Es geht vor allem um das Problem der Zuordnung von experimentellen Befunden zu vereinzelten klinischen Symptomen. Hier liegt eine grosse grundsätzliche Schwierigkeit aller experimentell-psychologischen Methoden. Goldstein löst diese Schwierigkeit wenigstens bis zu einem gewissen Punkt, indem er beide, nämlich das *Experiment und das Symptom in den Gesamtzusammenhang des Menschen einordnet*. Das ist der methodische Ansatz, der das Wesentliche der Goldsteinschen Betrachtungsweise enthält und womit sich Goldstein mit Ludwig Binswanger, zum Beispiel bei dessen *Ideenflucht-Studien* trifft.

Im Al. 14 scheint im ersten Zitat ein Fehler zu sein. Es geht um die Reduktion der Fähigkeit zu kategorialem Verhalten, nicht um die Reduktion eines Verlustes.

Al. 14 und 15, S. 22 erklären ganz allgemein, dass der Schizophrene sich überwiegend konkret verhalte.

In Al. 16, S. 23 entsteht ein Problem insofern, als man üblicherweise unter Autismus eine Haltung versteht, die so etwas ausdrückt wie ein in sich Gekehrtsein und eine Abwendung von der Aussenwelt. Das konkrete Verhalten ist nun aber durch eine besonders starke Abhängigkeit von ausserweltlichen Reizen, Bildern, Ideen und Gedanken, die von aussen auf uns kommen und die wir von aussen übernehmen, ausgezeichnet. Im weiteren Text behauptet Goldstein dann, die Welt des Schizophrenen sei in pathologischer Weise durch eigenes Fühlen und Denken des Schizophrenen bestimmt, was auf den ersten Blick ein Widerspruch zu sein scheint. Dies ist freilich nicht der Fall; schon deshalb nicht, weil die eigenen Gefühle und Gedanken – das, was man oft stolz seine eigene Meinung nennt – von andern herrührt. Ferner bringt Goldstein den Zusammenhang dadurch zustande, dass er das Persönliche am Denken, Fühlen und Erfahren von der persönlichen Reaktionsfähigkeit abhängig sein lässt. Wo die Reaktionsfähigkeit konkret ist, wird auch die Welt konkret strukturiert sein und umgekehrt. Über diese Aspekte wäre noch viel zu sagen, vor allem müsste man Bleulers Buch über das *autistische Denken* genauer studieren. Bleuler fasst auch das Übernehmen von Meinungen anderer, ohne selbst zu denken, als Autismus auf (vgl. z.B. das Zudecken von Fieberkranken). Ferner müsste genauer in Betracht gezogen werden, was Binswanger in seinen beiden Schizophrenie-Büchern, vor allem über die *missglückten Daseinsformen* zum Autismusproblem sagt. All das müsste dann mit Goldsteins Auffassung in Zusammenhang gebracht werden.

In Al. 17 wird vor allem auf die Unfähigkeit des Schizophrenen hingewiesen, eine unreale Annahme zu machen, eine fiktive Situation als solche zu erkennen, die Bedeutung einer Sentenz, einer Geschichte oder eines Bildes als solche zu erfassen. Auch hier muss man sich natürlich klar sein darüber, dass eine populäre Auffassung der Geisteskrankheit geradezu das Gegenteil von dem ist, was Goldstein hier sagt, indem man meint, der Schizophrene lebe im Wahn und in der Halluzination in einer fiktiven Welt und nicht in einer realen. In Wirklichkeit verhält es sich umgekehrt. Wir werden im weiteren Text darauf zurückkommen.

Al. 18, S. 24f. bereitet gewisse Schwierigkeiten, da nicht recht klar wird, was Goldstein mit dynamisch und statisch meint. Offenbar will er mit dynamisch eine dynamische Haltung bezeichnen, d.h. ganz einfach motorische Reaktionsbereitschaft und Reaktionstendenz („to do something"). Zum Teil scheinen die Sätze nun auf die Nachahmungstendenz des Schizophrenen abzuzielen. Es ist aber zu sagen, dass viele Schizophrene eben gerade dadurch ausgezeichnet sind, dass sie nichts tun, und es fragt sich, ob es zulässig ist, das Aktivitätsbedürfnis des Schizophrenen als ein Zeichen gerade des Schizophrenseins aufzufassen, und ob es sich dabei nicht um relativ zufällige, persönlichkeitsbedingte Haltungen handelt. Wenn man aber schon die Betrachtungsweise Goldsteins zugibt, dann fragt sich anderseits auch wiederum, was die Tendenz zur Aktivität bedeutet. Auf jeden Fall müsste man diese in einem ganz andern Sinn auffassen, als man dies üblicherweise tut. – Ferner zeigt dieses Alinea Beispiele konkreten Verhaltens beim Schizophrenen.

Diese Beispiele und die Erklärungen dazu im folgenden Al. 19, S. 25 führen in den grossen Bewandtniszusammenhang der schizophrenen Sprache, die nicht dieselbe Bedeutung der Worte kennt wie wir.

Das wird nun alles deutlicher und in höchst interessanter Weise aktuell im nächsten Alinea S. 26, wo die *Unterscheidung zwischen Wort, Ding und Bedeutung das Wesentliche* zu sein scheint, und wo es sich nun so verhält, dass nicht mehr zwischen Wort und Ding unterschieden werden kann, das Wort konkreter Teil des Dinges wird und damit seinen Bedeutungscharakter verliert. Das gehört nun auch zur Konkretheit und gehört in den Zusammenhang der schizophrenen Sprache und in den Zusammenhang von dem, was man mit Heidegger als die Struktur des „etwas als etwas" bezeichnen kann. (Vgl. zu alledem Blankenburg, Vortrag Psychiatertagung 1961.)

Al. 21, S. 27 überträgt diese Probleme nun auf die irrtümliche Auffassung, dass der Schizophrene symbolisch oder metaphorisch denke. Es wird gezeigt, dass solches Denken weniger konkret ist (wenn es auch nach vorhergehenden Sätzen nicht voll abstrakt ist). Interessant sind die Hinweise Goldsteins auf den physiognomischen Aspekt der Dinge und deren Bezug zum schizophrenen Denken einerseits, zum konkreten Verhalten anderseits. Sicher ist der Hinweis auf das Normale bedeutungsvoll, das *Binder* z.B. als Einfühlung bezeichnet (der kalte Blick, die stechende Farbe, eine einladende Atmosphäre usw.). Es scheint, dass die Probleme hier mehr angetönt als gelöst sind. Es wird nicht ganz klar, wie Goldstein eigentlich die Beziehung zwischen diesen physiognomischen Aspekten oder Einfühlungen einerseits und dem konkreten Verhalten anderseits genauer sieht; wesentlich scheint vor allem das Problem, das Goldstein hier sieht und namhaft macht.

4. Dezember 1962

In Al. 22 spricht Goldstein mehrfach von konkreten Situationen, woraus entsteht, dass das Wort *konkret* nicht mehr ganz eindeutig gebraucht wird. Sicher ist richtig, dass man aus Kenntnis der Situation, in welcher ein Schizophrener spricht, sehr viel mehr von diesem verstehen kann als sonst. Goldstein betont dann zusätzlich die sonderbaren Erlebnisse des Patienten, die diesen verhindern, sich sprachlich fassen zu können.

Al. 23, S. 29: Goldstein glaubt nun, durch seine Tests Einblick in die Situation des Patienten zu gewinnen, und zwar einen Einblick, der durch direkte Besprechung nicht gewonnen werden kann. Diese Einsichten kommen dabei gleichsam zufällig, nebenbei zum Vorschein, ohne Bewusstseinskontrolle des Patienten. Der Patient kann eben selbst, wenn er wollte, nicht sagen, worum es sich handelt.

Al. 24, S. 30: Goldstein versucht nun, Ähnlichkeiten zwischen organischem und schizophrenem Verhalten herauszufinden, und glaubt, dass beide auf Funktion in isolierten Teilen beruhen, wobei die positiven und negativen Symptome nach Jackson eine Rolle spielen. Man wird dabei an die primären und sekundären Symptome der Schizophrenie von Bleuler erinnert und an den berühmten Basler Kongress, an welchem sich Goldstein auch schon zu dem Thema geäussert hat. Die Psychiater haben im allgemeinen den ganz speziellen Gehalt der Begriffe von Jackson kaum berücksichtigt oder dann, wie in der neueren Zeit, nur sehr äusserlich auf Psychisches übertragen.

Al. 25: Wenn Goldstein nun einzelne organische Symptome den schizophrenen Symptomen gleichsetzt, dann geht dabei gerade das spezifisch Schizophrene an diesen Symptomen verloren. Dasselbe lässt sich zu Al. 26 sagen. Ob Goldstein dabei das spezifisch Schizophrene des Gedankenentzuges im Auge hat, ist durchaus fraglich. Wenn er sagt: „everything I think of always gets away from me“, dann fragt sich, ob damit ein Fortgehen der Gedanken gemeint ist, wie man es in jeder Müdigkeit empfinden kann, einfach eine Unfähigkeit zu denken, oder aber ein wahnhaft geprägtes Erlebnis in dem Sinne, dass einem durch andere Gedanken entzogen werden. Darin liegt aber das Entscheidende.

In Al. 27 zeigt sich genau dasselbe. Ob ein Schizophrener oder ein Organiker sagt: „one is completely powerless“ ist eben nicht „the same“, sondern eben gerade wesentlich unterschieden, indem die *Machtlosigkeit des Organischen vom Organischen selbst kommt, diejenige des Schizophrenen vom andern,* und diesen wesentlichen Unterschied kann Goldstein mit seiner Auffassung eben gerade nicht verständlich machen.

Anderseits muss man zugeben, dass hinter der äusserlichen Ähnlichkeit der beiden Störungen sich vielleicht doch mehr verbirgt, als man gemeinhin annehmen würde. Vielleicht ist doch etwas daran. Auf jeden Fall zeigen Goldsteins Aufstellungen sehr schön das Problem. Freilich muss man von der Psychopathologie der Schizophrenie her die entscheidenden Ergänzungen hinzufügen. Wichtig ist aber, dass man dies in so eindrücklicher Weise ohne Schwierigkeit tun kann.

In Al. 27 ist noch wichtig, dass die abnorme Ablehnbarkeit und die abnorme Fixationstendenz als ein und dasselbe aufgefasst werden, was sicher zutreffend ist. Es fragt sich eben schon, ob nicht diese Aspekte der Phänomene sich vom Organischen her richtig, adäquat beschreiben und fassen lassen und damit zum Teil auch eigentlich werden. Auf jeden Fall wird die ganze Fragestellung der Schizophrenie durch die Goldsteinschen Formulierungen einmal mehr gleichsam auf die Spitze getrieben, vor die Entscheidung gestellt. Es wird auf *einen Satz Binswangers hingewiesen*, dass es in der *Psychopathologie nicht so schwierig ist, Ähnlichkeiten zu finden*, dass es aber *vielmehr darum geht, Unterscheidungen zu treffen*.

11. Dezember 1962

Al. 28, S. 32: Es geht Goldstein vor allem um die Gliederung in Vordergrund und Hintergrund und den mangelhaften Vollzug dieser Funktion beim Schizophrenen. Dazu ist verschiedenes zu überlegen. Üblicherweise leben wir nicht in einer nach *Vordergrund und Hintergrund* gegliederten Welt, sondern in einer *neutralen Gegenwart der Dinge*, aus der sich jederzeit eine vordergründige Figur herausheben und von der sich dann ein Hintergrund zurückziehen kann. In dem Masse als man aber annehmen muss, dass der Hintergrund in den Vordergrund hineinspielt, diesen mitbestimmt, ist eben eigentlich doch die Gliederung wieder auf dem Wege zur Aufhebung oder bereits aufgehoben. Man kann auch sagen, die ganze Problematik von Vordergrund und Hintergrund stehe in Zusammenhang mit einer thematisierenden, vergegenständlichenden, objektivierenden distanzierenden Daseinsweise, in welcher das, was Goldstein *das konkrete Verhalten* nennt, vielleicht erst möglich wird. Demgegenüber gibt es ganz andere Daseinsformen, in denen Vordergrund und Hintergrund nicht voneinander unterschieden sind. Es sind dies eigentlich die habituellen Haltungen, die etwas mit der Gestimmtheit, mit dem Leibsein und mit ähnlichen Verhaltensweisen zu tun haben.

Es fragt sich ganz allgemein, wo beim Schizophrenen und übrigens auch beim Organiker die Störung liegt. Zwar muss man von vorneherein in Betracht ziehen, dass sich eine Störung im einen Bereich notwendigerweise immer auch im andern auswirken muss. Es besteht aber die Möglichkeit, dass die Schizophrenie primär eine Störung der Vergegenständlichung wäre, oder aber, dass es sich primär um eine Unfähigkeit zu ganzheitlicher und einheitlicher Erfahrungs- und Erlebnisweise handelt.

Zwei Punkte sind noch zu berücksichtigen. Goldstein spricht selbst von der Bedeutung der vordergründigen, abgehobenen Gegenständlichkeiten und meint damit etwas nicht sehr Klares, das aber von der ganzen Situation her bestimmt wird und somit nur noch partiell als vordergründig bezeichnet werden kann. Goldstein überschreitet aber gleichsam selbst die Grenze des methodischen Zuganges über Vordergrund und Hintergrund.

Das geschieht in den freilich auch nur ganz flüchtigen Hinweisen auf zeitliche Strukturen, die in der Erwähnung des Momentanen einerseits und der das unmittelbar Gegebene überschreitenden Möglichkeiten anderseits angedeutet sind.

Dieser Abschnitt mutet eher etwas zwiespältig an. Es ist, als ob die Grenzen, welche sich der Autor selbst gibt, fortwährend überschritten würden. Man gewinnt den Eindruck, dass der Autor etwas davon ahnt, dass über das, was ihm selbst zugänglich wird, noch Probleme sich melden. Er lässt diese gleichsam einfliessen, ohne sie aber thematisch werden zu lassen. Einerseits kann man dadurch Hinweise auf die Weite seines Horizontes und das Umfassende seiner Erfahrung sehen, anderseits wird das, was er sagt, uneinheitlich und unklar; und die eigentlichen Gewichte liegen dort, wo sie vom Autor selbst gerade nicht hingelegt werden, sondern man möchte sagen, im Nebensächlichen.

Es sei zum Schluss noch darauf hingewiesen, dass die Problematik, die mit all dem zum Vorschein kommt, keineswegs vollkommen neu ist. Bei Klaesi war schon vor mehr als 20 Jahren immer davon die Rede, dass es gelingen sollte, die schizophrene Denkstörung aus der Gefühlsstörung herzuleiten. Damit ist in völlig naiver Weise etwas von dem Problem ausgedrückt, das sich hier am Text von Goldstein zeigt und das eher der Anfang als das Ende einer Untersuchung der Schizophrenieproblematik darstellt.

In Al. 29, S. 33 beschäftigt sich Goldstein nun mit der Grenzproblematik der Schizophrenen und der bekannten, auch von Wyrsch immer wieder betonten Vermischung der Grenze zwischen Ich und Aussenwelt. Interessant ist, wie Goldstein diesen Zusammenhang mit der Inversion im gestaltpsychologischen Sinn sieht. Ferner ist interessant, dass er hier einerseits auch wieder Beziehungen zum Organischen entdeckt, anderseits aber endlich auch angesichts dieses Problems darauf geführt wird, dass doch zwischen schizophrenen und organischen Kranken wesentliche Unterschiede bestehen, die er seinerseits auf abgeänderte Ideen der Schizophrenen zurückführt. Es kommt eigentlich darauf hinaus, dass beim Organiker nur quantitative Veränderungen vorhanden sind, beim Schizophrenen aber qualitative, und diese neuen Qualitäten leitet Goldstein nun eindeutig von der thematisierten und nicht von der ganzheitlichen und einheitlichen Existenzform ab, indem für ihn eben Ideen das Massgebliche sind, wobei wir freilich bemerken müssen, dass es nun darum ginge, Herkunft und Genese dieser Ideen nachzuweisen.

18. Dezember 1962

Al. 30, S. 34: Goldstein gibt hier eine Illustration zu der gestörten Vordergrund-/Hintergrundbeziehung bei Schizophrenen.

Al. 31: Wichtig ist Goldsteins Feststellung, dass er nur über formale Änderungen im schizophrenen Denken und Sprechen handelt und nicht über die speziellen inhaltlichen Probleme, warum das eine in den Vordergrund, anderes in den Hintergrund tritt.

Von Al. 32, S. 35 an bemüht sich Goldstein um die Unterscheidung zwischen organischer und schizophrener Konkretheit. Er sieht, dass Unterschiede bestehen, und sucht, diese in den folgenden Al. 33 bis 35 genauer zu fassen. Er sieht dabei die organische Konkretheit einfach, die schizophrene kompliziert, und zwar durch eigene Ideen. Beim Organiker liegt die Störung in der Schwierigkeit, Gestaltkonfigurationen auseinanderzubrechen und beim Vorgehen im Test der unmittelbaren Wahrnehmung vor abstrahierenden Haltungen den Vortritt zu lassen (S. 36, Zeile 3–7!). Der Schizophrene hingegen entwickelt wohl konkrete Haltungen, aber solche eigener Art, die er an die wahrgenommene Situation heranträgt. Er übernimmt diese nicht einfach so, wie sie objektiv ist. Von dort kommen dann die personalisierenden und physiognomischen Aspekte in die Welt des Schizophrenen hinein.

Al. 37, S. 37 wirft zum Schluss noch ein Problem auf, das schon mehrfach naheliegend schien, nämlich die Frage nach primär und sekundär. Goldstein ist hier sehr vorsichtig und führt entsprechende Überlegungen bis am Schluss von Al. 38 weiter, wobei er vor allem auf die Probleme der Unveränderlichkeit der schizophrenen Symptome hinweist, die an sich nichts darüber aussagt, ob diese Symptome primär oder sekundär seien, sondern auch sekundäre Symptome können unveränderlich sein, wenn es nicht gelinge, die ihnen zugrundeliegende primäre Störung zu beheben und die Symptome so überflüssig zu machen.

Zu Al. 39, S. 38 ist abschliessend zu bemerken, dass tatsächlich die Überlegungen Goldsteins gestatten, wesentliche Aspekte des Schizophrenie-Problems daran aufzurollen und zu diskutieren, allerdings nicht nur aus dem Text selbst, sondern und ganz besonders auch dann, wenn man die über Goldsteins Aspekte hinausgreifenden psychopathologischen Ergebnisse von Wyrsch in Betracht zieht. Dann aber gelingt es mit Goldsteins Methode, die psychopathologischen Ergebnisse von einer andern Seite her zu beleuchten.

In rein praktischer Hinsicht ist vor allem darauf hinzuweisen, dass der Schizophrene bildliche, andeutende, ironische Rede, nicht verstehen kann, sondern wörtlich nimmt, und dass man sich deshalb all dieser Arten zu sprechen grundsätzlich dem Schizophrenen gegenüber nicht bedienen darf. Man darf nie etwas anderes sagen, als was man meint, auch wenn man glaubt, dass das, was man meint, aus dem Zusammenhang heraus unzweideutig hervorgehen müsse.

Ferner ergibt sich, dass der Schizophrene durch seinen Mangel an Abstraktionsvermögen nicht in der Lage ist, Vergangenheit und Zukunft zu haben wie wir. Man soll ihm deshalb grundsätzlich nichts versprechen, was sich nicht unmittelbar erfüllen lässt.

Die schizophrene Desintegration geht in vielen Fällen soweit, dass, wenn wir einem Patienten versprechen, es werde sich irgendetwas in einer Woche oder einem Monat erfüllen, er allen Ernstes meint, es müsse sich jetzt auf der Stelle erfüllen. Wenn das dann nicht geschieht, fühlt er sich hintergangen, betrogen, beeinträchtigt, angelogen usw. Man soll deshalb einem Patienten weder bestimmte noch unbestimmte Versprechungen machen, sondern ihm immer wieder sagen, das und das ist jetzt möglich, über anderes wird auf unbestimmte Zeit nicht diskutiert. Wenn man einem Patienten eine Frist auf Monate setzt, so kann es geschehen, dass er in den letzten 24 Stunden vor Ablauf der Frist versagt, weil für ihn eben eine Frist etwas anderes ist als für uns, auf jeden Fall nicht dasselbe.

Hinter alledem steckt ein Problem der *Appräsentation,* und zwar derart, dass wir, wenn wir mit dem Schizophrenen ironisch oder ein Versprechen abgebend sprechen, bestimmte Voraussetzungen machen, dass er in einer bestimmten Art gleich wie wir handle, reagiere, denke und empfinde. Das heisst, wir nehmen mit ihm zusammen gemeinsame Appräsentationen an, die in Wirklichkeit nicht gegeben sind. Das ist das, was man als *gestörter Rapport* bezeichnet, und das ist das, was bewirkt, dass man eben mit dem Schizophrenen grundsätzlich anders sprechen muss als mit einem Gesunden.

Jakob Wyrsch: Der Geisteskranke und die Sprache

Archivo di Filosofia, Roma 1955, S. 373–391

8. Januar 1963 – 26. Februar 1963

Al. 1, S. 373: Es wäre nicht verwunderlich, wenn der eine oder andere Leser am Titel Anstoss nähme. Warum wird hier nicht, wie es sich für einen Mediziner geziemen würde, von der Sprache des Geisteskranken oder gar vom Sprechen des Geisteskranken geredet? Warum wird neben den Kranken, also den Menschen, der spricht, nun die Sprache und nicht bloss seine Sprache, sondern die Sprache überhaupt, als gleichberechtigt und in gleicher Weise wirklich danebengestellt? Es geschieht dies nicht ohne Absicht. Gerade wir Ärzte, und sogar dann, wenn wir uns als Psychiater zur Hauptsache mit seelischen und geistigen Erscheinungen befassen müssen, wir neigen leider dazu, immer nur an die Funktionen zu denken, an die körperlichen und an die psychischen. Und dann verwechseln wir das, was dank dieser Funktionen geschaffen wird mit den Funktionen selbst und merken gar nicht, dass dieses Geschaffene sein eigenes lebendiges Sein erhält, ein Sein, das wirklich ist und weiterexistiert, auch wenn die Funktion, dank der es geschaffen wurde, erloschen und der Träger der Funktion dahingegangen ist. Wir sagen Sprache, und denken dabei an die Fähigkeit des Sprechen-Könnens, an die Fähigkeit, aus Geräuschen Laute, und aus Lauten Worte und aus Worten Sätze zu bilden und mit diesen Worten und Sätzen etwas zu meinen. Und wir übersehen dabei ganz, dass aus all dem, was wir im Sprechen üben und mit Worten meinen, erst die Sprache entsteht und dann bestehen bleibt als ein geistiges Gebilde von uns, den Sprechenden, losgelöst und dennoch nicht etwas bloss Scheinbares, sondern genau so wirklich und genau so real, wie wir, die Sprechenden, sind. Noch mehr, die Sprache war schon da und war schon eine Wirklichkeit, bevor wir unsere Fähigkeit zum Sprechen und zum Ausdruck dessen, was wir den andern kundgeben wollen, geübt haben und sprechen lernten. Sie war da als gefügter, objektivierter Geist, den die Generationen vor uns dank der Funktion des Sprechenkönnens geschaffen haben. Sie war da und kommt nun unserem Sprechenkönnen entgegen und entwickelt es und verfeinert es und beeinflusst es aber auch, wie wir umgekehrt auch die vorbestehende Sprache wieder beeinflussen und umbilden.

Ad Al. 1: Es fällt auf, wie Wyrsch *das Thema selbst zum Thema der Untersuchung* macht. Es ist dies für eine psychopathologische Arbeit in dieser

Form ungewöhnlich und zeigt Wyrsch methodisch nahe der Daseinsanalyse. Sicher ist dann wichtig, dass er *Sprache und Sprechen* voneinander *unterscheidet*. Die Art und Weise, wie er das tut, legt zunächst die Auffassung nahe, er wolle nur *von der gebildeten Sprache* sprechen, von dem noematischen Teil. Es zeigt sich aber sogleich, wenn er vom lebendigen Sein der geschaffenen Sprache spricht, das weiter existiert, dass hier noch etwas anderes gemeint ist: es handelt sich auch um den noetischen Aspekt *der werdenden und wirkenden Sprache*.

In der Fortsetzung wird nun nicht recht klar, was Wyrsch meint, wenn er behauptet, dass die Sprache „genau so wirklich und genau so real wie wir, die Sprechenden", sei. Wenn wir an die materielle Grundlage unseres Wirklichseins denken, dann hat die Sprache keine ebensolche Grundlage, es wäre denn, man würde die geschriebene Sprache als solches auffassen.

Damit bricht aber das ganze Problem von *gesprochener und geschriebener Sprache* auf, wozu als Ergänzung die gedruckte Sprache gehören würde. Dem Psychiater fällt in erster Linie auf, wie ein sonderbares Phänomen es ist, dass es Schizophrene gibt, die in der gesprochenen Sprache schwer zerfahren sind, in der geschriebenen aber vollständig geordnet. Es kommt auch das Umgekehrte vor, und es gibt Kranke, bei denen kein Unterschied zwischen gesprochener und geschriebener Sprache besteht. In der psychiatrischen Literatur ist dieses Phänomen zwar oft als Kuriosum vermerkt, aber nie genauer untersucht worden. Die allgemeine sprachpsychologische Literatur darüber ist spärlich: ein Buch von Louis Lavelle *La parole et l'écriture*. Von Goethe sind gelegentliche Bemerkungen anzutreffen, und es sollen sich in Schlegels sprachphilosophischen Arbeiten zahlreiche Hinweise auf dieses Problem finden, ohne dass eine eigentliche Phänomenologie vorliegen würde. (Mitteilungen von Dr. Nüsse, Schaffhausen)

Die Formulierungen von Wyrsch über die Sprache als objektivierter Geist erinnern einerseits an Hegel, anderseits spielen dabei wahrscheinlich scholastische Substanzvorstellungen im metaphysischen Sinn eine beträchtliche Rolle.

Auf jeden Fall sind die Formulierungen von Wyrsch einerseits sehr gut und klar, um einen wichtigen Tatbestand in grundsätzlichen Wesenszügen so darzustellen, dass man sogleich merkt, wovon die Rede ist und in welchem Sinn untersucht und gearbeitet werden soll. Anderseits aber sind sie begrifflich nicht hinreichend geklärt, so dass die Analyse der Sätze Schwierigkeiten bereitet und Komplikationen auftreten.

15. Januar 1963

Al. 2, S. 374: Kürzer und schärfer kann man dieses Verhältnis nicht kennzeichnen, als *Nikolai Hartmann* es in seinem Buch: „Das Problem des geistigen Seins" (1949) getan hat. Hat das Kind, so sagt er, die Sprache „aber erlernt und ist es ihrer mächtig geworden, so ist es von ihr in seinem Denken durchformt, und sie ist über sein Denken mächtig geworden. Was wir ‚eine Sprache beherrschen' nennen, ist vielmehr das innere Beherrschtsein von ihr".

Wyrsch zeigt hier, dass er von Begriffssprache eines bestimmten Werkes Nicolai Hartmanns ausgeht. *Sprechen und Sprache* werden demnach in ganz bestimmter Weise voneinander begrifflich geschieden, und es fragt sich, was diese Unterscheidung bedeutet. Dass dieser Unterscheidung eine phänomenale Gegebenheit zugrunde liegt, dürfte nicht zweifelhaft sein. Dagegen fragt sich, ob die Unterscheidung den gemeinten Phänomenen adäquat ist und dann noch, ob die begriffliche Fassung ohne besondere Schwierigkeiten nachvollzogen werden kann. Vor allem fragt sich, ob man ein „unschaubares geistiges Wesen" als „ebenso konkret" bezeichnen kann wie „ein schaubares psychophysisches Wesen", und wenn man das tut, was das dann für den Begriff der Konkretheit einerseits und für denjenigen der Sprache als eines solchen konkreten Wesens anderseits zu bedeuten hat. Dass sich der Geisteskranke aber mit der „überlieferten und von der Mitwelt gesprochenen Sprache" „auseinandersetzen" muss, ist sehr wohl richtig.

Al. 3: Darum habe ich hier beide nebeneinandergestellt: jenes konkrete, schaubare psychophysische Wesen, der geisteskranke Mensch, und das ebenso konkrete, aber unschaubare geistige Wesen, die Sprache. Mit ihr, der überlieferten und von der Mitwelt gesprochenen Sprache, muss sich also der Geisteskranke, der sprechen will, *auseinandersetzen*. Er ist aber in einer andern Lage als das Kind, das erst sprechen lernt und seine Fähigkeit übt, um diese Sprache nun zu beherrschen und seinem Denken und Vorstellen anzugleichen. Der Geisteskranke kann schon sprechen, wenn er krank wird. Denn wir wollen hier von jenen Idioten, denen auch die Funktionen des Sprechens fehlen, nichts weiteres sagen, weil hier eigentlich keine Beziehung zwischen Mensch und Sprache besteht. Bei allen andern Geistesstörungen aber seien sie derart, dass sie zu einem Erschöpfen der psychischen Funktionen führen, oder dass sie dort eingreifen, von wo aus diese Fähigkeiten betätigt werden, nämlich im Ich. Bei allen hat vor dem Krankheitseinbruch eine Beziehung zwischen Mensch und Sprache bestanden. Sie haben nicht nur sprechen gekonnt, sondern sie haben auch die Sprache gekannt. Sie haben es als Kind und in der Jugend mehr oder weniger gut gelernt, die vorhandene Sprache mit ihren Worten und

Begriffen, mit ihrer Grammatik und Syntax zu benützen für drei Zwecke.

Wenn Wyrsch nun das Problem weiter differenziert und das Sprechen in Zusammenhang bringt mit der Funktion des Sprechens und diesem die Sprache gegenüberstellt als das Ganze von Worten, Begriffen, Grammatik und Syntax, dann muss dazu gesagt werden, dass damit nur ein Aspekt der Sprache erfasst ist, nämlich das, was die Sprachpsychologie als die *primäre Sprachfunktion* bezeichnet. Hinzunehmen wäre dann der ganze Bereich der *sekundären Sprachfunktion*, wozu etwa gehören würde: das Euphemistische, das Ironische, das Metaphorische, das Mythische, das Verhüllende, das Ästhetische und Ethische, das sich alles in der Sprache zeigen kann. All das wird hier sehr vereinfacht beigezogen, ohne dass ihm ein bestimmter Ort zugewiesen würde, und ohne dass es in die dazu gehörenden Zusammenhänge gestellt erschiene.

Forts. Al. 3: Zunächst um ihre Einfälle in stummer Sprache bei sich selbst miteinander zu verbinden und also zu denken, und dann das Gedachte in lauter Sprache, die wieder etwas anders ist als die stumme, auszudrücken. Und zweitens aber: sie so auszudrücken und in solchen Worten und Sätzen zu sagen, dass das Gedachte, das jeweils nur vom einzelnen Denkenden gerade in dieser Bedeutsamkeit und in dieser Gefühlsbetonung gedacht werden kann, nun in allgemeinen Begriffen und in einer auch den andern verständlichen Bedeutung kundgegeben wird. Mit *Ludwig Binswanger* [Über Sprache und Denken, 1946] gesprochen, der darin den Übergang vom Denken zum Sprechen sieht: Die Bedeutsamkeit des intentionalen Gegenstandes für den Denkenden wird mit der Wortbedeutung der allgemein gesprochenen Sprache in Einklang gebracht. Nebenbei gesagt, ist hier der Berührungspunkt, wo nun die fertige, vorgefundene Sprache dem Sprechenden entgegenkommt und seine Gedanken umzuformen und vielleicht zu beherrschen beginnt. Und der dritte Zweck: Wir erreichen es, dass wir mit den andern, an die wir uns wenden, dank der gemeinsamen Sprache in Beziehung treten, dass wir und dass die Motive, die unser Denken und Handeln bewegen, ihnen verständlich werden, oder dass wir umgekehrt sie verschleiern können, wenn wir anders erscheinen möchten, als wir sind. Damit sind Sprechen und Sprache das vorzüglichste Mittel, besser als Schreiben und Handeln, um aus der Einsamkeit der Individualität, um aus dem Einzigsein hinauszutreten in Gemeinsamkeit. Es ist also klar, warum die Daseinsanalytiker sagen: Die Sprache schafft Welt.

Die drei Zwecke, denen die Sprache dient, können wohl so formuliert werden. Man muss sich aber klar sein, dass dieses Zweckdenken natürlich auch wieder gewisse Konsequenzen hat und von einem bestimmten vorausgesetzten Standpunkt her erfolgt. Was es damit für eine Bewandtnis hat, zeigt sich sogleich, wenn wir den Schluss des dritten Alineas betrachten. Es ist eben fraglich, ob der Mensch „aus Einsamkeit der Individualität, aus dem Einzigsein“ hinaustritt „in Gemeinsamkeit“. Nach Heidegger verhält es sich eben umgekehrt, dass wir immer schon draussen sind und uns erst von draussen her auf uns selbst zurückziehen und zurückbesinnen. Damit aber erhält natürlich auch die Sprache eine andere Bedeutung. – Es geht bei diesen Problemen natürlich nicht um die Frage, ob das eine richtig und das andere falsch sei, sondern es geht darum, dass es zwei Betrachtungsweisen gibt, wobei die Betrachtungsweise von Wyrsch einem als die selbstverständliche erscheint und als die einzig gültige. Es gilt einzusehen, dass dies nicht der Fall ist, dass man die Probleme anders sehen kann und dass sich das Ganze umgekehrt verhält und die Bedeutung des Sprechens und der Sprache dann anders wird. Es ist dies die daseinsanalytische Betrachtungsweise, die beide Gesichtspunkte vereinigt, oder besser gesagt, in je ihren Konsequenzen verfolgt und damit zu ihrem Recht kommen lässt.

Diese ganze Problematik zeigt sich angesichts des Satzes, mit dem Wyrsch das 3. Alinea schliesst: *„Die Sprache schafft Welt.“* Es müsste genauer untersucht werden, ob dieser Satz tatsächlich in dieser Form von Binswanger ausgesprochen ist, in welchem Zusammenhang er dort steht und was er daseinsanalytisch zu bedeuten hat. Isoliert, wie er hier steht, kann er nur schwerlich als richtig bezeichnet werden. Es müsste zum mindesten heissen: Die Sprache schafft im Sprechen Welt oder im Zur-Sprache-bringen. Die Sprache an sich, wie sie in den philologischen Lehrbüchern niedergelegt ist, schafft natürlich gar nichts, auch nicht Welt. Man müsste sich dann weiter darüber Rechenschaft ablegen, in welchem Sinn das Wort *Welt* hier gebraucht ist. Entsprechend dem „konkreten Wesen der Sprache“ ist wohl auch eine „konkrete Welt“ gemeint.

Endlich wäre noch auf die *Bedeutung* hinzuweisen, die *der Sprache* im Sinne von Wyrsch *für die Gemeinschaftsbildung* zukommt. Es fragt sich, inwiefern man das, was Wyrsch meint, als objektive Welt im Sinne von Husserl bezeichnen könnte, und was es damit im einzelnen für eine Bewandtnis hat.

Die beiden folgenden Al. 4 und 5 schliessen die theoretische Einleitung von Wyrsch ab, indem er eine Störung des Sprechens von Störungen der Sprache unterscheidet. Damit ist gleichsam der Rahmen abgesteckt, innerhalb welchem sich Wyrsch mit seinen sprachpathologischen Untersuchungen bewegen wird.

> Al. 4, S. 375: Auf diese Weise und zu diesen Zwecken haben also die spätern Geisteskranken seinerzeit Sprechen und Sprache kennengelernt, und sie wissen aus Erfahrung, wie man damit Welt schafft. Und nun trifft sie die Krankheit und stört diese Beziehung zwischen Mensch und Sprache. Diese Störung ist nun aber keineswegs etwa bei jeder Krankheit die gleiche. Um das einfachste vorweg zu nehmen, so kann die Funktion des Sprechens gestört sein.

Als Lähmung der Sprachwerkzeuge, also der Lippen, des Gaumens, der Zunge, des Kehlkopfs ist sie bei einzelnen seltenen Geisteskrankheiten zu sehen. Oder aber kann es sein, dass jene peripheren Werkzeuge zwar ungeschädigt sind, aber dass die Worte nicht gefunden oder erst ausgesprochen werden können, wenn die Wortbilder, wie man sagt, durch Vorsprechen geweckt werden (aphasische Störungen). Oder es kann endlich sein, dass die Einfälle, die im Denkenden und Sprechenden aufsteigen müssen, damit er reden und die Hilfe der überlieferten Sprache benützen kann, spärlich werden, dass nur das Sprechenkönnen, aber nicht die Sprache als solche gestört und verändert ist.

Al. 5: Aber ihnen gegenüber, um es in einem Satz jetzt schon zu sagen, stehen nun jene Kranken, deren Sprechenkönnen völlig gleich ist wie vor der Erkrankung, aber bei denen die Sprache, deren sie sich bedienen, sich gewandelt hat in verschiedenartiger Weise, so dass sie nicht mehr unsere Sprache ist, die wir und die einst auch sie beherrschen gelernt, und von der wir beherrscht werden. Kurz gesagt: mit ungeschädigter Funktion des Sprechens reden sie doch eine andere Sprache.

Das wichtigste und schwierigste Problem, das hier nun auftaucht und das wir uns stellen müssen, ist die Frage, wie sich diese *Auffassungen von Wyrsch zu denjenigen von Goldstein* verhalten. Mit andern Worten, wie müsste das Begriffssystem von Wyrsch mit Goldsteins konkretem und abstraktem Verhalten in Beziehung gebracht werden, was für Klärungen sind notwendig, um eine solche Frage sinnvoll stellen zu können, und was für Wege müssen beschritten werden, um sie zu beantworten?

Ein allererster Zugang mag darin gesehen werden, dass dasjenige, was *Wyrsch als Sprache* bezeichnet, in näherer Beziehung steht zu dem, was *Goldstein abstraktes Verhalten* nennt, und das, *was Goldstein konkretes Verhalten* nennt, in näherer Beziehung zum *Sprechen im Sinne von Wyrsch* steht. Dabei werden die Unterscheidungen aber nicht zusammenfallen. Der blosse Gebrauch von Worten, etwa wie er bei Aphasischen auftritt, wenn sie nur noch Füllworte verwenden, ist nach Goldstein eine extrem konkrete Sprache. Diese entspricht sehr wohl in erster Linie dem Sprechen von Wyrsch, aber es scheinen daran auch Sprachmomente beteiligt zu sein, wenn dies auch näher geklärt werden müsste.

Wyrsch sucht nun – und damit werden wir auf das Wesentliche der Arbeit kommen – *die Sprache des Organikers* von derjenigen *des Schizophrenen* zu unterscheiden. Es liegt ganz in der Richtung des Denkens von Wyrsch, und zwar seines psychopathologischen Denkens, dass er dabei die *Auseinandersetzung des Kranken mit der Sprache* thematisch werden lässt, wie er die *Auseinandersetzung des Kranken mit seiner Krankheit* bei der Untersuchung des Schizophrenen hervorhebt und dabei auf das Gemachte, auf den Verlust der Mir-Zugehörigkeit der Akte kommt. *Wenn es nun schon gelingt, mit dieser Methode spezifisch Schizophrene im Bereich der Intentionalität zu fassen, so mag dasselbe auch bei der Sprache gelingen.*

22. Januar 1963

Von Al. 6, S. 376 an ändert Wyrsch den Stil und geht nun in die *praktischen Erörterungen* über. Dabei erklärt er von vorneherein, dass er alle Sprachstörungen, die mit dem Sprechenkönnen zusammenhängen, auslasse, wie vor allem auch die Aphasien, und dass er sich nur mit jenen Störungen beschäftige, die mit der Sprache zu tun haben.

> Al. 6: Allein dieser eine Satz mag vorläufig genügen. Es ist also höchste Zeit, diese schwerflüssigen Auseinandersetzungen etwas aufzulockern und durch Beispiele zu zeigen, was gemeint ist. Von jenen Störungen des Sprechens, bei denen es an den peripheren Sprechwerkzeugen fehlt, oder wo bestimmte Hirnzentren geschädigt sind, von den verschiedenen und vielfach umstrittenen Aphasien, von Iteration und Logoklonie, einem stotterartigen zwanghaften Hervorstossen einzelner Silben, von all dem sei nichts gesagt, weil sie mit dem Sprechenkönnen und erst sehr mittelbar oder überhaupt nicht mit der Sprache zu tun haben. Aber mit der Sprache hat bereits das folgende Beispiel zu tun.

Auf die kurze Krankengeschichte in Al. 7 folgt in Al. 8 und 9, S. 376 das Beispiel.

> Eine Bauernfrau im mittleren Lebensalter fällt zu Hause, neben anderm, auch durch ihre sonderbare Sprachweise auf. Als sie später in die Anstalt eingewiesen wird, verläuft eine Unterhaltung mit ihr, die sich bereits in Ort und Zeit nicht mehr auskennt, folgendermassen. Sie ist aber dabei dem Gesprächspartner sehr zugewandt und nimmt mit Gefühl und Gesten Anteil. Was sie sagte, ist aus dem Dialekt ins Schriftdeutsch übersetzt.
>
> „(Wie heissen Sie?) ja, jetzt habe ich noch gar nicht gekommen... Du, der Röbi [Robert] ist letzten Frühling schön gegangen... er ist dann hurtig zum Dotkor gegangen mit dem Auto – dann hat mir die Schwester die Eier alle weggeworfen... ja nun der Röbi hat telefoniert, ich solle schön Eier bringen zu Buchers.
>
> (Wie heissen Sie?) wie? ja ich habe schon ewig bleiben müssen... man hat schon viel gäng [immer] machen müssen, was will man halt... nur der Röbi hat mir gäng schön geholfen am Samstag, ich soll schön Eier bringen, und die Lehrerin ist auch gäng schön zu uns essen gekommen. (Wie heissen Sie?) wir? aha, ich habe viel gäng nichts bekommen, aber der Röbi hat mir gäng schön... und der Röbi ist gäng schön zu mir gekommen und das Heidi, und die

Schwester auch und dann hat mir die Schwester gäng wüst gesagt. Aber was will man halt? ich kann nichts wissen."

Die Besprechung dieses Beispiels ergibt, wie sehr *diese Sprache des Sinnes entbehrt* und wie sehr sie eigentlich nur noch in den Bereich *der sprachlichen Gestik* hineinreicht, wobei feste, überlieferte Formen einfach nachgemacht werden. Dr. Scharfetter weist auf gewisse nordamerikanische Indianersprachen hin, die der Gestik noch so sehr bedürfen, dass diese Leute im Finstern nicht mehr miteinander sich verständigen können.

Zweifellos ist es richtig, dass diese Sprache die üblichen Worte, Wortbedeutungen und grammatikalischen Regeln befolgt, es hat mit alledem eine eigentümliche Bewandtnis, und zwar insofern, als dieses Folgen nur in den feststehenden, auswendig gekonnten, von alters her vertrauten Sätzen zum Ausdruck kommt. *In einem neuen Satz aber könnte die Patientin weder die Worte noch die Grammatik entsprechend anwenden.*

Zur Diskussion gibt das Problem Anlass, ob *Wortfindungsstörungen* vorhanden sind oder nicht. Dabei zeigt sich, dass alles darauf ankommt zu entscheiden, was man unter Wortfindungsstörungen verstehen will. Wenn man darunter das versteht, was die psychiatrische Klinik im allgemeinen meint, dann ist Wyrschs Urteil, dass keine solchen vorliegen, richtig. Wenn man aber die Wortfindungsstörung in den weiteren Zusammenhang der amnestischen Aphasie einordnet, dann hat der vorliegende Text doch sehr viel damit zu tun.

> Al. 10, S. 377: Was haben wir bei diesem Gespräch gehört? Zunächst, dass die Kranke sich tatsächlich an uns wendet. Sie wiederholt ein Wort aus unserer Frage, sie will dann etwas dazu mitteilen und will also Welt schaffen, und sie tut es nicht bloss in einem Satz, sondern in zahlreichen kurzen und oft steckenbleibenden Sätzen. Diese Sätze stammen aus der bekannten Umgangssprache, benützen ihre Worte und Wortbedeutungen und befolgen die Grammatik. Weiterhin zeigen sich keine aphasischen Störungen, ja nicht einmal Wortfindungsschwierigkeiten, wie wir sie von alten Leuten her kennen.

Diese in Al. 10 erörterten Probleme werden in Al. 11 weitergeführt. Hier folgt nun die *Analyse der Schwere der Störung*. Äusserst interessant ist, dass der Text ergibt, dass die Patientin auf die Frage, wie sie heisse, keine Antwort gibt, dafür aber sich von ihrer Welt her umschreibt. Dies ist von grösstem Interesse im Hinblick auf die Heideggersche Formulierung, dass das Dasein, was es selbst ist, von der Welt her vernimmt, und zwar zunächst und ursprünglich. Die Sprache, die wir hier hören, ist tatsächlich eine ursprüngliche, auf *eine Frühform* zurückgeführte Sprache.

> Al. 11: Und dennoch erhalten wir auf keine Frage eine Antwort. Woran liegt es? Zunächst daran, dass die Kranke keine Frage in ihrem Sinn erfasst. Sie hört nur unsere Worte, erfasst ein einzelnes

> Wort und greift danach, z.B. nach dem Eigennamen ihres Sohnes Röbi, also ein Wort, das ihr am Herzen liegt und Gefühle erweckt, und dann sagt sie vorweg, was ihr zu diesem einen Wort, aber nicht zum Sinn der ganzen Frage einfällt. Und was fällt ihr ein? Wenig genug, nur landläufige Wendungen, stehende Redensarten, die ihr die Sprache zur Verfügung stellt, und die sie nun an die Erinnerungen an ihre tägliche bäuerliche Tätigkeit knüpft, in ewiger Wiederholung, nur in der Reihenfolge verändert, eine ausserordentlich enge und inhaltlich verarmte Welt, in der sie lebt. Neben der Merkfähigkeit und der Auffassung fehlt es also auch an Einfällen, am Denken, und es fehlt insbesondere jene kritische Stellungnahme und Sichtung, die wir den eigenen Einfällen gegenüber walten lassen, wenn wir geordnet zu denken oder gar zu reden beginnen, bevor wir unsere Gedanken in einer zusammenhängenden, zweckdienlichen, verständlichen Sprache laut werden lassen. Es fehlt also nicht an den Werkzeugen des Sprechens wie noch beim Aphasischen, aber an jenen höhern geistigen Fähigkeiten, die wir benötigen, um die Sprache, die wir gelernt haben, und die unsere Fähigkeiten zum Ausdruck geformt hat, nun unsererseits auch wieder zu formen und zu beherrschen. Unsere Kranke aber wird ganz durch die Sprache beherrscht, die sie einmal gelernt und gesprochen, und diese Sprache reicht ihr jetzt nur mehr gangbare Allerweltsätze und -wendungen dar.

Diese *ursprüngliche Sprache* ist zudem gekennzeichnet dadurch, *dass sie*, wie Wyrsch sagt, *den Kranken beherrscht* und dass nicht der Kranke sie beherrscht. Er kann sie eigentlich nicht anwenden, sondern wird von ihr vollständig in Anspruch genommen, und was sie dabei bietet, ist das, was sie bieten kann, wenn die lebendige Auseinandersetzung eines Menschen mit der Sprache wegfällt und gleichsam nur noch die Form übrig bleibt, nämlich die gangbaren Allerweltsätze und Wendungen, von denen Wyrsch spricht.

In Al. 12 kommt nun die entscheidende Wendung, wobei deutlich wird, dass die Sprache, welche die Patientin spricht, zwar viele Besonderheiten und Störungen aufweist, dass sie hochgradig *abgebaut* ist, aber *doch noch unsere Sprache* ist, dass die Worte dasselbe meinen wie bei uns, dass wir es trotzdem verstehen können, wobei vor allem Gewicht zu legen ist darauf, dass diese Sprache einen *Stimmungsgehalt* ausdrückt, der unmittelbar nachvollzogen werden kann.

> Al. 12, S. 377f.: Nochmals sei es in psychopathologischen Ausdrücken wiederholt, was wir im Gespräch mit dieser Frau gehört haben: eine sehr einfallsarme, inhaltsarme, haftenbleibende, perseverierende, gefühlsklebrige, einstellungsgestörte und darum ungeordnete Sprache. Aber es besteht kein Zweifel: im Grunde ist es unsere Sprache, die wir selbst auch sprechen, die wir von ihr gehört haben. Die Worte sind gleich, die Wortbedeutungen ebenfalls, die Gram-

> matik ist es und auch die Satzfügung wäre es, wenn das Denken der Patientin ausreichen würde, um zusammengesetzte Sätze zu bilden.

Dasselbe sagt Al. 13, wobei zu unterscheiden ist, dass neben der Verarmung an Inhalt und Form dieser Sprache im allgemeinen daneben Besonderes der Krankheitsform des betreffenden Menschen gleichwohl zum Ausdruck kommt. In bezug auf die Krankheitsform wäre etwa zu denken an die *Unterschiede in der Sprache* von *Hirnatrophien und Arteriosklerosen*, wobei bei letzteren im allgemeinen bulbäre Störungen mitgehen. Was das Besondere des Menschen betrifft, der spricht, sieht man auch in diesen abgebauten Sprachformen noch die ursprüngliche Intelligenz, Charakter und Temperament. Irgendwie leuchtet die Persönlichkeit dadurch noch auf, als eben schon beim Gesunden die Sprache je nach seiner Persönlichkeit gestaltet wird, und das bleibt sich dann in der fixierten, rudimentären Form immer noch bis zu einem gewissen Grad gleich.

> Al. 13, S. 378: Wer etwas von Geisteskrankheiten weiss, wird bereits erraten haben, um welche Art Krankheit es sich in diesem Falle handeln muss. Selbstverständlich um eine der organischen Psychosen, so genannt, weil sie alle, in verschiedener Weise mit Atrophien in der Hirnrinde einhergehen. Dadurch werden bei ihnen eine Reihe von Funktionen betroffen, die bei der Handhabung der Sprache benötigt werden: Merkfähigkeit, Gedächtnis, Auffassung, Aufmerksamkeit, Besinnung, Urteilsfähigkeit. Bei unserer Kranken handelte es sich um eine Picksche Atrophie, eine seltene Form dieser organischen Psychosen, und darum war vieles deutlicher, was bei andern nicht so leicht durchschaubar ist. Aber das Wesentliche ist gleich auch bei den vielen und allzu vielen andern Formen dieser Krankheitsgruppe, bei den Senilen, den Hirnarteriosklerotikern, den durch Gifte chronisch Hirngeschädigten und andern. Immer ist es zwar unsere Sprache, die wir auch benützen, und die Störung besteht nicht darin, dass diese Sprache etwas anderes wird, das wir zum Vornhinein zu verstehen unfähig wären. Aber sie verarmt an Inhalt und an Form, und nachher kommen im Einzelfall immer noch das Besondere der Krankheitsform und das Besondere des Menschen, der spricht, hinzu und geben die letzte Prägung.

Wichtige Hinweise enthält Al. 14, indem es auf vorübergehende ähnliche Störungen beim *Rausch* hinweist. Tatsächlich ist es ja so, dass der Mensch üblicherweise seinen eigenen stereotypen Rausch hat, der sich in jedem Fall wieder in derselben Weise abspielt.

> Al. 14: Es braucht übrigens gar nicht eine chronische Hirnschädigung zu sein, auch bei einer vorübergehenden können wir vorübergehend das Gleiche beobachten; man braucht nur zuzuhören, wie ein Berauschter eine Rede hält und dabei zwei oder drei Gedanken

in immer neuen Variationen wiederholt, weil ihm nichts einfällt und es ihn doch zum Reden treibt.

Wichtig wäre noch auf die Zusammenhänge hinzuweisen zwischen solchen Sprachstörungen einerseits und dem *gesteigerten Sprachantrieb* anderseits. Je weniger es gelingen will, sich auszudrücken, desto mehr redet man, um es doch noch zustande zu bringen. Zu erinnern wäre an die Zusammenhänge zwischen anamnestischer Aphasie und gesteigertem Sprachantrieb.

Al. 15: Stimmgewalt und Rührung; also das Gefühlsmässige kann dieser Sprechweise, die nur die Schablonen der Sprache benützt, noch ein eigenes Gepräge geben. Wir sehen dies auch bei den Epileptikern, die in fortgeschrittenen Stadien der Krankheit ihren ideenarmen und gefühlsklebrigen Stil im Reden und im Schreiben erlangen.

Von Al. 16 an geht Wyrsch nun auf die grundsätzlich andere Sprachstörung über. Was er hier mit *Grammatik und Literatur* und dem *Zwiegespräch* meint, sind die *primären und sekundären Sprachfunktionen der Sprachpsychologie.* – Wichtig erscheint uns die Zusammenfassung all dieser Sprachstörungen unter dem Oberbegriff der *Unordnung.* Es gilt nun, diese Unordnung näher zu charakterisieren, womit der Unterschied zwischen organischer und schizophrener Sprache deutlich wird. Dazu wäre wieder an *Goldstein* zu erinnern. Dieser sieht *das Gemeinsame an der organischen und schizophrenen Sprache in deren Konkretheit und die Unordnung im Sinne von Wyrsch innerlich zusammenhängen.* In einer ersten Annäherung könnte man vielleicht sagen, dass die *Goldsteinsche Abstraktion eben gerade etwas mit der Ordnung*, der Regelung, der Organisation zu tun hat, und dass *bei der Einbusse an abstraktivem Vermögen eben die Ordnung dahingeht.*

Al. 16, S. 378f.: Lassen wir nun aber die psychoorganische Störung von Sprechen und Sprache für einstweilen beiseite, denn jene zweite Veränderung, die nun unmittelbar die Sprache selbst betrifft, das geistige Gebilde, wie wir es aus Grammatik und Literatur und aus dem Zwiegespräch mit andern kennen, wird uns ja viel länger beschäftigen müssen. Ein Beispiel wird uns gleich mitten hineinführen in die zahlreichen Fragen, die hier Antwort heischen. Das Gespräch, das hier folgt, erscheint zwar beim ersten Anhören in ähnlicher Weise ungeordnet und aufgelöst, nur in einem noch höhern Grade. Man braucht aber nur gut aufzupassen, und schon merkt man, wie es hier in ganz anderer Weise zur Unordnung in der Sprache kommen muss als bei der Bauernfrau von vorhin. Wiederum ist es eine Frau in vorgerückten Jahren, die spricht. Es konnte dabei alles wörtlich mitstenographiert werden, und es musste nichts übersetzt werden, weil sie Schriftdeutsch sprach. Wiederum ist es eine lebhafte, ja aufgeregte Patientin, die sich an den Zuhörer wendet. Sie brauchte also nicht gefragt zu werden, denn sie sprach von selbst drauflos, ja sie deklamierte zeitweise, und man kam nur gelegentlich mit einer Frage dazwischen.

29. Januar 1963

Das Sprachbeispiel der Schizophrenen (Al. 17 und 18, S. 379) zeigt sogleich eine Schwierigkeit. Die Sprache verweist auf das Zimmer, auf Gegenstände, die herumliegen, was Wyrsch dann als anregende Wahrnehmungen bezeichnet. Von dem allem wissen wir aber nichts und deshalb können wir eigentlich diese Sprache schon nicht verstehen.

„Kommen Sie mal. schreiben Sie, schreiben Sie: Dr. Kummer geb. Oehm. aaaa mmmm fertig Schluss. Stampfe ab- Strümpfe braun, gestopft durch ein Kupfer, Hosen rot. AAAAAA lauter A, gotische, deutsche, bum bum- Pomme, des pommes. Le poirier, der Birnbaum. Radio mit 2 D. DD ab. Schreiben Sie. Soll man hier- Gern mit ue- das geht mich nichts an.

(Was ist das? Bettdecke?) Rot, Kupfer- Tannenhäuser, das Haus, die Augenbrauen, der Kopf- la tête, voilà. La tête, man sagt nicht d dêde, voilà, kommen Sie mal. Une Dame- 160130. bebelibibilo-bob [Neologismus]. Sehen Sie mal das Hochwasser hier (am Bett). Wenn Sie Lust haben, können Sie hierbleiben, wenn Sie nicht Lust haben, können Sie nicht spazieren gehen“.

Es kommt dann im Al. 19 neben den *frei aufsteigenden Einfällen* und *den an Wahrnehmungen gebundenen das ganze Problem des Sinnes.*

Al. 19, S. 379f.: Was fällt an diesem Gespräch auf, im Vergleich mit jenem, das ich zuerst brachte? Zunächst das Ähnliche. Beide sind ungeordnet und führen nirgends hin und geben keine sachgerechte Antwort auf die Fragen. Aber kaum habe ich dies gesagt, sehen wir schon den gewaltigen Unterschied. Die Rede der Bauernfrau ist ungeordnet und erreicht kein Ziel, weil sie die Fragen nicht in ihrem Sinn erfasst, und weil ihr nur gangbare Bruchteile der Sprache einfallen, die sie nun einfach aneinanderreiht. Die Kranke des zweiten Beispiels aber – es ist eine Schizophrene, wie der Kundige es bereits erraten haben wird – erfasst jede Frage und jeden Einwurf sofort in ihrer Bedeutung, und es strömen ihr sofort eine Menge Einfälle zu, zugehörige und abwegige, angeregt durch Wahrnehmungen, aber auch frei in das Denken aufsteigende. Aber sie ordnet sie nicht kritisch, sie weist das Ungehörige nicht ab, oder sie ordnet sie nur flüchtig und äussert sie drauflos, wie sie in ihr aufsteigen. Sie benützt dazu wohl Worte und Wendungen, die die überlieferte Sprache ihr darreicht, aber die Worte und Wendungen hören in ihrer Rede sich an, als wären sie von einer ganz neuen Bedeutsamkeit gefärbt. Darum hat ihre Redeweise nichts von Scha-

> blone und stehenden Redensarten an sich. Was sie sagt, erscheint aber, vielleicht gerade darum, weil die Aufeinanderfolge neuartig ist, nicht nur als ungeordnet, sondern als zerfahren, faselig, dissoziiert oder inkohärent; es wird zum Wortsalat, wie die Psychiater sehr anschaulich, wenn auch nur bedingt richtig zu sagen pflegen. Es ist auch viel unverständlicher oder doch nur auf kurze Strecke und nicht im Zusammenhang verständlich, als das Reden jener andern Frau, bei dem wir aus ihren Lebensumständen heraus einigermassen erfassen können, was sie meint. Ist es auch unsinnig, wie die Psychiater ebenfalls einst es beurteilt haben, und welchen Glaubens viele Gebildete heute noch sind und beim ersten Anhören auch sein müssen?

Al. 20 ist ziemlich verwirrend, weil darin Erlebnisse des Patienten und objektiv Wahrgenommenes miteinander vermengt werden. Auf diese Weise kann man auf jeden Fall nicht untersuchen und vor allem die Entstehung der Störung, wie das in Al. 21 dargelegt wird, nicht so erklären.

> Al. 20, S. 380: Die Psychopathologen haben vom formalen Gesichtspunkt aus untersucht, wie diese Zerfahrenheit zustande kommt, jene, wobei die Einfälle vorweg geäussert werden und dann noch andere Formen, von denen wir später hören werden. Zunächst sind es zwei Störungen des Gedankengangs, die nur erlitten werden können: die Sperrung oder der Gedankenentzug, wie die Kranken selbst es benannt haben, wobei das Kommen der Einfälle mit einem Schlag abbricht, wo also das Denken wörtlich weggenommen, entzogen wird; und sodann das Gedankendrängen, wo so vieles zuströmt, dass der Kranke es nicht zu Sätzen formen kann, sondern mit Ausrufen und Wortauslassungen sich behelfen muss. Dazu kommen nun eine Reihe von Erscheinungen, die dem Kranken nicht bloss geschehen, sondern die er macht, und wobei er auf seine Art sprachschöpferisch tätig ist. Er tut es, indem er zwei Begriffe und Sachverhalte in einem einzigen neugebildeten oder umgebildeten Wort zusammenfasst – die Verdichtung. Oder indem er einem gebräuchlichen Wort einen ungebräuchlichen Begriff unterschiebt – die Verschiebung. Oder indem er für ein abnormes, unerhörtes Erlebnis auch ein neues Wort, einen Neologismus, schafft. Oder indem er den Zusammenhang solcher neuer Erlebnisse in einer verschrobenen, geschraubten, verstiegenen Sprache kundgibt, ja vielleicht eine Sprache erfindet, die nur er spricht, eine Kunstsprache.

Ad Al. 21: Es wird hier hingewiesen auf *Klaesis* Arbeit über die Stereotypien, auf die ausserordentlichen Qualitäten dieser Untersuchung, gerade auch in sprachpathologischer Hinsicht. Und dann wird vor allem ausgeführt, dass man die entsprechenden Abschnitte von *Hönigswald* genauer untersuchen müsste, die hier nur erwähnt werden. Eine zusätzliche Schwierigkeit entsteht im Text von Wyrsch dadurch, dass er Sprache und

Rede vermischt, irgendwie gleichsinnig gebraucht und man nicht genau weiss, was damit gemeint ist.

> Al. 21, S. 381: Dergestalt haben die Psychiater etwa seit dem Ende des 19. Jahrhunderts die formalen Eigentümlichkeiten der Sprache zergliedert, die von zahlreichen Schizophrenen gesprochen wird, und zwar haben im deutschen Sprachbereich besonders *Eugen Bleuler, Klaesi* und *C.G. Jung* unsere Kenntnisse darüber, wie diese Eigentümlichkeiten zustande kommen, sehr gefördert. In neuester Zeit hat auch Ludwig Binswanger aus der verschrobenen und verstiegenen Sprache, die von manchen Schizophrenen gehandhabt wird, der daneben nicht zerfahren redet, die Existenz solcher Kranker in sehr klarer Weise zu erhellen vermocht. Geht daraus auch hervor, dass solche zerfahrenen Reden einen Sinn haben? Da erinnern wir uns an einen Satz von *Hönigswald* [Die Grundlagen der Denkpsychologie, 1925], dass keine unzusammenhängende Kundgebung durch Einschieben von entsprechenden Bruchstücken nicht sinnvoll ergänzt werden könne. Also auch in der zerfahrenen, verwirrten, dissoziierten Rede eines Geisteskranken kann etwas gemeint sein, kann ein Gegenstand intendiert, kann die Bedeutsamkeit einer Wahrnehmung, einer Gefühlsregung, eines Antriebs, eines Urteils, in Worten ausgedrückt und mitgeteilt werden; anders gesagt: die Rede hat einen Sinn.

Ein neues Problem wirft Al. 22 auf, nämlich die Unterscheidung zwischen dem *absichtlichen Unsinn,* den man schwatzen kann, und dem *unabsichtlichen der schizophrenen Sprache.* Dabei ist aber einzuwenden, auch der Schizophrene kann unter Umständen absichtlich als Witz, als Spielerei aus Ironie Unsinn schwatzen. Es ist vielleicht sogar so, dass berühmte psychopathologische Beispiele die Sprachpathologie Schizophrener von den betreffenden Patienten gar nicht ernst gemeint waren.

Ebenfalls Al. 22 geht noch auf das Problem der individuellen Gestaltung schizophrener Welten ein und der daraus resultierenden Unverständlichkeit, wobei wir an Binswangers Formulierung *(Melancholie und Manie)* erinnert werden, dass jeder seine eigene Schizophrenie hat, dass wir aber eine gemeinsame Melancholie und Manie haben.

> Al. 22, S. 381f.: Nun kann man aber einwenden, dass man mit Absicht Unsinn sagen kann. In der spanischen Literatur gibt es seit Jahrhunderten seit Juan del Encina die literarische Gattung des Disparate (d.h. des Unsinns) und in andern Literaturen gibt es wenigstens vereinzelte Beispiele. Allein auch wenn man zugeben würde, dass es auf diese Weise gelingt, Unsinn zu reden, was fraglich ist, so verhält es sich beim Geisteskranken ganz anders. Er will keineswegs nichts meinen oder einen Unsinn ausdrücken, auch wenn er zerfahren und verwirrt redet. Die psychoorganisch geschädigte Frau, von der ich zuerst erzählte, will es nicht, und es zeigt sich dies schon darin, dass sie immer wieder das gleiche wie-

derholt. Und trotzdem sie nie etwas wiederholt, sondern in sprunghafter, zerfahrener Weise immer Neues vorbringt, will es auch die zweitgenannte schizophrene Frau nicht. Und die andern Kranken, von deren Sprache ich noch Proben anführen werde, wollen es auch nicht, selbst wenn sie in einer Kunstsprache sprechen, die niemand versteht. Sie alle meinen etwas mit dem, was sie sagen. Manchmal ist das Gemeinte zwar abnorm, z.B. etwas Wahnhaftes. Sehr oft aber auch nicht, und selbst in letzterm Falle kann es vorkommen, dass die Wortfolge und die Satzfolge zerfahren und sprunghaft ist, oder geschraubt und manieriert, so dass das Verständnis für jemanden, der nie mit solchen Kranken zu tun hatte, schwierig oder unmöglich ist, und auch der Arzt nur errät, was gemeint ist. Die Bedeutsamkeit dessen, was im Kranken an Einfällen und Gefühlen aufsteigt, die Bedeutsamkeit der Zusammenhänge, die er denkend und dabei auch Wahn bildend erschliesst, finden in den überlieferten Wortbedeutungen keinen Ausdruck, wenn er sie nun kundgeben will. Er muss also den Worten eine besondere Bedeutsamkeit unterschieben, die wir, wenn wir uns an die überlieferten Wortbedeutungen halten, nicht verstehen. Oder er muss die Worte und Sätze umformen, damit sie das Gemeinte ausdrücken – scheinbar ausdrücken, sei beigefügt, denn wir kommen auch da wieder nicht nach. Oder er muss mehrere Worte in eins zusammenziehen, damit sie scheinbar die gemeinte Bedeutsamkeit ausdrücken. Oder er muss überhaupt neue Worte bilden. Auf diese Weise, und nicht weil er Widersinn sagen will, entsteht die Sprache der Schizophrenen. Nicht die schizophrene Sprache, sei sofort gesagt, denn es gehört zum Wesen dieser Krankheit, dass Bedeutsamkeit und Wort immer von einem Kranken zum andern verschieden sind. Hier schon sei es gesagt: es ist das Verhängnis dieser Kranken, dass ihre Sprache nicht Welt schafft. Nur die formalen Eigentümlichkeiten wiederholen sich, die Eigentümlichkeiten, die schon in anderm Zusammenhang genannt wurden und hier unter neuem Gesichtspunkt auftauchten: Lockerung der Redeweise, Zerfahrenheit, Sprunghaftigkeit, Verschiebung, Verdichtung, Neologismen. Es ist nicht eine Art Fremdsprache, die die Schizophrenen sprechen, sondern es ist ein anderes Ausdruckssystem.

5. Februar 1963

Zu Al. 23: Wir erörtern vor allem das Problem vom *Nachlassen der Spannung des Bewusstseins* und *des intentionalen Denkens.* Es handelt sich dabei um *bildhafte Ausdrücke,* die eigentlich gar nichts sagen. Man müsste von Modifikationen der Intentionalität sprechen, mit wechselnden Inhalten, einer Unfähigkeit, die Inhalte festzuhalten und ähnlichem mehr. Auf jeden Fall bewirkt diese bildhafte Sprache keine Klarheit, sie kann übrigens auch kaum übersetzt werden.

> Al. 23, S. 382: Mit diesen letzten Sätzen haben wir uns nun allerdings schon weit von der sprunghaften Zerfahrenheit des ersten Beispiels entfernt. Denn obgleich diese Zerfahrenheit so sehr den Eindruck des geistigen Zerfalls macht und wir sie in dieser Art tatsächlich nur in Erregungszuständen hören, ist sie eine Erscheinung, die wir vorübergehend sogar etwa an uns selbst beobachten können, z.B. im Zustand starker Ermüdung oder kurz vor dem Einschlafen, wenn die Spannung des Bewusstseins und des intentionalen Denkens nachlässt.

Zu Al. 24 ist zu erwähnen, dass eben gerade die *„Lockerung des Zusammenhangs"*, die „gelegentlichen Gedankensprünge und bizarren Einfälle" dasjenige sind, was den gewöhnlichen Menschen nicht aufhorchen lässt, sondern er korrigiert stillschweigend für sich den Fehler, er ergänzt, was fehlt, stellt den Zusammenhang für sich her, *überhört und übergeht* teils aus Zweckmässigkeit und rationeller Einstellung, teils aus Anständigkeit, teils auch aus Bequemlichkeit die Störung des Denkens. Es gehört zur Ausbildung des Psychiaters, dass er eben auf diese Dinge acht gibt und sie nicht überhört.

> Al. 24, S. 382f.: Aber etwas anderes ist es mit den sprachlichen Äusserungen von Kranken, die ruhig sind und sich mit uns unbefangen und regelrecht unterhalten. Selbstverständlich gibt es zwar viele, deren Sprache von der Krankheit nicht beeinflusst wird oder doch nur unmerklich. Bei manchen jedoch, die in ihrem äusseren Verhalten nicht auffällig sind, zeigt sich bereits eine Lockerung des Zusammenhangs, ein gelegentlicher Gedankensprung, ein bizarrer Einfall, der uns aufhorchen lässt. Es sind diese Sonderbarkeiten, die uns in der Rede oder in dem Schriftstück eines Geistesgesunden, als läppisch und ungehörig vorkommen würden, weil er sie eben künstlich und mit Absicht einfügen müsste. Bei einem Schizophrenen aber tönen sie absichtslos und zugehörig und machen sogar den Reiz eines solchen Schriftstücks aus.

Im selben Alinea wird nun das Problem erörtert, dass *ähnliches beim Gesunden gewollt, beim Schizophrenen absichtslos geschieht*, womit eine Parallele zu den Erörterungen des Unsinns (Al. 22) hergestellt ist. Es drängt sich hier vorläufig nur im Vorbeigehen das Problem auf, dass *das Absurde* in einer nahen inneren Beziehung zu dem steht, was in der neueren französischen Literatur als *Erotismus* bezeichnet wird. Hier bricht sich eine Beziehung Bahn, die vielleicht näher ausgebaut werden könnte, um etwas *über die Sexualität der Schizophrenen* erfahren und verstehen zu können.

> Al. 25, S. 383: Einige Sätze aus dem Briefe eines Schizophrenen mögen dies bezeugen. Er sucht darin zu erklären, wieso er in einer

impulsiven Handlung ein Taschenmesser aus dem Fenster nach einer zufällig vor dem Haus vorbeigehenden Sekretärin warf:

„Ich fliehe ein wenig, Herr Oberarzt, in meine Erinnerungswerkstätte, um die paar Gedanken zu diesem Brief zusammen zu tragen, um einen Sinn zusammen zu flechten, welcher das Thema ausfüllen soll, wie ich heute darüber denke, wegen dem Moment, als ich das Taschenmesser von Wäreter S. dem betreffenden Fräulein vor die Füsse vom 2. Stockwerke hinuntergeworfen habe. Es ist zu unbedeutend, zu uninteressant davon zu reden, finde ich, will es aber doch probieren mir ein Geständnis aus dem Innern herauszulocken. Mit meiner geistigen Verfassung hat es entschieden damit zu tun, indem ich, wie es selbst jedem Normalen täglich geht, für meine ganz unscheinbaren Tätigkeiten auszuüben, geistige und psychische Kräfte benötige. Welche Exaktheit brauchen wir schon nur um eine Treppe zu besteigen oder eine Schachunterrichtstunde jemanden zu erteilen“ usw.

Zum Text Al. 26 ist interessant der Satz: „Welche Exaktheit brauchen wir schon nur, um eine Treppe zu besteigen.“ (Vgl. dazu Blankenburgs Daseinsanalyse des Falles 80, der das Tramfahren speziell erlernen und können muss. Von hier aus wäre analog Blankenburgs Analyse vorzugehen.)

Es folgen nun Beispiele und deren grammatikalische Analyse. Wiederum vergleicht Wyrsch die psychopathologischen Phänomene mit normalpsychologischen Erscheinungen. Beim Normalen entstehen Wortneubildungen aus der Gemeinschaft, so z.B. auch beim Wissenschafter. Beim Schizophrenen werden sie auf eigene Faust, gleichsam für den Hausgebrauch geprägt und verschwinden wieder.

Al. 27, S. 383: Es sei als weiters Beispiel der Brief einer recht schweren Kranken an ihre Angehörigen, einer Ordensschwester mitgeteilt.

„Meine Lieben. Es ist heute ein schöner Abend. Meiner Gesundheit geht es ganz gut. Am liebsten wünsche ich mir manchmal ein paar Schüblinge. Besonders heute. Würdet Ihr mir ein paar Schüblinge schicken. O wie würde ich mich freuen? Der Frühling reicht schon noch aus, bis die Schüblinge ankommen. Sonst fehlt mir nichts. Ich könnte sie schon entbehren. Schokolade wünsche ich keine, auch nicht, dass Ihr sie vergesset. Freundlichen Gruss Maria Sr. Maria Eugenia. Wie geht es allen? Ich empfehle mich ins hl. Gebet. Der Briefträger hat zu viel zu tragen. Der Metzger hat gute Würste. Amen. Schluss“.

Al. 29, S. 384: Die Satzfügung und die Wortwahl sind noch so, wie wir sie von der Umgangssprache her gewohnt sind. Nur in Ablauf der geäusserten Gedanken und im Stil hören wir eine andere Sprache heraus, als jene, die wir in der Schule gelernt haben und die die Zeitung uns täglich beibringt, so dass die Formung unseres Denkens davon ebenfalls beherrscht ist. Die Kranken aber, um es einmal anders zu sagen, sind bereits daran, sich von dieser Umgangssprache unabhängig zu machen, wenn sie auch nicht diesen hohen Grad von Unabhängigkeit erreichen oder erreichen wollen, den die zerfahrene, inkohärente Sprache hat. Es ist aber möglich, noch auf andere Weise unabhängig zu werden, indem der Satzbau und die Wortwahl anders wird, indem – die schon genannten Kennzeichen wiederholt – zusammengezogen, verdichtet, verschoben, verschroben oder das Gemeinte in lange verschachtelte Sätze eingefangen wird. Eine Kranke dankt ihrer Familie für einen Brief auf folgende Weise:

„Wohl ganz unerwartet, jedoch meinerseits nicht anders denkbar, als gleichgesinnt zu Dir verbindlicher Herzenstriebe wachrufend, beglückwünsche ich meinen so schnell beantworteten Brief, auf denselben ich mit genehmigter Erlaubnis wieder schreiben durfte. Innigste Freude bereiteten mir Eure lieben Zeilen, denen ich entnahm, dass Ihr Euch gesund und wohl befindet, was auch bezugnehmend Deines Schreibens auf Babett der gleiche Beweis ist" usw.

Al. 31, S. 384: Oder wieder eine andere Stilart: Fürwörter und Vorwörter werden ausgelassen. Nebensätze werden mit Hilfe von Mittelworten ausgeschaltet. Sogar das Gerundium und Gerundiv, das m.W. im Deutschen nicht anwendbar sein sollten, wird nachgeahmt. Auf diese Weise versuchten einige Schriftsteller zur Zeit des deutschen Expressionismus zu schreiben, und die Patientin, von der ich eine Probe anführe, hat dies ein Vierteljahrhundert später noch viel besser gekonnt, obgleich sie sicher nie etwas von diesen schriftstellerischen Versuchen gehört oder gelesen hat:

„Confiserie Passage, Bern
Erlaube mir mich anzumelden als Küchenmädchen. Mein Aufenthalt in der Waldau wünschte ich mir beendigt für mein Wissen. Als Person bestätige ich mich als einfache, treue, zuverlässige, saubere kleine zum Arbeiten.
Wünsche mich nicht aufgedrängt zu haben, sehe mich nur zu einer Anmeldung gezwungen".

Al. 34, S. 385: In einem Telegramm-Stil, der nur bruchstückweise verständlich ist, schreibt die gleiche Patientin an einen ehemaligen Vorgesetzten. Sie war früher bei der Post angestellt, und offenbar ist damals ein Diebstahl vorgekommen, der nicht recht abgeklärt werden konnte. Sie selbst war aber sicher unschuldig:

„Geehrter Herr Posthalter!
Beobachtend Pflichtandeutung verteidigend beweist Meldung. Damals Postsack Bemühung gebracht Gewinn prüfend, vielleicht spöttisch HUNDERT FRANKEN richtend. Kapituliert Spott, Verteilung merkwürdigerweis falsch teilnahmlos bemerkt.
Aufschrift jetztseitig Bedauern bietend. Betrügerisch Befreiung rettend, Bedarf künftig aufdringlich. Kapier unbekannt Problem Schupfwinkel bös Symbol. Gepässiger Ordnungsdienst fand damals

Betrag kennbar beim Zimmerschrank stehlend. Lobend ratlos, leider Diebstahl Unruh. Beweisresultat unheimlich, genügt berichtet Auskunft. Konsequenz herausgesucht handhabt Verteidigung fremd. Umtausch Versorgung fordert beteiligend Mühlosend.
Angab bestrebt schriftlich dank momentan.
Hochachtend grüsst"

Al. 36: Mit diesem letzten Schriftstück sind wir an den äussersten Grenzen der gemeinsamen Sprache angelangt. Noch ein Schritt weiter und schon stossen wir auf neue erfundene Worte, d.h. Neologismen, oder gar auf eine Kunstsprache. Nun finden sich solche neu erfundenen Worte ja auch in der Soldatensprache, in den Reden der Landstreicher, ja in der Sprache der Wissenschaft und wir sind ganz daran gewöhnt.

Al. 37: Einige nicht nachahmenswerte Beispiele, die man in Aufsätzen und Büchern lesen kann: Die Verkehrsachverständigen beklagen sich bitter über die ungenügende „Schluckfähigkeit" der Strassen Zürichs oder die Bevölkerungspolitiker berechnen, wie hoch in bestimmten „Ehegründungszeiträumen" unter Berücksichtigung der „Erstkinderausfälle" die „Gesamtkindererträgnisse" seien.

Al. 38, S. 385f.: Aber bei den Neologismen der Schizophrenen ist es nun doch etwas anders als bei den neuen Ausdrücken der Soldaten und der Wissenschaft. Diese Ausdrücke werden aus dem Miteinandersein heraus geschaffen, aus dem Miteinandermarschieren, dem Miteinander-in-der Strafanstaltsitzen, und sogar der Wissenschafter in der einsamen Zelle ist doch durch die Bücher und die Bibliotheken zusammen mit den andern Gleichstrebenden, wenn er einen Terminus technicus prägt. Der Schizophrene jedoch ist allein in der Welt seiner Krankheit. Was er als bedeutsam erfährt und erlebt, ist es nur für ihn. Und will er ihm Ausdruck verleihen, stimmt die Bedeutung der Worte, die er vorfindet in Büchern und bei seinen Mitlebenden, sehr oft nicht mit dem überein, was ihm bedeutsam ist, und was er meint, wenn er redet. Also wechselt er die überkommene Bedeutung der allgemein gebrauchten Worte oder er schafft neue Worte. Manchmal braucht er lange Zeit, bis er sie gefunden, manchmal gelingt ihm der Fund vorweg, und wenn er einige Tage später den gleichen bedeutsamen Sachverhalt im Gespräch kenntlich machen will, steht ihm sofort ein anderer Neologismus zur Verfügung. Hier und da einmal hat er damit sogar Glück, und er bereichert die wissenschaftliche Terminologie, wie es das bereits genannte Wort Gedankenentzug ist. *C.G. Jung* hat es von einem Kranken gehört, und wir Psychiater sind heute alle einig, dass kein gebräuchliches deutsches Wort und kein neugeschaffenes Fremdwort die Erlebnisweise dieser Gedankenstörung besser kennzeichnen würde, bei der nicht etwa der Faden verloren geht, und bei der nicht etwa die Einfälle ausbleiben – diese beiden Erscheinungen kennen auch wir Geistesgesunden –, sondern bei der der sozusagen sprungbereite Gedanke gleichsam von aussen zurückgezogen wird. Aber dies sind Ausnahmen. Die meisten dieser Neologismen ertönen und verklingen, sie erregen Staunen oder Gelächter bei den Zuhörern, aber sie werden vergessen und schaffen nicht Welt, weil diese Zuhörer gar nicht fähig sind, diese Ausdrücke in ihrer Bedeutsamkeit zu erfassen.

19. Februar 1963

Die Rolle, die Wyrsch den *Neologismen* in Al. 39–41 für das Verständnis der schizophrenen Sprache zuweist, ist eigentlich nur zum Teil zutreffend. *Auch Organiker können Neologismen bilden.* Das zeigt sich eben durchgehend, dass Wyrsch eigentlich nur schizophrene und demente Sprache einander gegenüberstellt, dass er aber das ganze Gebiet der Aphasischen auslässt. Im übrigen enthalten die Alineas viele sicher richtige Hinweise.

Al. 39, S. 386: Aber nun genug von diesen abstrakten Ausführungen. Es gehört sich, dass ich sie wenigstens durch zwei Beispiele klar mache, und zwar selbstverständlich zuerst durch eines, dessen Sinn auch für jemanden klar ist, der sich nicht an Gespräche mit Schizophrenen gewöhnt ist. Eine Kranke, ein lebhaftes, rasches älteres Fräulein, das nie verlegen ums Wort ist, wird geheissen, einige Zweige einer Heckenrose, die über einen Balkon hineinwuchern, wegzuschneiden. Lächelnd wehrt sie ab: „Dies kann man nicht, denn dies ist so eine Freiheitseinrichtung der Natur“. Mit andern Worten: man sollte der Pflanze ihr Lebensrecht nicht beschneiden, zumal sie sich sicher mit Stechen gerächt hätte, wenn unsere Patientin sie zu beschneiden versucht hätte.

Al. 40, S. 387: Hier ist noch ohne weiteres verständlich, was ausgedrückt werden soll, trotzdem die Rede absonderlich tönt. Aber nicht mehr so ist es, wenn Neologismen, also neugebildete Worte auftreten.

Al. 41: Um ein früher in der Literatur oft genanntes Beispiel anzuführen, was wollte es heissen, wenn ein Patient sagte: „Ich bin das Doppelpolytechnikum unersetzlich“? *C.G. Jung* hat dies in mühsamem Gespräch aufgeklärt[Der Inhalt der Psychose, 1908]. Der Kranke wollte sagen, er wisse und könne so viel wie Universität und Polytechnikum in Zürich miteinander wissen, und weil so etwas ein zweites Mal nicht wieder vorkommt, ist er unersetzlich. Schwieriger zu verstehen wird die Rede noch, wenn der Patient überhaupt keine gebräuchlichen Worte mehr findet, die dem Sachverhalt entsprechen, den er ausdrücken will, und wenn die Kunstworte sich dann häufen bis zu einer Kunstsprache. Wie bereits gesagt, nicht viele Kranke bringen es so weit und ganz selten geschieht es, dass einer überhaupt nur in Kunstsprache spricht. Manchmal geraten sie in den Gebrauch zahlreicher Neologismen hinein, die scheinbar vorweg gebildet werden und nachher nicht mehr auftreten, wenn man sie in ein längeres Gespräch verwickelt. Fragt man nach der Bedeutung dieser neuen Worte, werden sie vielfach wiederum mit einem andern Neologismus erklärt, der ähnlich lautet. Gibt man sich nicht zufrieden und will auch dessen Bedeutung wissen, erhält man zwar wiederum keine Antwort in unserer gemeinsamen Sprache, aber im Laufe des Gesprächs ist vielfach doch zu merken, was der Kranke mit dem Neologismus meint oder, besser gesagt, auf welchen Sachverhalt er zielt.

Dasselbe gilt für die Probleme der Al. 42 und 43.

Al. 42, S. 387f.: Zu andern Malen aber entsteht tatsächlich ein festgefügtes Gebilde von einigen Sätzen einer Kunstsprache, die bei feierlichen oder sonstwie bedeutsamen Gelegenheiten aufgesagt werden, während in werktäglicher Stimmung etwa eine stelzenhafte und gespreizte Umgangssprache gesprochen wird. Eine ehrsame alte Jungfer, mit ihren 80 Jahren noch eine unermüdliche Gemüserüsterin in der Anstalt, hat jeweils in feierlicher Laune, oder wenn sie einen besonders auszeichnen wollte, folgendermassen gesprochen. Die Worte erinnern entfernt ans Kirchenlatein, was bei der frommen Jungfer Franziska, dies war ihr Name, nahelag, denn sie sah voll Verehrung zu einem längst verstorbenen Onkel auf, der Kapuziner gewesen war. Die Worte wurden auch nicht immer in der gleichen Reihenfolge geäussert, es war also nicht ein auswendig gelernter Spruch, sondern es war Rede. Die alte Franziska sprach also, wenn sie mir Ehre antun wollte, folgendermassen mit mir:

„Rudenzi dobä laretata ta. Refanser monö, refanser daba, refanser baba, refanser nomö, bronser verbö, bronser manna nonnö mender montre daba. Repanner mondö, bronder serva, servanser nonnar. Brodiärter refa, loner amö, sonntags monder und prender sunna, lober gilala. Sonntags herma. Braster monderä. Residenter menner mender ratetata serva. Brodiärter mender mondö patata patori dabö. Bonderma, babarma, setterma, endlima. Rudenzi doba schablö timent".

Al. 44, S. 388: Aber mit diesem Segenspruch, der jeweils so freundlich und huldreich für den Zuhörer getönt hat, so dass man ganz getröstet von dannen ging, auch wenn man nicht wusste, was eigentlich gemeint war, seien die Proben vom Sprechen und von der Sprache des Geisteskranken abgeschlossen. Es gehört sich zum Schluss, dass ich die sehr verschiedenartige Beziehung des Kranken zur Sprache nochmals begrifflich darstelle und zergliedere. Rufen wir also nochmals die Sätze von *Nikolai Hartmann* ins Gedächtnis zurück, vom Beherrschenlernen der Sprache, um nachher von ihr beherrscht zu werden, und ebenso den Satz von *Ludwig Binswanger* vom Ineinander von Bedeutsamkeit, von intentionalem Gegenstand und von Wortbedeutung, das in allen unsern sprachlichen Ausdrücken zu finden ist. Wenn wir jetzt die Sprache der psychoorganischen Kranken, also der Gehirngeschädigten, in einem Wort, nochmals vornehmen, so werden wir zwar zwischen den einzelnen Krankheitsformen mannigfache Unterschiede finden. Gemeinsam aber ist allen die Verarmung an Einfällen, das Haftenbleiben am einmal Geäusserten, das Unvermögen zum Aufbau von Sätzen und Perioden und gar zum Aufbau, stilistisch und inhaltlich, einer ganzen Rede. Was sie sagen, ist durch die einmal gelernte Sprache und ihre Wendungen und Gemeinplätze beherrscht. Sie bleiben in den überlieferten Wortbedeutungen hängen, und es gelingt ihnen nur selten die Bedeutsamkeit, die ein Gegenstand für ihr Erleben hat, auszudrücken. Ihre Sprache ist also, trotzdem dies in den Lehrbüchern meist übergangen wird, oder nur mit einem Wort gesagt wird, das unmittelbare Spiegelbild der Schädigung der psychischen Funktionen. Nehmen wir ihre Ärmlichkeit in Kauf, so ist zwar an ihrer Sprache nichts auszusetzen. Die Grammatik und Syntax stimmen und nur, wenn besondere Triebe und Dränge und Affekte sich ins Sprechen einmischen, kommt es zu bizarren Ausdrücken und Neologismen. Man kann noch weiter gehen und sagen, Richtung und Durchführung des Sprechens wären an sich normal, und das Abnorme bestünde in der Ärmlichkeit der Einfälle, der Gedächtnisschwäche, der Urteilsschwäche, der schlechten Wahrnehmung und Aufmerksamkeit.

Al. 44 versucht nun den Gegensatz zwischen organisch und schizophren unmittelbar zu fassen und auch hier gilt, dass das nur *zutrifft für die Demenz, nicht aber für die Aphasie.* Auch beim Aphasiker ändert sich die Bedeutung der Worte, hält sich aber im Bedeutungsbereich, und dann stellt sich die ganze Frage des bildlichen Ausdruckes und von dessen Verständnis.

Al. 45 ergibt wichtige Hinweise. Der Ausdruck, dass nicht die Richtung des intentionalen Aktes gestört sei, ist missverständlich, gemeint ist einfach der Inhalt. Tatsächlich ist es schon so, dass die einzelnen Worte ihren Inhalt bei Schizophrenen behalten können, und das Wesentliche an der Ordnung liegt, womit wir dann wieder bei Goldstein angelangt sind, nämlich in der Störung des abstrakten Verhaltens. *Ganz wichtig ist, dass der Schizophrene Gedanken, die nicht zum Gedankengang gehören, nicht mehr abweisen kann.*

Al. 45, S. 389: Nun die zweite Abart der Sprache des Geisteskranken, die wir bei den Schizophrenen gefunden haben. Einfälle sind da, sogar in Überfülle, wenn der Kranke angeregt oder von Natur einfallsreich ist. Wahrnehmung, Aufmerksamkeit ebenfalls. Die Störung betrifft nicht die Richtung des intentionalen Aktes, sondern liegt in der Durchführung, in der Ordnung des Inhalts der Einfälle zu Urteilen, die als normal gelten. Aber was heisst hier ordnen? Was heisst seine Gedanken zur Rede ordnen? Nun zunächst sie auf das Denkziel hin ausrichten und Ungehöriges abweisen. Und wenn man sie dann laut kundgeben will? Dann muss die

> Bedeutsamkeit, muss der Gehalt, die ein Sachverhalt oder ein Gegenstand für den Sprechenden hat, an den Wortbedeutungen gemessen werden und muss so der richtige Ausdruck gefunden werden, der dann mit Hilfe der Grammatik und Satzlehre kundgetan wird.

Wir diskutieren eingehend die Frage, ob man tatsächlich Denkziele hat, wenn man spricht, und ob man tatsächlich mit Hilfe der Grammatik und Satzlehre und den speziellen Wortbedeutungen den richtigen Ausdruck sucht, und wir merken, dass dies alles nicht der Fall ist, indem nämlich *all das eben von der Sprache geleistet wird, ohne unser Dazutun. Erst der Kranke muss das selber leisten.*

In Al. 46 weist Wyrsch dann selber auf die Problematik hin. Man könnte ergänzend sagen, dass so *wie beim Schizophrenen die Sprache nachgeben muss, auch die Wahrnehmungswelt nachgeben muss bei den Halluzinationen* und die Wirklichkeit und Wahrheit beim Wahn. Wir denken dabei an die Problematik der Kinästhesien im Rorschach, wo die Wahrnehmung nachgibt, wenn der eigene Antrieb nicht zur Bewegung führen kann.

> Al. 46: Hier bei diesem Vorgang entsteht nun die Sprache des Schizophrenen. Bei diesem Vorgang geben wir Gesunden so leicht der Beherrschung durch die Sprache nach. Wir müssen nachgeben, wenn wir uns verständlich machen wollen, wie es *Schiller* mit einem Hexameter festgehalten hat: „*Spricht* die Seele, so spricht, ach, schon *die Seele* nicht mehr“. Aber hier gibt der Schizophrene nicht nach und kann nicht nachgeben, weil der Gehalt und die Bedeutsamkeit ihm in der Sprache unausdrückbar scheinen, oder weil er sich um Verständlichkeit gar nicht kümmert, oder weil er in einer wahnhaft verfälschten Welt spricht. Und dann gibt, bildlich gesagt, die Sprache nach, und es entsteht die Sprunghaftigkeit, die Zerfahrenheit und alles, was wir an einigen Beispielen gesehen haben.

26. Februar 1963

Es bleiben nun noch die Al. 47–49 zu besprechen. Es geht hier im wesentlichen um das Problem der Beziehung zwischen der *Sprache der Geisteskranken* und *der Sprache des Dichters.* Es ergeben sich äusserlich gewisse Parallelen. Das eigentliche Wesentliche wird aber nicht erörtert, nämlich *worin sich nun das Dichterische vom Schizophrenen unterscheidet.* Wyrsch behandelt nur ein Teilproblem, nämlich die Frage, ob nicht unter Umständen die Auflockerung des psychischen Gesamtzusammenhanges durch die Geisteskrankheit gelegentlich ein latentes dichterisches Talent befreien und manifest werden lassen könne. Er bejaht diese Frage.

Es wird in diesem Zusammenhang darauf hingewiesen, dass eigentlich jeder Mensch nicht nur seine eigene Sprache hat, sondern auch seine Familiensprache, die Sprache seines Milieus, seiner Herkunft, seines Dorfes, usw.

> Al. 47, S. 389f.: Damit stehen wir nun vor einer Frage, die aufzuwerfen fast frevelhaft erscheint. Aber sie drängt sich auf und man kann ihr nicht ausweichen. Wer pflegt denn auch die Bedeutsamkeiten und die Gehalte in einer sonst ungewohnten sprachlichen Form und manchmal sogar in neugeschaffenen Worten und Wortverbindungen auszudrücken? An die Soldaten, Gauner und Markenartikelfabrikanten brauchen wir nicht mehr zu denken, denn sie schaffen nur neue Kennworte und Abkürzungen für etwas, was schon da war und unter anderen Namen ausgesprochen wurde. Aber an die Dichter müssen wir denken, denn sie erfinden nicht ein neues Wort für etwas schon Dagewesenes, sondern sie schaffen das Wort für etwas, was erst sie in dieser Weise empfunden, gefühlt oder gedacht haben. Das Verhältnis zwischen dem Sprechenden und der Sprache, die sie verwenden, ist also in dieser Beziehung ähnlich wie beim schizophrenen Geisteskranken. Aber nur in dieser einen Beziehung, sei sogleich beigefügt. Wie sie ihre umgeschaffene oder neugeschaffene Sprache formen ist schon nicht mehr gleich. Denn der Dichter ist Künstler, und der Schizophrene ist ein armer Geisteskranker und muss froh sein, wenn er die oft geringen Gaben, die ihm die Natur gegeben hat, in der Krankheit behalten darf. Und dann etwas viel Wichtigeres: der Dichter gibt Gehalte kund, die auch von andern erfasst und nachgefühlt werden können. Nicht sofort vielleicht, aber mit der Zeit lernen wir, wie man so sagt, seine Sprache verstehen, und wir brauchen sie dann auch, brauchen sie sogar in stehenden Redensarten und Zitaten. Der Schizophrene aber spricht nur aus, was er allein in seiner Krankheit fühlt und erlebt, was beim zufälligen Zuhörer kein Echo oder nur ein komisches Echo erweckt, und was auch der Irrenarzt, der diese Sprache, oder besser gesagt, diese Sprachweisen kennenlernen muss, nur dürftig verstehen und nachfühlen kann und dabei oft unsicher ist, ob er nicht etwas hineinlegt, was nicht gemeint war. Und darum bleibt er einsam und seine Sprache wirkt höchstens als Kuriosum.

> Al. 48, S. 390: Aber nun die letzte Frage: Wie ist es dann, wenn zufällig beides zusammentrifft? Wenn einer Dichter ist und später erkrankt, denn die Erkrankung bedeutet zum Glück nicht immer das Ende der schöpferischen Tätigkeit? Der Name *Hölderlin* fällt dem Kundigen hier sofort ein. In seinen späten Gedichten durchdringen sich das Dichterische und das Kranke in einer eigenartigen und geheimnisvollen Weise, dass sie fast unausdeutbar sind. Aber wir wollen zum Schluss hier nicht mit zwei drei Sätzen über geisteskranke Künstler reden, dies wäre unehrerbietig. Kehren wir die Frage lieber um: Was kommt heraus, wenn einer zuerst geisteskrank wird

und nachher erst mit dem Verse-Machen beginnt? Nun, wie bei Geistesgesunden, die dem gleichen Geschäft huldigen, viele unbedeutende Reimereien, wenn das Talent nicht zum Vornhinein da war. Ist aber eine Spur von künstlerischer Gabe bereits da, so muss eine Krankheit, die ja den Kranken geradezu nötigt, eine eigene, seinem Erleben gemässe Sprache schaffen, eigentlich förderlich wirken. Denken wir nur an die Schriftstücke, die als Beispiele hier abgedruckt wurden. Ich fürchte, wenn wir die Briefe aus gesunden Tagen jener Patienten lesen könnten, so wären sie zwar normaler und verständlicher, aber unbedeutender. Es kann also ein Talent durch die Krankheit zur Entfaltung gebracht werden, allerdings zu einer abnormen, krankhaften Entfaltung.

Al. 49, S. 391: Es ist also nicht immer so, dass der Geisteskranke die Sprache verliert, indem sie in blosse Worte oder gar nur in Laute zerfällt und sinnlos wird. Es kann auch geschehen, dass er eine Sprache gewinnt, zwar eine abnorme Sprache, die nur ihm gehört und nicht Welt schafft, aber doch ein für ihn sinnvolles Ausdrucksystem. Wenn nun diese abnorme Sprache in einer künstlerischen Form erklingt, so ist ein poetisch-bildnerisches Talent selbstverständlich Vorbedingung dafür. Aber könnte es nicht sein, dass die Krankheit diesem Talent zum Ausdruck verhelfen kann? Anders gesagt: ist ein Talent in jedem Fall stark genug, um sich in jener Sprache, die wir alle beherrschen und von der wir beherrscht werden, zu äussern? Oder muss diese Alltagssprache erst durch die Krankheit aufgelockert werden, damit das Talent Ausdruck findet? Die Frage führt von der Psychiatrie hinweg, aber trotzdem sei sie zum Schlusse aufgeworfen.

Zum Schluss diskutieren wir noch das Problem der eigentümlichen Sprache Heideggers. Diese ist neuerlich durch ein philologisches Buch genauer untersucht und analysiert worden.

Zum Schluss greifen wir auf die Probleme zurück, von denen wir ausgegangen sind, nämlich *die Unterscheidung der konkreten und abstrakten Sprache bei Goldstein* und die Frage, *wie es sich mit der Sprache der Schizophrenen eigentlich verhält.* Was wir dabei gefunden haben, ist nun vor allem das, dass wohl gewisse Berührungspunkte zwischen Goldstein und Wyrsch sich herstellen lassen. Beide sind in gewissen Beziehungen weiter als der andere, in andern Beziehungen wieder enger. Man gewinnt den Eindruck, dass eine Synthese der beiden Anschauungen von Wert sein könnte und dass auf jeden Fall eine neuzeitliche Untersuchung der Sprache Schizophrener diese beiden Aspekte berücksichtigen müsste, ebenso aber die moderne Sprachpsychologie und Sprachphilosophie. Wesentlich ist ferner, dass die organischen Sprachstörungen differenzierter behandelt werden müssen, als dies Wyrsch tut. Wyrsch sieht eigentlich nur die Sprache der Dementen in Beziehung. *Wichtiger aber ist das Problem der Spra-*

che der Aphasischen mit der Sprache der Schizophrenen in Beziehung zu setzen.

Wir wollen nun das ganze Problem von einem andern Gesichtspunkt aus betrachten, nämlich von dem denkpsychologischen Gesichtspunkt Hönigswalds aus im Hinblick auf die Frage nach dem geordneten Denken.

Richard Hönigswald: Zum Problem des geordneten Denkens

Die Grundlagen der Denkpsychologie. Darmstadt 1963, S. 229–275

19. März 1963 – 16. Juli 1963

Kurze Einführung über Hönigswald, der ursprünglich Psychiater war und dann Philosophieprofessor in Breslau wurde, 1939 nach Amerika auswanderte, zahlreiche philosophiegeschichtliche Bücher und Abhandlungen schrieb mit umfassender Kenntnis der Probleme und interessanten Erörterungen unter Einbeziehung des Standpunktes der Phänomenologie, d.h. der Intentionalität.

In der vorliegenden Schrift handelt es sich wiederum grundsätzlich um intentionales Denken, um die Möglichkeit intentionaler Betrachtungsweise. Wesentlich ist nun die Unterscheidung von Meinen und Geschehen, wobei das eigentlich Psychische eben die Ordnung des Meinens ist, während das Geschehen in den Bereich des Mechanischen, des Biologischen gehört. Von hier aus kommt es dann zu einer Kritik des Begriffes der Assoziation und des damit zusammenhängenden Begriffes der Konstellation, die beide auf das Geschehen zurückzuführen sind. Das Meinen seinerseits hängt zusammen mit der Intention.

19. März 1963

Im Hinblick auf die lange Ferienunterbrechung und die Schwierigkeit von Text und Problematik beginnen wir wieder von vorne.

Kapitel I

Ad 1, S. 229: Es geht offenbar darum, dass Denken immer als Intentionalität aufzufassen ist. Es geht also in der folgenden Abhandlung um die intentionale Erfahrungsweise des Daseins, die möglichst genau umgrenzt werden soll, womit sich natürlich auch die nichtintentionalen Erfahrungsweisen herausheben und in ihrer Struktur zeigen. Es ist dies ein Gesichtspunkt, den man bei der Lektüre gegenwärtig haben muss.

1. Daß „Denken“, sofern darunter zielbestimmtes Denken verstanden wird, *geordnet* sein müsse, folgt eigentlich aus seinem Begriff. Denn Zielbestimmtheit selbst ist Ordnung. Aber nur um so wichtiger erscheint es, sich in grundsätzlicher Erörterung Rechenschaft zu geben über Begriff und Struktur des geordneten Denkens. Zwei Fälle sind hier augenscheinlich möglich. Entweder jene Erörterung führt dazu, die Typen zu erfassen, in denen sich „geordnetes“ Denken darstellt; oder aber sie soll hinter die Ordnung des Gedachten zurückgehen, diese Ordnung aus einer von ihr grundsätzlich unterschiedenen psychischen Tatsache oder Beziehung herleiten. Der zweite Fall muß als der logisch weitaus radikalere bezeichnet werden; gerade darum aber erscheint seine Verwirklichung besonders wichtig und grundsätzlich erstrebenswert.

Ad 2, S. 229: Wichtig ist die in diesem Alinea enthaltene Definition der Assoziation, die als ein „Zusammengeraten“ bestimmt wird. Dieses Zusammengeraten wird ferner als ein Geschehen bezeichnet. Dieses Geschehen ist grundsätzlich zu unterscheiden von der Verwendung des Wortes „Geschehen“ in der Daseinsanalyse. Dort wird Geschehen in Gegensatz gestellt zu Vorgängen in der Natur. Geschehen wird dann in Beziehung gerückt zum Werden, zum Hervorbringen. Hier wird Geschehen ganz anders gefasst als ein sich passiv Ereignendes, von aussen mehr oder weniger zufällig Bestimmtes, im Gegensatz zu spontaner, eigener, innerer Aktivität Stehendes. Geschehen bedeutet somit bei Hönigswald fast das Gegenteil von dem, was es bei Heidegger etwa oder bei Szilasi und Binswanger bedeutet. – Wichtig ist nun weiter, dass auch das Geschehen des Assoziierens nicht regellos und ohne Gesetz verläuft. – Endlich ist der Gedanke wichtig, dass die Ordnung des Denkens nicht aus etwas grundsätzlich Ungeordnetem hergeleitet werden kann.

2. Dennoch findet man ihn in der Literatur kaum vertreten. Aus leicht begreiflichen Gründen! Die Herleitung einer Ordnung aus einem grundsätzlich Andersgearteten wäre die Herleitung der Ordnung aus einem grundsätzlich Ordnungslosen. Auch nur der Begriff eines solchen aber ist unmöglich. Denn das Ordnungslose kann als Quelle der Ordnung einer ursprünglichen Beziehung zu deren Gefüge nicht entbehren. Es kann eben nicht ein *grundsätzlich* Ordnungsloses sein. Auch der psychische Kosmos kann nur einem relativen, nicht einem absoluten Chaos entspringen. Das findet seinen Ausdruck auch in den Tatsachen: Das sogenannte „Hindämmern“ und das scharfe, „aktive Nachdenken mit streng festgehaltenem Leitprinzip“, erweisen sich allenthalben als „durch fließende Übergänge verbunden“. In der Tat, selbst die extremsten Vertreter der Lehre, daß die Ordnung des Denkens aus einem assoziativen Zusammengeraten bestimmter Elemente zu begreifen sei, sind – schon das Wort „Assoziation“ zeugt dafür – weit davon entfernt, die schließliche Ordnung des Gedachten aus einem schlechthin ordnungslosen Geschehen herleiten zu können. Ist doch auch ih-

> nen von einer „Assoziation“ nur im Hinblick auf deren „Regeln“ oder „Gesetze“ zu sprechen möglich.

Ad 3, S. 230: Hier wird dargetan, dass es möglicherweise nicht darum geht, eine Ordnung von einer Ordnungslosigkeit aus zu verstehen, sondern lediglich von einer Geordnetheit „prinzipiell anderer Dimensionsbestimmtheit“. Als die Ordnung des Denkens wird nun das Meinen herausgestellt, und es fragt sich somit, ob im Sinne der Assoziationspsychologie Meinen auf Geschehen zurückgeführt werden könne. – Im 2. Al. zu 3) ist die Formulierung sehr glücklich. Es überschneiden sich hier verschiedene Aspekte, wobei es sich um Probleme handelt, die dem Autor durch seine Vertrautheit mit dem Problem selbstverständlich sind, dem Leser aber nicht. Wenn der Autor von der modernen Denkpsychologie spricht, dann meint er eine bestimmte psychologische Schule, die in den von ihm zitierten Werken zum Worte kommt und zu der er sich selber zählt, die er aber zugleich gerade an diesem Punkt und mit dieser Untersuchung übersteigt, indem er Gesichtspunkte zur Geltung bringt, welche die als moderne Denkpsychologie bezeichnete Auffassung übergeht. Es ist aus dem Alinea somit herauszulesen, dass sich die moderne Denkpsychologie gegen die Assoziationspsychologie absetzt, nicht aber deshalb, weil sie sich mit diesen Ordnungsproblemen beschäftigt, sondern deshalb, weil sie sich auf die Typen des Geordnetseins beschränkt. Was dabei die Vermengung von Geschehen und Meinen für eine Rolle spielt, wird aus dem Text nicht richtig klar. Vielleicht ergibt sich das aus dem weiteren Verlauf der Untersuchung, oder man müsste weiter in dem ganzen Buch nach der Entwicklung der Probleme suchen.

> 3. Allein, vielleicht liegt das Problem überhaupt ganz anders. Vielleicht handelt es sich nicht sowohl darum, für die Voraussetzungen, aus denen das Denken „verstanden“ werden soll, einen Nullwert der Ordnung zu fordern; als vielmehr darum, die Besonderheit jener Ordnung, die dem Denken eignet, auf eine Ordnung von prinzipiell anderer Dimensionsbestimmtheit zurückzuführen. Die Ordnung des Denkens kennzeichnet sich dadurch, daß dem Denken allemal ein Gedachtes entspreche, welches im Denken „gesetzt“ oder „gemeint“ sein müsse. Sie ist eine Ordnung des Meinens. Kann nun diese spezifische Ordnung des *Meinens*, so wird man die in Rede stehenden Tendenzen vielleicht am besten umschreiben können, auf eine Ordnung des *Geschehens* zurückgeführt, aus einer Ordnung des Geschehens hergeleitet, aus ihr „erklärt“ werden? Die Antwort auf diese Frage bedeutet im wesentlichen und zunächst eine Kritik des Begriffs der *Assoziation;* zugleich eine Entscheidung darüber, ob eine Reduktion des Meinens auf Geschehen überhaupt möglich und damit die Assoziation mit dem Begriff der Psychologie vereinbar sei oder nicht.

> Die moderne Psychologie des Denkens freilich umgeht in gewissem Sinne diese Entscheidung. Indem sie ihr Augenmerk bewußt oder unbewußt auf die *Typen* richtet, in denen sich die Ordnungen des Denkens erfahrungsgemäß darstellen, setzt sie die Ordnung des Denkens überhaupt, d.h. die spezifische Gesetzlichkeit des „Meinens" von Etwas, immer schon voraus. Ebendeshalb aber grenzt sie sich Lehren gegenüber, die „Meinen" und „Geschehen" grundsätzlich verwechseln, aufs schärfste ab. Einer solchen Verwechselung aber macht sich die Assoziationspsychologie zweifellos und unablässig schuldig. Schon vermöge ihres bloßen Daseins bedeutet eine wirkliche Psychologie des Denkens, mögen ihre greifbaren Ergebnisse noch so bescheiden sein, eine Kritik des Grundsatzes der Assoziation.

Ad 4, S. 230f.: Das ganze Problem der Konstellation ist nun eigentlich klar entwickelt. Es dient diese Besprechung der Abhebung der Konstellationstheorie von der wesentlichen Seite der sog. Komplexergänzung. Hier wird zunächst lediglich die Behauptung aufgestellt, dass Komplexergänzung durch Intention, und d.h. durch Meinen und nicht durch Assoziation, d.h. durch Geschehen, verständlich gemacht werden könne. Es ist dies hier lediglich eine Behauptung, die im folgenden Abschnitt genauer erörtert wird.

> 4. Und was für die Assoziation gilt, das gilt auch für den neuerdings viel erörterten Begriff der *Konstellation.* Gemeint ist damit ein Gesamtzustand, aus dem verständlich werden soll, daß „dieselbe Empfindung, dieselbe Vorstellung uns heute an dieses, morgen an jenes, heute an das nächstgelegene, morgen an das entfernteste erinnern" kann. Nun ist ja damit freilich eine der Assoziation in gewissem Sinn widerstreitende Größe eingeführt: der Gedanke eines Richtprinzips, das der Ordnung einer Zufallsgemeinschaft, wie es die assoziative eigentlich sein müßte, fehlt. Indessen, man bemerkt alsbald, daß die „Konstellation" der spezifischen Ordnung des Psychischen, der Ordnung des *Meinens,* zunächst ebensowenig Rechnung trägt, wie das Motiv der Assoziation. Auch die durch „Konstellation" bestimmten Zusammenhänge gehören grundsätzlich immer noch der Dimension des *Geschehens* an. „Konstellation" tritt, wie der Begriff ursprünglich verstanden werden muß, als eine Art von Ergänzung und Besonderung *neben* die Assoziation. Als Ursache einer eigentümlichen Art der assoziierenden Reproduktion unterliegt sie selbst, zumal sie sich in dieser ihrer Funktion erschöpft, den grundsätzlichen Bedingungen des Begriffs der Assoziation. Sie verharrt durchaus auf deren methodologischem Niveau. Begriffe, die unter wirklich denkpsychologischen Gesichtspunkten gebildet sind, d.h. denkpsychologischen Zwecken dienen sollen, müssen deshalb auch den der Konstellation grundsätzlich überwinden. Man denke hier etwa an die sogenannte Komplexergänzung von *Selz.* „Wenn einem Examenskandidaten ein Name augenblick-

> lich nicht einfällt, so pflegen ihn wohlwollende Examinatoren manchmal durch Nennung des Anfangsbuchstabens zu unterstützen. Nützt das noch nichts, so kann durch Nennung der ersten zwei, drei, vier Buchstaben die fehlende Erinnerung oft noch geweckt werden." Man täuscht sich, wollte man darin nur einen bemerkenswerten Sonderfall eines „konstellativen" Verhaltens erblicken. Die Komplexergänzung ist, mag sie nun in gewissem Sinne auf ein Konstellationsverhalten zurückweisen oder nicht, etwas von der Konstellation grundsätzlich Unterschiedenes. Die Komplexergänzung ist selbst so wenig Konstellation, wie sie Assoziation ist. Denn sie ist nicht Geschehen, auch nicht – zielbestimmtes – Werden, sondern Bestimmtheit des Meinens, *Intention.*

Ad 5, S. 231f.: Hier wird nun mit sehr trefflichen Zitaten das Verstehen des Satzes erläutert. Um das Verständnis und die Anschaulichkeit zu fördern, ist es zweckmässig, wenigstens vorübergehend die Worte Grundkomplex und Zielkomplex zu ersetzen durch Grundgestalt und Zielgestalt. Die Bedeutung jedes einzelnen Wortes im Satz wäre dann mit dem Begriff der Grundgestalt zu belegen, die ihre Gestalt aber aus einer Zielgestalt erhält, die dem Ganzen, d.h. jeder einzelnen Grundgestalt, erst ihre Bedeutung im Gesamtzusammenhang des Satzes gibt. Dabei verhält es sich noch so, dass die Zielgestalt sich aus einer Grundgestalt heraus entwickelt und das ganze Gestaltengebilde gleichsam in sich aufnimmt. Entscheidend daran ist nun das Vorwegnehmen der Zielgestalt, diese muss da sein, bevor die Grundgestalten in ihrer Bedeutung erkannt werden können. – Man kann das schwierige, aber wichtige Problem auch so fassen, dass man an die Probleme des wörtlichen Verstehens eines Satzes und des ironischen, metaphorischen oder euphemistischen Ausdruckes erinnert. Das wörtliche Verstehen eines Satzes steht dem reinen Verstehen nach Grundgestalten näher, das eigentliche Verstehen wird durch Zielgestalten, die dem Verstehen der Grundgestalten vorgeordnet sind, ermöglicht.

Die Rede von Gestalten legt es nahe, dieselben Probleme wie in der Denkpsychologie auch in der Wahrnehmungspsychologie zu sehen. Dabei wäre etwa an den Rorschachschen Formdeutversuch zu denken. Das Sehen von Grundgestalten wäre das Sehen von Klecksen als Klecksen. Das Deuten wäre dann ein Auffassen von Zielgestalten. Solche Probleme stellen sich auch bei wahrnehmungsdiagnostischen Untersuchungen mit dem Tachistoskop. Auch hier sind verschiedene Stufen möglich. Man hat bisher vor allem geometrische Gebilde einfachster Art untersucht. Es geht aber offenbar weitgehend auch hier um eine Sinnproblematik.

> 5. Einen besonders ausgezeichneten Fall der Komplexergänzung stellt nun das sogenannte „Verstehen" von Sätzen dar. An ihm muß sich darum die prinzipielle Unzulänglichkeit von Assoziation und Konstellation am deutlichsten aufweisen lassen. „Der Sinn eines Satzes setzt sich nicht einfach so zusammen, daß der Sukzessions-

reihe der gehörten oder gelesenen Worte entsprechend sich Wortbedeutung an Wortbedeutung fügt und am Schlusse das Ganze fertig ist." Der Hörer bzw. Lehrer ist „nicht sklavisch an die Wortreihenfolge gebunden; man kann oft konstatieren, daß man einen gehörten Satz zunächst rein passiv hinnimmt, daß dann das Verständnis sich im Anschluß an ein Wort zu bilden beginnt, das vielleicht am Schluß oder in der Mitte des Satzes steht, und daß schließlich, was die übrigen Worte bedeuten, in bunter Reihenfolge in den Satzsinn aufgenommen wird. Was aber noch viel wichtiger ist, ist dies, daß die Wortbedeutungen selbst durch den sich aufbauenden Satzsinn modifiziert werden; von vielen Bedeutungen, die ein Wort haben kann, kommt im Satze nur eine oder wenige in Betracht, und aus der einen vielleicht nur eine besondere Seite." [Bühler 1908, S. 113f.]. „Verstehen" heißt hier, Zeichen von bestimmter Beschaffenheit Sinnkomplexen zuordnen und diese Sinnkomplexe zu Sinnkomplexen, die zugleich Bedingungen der Geltung genügen müssen, ergänzen. Man könnte von Grundkomplexen und Zielkomplexen sprechen und erklären, daß „Verstehen" Ergänzung von Grundkomplexen zu Zielkomplexen bedeute. Solche „Ergänzung" nun kann ganz verschiedene Typen erkennen lassen. Keiner von ihnen aber ist durch die Begriffe „Assoziation" oder „Konstellation" zu erschöpfen: Es ist keinerlei „Zusammen" grundsätzlich isolierter Elemente irgendwelcher Art, das den Bedingungen des Begriffs „Ergänzung" restlos genügen würde, denkbar. „Assoziation" und „Konstellation" aber sind allemal Typen eines solchen „Zusammen". Denn alles „Verstehen" ist Vorwegnehmen. Vorwegnahme aber ist stets und notwendig *Intention*, nicht Geschehen.

Ad 6, S. 232: Hier wird vor allem das *Problem der Ergänzung und der Auslese als ordnenden und intentional bestimmten Faktoren* erörtert, und es wird gezeigt, dass und inwiefern sich der Begriff der Vorstellung nicht eignet, um damit den denkpsychologischen Phänomenen gerecht zu werden. Damit zeigt sich nun auch sehr schön, warum Hönigswald von Komplexen und nicht von Gestalten spricht. Wir müssen uns dabei natürlich klar sein, dass das Wort *Komplex* hier wiederum etwas ganz anderes bedeutet als in der Psychoanalyse und Neurosenlehre. Das Wort *Gestalt* ruft allzu sehr eine Vorstellung wach. Das Wort Komplex würde vielleicht am besten mit dem Wort *Zusammenhang* übersetzt. – Wichtig ist, was Hönigswald über den *bildhaften Ausdruck* sagt, und dass man sich darüber im klaren sein muss, diesen zu durchschauen.

6. Und was für den Fall des Verstehens gilt, das gilt notwendig auch für alle Formen und Typen der Komplexergänzung. Ihr Begriff schon schließt den Gedanken jener spezifischen Aktivität, die Intention heißt, in sich. Ja, der Gesetzlichkeit dieser Aktivität unterliegt auch das Gefüge der in Betracht kommenden Komplexe selbst. *Was* ergänzt zu werden bestimmt ist, das kann sich ebenso-

wenig in der Gesetzlichkeit des Geschehens erschöpfen, wie das schließliche *Ergebnis* der „Ergänzung". Um als Substrat der Ergänzung überhaupt „ergriffen" zu werden, muß einem Komplex von vornherein schon die Beziehung auf die spezifische Gesetzlichkeit der Intention innewohnen. Nur im Hinblick auf diese Beziehung ist er überhaupt erst als „Komplex" anzusprechen. Und vollends wird die sogenannte „Aktualisierung des Wissens" als Sonderfall der Komplexergänzung aufzufassen sein. Denn es ist kaum zweifelhaft, daß sowohl die „Aufgabe", auf welche hin jene Aktualisierung des Wissens sich vollzieht, als auch deren denkpsychologische Bezugspunkte, mannigfach abgestuft, Komplexe, Sinnkomplexe, in der oben gekennzeichneten Bedeutung des Wortes darstellen. Nicht atomar-isolierbare „Vorstellungen" sind also das Substrat der Ordnung im Denken. Denn wären sie es, so hieße das nicht mehr vom „Denken", sondern von einem „Geschehen" sprechen. Es hieße genau wie bei der Assoziation den Boden der psychologischen Fragestellung recht eigentlich verlassen. Und wieder wie bei der Assoziation verhält es sich auch mit einem zweiten Punkt: Die einzelne Vorstellung ist freilich nur mit Rücksicht auf ein Wissen um sie, also im Hinblick auf einen Denkbezug, „möglich". Allein das verringert die Schwierigkeiten nicht, das erhöht sie vielmehr noch. Denn es fügt ihnen den Widerspruch hinzu, elementare „Bausteine" des Denkens anzunehmen, und sie doch auch wieder von vornherein schon mit dem Index des Denkens zu versehen. Auch *Liepmanns* Begriff der „Obervorstellung" unterliegt natürlich verwandten Bedenken; – freilich nur unter einer, aber wesentlichen Voraussetzung, dann nämlich, wenn die „Obervorstellung" wirklich als atomar-isoliertes Gebilde verstanden wird. Das aber muß keineswegs der Fall sein. Bezeichnenderweise nennt denn auch z.B. *O. Bumke* die „Obervorstellung" in vorsichtiger, aber offenbar zutreffender Auslegung der Absicht Liepmanns, einen „Tatbestand" [Lehrbuch S. 108], demzufolge „sich alle kommenden Vorstellungen" einem „von vornherein vorhandenen leitenden Gesichtspunkt unterordnen müssen". Man braucht nicht erst zu sagen, daß ein solcher „Tatbestand" etwas ganz anderes bedeutet oder doch bedeuten kann, wie die als geheimnisvolles Kraftzentrum aufgefaßte, isolierte „Vorstellung". Es ward gelegentlich beklagt, daß man hinsichtlich des Begriffs der durch die sogenannte „Obervorstellung" zu treffenden Auslese so ganz im Dunkeln bleibe und daß es an einer „Erklärung" für diese Auslese schlechthin mangle. Demgegenüber wäre zweierlei zu bedenken. Einmal, daß das Wort „Auslese" lediglich ein den Bedingungen gewisser Sonderfälle angepaßter bildhafter Ausdruck dafür sei, daß alles Psychische determiniert ist. Sodann aber, daß dem Wort „Erklärung" hier kein streng umschriebener Sinn eignen könne. Was in der Tat sollte hier eine „Erklärung" leisten? Sollte sie hinter die Tatsache der „Auslese" zurückgehen? Dann ginge sie hinter das Psychische selbst zurück und verstrickte sich damit in längst bekannte und noch näher zu erörternde Widersprüche. Es wird immer eine berechtigte Aufgabe bleiben, den Typen der „Auslese“ nachzugehen. Zugleich aber wird die „Auslese“ selbst stets eine der Voraussetzungen sein, unter denen Psychisches sich überhaupt bestimmt.

26. März 1963

Ad 7, S. 233f.: Es dreht sich hier vor allem um die Probleme der Einschleichung eines Sinnes in den ursprünglich sinnfreien Assoziationsbegriff. Zur Veranschaulichung des Textes, zu dem in dieser Beziehung nicht viel zu sagen ist, wird auf den Assoziationsbegriff von Bleuler hingewiesen, der allen Einwänden gegen seine Assoziationstheorie damit begegnete, dass er erklärte, das umfasse sein Assoziationsbegriff auch, so dass er zuletzt die ganze Affektivität assoziationspsychologisch erklären zu können glaubte.

7. Wenn nun aber die intentionale Gesetzlichkeit das Gefüge der in Frage kommenden Komplexe beherrscht, so muß sie sich auch auf die Elemente, aus denen sich die Komplexe aufbauen, übertragen. Gleichwie das „Wort“ seine Funktion den Sinnzusammenhängen verdankt, denen es zu dienen hat, so kann sich auch nichts von dem, was in einen intentional zu ergänzenden Komplex eintritt, der spezifischen Gesetzlichkeit dieser Ergänzung entziehen: Auch die Elemente, die den Komplex bilden, haben intentionalen Charakter. Das aber wieder kann nicht ohne bedeutsame, tief eingreifende Folgen bleiben für Begriff und Möglichkeit der Assoziation. Die Struktur der Komplexe kann nicht assoziativ sein. Der Assoziationstheoretiker aber müßte sie voraussetzungsgemäß dennoch als solche betrachten. Damit enthüllt sich der unheilvolle Riß, der durch den Begriff der *Assoziation* hindurchgeht, in seiner ganzen Tiefe. Es zeigt sich, wie die zu assoziierenden Elemente, wie die assoziative Verknüpfung selbst, und schließlich auch deren Ergebnis, obschon grundsätzlich sinnindifferent, ja sinnfremd, doch immer nur mit Beziehung auf Sinn und Sinnsetzung erklärendes Prinzip für die Erscheinung des „Denkens“, d.h. für dessen spezifische Ordnung werden können; daß solche Beziehung nicht ohne Rückwirkung auf die eigene Struktur der „Assoziation“ bleiben könne; wie endlich die „Assoziation“, die doch das Motiv des *(zufälligen) Geschehens* zu verkörpern bestimmt ist, durch die Leistungen, die ihr zugemutet werden, eine Wandlung erfahren muß, die den methodischen Grundsätzen, aus denen heraus ihr Begriff gebildet worden war, notwendig zuwiderläuft. Die Geschichte des Assoziationsgedankens ist denn auch eine ununterbrochene Kette von Auseinandersetzungen mit der Frage, inwieweit in den Begriff „Assoziation“ Momente nicht allein der *Richtung* (Ähnlichkeit), son-

dern auch der *intentionalen* Bestimmtheit (Ich als „Bündel“ von „Vorstellungen“ usw.) mit eingehen.

Ad 8, S. 234: Hier werden theoretische Erörterungen angestellt über die rein logischen Möglichkeiten, den Assoziationsbegriff in dem oben erwähnten Sinn zu erweitern. Es wird überzeugend dargelegt, dass es solche Möglichkeiten einfach nicht gibt, es wäre denn, man begnügte sich mit vollkommen inhaltlosen Begriffen, die überhaupt nichts leisten.

8. Als denkpsychologisches Prinzip der Erklärung unterliegt also die Assoziation nicht nur einander, sondern auch den eigentümlichen methodischen Motiven der Assoziation selbst widerstreitenden Bedingungen. *Einmal* müßte das Denkerlebnis folgerichtig als Zufallsergebnis assoziativer Konstellationen aufgefaßt werden. Dieser Fall schließt eine doppelte Schwierigkeit in sich. Die eine wiederholt nur den grundsätzlichen Mangel des Gedankens der Assoziation überhaupt: es bliebe schlechthin ungeklärt, wie aus der Dimension des „Geschehens“ die Bestimmtheit des „Meinens“ hervorwachsen sollte. Die andere bezieht sich auf die Unmöglichkeit, den Zufall als ein Prinzip der Erklärung denkpsychologischer Tatsachen anzuerkennen. Denn sieht man selbst von der entscheidenden Niveaudifferenz zwischen Geschehen und Meinen ab, so vermöchte nur der „Zufall“ eine assoziative Konstellation, die eine Ordnung des Denkens erkennen läßt, herbeizuführen. Niemand aber wird den Zufall assoziativer Konstellationen als „Erklärung“ für die Ordnung des Denkens gelten lassen können; – schon, weil es an jeder methodischen Handhabe gebricht, das Gesetz dieses Zufalls zu ermitteln. Jeder Versuch nach dieser Richtung scheiterte nämlich, von anderen nicht minder grundsätzlichen Schwierigkeiten ganz abgesehen, schon daran, daß eine jeglicher Beziehung auf die Ordnung des Denkens entbehrende Assoziation weder als psychologische Tatsache aufzuzeigen, noch auch nur als Hypothese zu konstruieren ist. Und das führt sofort auf den *zweiten* Hauptgrund. Man setze, das Denkerlebnis sei nicht Zufallsergebnis assoziativer Konstellationen, aber dennoch deren Produkt. Das ist nur möglich, wenn angenommen wird, daß der Gesamttatbestand der Assoziation von vornherein schon der Gesetzlichkeit des Denkens unterliege, daß also schon in den *Begriff* der Assoziation die Beziehung auf diese Gesetzlichkeit eingehe; – eine Konsequenz, die jenen Begriff aus naheliegenden Gründen seines ursprünglichen methodischen Charakters völlig entkleidete. Der Ausweg, daß sich zu dem Assoziations-„mechanismus“ ein Prinzip hinzugesellen könnte, bestimmt, die systematische Verbindung zwischen ihm und der Ordnung des Denkens herzustellen, erweist sich bei näherer Überlegung als grundsätzlich ungangbar. Denn welches sollte dieses Prinzip sein? Und welches vor allem die Gesetzlichkeit seiner Verbindung mit der Assoziation einerseits, mit der Ordnung des Denkens andererseits? Es wäre eine *qualitas occulta;* sein Begriff

inhaltslos und zu jeder methodischen Leistung im letzten Grunde unfähig.

Ad 9, S. 235: Interessant ist die Rolle, welche dem Assoziationsbegriff in Zusammenhang mit psychiatrischen Denkstörungen zukommt. Die *Sinnlosigkeit zerfahrener Gedankengänge wird einerseits so aufgefasst, dass hier das rein assoziative Moment eben im Sinne* eines *Geschehens zutage trete,* und anderseits dass es sich hier nicht einmal mehr um Assoziationen handle, eben gerade wegen ihrer Sinnlosigkeit. Daraus wird nun abgeleitet, dass es sich eigentlich nur noch um eine Frage der Benennung handelt; je nachdem was man unter Assoziation versteht, tritt diese in eine positive oder negative Beziehung zur Geordnetheit des Denkens. Mit diesem Einwand sind aber neue Schwierigkeiten verknüpft, die im 2. Kapitel besprochen werden.

9. Man erkennt: Nicht einmal ex hypothesi läßt sich der Tatbestand der Assoziation unabhängig von jeder Beziehung auf die Ordnung eines Denkzusammenhangs konstruieren. Dem entspricht es denn auch, daß die psychologische Erfahrung reine, d.h. von gedanklichen Beziehungen *schlechthin* freie assoziative Erlebnisse kaum darbietet. Die literarische Charakteristik der Sachlage schwankt dabei zwischen zwei Möglichkeiten. Entweder man betrachtet die „reine" Assoziation als theoretischen, in keiner psychologischen Erfahrung verwirklichten Grenzfall. In dieser Hinsicht werden inkohärent erscheinende Gedankenbeziehungen gern als „fast" assoziativ bezeichnet. Oder aber, und das ist in gewissem Sinne noch mehr bezeichnend: Man nennt die stärksten Grade gedanklicher Inkohärenz überhaupt nicht mehr Assoziationen und hat damit die unveräußerliche Beziehung der assoziativen zur gedanklichen Bestimmtheit offen anerkannt. „Bei den *stärksten* Graden der Verwirrtheit" heißt es einmal bei *Störring,* „läßt sich eine assoziative Beziehung zwischen den Reproduktionen nur noch sehr selten nachweisen." Man mag hier vielleicht einwenden, daß damit das Problem der Assoziation zu einer bloßen Frage der *Benennung* degradiert erscheine; daß danach ihr Begriff zu der Gesetzlichkeit des Denkens in positive oder negative Beziehung zu treten scheine, je nachdem man dieses oder jenes „Assoziation" *nenne.* Wir suchen diesem Einwand und den mit ihm verknüpften Schwierigkeiten durch eine Überlegung zu entgehen, die zugleich in der Sache grundsätzlich weiterführt.

Kapitel II

2. April 1963

Ad 1, S. 236: In den ersten Sätzen wird ein für die Psychiatrie ganz allgemein äusserst wichtiges Problem erörtert, nämlich das *Problem der Deutbarkeit oder auch der Verstehbarkeit* jeder Kundgebung, auch der sinninkohärenten durch *Interpolation.* Das hat seine Bedeutung für den Traum und für jede Art verwirrter Äusserung. Dabei ist nun zu unterscheiden zwischen der Deutbarkeit durch den Zuhörer, den Arzt und der Deutbarkeit durch den sich Äussernden selbst. Beiden ist zuzumuten, von beiden ist zu erwarten, dass sie den Sinnzusammenhang durch entsprechende Einfügungen vollziehen oder meinen können.

Von dieser Feststellung aus, die sich ganz im Bereich des Intentionalen, des Meinens oder des Psychologischen hält, ist nun grundsätzlich *zu unterscheiden das diagnostische Urteil der Verwirrtheit,* in welchem angenommen wird, dass der Verwirrte nicht mehr in der Lage sei, einen Sinn dessen, was er sagt, zu meinen oder zu intendieren. Das will aber heissen, dass dieses Nichtkönnen etwas grundsätzlich anderes ist als das Intendieren oder Meinen, d.h. weiter, dass *das Nichtkönnen aus einer Behinderung des intentionalen Vollzuges entsteht,* und eine solche Behinderung kann nur aus dem Bereich des Geschehens, d.h. durch eine biologische Störung verstanden werden. Auf diese Weise lassen sich psychiatrische und psychologische Methodik unterscheiden.

> 1. Keine noch so sinninkohärente Kundgebung, die – ihre Zugehörigkeit zu einem bestimmten Ausdruckssystem vorausgesetzt – durch Interpolationen nicht sollte sinnvoll gemacht werden können. Ausmaß, Beschaffenheit und Gliederung der zu interpolierenden Faktoren werden natürlich wechseln; ihre Möglichkeit überhaupt anzuzweifeln, hieße in Frage stellen, daß eine gesprochene oder geschriebene Wort-, Silben- oder Lautreihe gemäß den Bedingungen eines bestimmten Sprachsystems zu einer sinnbezogenen Einheit des Ausdrucks ergänzt werden könne. Auch dem Sprechenden, allgemeiner: dem sich Äußernden nun muß diese Interpolation zugemutet werden können. Jede Entzifferung eines Chiffretextes, jede Deutung einer Inschrift macht von diesem denkpsychologischen Grundsatze implicite Gebrauch; – freilich nur unter einer ganz bestimmten Voraussetzung, unter der nämlich, daß Entzifferung und Deutung sich als „richtig" erweisen lassen, d.h. die Absicht des Schreibers treffen. Von dieser *besonderen* Voraussetzung darf hier abgesehen werden. Denn nicht von der Zulässigkeit einer bestimmten Deutung, von der „Richtigkeit" des Ergebnisses einer Entzifferung ist hier aus naheliegenden Gründen zunächst die Rede; – sondern von der Deutbarkeit jeder als Ausdruck aufgefaßten optischen, akustischen oder haptischen Gestalt

überhaupt. Muß nun dem Sprechenden oder Schreibenden die Intention auf die Sinngemäßheit dieser Gestalten zum mindesten zugemutet werden können, dann sind die Kriterien, die über seine „Verwirrtheit“ und deren Grad entscheiden sollen, nicht in dem Bereich von Erscheinungen zu suchen, die in der methodologischen Ebene der „Assoziation“ liegen. *Sie stammen kurz gesagt nicht aus der Sphäre psychologischer Begriffsbildung.* Diese Entscheidung mag fürs erste überraschen. Aber sie streift alle Paradoxie von sich, sobald man sich nur auf einen bereits in anderem Zusammenhang angedeuteten Unterschied besinnt: auf die methodologische Verschiedenheit des psychiatrisch-diagnostischen und des psychologischen Begriffs. Jemanden für „verwirrt“ erklären, heißt nicht sowohl annehmen, daß seine Äußerungen der unmittelbaren oder durch Interpolation herbeigeführten Sinnbezogenheit entbehren. Es heißt vielmehr setzen, daß ihm die Bewußtheit dieser Sinnbezogenheit oder Sinnbeziehbarkeit fehle; daß er den Sinnbezug seiner Rede nicht „meine“; genauer: daß er diesen Sinnbezug zu „meinen“ durch irgendwelche Umstände *behindert* sei; daß er ihn zu „meinen“ nicht *vermöchte.* Die Struktur dieses „Nicht-Meinen-*Könnens*“ nun gilt es aufzuhellen; – oder doch wenigstens die Frage zu beantworten, ob es, dieses „Nicht-Meinen-*Können*“, einen psychologischen Sachverhalt oder aber die naturgesetzliche *Deutung* eines psychologischen Sachverhalts darstelle.

Ad 2, S. 237: Der diagnostischen Feststellung liegt wohl ein psychologischer Tatbestand zugrunde, der von einem Subjekt getragen wird, das zu sich Ich sagt, d.h. das sich selbst meinen oder das sich zu sich selbst verhalten kann. *Das Ich wird durch psychologische Begriffe konstituiert* und ist die Voraussetzung für diagnostische Urteile.

2. Es kann kaum einem Zweifel unterliegen, wie die Entscheidung wird fallen müssen. Wenn behauptet wird, jemand „vermöchte“ die – unmittelbare oder mittelbare – Sinnbezogenheit seiner Kundgebungen nicht zu meinen, er „könnte“ sie nicht denken, so ist – gleichviel vermöge welcher theoretischen Voraussetzungen – die Rede von einem durch seine biologische Organisation bedingten, naturnotwendigen Zwang. Das „Nicht-Meinen-*Können*“ ist betrachtet als Tatsache der Natur. Es ist bestimmt durch seine Zugehörigkeit zu der Dimension des „Geschehens“. Es selbst wird nicht „gemeint“; oder doch gemeint nur im Hinblick auf diese seine Zugehörigkeit zur Dimension des Geschehens, d.h. „gemeint“ nicht von dem für „verwirrt“ Erklärten selbst, sondern seinem – ärztlichen – Beobachter. „Verwirrtheit“ ist eben ein *diagnostischer* Begriff. Wohl muß ihm psychologisches Verhalten gewissermaßen „vorgegeben“ sein: er ist möglich, nur sofern er sich auf psychologisches Verhalten „bezieht“, d.h. sofern vorausgesetzt wird, daß der Gegenstand der Diagnose ein „Subjekt“ ist, das „zu sich selbst ‚Ich‘ sagt“. Aber jener Begriff deckt sich in seiner logischen Struktur keineswegs mit den Begriffen, die durch die Möglichkeit, „zu

> sich ‚Ich' zu sagen", *konstituiert* werden. Und das eben sind die *psychologischen* Begriffe. Ebendeshalb grenzen sich auch die beiden Begriffstypen klar gegeneinander ab.

Ad 3, S. 237ff.: Diese Problematik der Beziehung zwischen Psychologie und Psychiatrie wird im folgenden Abschnitt weiter entwickelt und begründet. Von Interesse ist besonders, dass die Psychiatrie immer „gesetzeswissenschaftlich" vorgeht, und das heisst eigentlich nach der induktiven Methode, wobei immer das Idiographische, d.h. individuell Einzigartige, verschwindet und die Gesetzlichkeit eines Allgemeinen hervortritt.

> 3. Es kommt in diesem Zusammenhang alles darauf an, die Absicht des Beweisganges streng zu erfassen. Es erscheint darum unerläßlich, eine Reihe entscheidender Gesichtspunkte scharf im Auge zu behalten. Es ist, um zunächst dies noch einmal hervorzuheben, ohne Zweifel wahr, daß die Psychiatrie psychologischer Einsichten nicht entraten kann; daß der Psychiater auch Psychologe „sein" müsse; wahr auch, daß die psychologische Forschung von der psychiatrischen Fragestellung unablässig entscheidende Anregungen empfängt und bedeutsame Förderung erfährt. Allein daraus folgt nicht, daß psychiatrische und psychologische Problemstellung ihrem logischen Sinn, ihrer methodischen Absicht nach zusammenfallen; daß der psychiatrische und der psychologische Begriff in ihrem Gefüge identisch seien. Sie bleiben voneinander unterschieden, wie Beobachtung und Erlebnis, wie „Geschehen" und „Meinen". Zwar ist das Geschehen, das der diagnostische Begriff des Psychiaters zu umspannen sucht, von eigener Art. Es ist allein unter der Voraussetzung zu begreifen, daß sein Substrat selbst wieder nur vermöge eines bezeichnenden Bezugs auf ein „Ich" bestimmbar sei. Wie solcher Bezug möglich, in welcher Form und vermöge welcher Voraussetzungen Geschehen und Ichbestimmtheit in der Einheit psychiatrischer Tatsachen verknüpfbar werden, betrifft eine methodische Grundfrage der Psychiatrie. Aber wie schwierig es auch sein mag sie zu beantworten, der methodologische Abstand zwischen psychiatrischer und psychologischer Begriffsbildung bleibt davon unberührt. Was zwischen Gesetzeswissenschaft und Geschichte, was zwischen Physik und Biologie grundsätzlich möglich geworden, genau das ist gefordert auch für die Beziehung zwischen Psychiatrie und Psychologie. Auch jene sind in der konkreten Fülle wissenschaftlicher Arbeit unablässig aufeinander bezogen, ja vielleicht mehr noch: aufeinander angewiesen, daher auch im Sinne wechselseitiger Beeinflussung nuanciert; in ihrer eigentümlichen logischen Bestimmtheit aber sind sie nur um so schärfer gegeneinander begrenzt. Freilich, die Schwierigkeiten mehren sich, wo die *Psychologie* in Frage kommt. Denn das Gefüge jener anderen Wissenschaften und deren Unterschiede entfalten sich gleichsam nur in der gegenständlichen Dimension; Psychologie dagegen in einer grundsätzlich anderen: derjenigen der Ich-Bezogenheit. Die *Psychiatrie* nun gehört, wenn auch mit gewissen entscheidenden Vor-

behalten, prinzipiell zu der Gruppe der ersteren. Sie ist dem letzten methodischen Sinn ihrer Fragestellung, der Struktur ihrer Begriffsbildung und Begriffsgliederung nach Naturwissenschaft. Wohl bemächtigt sie sich – es ward oben bereits angedeutet – auf ihre Weise auch psychologischer Tatsachen; aber nur sofern sie diese in Beziehung bringt zu den durch *biologische* Rücksichten möglichen Wertbegriffen der „Gesundheit" und der „Krankheit". Zwar mag es ja wieder an der Struktur der *Psychologie* liegen, daß dieser biologische Bezug überhaupt einsetzen kann, ja geradezu gefordert erscheint. Aber auch das darf noch nicht bedeuten, daß die methodologische Eigenart der Psychiatrie sich in dem Begriff psychologischer Tatsächlichkeit zu erschöpfen vermöchte. Im Rahmen einer scharfsinnigen Analyse hat neuerdings *Adolf Hoppe* die Stellung der Psychopathologie im System der Wissenschaften zu kennzeichnen versucht. „Wir dürften", so meint er, „einen Denkakt als pathologisch nur bezeichnen im Vergleich mit dem gesamten Denken der Mitwelt, das wir mit einem kurzen Wort eben ‚Kultur' nennen. Nur der Anteil, den der einzelne an der Kultur seiner Zeit nach Lebensalter, Stellung, Bildung, Nationalität besitzt oder wenigstens besitzen sollte, liefert das Maß, an dem die Pathologizität gemessen werden kann. Eine Tat mag noch so sinnlos erscheinen, wir haben kein Recht, sie als pathologisch anzusprechen, wenn sie sich in den Kulturzusammenhang einpaßt." Wie es auch um den krankhaften Gehirnprozeß, den wir als anatomische Grundlage etwa der Paranoia voraussetzen müssen, stehen möge, „psychisch entnimmt der Wahn sein Material der Kulturumwelt des Kranken so sehr, daß selbst Modeideen in ihn eingehen". So scheint denn der Begriff der Kultur durch den des „Zeitgeistes" Sinn und Methode der psychiatrischen Forschung mitzubestimmen. Nun, er wird für die Fragestellung des Psychiaters keineswegs gleichgültig sein; er wird ihn eigentümliche Aufgaben sehen lehren, zum mindesten aber seiner Aufmerksamkeit eine entscheidende Richtung auf bestimmte Probleme geben. Der methodische Gesichtspunkt aber, unter dem diese Probleme letzten Endes von ihm betrachtet werden müssen, bleibt der der „Gesetzeswissenschaft". Daran ändert auch die sogenannte „verstehende" Psychiatrie mit ihrem „idiographischen" Bestreben, „die Wahnideen aus den Erlebnissen und Vorstellungen der Kranken abzuleiten", kaum etwas. Denn selbst für eine „verstehende Psychiatrie" ist der letzte methodische Sinn ihrer Fragestellung keineswegs „idiographisch". Die Rolle des „Individuellen" beschränkt sich darauf, daß es einer gesetzeswissenschaftlichen Fragestellung zur Anknüpfung dient. Die Auslese, die auch der „verstehende Psychiater" unter seinen Objekten treffen muß, ist nicht durch „historische" Gesichtspunkte bedingt. Denn auch er hat es mit „Kranken" zu tun, und erst auf der Grundlage dieser Einstellung beginnt für ihn, zum Unterschied vom Historiker, das „idiographische" Interesse. Auch ist sein Gegenstand, er mag sich ihm gegenüber noch so „verstehend“ verhalten wollen, allemal ein „Fall“. Sein idiographisches Interesse ist daher, wie jedes ärztliche, „kasuistisch“ nicht historisch. Auch gipfeln seine Feststellungen nicht in Aussagen über die Einzigartigkeit von Fällen, sondern in Aussagen über Gesetzlichkeiten, soweit diesen selbst „*einzigartige*“ Fälle zu genügen vermögen.

9. April 1963

Ad 4, S. 239: Wir erörtern eingehend das Problem, warum man einem Kundgegebenen nicht Verwirrtheit zusprechen kann, sondern nur einem Kundgebenden. Die Äusserungen von Hönigswald scheinen nicht unbedingt klar. Auf jeden Fall haben wir beträchtliche Mühe, sie zu verstehen. – Ähnliches gilt für das Problem dessen, ob der Kranke selber die Verwirrtheit bei sich diagnostiziert oder nicht. Es geht hier um das zentrale Anliegen der Krankheitseinsicht mit allem, was damit zusammenhängt. Wichtig ist dabei, dass wir vorzu alle Urteile vollziehen, von denen das diagnostisch-medizinische Urteilen nur eine Unterform ist. Auch der Kranke bedient sich der grundsätzlichen Denkform, die der Arzt vollzieht, und der Gesunde übrigens auch, und das ist der Weg, auf welchem Patient und Arzt sich dann doch irgendwie verstehen können. – Dem gegenüber gibt es die andere Form des Denkens, die rein psychologische, in welcher der Kranke auch denken kann, genau so wie der Arzt, und auf welchem Kranker und Arzt sich eben nicht verständigen können. Hier liegen wichtige Probleme in Zusammenhang mit der Psychotherapie Schizophrener.

Ganz wichtig ist nun, sich Rechenschaft davon zu geben, dass wir auch einem Idioten, der im populär naiven Sinn das, was er sagt, unter Umständen nicht meinen kann, zubilligen müssen, dass er die Intention vollzieht. Wenn eine Idiotin sagt: 2 x 2 ist 4, ohne im entferntesten den Gehalt dieses Urteils vollziehen zu können, dann intendiert sie doch etwas im Hinblick auf dieses Urteil, sie meint dieses Urteil, wenn auch in einem anders gearteten Akt und mit einer andern Intention, als wir dasselbe Urteil vollziehen.

4. Eine Reihe weiterer Erwägungen führt zu verwandten Ergebnissen. So ungewohnt es fürs erste auch klingen mag: Nicht sowohl einer Kundgebung (in Sprache oder Schrift) ist Verwirrtheit nachzusagen, als vielmehr dem Redenden (oder Schreibenden), von dem sie ausgeht; – sofern nämlich von ihm angenommen wird, er sei (aus psychologisch-naturgesetzlichen Gründen) außerstande, die Ordnung einer Sinnbestimmtheit zu „meinen“. Verhielte es sich anders, so müßte die Möglichkeit auszuschließen sein, daß auch hinter einer sinnvollen Kundgebung „jemand“ sollte stehen kön-

nen, der unfähig ist, sie in ihrer Sinnbestimmtheit zu „meinen". Möglich nun immerhin, daß die „Verwirrtheit" des Redenden aus seiner Rede, und nur aus dieser, zu erschließen sei; möglich also, daß sie unter ganz bestimmten Voraussetzungen, in Rücksicht etwa auf ihre Beziehung zu anderen Äußerungen oder Handlungen, den Anlaß darstellt, seine „Verwirrtheit" zu *konstatieren.* Die psychiatrische Feststellung des Zustandes der „Verwirrtheit" und die Rede als Funktion rein psychologischer Tatsächlichkeiten bleiben dennoch grundsätzlich unterschieden. Das heißt, „Verwirrtheit" *bleibt* ein psychiatrisch-diagnostischer Begriff. Dabei ist es prinzipiell gleichgültig, ob „meine" Verwirrtheit durch einen anderen oder durch mich selbst konstatiert wird: in beiden Fällen ergehen diagnostische, nicht psychologische Urteile, in beiden werden diagnostische, nicht psychologische Begriffe gebildet. Ob es dabei nicht wiederum psychologische Umstände sind, die es „mir" ermöglichen, über „mich" diagnostische Urteile zu fällen, ist eine Frage für sich. Die *logische* Struktur jener Urteile bleibt davon unberührt. Natürlich fällen wir, wie kaum gesagt zu werden braucht, unablässig solche diagnostische Urteile im weiteren und weitesten Sinn des Wortes, etwa, wenn wir voraussetzen, daß unsere Mitunterredner aus naturgesetzlichen Gründen auch wirklich zu meinen *vermöchten,* was ihre Rede bedeutet; oder anders gesagt, daß sie geistig „gesund" sind. Wir fällen solche Urteile da, wo wir die Sinnkohärenz einer Rede, gleichviel aus welchen Gründen und unter welchen Voraussetzungen, auf die zugleich als „Norm" gewertete biologische Naturgesetzlichkeit beziehen.

Ad 5, S. 240: Aus dieser Überlegung heraus können wir nun dieses Alinea ohne Schwierigkeiten verstehen.

5. Als vorläufiges Ergebnis dieser Betrachtungen darf es nunmehr ausgesprochen werden: Eine wirkliche und absolute Sinninkohärenz kann vermittels psychologischer Kategorien überhaupt nicht ausgesagt werden. Schlechthinnige und absolute Sinninkohärenz kann niemals als Prädikat innerhalb eines psychologisch zu verstehenden Urteils auftreten. Wird sie dennoch ausgesagt, so ist damit der methodologische Boden der Psychologie bereits verlassen. Die Psychologie steht, wo sie den eigentümlichen Sinn ihrer Fragestellung verkennend das Motiv der absoluten Sinninkohärenz ausdrücklich oder stillschweigend einführt, vor der unüberwindlichen Schwierigkeit, ihre eigenen methodischen Grundlagen zu verleugnen und einer μετάβασις nach der Physiologie hin zu verfallen. Das in der Tat ist das Schicksal der Assoziationspsychologie. Denn sie verleugnet sich selbst als psychologisches Theorem, indem sie sich auf physiologische Analogien stützt, indem sie von „Erregungen" und Prozessen des „Erregungsaustauschs" spricht, wo sie im Grunde genommen eine ganz anders geartete Beziehung, nämlich die zwischen Erlebnissen, treffen will; kurz, indem sie physiologische und psychologische Tatsächlichkeit verwechselt. Zugleich

freilich verstößt sie gegen die Folgerichtigkeit ihres eigenen Begriffs, wo sie von „mittelbaren", „überspringenden" oder „abgekürzten" Assoziationen redend offenkundig das Motiv der Sinnbezogenheit, ja der Sinnbestimmtheit einführt.

Ad 6, S. 240–242: Dieses Alinea gibt nun auch nur noch zusätzliche Orientierung, ohne neue Schwierigkeiten zu bieten. Man muss sich nur klar sein, dass wir im Nichtwollen von etwas eben auch etwas intendieren, wenn auch in der Modifikation des Nichtwollens.

6. Vielleicht ist hier der geeignete Ort für die kritische Betrachtung einer Formel, die in der philosophischen Literatur, insbesondere seit *G. Chr. Lichtenberg*, ein gewisses Ansehen genießt. Das „*Ich* denke", so sagt man, ist im Grunde genommen falsch. Richtig müßte es heißen: „Es denkt in mir." Was liegt hier vor? Auf eine scharf pointierte Weise soll offenbar der Forderung Ausdruck gegeben werden, das „Meinen" restlos auf „Geschehen" zurückzuführen. Daß man sich dabei in verhängnisvolle Widersprüche verstrickt, günstigsten Falles aber sich in leeren Redewendungen ergeht, wird gemeinhin übersehen. Man beachte doch, daß der Satz „Es denkt" schlechterdings nichts enthielte, ohne den bedeutungsvollen Zusatz „in mir"; daß aber durch dieses „In mir" die Schwierigkeiten wieder restlos eingeführt erscheinen, die durch das „Es denkt" behoben werden sollten. Mit der Redewendung „Es denkt" meint man eigentlich, sieht man von einer theoretischen Auswertung dieses Gedankens ab, etwas sehr Schlichtes und Einfaches; – etwas freilich, was erst in dieser seiner Schlichtheit und Einfachheit die wahren Probleme der denkpsychologischen Prinzipienlehre erkennen läßt. Man meint nämlich mit dem „Es denkt", man *kann* damit nur meinen: Ich *denke* unter gewissen Umständen, vielleicht häufiger als ich es selbst wissen mag, obschon ich mir nicht bewußt bin, denken zu *„wollen";* ich denke auch gewissermaßen gegen meinen „Willen" oder zum mindesten doch ohne ihn zu betätigen. So aber trennen sich zwei Gedanken, die in dem „Es denkt" wirr durcheinanderlaufen. Man glaubt sagen zu können: „Es denkt" statt „Ich denke", letzten Endes, weil man „Meinen" in seiner allgemeinsten „intentionalen", die Gegenstandsbezogenheit des Erlebnisses als solche ausdrückenden Bedeutung und „Wollen" verwechselt. Man übersieht, daß „Intention" der weitere Begriff ist als „Wille"; daß dieses „Meinen" dem Nichtwollen, bzw. dem Nichtgewolltsein, der Sache nach voraus gehe; daß also auch das Nichtwollen das „Meinen" in sich schließe. Mit anderen Worten: Man täuscht sich, indem man jene Verwechslung zwischen „Meinen" und „Wollen" begeht, vor, daß der Wegfall des Wollens auch das Meinen tilgen müßte und überliefert damit Psychisches der grundsätzlich nicht psychologischen Gesetzlichkeit des *„Geschehens"*. Genau dieselben Umstände aber beherrschen – bewußt oder unbewußt – die Erwägungen des Assoziationstheoretikers. Denn letzten Endes schreibt sich die Zähigkeit, mit der sich das Motiv der Asso-

ziation in der Psychologie immer noch behauptet, doch wohl nur aus dem Umstand her, daß man eine „Assoziation“ *neben* dem bewußt-gewollten „Denken“ als Tatsache zu kennen glaubt; aus dem Unterschied also zwischen dem, was ich denke, weil ich es denken „will“, und dem, was mir, ob ich es nun denken „will“ oder nicht, ja vielleicht sogar entgegen meiner Willensintention, „einfällt“. So liegt denn auch im übrigen der Fall ganz ebenso wie vorhin bei dem „Es denkt“. Wohl kann mir etwas ungewollt „einfallen“. Aber auch als ein Ungewolltes „meine“ ich es, so gewiß es „mir“ einfällt. Und nur sofern ich es „meine“, vermag ich es überhaupt als ein Ungewolltes zu bezeichnen. Das „Meinen“, wir wiederholen es, geht dem Nichtwollen, bzw. „Nichtgewolltsein“ sachlich voraus. „Meinen“ aber heißt „Denken“. Soweit also „Assoziation“ eine *Tatsache* ist, ist sie eine Tatsache und damit ein Problem der Psychologie des Denkens. Insoweit steht sie innerhalb des Bereichs denkpsychologischer Fragestellung. *Neben* die Psychologie des Denkens gestellt aber, d.h. außerhalb der Psychologie des Denkens, wird sie zum Fremdling in der Psychologie. Sie will jetzt „Hypothese“ sein und als solche Psychologie „erklären“. Nur besteht dieses „Erklären“ darin, daß sie den Begriff des Psychischen gewaltsam aufzuheben strebt, ihn aber in bedenklicher Selbsttäuschung dennoch wieder erschleicht. Sie vermag das „Meinen“ nur auszuschalten, indem sie es ihrem eigenen Begriff – inkonsequenterweise – einverleibt. Sie muß die intentionale Beziehung setzen, indem sie sie leugnet. Das heißt: Sie hebt die Psychologie auf, oder sie verneint sich selbst.

30. April 1963

Ad 7, S. 242f.: Wir greifen erneut auf die das letzte Mal erörterten Probleme zurück. Einigermassen klar werden eigentlich die Gedankengänge von Hönigswald nur dann, wenn wir folgendes annehmen: Jedes *Denken ist ein Meinen und ist deshalb intentional gegliedert.* Das diagnostische Urteil gesund oder krank wird auf Grund des Umstandes gefällt, ob dieses Meinen in einem allgemeinen nachvollziehbaren, verständlichen Sinn geschieht oder nicht. Wenn ersteres zutrifft, erfolgt das Urteil gesund, andernfalls wird das Urteil krank gefällt.

7. Das „Es denkt“ nun hat aus bekannten Gründen teil an allen diesen Beziehungen. Freilich, seine wissenschaftspsychologische Wirkung erschöpft sich darin nicht. Das liegt an einer Reihe weiterer bemerkenswerter Zusammenhänge. Es vereinigt vor allem auf eine eigentümliche, den verschiedenartigsten Ansprüchen genügende Weise ahnungsvolle Mystik und flachen Rationalismus. Es läßt das Nächste und schlechthin Selbstverständliche, das eigene Ich, zum „Problem“ werden. Genauer: Es schiebt dieses „Ich“ radikal zur Seite, um in das geheimnisvolle Dunkel hineinzutasten, das sich

> hinter ihm auszubreiten scheint, und dem es selbst entspringen mag. In demselben Augenblick aber setzt es dieses Dunkel einem Getriebe von „Vorstellungen“ gleich, das sich restlos nach Bedingungen des reinen *Geschehens* bestimmt. Man glaubt in unerhörte Tiefen zu blicken. In Wahrheit aber hat man nur den Schnürboden einer Bühne vor sich, in dem alles auf die durchsichtigste Weise hergeht. Allerdings: der Begriff dieser Bühne ist eigenartig genug. Auf unerklärliche Weise verknüpfen sich in ihm Funktionen, die wohl aufeinander bezogen, niemals aber in substantieller Gemeinschaft gegeben sein können. Die Bühne ist zugleich Stoff und Schauplatz des Geschehens, zudem noch Zuschauer und Kritiker auf einmal. Indessen, das sind schließlich besondere Konsequenzen. Sieht man von ihnen ab, so befindet man sich mit dem „Es denkt“ auf der gleichen methodischen Ebene wie mit dem „diagnostischen“ Begriff. Wohl fehlt ja dem „Es denkt“ zunächst die Beziehung auf die eigentümlichen biologischen Wertbegriffe „Gesundheit“ und „Krankheit“. Die Gemeinsamkeit des methodischen Gefüges aber übertönt diesen Unterschied und dessen nächste Folgen. Kein Zufall darum, daß das Motiv der Assoziation auf diagnostischem Boden am besten gedeiht und sich hier auch am zähesten behauptet hat; ja daß es, vermöge der an ganz bestimmten Punkten geforderten Interferenz des psychiatrischen und des psychologischen Begriffs, aus dem Bereich diagnostischer Begriffsbildung immer aufs neue in das Gebiet der Psychologie hinein vorzudringen strebt. Manches in der neuesten Entwicklung der Psychiatrie scheint dem freilich zu widersprechen. Denn immer deutlicher orientiert sich diese, wenn nicht alle Zeichen trügen, im Sinne der Denkpsychologie. Immer kritischer und zurückhaltender wird sie im Gebrauch des Wortes „Assoziation“. In den Krankheitsbildern, die sie entwirft, und deren Gefüge sie zu erfassen strebt, wird sie immer „phänomenologischer“; sie will das Denken ergreifen in seiner vollen Ursprünglichkeit und Komplexion, d.h. ohne jede Rücksicht auf den theoretischen Anspruch der Assoziation, es zu „deuten“ oder zu „erklären“.

Im Al. 7 wird nun das Problem des „Es denkt“ weiter verfolgt mit zum Teil ausserordentlich treffenden Sätzen. Dabei treten wieder grosse grammatikalische Schwierigkeiten auf, indem der Ausdruck oft einfach nicht ganz eindeutig ist. Es scheint uns, dass der Autor das Ich aus dem geheimnisvollen Dunkel des „Es denkt“ entspringen lässt, ähnlich wie dies bei *Freud* geschieht. Ob die Stelle tatsächlich auf Freud anspielt, ist schwer zu sagen. Man müsste in der 1. Auflage des Buches nachlesen, da Hönigswalds 2. Auflage doch über ein Jahr nach Freuds *Das Ich und das Es* erschienen ist. – Weitere Schwierigkeiten ergeben sich aus dem Bühnengleichnis und aus der Frage nach dem, was mit „substantieller Gemeinschaft“ gemeint sei. Ist da wohl das Biologische gemeint? Es scheint fast so. – Was Hönigswald am Schluss dieses Alinea über die phänomenologische Methode sagt, bezieht sich auf die Heidelberger Schule und auf eine Zeit, in welcher eine bestimmte Art Phänomenologie in der Psychopathologie auf dem Höhepunkt stand. Diese Bewegung ist dann rasch zerfallen und erst viel später in Binswangers Daseinsanalyse wesentlich tiefer begründet wieder zutage getreten.

Ad 8, S. 243f.: Es wird nun immer deutlicher, wie Meinen und Geschehen in der Psychiatrie miteinander in Beziehung treten, was für eine Rolle der Assoziationsbegriff dabei faktisch spielt und wie sehr er zugleich geeignet ist, die Phänomene zu verhüllen und Unklarheiten zu begründen. Wichtig ist vor allem der Hinweis auf „die Intention auf Geltung". Damit wird nun ausgesagt, dass eben die Intention auf einen allgemein verbindlichen Sinn das Entscheidende ist, ob eine Äusserung verständlich sei oder nicht.

> 8. Und doch verbirgt sich auch hinter *diesem* Verhalten noch eine Fülle grundsätzlicher Schwierigkeiten. Es erhebt sich die Frage, ob sich die Psychiatrie restlos und grundsätzlich den Einflüssen zu entziehen vermöchte, denen das Theorem der Assoziation selbst seinen eigentümlichen methodischen Sinn verdankt. Dieser methodische Sinn nun ist, wir wissen es, letzten Endes kein anderer als der, auch das Psychische einer Gesetzlichkeit des *Geschehens* zu unterwerfen. Gerade das aber schließt, wie bekannt, einen entscheidenden Widerspruch gegen den Begriff des Psychischen in sich. Vermag die Psychiatrie nun seiner Herr zu werden? Vermag sie sich dem Widerstreit der Motive, der in jenem Vorhaben liegt, ohne Beeinträchtigung ihrer methodischen Interessen zu entziehen? Nur eine eingehende kritische Analyse des methodischen Gefüges der Psychiatrie könnte diese Fragen erschöpfend beantworten. Grundsätzlich aber ward schon oben zu ihnen Stellung genommen. Man erinnert sich noch der Erwägungen zum psychiatrischen Begriff der „Verwirrtheit". Ohne uns in Wiederholungen zu ergehen, darf ausgesprochen werden: Von „Verwirrtheit" wird zu reden sein, sofern angenommen werden muß, daß eine gegebene Sinnbeziehung aus naturgesetzlichen Gründen nicht als Ausdruck einer Intention auf Geltung betrachtet werden kann, obschon jede Sinnbeziehung die Möglichkeit jener Intention grundsätzlich in sich schließt. Das Schwergewicht liegt dabei auf den Worten: „aus naturgesetzlichen Gründen". Es liegt auf dem Gedanken, daß der Eintritt der Intention selbst als an naturnotwendige Bedingungen geknüpft betrachtet werden soll; auf der Einsicht also, daß im psychiatrischen Begriff Psychisches einer eigentümlichen methodischen Einstellung zu genügen habe, daß sich in ihm ein Bezug herstellen müsse zwischen zwei grundsätzlich unterschiedenen methodischen Typen der Gegebenheit, der psychologischen und der naturgesetzlichen. Träger dieses Bezugs ist der Gedanke der funktionellen Zuordnung des Psychischen zum Physischen; – ein Gedanke, vermöge dessen die Psychiatrie allezeit als medizinisches

Sondergebiet, als Korrelat der Neurologie ausgewiesen ist; durch den allein sie sich ihr unaufhebbares Verhältnis zu den biologischen Wertbegriffen „Gesundheit“ und „Krankheit“ sichert. Ihre Aufgabe bleibt es, die psychologische Grundtatsache der Intention unter dem Gesichtspunkt dieser Beziehung zu betrachten. Aber sie verstößt gegen den Sinn dieser Aufgabe, indem sie sich dem methodischen Zwittergebilde der Assoziation überliefert. Sie verleugnet den Sinn ihres Verhältnisses sowohl zur Psychologie als auch zur Medizin, indem sie einen Begriff zum Eckstein ihres methodischen Verhaltens zu machen versucht, der weder psychologisch, noch naturwissenschaftlich sein kann – weil er eben beides zugleich sein möchte. Soweit es der Psychiatrie gelingt, sich von den Fesseln des Assoziationsbegriffs zu befreien, wird sie nicht nur fähig, sich auf die methodischen Bedürfnisse der Psychologie einzustellen; in dem gleichen Ausmaß erst ist sie biologisch-diagnostische Disziplin.

Ad 9, S. 244f.: Hier wird nun vor allem das ganze Problem unter dem Gesichtspunkt der Beziehung von Assoziation und Apperzeption erörtert, wobei Hönigswald vor allem auf Wundt zurückgreift, während eigentlich auf Leibniz zurückgegriffen werden müsste. Interessant ist aber vor allem, wie sich Assoziation und Apperzeption treffen.

9. Wieder erkennt man also: Die eigentümlichen und grundlegenden Motive des Begriffs der Assoziation überschauen, heißt bereits ihn in seinen Konsequenzen überwinden. Sind aber diese Konsequenzen einmal überwunden, dann sinkt es zu einer relativ gleichgültigen Frage der Benennung herab, ob man noch von „Assoziation“ sprechen will oder nicht. Möglich, daß solche Benennung sich in gewissen Fällen empfiehlt. Das kann eine Frage der Wissenschaftsökonomie oder Wissenschaftstechnik sein. Nimmer aber ist es eine Frage der psychologischen Prinzipienlehre. Man hat vom Boden einer Assoziationspsychologie aus den bekannten *Wundtschen* Begriff der *„Apperzeption“* als eine Art von „Oberseele“ verspottet. Aber vielleicht trifft dieser Spott mehr noch als jenen Begriff der Apperzeption selbst, die methodischen Bedingungen, unter denen er steht. Und vielleicht finden sich unter diesen Bedingungen bei Licht besehen Motive, die ihre Herkunft aus dem Assoziationstheorem kaum verleugnen können. Was eigentlich soll denn der Begriff der Apperzeption? Er will das theoretische Symbol sein für die eigentümliche Aktivität des Psychischen. Und wo bedarf es dieses Symbols? Offenbar da, wo dem Psychischen eine Struktur zugesprochen wird, der Begriff und Funktion jener Aktivität grundsätzlich fremd sind. Gerade das aber trifft auf, man darf beinahe sagen: *klassische* Weise zu für das folgerichtige Theorem der Assoziation. Je reiner dieses Theorem, um so besser motiviert also die Einführung des Begriffs der Apperzeption. Will man diesen vermeiden, so lege man die Axt an jenes. Nur hüte man sich zu glauben, daß man ihn vermieden habe, wenn man dem Getriebe der

> Assoziation von vornherein schon mehr oder weniger deutlich apperzeptive Momente beimengt. So ist genau besehen Apperzeption geradezu der Korrelatbegriff zur reinen Assoziation. Wer ihn verspottet, der bringt sich nur allzuleicht in den Verdacht, auf die makellose Reinheit des Begriffs der Assoziation verzichten zu wollen. Es gibt eben nur *einen* Weg, an dem Motiv der Apperzeption Kritik zu üben. Er führt über eine Kritik seiner Voraussetzungen. Es mag immerhin den Interessen der Psychologie entsprechen, den Begriff der „Oberseele", die mit dem der Apperzeption gesetzt sein soll, grundsätzlich zu vermeiden. Aber ehe dieses Ziel erreicht ist, muß eine andere, nicht weniger grundsätzliche Frage entschieden sein. Es muß feststehen, daß die Assoziation den Bedingungen, die ihren relativ naiven Ausdruck herkömmlichermaßen in dem Begriff der „*Seele*" zu finden pflegen, genüge. Tut sie das nicht, dann wird sie sich einen apperzeptiven Oberbau wohl oder übel gefallen lassen müssen. Freilich, noch ein Ausweg scheint sich darzubieten: der ausdrückliche und grundsätzliche Verzicht nicht sowohl auf das Wort „Seele" als vielmehr auf die eigentümlichen methodologischen Beziehungen, die durch dieses Wort angedeutet sind. Kann die Theorie der Assoziation sich zu solchem Verzicht entschließen? Wir stehen mit dieser Frage wieder vor jenem immanenten Widerspruch in dem Gefüge des Assoziationsbegriffs. Die Theorie der Assoziation muß, begreift sie sich nur selbst, jenen Verzicht versuchen. Aber sie gibt sich ebenso gewiß als psychologisches Theorem auf, sobald sie ihn geleistet hat.

Zu allem, was Hönigswald hier sagt, hat man den Eindruck, dass es zwar stimmt. Man ist aber nicht überzeugt, ob die Ableitung tatsächlich so konsequent erfolgt ist, wie sie erfolgen müsste, oder ob es uns tatsächlich gelungen ist, so sehr in alle Winkel hineinzuleuchten, wie das notwendig wäre, um die Konsequenz der Abfolge der Gedanken zu vollziehen. Man müsste dazu den Inhalt des ganzen schwierigen Buches gegenwärtig haben, und man müsste wohl noch wesentlich mehr erläutern können. Immerhin verhält es sich doch so, dass bereits sehr interessante Aspekte zutage treten, man sieht, wie es sich um ein zentrales Problem der Psychiatrie handelt, aber auch die Psychotherapie mit dem ganzen Problem der freien Assoziation hier ins Spiel tritt als einer Art intentionaler Akte, die eben nicht gewollt, deswegen aber gleichwohl gemeint sind.

Im übrigen wäre hier psychologiegeschichtlich noch auf *Tetens* hinzuweisen, der einer der Ersten, wenn nicht sogar der Erste war, der 1777 gegen die Assoziationspsychologie aufgetreten ist.

Kapitel III

7. Mai 1963

Ad 1, S. 245f.: Die Kritik des Begriffes der *Assoziation* fasst nun auch denjenigen der *Vorstellung* in sich. Dabei wird vor allem das vorausgesetzt, was Hönigswald in den ersten Seiten „Über das sogenannte Verlieren des Fadens" und das, was er „Über Begriff und Möglichkeit des Psychologismus" geschrieben hat. Wichtig ist, sich Rechenschaft zu geben, dass in der klassischen Schulpsychologie das Denken und vieles anderes mehr von der Vorstellung verstanden wird, und zwar nimmt man an, dass die psychische Tätigkeit sich in der Form abspiele, dass einzelne elementare Vorstellungen assoziativ miteinander verbunden werden. Dabei wird weiter vorausgesetzt, dass diese Vorstellungen gegenständliche Gegebenheiten seien, die sich von Wahrnehmungen herleiten, gleichsam deren Rückstände darstellen. Die Vorstellungspsychologie ist somit ein Sensualismus. Hinzukommt, dass man weiterhin voraussetzt, diese Vorstellungen wären materiell, d.h. biologisch in der Gehirntätigkeit begründet, die ganze Spurentheorie des Gedächtnisses (vgl. Abhandlung Erwin Straus im Nervenarzt 1961) ist darin mit enthalten; es handelt sich somit um einen Materialismus.

Aus der Vorstellungs- und Assoziationspsychologie ergibt sich dann die klassische psychologische Abstraktionstheorie, die von Hönigswald in diesem Zusammenhang wiederum als unmöglich dargestellt wird.

> 1. Der Bruch mit dem Begriff der Assoziation bedeutet zugleich den Bruch mit der Lehre von den „Vorstellungen" als isolierter, oder doch als isoliert denkbarer Gegebenheiten. Es sollen die Konsequenzen dieses Verhaltens jetzt nicht noch einmal eingehend erörtert werden. Auf alle Fälle reichen sie weit über den Interessenkreis der Psychologie hinaus. Es wäre eine Aufgabe von besonderem Reiz, gerade den aus dem Begriff der *Psychologie* entspringenden Voraussetzungen der sogenannten Abstraktionstheorie des Begriffs kritisch nachzugehen; zu fragen, inwiefern schon die bloße Möglichkeit, den Begriff als Ergebnis einer „Abstraktion" zu betrachten, an die Bedingung einer bestimmten Auffassung von dem Problem und der Struktur der Psychologie geknüpft sei. Man kennt den Streit um das Recht des Theorems der Abstraktion im Bereich der *Logik;* die Frage, welches denn die Mittel einer Abstraktionstheorie sein möchten, um den Begriff der „Dinge" zu bestimmen, von denen etwas abstrahiert werden soll; wie sich wohl diese Theorie das Verhältnis zwischen dem zu Abstrahierenden und jenen Dingen denken mag; vor allem anderen aber, woher sie das Recht herleiten will, für das schließliche Ergebnis der Abstraktion *Geltung,* in irgendeinem, wenn auch noch so abgeblaßten Sinn des Wortes in Anspruch zu nehmen. Die Theorie der Abstraktion

> scheitert nicht zuletzt daran, daß diese Fragen im wesentlichen unbeantwortet bleiben müssen. Sie scheitert aber auch daran, daß ihr ein unmöglicher Begriff der Psychologie, der Begriff einer atomisierenden Vorstellungspsychologie, zugrundegelegt wird; einer Psychologie, die das Motiv der Assoziation, mit allen seinen grundsätzlichen Schwierigkeiten und Widersprüchen als konstitutives Prinzip ihrer eigenen Möglichkeit beibehalten muß; die das Richtmaß ihres methodischen Verhaltens eingestandenermaßen oder stillschweigend in dem Begriff des „Geschehens" erblickt, und ebendeshalb den des *„Meinens"*, will sie überhaupt Psychologie bleiben, erschleichen muß. Im Grunde genommen wiederholt sich hier freilich nur, was schon bei der Kritik des Psychologismus scharf genug hervorgetreten war: Ein kritisch geläuterter Begriff der Psychologie verträgt sich eben nicht mit den Voraussetzungen, die eine Theorie der Abstraktion, um dem Sinn ihres Vorhabens gerecht zu werden, machen muß.

Ad 2: Das *Problem der reinen Erfahrung,* das erörtert wird, trifft nicht nur die hier erwähnte Literatur, sondern auch grosse Teile von Husserl, insofern dieser nämlich die Devise „zu den Sachen selbst" wörtlich nimmt und meint, gleichsam an den Ursprung der Erfahrung zurückkehren zu können. Hier setzt ja auch die moderne Kritik der Phänomenologie ein, indem man erklärt, dass die Forderung von Husserl grundsätzlich nicht erfüllbar ist, und zwar geht es um dieselben Argumente wie hier bei Hönigswald. Man vergleiche dazu z.B. Fink: *Husserls Phänomenologie und das spekulative Denken.*

> 2. Und ganz analog steht es um eine andere Angelegenheit. Auch der Begriff der sogenannten *„reinen* Erfahrung" setzt ein Gefüge des Psychischen voraus, wie es in der Lehre von der Assoziation und dem Begriff der „Vorstellung" seinen markantesten Ausdruck gefunden hat. „Wenn man behufs Herstellung einer reinen Erfahrung", heißt es einmal bei *Otto Liebmann,* „sämtliche in der gewöhnlichen und wissenschaftlichen Erfahrung enthaltenen subjektiven Verstandeszutaten eliminiert, so fällt die Erfahrung in ein ungeordnetes zusammenhangloses Aggregat völlig diskontinuierlicher Wahrnehmungsfragmente auseinander, und das Resultat ist nicht sowohl *reine* Erfahrung, als *gar keine Erfahrung"* [Die Klimax der Theorien. Strassburg 1884, S. 76]. Man sieht, die erkenntnistheoretische Argumentation bedient sich hier, freilich in polemischer Absicht, einer Annahme, deren Bedingungen nur eine atomisierende Vorstellungspsychologie zu erfüllen vermag. Wir dürfen einen anderen Beweisgang einschlagen. „Reine" Erfahrung, so etwa wird kurz zu sagen sein, ist nicht möglich, weil deren erkenntnistheoretisch notwendige Voraussetzung, nämlich eine atomisierende Psychologie der Vorstellungen, nicht möglich ist.

Ad 3, S. 247: Die nun folgende Kritik der *Verdichtungstheorie* des Denkens und der *Möglichkeitstheorie* ist ebenfalls sehr wichtig. Die erstere steht natürlich innerlich mit der Abstraktionstheorie in näherem Zusammenhang. Sie wird genauer erläutert in Al. 6, S. 248f. Die Al. 4 und 5 (S. 247–248) dienen vorwiegend der Erläuterung der Möglichkeitstheorie in Zusammenhang mit ihrer Bedeutung für das Unbewusste. Es finden sich hier wichtige kritische Erörterungen zu diesem Begriff, die natürlich auch für *Freud* Geltung haben. Interessant ist dabei, dass auch das Problem der Dispositionen zum Gegenstand der Untersuchung gemacht wird. Und wesentlich ist vor allem der Nachweis der Tendenz, dass ein nur dunkel oder halb Bewusstes oder aber ein bewusst gemachtes Unbewusstes nicht mehr das Unbewusste ist und deshalb einer eventuellen Gesetzlichkeit des Bewusstseins folgt, mit andern Worten *intentionale Struktur* hat, Meinen und Bedeuten umschliesst und kein Geschehen umfasst.

> 3. Der ganze Problemkreis sei nun noch von einer anderen Seite her beleuchtet. Man hat zur „Erklärung" des Denkerlebnisses sogenannte „Verdichtungstheorien" und „Möglichkeitstheorien" erdacht. Jene suchen aus der Tatsache der Abkürzung und Vereinfachung aller psychischen Vorgänge durch die Übung ein Verständnis des „Gedankens" zu gewinnen. Die Gedanken sind danach nichts anderes als zusammengeschobene, verkürzte, in einen Akt zusammengefaßte Vorstellungsreihen, die durch diese Zusammenfassung ihren Anblick etwas geändert haben. Die Möglichkeitstheorien dagegen suchen eine Erklärung im Unbewußten. Das, was außer sinnlichen Elementen im Denkakt bewußt ist, soll nichts anderes sein als ein Ausdruck dafür, daß im Unbewußten schon etwas angeregt ist, was dann im nächsten Augenblick ins Bewußtsein treten kann. Man hat im Rahmen verwandter Erwägungen gelegentlich auch eine „Erschließung" von Assoziationsbahnen (Wundt), eine „Erregung von Dispositionen" (Benno Erdmann, Clemens Bäumker) angenommen. Was liegt in allen diesen Fällen vor? Kurz gesagt, klassische Beispiele für eine grundsätzliche Gleichsetzung von „Meinen" und „Geschehen". Für den Fall der Assoziation war das schon oben dargetan worden. Für den Begriff einer Aktivierung von Dispositionen folgt es in sachgemäßer Anwendung der für die Assoziation geltend gemachten Gesichtspunkte von selbst; – genau so freilich für Begriffe, wie „zerebrale Sekundärfunktion" (Otto Groß 1902), „Perseverationstendenz" u.a.m.
>
> 4. Aber auch die Begriffe „Möglichkeit" und „Verdichtung" unterliegen den gleichen grundsätzlichen Bedenken. Die Möglichkeit: weil es eine in gegenständlichem Sinn gewertete, ihrer Beschaffenheit nach freilich nicht näher gekennzeichnete „Tatsache" ist, die hier für das Denkerlebnis verantwortlich gemacht werden soll. Das im Sinne der Theorie „Mögliche" steht diesseits – wenn man will auch jenseits – des „Bewußtseins" und wird, indem es ins Bewußtsein „hereinreicht", indem es einen Schein seines Wesens gleichsam ins Bewußtsein wirft, erst zum Denkerlebnis. Man sieht also mit

voller Klarheit: Das „Mögliche" selbst *ist* gar nicht Denkerlebnis, es steht nur zum Denkerlebnis in eindeutiger Beziehung; – als Quelle von Denkerlebnissen, als „Tatsache", die die ganz anders geartete Tatsache des Denkerlebnisses zu „erklären" bestimmt ist; die im Rahmen der Theorie als ein Gegenständliches an die Stelle des schlechthin und grundsätzlich Ungegenständlichen, an die Stelle eben des „Meinens", treten soll. Nicht besonders erwähnt zu werden braucht dabei, daß das „Mögliche" als Quelle des Denkerlebnisses, also der „Bewußtheit", nicht zu verwechseln sei mit der Bewußtheit des Möglichen. Denn diese ist selbst Denkerlebnis, jenes gegenständliche „Potenz" des Denkerlebnisses.

5. Aus allem dem nun fällt von einer anderen Seite her Licht auf die methodologische Struktur des Begriffs vom „Unbewußten". Man hat nämlich das „Mögliche" zum Unterschied von der Wirklichkeit des Denkerlebnisses auch als Unbewußtes gekennzeichnet: als Denkerlebnis rage es gleichsam nur über die Schwelle des Bewußtseins. In diesem Gedanken nun prägt sich ein Motiv von ebenso bedeutsamer wie bedenklicher Zwiespältigkeit aus. Er beruht einerseits auf der Absicht, das „Mögliche" vom Denkerlebnis grundsätzlich zu sondern, andererseits aber enthält er die unausweichliche Forderung, das irgendwie auf Denkerlebnisse, weiterhin auf Psychisches überhaupt Bezogene zur Bewußtheit und deren Gesetzen doch wieder in ein eindeutiges Verhältnis zu bringen. Das *Un*bewußte ist eben nur als *Unbewußtes* möglicher Gegenstand der Erörterung. Es ist dem Bewußten gegenüber ganz anders bestimmt wie das „Bewußtlose", es ist in seinem negativen Verhältnis zum Bewußten nur von der Gesetzlichkeit eben dieses Bewußten her zugänglich. Man entgeht den Tücken jenes Zwiespalts auch dann nicht, wenn man das Unbewußte als ein „dunkel" oder „halb" Bewußtes kennzeichnet. Man fügt ihm im Gegenteil nur eine neue und durchaus nicht geringere Schwierigkeit hinzu. Man wird nämlich der eigenen Absicht, „Meinen" durch „Geschehen" zu ersetzen, untreu. Man *will* es und muß es *wollen,* sofern man an der Möglichkeitstheorie festhält. Man hört es aber auf zu *tun,* sobald man Möglichkeit selbst als ein nur dunkel oder halb Bewußtes bezeichnet. Denn auch Dunkel- oder Halbbewußtheit ist als Bewußtheit: „Meinen".

6. Und auch um die sogenannte *Verdichtungs-Theorie* steht es nicht viel besser. In einer Reihe scharfsinniger Argumente hat sich schon *Bühler* gegen sie gewandt. Es sei, so meint er, unbegreiflich, „wie mit einer Abkürzung und Beschleunigung von Vorstellungsabläufen, die ihr Automatischwerden mit sich bringt, eine Änderung ihrer Gesetzlichkeit verbunden sein sollte". Und weiterhin: „Gedanken" wiesen weder Intensität noch sinnliche Qualitäten auf. Gerade das aber müßten sie, wären sie lediglich Verdichtungsprodukt. Chemische Analogien, die man heranziehen könnte, versagten hier. Denn eben das sei ja für die theoretische Bestimmtheit

chemischer Synthesen entscheidend, daß bei ihnen „eine ganze Reihe gerade der wichtigsten Gesichtspunkte sich gar nicht ändert. Das Produkt hat ebenso eine Masse wie die Elemente, und zwar quantitativ dieselbe; ebenso besteht eine Energiegleichung zwischen beiden. Und die noch zurückbleibenden Qualitätsänderungen suchte die physikalische Erklärungsweise vollends zu beseitigen"[Karl Bühler: Über Gedanken. Arch. f. Psychol. Bd. 9, S. 325]. Die entsprechenden methodischen Gesichtspunkte müßten nun auch auf die Verdichtungstheorie Anwendung finden. Was durch eine „Verdichtung" von Vorstellungselementen entstünde, könne in seiner konstitutiven Gesetzlichkeit nicht von der Gesetzlichkeit der Vorstellungselemente selbst abweichen. Nun könnte man sich ja diesem Grundsatz freilich auch verschließen. Dann aber müßte vorher die mindestens aussichtslose Aufgabe erfüllt sein, die Gesetze aufzufinden, die die Verwandlung als solche beherrschen. Man könnte hier noch weitere wichtige Fragen hinzufügen. Man könnte geltend machen, daß die Kompression Grade habe, dagegen das Denkerlebnis nicht: es habe schlechterdings keinen Sinn, von dem Denkerlebnis auf unübertragene Weise ein Mehr oder Weniger auszusagen. Man wende nicht ein, daß ja eine solche Gradbestimmung bereits in den unbestreitbar sinnvollen Aussagen über die größere oder geringere Klarheit von Gedanken vorliege. Man bedenke vielmehr, daß die Kompressions-Theorie nicht eine Verschiedenheit der Klarheitsgrade, sondern die unerfüllbare, weil schlechthin unbestimmte Forderung einer Verschiedenheit von *Gedanken*graden in sich schließen müßte. Man könnte diese Bedenken auch noch durch andere, ähnliche vervollständigen. *Entscheidend* aber wären sie alle nicht. Entscheidend sind allein zwei Momente. Einmal der Umstand, daß die Verdichtungstheorie, darin der Möglichkeitstheorie grundsätzlich gleichend, „Meinen" unbemerkt durch „Geschehen" ersetzt, um damit den spezifisch psychologischen Gesichtspunkt zu opfern. Sodann aber, und zwar mit Beziehung auf das eben Gesagte dies, daß sie stillschweigend eine „atomare" Struktur des Psychischen, also dessen Aufbau aus „Vorstellungen", annimmt. Beides führt zu einem beständigen Abgleiten ins Physiologische. Im Rahmen der Möglichkeitstheorie äußert sich das in dem Verschwimmen der Grenzen zwischen Unbewußtem und Physiologischem; in der Tendenz, „die durch die Erlebnisse einer Person in beständiger Umformung begriffene Nervenstruktur des Zentralapparates, welche die organische Basis alles psychischen Lebens ist, als solche auch das Unbewußte im Psychischen" zu nennen; an die Stelle des Begriffs unbewußter „Seelenvorgänge" den der unbewußten Hirntätigkeit zu setzen; oder, wie man auch kurz sagen könnte, in der physiologischen Disposition. Und so gewiß es unmöglich ist, von einer Verdichtung zu sprechen, ohne zugleich nach deren Ursachen zu fragen, so gewiß ist auch die Verdichtungstheorie eine naturwissenschaftliche, d.h. *Geschehen,* nicht aber eine psychologische, d.h. *Meinen* betreffende

Doktrin. Sieht man aber von solchen Fragen nach den Ursachen der Verdichtung grundsätzlich ab, dann hört der Begriff der Verdichtung selbst nicht nur auf, ein Mittel der „Erklärung“ für das Denken zu sein; dann verliert er überhaupt jeglichen Sinn und Gehalt.

Ad 7, S. 249f.: Der Hinweis auf die psychische Kausalität ist hier sehr summarisch und kann nicht eingehender erörtert werden.

7. Man wird geltend machen, daß es doch auch eine *psychische* Kausalität gebe, daß somit die unvermeidliche Verknüpfung mit dem Kausalbegriff noch nicht gegen die psychologische Natur der Verdichtungstheorie entscheiden könne. Demgegenüber sei, ohne hier schon Einzelheiten zu berühren, nur auf die bedeutsame Wandlung verwiesen, die der Begriff der Kausalität durch den schwerwiegenden, obschon harmlos klingenden Zusatz „psychisch“ erleidet. Man frage sich also, ehe man jenen Einwand erhebt, ob wohl die Widersprüche, die dem Begriff der „psychischen“ Kausalität seit jeher anhaften, nicht der Schwierigkeit entspringen möchten, die in den Motiven des Meinens und des Geschehens liegenden Forderungen auf einen gemeinsamen Nenner zu bringen. Auch hier gilt es m.a.W. von einer atomisierenden Vorstellungspsychologie den Weg zu suchen zu einer durch den Begriff der „Bedeutung“ bestimmten Psychologie des Denkens; – eine Forderung, der sich nicht zuletzt auch die psychologische Terminologie, wenn auch widerstrebend, wird anpassen müssen. So z.B. ist der Begriff der „Zielvorstellung“ aus den denkpsychologischen Erwägungen nicht nur deshalb auszuschalten, weil wir das Ziel unserer Gedanken beinahe niemals kennen [O. Bumke, Psychologische Vorlesungen, 1919, S. 119], sondern vor allem wegen der methodologischen Inkongruenz zwischen der denkpsychologischen Kategorie des „Ziels“ und dem auf eine psychologische Geschehenstheorie abgestimmten, psychoatomistischen Begriff der „Vorstellung“. Daß der Begriff der „Obervorstellung“, den *Liepmann* an die Stelle der „Zielvorstellung“ setzt, einer prinzipiell gleichen Erwägung unterliegt, braucht kaum besonders betont zu werden. Die Struktur des Denkerlebnisses zum Problem machen, heißt eben die ungeschmälerte methodische Selbständigkeit seines Begriffs erfassen. Man kann nicht behaupten, daß diese Gesichtspunkte der denkpsychologischen Forschung unserer Zeit grundsätzlich fremd geblieben sind. Wohl aber fehlt noch manches dazu, sie auch im einzelnen durchzuführen und zu bewähren.

Ad 8, S. 250f.: Was hier über die kleinsten unselbständigen Erlebnisstücke gesagt wird, die sich zu einem selbständigen Ganzen fügen, spielt natürlich an die Theorie an vom Ganzen und seinen Teilen mit allem, was dazu gehört. Die Kritik trifft auch diese Auffassung, auch wenn man sie nicht einfach als Modifikation der Verdichtungstheorie auffasst, als was man sie natürlich auch sehen kann. Sie steht natürlich in Beziehung zu der Lehre von Leibniz von den „petites perceptions“, stellt aber wohl nur einen Aspekt, eine mögliche Interpretation dieser Lehre dar.

8. So z.B. wird man ernste Bedenken hegen dürfen, „als Gedanken *die kleinsten Denkerlebnisstücke,* d.h. dasjenige zu bezeichnen, an dem eine fortschreitende, bestimmende Analyse keine selbständigen Stücke, sondern *nur noch unselbständige Teile* unterscheiden kann“ [Bühler, S. 330]. Denn auch hier klingt noch, obschon kritisch abgetönt und methodisch geläutert, der Gedanke an, daß es „Teile“ seien, aus denen das Denkerlebnis sich zusammensetzt; daß also die Bestimmungselemente des Denkerlebnisses letzten Endes *extensive* Qualitäten hätten. Es mögen hierbei außer terminologischen Schwierigkeiten Reminiszenzen aus dem Bereich der Vorstellungspsychologie im Spiele sein. Vielleicht aber auch noch Beziehungen anderer und eigentümlicher Art. Man könnte nämlich als jene „unselbständigen“ Teile des Gedankens auch die *Worte* bezeichnen, in die er sich kleidet, und die erst auf solche Weise in ihm zu einer höheren Einheit, eben zu derjenigen des Gedankens, verbunden werden. Allein man bedenke, daß auch die „Unselbständigkeit“ des Wortes immer nur *relativ* ist. Es gibt kein „Wort“, das nicht selbst schon vermöge seiner „Bedeutung“ und deren Beziehungen „*Gedanke*“ wäre; keines, das, um überhaupt im Gegensatz zu einem zufälligen Naturlaut gewertet zu werden, nicht als Korrelat einer Sinnbestimmtheit aufzufassen, das also nicht durch diese Sinnbestimmtheit überhaupt erst „möglich“ wäre. Unter solchen Voraussetzungen aber rückt auch die angebliche „Unselbständigkeit“ eines Wortes gegenüber dem Gedanken, den es in Gemeinschaft mit anderen Worten aufzubauen bestimmt ist, in eine eigentümliche Beleuchtung. Es zeigt sich nunmehr, daß es auch jene „Unselbständigkeit“ restlos seinem *gedanklichen* Gefüge verdankt. Sucht man also die letzten „unselbständigen“ Teile des Gedankens in den Worten, so wiederholt man damit nur das Problem eben des Gedankens selbst. Die denkpsychologische Aufgabe, zu der es hier Stellung zu nehmen gilt, liegt eben sehr viel tiefer, als daß sie durch die Kategorien des „selbständigen“ Ganzen und seiner „unselbständigen“ Teile erschöpft zu werden vermöchte.

Kapitel IV

14. Mai 1965

Ad 1, S. 251f.: Hier ist zunächst wesentlich, dass mit dem Satz „nichts Psychisches überhaupt entzieht sich den Begriffen Denkerlebnis und Gedanke“ ausgesprochen ist, dass *alles Psychische intentionale Struktur* habe. Zur Zeit, da Hönigswald sein Buch schrieb, war das selbstverständlich. Heute entbrennt gerade darüber die Diskussion. Zugleich entscheidet sich der Autor dafür, dass grundsätzlich alles Bewusste gewusst ist oder wenigstens gewusst werden kann, eine Anspielung auf die Möglichkeitstheorie und den Bereich, in welchem sich Unbewusstes sinnvoll zeigen könnte. – Der nächste Schritt führt nun dahin, dass auch etwas, was Element eines Gedankens ist, Bedeutungsstruktur haben muss. Als solches Gebilde tritt es dann mit anderem, was auch Bedeutungsstruktur hat, in Zusammenhänge, und zwar in einen inhaltlichen Zusammenhang gemäss dem Womit und in einen Zielzusammenhang gemäss dem Wozu.

> 1. Der Gedanke, so dürfen wir im Sinne vorausgegangener Analysen sagen, hat Bedeutungsstruktur. Er ist kurz gesagt das, was in seiner Ist- und Ich-Bestimmtheit wort- und zugleich geltungsbezogen ist. „Ich" muß „ihn" – *Driesch* spricht von einer „Dreieinigkeit" – „haben können". Und er muß mit Beziehung auf diesen Umstand in einen Zusammenhang eintreten können, vermöge dessen er ein Verhältnis gewinnt zu der Gesetzlichkeit von Urteil und Wahrheit. Es muß allezeit möglich sein, etwas mit ihm im Sinne von Urteil und Wahrheit „anzufangen". Der Bereich der Begriffe „Denkerlebnis" und „Gedanke", und damit das Gebiet der Denkpsychologie erweitern sich damit: nichts Psychisches überhaupt entzieht sich ihnen. Denn kein Psychisches, das nicht nach Ich- und Istbezogenheit bestimmt, das nicht „Wissen" und somit etwas wäre, das „gewußt" werden könnte, und das nicht als ein solches „Etwas" fähig sein sollte, sich einem Sinn- und Urteilszusammenhang einzugliedern, oder doch durch die Gesetzlichkeit eines solchen Zusammenhangs gestaltet zu werden. Nicht hinsichtlich ihrer „Selbständigkeit" und „Unselbständigkeit" also unterscheiden sich die „Elemente" des Gedankens von diesem selbst, sondern höchstens im Hinblick auf Bestimmungen, die man kurz als *Sinngeschlossenheit* und *Geltungsbezug* bezeichnen kann. Denn nennt man etwas „Element" eines Gedankens, so setzt man dafür bereits ein ganz bestimmtes Gefüge voraus. Es muß sich mit anderen von grundsätzlich gleichem Gefüge zu einem Gebilde gestalten können, dem nachzusagen ist, es sei „Sinn" oder vielleicht „wahr". Das „Elementare" also besteht hier nicht sowohl darin, daß etwas fähig sei, Gedanken zusammenzusetzen, ohne doch selbst Gedanke zu sein, sondern vielmehr in der relativen Unbestimmtheit, wenn man will, der Verschiedenheit dessen, *womit* und dessen, *wozu* es sich verknüpfen kann. Auch soweit etwas Element eines Gedankens genannt wird, hört es daher nicht auf, Gedanke zu sein. Es ist nur nach einer ganz bestimmten funktionalen Seite hin gekennzeichnet, einer Seite, in Rücksicht auf die man Gedanken „*Bedeutungsstruktur*" zuschreibt.

Ad 2, S. 252: Das Problem der Bedeutungsstruktur wird hier weiter erläutert, die Bedeutung wird als das wesentliche Strukturelement des Denkerlebnisses bestimmt, wobei immer wieder die Ich- und Istbestimmtheit eine wesentliche Rolle spielt, worin immer wieder der intentionale auf etwas gerichtete Akt bedeutungsvoll wird. Wichtig sind dann die Beziehungen zwischen Gedanken und Wort.

> 2. Was damit gemeint ist, erhellt vielleicht am besten aus der Erwägung, daß auch Gedanken mit völlig einwandsfreier Sinngeschlossenheit und schlechthin unbestreitbarem Geltungsbezug, Gedanken also, die sinnvoll und zugleich wahr sind, „Elemente" anderer Gedanken werden können. Wäre es anders, so wäre der dialektische Fortschritt von Einsicht zu Einsicht, von „Wahrheit" zu „Wahrheit" unmöglich. So ist „Bedeutung" in der Tat der gemeinsame Nenner, auf den Denkerlebnisse zu bringen möglich sein muß. Sie ist die Voraussetzung, der sie genügen müssen, und durch die sie sich theoretisch bestimmen. Als die Beziehung, die sich in jedem Denkerlebnis notwendig verwirklicht, ist sie der eigentümliche Ausdruck der spezifischen *Tatsächlichkeit* des Denkerlebnisses; der Beziehungsmittelpunkt eines eigentümlichen Relationskomplexes, der wort- und geltungsbezogenen Einheit einer Ich- und Istbestimmtheit zugleich. Darum auch sind Wort und Gedanke zu unlösbarer Gemeinschaft verknüpft. Der Gedanke *entspricht* nicht nur dem „Wort", er weist ihm auch seine Stelle unter den anderen „Worten" einer sprachlichen Gliederungseinheit an, er erfüllt es dadurch mit seinem Wesen und erlangt vermittels dieser Funktion selbst erst seine eigentümliche Bestimmtheit. Nicht ein sprach- und wortfremdes Gebilde also ist der Gedanke, das erst sekundär in ein begrifflich-sprachliches Gewand eingefangen wird, um daraus mühsam wieder herausgeholt zu werden; sondern ein ursprüngliches funktionelles Korrelat des Wortes. Die Frage: „Wie kommt das Wort zu dem Gedanken?", kann in dieser Form gar nicht gestellt werden. Denn das Wort *ist* „bei" dem Gedanken wie der Gedanke „bei" dem Worte, wenn auch nicht bei einem *bestimmten* Worte ist.

Ad 3, S. 252f.: Anhand der Bildersprache von *Bergson* wird immer deutlicher, dass eben Bedeutung des Gedankens von Anschauung der Vorstellung zu unterscheiden ist. Es wird kurz darauf hingewiesen, wie sehr die übliche psychotherapeutisch-psychoanalytische Vorstellung sich im Bereich des Vorgestellten, des Bildhaften und damit des Visuellen bewegt, während im Gegensatz zum Sehraum der Hörraum doch auch seine grosse Rolle spielt, neben das Sehtrauma tritt das Hörtrauma. Es handelt sich um den Gegensatz zwischen Vorstellung und Bedeutung, der hier wirksam ist. Bei den Neurosen sind weitgehend Vorstellungen betroffen, bei der Schizophrenie liegt die Störung im Bereich der Bedeutung. Deswegen hören die Schizophrenen Stimmen und haben nicht Visionen. Deswegen muss grundsätzlich die Psychotherapie der Schizophrenen sich im Bereich des Hörens abspielen, und deshalb ist es grundsätzlich verkehrt, in der aktiven Analyse Agieren an die Stelle des Sprechens zu setzen; wenn natürlich auch zugegeben ist, dass das gerade dank der Störung besonders leicht ist, indem man sich mit seiner Therapie eben gerade nicht im gestörten oder nur im sekundär gestörten Bereich etabliert. – Nur hingewiesen sei darauf, dass bei Freud diese ganze Problematik von zentraler Bedeutung ist.

> 3. Man stellt zuweilen das intuitiv-schillernde Eigenleben des Gedankens der dürftigen Sprödigkeit und Härte von Wort und Begriff gegenüber; die starre Hülle der Sprache dem unablässig fließenden Strom des gedanklichen Seins. Man trennt, bezwungen durch eindrucksvolle Bilder *Bergsons,* die Sphäre der Sprache, die man kurzweg dem Reich des Begriffs und der Wissenschaft gleichsetzt, von dem lebendigen Strudel des gedanklichen Lebens. – Indessen, man übersieht dabei mehreres. Einmal dies, daß es die Sprache allein ist, was jene Fülle und Unmittelbarkeit des gedanklichen Erlebens überhaupt erst zu einem möglichen Gegenstande wissenschaftlicher oder außerwissenschaftlicher Erwägungen macht. Wir „schildern" ja diese Fülle und Unmittelbarkeit. Wir „verständigen" uns mit anderen, ja mit uns selber über sie. D.h. wir nehmen für sie zum mindesten ein ursprüngliches Verhältnis in Anspruch zu den Mitteln und Bedingungen des sprachlichen Ausdrucks. Auch die kühnsten Bilder und Gleichnisse Bergsons können darüber nicht hinweghelfen. Die herkömmliche Metaphysik, so hören wir, habe „unter der Wirklichkeit einen tiefen Tunnel gebohrt", die forschende Wissenschaft dagegen „über sie eine prächtige Brücke geschlagen". Der „lebendige Strom der Dinge" aber rausche „zwischen diesen zwei kunstvollen Arbeiten" hindurch, „ohne sie zu berühren" [Bergson, Einführung in die Metaphysik, Jena 1909, S. 50]. Die Absicht des Gleichnisses ist klar: Es will dartun, daß die neue, die intuitiv-schauende, Metaphysik etwas von der herkömmlichen, begrifflich gegliederten und mit Begriffen operierenden Metaphysik ebenso grundsätzlich Unterschiedenes ist, wie von der analysierenden und argumentierenden Wissenschaft. Allein, selbst diese prägnant zugespitzte Bildersprache rechnet mit ursprünglichen Beziehungen zwischen „Wirklichkeit" und „Theorie", zwischen intuitiver Erlebnisfülle und Begriff. Denn nur als Glieder *einer* Relation, die auch den „Strom" umfaßt, sind „Tunnel" und „Brücke" Symbole für die verschiedenen Typen von Theorie und Begriff. Ihre spezifische Leistung im Rahmen des Vergleichs läßt sich nur verstehen, wenn als das andere Relationsglied der „Strom" selbst angesetzt wird.

Ad 4, S. 253f.: Interessant sind die rein logischen Erörterungen über die Dynamik der Begriffe und die Auseinandersetzungen darüber, dass Definierbarkeit und Einmaligkeit keine Gegensätze sind und dass Einmaligkeit Bestimmtheit nicht ausschliesst, d.h. dass eben die ganze übliche logische Abstraktionstheorie, die auf der induktiven Methode beruht, falsche Vorstellungen von einem starren, endgültigen Begriff schafft.

4. Man übersieht sodann, daß der Begriff, richtig verstanden, keineswegs „starr“ und „unabänderlich“ ist. Er ist es nur als Kunstprodukt einer bestimmten logischen Theorie, da nämlich, wo er für das ein für allemal fertige Ergebnis einer „Abstraktion“ gehalten wird. Er ist es aber nicht, sofern man in ihm das Substrat erkennt, in dem und durch das sich der gesamte mögliche Bestand der Erkenntnis gestaltet. Der Begriff, wie ihn uns die moderne logische Forschung in immer schärferer Ausprägung kennen lehrt, ist als Äquivalent einer „Theorie“ funktionelle Gliederungsmannigfaltigkeit im Sinne von Geltung. Seine systematische Gemeinschaft mit anderen entrückt ihn jeglicher Gefahr der Isolierung: andere Begriffe begründen ihn, um selbst wieder durch ihn begründet zu werden. Nur unter der Voraussetzung jener Gemeinschaft, die jedes beliebige Maß der Komplexion erreichen kann, ist er selbst erst Begriff. Er vereinigt somit unbedingte Bestimmtheit mit unbegrenzter Gestaltungsfähigkeit im Sinne von Funktion und Leistung. Weit entfernt davon, ein starres Schema zu sein, das das Einmalige und Individuelle vergewaltigt, schafft er recht eigentlich erst die Möglichkeit für die Bestimmung und damit für die Beziehungen des Individuellen. Im Begriff aber spiegelt sich die Struktur des Urteils. Er ist gleich diesem von gegenständlicher Bedeutung und Funktion; d.h. eben, er *„ist“* nur im Sinne der Setzung von Erkenntnis oder Geltung und erst im Hinblick darauf „definierbar“. Definierbarkeit und Einmaligkeit sind nicht Gegensätze, sobald man nur begriffen hat, daß auch Einmaligkeit Bestimmtheit ist. Wie das Urteil nun, so ist auch der Begriff nur als Glied und damit als Träger der Gesetzlichkeit eines Beziehungszusammenhangs von Gedanken möglich. Alle seine funktionellen Merkmale: seine Einheit nicht minder wie die Mannigfaltigkeit seiner möglichen Verbindungen, sein Gliederungsreichtum ebenso wie seine eindeutige Bestimmtheit sind gleichermaßen Ausdruck dieses Verhaltens.

Ad 5, S. 254f.: Hier kommen nun interessante Erörterungen über das Stilproblem, zu denen nun aber zu sagen wäre, dass der Stil sich möglicherweise eben gerade nicht intentional fassen lässt. Von diesem Gesichtspunkt aus ist dieser ganze Abschnitt zu sehen. Hinzu kommt, dass der Autor diesen Gedanken nicht weiter entwickelt. Hier würde nun eine neuzeitliche Weiterführung der Analyse auch einsetzen können.

5. Und schließlich *verkennt* man bei der romantischen Scheidung der begrifflich-sprachlichen Sphäre von dem Gebiet der „Intuition“ Sinn und Funktion des sprachlichen *Stils*. Denn der Stil ist, seiner Tendenz nach wenigstens, Sprache als Repräsentant der ungeschmälerten und individuellen Fülle des Gedankens. Erst in der kunstvoll gegliederten Sprache erschließt sich der ganze Reichtum seines Wesens. Im Stil erst, von dem man nicht ohne tiefen Sinn gesagt hat, er sei recht eigentlich der Mensch, entfaltet sich die ganze Fülle der im Gedanken schlummernden Bedeutungswerte. Die Einzigartigkeit des Gedankens, das lediglich „intuitiv“ zu Er-

fassende an ihm deckt sich letzten Endes mit seinem affektiven Wert. Seine Gefühlsbetontheit ist es vor allem, was jeglicher sprachlichen Darstellung zu spotten scheint. Und doch schafft auch wieder – ein Blick auf die schöne Literatur aller Völker und Zeiten beweist es – gerade die Sprache im weitesten Umfange die Voraussetzungen, den affektiven Wert von Gedanken, auch der eigenen, überhaupt erst zu erfassen und festzuhalten. Ja man könnte geradezu von einer dialektischen Wechselbezogenheit reden zwischen Gedankenfülle und Sprache: der sprachlich geformte Gedanke wird selbst wieder Quelle eines reicher gegliederten, auch durch reicher gestaltete Affekte bestimmten Gedankensystems. Psychologen des sprachlichen Stils haben das zu allen Zeiten auf das lebhafteste gefühlt und auch in seinen pädagogischen Konsequenzen restlos durchschaut. Am deutlichsten wird es an dem psychologisch-pädagogischen Problem der *Periode.* „Ihrer Psychologie bei einem Künstler des Stiles nachzugehen", bemerkt einmal Paul *Cauer,* „ist nicht nur eine ästhetische Freude, sondern zugleich eine Vorübung der Aufgabe, mit dem eigenen Denken eine verwirrende Menge des Wirklichen zu bewältigen. Das gangbare pädagogische Rezept ‚Perioden aufzulösen' verfehlt darum im wesentlichen seine Wirkung. Denn es wird ohne Schaden nur da angewandt werden können, wo von vornherein jeder Zweifel ausgeschlossen erscheint, daß durch Verwandlung eines langen Satzes in eine Reihe kürzerer ein charakteristischer Eindruck zerstört werden würde" [Die Kunst des Übersetzens, 1914, S. 154]. Unter solchen Gesichtspunkten wird man denn auch die Idee einer grundsätzlichen Trennung der Sphären des Gedankens und der Sprache zu beurteilen haben. Gerade diejenigen aber, die *für* eine solche Trennung einzutreten pflegen, werden am wenigsten gewillt sein, auf die Förderung durch Bild und Gleichnisrede zu verzichten. – Daß aber auch das isolierte Wort eine bestimmte Bedeutungsrichtung bedingen kann, die nun wieder ihrerseits Worten, Wortrudimenten und Wortverbindungen zugeordnet ist, bestätigt nur, wenn auch unter besonderen Gesichtspunkten, unsere Erwägungen über das grundsätzliche Verhältnis zwischen Wort und Gedanke.

Ad 6, S. 255: Das Ideenfluchtproblem führt auf die Determination hin, die nun näher erörtert werden soll.

6. Eine besondere Bedeutung erlangen diese Erwägungen, wie man ohne Schwierigkeit erkennt, im Rahmen einer denkpsychologischen Analyse der *Ideenflucht.* Ideenflucht stellt sich in irgendeiner Form immer zugleich auch als Wortflucht dar oder trifft doch an gewissen Punkten mit deren Problem auf bedeutungsvolle Weise zusammen. Es liegt kein Anlaß vor, die Frage hier in ihrem ganzen systematischen Umfang aufzurollen. Soweit es die Prinzipienlehre der Denkpsychologie angeht, war sie an anderer Stelle bereits erwogen worden: Wir hatten zeigen können, daß in ihr die methodologischen Beziehung zwischen Psychiatrie und Psychologie nach

> grundsätzlicher Klärung verlangen. An *diesem* Punkte unserer Erwägungen gewinnt die Frage der sogenannten Ideenflucht ein gewisses Maß von Aktualität höchstens nur vermöge ihrer Beziehungen zum Begriff der *Determination.* Und zu ihm als zu der eigentlichen Kernfrage dieser Abhandlung gilt es nunmehr, gestützt auf die für den Begriff der Psychologie gewonnenen Voraussetzungen, zurückzukehren.

Zu dem ganzen Abschnitt und allem, was dazu gehört, wäre noch auf das Problem des Übersetzens hinzuweisen, das eben alle diese Strukturen besonders deutlich hervortreten lässt.

Kapitel V

11. Juni 1963

Ad 1, S. 256: Wichtig ist die Unterscheidung des Begriffes der *Determination* von demjenigen der *Reaktion.* Wir ergänzen die von Hönigswald gegebenen Hinweise in verschiedener Beziehung. Vor allem weisen wir darauf hin, dass die Reaktion stets etwas ist, was in einem engen Zusammenhang mit der auslösenden Ursache steht, was gleichsam von selbst zwangsweise, automatisch geschieht und vorwiegend von aussen, sei es aus der Aussenwelt, sei es aus dem Körper bestimmt wird. Im Gegensatz dazu geht die Determination als intentionaler Akt, als Sinngebung von einem Ich aus und ist in diesem Sinne eben nicht kausal bedingt und nicht von aussen veranlasst. – Damit wird klar, wie es kommt, dass in diesem Alinea das Ich wieder hervortritt und diese Bedeutung bekommt, wenn wir anderseits auch den Eindruck haben, das Ich werde vielleicht nicht hinreichend in die Konsequenzen dieser Idee verfolgt.

> 1. Vermittels einer verhältnismäßig kurzen Reihe kritischer Erwägungen soll zunächst versucht werden, dem Begriff „Determination" seine Stelle im Bereich der denkpsychologischen Prinzipienlehre anzuweisen. Man hat sich daran gewöhnt, die Determination in ausschließlicher funktionaler Verknüpfung mit dem *Willen* zu denken: man sprach von Determination nur mit Beziehung auf eine zu lösende „Aufgabe", d.h. nicht sowohl mit Beziehung auf das „Meinen" oder „Gemeintwerden", als vielmehr auf das „*Meinenwollen*". Man übersah dabei, und durfte wohl auch unter gewissen Gesichtspunkten übersehen, daß das „Meinenwollen" recht eigentlich einen Sonderfall des „Meinens" darstelle. Mit anderen Worten: Auch Determination steht unter der spezifischen Gesetzlichkeit der Intention. Und vermöge dieser Beziehung tritt Determination überhaupt erst in ein entscheidendes Verhältnis zu dem Tatbestande der Psychologie. Bestünde die Beziehung nicht, so hielte es schwer, die Begriffe „Determination" und „Reaktion" klar zu

> unterscheiden. Determination und Reaktion aber verhalten sich zueinander wie „Meinen“ und „Geschehen“. Die Determination vollzieht sich anders gesagt im Medium des *Sinns.* Eben deshalb aber darf es nicht heißen: Ein *Gedanke* ist determiniert. Man kann nur sagen: „Ich“ bin zu einem Gedanken determiniert. Denn der Sinn hat – in unserer Terminologie – Bedeutungsstruktur: Er „ist“ überhaupt nur als Bezugspunkt der Ich- und der Istbestimmtheit. So gewiß nun alles Denkbare im „Sinn“ verknüpfbar ist, – denn nichts kann gedacht werden, das nicht durch Interpolation von Gedachtem mit jedem anderen Gedachten sinn- oder geltungsbezogen zusammenhinge – so gewiß ist alles Denkbare in der gleichen Hinsicht auch „ich-beziehbar“. Das aber heißt: Wie es grundsätzlich einer „Ist-Bestimmtheit“ muß unterworfen werden können, ebenso grundsätzlich muß es auch möglich sein, es als zu *einem* „Ich“ gehörig aufzufassen. Das „Ich“ bedeutet eben die grundsätzliche Möglichkeit, *alles zu „meinen“.* Das „Ich“ ist seinem Begriff nach *zum „Meinen“ determiniert,* – und erst als Folge dieses Umstandes unter gewissen Voraussetzungen auch zum *„Meinenwollen“,* also im Sinne von „Aufgaben“. Es ist vermöge jenes Umstandes als „Ich“ überhaupt erst bestimmt.

Ad 2, S. 256f.: Wesentlich ist hier, dass Determiniertheit stets die Vorbedingung des Psychischen ist und nicht etwa sein Resultat. Sehr schön ist die Definition des Determinations-Experimentes oder des denkpsychologischen Experimentes. Wir könnten den *Rorschach* als solches auffassen, wobei sich dann freilich bald zeigt, dass der Rorschach von der Intentionalität allein her wahrscheinlich nicht genügend beleuchtet werden kann. Er gibt aber wohl auch Einblick in bestimmte Typen der Determination. –

> 2. Das Problem läßt sich nunmehr auch anders und mit grundsätzlicher Schärfe etwa folgendermaßen formulieren. Determiniertheit ist nicht ein zufälliges Merkmal an Gedachtem; ein Merkmal also, das vorhanden sein, das aber auch fehlen kann. Sie ist, weil sich in ihr die Gesetzlichkeit des Meinens selbst ausprägt, Bedingung, unter der Psychisches stehen muß, wenn man will: *Kategorie* für Psychisches. So sind denn auch die Determinationsexperimente nicht Instanzen, um den Begriff der Determination überhaupt erst zu begründen, sondern methodisch geläuterte Anlässe, um Typen der Determination zu erfassen; d.h. um Begriffe zu bilden, in deren jedem die elementaren Bestimmungen des Begriffs der Psychologie wirksam sind. Das denkpsychologische Experiment kann also streng genommen niemals das „Meinen“, kann niemals die „Determination“ zum *Ergebnis* haben. Nur aus Anlaß des denkpsychologischen Experiments kann ein Typus des „Meinens“ offenbar werden.
>
> Wohl geht ja in den Begriff der Determination auch die Beziehung auf die Zeit ein: Auch die Determination ist, wenn man will, eine Ordnung in der Zeit. Trotzdem wäre es falsch, Determination etwa

als eine besondere Form kausaler Bestimmtheit, vielleicht kurzweg als „psychische" Kausalität, zu betrachten. Sie ist, weil sie Ordnung eines spezifischen Substrates in der Zeit, nämlich Ordnung des *Psychischen,* bedeutet, auch *spezifische* Ordnung. Sie ist Ordnung nicht eines Geschehens, sondern Ordnung im Sinn, Ordnung der Sinnbewußtheit. Auch Psychisches ist in der Zeit; aber nur sofern die Zeit im Psychischen, d.h. eben selbst durch die spezifische Gesetzlichkeit des Psychischen bestimmt ist.

Wichtig ist nun das zweite Alinea dieses Abschnittes, wo nun das Problem der Zeit und die Beziehung der Zeit zur Determination erörtert werden. Man muss sich ganz klar werden darüber, wie es kommt, dass man der Kausalität, der physiologischen Reaktion nicht die Determinierung als psychologische Kausalität gegenüberstellen darf. Zur Klärung mag der Begriff der erlebnisimmanenten Zeit im Gegensatz zur objektiven Weltzeit oder Uhrzeit dienen. Im inneren Zeitbewusstsein, wie man auch sagen kann, kann man den Verlauf der objektiven Zeit umkehren, man kann die Zeit rückwärts laufen lassen. Man kann aber noch mehr, man kann auch Gleichzeitigkeit vollziehen oder man kann das Nacheinander oder Voreinander in einem einzelnen Akt als solches erfassen. Ein solcher Akt spielt sich dann immer in der Gegenwart ab. Wir kommen damit zum Begriff der *Präsenzzeit*, den Hönigswald verwendet, und mit allem ist auch das 3. Alinea bereits erläutert.

Ad 3, S. 257f.: Das Wesentliche dieses Alinea ist aus der psychischen Zeit her bereits verstanden. Es wird auf das Problem des Gerundiums hingewiesen als einer Form der Gleichzeitigkeit im sprachlichen Ausdruck, und es wird auf die Bedeutung hingewiesen, die der vorliegende Text z.B. für das Problem der Psychogenese gewinnt. Wo von Kausalität die Rede ist, kann nicht zugleich von einem Ich gesprochen werden und umgekehrt. Vor allem in der psychosomatischen Medizin kann man nicht sagen, dass ein Ich die Ursache für körperliche Störungen sein könne, indem das ganze Kausalitätsdenken hier nicht am Platze ist.

3. Mit anderen Worten: Determination ist nicht wie Kausalität die Gliederung eines Begründungszusammenhangs im Sinne von Früherem und Späterem. Wohl entbehrt auch sie nicht des Bezugs auf diese Ordnung der Zeit: die Gliederung in Früheres und Späteres kann auch ihr nicht fehlen. Aber diese Gliederung gewinnt hier einen eigentümlichen, in *keiner* Kausalbeziehung auftretenden Index. Früheres und Späteres sind hier, so paradox es auch klingen mag, gleichzeitig. Und zwar sind sie *gleichzeitig,* nicht wie es unter bestimmten Voraussetzungen allenfalls auch aus einer physikalisch-mathematischen Relativierung des Begriffs der Zeitmessung folgen könnte, sondern in einem anderen und eigentümlichen Sinn: nämlich als Ausdruck ihres Differenziertseins innerhalb eines auch inhaltlich bestimmten psychischen Gebildes. Der Satz von der

Gleichzeitigkeit des Früheren und Späteren ist nur für eine *gewisse* theoretische Einstellung paradox. Er ist paradox, nur sofern die Beziehung zwischen Früherem und Späterem als naturhaft aufgefaßt und im Hinblick darauf vorausgesetzt wird, daß in der Natur Früheres und Späteres nicht gleichzeitig sein könnten. Aber gerade die *naturhafte* Struktur des Psychischen steht ja in Frage. Nur wer die Antwort auf sie unkritisch vorwegnimmt, kann bezweifeln, daß Früheres und Späteres im Psychischen unbeschadet, ja gerade vermöge ihrer Differenzierung gleichzeitig sind; daß hier jedes Nacheinander zugleich ein Miteinander und Ineinander bedeute, daß das zeitlich Differenzierte verbunden sei zu der Einheit einer übergreifenden psychischen Tatsächlichkeit. Ist doch das Nacheinander von Erlebnissen allemal auch Erlebnis des Nacheinanders. Vermöge ihrer Einheit im Erlebnis sind Früheres und Späteres überhaupt erst differenziert. Determination erweist sich so als Funktion der *„Präsenzzeit“*.

18. Juni 1963

Ad 4, S. 258: Hier wird nun das Problem der Präsenzzeit, der Vergegenwärtigung weiter erörtert. Es wird gezeigt, wie der Mensch als psychisch bestimmtes Wesen Vergangenheit und Zukunft in der Gegenwart erfährt, wie er Akte vollzieht, und zwar in der Gegenwart, in denen er Vergangenes und Zukünftiges intendiert, d.h. zum Gegenstand von Aktvollzügen macht und d.h. wiederum, dass er Vergangenes und Zukünftiges in die Gegenwart holt, eben vergegenwärtigt. In dieser Fähigkeit liegt das Tatsächliche des Psychischen im Gegensatz zum Tatsächlichen der Natur. In der Natur gibt es diese Art von Zeitlichkeit nicht, dort herrscht die kausale Beziehung mit einem Vorher und Nachher.

4. Wir ziehen daraus sofort eine entscheidende Folgerung: Determiniert-Sein und Ich-Sein sind Wechselbegriffe. Das Ich ist stets determiniert. Es „ist“, indem es „meint“. Wie es die Möglichkeit bedeutet, alles mit allem gedanklich zu verknüpfen, so muß es auch die funktionelle Differenzierung von Früherem und Späterem in einem erlebnismäßigen „Jetzt“ bedeuten, oder wie man auch, und zwar im eigentlichen Sinne des Wortes, sagen kann, die *„Vergegenwärtigung“* zeitlicher Distanzen. Dem Begriff dieser letzteren waren wir schon in ganz anderem Zusammenhang begegnet: bei der Analyse der Kontinuität des Ich in deren funktioneller Abhängigkeit von den zeitlichen Erlebniswerten „Vergangenheit“ und „Zukunft“. Jetzt aber tritt er uns entgegen als Ausdruck der Bestimmtheit alles Psychischen im Sinne der Determination: *er repräsentiert geradezu den eigentümlichen Tatsachenwert des Psychischen.* Denn was das naive Bewußtsein für selbstverständlich ansieht, das bestätigt sich restlos in der wissenschaftlichen Analyse. Auch Psychi-

sches ist tatsächlich. Allein es ist Tatsache von eigenartiger Struktur. Es ist in seiner Tatsächlichkeit durch den Begriff der Determination entscheidend bestimmt, d.h. es ist nicht Naturtatsache. Naturgeschehen bedeutet Bestimmtsein durch anderes Naturgeschehen. Wohl handelt es sich also auch hier um eine Verbindung von Elementen zu systematischer Einheit, vermöge deren ein jedes der Elemente recht eigentlich erst „ist". Es muß, um überhaupt „möglich" zu sein, als in dieser systematischen Einheit stehend gedacht werden können. Allein die Struktur dieses Einheitsbezugs, dessen Ordnung und Dimension, ist nicht die des Psychischen. Der kausale Zusammenhang genügt dem System von Bedingungen nicht, die in den Faktoren „Meinen", „Sinn" und „Verständigung" beschlossen sind.

Ad 5, S. 258f.: Es folgt nun eine Erörterung des Problems der Determination als Kategorie. Kategorien sind die Bedingungen der Möglichkeit, Gegenstände zu erkennen. Es hängt dies mit dem Grundproblem der Philosophie von Kant zusammen. Kant hat sich vor allem um die Erkenntnis bekümmert. Erkenntnis ist Erkenntnis von Gegenständen, und die Kantsche Frage geht nach den Bedingungen der Möglichkeit von Gegenständen.

Der Begriff der Determination seinerseits weist nun aber über diesen Zusammenhang hinaus auf die Möglichkeit der Bedingungen (der Möglichkeit von Gegenständen) selbst hin. Es geht also darum, gleichsam eine zweite Schicht der Begründung zu erschliessen, d.h. eine Begründung der Begründung. – Hönigswald sagt nun selbst, inwiefern dies nicht in einem naiven Sinn aufzufassen sei und wie es gemeint ist. Sein Problem zielt nicht auf irgendeine, zum Beispiel eine inhaltliche zweite Begründung hin, sondern diese wird gefunden in der Struktur des „ist". Wichtig ist nun folgender Satz: „Es ist die Beziehung auf die Denkbarkeit, genauer auf das Gedachtsein dieses ist."

Man sieht darin die Probleme von Noema und Noesis wirksam, wobei für Hönigswald der erstere Begriff, d.h. das Produzierte, das Gewordene das Entscheidende zu sein scheint. Dem entspricht denn auch, dass er seine Ableitung mit dem ontischen „ist" durchführt und nicht mit dem ontologischen „sein". Wir gewinnen den Eindruck, dass Hönigswald hier an das Problem von Heideggers *Sein und Zeit* rührt, nur dass letzerer das Problem ins Zentrum seiner Untersuchung stellt, als Ausgangspunkt wählt und mit ganz neuen Methoden angreift. – Unser Alinea zeigt, wie das denkpsychologische Problem Hönigswalds sich mit dem befasst, was sich gleichsam im Innern des Menschen abspielt, während das Erkenntnisproblem von Kant sich mit der Beziehung dieses Inneren zu dem Äusseren, der Welt der Gegenstände, befasst hat. Die Verschiebung der Problematik vom Erkenntnisproblem zur denkpsychologischen Problematik ist die Verschiebung der philosophischen Probleme von Kant zu Husserl und Heidegger. Zugleich sieht man sehr schön, wie dieser Weg in die Problematik der Psychologie und d.h. in seiner Konsequenz zum Psychologismus führen kann. Es ist auch verständlich, wie aus einer Kritik des Psychologismus bei Husserl sowohl wie bei Hönigswald die fragliche Problematik sich entfaltet.

> 5. Abermals lenkt die Untersuchung zurück zu dem Gedanken von der kategorialen Natur des Begriffs der Determination. Determination bestimmt den Begriff des Psychischen. Psychisches erfüllt, um möglich zu sein, Bedingungen, die in dem Begriff der Determination ihren greifbaren Ausdruck finden. Nun sind aber Determination, psychologische und Ich-Bestimmtheit wie bekannt Wechselbegriffe. Daraus folgt, daß das Wort „Kategorie" hier einen eigentümlichen, sonst nirgendwo verwirklichten Sinn empfängt. Kategorien sind der Geltungsfunkion, also dem Urteil gemäße Bedingungen der Gegenständlichkeit. Sie sind, wie man zu sagen pflegt, Bedingungen der „Möglichkeit" von Gegenständen. Der Begriff der Determination nun verweist in einem wohlumschriebenen Sinn des Wortes auf die *Möglichkeit dieser Bedingungen* selbst. Nicht als ob damit hinter die Kategorie, also hinter die Geltungsfunktion des Urteils zurückgegriffen werden sollte. Das „ist" und damit die Eindeutigkeit des Urteils sind Bestimmungen, die auch dem, was etwa „hinter" ihnen entdeckt werden sollte, notwendig ihren Stempel aufdrücken. Denn auch was hinter dem „ist" und der Eindeutigkeit des Urteils stünde, müßte in irgendeinem Sinn des Wortes „sein". Es gehört darum zu dem Begriff der Kategorie, *letzte* Bestimmung der Gegenständlichkeit zu bedeuten. Trotz alldem nun geht der Begriff der Determination auf eigentümliche Weise, in einer eigentümlichen Dimension, hinter jenes „ist", also hinter die Kategorie im herkömmlichen Sinne des Wortes, zurück. Denn er enthält den Gedanken einer Beziehung, in die das „ist" selbst jederzeit muß eintreten können, soll es seiner Funktion, Geltung zu repräsentieren, fähig sein. Es ist die Beziehung auf die Denkbarkeit, genauer auf das Gedachtsein dieses „ist". Eben damit aber bestimmt er dieses Gedachtsein. Determination darf „Kategorie" heißen, sofern sie die Art darstellt, in der sich Denken im Hinblick auf die Gesetzlichkeit des „ist", oder anders gesagt in Rücksicht auf die Möglichkeit „Etwas" zu denken, bestimmt. Bedeutet doch Denken allemal soviel wie „Etwas" denken.

Ad 6, S. 259: Hier wird nun vor allem aus der als selbstverständlich vorausgesetzten Behauptung, dass alles Psychische „Wissen-Um-Etwas-Sein" sei der Schluss gezogen, dass es nur geordnetes Denken gebe, d.h. nur Denken, das etwas meine. Abgesehen von der Frage, ob die Behauptung, dass es nur geordnetes Denken gibt, zu Recht besteht oder nicht, ist die Voraussetzung das eigentliche Problem. Man neigt heute dazu, Psychisches von nichtintentionaler Struktur anzunehmen. Das ergibt sich bereits aus *Sein und Zeit.* Schon hier wird die Intentionalität selbst auf die Bedingungen ihrer Möglichkeiten hin untersucht. Sie wird als eine Modifikation des Daseins als In-der-Welt-Seins aufgefasst. Das Nichtintentionale tritt in der Befindlichkeit hervor.

Es fragt sich nun freilich, wie es möglich ist, das Nichtintentionale sprachlich zu fassen, da die Sprache üblicherweise intentional bestimmt ist. Es fragt sich, mit was für Methoden eine solche Untersuchung durchgeführt werden kann. Die Frage der Methode Heideggers ist eine zentrale Frage, welche Szilasi zur Zeit beschäftigt. Eine Ausdrucksmöglichkeit ist das Bild und das Symbol. Sicher ist vieles bei Heidegger bildhaft. Deshalb lassen sich so viele Behauptungen weder beweisen noch widerlegen. Deshalb ist diese Philosophie so sehr faszinierend. Andere Möglichkeiten des sprachlichen Ausdruckes sind die mystische und die lyrische Sprache. Es gibt aber auch nicht-sprachliche Ausdrucksmöglichkeiten, z.B. in der Musik oder in der bildenden Kunst, vor allem der Malerei. Die Schwierigkeiten entstehen dann, wenn man über diese Erfahrungsweisen der Musik und der Malerei sprechen will und dabei in den diesen Ausdrucksweisen gemässen Haltungen bleiben möchte. Hier liegt die Schwierigkeit von Maldiney. Es ist schon so, wie dieser sagt, dass die Malerei die Möglichkeit hat, das „sein“ auszudrücken, und zwar in ihren ganz grossen Vertretern wie etwa bei Leonardo oder bei Velasquez. Die Schwierigkeit liegt nur darin, das, was darin zum Ausdruck kommt, auch als solches zu vernehmen.

> 6. Das Sein des Denkens und das Sein des Gedachten sind, wie wir wissen, korrespondierende Bestimmungen. In solchem, aber freilich auch nur in solchem Sinn ist der Begriff der Determination kategoriale Voraussetzung des Denkens. Er bestimmt, daß Denken nicht anders, denn als grundsätzlich *geordnetes* Denken möglich sei. Er entscheidet damit aber auch über den Begriff der *Psychologie* schlechthin. Denn die für alles Denken konstitutive Beziehung auf ein Gedachtes oder zu Denkendes ist nur Sonderfall einer viel allgemeineren: Psychisch-Sein bedeutet ja gerade soviel wie „Wissen-Um-Etwas-Sein“ und als „Wissen“ selbst wieder gewußt werden. Kein Psychisches somit, das sich der Beziehung zwischen „Denken“ und „Etwas-Denken“, mithin der Kompetenz der Denkpsychologie, entzöge; keines daher auch, das der „kategorialen“ Bestimmtheit im Sinne der Determination grundsätzlich entrückt sein könnte.

2. Juli 1963

Ad 7, S. 259–261: Was bereits ausgeführt wurde, wird nun ergänzt im Hinblick auf das psychologische Experiment. Es ergibt sich daraus kaum etwas Neues. Es finden sich nur sehr treffliche Bemerkungen über den mit dem Begriff des psychologischen Experimentes verknüpften Tatbestand. Schwierigkeiten bereitet eigentlich nur der eine Satz:

„Es ist sinnlos, von einem physikalischen Versuchsobjekt Selbstbeobachtung ausdrücklich auszuschliessen." Es fragt sich, wie dieser Satz gemeint ist. Im psychologischen Experiment sprechen wir ja gern anstelle von Versuchsobjekt von Versuchsperson und meinen damit den untersuchten Gegenstand. Der Satz von Hönigswald scheint eindeutig darauf hinzuweisen, dass eine gewisse Ich-Struktur oder Personhaftigkeit dem physikalischen Versuchsobjekt nicht von vornherein abgesprochen werden kann. Es fragt sich, wie Hönigswald das genauer gemeint hat. Es kommen dabei verschiedene Gesichtspunkte in Betracht. Wie der weitere Text ergibt, ist jeder Versuch daran gebunden, dass eine Person ihn anstellt, der Beobachter sich einmischt. Es gibt somit eigentlich überhaupt keinen Versuch, der nicht irgendwie an der psychischen oder psychologischen Tatsächlichkeit teilhätte. Es fragt sich, ob und inwiefern das stets dazu führt, auch dem Versuchsobjekt in einem gewissen Sinne Ich-Struktur zu leihen. Man müsste hier an etwas denken, was mit der Appräsentation im Sinne von Husserl zusammenhängt. Auf jeden Fall kann man das tatsächlich, wie Hönigswald sagt, nicht von vornherein ausschliessen, ja im Gegenteil, es erscheint sogar wahrscheinlich, dass solches stets eine Rolle spielt. – Abgesehen davon fragt sich, ob dem physikalischen Versuchsobjekt an und für sich eine eigene ich-hafte Struktur zukommt oder eine solche nicht nur im Sinne der Appräsentation, sondern tatsächlich durch den Versuchsleiter geliehen wird, indem eben das physikalische Objekt in einem Versuch selbst ein anderes dadurch wird, dass es in den Versuch eintritt oder hineingestellt wird. Weiter würde sich fragen, ob eine solche Fragestellung überhaupt sinnvoll ist oder schon aus einer Verkennung der eigentlichen Verhältnisse entspringt.

7. Noch einmal wendet sich so die Untersuchung zurück zu der Frage nach dem besonderen Tatsachenwert des Psychischen. Wir sahen eben, daß er nicht naturhaft ist. Er hat seine Stelle in einer Dimension, für die die kategorialen Bestimmungen der Natur, für die Kausalität und Beharrung, Zahl und Größe nicht, oder doch nicht ohne tief eindringende Wesensveränderung, in Frage kommen. Man berufe sich demgegenüber nicht auf Möglichkeit und Tatsache des psychologischen Versuchs. Denn auch er unterscheidet sich ja grundsätzlich von dem naturwissenschaftlichen. Das psychologische Experiment – wir wissen es bereits aus vorangegangenen Analysen – operiert mit Voraussetzungen, die das naturwissenschaftliche nicht kennt, nicht kennen darf und nicht kennen kann. Sein Objekt ist allemal „Person", also Subjekt. Es ist „Gegenstand", nur sofern es zu „sich" „ich" sagt, sofern es „meint", in diesem Sinne „denkt", also determiniert ist. Auch Tier und Pflanze machen hiervon als Objekte psychologischer Fragestellung keine grundsätzliche Ausnahme. Oder anders gesagt: Sie als Objekte

psychologischer Untersuchung betrachten, bedeutet, ihnen in irgendeinem Sinn und Grad Ich-Bestimmtheit zumuten. Den methodologischen Sinn dieser Zumutung gilt es vor allem zu klären, wenn in die Probleme der „Tier- und Pflanzenseele" Klarheit kommen soll. Weil nun aber „Meinen" ein „Wissen um etwas" ist, das als „Wissen" selbst wieder gewußt wird, so muß das Versuchsobjekt um sein Meinen allemal auch wissen. Das psychologische Objekt muß allemal sich selbst Objekt werden können. Nur technisch, d.h. in der Anordnung und äußeren Gliederung des Versuchs, nicht aber grundsätzlich, also gemäß der Struktur ihrer Begriffe, treten hier Experimentor und Versuchsobjekt auseinander. Die prinzipielle Möglichkeit, ja die grundsätzliche Unerläßlichkeit der Selbstbeobachtung in der Psychologie stellen einen mittelbaren Beweis dafür dar. Es ist sinnlos, von einem physikalischen Versuchsobjekt Selbstbeobachtung ausdrücklich auszuschließen. Der Begriff der Tatsache reicht eben weiter als der der Naturbegebenheit. Für die geschichtliche Tatsache hat man sich mit der entsprechenden Einstellung längst abgefunden. Eindringende logische Analysen hatten die Forderung begründet, in der geschichtlichen „Tatsache" einen Faktor von ganz anderer theoretischer Valenz zu erblicken als in der naturwissenschaftlichen. Entsprechendes nun erscheint auch für die psychologische gefordert. Nur liegen die Verhältnisse hier unendlich viel komplexer. Der Begriff „Tatsache" erscheint hier durch ein eigentümliches, sonst nirgendwo mögliches System von Voraussetzungen bestimmt. Sie gehören insgesamt einer Dimension an, vermöge deren sich die „psychologische" Tatsache allen anderen Tatsachen gegenüber grundsätzlich kennzeichnet; allen anderen mit einer nur ihr eigentümlichen Dimensionsbestimmtheit gegenübertritt. Weder die geschichtliche, noch die naturwissenschaftliche, ja nicht einmal die künstlerische, die rechtliche und die religiöse Tatsächlichkeit liegen in der Ebene der psychologischen. Oder besser gesagt: Erweisen sie sich als ichbezogen, so setzen sie sich zur Norm der psychologischen Tatsächlichkeit in eine unmittelbare oder vermittelte Beziehung; wie denn schließlich jegliche Tatsache vermöge ihrer Bestimmtheit im Sinne der „Bedeutung" zugleich auch ich-beziehbar wird sein müssen.

Auf jeden Fall geht aus diesem Alinea das eine hervor, wie sehr die Denkpsychologie stets von der Gefahr des Psychologismus bedroht ist und wie schwierig es ist, sich über die Zusammenhänge zwischen Ich und Gegenstand ganz allgemein, im Experiment im besonderen und vor allem auch in Zusammenhang mit andern Wissenschaften Rechenschaft zu geben.

Ad 8, S. 261: Stilistisch geschickt neigt Hönigswald dazu, gleichsam eine Spannung zu erzeugen, um die Frage nach dem Besonderen der psychologischen Tatsächlichkeit herauszuheben. Hier wird nun erklärt, dass das durch Früheres bereits bekannt ist, indem nämlich das Besondere in der Bedeutung liegt, und zwar bedeutet diese eine gewisse Überordnung über alles andere.

> 8. So konstituiert sich im Psychischen ein Begriff der Tatsächlichkeit von ganz eigentümlicher, ja einzigartiger Struktur. Es ist eine Tatsächlichkeit, von jeder anderen unterschieden, und doch wieder jeder anderen zu- ja auf gewisse Weise *über*geordnet: ein gemeinsamer Nenner gleichsam, auf den jegliche Tatsächlichkeit muß gebracht werden können. Welcher Art und Struktur ist nun aber jene Tatsächlichkeit? Die Frage war bereits in früheren Zusammenhängen gestellt und beantwortet worden. Der Begriff der *„Bedeutung"* ist es, in dem der psychologische Typ der Faktizität seinen endgültigen und erschöpfenden Ausdruck findet. Er erfordert gerade an dieser Stelle erneute Würdigung und Analyse.

Kapitel VI

Ad 1, S. 261: Hönigswald versucht nun, den Begriff der *Bedeutung* weiter zu klären. Er bringt sie sogleich in Zusammenhang mit der Zeitlichkeit und von dieser her in eigentümlicher Weise in Zusammenhang mit dem *Haben.* Hier ist hinzuweisen auf die Bedeutung des Habens in der neueren Philosophie. Heidegger liess darüber eine kaum auffindbare Dissertation schreiben, die *Gabriel Marcel* in seinem Buch *Être et Avoir* verwendet. Er verfolgt die Problematik dort weiter, und es fragt sich, ob und inwiefern das Sichvordrängen des Habens mit der vorwiegend noematischen Struktur der Untersuchung überhaupt zusammenhängt, inwiefern die Gegenständlichkeit dabei wesentlich ist, und was das alles zu bedeuten hat.

> 1. Zunächst erweist sich „Bedeutung" als die Gesetzlichkeit eines durch einen eigentümlichen Zeitwert bedingten Wechselbezugs von Ich- und Istbestimmtheit. Sie stellt die Norm des zeitlich-präsenziellen „Habens" und „Gehabtseins" von „etwas" dar; die Norm dieses „Habens" und „Gehabtseins" in einer nach psychologischen Gesichtspunkten zu definierenden, d.h. Vergangenheit und Zukunft auf einzigartige Weise mitumspannenden, streckenhaften Gegenwart und damit die Norm des Gehabten oder Zu-Habenden selbst. Es gilt nun, die damit gesetzten Beziehungen näher zu untersuchen, die in diesen Beziehungen etwa angelegten elementaren Relationen auszusondern und auf ihre funktionellen Eigentümlichkeiten hin zu prüfen.

Ad 2, S. 261f.: Von den drei Funktionsschichten der Bedeutung, die Hönigswald unterscheidet, weist er zuerst auf diejenige der Kontinuität des Ich hin. Dieses Problem knüpft an die allgemeine Psychologie des Ich an, wie sie z.B. bei *Jaspers* angeführt ist, wo das Ich im Hinblick auf seine Kontinuität und auf seine Identität untersucht wird.

Die Ableitung, die Hönigswald hier nun gibt, ist schwierig und verwickelt, kann aber mitvollzogen werden, wenn man sich vorher genügend Rechenschaft gegeben hat über den Begriff der Präsenzzeit und der in dieser liegenden Dauer. – Interessant und schwierig ist das Problem der Verknüpfung der „Ist-Bestimmtheit“ und der Dauer, und das heisst eigentlich des Zusammenhanges zwischen Präsenzzeit und Determination, die im wesentlichen die Bedeutung bestimmen. – Man muss sich dabei möglichst klar zu werden versuchen über das, was Hönigswald eigentlich meint. Zu verstehen ist das nur aktpsychologisch und das heisst zu gleicher Zeit erlebnispsychologisch. Man könnte sagen, es gibt ein Erlebnis A und ein Erlebnis B. Eine Beziehung dieser Erlebnisse ist nur denkbar, wenn es noch ein Erlebnis C gibt, welches die Erlebnisse A und B miteinander in Zusammenhang bringt, das in bezug auf Dauer die Erlebnisse A und B umspannt, umfasst und sich gleichsam über sie ausbreitet. Dieses Erlebnis C ist auch dann vorhanden, wenn A und B nur nebeneinander vorkommen, ohne unter sich in einer eigenen inneren Beziehung zu stehen. Das Erlebnis ist dann der Ausdruck dafür, dass es ein kontinuierliches Ich ist, welches einmal das Erlebnis A und ein andermal das Erlebnis B hatte, wobei B von A verschieden ist, B ist ein anderes Erlebnis als A, aber A und B sind Erlebnisse eines zusammenhängenden und damit natürlich auch schon identischen Ich. Dem Erlebnis C muss nun notwendigerweise eine über die Zeitdauer der Erlebnisse A und B hinausreichende Dauer zugebilligt werden. Das ist die Präsenzzeit mit allem, was sie bedeutet, mit allem, was damit zusammenhängt. Diese Kontinuität des Ich wiederum ist nun aber die Voraussetzung dafür, dass es Bedeutung geben kann, denn Bedeutung entspringt eben aus solchen übergreifenden Beziehungen.

2. Nach drei verschiedenen, aber durchaus aufeinander bezogenen Gesichtspunkten läßt sich nun der theoretische Sachverhalt der „Bedeutung“ kennzeichnen. Sie führen dazu, drei aufeinander bezogene „Funktionsschichten“ zu unterscheiden, in und an denen die Gesetzlichkeit der „Bedeutung“ auf charakteristische Weise offenbar wird. In der ersten entfalten sich die Konsequenzen der „Bedeutung“ nach der Seite des „Ich“ als solchen hin. Prägt sich in der Vielheit funktionaler Bestimmungen des „Ich“, vor allem in der über die Mannigfaltigkeit diskreter Bewußtheiten hinweggreifenden Einheit und Kontinuität des „Ich“ die Gesetzlichkeit der „Bedeutung“ aus? Wir dürfen antworten: Jene Einheit und Kontinuität kann nur die Kehrseite der Ist-Bestimmtheit der „Bedeutung“ darstellen. Oder vielleicht genauer: Sie ist eine Funktion dieser Ist-Bestimmtheit in die Zeit. Alles Psychische erscheint vermöge des Ist-Charakters der „Bedeutung“, vermöge der Ist-Relation innerhalb des Beziehungsgefüges der „Bedeutung“, ist-bezogen. Das aber besagt zugleich, daß es „*dauern*“ muß, ja daß es „Dauer“ *ist*; – weiterhin daß „etwas“ für ein „Ich“ dauert, daß ein „Ich“ in diesem Etwas und damit in allem dem „dauert“, womit dieses Etwas als

vermöge seiner „Ist-Bestimmtheit“ verbunden gedacht werden kann. Dabei kommt es auf das Prinzip der Verbindung noch gar nicht an. Es bedarf, um jene Kontinuität des „Ich“ als Funktion der Ist-Bestimmtheit hervortreten zu lassen, keineswegs der Annahme, daß die eine Ist-Bestimmtheit aus der anderen „folge“; daß jene „aus“ dieser in irgendeinem Sinn des Wortes „verstanden“ werde. Auch ein ganz äußerliches, rein zeitliches Nebeneinander erfüllt schon die Bedingungen, die in jener Kontinuität des „Ich“ ihren entscheidenden Ausdruck finden. Ich „habe“ jetzt eine „Empfindung“, gleich darauf eine andere. Die über beide hinwegreichende und beide umspannende Kontinuität des „Ich“ entspricht der Bestimmtheit beider Bewußtheiten, ja sie erscheint auf Grund solcher Bestimmtheit überhaupt erst möglich. Denn die Bestimmtheit der beiden Bewußtheiten aufgehoben setzen, heißt mit der Möglichkeit ihrer Sonderung immer auch und notwendig ihre Zusammenfassung in Frage stellen. Zusammenfassung von Erlebtem aber ist aus bereits bekannten Gründen nur als Erlebnis der Zusammenfassung möglich – und nichts anderes als dies letztere leistet und bedeutet wiederum die Kontinuität des Ich. Sie erweist sich damit als Korrelat jener Ist-Bestimmtheit der „Bedeutung“. Denn sie erweist sich als Korrelat ihrer Bestimmtheit schlechtweg.

9. Juli 1963

Ad 3, S. 262f.: Hönigswald wendet sich nun der zweiten Funktionsschicht des Begriffs „Bedeutung“ zu und erläutert diese anhand der Unterscheidung von Was des Wissens und Wovon des Wissens. Wenn wir etwas wissen, dann sind wir rein auf diesen Gegenstand des Wissens bezogen. Wenn wir von etwas wissen, dann ist neben dem Bezug zum Gegenstand auch immer noch mitgemeint ein Bezug auf unser eigenes Wissen selbst. Dieses „Von“ ist das Entscheidende für das Psychische, das Was gilt ganz allgemein zur Strukturierung der Gegenständlichkeit. Das spezifisch Psychische ist das jeweilige Wissen um das Wissen. Hier wäre mit Recht einzuwenden, dass dadurch ein unendlicher Regress eröffnet wird, jede Problematik der Reihe: ich denke, ich weiss, dass ich denke, ich weiss zu wissen, dass ich denke usw., die Heidegger kritisiert hat, die aber tatsächlich ein Grundproblem der Denkpsychologie Hönigswalds ist. Es lässt sich dagegen einwenden, dass eine solche unendliche Reihe keine Einsicht und Erkenntnis vermittelt.

3. Die zweite Funktionsschicht des Begriffs „Bedeutung“ ist leichter zu überblicken – übrigens auch schon bei der Analyse der ersten stillschweigend vorweggenommen worden. Ihr entspringt die Möglichkeit, den „Sinn“, wie er sich etwa in der „Wortbedeutung“ darstellt, als erkenntnistheoretisch selbständige Potenz zu fassen; als ein Gedachtes, das als solches gegenständlich gewertet, dem gerade

in Rücksicht auf seinen eigentümlichen Gegenstandswert ein Wort – wie wir zu sagen pflegen: von bestimmter „Bedeutung" – zugeordnet werden kann. Es ist das, was „mir" gegenübersteht, sofern ich „es" eben „weiß". Und weil Wissen allemal selbst muß gewußt sein, so ist das, *was* ich weiß, allemal auch etwas, *„wovon"* ich weiß. Alles das nun muß in dem theoretischen Gebilde der „Bedeutung" angelegt, seiner Möglichkeit nach in diesem enthalten sein. Soweit das aber erkannt ist, haben wir es mit der zweiten Funktionsschicht der „Bedeutung" zu tun. In dieser zweiten Funktionsschicht differenziert sich die eigentümliche Strukturbeschaffenheit des Psychischen, d.h. eben die „Bedeutung", nach der Richtung der gegenständlichen Bestimmtheit eines Gewußten, sofern und nur sofern es ein Gewußtes ist. Insofern aber bestimmt sich Bedeutung als „Sinn"; insofern erst ist sie Quelle der Ausdrucksbezogenheit, ja Ausdrucksbestimmtheit, insofern offenbart sie bereits ein Verhältnis zu ihrer sofort zu erörternden *dritten* Funktionsschicht: zu dem in ihr angelegten Wahrheitsbezug des Sinns.

Sehr nahe steht dieses „Wovon" Hönigswalds dem Problem des „Wie". Es kommt eben nicht nur darauf an, was man sieht oder denkt oder ausspricht, sondern auch wie man dies tut. Und dieses „Wie" ist nicht nur vom „Was" bedingt, sondern auch von dem, was Hönigswald das „Von" oder das „Wovon" nennt. Deutlicher, anschaulicher und unmittelbarer zugänglich ist die Strukturierung der Bedeutung bei Heidegger in *Sein und Zeit*, wo er die Formel des „Etwas als etwas Denkens oder Wahrnehmens" prägt, die im wesentlichen dasselbe meint, was Hönigswald hier viel weniger klar ausspricht. – Man muss sich darüber Rechenschaft geben, wie sehr all diese Probleme und Dinge für die praktische Psychiatrie Bedeutung haben. Es geht hier um ähnliches wie bei Goldstein, wenn dieser vom Abstraktionsvermögen spricht. Es sind dies jene psychischen Funktionen, die noch über der eigentlichen gnostischen Funktion liegen, die die Zusammenhänge herstellen und eben eigentlich dem Etwas eine Bedeutung geben.

Ad 4, S. 263: Hier wird gleichsam nebenbei darauf hingewiesen, dass man das „Von" vom „Was" trennen kann. Man kann nicht nur von der Freude über etwas handeln, sondern auch von der Freude an sich, d.h. man kann Akt und Inhalt voneinander trennen; und die Phänomenologie hat die Akte selbst wieder zum Gegenstand von Akten gemacht. Man denke daran, wie man denselben Gegenstand wahrnehmen, vorstellen, erinnern, fühlen, wollen kann, was je verschiedene Modifikationen von Akten bei demselben Gegenstand sind. Wichtig erscheint, dass sich mit dieser Betrachtungsweise das Problem der nicht mehr intentional strukturierten Erfahrung andeutet, wenn auch noch nicht klar hervortritt.

4. Die zweite Funktionsschicht aber umspannt auch noch eine weitere Beziehung. So wie man vermöge der Strukturbeschaffenheit

des Psychischen das, *was* gewußt wird, immer auch als selbständige gegenständliche Potenz – als gewußtes Etwas, als Wortbedeutung etwa – betrachten kann, ebenso läßt sich, dank den gleichen Voraussetzungen, das „Wissen um Etwas" ohne Rücksicht auf das Gewußte betrachtet, aber doch als dieses bestimmte Wissen in gedanklicher Selbständigkeit fassen. (Freude an sich, Gram an sich, wohl auch, mit gewissen Vorbehalten vielleicht: Wissen an sich.) Die „Phänomenologie" macht wie bekannt von dieser Möglichkeit den ausgiebigsten Gebrauch, ohne sie freilich aus Gründen, deren Erörterung nicht in diesen Zusammenhang gehört, bis zu ihren Wurzeln, d.h. bis in die Strukturbeschaffenheit des Psychischen hinein, bis zur „Bedeutung", verfolgen zu können.

Ad 5, S. 263f.: Hier kommt nun die dritte Funktionsschicht, die in Bezug steht zu dem „Ist" einerseits, zur Wahrheit andererseits. Auch das Problem der Gültigkeit gehört hierher. Es wird unterschieden zwischen dem nur für mich Gültigen und dem allgemein Gültigen. Es handelt sich dabei vor allem auch wieder um den Sinn oder die Bedeutung, und Hönigswald leitet das Problem vor allem ab am Beispiel der Wortbedeutung.

5. Die dritte Funktionsschicht schließt sich eng an die zweite an. In der zweiten vorgebildet, betrifft sie die Beziehung eines Gewußten, Wißbaren, d.h. des „Sinns" auf „Wahrheit". Nur an dem Sinn gestaltet sich vermöge der Gesetzlichkeit der „Bedeutung" *Wahrheit*. Der Sinn steht „mir" – gemäß der zweiten Funktionsschicht der „Bedeutung" – als ein Gewußtes gegenüber. Daneben aber erfüllt er noch eine andere Bedingung: er muß „gelten" oder Gültigem sich als Bestimmungselement eingliedern können; er muß einer besonderen Funktion im Sinne des Prinzips der Identität – „*Methode*" genannt – auf irgendeine Weise zugänglich sein. Im Hinblick darauf „ist" er nicht mehr nur als „Sinn" und „für mich". Er „ist" – und man denke hier wieder nur an die Wortbedeutung – schlechtweg, d.h. er „ist" unabhängig davon, daß er mir „gegenübergetreten" war; obschon freilich an die Bedingung, mir „gegenübertreten" zu können, gebunden. Es war oben gesagt worden, die Wahrheit sei kraft der Gesetzlichkeit der „Bedeutung" im Gewußten, Wißbaren, vorgebildet. Es ist nun nicht schwer einzusehen, daß die unmittelbare oder vermittelte Beziehung des Gewußten auf die Wahrheit durch die ihm vermöge seiner Bedeutungsstruktur eigentümliche Ist-Bestimmtheit bedingt erscheint. Nur weil es als Gewußtes „ist", also mir, wenngleich zunächst *nur* mir, gegenständlich gegenübertritt, vermag es auch als „Wahrheit" zu sein oder „Wahrheit" aufbauen und bestimmen zu helfen. Es ist nur eine andere, dieser korrelative Wendung, wenn man sagt: In dem Gedanken, daß ein Sinn mir und zunächst nur mir gegenständlich gegenüber tritt, ist die Forderung eingeschlossen, daß er, immer nur noch als Sinn (etwa Wortbedeutung) und nicht als „Wahrheit" verstanden, „jedem", der zu sich „ich" sagen kann, also zu „wissen" vermag, sich als gegenständlich Bestimmtes darstelle. Jedem als

„Sinn" gegenständlich werden zu können aber, ist die Vorbedingung dafür, nun auch *unabhängig* von „jedem" zu „sein", also die Valenz der „Wahrheit" zu haben oder doch einem Zusammenhang anzugehören, der die Valenz der Wahrheit besitzt, bzw. beansprucht. Wäre es anders, so entbehrte „Wahrheit" der gedanklichen, der urteilsmäßigen Bestimmtheit. Und entbehrte sie dieser, so wäre ihr „Sein" – man mag es noch so weitherzig, noch so „relativistisch" deuten – und damit die Wahrheit selbst schlechthin unmöglich.

16. Juli 1963

Ad 6, S. 264f.: Der Wahrheitsbezug liegt nun nicht nur im Bezug darauf, dass eine Bedeutung auch von andern vollzogen werden kann, sondern darüber hinaus in einem Bezug zum Gegenstand, der unabhängig vom Bezug zu den andern ist. Das wird nun weiter ausgeführt und mit Untersuchungen von *Kant* über das empirische Ich einerseits, und ein zweites Ich, das sich vom empirischen unterscheidet, in Zusammenhang gebracht. Dieses zweite Ich ist das Ich, als das wir reflektieren können und das die Beziehung zwischen Vorstellung und Gegenstand herstellt. (Die weitern Ausführungen über Kant werden übersprungen.)

6. Andererseits aber heißt Wahrheit sein mehr als eine Sinnbestimmtheit darstellen, deren Gegenständlichkeit sich darin erschöpft, daß sie für „jeden" ist oder sein kann. Es heißt Sinnbestimmtheit sein im Hinblick auf eine alle überhaupt möglichen Sinnbestimmtheiten nach gewissen Kriterien umspannende Beziehung. Ihr zufolge ist der Sinn nicht mehr „Gegenstand" „für mich" *allein* und für „jeden anderen" *allein.* Auch ist er nicht nur deshalb „Gegenstand", weil er Gegenstand der „Verständigung" ist, weil ihn manche oder viele oder „alle" gemeinsam „haben". Die Gegenständlichkeit der Wahrheit, der Gegenstand gemäß der Norm der Wahrheit, wenn man will: die Wahrheitsgegenständlichkeit des „Sinns" ist von anderer Art. Zwar wird der Subjektbezug auch jetzt bejaht. Aber er erhält zugleich einen neuen Index. Er muß auch der Forderung genügen, daß der „für" jeden seiende Gegenstand nun auch im Sinne des Gedankens bestimmt werde, „unabhängig von allen" zu sein. Das Sinnobjekt wird nun auch unabhängig von dem Subjektbezug „Etwas", nämlich „Gegenstand"; aber freilich, nur weil und sofern es der Bedingung genügt, in diesem Subjekt-Bezug zu stehen, d.h. eben Sinnobjekt zu sein. Eben deshalb nun muß auch jene „Unabhängigkeit" eine eigentümliche Bestimmtheit des Ich bedeuten. Geschichtlich findet das seinen markantesten Ausdruck in *Kants* Begriff eines „Bewußtseins überhaupt" mit seiner neuen und eigenartigen Beziehung auf das „Ich". Schon die ersten Versuche, ihn zu gewinnen, schon Kants berühmtes Geständnis in

> dem Brief an Markus Herz vom 21. Februar 1772: „Ich frug mich nämlich selbst, *auf welchem Grunde beruhet die Beziehung desjenigen, was man in uns Vorstellung nennt, auf den Gegenstand*", läßt die Verwurzelung des Begriffs „Gegenstand" mit dem Gedanken eines von dem empirischen Ich unterschiedenen und trotzdem auf es bezogenen „Ich" klar erkennen. Es enthält den Hinweis auf das Verhältnis zwischen dem Begriff des Gegenstandes und der Bedeutungs-Struktur des Psychischen, auf die korrelative Gemeinschaft und das korrelative Auseinandertreten von „Ich" und „Ist". Soll das „Ich" fähig sein, „das Substratum zu einer Regel überhaupt auszumachen", dann muß zwischen dieser Regel und dem „Ich" eine ursprüngliche Beziehung obwalten. Daher Kants charakteristisches, aber keineswegs als Mangel, sondern vielmehr als Ausdruck sachlicher Beziehungen zu deutendes Schwanken zwischen „objektiv" und „subjektiv": er spricht von einem „Verhältnis des Mannigfaltigen ... zu einem *allgemeinen Bewußtsein*" nicht ohne ausdrücklich hinzuzufügen: „zur Allgemeinheit des Bewußtseins, *welches eigentlich objektiv ist.*" Daher seine beständig innegehaltene Absicht, das zeitbezogene „Ich denke" von der Einheit der zeitlosen Beziehung „Ich denke überhaupt" her zu bestimmen.

Ad 7, S. 265f.: Hier wird nun das Problem der Wahrheit enger mit demjenigen der Bedeutung verknüpft, und zwar in der Weise, dass alles, was der Bedingung der Bedeutung genügt, Wahrheitsbezug hat. Dabei kann dieser Wahrheitsbezug ausdrücklich thematisch werden, oder es ist sogar das Umgekehrte möglich, dass der Wahrheitsbezug als nicht gegeben erkannt wird, gleichwohl aber liegt einem solchen Urteil eine Beziehung zur Wahrheit zugrunde, denn ein solches Urteil kann gar nicht gefällt werden, wenn nicht ein Bezug auf Wahrheit gegeben ist. Das wird im einzelnen ausgeführt. Es wird die Beziehung von Bedeutung und Wahrheit zum Ich genauer erörtert. Es wird eingehend vom Setzen eines Sachverhaltes gesprochen, und es zeigt sich dann, dass gleich wie Bedeutung so auch Wahrheit zeitlich, und zwar in der Präsenzzeit, fundiert sind. Einzelne isolierte Erlebnisse könnten, wenn es sie gäbe, nur schlechthin wahrheitsindifferent sein. Es gibt etwas Derartiges aber nicht.

> 7. Indessen, nicht um eine Interpretation Kantischer Lehren handelt es sich hier. Sie waren nur herangezogen worden, um das, was wir die dritte Funktionsschicht des Begriffs der Bedeutung genannt hatten, ins rechte Licht zu setzen. Man darf es aussprechen: Wie vermöge der Strukturbeschaffenheit des Psychischen „Bedeutung" allein die Bedingung eines Bezugs auf Wahrheit darstellt, oder genauer: wie nur das der Bedingung der „Bedeutung" unterliegende jenes Bezugs auf Wahrheit und Geltungsbedingungen fähig, den Bedingungen dieses Bezugs angepaßt ist, so erstreckt sich andererseits die Möglichkeit des – mittelbaren oder unmittelbaren – Wahrheitsbezuges auf *alles*, was der Bedingung der „Bedeutung" genügt, d.h. eben auf alles Psychische. Denn keines, das nicht des

Sinn- und Ist-Bezugs fähig wäre; keines, an dem sich nicht solchermaßen die Gesetzlichkeit des Urteils ausprägte – dieselbe Gesetzlichkeit, die wiederum die Begriffe von Wahrheit und Gegenstand konstituiert. Man erkennt: In der Möglichkeit seines Wahrheitsbezugs gewinnt Psychisches (Sinnbezogenes, Sinnbestimmtes) vermöge seiner Bedeutungsstruktur einen eigentümlichen – interindividuellen – Gemeinschafts- und Gegenstandswert, um davon selbst wieder erst das Maß seiner eigenen Gegenstandsbestimmtheit zu empfangen. Oder anders gesagt: „Etwas" ist nur dann „für mich" und in dem gleichen Sinne „für jeden" Gegenstand, wenn es der Funktion für fähig erachtet wird, unmittelbar oder mittelbar Beziehungszusammenhängen anzugehören, als deren oberste Gesetzlichkeit sich das „ist" darstellt. Etwas ist m.a.W. „für mich" und „für jeden" erst dann Erlebnis- bzw. Sinngegenstand, wenn vorausgesetzt wird, daß von ihm gemäß den Normen der Verständigung, d.h. der „Aussage", irgendein Gebrauch gemacht werden könne. Ein solcher aber ist auch dann ein Gebrauch im Hinblick auf die Gesetzlichkeit der Wahrheit und gemäß deren Bedingungen, wenn es nicht in der Absicht des Denkenden selbst liegt, den Wahrheitsbezug herzustellen, ja und ganz besonders auch dann, wenn dieser Wahrheitsbezug als überhaupt nicht herstellbar erachtet wird. Denn in beiden Fällen muß die Idee des Wahrheitsbezugs als Norm für den Erlebnisgegenstand vorausgesetzt werden. Ob ich nämlich – der erste Fall – meine Erlebnisgegenstände zur Wahrheit „wirklich" in Beziehung setze oder nicht; – schon daß sie „mir" Erlebnisgegenstände „sind", bedeutet, daß sie mit anderen „mir" „gegenwärtigen" zusammen, und damit von diesen anderen auch wieder unterschieden sind. Mag sich nun auch solches Zusammen- und Unterschiedensein bloß dadurch kennzeichnen, daß sie eben in „mir" sind, – es genügt, um auch über das Prinzip des Zusammenseins Entscheidendes auszusagen. Was in mir zusammen oder unterschieden ist, das ist es, nur sofern ich es als zusammen oder unterschieden *weiß* oder doch wissen kann. Sein Zusammen- und Unterschiedensein selbst bedeutet also, weil es im Medium des Ich steht, allemal Gewußtsein und begründet als solches einen „Sinn". Diesen Sinn ergreifen, bedeutet letzten Endes doch wieder nur so viel wie die Bewußtheit eines „Sachverhalts" setzen – und mit ihm die Wahrheit seiner Konstatierung, mit allem, was daraus für andere mögliche Typen objektiver Bestimmtheit folgt. Erlebtes erscheint damit als von vornherein den Kriterien des Wahrheitsbezugs unterworfen; es wird implicite für fähig erachtet, an diesen Kriterien gemessen zu werden. Ja mehr noch. Es wird die Notwendigkeit eingeräumt, es an diesen Kriterien zu messen. Denn der Wahrheitsbezug muß für *grundsätzlich* möglich gehalten werden, wenn seine Leugnung sinnvoll sein und zur Bestimmtheit des Erlebten selbst soll beitragen können. Damit aber erscheint auch der zweite Fall im Grunde genommen erledigt. Auch die Behauptung, den Wahrheitsbezug bei einer gegebenen Erlebnislage überhaupt nicht vollziehen zu können, erscheint an die Voraussetzung eines ursprünglichen Verhältnisses zwischen Erlebnis und Wahrheit geknüpft. Der Wahrheitsbezug muß in dem Erlebnis „drinnen stecken", wenn geurteilt werden soll, daß ihm eine gegebene Erlebniskonstellation nicht genüge. Die Leugnung des Wahrheitsbezugs schließt die Forderung ein, an die Stelle einer bestimmten Erlebniskonstellation eine andere, den Bedingungen eines Wahrheitsbezugs gemäße treten zu lassen. Wohl bleibt es also dabei: Nicht jeder „Sinn" ist „wahr". Wohl aber kann Sinn nur heißen, wem der Bezug auf die Bedingungen der Wahrheit innewohnt; was mit „anderem" so muß verknüpft werden können, daß von ihm „Wahrheit" in irgendeiner Hinsicht auszusagen oder zu leugnen möglich ist. Alles Psychische aber muß vermöge seiner Bedeutungsstruktur „Sinn" heißen können. Ein schlechthin wahrheitsindifferentes Erlebnis bedeutete das Unmögliche eines schlechthin *isolierten* Erlebnisses.

[Ad 8, Kap. V und das letzte Kap. VI, S. 267–275, sind nicht besprochen.]

Zusammenfassende Betrachtung der Ergebnisse unserer Besprechungen über die Sprache der Schizophrenen

23. Juli 1963

Wir haben drei Untersuchungen studiert, nämlich Kurt Goldstein: „Methodological approach to the study of schizophrenic thought disorder", in: *Language and thought in schizophrenia*, Jakob Wyrsch: „Der Geisteskranke und die Sprache" und Richard Hönigswald: „Zum Problem des geordneten Denkens".

Goldstein verbleibt mit seiner Betrachtung eigentlich im rein Biologischen, und es gelingt ihm nicht, den Schritt in die wesentlich andern Zusammenhänge des Psychologischen zu tun. Hönigswald beschäftigt sich praktisch nur mit dem Psychologischen, verfolgt dieses in zahlreiche seiner Konsequenzen und berührt das Biologische eigentlich nur peripher. Wyrsch stützt sich eigentlich nur auf die unmittelbare klinisch-psychopathologische Erfahrung, und seine theoretischen Begründungen sind sowohl in Richtung des Biologischen wie des Psychologischen zu wenig eingehend. Dagegen eignen sich die Ausführungen von Wyrsch vor allem dazu, um das ganze Problem vom Standpunkt der praktischen klinischen Psychiatrie zu erörtern.

In der Arbeit von Wyrsch erscheint uns folgendes wesentlich:

Die psychopathologischen Studien von Wyrsch „Der Geisteskranke und die Sprache" gründen in der Untersuchung der Auseinandersetzungen des Kranken mit seiner Krankheit. Diese Fragestellung führt gleichsam von sich aus zu einer aktpsychologischen Betrachtungsweise, die es zu gestatten scheint, das spezifisch Schizophrene zu erfassen, und zwar durch den Nachweis des Verlustes der Mir-Zugehörigkeit der Akte. Hier wäre nun noch zu erörtern, ob nicht dieses Erlebnis noch einmal aufgespalten werden kann, und zwar je nach dem Sinn oder der Bedeutung, welcher dieser Erfahrung gegeben wird. Diese Bedeutung kann abträglich sein, und dann ist es sicher schizophren. Sie kann aber unter Umständen als zum eigenen Wohl erlebt werden und steht dann in Zusammenhang mit erotischen, ekstatischen und manischen Erfahrungen; es müsste erst genauer geklärt werden, ob und inwiefern das mit dem Schizophrenen zusammenhängt.

Es fragt sich nun, ob es einer ebenfalls aktpsychologisch orientierten Untersuchung der Sprache gelingen kann, das spezifisch Schizophrene zu erfassen. Goldstein ist dies offenbar nicht gelungen. Er findet im wesentlichen eben doch in der schizophrenen Sprache die Konkretisierung, die er auch beim Organiker findet, und es fragt sich, ob und inwiefern sich auf seinem Weg überhaupt das Schizophrene fassen lässt.

Bei alledem ist zu bedenken, dass Wyrsch die wichtige Unterscheidung macht zwischen Sprache und Sprechen, wobei die Sprache ein irgendwie objektiviertes Gebilde ist, zu dem man sich verhalten kann und das Sprechen die Auseinandersetzung mit diesem Gebilde darstellt. Dabei ist es möglich, sich mehr oder weniger von diesem Gebilde beherrschen zu lassen.

Wyrsch geht nun ganz darauf aus, die Sprache des Dementen von derjenigen des Schizophrenen zu unterscheiden. Es gelingt ihm dies in der Weise, dass er findet, der Demente spreche immer noch unsere Sprache, der Schizophrene nicht mehr, und vor allem gerate dem Schizophrenen Nichtdazugehöriges in die Sprache.

Wenn wir das mit Goldstein vergleichen, dann entspricht dies in verschiedener Hinsicht einem Verlust an Abstraktionsvermögen. Goldstein erörtert aber das Problem der Intersubjektivität nicht. Es ergeben sich deshalb daraus auch Mängel, die sich mit der biologischen Betrachtungsweise nicht beheben lassen. Hier liegt auch der Grund, weshalb Goldstein eigentlich nur organische Sprachstörungen erfassen kann, die schizophrenen nicht, und warum wohl in seinem Buch *Der Aufbau des Organismus* die Sprache und die Sexualität fehlen.

Wenn wir nun zu Hönigswald weiterschreiten, dann finden wir dort die Unterscheidung der biologischen von der psychologischen Betrachtungsweise. Die erstere wird bestimmt durch Assoziation und Reaktion, die letztere durch Meinen, Geschehen oder Intention mit Determination. Wichtig ist ferner die Unterscheidung eines diagnostischen von einem psychologischen Gesichtspunkt. Während Wyrsch von einer Störung der Ordnung spricht und sich damit eindeutig auf den diagnostischen Standpunkt stellt, erklärt Hönigswald, dass die Ordnung durch Interpolation immer hergestellt werden kann, wenn auch im Zustand der gestörten Ordnung das Biologische-Assoziative überwiegt und das Intentionale zurücktritt. Der psychologische Standpunkt aber kann gleichwohl aufrechterhalten werden, wenn auch nur durch Interpolation. Wichtig ist dabei der Hönigswaldsche Begriff der *Präsenzzeit,* welche Vergangenes und Zukünftiges als solches, d.h. eben als Vergangenes und als Zukünftiges in der Gegenwart begegnen lässt, was mit der Funktion des Ich, mit der Bedeutsamkeit oder Sinnhaftigkeit zusammenhängt. Diese Funktionen, oder besser gesagt, Vollzüge hängen ihrerseits mit der Allgemeinverbindlichkeit und damit der Intersubjektivität, mit der Wahrheit und mit der Kontinuität zusammen, was alles bei gestörter Funktion beeinträchtigt ist. All das steht natürlich in einer gewissen Beziehung zur Abstraktion Goldsteins, ist aber bei Goldstein nicht durchgegliedert. Es steht auch in Zusammenhang mit der gemeinsamen Sprache bei Wyrsch und vor allem mit all dem, was die Sprachpsychologie als sekundäre Sprachphänomene bezeichnet, wozu etwa der bildhafte Ausdruck gehört und ähnliches mehr. So fügen sich die Aspekte doch nach und nach zusammen.

Vor allem scheint es wichtig, den Verlust der Mir-Zugehörigkeit der Akte mit einer Einbusse an Sinnhaftigkeit, an Bedeutsamkeit, an intentionaler Gliederung – alles im Sinne von Hönigswald – in Zusammenhang zu sehen und zu gleicher Zeit zu bemerken, dass auf diese Weise die Präsenzzeit verschwindet, d.h. dass Vergangenes nicht mehr als vergangen, Zukünftiges nicht mehr als zukünftig, sondern all das als unmittelbar gegenwärtig erfahren wird. Dem entspricht sehr schön Freuds Theorie der Halluzination im Anfang von „Das Ich und das Es". In diese Zusammenhänge fügt sich die ganze Auffassung der Schizophrenie von Wyrsch. Hier führen der Verlust der gemeinsamen Sprache und der Verlust der Mir-Zugehörigkeit der Akte ebenfalls in einen einheitlichen Zusammenhang, der allerdings noch sehr viel deutlicher herausgearbeitet werden müsste.

Georg Simmel: Zur Philosophie der Geschlechter – Das Relative und das Absolute im Geschlechterproblem

Philosophische Kultur. Gesammelte Essais. Leipzig ^{2}1919, S. 58–94

10. März 1964 – 23. Juni 1964

Einleitend wird darauf hingewiesen, dass es sich hier nicht darum handelt, geschlechtliche Erfahrungen und Erlebnisse phänomenologisch möglichst adäquat zu beschreiben und Methoden aufzusuchen, um eine solche Beschreibung, die eigentlich aus Gründen, die im Wesen der Sache liegen, unmöglich ist, doch zu leisten, sondern um etwas ganz anderes. Es geht vielmehr hier darum, das Verhältnis oder die Beziehung zu beschreiben, die jeder einzelne Mensch zu der Tatsache seiner Geschlechtlichkeit gewinnt und damit natürlich auch zu der Geschlechtlichkeit des andern. Diese Problematik ergänzt diejenige, die nach der phänomenologischen Struktur des erotischen Erlebens fragt, sie gehört auch in den grossen Zusammenhang der Probleme der Geschlechtlichkeit, die sich eben von sehr verschiedenen Seiten zeigen und in sehr verschiedener Hinsicht bedeutungsvoll werden.

> Al. 1, S. 58: Auf allen Gebieten des inneren Daseins wie auf denen, die aus dem erkennenden und handelnden Verhältnis der Innerlichkeit zur Welt erwachsen, ergreifen wir den Sinn und den Wert eines einzelnen Elementes durchgängig in seinem Verhältnis oder als sein Verhältnis zu einem anderen Element – zu einem anderen, das seinerseits sein Wesen an jenem bestimmt. In dieser Relativität aber beharren sie nicht beide, sondern eines von ihnen, mit dem anderen alternierend, wächst zu einem Absoluten auf, das die Relation trägt oder normiert. Alle großen Relationspaare des Geistes: Ich und Welt, Subjekt und Objekt, Individuum und Gesellschaft, Beharrung und Bewegung, Stoff und Form, und viele andre – haben dies Schicksal erfahren, daß jede ihrer Seiten einmal zu einem breiten und tiefen Sinn aufwuchs, mit dem diese Seite ihre eigene engere Bedeutung und ihren Gegensatz zugleich umfaßt.

Das erste Alinea gibt einen methodischen Hinweis im Hinblick auf gewisse polare Strukturen des inneren Daseins, wobei das eine Glied jeweils durch seine Beziehung zu einem andern erfasst wird, und zwar zu einem solchen, das seinerseits eine ebensolche Beziehung zum ersten hat. Jedes dieser Glieder erscheint demnach in einer Abhängigkeit von etwas anderem und damit in einer relativen Struktur. Dabei zeigt sich nun sogleich, dass stets der eine Teil eines solchen Paares dazu neigt, sich zu verabsolutieren, die Relation selbst zu regeln und zu normieren, ja sie zu beherrschen.

Dieser ganze methodische Ansatz ist natürlich philosophiegeschichtlich vielfältig verankert und in mancher Beziehung ausgebaut worden. Man kann dagegen einwenden, dass die entsprechenden polaren Strukturen nicht unbedingte Gegebenheiten seien, sondern selbst schon durch eine bestimmte Art des Zuganges bestimmt erscheinen, und es ist denkbar, die polaren Gegensätze als Ganzes zu nehmen und als solches von einem gleichsam übergeordneten Standpunkt aus zu untersuchen. In diesem Fall haben wir dann aber, wiederum nur auf eine höhere Ebene verschoben, genau dasselbe Problem der relativen und absoluten Einstellung; und so geht es weiter, wenn man nicht einen Weg findet, um aus dieser Bewegung hinauszukommen. Für unsere gegenwärtige Problematik ist es nun so, dass wir nicht aus dieser Bewegung hinauskommen wollen, sondern dass wir in dieser Bewegung drin bleiben, um etwas über die Beziehung des Menschen zur Geschlechtlichkeit seiner selbst und der andern zu erfahren, was sich vielleicht gerade auch im Hinblick auf die Psychiatrie als fruchtbar erweisen könnte. Wichtig ist bloss, dass wir uns Rechenschaft darüber ablegen, wie sehr es sich bei diesen Untersuchungen um etwas handelt, was an eine bestimmte Methode gebunden ist. Dabei ist freilich wiederum zu bedenken, dass es sich um eine philosophische Methode handelt, die geeignet ist, allgemeine Einsichten zu vermitteln.

Wir lesen nun die Al. 2 bis 4. Es geht dabei einmal darum zu zeigen, wie sehr das männliche Geschlecht absolut wird und die Neigung hat, seine Haltung als die objektiv gültige schlechthin hinzustellen, woraus sich eine Reihe interessanter Aspekte ergeben.

> Al. 2, S. 58f.: Die Grundrelativität im Leben unserer Gattung besteht zwischen der Männlichkeit und der Weiblichkeit; und auch an ihr tritt dieses typische Absolutwerden der einen Seite eines Paares relativer Elemente in die Erscheinung. Wir messen die Leistung und die Gesinnung, die Intensität und die Ausgestaltungsformen des männlichen und des weiblichen Wesens an bestimmten Normen solcher Werte; aber diese Normen sind nicht neutral, dem Gegensatz der Geschlechter enthoben, sondern sie selbst sind männlichen Wesens. Ich lasse für jetzt Ausnahmen, Umkehrungen, Weiterentwicklungen dieses Verhaltens beiseite. Die künstlerischen Forderungen und der Patriotismus, ebenso wie der Kosmopolitismus, die allgemeine Sittlichkeit und die besonderen sozialen Ideen, die Gerechtigkeit des praktischen Urteils und die Objektivität des theoretischen Erkennens, die Kraft und die Vertiefung des Lebens – all diese Kategorien sind zwar gleichsam ihrer Form und ihrem Anspruch nach allgemein menschlich, aber in ihrer tatsächlichen historischen Gestaltung durchaus männlich. Nennen wir solche als absolut auftretenden Ideen einmal das Objektive schlechthin, so

gilt im geschichtlichen Leben unserer Gattung die Gleichung: objektiv = männlich. Jene durchgehend menschliche, wohl in tiefen metaphysischen Gründen verankerte Tendenz, aus einem Paar polarer Begriffe, die ihren Sinn und ihre Wertbestimmung aneinander finden, den einen herauszuheben, um ihn noch einmal, jetzt in einer absoluten Bedeutung, das ganze Gegenseitigkeits- oder Gleichgewichtsspiel umfassen und dominieren zu lassen, hat sich an der geschlechtlichen Grundrelation der Menschen ein historisches Paradigma geschaffen.

Wichtig für die Psychiatrie ist zunächst die Tendenz des Mannes, da er seine Haltung für objektiv hält, sein Mannsein zu vergessen, während die Frau stets an ihr Frausein erinnert wird, das als Hintergrund gleichsam stets mitschwingt. Interessant wäre es, diese Problematik im Hinblick auf Husserls Appräsentation genauer zu untersuchen. Es handelt sich offenbar um spezifische Formen des Appräsentierens und um Grade dieser Haltung. Man merkt das sehr gut daran, dass es ein Unterschied ist, ob man mit Männern oder mit Frauen spricht. Wir pflegen das jeweils als selbstverständlich vorauszusetzen. Es ist in Wirklichkeit aber gar nicht selbstverständlich, und es ist unsere Aufgab, eben gerade zu zeigen, worin diese Problematik liegt, ja, diese Problematik überhaupt aus ihrer Selbstverständlichkeit herauszulösen, um sie sehen zu können.

Al. 3, S. 59f.: Daß das männliche Geschlecht nicht einfach dem weiblichen relativ überlegen ist, sondern zum Allgemein-Menschlichen wird, das die Erscheinungen des einzelnen Männlichen und des einzelnen Weiblichen gleichmäßig normiert – dies wird, in mannigfachen Vermittlungen, von der *Machtstellung* der Männer getragen. Drückt man das geschichtliche Verhältnis der Geschlechter einmal kraß als das des Herrn und des Sklaven aus, so gehört es zu den Privilegien des Herrn, daß er nicht immer daran zu denken braucht, daß er Herr ist, während die Position des Sklaven dafür sorgt, daß er seine Position nie vergißt. Es ist gar nicht zu verkennen, daß die Frau außerordentlich viel seltner ihr Frau-Sein aus dem Bewußtsein verliert als der Mann sein Mann-Sein. Unzählige Male scheint der Mann rein Sachliches zu denken, ohne daß seine Männlichkeit gleichzeitig irgendeinen Platz in seiner Empfindung einnähme; dagegen scheint es, als würde die Frau niemals von einem deutlicheren oder dunkleren Gefühle, daß sie Frau ist, verlassen; dieses bildet den niemals ganz verschwindenden Untergrund, auf dem alle Inhalte ihres Lebens sich abspielen. Da das differentielle, das Männlichkeits-Moment in den Vorstellungsbildern und Normsetzungen, in den Werken und Gefühlskombinationen, dem Bewußtsein seiner Träger leichter entschwindet, als das entsprechende an dem Weiblichkeitsmoment geschieht, – denn für den Mann als den Herrn knüpft sich innerhalb seiner Lebensbetätigungen kein so vitales Interesse an seine Relation zum Weiblichen, wie die Frau es an ihrer Relation zum Männlichen haben muß – so heben sich die männlichen Wesensäußerungen für uns leicht in die Sphäre einer überspezifischen, neutralen Sachlichkeit und Gültigkeit (denen die spezifisch männliche Färbung, wo sie etwa bemerkt wird, als etwas Individuelles und Zufälliges subordiniert wird). Dies offenbart sich in der unendlich häufigen Erscheinung, daß Frauen gewisse Urteile, Institutionen, Bestrebungen, Interessen als durchaus und charakteristisch männlich empfinden, die die Männer sozusagen naiv für einfach sachlich halten. Auf der gleichen Grundlage der männlichen Herrschaft drängt eine andere Tendenz auf das gleiche Resultat. Von jeher hat jede auf subjektiver Übergewalt beruhende Herrschaft es sich angelegen sein lassen, sich eine objektive Begründung zu geben, das heißt: Macht in Recht zu transformieren. Die Geschichte der Politik, des Priestertums, der Wirtschaftsverfassungen, des Familienrechts ist voll von Beispielen. Insofern der Wille des pater familias, der dem Hause auferlegt ist, als „Autorität" erscheint, ist er nicht mehr willkürlicher Ausnutzer der Macht, sondern der Träger einer objektiven Gesetzlichkeit, die auf das Überpersönlich-Allgemeine der Familieninteressen geht. Nach dieser Analogie und oft in eben diesem Zusammenhang entwickelt sich die psychologische Superiorität, die das Herrschaftsverhältnis zwischen Männern und Frauen den männlichen Wesensäußerungen verschafft, sozusagen in eine logische; diese verlangen normative Bedeutung daraufhin, daß sie die sachliche, für alle, ob männliche, ob weibliche Individuen gleichmäßig gültige Wahrheit und Richtigkeit offenbaren.

Der nächste Punkt ist der Hinweis auf die Konsequenzen, die sich aus dieser Situation für die Haltung des Mannes der Frau gegenüber ergeben, wobei einerseits eine mystifizierende Überschätzung entsteht und auf der andern Seite eine Unterschätzung. Daraus entsteht weiter die eigentümliche Tendenz des Mannes, von der Frau einerseits zu fordern, dass sie ihr Verhalten auf dasjenige des Mannes ausrichtet und anderseits, dass sie trotzdem genau so sein soll, wie sie eigentlich ist. Es entstehen so sich ausschliessende Ansprüche des Mannes an die Frau und die daraus entspringenden Schwierigkeiten. Von hier aus sind nun viele pathologische Formen und Abnormitäten der Beziehung der Geschlechter in- und ausserhalb der Ehe zu verstehen. Die Männer, die neben ihren Frauen immer noch eine zweite haben müssen, die Frauen, die verschiedene Männer brauchen, um beim einen die eine, beim andern die andere Rolle zu spielen. Vor allem aber entspringen aus dieser Situation die unzähligen Konflikte, die man in der klassischen Neurosenlehre als Widersprüche zwischen sexuellem Trieb und personhaftem Ich auszulegen pflegt, und das heisst das, was man klinisch als Neurose bezeichnet. Dabei ist interessant und wichtig, dass Simmel eben nicht diese allgemein verbreitete Konflikthaftigkeit zum Ausgangspunkt nimmt, sondern einen sehr eigentümlichen, weit entfernten formalen Gesichtspunkt.

Al. 4, S. 60–63: Daß so das Männliche zu dem schlechthin Objektiven und sachlich Maßgebenden verabsolutiert wird – und zwar nicht nur dessen empirische Gegebenheit, sondern so, daß auch die aus dem Männlichen und für das Männliche erwachsenden Ideen und idealen Forderungen zu übergeschlechtlich-absoluten werden – das hat für die Beurteilung der Frauen verhängnisvolle Folgen. Hier entsteht auf der einen Seite die mystisierende Überschätzung der Frau. Sobald man nämlich dennoch zu dem Gefühl gelangt ist, daß hier, trotz allem, eine Existenz auf völlig selbständiger, normativer Basis vorliegt, fehlt nun jedes Kriterium für sie, die Möglichkeit zu jeder Übersteigerung und jedem Respekt vor dem Unbekannten und Unverstandenen ist eröffnet. Auf der andern Seite aber, näherliegend, erheben sich alle Mißverständnisse und Unterschätzungen daraus, daß ein Wesen nach Kriterien beurteilt wird, die für ein entgegengesetztes kreiert sind. Von hier aus *kann* die Selbständigkeit des weiblichen Prinzips gar nicht anerkannt werden. So lange es sich einfach um eine Brutalisierung der weiblichen Wesensäußerungen (nach Wirklichkeit und Wert) durch die in derselben Ebene liegenden männlichen handelt, so lange war von einem Appell an eine über beiden gelegene Instanz des Geistes Gerechtigkeit zu hoffen. Sobald aber diese höhere Instanz selbst wieder männlich ist, ist nicht abzusehen, wie die weibliche Wesensart zu einer Beurteilung nach Normen kommen soll, die auf sie anwendbar wären. Tritt hiermit den Frauen, ihren Leistungen, Überzeugungen, praktischen und theoretischen Lebensinhalten der absolute Maßstab entgegen (den die für die Männer gültigen Kriterien bilden), so setzt sich dem zugleich ein relativer zur Seite oder gegenüber, der nicht weniger aus der Prärogative der Männer stammt und oft die genau gegenteiligen Forderungen stellt. Denn der Mann fordert von der Frau doch auch, was ihm, nun gleichsam als einseitiger Partei, in seiner polaren Beziehung zu ihr wünschenswert ist, das im traditionellen Sinne Weibliche, das aber nicht eine selbstgenugsame, in sich zentrierende Eigenart bedeutet, sondern das auf den Mann Orientierte, das ihm gefallen, ihm dienen, ihn ergänzen soll. Indem die Prärogative der Männer den Frauen diese Doppelheit der Maßstäbe auferlegt, den männlichen, als übergeschlechtlich Objektives auftretenden, und den zu diesem gerade korrelativen, oft ihm genau entgegengesetzten, spezifisch weiblichen – können sie eigentlich von keinem Standpunkt aus vorbehaltlos gewertet werden. Die spöttisch kritische Attitüde gegenüber den Frauen ist deshalb so durchgehend, aber auch so banal und billig, weil, sobald man sie von einem jener Kriterienkreise aus wertet, der entgegengesetzte auftaucht, von dem aus sie insoweit gerade entwertet werden müssen. Und nun setzt sich diese Doppelheit einander ausschließender Ansprüche, gleichsam ihre Form bewahrend und nur ihre Dimensionen ändernd, innerhalb des inneren Bedürfnisses fort, mit dem der Mann als einzelner sich an die Frau wendet. Ist der Mann – was erst später zu seinen tieferen Folgen kommen wird – das im äußeren und inneren Sinne zur Arbeitsteilung und durch Arbeitsteilung bestimmte Wesen, so wird der so vereinseitigte Einzelne in der Frau die Ergänzung seiner einseitigen Qualitäten suchen, also auch in ihr ein differentielles Wesen, das diese Ergänzung durch die mannigfaltigsten Grade von annähernder Gleichheit bis zu radikaler Gegensätzlichkeit zu leisten hat: die inhaltliche Besonderheit der Individualität fordert eine ihr korrelative inhaltliche Besonderheit von der Frau. Daneben aber verlangt die Differenziertheit als Lebensform überhaupt ihre Ergänzung und Korrelation: das einheitliche, womöglich zu gar keinem besonders betonten Inhalt zugespitzte, in dem undifferenzierten Naturgrunde wurzelnde Wesen. Es ist das Verhängnis stark besonderter Individualisierung, daß sie diese beiden einander ausschließenden Ansprüche oft mit gleicher Stärke stellt, einerseits auf eine andere, ebenso entschiedene Individualisiertheit, nur gleichsam mit umgekehrtem Vorzeichen und Inhalt, andererseits auf die prinzipielle Aufhebung solcher Individualisiertheit überhaupt. Der jeweilige besondere Inhalt und die allgemeine Form des männlichen Lebens bedürfen zu ihrer Ergänzung, ihrem Frieden, ihrer Erlösung zweier Korrelate, die untereinander entgegengesetzt sind. Es ist oft die Problematik, ja die mehr oder weniger entwickelte Tragödie von Verhältnissen, daß der Mann die Erfüllung des einen dieser Bedürfnisse durch die Frau als selbstverständlich hinnimmt und sein Bewußtsein ganz durch das Fehlen der andern beherrschen läßt, die logisch mit jener gar nicht simultan sein kann. Nur den Frauen von sozusagen genialer Weiblichkeit scheint es gegeben, zugleich als durchaus differentielle Individualisiertheit und als Einheit, deren Tiefenschicht die Kräfte aller Besonderungen noch in voller Ungeschiedenheit enthält, zu wirken – analog dem großen, in eben dieser Zweiheit wirkenden Kunstwerk, und gleichgültig gegen deren begriffliche Unverträglichkeit; in den typischen Fällen ist diese indes hinreichend wirksam, um durch den Wechsel des fordernden Standpunktes die Frau in jedem Fall als das Wesen erscheinen zu lassen, dem gegenüber der Mann noch das Recht der Forderung, der Beurteilung aus der Höhenlage objektiver Normierung heraus besitzt.

17. März 1964

In Alinea 5 werden recht schwierige Probleme erörtert, die mit den vorhergehenden in Zusammenhang stehen und sich als Konsequenz daraus ergeben, wobei vor allem deutlich wird, dass das Verhältnis der Geschlechtlichkeit einerseits zum Geschlechtsunterschied anderseits für die beiden Geschlechter verschieden ist. Dabei ergibt sich, dass die Anlehnungs- und Relationstendenz des Mannes offenbar mit der Intentionalität zu tun hat, und umgekehrt die Selbstgenügsamkeit der Frau mit dem, was

Freud den Narzissmus genannt hat. Überhaupt zeigt sich immer deutlicher, wie Freuds Typen der Objektwahl sich bei Simmel wieder finden, und zwar in einer begrifflich viel deutlicheren, schärferen, exakteren und eindeutigeren Sprache. Zugleich wird klar, wie sehr es sich dabei um allgemein menschliche Haltungen handelt.

Al. 5, S. 63–65: Die mit alledem angedeutete äußere und kulturgeschichtliche Entwicklung ist doch wohl das Phänomen einer in der überhistorischen Basis des Geschlechtsunterschiedes wurzelnden Bestimmtheit. Das entscheidende Motiv des ganzen Erscheinungskreises ist das oben angedeutete: der Geschlechtsunterschied, scheinbar eine Relation zweier logisch äquivalenter, polarer Parteien, ist dennoch für die Frau typischerweise etwas Wichtigeres als für den Mann, es ist ihr wesentlicher, daß sie Frau ist, als es für den Mann ist, daß er Mann ist. Für den Mann ist die Geschlechtlichkeit sozusagen ein Tun, für die Frau ein Sein. Aber dennoch oder vielmehr gerade damit ist jene Bedeutsamkeit des Geschlechts*unterschiedes* für sie, genau angesehen nur eine sekundäre Tatsache; sie ruht in ihrem Weibtum als in einer absoluten Wesenssubstanz und – etwas paradox ausgedrückt – gleichgültig dagegen, ob es Männer gibt oder nicht. Für den Mann gibt es diese zentripetale, für sich seiende Geschlechtlichkeit gar nicht. Seine Männlichkeit (im sexuellen Sinne) ist viel durchgehender mit der Beziehung zu der Frau verbunden, als die Weiblichkeit der Frau mit der zum Manne. Dies anzuerkennen, ja vielleicht nur zu begreifen, hindert uns die naive Voraussetzung, die ja gerade in Frage steht: daß die Weiblichkeit nur eine Relationserscheinung zum Manne wäre und daß, wenn diese Relation wegfiele, nichts übrig bliebe; es bleibt tatsächlich kein neutraler „Mensch", sondern eine Frau übrig. Es ist deshalb sicher in vielen Fällen keine Selbsttäuschung (was ein billiger Skeptizismus und eine nicht viel kostspieligere Schematik freilich leicht behaupten können), wenn Mädchen sich einer leidenschaftlichen Sehnsucht nach einem Kinde, aber keiner nach einem Manne bewußt sind. Am extensivsten aber zeigt sich die Selbständigkeit des Geschlechtlichen an der Frau in dem von aller weiteren Beziehung zum Manne unabhängigen Verlaufe der Schwangerschaft und daran, daß es in den Urzeiten der Menschheit offenbar sehr lange gedauert hat, ehe man überhaupt die Verursachung der Schwangerschaft durch den Geschlechtsakt erkannte. Daß die Frau in der tiefsten Identität von Sein und Weibsein lebt, in der Absolutheit des *in sich* bestimmten Geschlechtlichen, das für seine Charakterwesentlichkeit der Relation zum anderen Geschlecht nicht bedarf, das macht ihr freilich, nun von einer anderen Schicht aus gesehen, in der singulären historischen Erscheinung auch diese Relation, gleichsam den soziologischen Ort ihres metaphysischen Wesens, besonders wichtig; während für den Mann, dessen spezifische Geschlechtlichkeit sich nur an dieser Relation aktualisiert, sie eben deshalb nur ein Lebenselement unter anderen ist, kein character indelebilis wie dort – so daß die Beziehung zur Frau trotz ihrer, für seine Geschlechtlichkeit entscheidenden Bedeutung doch im ganzen nicht jene vitale Wichtigkeit für ihn besitzt. Offenbar ist das typische Verhalten dieses: die Erfüllung des sexuellen Begehrens hat die Intention, den Mann aus der Beziehung zu lösen, die Frau an die Beziehung zu binden. Es ist allgemeine Erfahrung, daß die Frau den Mann umso mehr liebt, wenn sie sich ihm hingegeben hat, ja daß ihre wirkliche, tiefgründige Liebe oft erst damit entsteht – oft dadurch noch unterstützt, daß die Schwangerschaft schützende Anlehnung fordert. Ebenso allgemein aber ist die Erfahrung, daß der Mann von der Frau, die sich ihm hingegeben hat, sehr bald nichts mehr wissen will – was dann zu einer der ethisch widerwärtigsten Erscheinungen führt: daß er die Frau um ihrer Hingabe willen *verachtet,* um sie mit besserem Rechte zu verlassen und durch diese Verachtung den Ärger über die eigene Schwäche oder das eigne Unrecht abzureagieren. Das allgemeine Schema aber ist auch hier, daß für den Mann die sexuelle Frage eine Relationsfrage ist, also überhaupt verschwindet, sobald er, weil der motivierende Trieb gestillt ist, an der Relation kein Interesse mehr hat, sein Absolutes ist mit seinem Geschlechtlichsein nicht verbunden. Für die Frau ist dieses eine Wesensfrage, die ihre Absolutheit sekundär auch in die aus ihr hervorgegangene Relation hineinträgt. Der Mann mag durch Erlebnisse des erotischen Gebietes zur Raserei oder zum Selbstmord gebracht werden, er fühlt dennoch, daß sie ihn im tiefsten nichts angehen – soweit solche Dinge, die ihre Beweislast nicht tragen können, ausgesprochen werden dürfen. Selbst in den Äußerungen so erotischer Naturen wie Michelangelo, Goethe, Richard Wagner finden sich genug Imponderabilien, die auf diese Rangierung des erotischen Erlebnisses in ihnen hinweisen.

Interessant ist in diesem Zusammenhang, auf die Probleme der Homosexualität hinzuweisen, wobei freilich manches noch genauer erörtert werden müsste. – In diesem Zusammenhang ist auch auf die Beziehungen des weiblichen Geschlechtscharakters zur Genialität des Mannes hinzuweisen, worüber sich ja bei Simmel interessante Ausführungen finden. Dabei muss das mögliche Missverständnis abgewehrt werden, als ob man in sentimentaler Art, wie dies vielerorts geschieht, Homosexualität und Genialität in eine äusserliche Beziehung zueinander setzen könnte.

Weiter muss darauf hingewiesen werden, dass in Untersuchungen wie diejenigen von *Bataille* doch der weibliche Aspekt der Sexualität eine wichtige Rolle spielt, d.h. es wird eben versucht, dieser Seite gerecht zu werden, diese Seite zu aktivieren und vor allen in einer bestimmten Weise zugänglich zu machen.

Weiterhin zeigt sich immer deutlicher eine eigentümliche Verschränkung des Absoluten und des Relativen, indem beiden Geschlechtern absolute und relative Haltungen zum Geschlechtlichen zukommen, aber auch diese nicht spiegelbildlich, sondern eher polar strukturiert sind. Daraus werden nun bestimmte Haltungen dem Geschlechtlichen gegenüber aufgezeigt, die empirisch immer wieder angetroffen werden. Simmel versucht nun, diesen empirischen Haltungen eine metaphysische Begründung zu geben, indem er Seinsweisen aufzeigt, aus denen die Haltungen verständlich werden. Dabei zeigt sich auch hier, dass die Seinsweisen umgekehrt sind, als die empirischen Verhaltensweisen es erscheinen lassen.

Wichtig ist noch, sich darüber klar zu werden, wie sehr die geschlechtliche Relation für Frau und Mann etwas anderes bedeutet, und wie dieses Relative in ganz andern ontologischen Strukturen seine Begründung hat.

Endlich wäre darauf hinzuweisen, wie sehr Simmel selbst sich Rechenschaft gibt, darüber etwas auszusprechen, was man eigentlich gar nicht aussprechen kann, und wie wenig es möglich ist, das zu beweisen, was hier ausgesprochen wird. – Im nächsten Alinea 6 wird dasselbe weiter ausgeführt.

> Al. 6, S. 65f.: Das Absolute, das die Sexualität oder die Erotik als kosmisches Prinzip darstellt, wird für den Mann zur bloßen Relation zur Frau; die Relativität, die dieses Gebiet als Beziehung zwischen den Geschlechtern besitzt, wird für die *Frau* zum Absoluten, für sich Seienden ihres Wesens. Das schließliche Ergebnis dieser Konstellation ist auf der einen Seite das häufig festgestellte Gefühl, als ob auch die vollkommenste Hingabe einer Frau einen letzten Vorbehalt ihrer Seele nicht löste – weil sie eben *in sich* geschlechtlich ist, nicht nur in der Beziehung zum Mann –, als wäre ein heimliches Sichselbstgehören und Insichgeschlossensein in ihr, das sie zwar auch, da sie sich eben ganz gibt, in den Tausch einsetzt, das sich aber auch in ihm nicht zu dem andern hin öffnet, sondern, obgleich ihm zu eigen geworden, dabei noch immer an seinem Wurzelgrunde und in seiner Umfriedetheit beharrt. Ein in der Realität ganz einfaches Verhalten wird hier in seinem begrifflichen Ausdruck diffizil und leicht verwirrbar. Indem der Mann sein Leben und Leisten in die Form der Objektivität und damit über die Gegensatztatsache der Geschlechtlichkeit hinweghebt, besteht diese letztere für ihn wirklich nur in der Relation, als die Relation zu den Frauen. Für diese aber, mit ihren letzten Wurzeln in die Tatsache ihres Frauentums verwachsen oder mit ihr identisch, ist die Geschlechtlichkeit ein Absolutes, ein Für-sich-Seiendes geworden, das in der Beziehung zum Manne nur eine Äußerung, eine empirische Realisierung gewinnt. Innerhalb ihres Bezirkes aber hat diese Beziehung – weil sie eben das Phänomen des fundamentalen Seins der Frau ist – für sie die unvergleichlichste Bedeutung und hat deshalb zu dem im tieferen Sinne ganz irrigen Urteil geführt, daß das definitive Wesen der Frau, statt in sich selbst zu ruhen, mit dieser *Beziehung* zusammenfiele, sich in ihr erschöpfte. Die Frau bedarf gar nicht so sehr des Mannes in genere, weil sie das sexuelle Leben schon sozusagen in sich hat, als das in sich beschlossene Absolute

ihres Wesens; um so mehr bedarf sie, wenn dies Wesen in die Erscheinung treten soll, des Mannes als Individuum. Der Mann, der viel leichter sexuell zu erregen ist, weil es sich dabei für ihn nicht um eine Bewegtheit der Wesenstotalität, sondern nur einer Teilfunktion handelt, hat dazu nur eine ganz generelle Anregung nötig. So können wir die Erfahrungstatsache begreifen, daß die Frau mehr an dem einzelnen Manne, der Mann mehr an der Frau im allgemeinen hängt.

24. März 1964

Es erweist sich als recht schwierig, die im Wesen von Frau und Mann liegenden Verhaltensweisen zum Geschlechtlichen konsequent durchzuführen und an einzelnen Phänomenen zu erläutern, indem nämlich die Tendenz besteht, alles immer von dem einen, dem männlichen Standpunkt aus, zu interpretieren und diesen eben als den schlechthin einzigen, den absolut gültigen zu postulieren.

Al. 7, S. 66–68: Aus dieser fundamentalen Struktur wird es verständlich, daß einerseits der psychologische Instinkt von jeher die Frau als das Geschlechtswesen bezeichnet hat und daß andrerseits die Frauen selbst sich so oft dagegen auflehnen und diese Bezeichnung als irgendwie unzutreffend empfinden. Dies liegt daran, daß man unter Geschlechtswesen – in Übertragung dessen, was dies für den männlichen Standpunkt bedeuten könnte – ein solches zu verstehen pflegt, das primär und in seiner Basis auf das andere Geschlecht gerichtet ist. Dies aber gilt typischerweise für die Frau nicht. Ihre Geschlechtlichkeit ist gerade viel zu sehr ihre immanente Beschaffenheit, macht viel zu unbedingt und unmittelbar ihr urtümliches Sein aus, als daß sie erst in der Intentionierung auf den Mann hin oder als solche Intentionierung entstehen oder ihr Wesen gewinnen sollte. Am einleuchtendsten wird dies vielleicht an dem Bilde der alten Frau. In viel früheren Jahren als der Mann überschreitet die Frau die obere Grenze des erotischen Reizes im aktiven wie im passiven Sinne. Aber abgesehen von seltensten Ausnahmefällen und den Verfallserscheinungen des ganz hohen Alters, wird sie dadurch keineswegs vermännlicht, oder was hier wichtiger ist, geschlechtslos. Nun alle auf den Mann hinzielende Sexualität als solche erloschen ist, bleibt ihrem gesamten Wesen das weibliche Cachet unverändert erhalten. Alles an ihr, was vielleicht bis dahin an der erotischen Beziehung zum Manne Ziel und Sinn zu besitzen schien, enthüllt sich jetzt als ganz jenseits dieser Beziehung gestellt, als ein eigenzentraler, aus sich selbst bestimmter Besitz ihres Wesens. Darum erscheint es mir auch keineswegs erschöpfend, wenn man eben dieses Wesen, statt in die Relation zum Manne, nun in die zum Kinde auflösen wollte. Natürlich ist die unermeßliche Bedeutung, die diese Relation ebenso wie die andere für die

> Frau hat, gar nicht diskutabel. Allein wie sie gewöhnlich behauptet wird, ist sie auch nur eine Definition vom Standpunkt des sozialen Interesses aus, eine Abwandlung jener anderen Einstellung der Frau in einen von ihr abführenden Zweckzusammenhang, bestenfalls eine Projizierung ihres eigensten und einheitlichen Wesens in die Zeitreihe und eine außerhalb ihrer gelegene Vielfachheit. Unmittelbar folgt aus jener Zielsetzung, daß die Frauen schließlich nur für die Männer da sind. Denn da aus der nächsten Generation die weiblichen Elemente als Endzwecke ausscheiden, vielmehr wieder nur als Mittel für die dann nächste Generation dienen, innerhalb deren dasselbe Spiel sich wiederholt – so bleiben als Zwecke, um derentwillen eben dieses sich abrollt, nur die männlichen Elemente aller Generationen übrig. Schon diese logische Konsequenz zeigt darauf hin, daß all solche Relationen nur *Erscheinungen* des metaphysischen Wesens der Frau sind, in denen dieses in seiner Geschlossenheit und seinem Beisichsein dennoch nicht aufgeht. Freilich ist dieses Wesen bis in seine letztergründbare Tiefe hinein ganz und gar weiblich, aber diese Weiblichkeit ist nicht in demselben Sinne Erscheinung, nichts Relatives, also etwas „für andere" – so wenig damit, um Mißverständnissen vorzubeugen, etwa ein Egoismus gemeint ist; schon weil Egoismus immer eine Beziehung zu Anderem ist, ein Sich-nicht-genügen an dem eigenen Sein, ein Hinsehen auf ein Außerhalb, das man erst in dieses Sein einsaugen möchte. Obgleich es der populären Ansicht widerstreitet: dem tiefsten Wesen des Mannes liegt dieses Sich-zum-Mittel-machen, dieses Verlassen des eigenen Zentrums viel näher als dem der Frau. Er schafft das Objektive oder wirkt in das Objektive hinein, sei es in den Erkenntnisformen der Vorstellung, sei es in schöpferischer Gestaltung gegebener Elemente. Sein theoretisches wie sein praktisches Ideal enthält ein Element von Entselbstung. Er legt sich immer in eine irgendwie extensive Welt auseinander, so sehr er sie mit seiner Persönlichkeit durchdringen mag, er fügt sich mit seinem Tun in historische Ordnungen ein, innerhalb deren er bei aller Macht und Souveränität als Mittel und Glied gelten kann – ganz anders als die Frau, deren Sein sich sozusagen auf rein intensiven Voraussetzungen aufbaut, die vielleicht in ihrer Peripherie störbarer und zerstörbarer ist als der Mann, aber, so eng mit dem Mittelpunkt verbunden sich diese Peripherie auch zeigen mag – und in der Enge dieser Verbindung des peripherischen und des zentralen Seins liegt wohl das Grundschema aller Frauen-Psychologie –, in diesem Mittelpunkt expansionsloser und allen außerhalb gelegenen Ordnungen entzogener ruht.

Von da aus muss es nun verstanden werden, dass die Frau allgemein als das Geschlechtswesen schlechthin aufgefasst wird, wobei man mit diesem Begriff meint, sie sei primär und in ihrem Wesen auf das andere Geschlecht gerichtet. Während man von der ersten Behauptung sagen könnte, sie sei vielleicht zur Hälfte richtig, muss man von der zweiten Behauptung sagen, sie sei vollkommen verkehrt und dem Wesen der Frau eben gerade entgegengesetzt. – Sehr schön ist dann die Analyse der Weiblichkeit alter Frauen.

Wichtig ist ferner das Problem der Beziehung der Frau zum Kind; die grundsätzlichen Aspekte, die hier dazu erörtert werden, wären zu berücksichtigen bei jenen Phänomenen, die durch das moderne Gerede von der Mütterlichkeit in ihrer Bedeutung für Frau und Kind gemeint sind. Interessant ist dabei, wie die männliche Auffassung die Frau in eine ganz bestimmte Rolle des Mittels versetzt.

Weiter ist nun wichtig die Analyse des Egoismus als einer Form der Beziehung, nämlich des Bezogenseins auf andere im Hinblick darauf, dass andere etwas haben, was ich nicht habe, was ich aber auch haben möchte. Dieses egoistische Sich-nicht-genügen ist mehr männlich als weiblich, oder aber anders ausgedrückt, es steht dem männlichen Wesen näher als dem weiblichen. Ganz wichtig ist, dass die Entselbstung mit dem theoretischen Interesse des Mannes wie mit seinem praktischen Ideal zu tun hat, während die Frau immer irgendwie sich selbst bleibt.

Von Interesse ist in all diesen Zusammenhängen das Problem des Immer-schon-draussen-Seins bei Heidegger. Natürlich ist dies eine ontologisch existentiale Struktur des Daseins jenseits der geschlechtlichen Differenzierung. Es fragt sich eben doch, ob nicht im Heideggerschen Entwurf ein spezifisch männlicher Zug liegt mitsamt seiner Neigung, seine Auffassung zu verabsolutieren, und ob nicht gewisse Einwände gegen Heidegger die Empfindung gewisser Mängel seiner Ontologie auf eine Einseitigkeit hinweisen. Von hier aus könnte es verstanden werden, dass eben vielleicht doch in *Sein und Zeit* die Leibproblematik nicht thematisch wird, dass die Geschlechtlichkeit als existentiale Struktur nicht in Erscheinung tritt. (Die kleinen Ausnahmen wie etwa die Sätze über die Geburt sind ja eher anekdotisches Beiwerk als einbezogene strukturierende und konstituierende Mächte.) Man denke an Binswangers Bemühen um die Liebe, an Bollnows Analyse der Gestimmtheit, an die französischen Phänomenologen und Existenzphilosophen. Man kann Ähnliches sagen im Hinblick auf das Leben und sich fragen, ob wirklich das Leben nur als eine Existenzweise, als ein Auslegungsmodus hinreichend zu bestimmen ist. All das hängt mit diesen Problemen zusammen, und dadurch gewinnt der Versuch von Simmel nicht nur sehr an Bedeutung, sondern auch an Tiefe.

31. März 1964

> Al. 8, S. 68f.: Mag man das Leben als subjektiv-innerliche Gerichtetheit, mag man es in seinem Ausdruck an den Dingen erfassen, immer erscheint das männliche Individuum nach zwei Seiten be-

wegt, in deren Polarität die Frau nicht hineingezogen ist. In jener ersteren Hinsicht ist der Mann einmal nach dem rein Sinnlichen hingerissen (im Unterschied zu der tieferen weiblichen Sexualität, die eben deshalb, weil sie weniger affaire d'épiderme ist, im allgemeinen weniger spezifisch sinnlich ist), der Wille zieht ihn, das Einsaugen- und Beherrschenwollen – und dann wieder reißt es ihn zum Geistigen, zur absoluten Form, zu der Unbegehrlichkeit des Transzendenten. Es ist vielleicht ein Grundirrtum Schopenhauers, die vitale Bedeutung des letzteren in die bloße Verneinung des ersteren zu verlegen, ein nicht geringerer Nietzsches, umgekehrt auch in aller Leidenschaft für das Unsinnliche und Überelementare nur den elementaren Willen zu Macht und Leben spüren zu wollen. So einfach scheint mir die Vereinheitlichung nicht herstellbar, sondern man wird wohl an der Polarität (die ja als solche auch eine Art Einheit ist), an der Gegnerschaft der beiden innerlichen Richtungen, als einem Letzten Halt machen müssen. Demgegenüber verbleibt die Frau in sich, ihre Welt gravitiert nach dem dieser Welt eigenen Zentrum. Indem die Frau jenseits jener beiden eigentlich exzentrischen Bewegungen, der begehrlich sinnlichen und der transzendent formalen steht, könnte man gerade sie als den eigentlichen „Menschen", als die im umgrenztest Menschlichen Wohnhafte bezeichnen, während der Mann „halb Tier, halb Engel" ist. Und nun in der Wendung zum Objekt: es ist einerseits im ganzen männliche Art, den Eigenbestand und die Eigengesetzlichkeit der Dinge als etwas Wesentliches und Bedeutsames anzuerkennen. Das ganze Ideal eines möglichst sachlichen und reinen Erkennens ruht auf dieser inneren Voraussetzung. Daneben wirkt das Interesse am Gestalten und Umschaffen der Dinge, mit dem entschiedenen Willen, daß sie nun auch so sein und dastehen sollen, wie der Geist es ihnen auferlegt. Die Frau als Typus steht jenseits dieses Doppelverhältnisses zu den Dingen. Der Idealismus der reinen Theorie, die eine Beziehung zu dem bedeutet, wozu man eben keine Beziehung hat, ist nicht ihre Sache. Was sie nicht sich verbunden fühlt, sei es in äußerer oder ethisch-altruistischer Zweckmäßigkeit, sei es in Bedeutsamkeit für ein inneres Heil, geht sie eigentlich nichts an, als fehlte ihr jene gleichsam drahtlose Verbindung dazu, die das bloß objektivische Interesse stiftet. In Hinsicht auf Gestaltung andrerseits ist das männliche Werk – vom Schuster und Tischler bis zum Maler und Dichter – die vollkommene Bestimmung der objektiven Form durch die subjektive Kraft, aber auch das vollkommene Objektivwerden des Subjekts. So rastlos und selbstlos tätig aber die Frau sei, von so reichem Wirken und „Schaffen" innerhalb ihrer Sphäre, von so entschiedener Fähigkeit, ein Haus, ja einen ganzen Kreis auf den Ton ihrer Persönlichkeit zu stimmen, so ist die Produktivität im Sinne jenes Ineinandergehens und gleichzeitigen Selbständigseins von Subjekt und Objekt doch nicht ihre Angelegenheit. Erkennen und Schaffen sind Relationsbewegtheiten, mit denen sozusagen unser Sein aus sich herausgeführt wird, ein Verlegen des Zentrums, in Aufheben jener letzten Geschlossenheit des Wesens, die eben dem weiblichen Typus bei aller äußeren Geschäftigkeit und aller Hingebung an praktische Aufgaben den Lebenssinn konstituiert. Das Verhältnis zu den Dingen, das in irgendeiner Weise zu haben allgemeine Notwendigkeit ist, gewinnt die Frau, sozusagen ohne das Sein, in dem sie ruht, zu verlassen – durch eine unmittelbarere, instinktivere, gewissermaßen naivere Berührung, ja Identität. Ihre Existenzform geht nicht auf jene besondere Trennung von Subjekt und Objekt, die erst in den besonderen Formen von Erkennen und Schaffen wieder ihre Synthese erfährt.

Ad Al. 8: Im wesentlichen geht es darum zu zeigen, wie sehr der Mann in eine Polarität einbezogen ist zwischen Subjekt und Objekt, zwischen Sinnlichkeit und Geist, und wie sehr die Frau dieser Polarität wesensmässig fern steht. Sehr schön zeigt sich, wie der Mann den Eigenbestand und die Eigengesetzlichkeit der Dinge anerkennt und gleichzeitig das Bestreben hat, in schöpferischer Weise die Dinge umzugestalten. Umgekehrt ist es so, dass die Frau die Dinge auf sich beruhen lässt, dabei aber eine naivere, unmittelbarere Beziehung zu ihnen hat, ja mit ihnen in einer Art Identität lebt.

Auch diese Seiten des Geschlechtsunterschiedes sind von der grössten Bedeutung, nicht nur für die Psychotherapie, sondern für jedes Gespräch mit einem Patienten, das eben grundsätzlich verschieden ist, je nachdem ob man mit einer Frau oder einem Mann spricht, der jeweilige Partner reagiert anders, und das Gespräch muss ganz verschieden aufgebaut werden. Dabei handelt es sich um ausserordentlich schwierige, vieldeutige Probleme, in die nicht nur die formalen Eigentümlichkeiten männlichen und weiblichen Wesens eintreten, sondern darüber hinaus das Verhalten von Mann und Frau zu diesen Wesenszügen. Man muss eben bedenken, dass im Gespräch mit einem Mann oder mit einer Frau der Partner sich entweder deren Wesen anpassen kann oder aber gerade das gegenteilige Wesen zum Ausdruck bringt, wobei, je nachdem ob Gleich- oder Gegengeschlechtlichkeit besteht, ganz verschiedene Haltungen eingenommen werden. So kann es etwa sein, dass eine Frau sich von einem Mann besonders gut verstanden fühlt, wenn dieser ihrem Wesen besonders entgegenkommt, oder aber es ist umgekehrt möglich, dass die Frau es faszinierend findet, wenn im Gespräch der Mann sein eigenes Wesen besonders betonend hervortreten lässt. Je nach der Situation wird zudem die eine oder die andere Haltung besonders bevorzugt werden. Es kommt noch hinzu, dass die betreffende Gesprächspartnerin des Mannes, je nachdem wie er sich verhält, sehr verschieden reagieren kann, grundsätzlich so, dass sie ihren Wesenszug deutlicher hervorkehrt oder aber mehr oder weniger die Rolle des Mannes übernimmt. Während eines Gesprächs können die entsprechenden Haltungen von Minute zu Minute wechseln, die verschiedenen Kombinationen werden ausprobiert und je nach Absicht und Ziel des Gesprächs Modulationen in der einen oder andern Richtung von beiden Seiten her erfolgen. Einerseits wird spontan auf das Verhalten des andern reagiert, anderseits entsteht das Bedürfnis, die eigene Haltung, sei sie geschlechtsentsprechend oder gegensätzlich, selbständig zur Geltung zu bringen. Man muss sich eben klar sein, ein Gespräch zwischen Mann und Frau ist nie symmetrisch, sondern stets von einer eigentümlichen Asymmetrie gekennzeichnet.

Es kommt endlich noch hinzu, beim Gespräch zwischen Gleichgeschlechtlichen werden genau dieselben Verhaltensweisen ins Feld geführt, da ja der Gegensatz an sich kein absoluter ist, sondern es sich immer darum handelt zu prüfen, welche Haltung dominiert. Es ist so möglich, dass in einem Gespräch Gleichgeschlechtlicher über irgendein sachliches Problem der eine Partner bald mehr eine weibliche, der andere bald mehr eine männliche Rolle spielt.

Besonders interessant sind diese Aspekte im *Rorschach.* Dort zeigt sich, ob es sich um mehr männlich oder mehr weiblich stilisierte Protokolle handelt. Man hat das Problem wissenschaftlich untersucht (vgl. Referat Boecker, Fortschritte 1962) und festgestellt, dass der Rorschachversuch sich nur schlecht zur Unterscheidung des Geschlechtes eignet. Wenn man mittels Blinddiagnosen versucht, das Geschlecht zu erraten, dann stimmt das natürlich sehr wohl, aber es ist eben nicht dasselbe, ob eine Frau ein ausgesprochen weiblich stilisiertes Protokoll gibt oder ein Protokoll, an welchem man das nicht sieht, oder aber gar ein männlich stilisiertes. Dann hängt das Ganze davon ab, ob der Versuch von einem Mann oder von einer Frau aufgenommen worden ist. All das ist von grösstem Interesse.

14. April 1964

Al. 9, S. 70f.: So ist eigentlich der Mann, der denkende, produzierende, sozial betätigte, trotz aller Verabsolutierung seiner seelischen Inhalte, zu der gerade sein Dualismus disponiert, viel mehr ein Relativitätswesen als die Frau, und so ist auch seine Geschlechtlichkeit nur eine in der ersehnten oder vollzogenen Relation zu der Frau entwickelte – während das im tiefsten Sinne bedürfnislosere Sein der Frau (trotz aller „Bedürftigkeit" ihrer oberflächlicheren Schichten) die Geschlechtlichkeit sozusagen abstandslos in sich schließt; ihrem gelebten Sein ist ihr metaphysisches Wesen unmittelbar verschmolzen, dem inneren Sinne nach durchaus zu unterscheiden von all ihren Relationen und ihrem Mittelsein in physiologischen, psychologischen, sozialen Hinsichten. Fast alle Erörterungen über die Frauen stellen nur dar, was sie in ihrem – realen, ideellen, wertmäßigen – Verhältnis zum Manne sind; keine fragt, was sie für sich sind; freilich begreifbar genug, weil die männlichen

> Normierungen und Forderungen eben nicht als spezifisch männliche, sondern als das Objektive und schlechthin allgemein Gültige gelten. Fühlt man genau hin, was an Bildnissen jüngerer Frauen, mindestens an ihrer überwiegenden Anzahl, als „Psychologisches“ wirkt, so wird man feststellen, daß es eigentlich gar nicht das Psychologische der Frau selbst, sondern das Psychologische ihrer Wirkung auf den Mann ist, was das Bild uns suggeriert. Und weil man von vornherein nur nach dieser Relation fragt, weil man die Frau wesentlich oder ausschließlich in diesem *Verhältnis* subsistieren läßt, schließt man am Ende, daß sie für sich *nichts* ist – womit man nur das beweist, was man in der Fragestellung schon vorausgesetzt hat. Allerdings wäre auch jene voraussetzungslose Frage: was die Frau denn für sich oder absolut genommen ist, falsch gestellt oder falsch beantwortet, wenn man dabei von ihrem Frauentum absehen wollte. Denn das Frauentum – und dies ist der ganz und allein entscheidende Punkt – kommt nicht ihr, als einem sozusagen metaphysisch farblosen Wesen, erst durch jene Relation zu, sondern ist von vornherein ihr Sein überhaupt, ein Absolutes, das nicht, wie das männliche über den Geschlechtsgegensatz zu stehen kommt, sondern – weiteres vorbehalten – jenseits seiner.

Al. 9: Im wesentlichen wird dasselbe ausgeführt, worüber schon vorher gesprochen wurde. Es wird illustriert an dem künstlerischen Problem von Bildnissen jüngerer Frauen, wobei darauf hinzuweisen ist, dass Simmel seinen Essay verfasst hat, bevor die moderne Kunst und vor allem Picasso bekannt wurden. Für diesen trifft sicher der Ausspruch über das Psychologische in den Bildnissen junger Frauen in noch viel stärkerem Masse zu als für die frühere Kunst.

In bezug auf das, was Simmel hier über das Frauentum sagt, könnte heute dasselbe über das Muttertum oder die Mütterlichkeit gesagt werden. Auf jeden Fall gibt es heute eine Tendenz, das Wesen der Frau in ihrer Beziehung zum Kind zu sehen, analog der Neigung, es in der Beziehung der Frau zum Mann zu sehen.

Ganz allgemein ist darauf hinzuweisen, wie schwierig es ist, diesen Text zu verstehen, und wie Simmel eigentlich dasselbe Problem immer wieder von anderer Seite beleuchtet und beleuchten muss, um es nach und nach in seinem Wesen zu zeigen.

> Al. 10, S. 71: So liegt allerdings in dem männlichen Wesen ein formales Moment, das seine Aufgipfelung über sich selbst zu einer unpersönlichen, ja überrealen Idee und Norm vorbereitet. Das Über-sich-selbst-Hinausgreifen in aller Produktion, die durchgehende Beziehung zu einem Gegenüber, dem sich der Mann mit seiner Einordnung in weit erstreckte reale und ideale Reihen ergibt, enthält von vornherein einen Dualismus, ein Auseinandergehen des einheitlichen Lebens in die Formen des Oben und Unten, des Subjekts und Objekts, des Richters und des Gerichteten, des Mittels

und des Zwecks. Indem das weibliche Wesen diesen ganzen Gegensätzlichkeiten und Überbauten, diesen Distanzen zwischen Subjektivem und Objektivem seine fundamentale Einheitlichkeit gegenüberstellt, offenbart sich die typische Tragik jedes der beiden Geschlechter.

Ad Al. 10, S. 71: Hier wird nun wichtig, wie das Männliche über sich selbst hinausgreift im Sinne eines formalen Momentes, womit reale und ideale Reihen von Formen gegeben werden, über die nun einige Beispiele aufgezählt werden. In bezug auf oben und unten wäre auf die ganze entsprechende Problematik bei Ludwig Binswanger hinzuweisen. Vor allem aber interessant ist die Gegenüberstellung von Richter und Gerichtetem. Hier ist einer der Hinweise auf die Gründe, warum Männer soviel häufiger kriminell werden als Frauen und warum Frauen in ganz spezifischer Art kriminell werden, nämlich aus ihrem ganz anderen Verhältnis zu den Sachen. Man denke z.B. an Warenhausdiebstähle. Das ganze Gerichtswesen ist eine männliche Einrichtung. Man muss aber an Probleme denken wie *Die Richterin* von Konrad Ferdinand Meyer, und es ist anzunehmen, dass Simmel sich auch an solcher literarischen Gestaltung die Grundlage für seine Untersuchung geholt hat. Dr. Hilgers weist auf die Weiblichkeit der Justitia hin und gewisse Auffassungen von Bachofen über das Mutterrecht, die geeignet sind, dieser Betrachtung gewisse Grenzen zu setzen.

21. April 1964

Wir lesen in Al. 11 und 12 die Schilderung der „typischen Tragik jedes der beiden Geschlechter". Einerseits geht es darum, durch genaues Studium des Textes sich klar zu werden, was überhaupt gesagt ist. Ferner geht es darum, zu versuchen darzustellen, was diese Problematik für die Psychiatrie bedeutet.

Zunächst handelt es sich um eine Tragik, die psychiatrisch gesehen etwas zu tun hat mit der Erkrankung an Neurosen und mit neurotischen Konflikten, dann mit der Symptomenwahl sowohl bei Neurosen als auch bei Psychosen; wahrscheinlich hängt auch die Depression mit allem, was dazu gehört, mit dieser Problematik zusammen. Hier liegen die Wurzeln für die verschiedene Symptomatik psychischer Erkrankungen von Männern und Frauen; vielleicht ist hier auch die Ursache für das häufigere Vorkommen von Depressionen bei Frauen als bei Männern zu suchen.

Al. 11, S. 71f.: Für den Mann besteht sie in dem Verhältnis der endlichen Leistung zur unendlichen Forderung. Diese Forderung steht auf zwei Seiten; sie kommt vom Ich her, insofern es nur aus sich heraus will, nur schaffend leben und sich bewähren will; in diesem Aktus kommt seiner Intention nach eine Grenze nicht in Frage.

Auch von seiten der objektiven Idee, die ihre Realisierung fordert, besteht keine Einschränkung, in jedem Werke ist die Absolutheit einer Vollendung ideell angelegt. Indem nun aber diese beiden Unendlichkeiten aneinandergeraten, entstehen durchgängige Hemmungen. Die subjektive Energie, die rein von innen her sich keiner Beschränkung, ja keines Maßes bewußt ist, erfährt ihre Grenze in dem Augenblick, wo sie sich an die Welt wendet und in ihr ein Objekt schaffen will; denn alles Schaffen ist nur im Kompromiß mit den Mächten der Welt möglich, ist eine Resultante aus dem, was wir sind, und dem, was die Dinge sind; selbst das reine Gedankengebilde zeigt die Begrenzung der an sich formlos strömenden geistigen Kraft durch die Notwendigkeiten der Logik, der Sachverhalte, der Sprache. Und die Idee des Werkes selbst erleidet dadurch, daß es nur durch psychische und in ihrem Realwerden notwendig endliche Kräfte hergestellt werden kann, Einschränkung und Verendlichung. Diese Herabsetzung, Störung, Zerstörung, die alle Produktion trifft, ist in den Voraussetzungen dieser Produktion selbst angelegt, die Struktur von Seele und Welt, die alles Schaffen ermöglicht, schlägt dieses Schaffen selbst mit dem Widerspruch, daß die immanente Forderung seiner Unendlichkeit mit der immanenten Unmöglichkeit, diese Forderung zu erfüllen, a priori verbunden ist. Freilich ist dies eine allgemein menschliche Tragik, insofern alles praktisch produktive Verhältnis zwischen Mensch und Welt mit ihr belastet ist. Aber nur für das Geschlecht, das aus seinen letzten Notwendigkeiten heraus dieses Verhältnis herstellt, dem das Leben am Objekt, dem gegebenen und dem zu schaffenden, aus dem eigensten Wurzelgrunde kommt, wächst aus eben diesem jene Tragik.

Simmel weist selbst in Al. 12 auf das Problem hin, dass Frauen leichter zu Argwohn neigen, „dass man mit ihnen psychologisch experimentieren will, sie zum Beobachtungsobjekt macht“. Das ist ein wichtiger Punkt, der zweifellos auch etwas Richtiges trifft und der für die Psychiatrie wiederum von Bedeutung ist. Die Erfahrung zeigt immer wieder, ein psychologisches Experiment wie ein Rorschach- oder Szonditest mit einem männlichen Psychotherapie-Patienten ist jederzeit möglich, mit einem weiblichen nicht in derselben Weise. Die Einstellung der Frau zu einem psychologischen Versuch, etwa im Rahmen der alltäglichen psychologischen Explorationen, ist eben doch eine andere als die vom Manne, und das wäre zu berücksichtigen.

Al. 12, S. 72f.: Gegenüber dieser tiefen inneren Notwendigkeit entsteht die typische Tragik des weiblichen Geschlechts aus ihrer historischen Situation oder wenigstens aus den mehr äußeren Schichten ihres Lebens. Hier fehlt der die Wurzeln der Existenz spaltende Dualismus, der jene sozusagen autochthone Tragik bedingt, das Leben wird als ein in sich ruhender Wert gelebt und gefühlt und ist seinem Sinne nach so in seinen Mittelpunkt gesammelt, daß selbst der Ausdruck, daß es Selbstzweck sei, es noch zu sehr auseinanderzieht. Die ganze Kategorie von Mittel und Zweck, die sich so tief im männlichen Wesen gründet, ist auf die gleiche Tiefenschicht des weiblichen überhaupt nicht anzuwenden. Und nun tritt die Komplikation ein, daß gerade diese Existenzen nach ihren zeitlichen, sozialen, physiologischen Schicksalen als bloße Mittel behandelt und gewertet, ja sich selber als solcher bewußt werden: Mittel für den Mann, für das Haus, für das Kind. Weil sie nicht die Mittel-Wesen sind, sind sie auch nicht die Arbeits-Wesen (nicht zu verwechseln mit ihrem häufigen Bedürfnis nach „Tätigkeit") – welche „Intention der Natur" darin sichtbar wird, daß alle dauernde härtere Arbeit sie verhäßlicht, was bei Männern keineswegs der Fall ist; und doch ist eben dies ihr Verhängnis, daß sie so gut wie immer die eigentlichen Arbeitstiere waren. In die gleiche Richtung weist eine zartere seelische Erscheinung. Frauen haben, wo man mit ihnen in intimerer Weise verkehrt (die nicht von vornherein reine Freundschaft oder Kameradschaftlichkeit ist), leicht den Argwohn, daß man mit ihnen psychologisch experimentieren will, sie zum Beobachtungsobjekt macht; was sie natürlich sehr verletzt, denn hier fühlen sie sich noch in absoluterem, ihnen fremderem Sinne zum „Mittel" entwürdigt, als in der Sexualität. Nun möchte man ihr Geschick, ein bloßes Mittel zu werden, vielleicht eher traurig als tragisch nennen. Denn Tragik liegt doch wohl nur da vor, wo ein zerstörendes, gegen den Lebenswillen des Subjekts gerichtetes Schicksal dennoch aus einem letzten Zuge dieses Subjekts, aus einer Tiefe dieses Lebenswillens selbst gekommen ist – während rein äußere Mächte, so furchtbar, quälend oder vernichtend sie seien, ein bis zum Extrem trauriges, aber nie im eigentlichen Sinne tragisches Los bewirken können. Der Fall der Frauen aber liegt ganz besonders. Jenes Herausgehen über sich selbst, jenes Verlassen der tiefen Gesammeltheit des Lebens, um sich in eine weiterrollende Reihe einzustellen und ihr und ihren anderen Elementen zu dienen, ist hier doch keine schlechthin äußere Vergewaltigung. Es ist zwar nicht in dem metaphysischen Lebenssinn der Frauen angelegt, aber doch darin, daß sie überhaupt in einer Welt stehen, die voll von „anderem" ist, zu der ein Verhältnis zu haben unvermeidlich das reine Ruhen im inneren Zentrum durchbricht. Nicht innerhalb des tiefsten Beisichseins des Wesens, wie für die Männer, sondern in der Tatsache des Hineingesetztseins des Wesens in die naturhafte und geschichtliche Welt entspringt der Dualismus, der die typische Tragik der Weiblichkeit trägt.

Interessant ist, wie sich aus dem Gespräch in Zusammenhang mit der typischen Tragik der beiden Geschlechter Hinweise auf die zwar selbst gewählte, zur Selbstverwirklichung aber notwendige Zerstörung des eigenen Wesens geben. Von hier aus führen zwangslos Brücken zu Freuds Todestrieb mit allem, was damit zusammenhängt, vor allem mit seinen Schwierigkeiten, mit seinen Unklarheiten. Es fragt sich dann, inwiefern die Lebenstriebe von Interesse sein können und was für eine Bedeutung diese für die beiden Geschlechter bekommen, oder anders ausgedrückt, worin der Unterschied von deren Bedeutung liegt.

28. April 1964

Al. 13: Wichtig ist hier, dass die naive Vorstellung, die Passivität der Frau biologisch zu verstehen und von der Sexualität her auszulegen, nicht beachtet und auch nicht ernst genommen wird. Dieses Problem ist wesentlich für die Psychiatrie. Es ist in diesem Zusammenhang auf *Ricoeur* zu verweisen, der zeigt, wie sehr in der durchschnittlichen Ehe die Erotik abgebaut wird, und zwar rasch und sich eigentlich nur noch in der Verfallsform hält, dass der Mann eine biologische Funktion an der völlig passiven Frau abreagiert. Es hängt dies damit zusammen, die Geschlechtlichkeit wird nicht gepflegt und die gegenseitige Beziehung ist derart, dass eine eigentliche erotische Begegnung gar nicht mehr möglich wird.

Die allgemein verbreitete Auffassung einer biologisch sexuell begründeten Passivität der Frau entspringt wahrscheinlich zu einem grossen Teil wenigstens aus dieser Verfallsform, von der natürlich wiederum zu untersuchen wäre, inwiefern sie durch wesenhafte Strukturen der Weiblichkeit ermöglicht ist und inwiefern sich durch sie diese Strukturen dann doch wiederum verwirklichen.

> Al. 13, S. 73f.: Vielleicht eine Nuance, vielleicht aber auch die tiefere Fundierung dieser schwierigkeitsbeladenen Funktion der Frauen als „Mittel“ ist der *passivistische* Charakter, mit dem sie sich, nach allgemeiner Überzeugung, von dem aktiveren Wesen der Männer abscheiden. Auf das Symbol dieser Rolle, das ihre Passivität im Akt der Empfängnis bietet, möchte ich zwar kein Gewicht legen, als entscheidend vielmehr die zentripetale Tendenz ihres seelischen Wesens ansprechen. Eine Existenz, die tief in sich ruht, von Natur her ihren Sinn in reiner Gesammeltheit auf die eigeninnerliche, relationsfreie Subjektivität findet, wird in dem Augenblick, in dem sie in die Beziehung zu außerhalb stehenden Wesen, zu aggressiveren, auf zentrifugale Tendenz gestimmten, eintritt, unvermeidlich die duldende, hinnehmende, passive Rolle spielen. Allenthalben ist, unabhängig vom Geschlechtsunterschied, diese Konstellation zu beobachten. Der entschieden nach innen lebende, mit der reinen Zentralität von Gefühlen und Interessen befriedigte Mensch wird immer ein mehr oder weniger passives Objekt für anders gerichtete, von vornherein an- und ausgreifende, auf Relationen angelegte Naturen sein. Es ist nur die summarische Konsequenz davon, daß er, in die Bewegungen der Umwelt hineingezogen, den Kürzeren zu ziehen pflegt. Nicht weil er schwächer oder

> törichter, gutmütiger oder gegen die strittigen Werte gleichgültiger wäre; mag alles dies sein oder nicht, der eigentlich charakterologische Grund ist, daß seine Lebensdirektive nach innen geht, daß seine Kräfte nicht primär nach außen hin strahlen, sich von Natur nicht in Relationen ergießen, sondern daß er ein geschlossenes Gebilde ist, mit dem ersichtlich die Welt machen kann, was sie will. So hat das passive, „leidende" Wesen der Frauen weder im Physiologischen noch im Historischen seinen ganz und zuletzt zureichenden Grund, sondern in der Unentrinnbarkeit des Verhältnisses zwischen einem in sich beschlossenen, in seinem Mittelpunkt ruhenden Leben und anderen, deren Aktivität über ihre Peripherie hinauslangt und jene in Relationen hineinzieht. Ich führe nur zwei Erscheinungen an, in denen mir der weibliche Passivismus besondere Nachdrücklichkeit zu gewinnen scheint.

Der zweite Aspekt wird von Simmel als der historische bezeichnet, in welchem der passivistische Charakter der Weiblichkeit auch wiederum nicht beruhen kann. Dieser historische Aspekt wird unter dem Bild des Reaktiven abgehandelt. Es wird gezeigt, inwiefern es nicht dieses Reaktive ist, an welchem sich das Wesentliche zeigt, sondern dass etwas anderes das Wesentliche ist, nämlich das Leben in zentripetaler Richtung auf den eigenen Lebensmittelpunkt hin.

> Al. 14, S. 74f.: Zunächst, daß der gewaltsame Verlust der „sexuellen Ehre" die Frau überhaupt „entehrt". Der männliche Ehrbegriff, wo er nicht historisch deformiert ist, lehnt es ab, daß die Ehre durch etwas anderes als eine Handlungsweise ihres Trägers verloren werden kann. Ein anderer kann mir meine Ehre nicht rauben. Und wenn es scheint, als wäre ein Mann damit entehrt, daß ein Rowdy ihn ohrfeigt, so ist nicht die Ohrfeige das Entehrende, sondern daß er nicht Mut und Kraft hat, den Angreifer niederzuschlagen. Sobald er das tut, hat ihn die Ohrfeige keineswegs entehrt; immer ist es nur sein Verhalten, das über seine Ehre entscheidet. Die vergewaltigte Frau aber ist durch etwas, wobei sie rein passiv war, schon entehrt. Auch wenn sie nachher den Vergewaltiger tötet, – was bezeichnenderweise von ihr nicht verlangt wird, wie entsprechend vom Manne – ist ihre Ehre dadurch nicht wieder hergestellt. Dies kann überhaupt durch nichts geschehen, was *sie tut* – höchstens dadurch, daß sie von dem Manne geheiratet *wird.*

In Al. 14 und 15 gibt Simmel zwei Beispiele, die beide von praktisch psychologisch-psychiatrischer Bedeutung sind, die aber einfach beschrieben werden und deren Struktur aufgezeigt wird. Gerade diese hier aufgezeigten Strukturen können unter Umständen von grosser praktischer Bedeutung werden, wenn man mit einem solchen Fall als Psychiater zu tun hat. Sie können einem Hinweise geben, die einerseits für das Verständnis des Zustandekommens einer solchen Situation wichtig sind und die anderseits ebenso sehr wichtig sind für therapeutische Massnahmen. – In diesem Zusammenhang wäre darauf hinzuweisen, wie gerade die Psychoanalyse geneigt ist, vermutliche psychogene Symptome einfach aus individuellen lebensgeschichtlichen Zusammenhängen heraus zu verstehen, grundsätzlich ohne sich damit zu beschäftigen, dass ein solcher Zusammenhang für eine Frau eben etwas ganz anderes bedeutet als für einen Mann, und ohne in diesem Sinne das spezifisch Geschlechtsgebundene von Bedeutsamkeiten und Reaktionen zu sehen. Es kommt, wenn man so sagen kann, durch die Betrachtungsweise des Geschlechtsunterschiedes in der Art, wie Simmel es tut, ein neues formales Element in die Beobachtung, Beurteilung und Behandlung von Patienten. Dieses formale Element steht mit der Geschlechtlichkeit in engster Beziehung, ohne aber sich in dem zu erschöpfen, was man üblicherweise als Sexualität auffasst, nämlich die Bedeutung, die geschlechtliche Erfahrungen, Triebregungen, Phantasien und ähnliches haben. All das muss eher als inhaltliche Gegebenheit aufgefasst werden und wird als solche in der Psychoanalyse fast einzig untersucht. Man müsste allerdings die Arbeiten, und zwar vor allem Freuds über die Weiblichkeit, einmal genauer daraufhin ansehen, inwiefern vielleicht dort doch etwas anderes und mehr gesagt wird.

Al. 15, S. 75: Zweitens. Die Konstellationen: der Mann zwischen zwei Frauen, und die Frau zwischen zwei Männern, offenbaren trotz ihrer Entgegengesetztheit doch gleicherweise den Passivismus der Frau. Für den zweiten Fall bedarf dies keiner Ausführung; die Frau ist hier einfach der Siegerpreis, über den durch das Kräfteverhältnis zwischen den streitenden Männern entschieden wird, auch wenn die Neigung der Frau selbst erst das wirkliche Verhältnis dieser Kräfte feststellt. Formal angesehen, liegt es mit dem ersten Fall genau so, nur daß jetzt die Frauen die bestimmenden sind, und der Mann der, über den bestimmt wird. Allein es besteht der tiefe Unterschied, daß der zweite Fall, mag er in Wirklichkeit und Dichtung harmonisch, humoristisch oder tragisch verlaufen, als ein sozusagen angemessenes, an sich keinerlei Opposition herausforderndes Menschenschicksal erscheint. An dem andern aber empfinden wir es von vornherein für den Mann als irgendwie ungehörig, ein bloßes Objekt der Konkurrenz zweier Frauen zu sein, selbst wenn er äußerlich ja der wählende ist. Während dementsprechend doch die Frau durchaus an ihrem Platze ist, die Situation ihrem Wesen keineswegs widerstreitet, spielt hier der Mann durchgehends eine ziemlich jämmerliche Rolle, er erscheint als ein haltlos hin- und hergeworfener Schwächling: Weislingen, Ferdinand (in der „Stella“), beinahe sogar Eduard. Diese instinktive Reaktion unseres Gefühls offenbart, daß für ihn die Aktivität das allein Angemessene ist und die richtige Proportion zwischen den Geschlechtern sich verschiebt, sobald nicht die Frau, sondern er in den Passivismus hineingedrängt ist. –

Ad Al. 16: Was nun weiter über die Einsamkeit von Mann und Frau gesagt wird, steht ja auch wieder im offensichtlichen Gegensatz zu der naiven Auffassung, welche immer wieder dazu neigt, die einsame Frau in den Vordergrund zu stellen und so zu tun, als ob Männer weniger zur Einsamkeit neigten. Auf Grund der Auffassung von Simmel wäre dazu zu sagen, dass eben Männer gerade aus ihrer Einsamkeit heraus so sehr dazu neigen, im äusserlichen Betrieb aufzugehen und immer wieder für diesen Betrieb zu sorgen. Es ist von Interesse, hier wiederum auf Heideggers *Sein und Zeit* hinzuweisen und auf die Rolle, die darin die Angst, der Tod und die Schuld spielen, die gerade als Existenzweisen in der Einsamkeit herausgearbeitet werden. Wenn wir an die *Holzwege* etwa denken oder an andere spätere Aufsätze und Vorträge, wo vom Betrieb, der Technik u.ä. die Rede ist, dann führt dies in dieselbe betont männliche Gestaltung, wie ja auch das In-der-Welt-sein mit seinem immer schon Draussen-sein in die gleiche Richtung führt. Sehr deutlich kann man hier das Absolutsetzen des männlichen Standpunktes beobachten, dann gewisse in die Richtung des Mystischen weisende Haltungen in der Philosophie Heideggers einer grundsätzlich andern Haltung zuweisen.

> Al. 16, S. 75f.: Daß nun jene sozusagen natürliche Tragik nur im Wesen des Mannes begründet liegt (indem, wenn einmal die etwas verschwommenen Begriffe gestattet sind, das Naturhafte zu sehr metaphysische Wesensgrundlage der Frau ist, um hier einen tragischen Dualismus zu entfalten), ist vielleicht auch so ausdrückbar. Der Mann mag noch so sehr für eine Idee leben und sterben, er hat sie doch immer sich gegenüber, sie ist ihm die unendliche Aufgabe, er bleibt im ideellen Sinne immer der Einsame. Da dies Darüber und Gegenüber die einzige Form ist, in der der Mann die Idee denken kann und erlebt, so scheint es ihm, als ob die Frauen „keiner Ideen fähig" wären (Goethe). Allein für die Frau ist ihr Sein und die Idee unmittelbar eines, sie ist, trotzdem eine schicksalshafte Vereinsamung gelegentlich über sie Herr werden mag, typischerweise nie so einsam wie der Mann, sie ist immer bei sich selbst zu Hause, während der Mann sein „Haus" außerhalb seiner hat.

Dasselbe wird in Al. 17, S. 76 am Beispiel der Langeweile dargestellt. Hier wird wiederum auf scheinbare Erklärungen hingewiesen, die aus der naiven Welt- und Lebensauffassung stammen.

Etwas Besonderes und auch wieder psychiatrisch Bedeutsames ist die innere Beziehung des weiblichen Wesens zur Jugendlichkeit. Es finden sich hervorragende sprachliche Gestaltungen des Wesens der Jugendlichkeit im Sinne des Aufgehens im Lebensprozess gegenüber der Abtrennung bestimmter Inhalte und Ideen beim älteren Menschen. Wir finden hier Hinweise auf die spätere *Lebensphilosophie* von Simmel mit ihren ebenfalls zum Teil ganz hervorragenden Formulierungen, wobei natürlich immer eine Gefahr besteht, dass nämlich das Leben mystifiziert wird, was durchaus verständlich ist aus den Zusammenhängen heraus, die hier dargestellt werden zwischen Leben und Weiblichkeit, Zentriertheit und dem Bereich des Nicht-Intentionalen.

Al. 17, S. 76: Darum langweilen sich Männer im allgemeinen eher als Frauen: der Lebensprozeß und sein irgendwie wertvoller Inhalt ist bei jenen nicht so organisch und selbstverständlich verbunden wie bei diesen. Daß sie durch die kontinuierlichen, kleineren und größeren Aufgaben, die das häusliche Leben stellt, eher vor Langerweile geschützt sind als die Männer, ist auch nur die äußerlich historische Realisierung einer in der Tiefe angelegten differentiellen Seinsqualität. Der Lebensprozeß als solcher hat für die Frauen – und dies hängt mit der metaphysischen Bedeutung des Naturhaften für sie zusammen – nach Art und Maß offenbar einen anderen Sinn als für den Mann; und zwar eine Bedeutung, die die „Idee" in einer besonderen Weise in ihn einschließt. Die Anatomen haben festgestellt, daß die Frau bis zur Höhe ihres körperlichen Lebens in den Proportionen des Skelettes, in der Verteilung von Fettgewebe und Muskulatur, in der Ausbildung des Kehlkopfes dem Kinde näher bleibt als der Mann. Diese Analogie wird sich nicht auf die Körperlichkeit beschränken, und sie hat Schopenhauer Gelegenheit zu dem naheliegenden und dennoch nicht unvermeidlichen Schlusse gegeben, daß die Frauen „zeitlebens große Kinder" blieben. Auf die seelische Existenz hin (die Grenzgebiete zum Physischen eingeschlossen) angesehen, ist es der Jugend eigen, das Leben vor allem als solches zu fühlen, als Prozeß, als einheitlich strömende Wirklichkeit, sie will die gebundenen Energien des Lebens entfalten, bloß weil sie da sind und heraus wollen – im Unterschied vom Alter, für das die Inhalte des Lebens immer mehr die Prärogative vor seinem Prozeß gewinnen. Von den Frauen nun möchte man sagen, daß sie in irgendeinem Sinne mehr leben, ein gesammelteres und verfügbareres Leben haben müssen als die Männer, weil es noch für das Kind ausreichen muß; ein größeres Maß von im übrigen und nach außen hin sichtbarer Kraft ist damit noch nicht involviert. Diese vitale Bedeutsamkeit des Lebensvorganges, dieses, so möchte man sagen, Versenktsein in die Tiefe des Lebens als solchen, das man an der typischen Frau fühlt, bewirkt es, daß sich die Idee, der abstrakt und normativ ausdrückbare, vom Leben selbst ideell getrennte Inhalt seiner, in ihnen und für sie nicht mit solcher Selbständigkeit und Vollständigkeit entwickelt. Nach dem ganzen Daseinssinne, nach der Existenzformel der Frau ist die Idee auch gar nicht zu solchem Eigenleben in ihr bestimmt. Indes ist diese Vorstellung, daß der Frau ihre Bedeutung von ihrem Lebensprozeß, nicht von dessen Resultaten kommt, noch nicht die völlig angemessene; denn es handelt sich für sie – und dies ist ihr nun doch merkbarer Unterschied von der Jugend schlechthin –, wenn man ganz genau sprechen will, nicht um den Gegensatz von Prozeß und Resultat oder Idee, sondern um das Leben in dem so einheitlichen Sinne, daß es auch nicht in Prozeß und Resultat auseinandergeht.

Leben und Idee haben hier das Verhältnis der Unmittelbarkeit, aus dem sich nun der Wert einer innern Welt, oder auch eine Welt innerer Werte genau so aufbaut, wie es für die Männer in der Form der Getrenntheit beider möglich ist. Der den Frauen allgemein insinuierte „Mangel an Logik" muß damit zusammenhängen, und soviel Oberflächliches und Schiefes in diesem Vorwurf liegen mag, so gibt seine Allgemeinheit doch Anweisung auf irgendein Tatsächliches, aus dem er entwickelt ist.

Zum Schluss von Al. 17 wird darauf hingewiesen, wie bei der Frau die Idee gar nicht zu einem Eigenleben kommt. Von hier aus versteht sich das allgemein postulierte Phänomen, dass die Frauen an einem Mangel an Logik leiden, was nun weiter ausgeführt wird.

5. Mai 1964

Ad Al. 18: Von Interesse ist hier, wie auch die in der Logik zutage tretende Gegensätzlichkeit von Idee und Wirklichkeit als ausgesprochen männliche Haltung aufgefasst wird, und wie damit vor allem auch das faktisch Gehandelte von dem Gesollten sich trennt, womit wiederum ein Hinweis dafür gewonnen wird, warum Männer soviel häufiger kriminell werden als Frauen. Wichtig ist nun weiter, dass das weibliche Wesen nicht eine Mischung der beiden Gegensätze darstellt, sondern eine ursprüngliche „ungebrochene Einheit", ein Gebilde, das in sich selbst seinen Sinn trägt und in seiner Einheitlichkeit dieselbe Existenzberechtigung hat wie jede der beiden andern, dem männlichen Wesen entsprechenden Reihen von Idee und Wirklichkeit. Dabei werden natürlich in der einzelnen menschlichen Haltung die Grenzen verwischt, und beide Geschlechter können in ihren wirklichen Verhaltensweisen Züge vom andern neben denjenigen des einzelnen verwirklichen, wobei die Situation im einzelnen jeweils in hohem Grade mitbestimmend sein dürfte.

Al. 18, S. 77–79: Die Logik stellt auf dem Gebiet des Erkennens die vollkommenste Abtrennung und Selbständigkeit des Normativen und Ideellen gegenüber der unmittelbar lebendigen, seelischen Wirklichkeit dar. Wer sich an sie gebunden weiß, sieht gewissermaßen das Reich des Wahren sich gegenüber, das in seinem tatsächlichen Denken Nachzeichnung fordert, aber auch wenn dieses ganz von ihm abbiegt, weder seine innere Gültigkeit noch den Anspruch an unseren seelischen Verlauf irgendwie einbüßt. Durch diesen Charakter der logischen Normen wird die Idee und die Wirklichkeit unseres Denkens in das schroffste Gegenüber gestellt: daß die letztere nicht ohne weiteres und wie von selbst die an sie gestellte Forderung erfüllt, die erstere keine fraglose reale Macht übt. Solcher Dualismus aber läuft dem weiblichen Prinzip zuwider. In seiner Reinheit gedacht, lebt es an dem Punkte, wo die Realität unserer Daseinsäußerungen und die Idee, das Gesollte, sich nicht getrennt haben, nicht etwa in einer Mischung beider, sondern in der ungebrochenen Einheit, die durchaus ein selbstsinniges Gebilde ist, aus gleich gutem Rechte lebend, wie jede der von dem männlichen Geist getrennt entwickelten Reihen. Der aus den fertigen Gegensätzen gezogene Schluß, daß sie ihrem Begriffe nach eine unmittelbare Einheitlichkeit ausschlössen, gilt eben nur von dem Niveau der bereits zur Divergenz ausgebildeten Reihen aus, während hier ja gerade ein besonderer innerer Zustand in Frage steht, in dem es zu dieser Divergenz nicht kommt. Dies ist mindestens das regulative Prinzip, die differentielle Gerichtetheit des weiblichen Wesens ergebend, gleichviel ob in dessen einzelnen Erscheinungen der Abstand zwischen Logik und seelischer Wirklichkeit in größerer oder geringerer Bewußtheit lebt. Darum ist der Frau die männliche Bemühung auf mannigfaltigsten Sachgebieten, Sein und Idee zusammenzubringen, so oft unverständlich. Sie besitzt vielfach unmittelbar, was für den Mann ein Resultat der Abstraktion ist, das heißt des Wiederzusammenfügens des zuvor dualistisch Gespaltenen. Was man in diesen Fällen den weiblichen Instinkt nennt, ist doch – wie man es dann auch im einzelnen psychologisch analysieren möge – nur diese unmittelbare Einheit des seelischen Verlaufes mit den Normen und Kriterien, aus denen, als von jenem Verlauf gesonderten, ihm die Richtigkeit kommt. Vielleicht gibt es einen Instinkt, der aus den gesammelten Gattungserfahrungen und ihrer Tradierung durch die physischen Vererbungsträger entspringt; aber es gibt auch einen, der vor aller Erfahrung liegt, in dem die seelischen Elemente, die sich zur Bildung der Erfahrung schon gesondert haben müssen, ungeschiedene Einheit sind und ihre Wahrheitsbedeutung der geheimnisvollen Beziehung – sie wird uns in kurzem beschäftigen – verdanken, die zwischen dieser tiefgelegenen Einheit des gesamten seelischen Seins und der des Weltseins überhaupt zu bestehen scheint; in der ersteren Form des Instinkts haben sich die Erfahrung-bildenden Elemente wieder zu einer psychischen Einheit zusammengefunden, die in der andern noch ungetrennt sind. In beiden Fällen fehlt die Bewußtseinshelle, die diese Elemente (Kant nennt sie Sinnlichkeit und Verstand) durch Trennung und Reibung gewinnen. Es ist sehr merkwürdig, daß, so wenig eigentliche Genies sich unter den Frauen finden, doch gerade öfters bemerkt worden ist, daß das Genie etwas von weiblicher Art in sich habe. Dies bezieht sich sicher nicht nur auf das Schaffen des Werkes, dessen unbewußtes, aus dem Gesamtsein der Persönlichkeit gespeistes Reifen dem Wachsen des Kindes in der Mutter analog sei. Sondern es ist die apriorische Einheit von Leben und Idee, auf der das weibliche Wesen ruht und die das Genie auf der höchsten, am Objekt produktiven Stufe wiederholt. Daß im übrigen bei der Dunkelheit jenes metaphysischen Zusammenhanges und bei der Primitivität des Instinktes, den das bewußte logische Verfahren zu ersetzen, zu korrigieren, zu sichern strebt,

– daß dabei das Vorbeigreifen des weiblichen Instinktes, des weiblich unmittelbaren Wissens, ebenso häufig sein kann, wie die Richtigkeit, ist begreiflich.

Wichtig sind die Erörterungen über den sogenannten weiblichen Instinkt. Simmel scheint misstrauisch gegenüber einer Interpretation aus der Vererbung erworbener Eigenschaften zu sein. Dagegen wird von einer vor aller Erfahrung liegenden, eben aus der Einheitlichkeit entspringenden Orientierung gesprochen, die auf wichtige philosophische Aspekte hinweist. Man denkt an Begriffe wie die prästabilisierte Harmonie von *Leibniz* oder das Identitätssystem von *Schelling* mit allem, was in diese Bewandtniszusammenhänge hineingehört.

Der dritte Aspekt, der sich in diesen Zusammenhängen zeigt, ist derjenige des Genies. Wir erinnern an eine Definition des Genies von Simmel. Genie ist zu wissen, was man nicht gelernt hat. Ein solches Wissen kann auch nur aus der Einheitlichkeit kommen. Sehr schön ist dann der Begriff: „am Objekt produktive Stufe", der im Gegensatz zur schöpferischen Macht der Frau im Gebären von Kindern das spezifisch Männliche des Genies hervorhebt. Wichtig ist ferner, dass die das Genie bestimmenden Zusammenhänge, von denen hier die Rede ist, als dunkel bezeichnet werden, der Instinkt als primitiv und dass diese beiden Mächte, wenn sie das logische Verfahren ersetzen und korrigieren, eben auch daneben geraten können.

All das führt den Psychiater dazu, gewisse Aspekte der Schizophrenielehre zu überprüfen. Die Auffassung der Schizophrenie als einer besonderen Form der Gespaltenheit muss eben auch wieder etwas zu tun haben mit der männlichen Weltauffassung und deren Grundtendenzen. Es gibt sicher eine andere Betrachtungsweise der Schizophrenie, in der gerade die Einheitlichkeit der schizophrenen Persönlichkeit deutlich zum Vorschein kommt. Diese Einheitlichkeit dürfte damit zusammenhängen, dass man immer wieder etwa versucht ist anzunehmen, Schizophrenie und Homosexualität haben einen inneren Zusammenhang, und es dürfte schon etwas daran sein. Sodann treten gerade diese Aspekte der Einheitlichkeit der schizophrenen Persönlichkeit bei schizophrenen Frauen vielleicht deutlicher zutage als bei schizophrenen Männern. Damit zeigt sich weiter ein Grund dafür, warum die Frauen in der Schizophrenie unruhiger sind als die Männer, und vielleicht gibt es von hier aus auch Hinweise dafür, warum Frauen in so offensichtlichem Masse mehr zu Depressionen neigen als Männer, und umgekehrt lassen sich vielleicht von hier aus neue, wichtige Einsichten in das Wesen der Depression gewinnen.

12. Mai 1964

Al. 19: Über die inneren Beziehungen zwischen Logik und Beweis im allgemeinen können wir nicht weitere Untersuchungen anstellen, da dies vom eigentlichen Thema wegführen würde. Es gehört dies in die Logik mit allem, was damit zusammenhängt.

> Al. 19, S. 79–81: So ist also der sogenannte Mangel an Logik keineswegs eine einfache Ausfallserscheinung, sondern nur der negative Ausdruck der durchaus positiv bestimmten weiblichen Wesensart. Und eben dies wiederholt sich an einem anderen Phänomen, das jenen Mangel an Logik gleichsam in eine andere Dimension überträgt. Man sagt, daß die Frauen nicht gern „beweisen". Die Logik und der Beweis beruhen auf dem Spannungsverhältnis zwischen dem realen Verlauf unseres Denkens und der sachlichen, in ihrer Gültigkeit von diesem Verlauf unabhängigen Wahrheit, auf deren Gewinn das Denken ausgeht. In der Logik drückt sich, wie ich andeutete, die Dualistik dieses Verhältnisses aus, die Tatsache, daß wir uns mit all unserm tatsächlichen Denken an eine Normierung gebunden wissen, die nicht dieser Tatsächlichkeit, sondern einem sich selbst tragenden Reiche des Wahren angehört. Im Beweise lebt der andere Zug: die *Indirektheit*, mit der allein das tatsächliche Denken in unzähligen Fällen jene selbstgenugsame Wahrheit erreichen kann. Die rein intellektuelle Bewegung pflegt die Koinzidenz mit ihrem Gegenstande nicht im Augenblick ihres jeweiligen Einsetzens, sondern erst am Ende eines mehr oder weniger stationenreichen Weges zu gewinnen. Der Charakter des Weges oder der Mittelbarkeit ist eine primäre Tatsache unserer Intellektualität: nicht jeder Beweis ist ein indirekter, aber jeder ist etwas Indirektes. Und zwar vollzieht sich jeder, mag er kurz und einfach oder durch lange Gliederketten hin verlaufen, so, daß ein Neues, vorläufig Problematisches, auf ein Festes, bereits Anerkanntes zurückgeführt wird; das Letzte läßt sich nicht beweisen, weil sein Beweis ja bedeuten würde, daß es nicht das Letzte ist, sondern seinerseits noch auf einem Fundamentaleren ruht. Diese unabänderliche Form alles Beweisens gibt ihm eine Inadäquatheit zu dem weiblichen Sein in seiner Tiefe und seiner metaphysischen Beziehung zum Sein überhaupt. Denn – ob im einzelnen Falle haltbar und vernunftgemäß oder nicht – eben dieses weibliche Sein wurzelt unmittelbar in dem Fundamentalen überhaupt, die Frau empfindet das Erste und Unbeweisbare in jedem thema probandum, für das sie sozusagen den Umweg des Beweises nicht braucht und nicht brauchen kann. Die allgemeine Seinsversenktheit des weiblichen Typus läßt ihren Instinkt wie aus einem, keiner Vermittlung bedürftigen Einssein mit den Objekten heraussprechen und als wäre ihr Erkennen in jenem Letzten, auf das alle Beweise zurückgehen und in dem sie wie in nuce liegen, zuhause und nur in ihm zuhause; so daß die Form des Weges, die all unserm beweisen-

den Erkennen eigen ist, sich für sie erübrigt, für sie nicht zutreffend ist. Alle hieraus entstehenden Unzulänglichkeiten des Erkennens – da dessen Aufgaben eben unzählige Male für uns nur auf einem Wege und nicht im Zusammenfallen von Ausgangspunkt und Ziel zu lösen sind –, die ganze so oft kritisierte Tatsache, daß die Frauen nicht gern beweisen wollen und nicht gern etwas bewiesen haben wollen, ist also gleichfalls kein isoliertes Manko, sondern wurzelt in der fundamentalen Art ihres Typus und dessen Verhältnis zum Dasein überhaupt. Es wird sich immer mehr als die eigentliche Formulierung des weiblichen Wesens, nach seinem metapsychologischen Sinne, zeigen: daß seine subjektive Struktur gleichsam nach ihrer rein inneren, gleichsam über den Umfang der Seele nicht hinaus erstreckten Bedeutung, gerade als solche und unmittelbar eine metaphysische Verbundenheit oder Einheit mit dem Sein überhaupt besitzt, mit irgend etwas, was man den Grund der Dinge nennen muß – zu tiefstem Unterschied vom männlichen Wesen, für das in seiner unmittelbaren, immanenten seelischen Wirklichkeit eben das Wahre, das Weltsein, die Norm noch nicht wohnt; es sieht vielmehr seiner eigenen Struktur nach all dies sich *gegenüber,* als ein zu Gewinnendes oder auch Ungewinnbares, als ein Befehlendes oder eine intellektuelle Aufgabe. Darum ist der geistige Ausdruck dieses Wesens die Logik, die auf dem Dualismus zwischen der real psychologischen Welt und der ideellen Welt der von jener unberührten Wahrheit ruht – und der Beweis, der die Indirektheit des Erkennens, die Notwendigkeit des Weges und Umweges zur Voraussetzung hat. Vollkommen aber zeigt sich die Eingestelltheit des Mannes auf den „Beweis" erst in ihrer Erstreckung über das theoretische Gebiet hinaus: er muß nicht nur die Welt sich, sondern auch sich der Welt beweisen, mit Taten, Werken, Wesensoffenbarungen. Mag hierin das Verlangen nach einer tief ethischen Rechtfertigung seines Anspruchs auf Existenz liegen; allein die Form – und wahrscheinlich mehr als die Form – dieser Rechtfertigung ist logischer Natur, ganz abweichend von dem unmittelbaren, beruhigten Wissen um das Sein und sein Recht, wie es den Frauen über sich selbst und über andere eigen ist. Darum lächeln sie oft über die Leidenschaft des Mannes, sich zu *beweisen,* besonders wenn er damit Eindruck auf sie zu machen glaubt. Indem die Frau mit jener inneren, jenseits des Bedürfnisses nach Logik stehenden Einheitlichkeit sogleich irgendwie in den Dingen selbst, in der Wahrheit über die Realität steht, ist sie gegen das Beweisen gleichgültig, das uns zu dieser Realität erst in der Form des Weges hinführen soll.

Dagegen hat das Problem des Beweisens vielfältige psychiatrische Aspekte. Das ganze Wahnproblem hängt damit zusammen, sei es, dass der Patient völlig unbewiesene Vermutungen für evidente Tatsachen hält, die keines Beweises bedürfen, sei es, dass er umgekehrt umständlich nach Beweisen für die Richtigkeit seiner Wahnideen sucht und sich stets bestrebt, diese Beweise zu erbringen und glaubhaft zu machen. Das Neue, das sich aus der vorliegenden Untersuchung ergibt, ist, dass sich auf diese Weise geschlechtlich bestimmte Wesenszüge geltend machen können.

Vor allem von Interesse ist aber die Problematik des Beweisens in der Psychotherapie. Für viele Psychotherapeuten liegt das Wesen ihrer Bemühung darin, eine theoretische Vorstellung, die sie von den Ursachen einer psychogenen Erkrankung haben, dem Kranken solange zu beweisen, bis er es glaubt. Es ist wohl möglich, dass gewisse Patienten dann gesund sind; es ist möglich, dass diese Gesundheit in manchen Fällen auch ohne den umständlichen Weg zur gleichen Zeit gekommen wäre. Es ist möglich, dass viele Patienten zum Schluss nach dem Prinzip vorgehen, der Gescheitere gibt nach, sie tun so, als ob sie gesund wären und an die Theorie des Therapeuten glauben würden, um sich damit der Therapie zu entziehen, während sich in Wirklichkeit gar nichts geändert hat.

Über diese Zusammenhänge muss man sich einmal klar sein und sich fragen, inwiefern das Bestreben, gewisser Psychotherapeuten zu beweisen, sich mit den psychotherapeutischen und vor allem den psychoanalytischen Grundregeln verträgt, inwiefern gerade die Psychoanalyse dazu verführt, eine solche beweisende Haltung einzunehmen, und inwiefern man damit der inneren Wesensart gewisser Patienten nahe kommt oder ihr widerspricht. Sicher gibt es vor allem Frauen, die auf eine solche beweisende oder beweisen-wollende Psychotherapie sehr schlecht ansprechen oder, besser gesagt, überhaupt nicht ansprechen. Sicher ist ferner, dass bei zyklischen Persönlichkeiten das Problem des Beweisenmüssens, Beweisenhabenwollens und Beweisenwollens je nach der Phase sehr verschieden ist, und zwar derart, dass vor allem in manischen Phasen eine primäre Evidenz besteht, die keines Beweises bedarf und keine Beweise will, während Depressive sich oft peinlich um Beweise abmühen und auf diese Art mühsam beschäftigt sind. Man kann nun in der Psychotherapie diese wechselnden Einstellungen zum Beweisen sehr gut feststellen und sieht die Einstellung des Patienten zur Therapie sich fortwährend ändern. Damit hängt natürlich auch zusammen, dass das geschlechtliche Verhalten in den verschiedenen endogenen Phasen sehr verschieden sein kann.

In diesem Zusammenhang stellt sich auch die Frage, ob und wie es eventuell möglich ist, in der Psychotherapie einen andern als einen beweisenden Weg einzuschlagen. Es mag angedeutet sein, dass das Beweisen mit der Frage nach dem Warum zusammenhängt, es ist aber möglich, vorwiegend woher und wozu zu fragen. Vor allem führt die Frage nach dem Wie weitgehend von selbst zu rein deskriptiven Zugängen zum Phänomen, während die Frage nach dem Was immer leicht zu einer kausal genetischen Erklärung, die Beweise fordert, verleitet. Man kann weiterhin nach dem Wo fragen, und damit in vorwiegend räumliche, adjektivische und fixierte noematische Strukturen geführt werden, während die Frage nach dem Wann eher in zeitliche, verbal werdende Strukturen führt, die das eigentliche Geschehen im Sinne der Noesis enthüllen. Die „Beweiserei" in der Psychotherapie hängt nun stark zusammen mit einem methodischen Schritt, der für viele psychotherapeutische Schulen charakteristisch ist, nämlich im Adjektivischen eine Genese zu finden, was an sich unmöglich ist.

26. Mai 1964

Zu Al. 20: Simmels Hinweis darauf, wie sehr die Ethik ein männliches Gebilde ist und damit eigentlich in ihrer Bedeutung stark relativiert wird, lässt sich sehr schön demonstrieren anhand der Unbeholfenheit, mit welcher dieses Problem vor einigen Jahren in der „Gesellschaft für Psychiatrie" behandelt wurde. Es hat sich dabei gezeigt, wie das, was wir Ethik nennen, etwas ist, was vor allem in den Psychosen eine Rolle spielt, bei den Depressionen und den Zwangskrankheiten, das aber im praktischen Leben eigentlich wenig Bedeutung hat. Es ist damals nicht gelungen, das Unbefriedigende der Situation zu beheben, und der Standpunkt, den Simmel hier einnimmt, wurde auch nicht zur Diskussion gestellt.

> Al. 20, S. 81–84: Am vollsten und bedeutsamsten lebt diese von aller Relation zum Männlichen unabhängige Eigenart der Frau auf dem ethischen Gebiet. Hier klafft der Dualismus von Wirklichkeit und Idee so gewaltsam, das ganze Reich des Ethischen scheint so ausschließlich über diesem Abgrund, wie über seinem Baugrund errichtet, als entspräche hier allein die männliche Wesensformel dem Ernst und der Tiefe der Probleme. Deshalb hat ein Denker von so extremem maskulinem Dualismus, von so unbefangener Ineinssetzung des männlichen und des menschlichen Wesensideales, wie Weininger gerade an dem ethischen Punkte eingesetzt, um an ihm die absolute Wertnegativität des weiblichen Wesens zu erweisen, und zwar durchaus logischer Weise so, daß dieses ihm nicht böse oder unmoralisch, sondern einfach amoralisch erscheint, von dem ethischen Problem überhaupt nicht berührt. Daß indes nicht einzig auf dem Dualismus zwischen dem sittlichen Imperativ und dem natürlich wirklichen Trieb die sittliche Lebensmöglichkeit basiert, zeigt die Erscheinung, die man die schöne Seele nennt. Für sie ist das Charakteristische, daß ihr sittliches Handeln nicht erst der Überwindung entgegengesetzter Triebfedern bedarf, sondern aus der Selbstverständlichkeit eines konfliktlosen Triebes quillt. Für die schöne Seele ist das Leben gleichsam einreihig, sie will von vornherein nur, was sie soll. Auf diese prinzipielle Möglichkeit kommt uns hier alles an: daß die metaphysische Einheit der Natur in uns und der Idee über uns sich als innere Harmonie unserer Willenshandlungen offenbare. Der Wege zu dieser Offenbarung sind zwei; man kann sie den überdualistischen oder männlichen und den

vordualistischen oder weiblichen nennen. Sie kann einmal durch allmähliche Läuterung und Umbildung einer Natur erreicht werden, deren Triebe ursprünglich den sittlichen entgegenwirken, der die Pflicht ein schwer erfüllter Auftrag ist. Indem nun jede Selbstüberwindung die nächste erleichtert, und der dauernde und siegreiche Kampf gegen das Unsittliche zu dessen Schwächung als dauerndem Erfolge führt, wachsen schließlich die unmittelbaren Triebe selbst nach dem Sittlichen hin. Wo diese Umformung sich vollendet hat, ist der ursprüngliche Dualismus zu der Einheit der schönen Seele geworden. Die andere Form der schönen Seele aber braucht keinen Dualismus erst zu überwinden, sondern besitzt die Einheit als apriorisch inneres Prinzip; nicht nur als der Preis des Kampfes und der überwundenen Gegensätze, sondern als das von vornherein ungebrochene Leben des Willens selbst kann seine Einheit die Idee in sich tragen. Diese beiden Formen entsprechen genau jenen vorhin angedeuteten des Instinktes für das theoretisch Richtige: die eine der allmählich erwachsene Erfolg der Relation geschiedener Elemente, die andere die vor aller Scheidung gelegene und deshalb keiner Relation bedürftige Einheit eben dieser. Hier liegt der ethische Typus, der unter allen, männlicher- wie weiblicherseits realisierten, am tiefsten mit dem weiblichen Grundwesen zusammenhängt, sich am unmittelbarsten aus dessen Lebensformel entwickelt. Es wird nachher zu erörtern sein, daß jenes immer empfundene, tiefe In-sich- und Bei-sich-Sein der Frauen, jenes Leben aus einer einheitlicheren Wurzel heraus als sie dem Manne zukommt, seine letzte Bedeutung in der Ahnung oder der metaphysischen Wahrheit davon hat: daß dieses einheitlich eigene Sein zugleich mehr ist als das eigene, daß sie, in dem Tiefenmaß ihres Versenktseins in sich selbst, mit dem Grunde des Lebens überhaupt eines sind. Hier nun drückt sich eben dasselbe, was dort nach der Seite des Seins geht, nach der Seite des Sollens hin aus. Der spezifisch männliche Dualismus – bezeichnen wir ihn, unvollständig genug: „zwischen Sinnenglück und Seelenfrieden" – wird von der weiblichen Natur, so oft psychologische und historische Komplikationen sie auch in ihn verstricken, doch ihrem eigensten Wesen nach durch eine einheitliche innere Führung ersetzt.

In bezug auf *Weininger* wird darauf hingewiesen, wie relativ gering das Interesse an seinem Buch *Geschlecht und Charakter* eigentlich ist und wie viel wesentlicher seine philosophischen Essays *Über die letzten Dinge* sind.

Zu den Problemen der schönen Seele wäre darauf hinzuweisen, dass die von Simmel beschriebenen beiden Arten, zur Einheitlichkeit zwischen Trieb und Pflicht zu gelangen, bei unsern Patienten immer wieder zu sehen sind; vor allem zeigt sich hier ein weiteres Motiv für die Tatsache, warum Frauen soviel seltener kriminell werden als Männer. Hinzu aber kommt, dass Frauen offenbar, wenn sie schon kriminell werden, dies grundsätzlich in einer andern Art geschieht als bei Männern. Es geschieht dann eben viel mehr aus einer einheitlichen Persönlichkeit heraus als aus einem Kampf zwischen Gut und Böse. Das wieder hat seinen Einfluss auf die Beurteilung der Zurechnungsfähigkeit, indem man nämlich dazu neigt, eine verminderte Zurechnungsfähigkeit viel eher anzunehmen, wenn kein solcher Kampf stattgefunden hat.

Hochinteressant ist dann, wie Simmel auf S. 83 unten das Weibliche bei sich selbst und mit sich selbst im-Reinen-sein mit einem Gewächs vergleicht und damit das Motiv des Vegetabilischen in Zusammenhang mit dem Weiblichen bringt, wobei wir uns all dessen erinnern, was in früherem Zusammenhang gesagt worden ist über die Bedeutung der Pflanzen als Sinnbild menschlicher Existenz und die besondere Bedeutung, die gerade das Weibliche in diesen Zusammenhängen spielt. Man denke nur an die religionsgeschichtlichen Motive der Fruchtbarkeitskulte und der weiblichen Mutter-Gottheiten.

> Forts. Al. 20, S. 83f.: Zunächst ist diese subjektive, unter den seelischen Strömungen rein als solche herrschende Einheit unzählige Male öfter und prinzipieller an Frauen beobachtet und ihnen selbst bewußter als an Männern: ein Mit-sich-selbst-im-Reinen-Sein, ein in sich selbst nicht durch eigene Gegeninstanzen gestörtes Handeln, wie ein Gewächs seine Zweige und Früchte treibt, ein So-sein und So-handeln-Müssen, das sich doch unbefangener Freiheit bewußt ist, weil alle Wesensströmungen von selbst in einer Richtung laufen. Und nun ist das hier Entscheidende: daß diese immanente, innerhalb des subjektiven Lebens sich vollziehende Einheit sich zugleich als Einheit mit der sittlichen Idee, mit dem, was von dieser her vom Subjekt gefordert wird, empfindet. Was die dualistische Ethik als Minderwertigkeit der Frauen verkündet: daß sie naiver handeln und meistens ein besseres Gewissen haben als die Männer – geht aus dieser Ungeschiedenheit von Sein und Sollen in ihnen hervor. Die innere Ungebrochenheit des praktischen Wesens braucht freilich so wenig immer die sittlich wertvolle Idee zu realisieren, wie der andre, der dualistisch-männliche Weg, immer zu ihrer Realisierung führt; sie zeigt sozusagen nur die Form, aber nicht immer den Inhalt der schönen Seele. Wo aber eine spezifisch weibliche Art des Ethischen vorliegt (was angesichts der seelischen Übergänge zwischen dem männlichen und dem weiblichen Pol keineswegs bei der Sittlichkeit aller weiblichen Individuen der Fall ist), da quillt sie aus jener Einheit des Seins, die die Einheit seiner selbst mit der Idee ist. Vielleicht ist daraufhin über das für die weibliche Seinsbeschaffenheit Spezifische der Sittlichkeit zu sagen: daß diese für sie etwas subjektiv sichreres, aber objektiv gefährdeteres ist als für die Männer. – In eigenartiger Verwachsung offenbart sich die ethische und die logische Geschlechtsdifferenz gegenüber dem Ideal der Gerechtigkeit. Ich habe Frauen gekannt, an deren ethische Höhe wenige Männer hinanreichen; allein die Gerechtigkeit als spezifische Tugend besaßen sie nicht, wie sie nicht selten an Männern vorkommt, deren sonstige sittliche Qualitäten

> hier und da problematisch sind. Nicht als ob die Frauen immer ungerecht wären, wie man törichter Weise behauptet hat. Vielleicht sind sie zu einheitlich, um die Leidenschaft der Leidenschaftslosigkeit zu haben, die den männlichen Gerechtigkeitssinn bedingt. Denn in eben diesem scheint mir von den beiden Momenten der Gerechtigkeit, dem ethischen und dem logischen, das letztere im Allgemeinen das psychologische Übergewicht zu haben, während der beobachtbare weibliche Gerechtigkeitssinn reiner ethisch orientiert ist; wofür es bezeichnend ist, daß Ungerechtigkeiten ihr Gefühl oft aufs Heftigste empören – mehr, als daß die Gerechtigkeit sie beglückte.

Wesentlich ist dabei die „unbefangene Freiheit", der sich die Frau bei ihrem mehr oder weniger moralischen Handeln bewusst ist, wobei es wichtig ist zu bedenken, dass eben auch eine sittlich weniger vollkommene Idee sich in der weiblichen Einheitlichkeit realisieren kann. In diesem Zusammenhang müssen wir uns über den Gegensatz von Form und Inhalt der schönen Seele Rechenschaft geben, der aber wiederum eigentlich etwas Männliches in die weibliche Wesensart hineinträgt.

9. Juni 1964

Ad Al. 21: Hier wird erneut erörtert, wie es sich mit der Beziehung von Mann und Frau zur Sexualität verhält und wie dies eigentlich umgekehrt ist, als wie man sich üblicherweise vorstellt, indem die Frau deswegen wohl ein sekundäres Verhältnis zur Sexualität hat, weil sie in ihrer Einheitlichkeit ein Wesen ist, das die Sexualität derart einbezieht, dass sie als etwas Besonderes nicht thematisch wird, und wenn sie das wird, ist das ein sekundäres Phänomen.

> Al. 21, S. 84f.: Mit alledem aber soll hier nur das tiefe, alles Außer-Sich ablehnende Eingesenktsein der Frau in das eigne Sein, das ein absolutes Weibsein ist, dargestellt werden und hiermit wiederum die Selbständigkeit dieses letzteren gegenüber der bloßen Relation zum Manne, aus der es angeblich sein Wesen empfängt. Aber dies begründet doch zugleich, wieso das Frauentum, trotz seiner inneren Absolutheit, dem männlichen Prinzip die übergeschlechtlich objektive Welt, die theoretische und die normative, die dem Ich gegenübersteht, zu stiften überlassen muß. Um allen Verdacht, den Frauen hiermit eine Deklassiertheit zu insinuieren, abzuwehren, sei betont, daß es prinzipiell durchaus die gleichen *Inhalte* von Geist und Leben sein können, die sich in der männlichen und in der weiblichen Form realisieren und insofern nur unter einem verschiedenen Apriori ihrer Synthese stehen. Und nun noch einmal: gerade die fundamentale, ja absolute Einheit von Sein und Geschlechtlichsein der Frau macht die Sexualität in ihrem gewöhnli-

chen männlichen Relationssinne für sie zu etwas Sekundärem – so ungeheuer wichtig diese Relation für sie werden mag, weil sie das Phänomen jenes Absoluten ist und dieses sie praktisch vollkommen in sich hineinnimmt. Der Erfolg jener Grundtatsache ist, daß alle Äußerungen der Frauen, alle Erscheinungen und Objektivierungen ihres Wesens nicht als allgemein menschlich, sondern zugleich als spezifisch weiblich empfunden werden, gegenüber den als übergeschlechtlich, als rein sachlich charakterisiert empfundenen Wesensäußerungen des Mannes. Dem Manne fehlt die vom Innersten her gegebene Richtungslinie auf ein *bestimmtes* Äußeres, die der Frau durch die Einheit ihres Seins mit ihrem Weibsein gegeben ist. Darum liegt in ihm eine ganz tiefe Intention auf das Allgemeine und eben damit auf das Übersubjektiv-Sachliche. Alle historischen Machtverhältnisse, die seinen Schöpfungen die Prärogative des objektiv Bestimmenden, in sachlicher Absolutheit den Geschlechtsgegensatz Dominierenden, weil von ihm nicht Berührten, gegeben haben, vollstrecken damit nur in den Ordnungen der Zeit den inneren charakterologischen Unterschied, den das Verhältnis des Geschlechtsmomentes zur Wesenstotalität bei Männern und Frauen aufweist.

Ein weiteres Moment ist hier, dass Mann und Frau dieselben Inhalte haben, dass aber die männliche und weibliche Form unter verschiedenen Apriori ihrer Synthese stehen. Es wird gezeigt, dass damit die ursprüngliche Gesetzlichkeit oder Ordnung ihrer Verknüpfung zu Zusammenhängen gemeint ist, und dass von diesen Zusammenhängen her die Bedeutungen der Inhalte gewonnen werden. Es ist ein Unterschied, ob man ein Messer zum Schneiden oder zum Abtrocknen in die Hand nimmt, wobei es gerade nicht schneiden darf. Das kommt daher, dass es einmal mit zu schneidender Nahrung, das andere Mal mit einem zu schützenden Tuch in Berührung gebracht wird. Beides sind Zusammenhänge, die bewirken, dass das ein und dasselbe Messer einmal die Bedeutung des Schneidewerkzeuges hat, das andere Mal nicht. In diesem Sinne nun ist die Sexualität aufzufassen, die auch von Mann und Frau denselben Inhalt darstellt, da sie aber auf andere Weise mit anderem verknüpft ist, ist ihre Bedeutung verschieden.

Al. 22, S. 85: Und dies findet weiterhin sozusagen seinen logischen Ausdruck in der viel größeren Schwierigkeit, das typisch männliche Wesen, als das weibliche, begrifflich festzulegen, zu definieren. Das allgemein Menschliche, von dem die geschlechtliche Spezialität ein Sonderfall sein soll, ist mit dem männlichen derart solidarisch, daß keine spezifische Differenz gegen dieses an ihm angegeben werden kann: das schlechthin Allgemeine läßt sich nicht definieren. Führt man dennoch gewisse Züge als schlechthin männliche an, so überzeugt ein genaueres Hinsehen, daß damit immer nur Differenzen gegen spezifisch weibliche Züge gemeint sind. Diese aber haben ihr Wesen nicht entsprechend in dem bloßen Gegensatz gegen die männlichen, sondern werden mehr als ein für sich Seiendes, für sich Bestimmtes empfunden, als eine besondere, aber keineswegs nur durch einen Gegensatz zu fixierende Art des Menschentums. Die alte Meinung, von der Schicht brutaler und ignoranter Selbstüberschätzung bis zu der der sublimsten philosophischen Spekulation reichend: daß nur der Mann der eigentliche Mensch sei, findet in dieser größeren Leichtigkeit, das Wesen der Frau, als das des Mannes zu definieren, sein begriffliches Pendant. Daher es denn auch unzählige Frauenpsychologien, aber kaum eine Männerpsychologie gibt. Und noch einmal dokumentiert sich diese tiefst gelegene Unterschiedlichkeit der Geschlechter in einer psychologischen Oberflächenerscheinung: was den durchschnittlichen Mann an den Frauen zu interessieren pflegt, ist ungefähr das gleiche an der Schneiderin und an der Prinzessin. Es ist ohne weiteres begreiflich, daß dieses Verhältnis der Definitionsmöglichkeiten sich umkehrt, sobald es sich, statt um den Geschlechtstypus, um Individuen handelt: den einzelnen Mann kann man im großen und ganzen besser beschreiben als die einzelne Frau. Das liegt nicht nur daran, daß die ganze sprachliche Begriffsbildung unserer Kultur, wegen der sozialen Prärogative des Mannes, auf die männliche Färbung seelischer Vorgänge eingestellt ist. Das Genus Frau ist zwar wichtig genug, um bestimmende Begriffe zu fordern; aber auf ihre Individualisierungen hat sich die Sprachschöpfung nicht eingelassen und die feinen Nuancen, auf die es hier ankäme, versagen ebenso oft für die psychologische Schilderung der einzelnen Frauen, wie sie diesen selbst fehlen, um sich den Männern ganz verständlich zu machen. Tiefer liegt indes ein anderer Zusammenhang: die individuelle Frau ist eben deshalb schwerer zu definieren als der individuelle Mann, weil sie als Genus leichter zu definieren ist. Wo schon der allgemeine Begriff als etwas Besonderes, differentiell Bestimmtes empfunden wird, da ist die Individualisiertheit gewissermaßen in das Generelle hineingezogen und hat sich an ihm erschöpft, so daß für die weitere Individualisierung nicht mehr recht Raum und Interesse übrig bleibt. Deshalb gehören in diesen Zusammenhang die Phänomene eines tiefsten Wesenszuges der Frau: daß das Generelle bei ihr viel mehr als beim Mann in der Form des persönlich Individuellen lebt. In der typisch vollendeten Frau wird vieles ganz Gattungsmäßige, eigentlich Unpersönliche, zu etwas völlig Persönlichem, so innerlich erzeugt, als träte es hier zum ersten Male aus dem Einzigkeitspunkt der Persönlichkeit heraus in die Welt. Gewiß gibt es nichts Generelleres als erotische Beziehungen, und während der Mann sie auch unzählige Male so fühlt und behandelt, scheinen sie für die Frau das spezifisch persönliche Schicksal zu sein, nicht ein Gattungsereignis, das sich an ihr abspielt, sondern ihre innerlich eigenste Produktivität. Nicht anders in ihrem Verhältnis zum Kinde, vor und nach seiner Geburt, diesem typischsten aller Verhältnisse, das so tief in das Untermenschliche hinabreicht. Für die Frau aber ereignet es sich in der Wurzelschicht der Seele, dieses völlig

Unpersönliche, das sie zum bloßen Durchgangspunkt in der Entwicklung der Gattung macht, wächst aus dem Zentrum, in dem alle Energien ihres Wesens sich zu ihrer Persönlichkeit zusammengefunden haben. Die Personalisierungstendenz des Allgemeinen innerhalb des weiblichen Wesens ergreift auch die Beziehungen zu ihr: gerade wegen ihrer generellen Eigenschaften werden die Frauen häufig, vielleicht sogar meistens geschätzt. Sehr oft liebt der Mann eine Frau wegen ihrer Schönheit, ihrer Liebenswürdigkeit, kurz wegen einer Eigenschaft, die sie, trotz der jeweiligen individuellen Nuance, mit anderen teilt und die insofern gar nichts mit der Persönlichkeit Identisches oder Solidarisches und nur graduell von dem Besitz von Reichtum unterschieden ist. Daher auch die größere Untreue der Männer, deren viele, mit Plato zu reden, die ausschließende Liebe zu einem Individuum für beschränkt und sklavisch halten und ihre Liebe in das „weite Meer" der Schönheit überhaupt ergießen. Dennoch ist solche allgemeine Qualität mit der weiblichen Persönlichkeit, auch für ihre eigene Empfindung, relativ eng verbunden, enger als beim Manne –, weshalb denn der „schöne Mann" irgendwie als unangenehmer Selbstwiderspruch empfunden wird, d.h. dann, wenn seine Schönheit als ein Allgemeines, seiner Individualität Unverbundenes wirkt. Und endlich: die Sitte, die nichts ist als die Lebensform des sozialen Kreises, das Verhalten, das dieser um seiner Selbsterhaltung willen zum Gesetz geprägt hat, scheint aus dem eigensten Instinkt ihrer Natur zu quellen. Sie „strebt nach Sitte", die die Bewegung des Mannes oft hindert; dem Wesen der Frau aber liegt sie an wie eine Haut, die Freiheit, die für den Mann tausendfach außerhalb der Sitte liegt, findet sie (alle singulären Ausnahmen dieses Typischen und Historischen zugegeben) in ihr; denn Freiheit heißt doch wohl, daß das Gesetz unseres Tuns der Ausdruck unserer eigenen Natur ist. In eben diesem Sinne spitzt sich das Streben nach Sitte, zu der unbedingten Wertung der Sexualehre zu, die etwas viel Allgemeineres, von den besonderen sozialen Positionen Unabhängigeres ist, als alle anderen Ehren. Daß sie nun aber zugleich als das Allerpersönlichste empfunden wird, zeigt sich äußerlich daran, daß die Person des Verletzenden bei ihrer Verletzung irrelevanter ist, als bei denen sonstiger Ehren. Bei Beleidigungen muß man, um ihre Bedeutung abzuschätzen, fragen: *wer* hat dich beleidigt? Der Verlust der weiblichen Ehre aber ist sozusagen etwas Solipsistisches, in Bezug auf seine Wertbedeutung gar nicht von einer Korrelation abhängig. Die Tatsache dieser Verletztheit überhaupt trifft die Frau so persönlich, daß es nun schon ziemlich gleichgültig ist, von wem sie ausgegangen ist. Und dies zeigt wiederum den umfassenden Widerspruch zwischen dem metaphysischen und dem empirischen Aspekt des weiblichen Fatums: die innere Unabhängigkeit der weiblichen Werte vom männlichen Prinzip und die gleichzeitige äußere Abhängigkeit von ihm. – Aus solchen Inkarnationen des Allgemeinen im Persönlichen ist ohne weiteres begreiflich, daß dieses Wesen zwar

> in seiner Typik bestimmt werden kann, daß dagegen sein Persönliches sich als solches leicht der Definition entzieht. Wo dagegen das Generelle eines Wesens so schlechthin generell ist wie beim Manne, – so daß seine männliche Besonderheit als solche zum historischen Synonym der menschlichen Allgemeinheit wird, – da ist die Bestimmung seiner als einer Individualität eher und schärfer zu treffen, es ist mehr Platz für sie vorhanden. So ist es leichter, die Frau zu definieren als den Mann; aber schwerer, eine Frau zu definieren als einen Mann. Und auch dies hat sich als ein Ausdruck der grundlegenden Konfiguration enthüllt, die diesen Fall in einen unendlich viel weiter ausgreifenden Typus der menschlichen Geistigkeit und Metaphysik überhaupt einstellt: daß aus der Relativität oder gegenseitigen Bestimmtheit, in der das männliche und das weibliche Wesen sich darbietet, das erstere in die Kategorie des Absoluten aufrückt und so seinerseits die ganze Relativität beherrscht, von der es selbst ein Glied ist. –

Eine weitere Konsequenz der Betrachtungsweise ist nun die, dass es leichter ist, die Frau als Gattung zu definieren als den Mann, aber schwerer eine Frau als Individuum zu definieren als einen Mann. Das wird genauer erörtert, und es wird gezeigt, woher dies kommt; teils liegt es in der Sprache, die zu wenig differenziert ist, um die feinen Nuancen herauszuheben, um die es sich bei der Frau und ihrer Eigenart handelt, teils liegt es aber tiefer. Der Umstand, dass es so feine Nuancen braucht, um die Individualität der Frau zu erfassen, liegt darin, dass ihr allgemeines Wesen mehr zu ihrer Individualität gehört als beim Mann, und dass die sprachlichen Mängel nicht nur bei der Definition oder Beschreibung der individuellen Frau ihre Rolle spielen, sondern auch für die Frau selber ein Hindernis sind, sich auszudrücken, weshalb sie sich Männern gegenüber nur so schwer verständlich machen kann.

Mit dem letztem Zug hängt es nun zusammen, dass Frauen ganz allgemein und junge Frauen ganz besonders dazu neigen, ihre intimen Angelegenheiten mit ihresgleichen zu besprechen und dabei von vornherein es als selbstverständlich nehmen, von ihresgleichen verstanden zu werden. Männer machen das im allgemeinen nicht, sondern neigen viel eher dazu, sich bei Frauen auszusprechen, und haben den Eindruck, dass es für sie eher möglich ist, von Frauen verstanden zu werden als von ihresgleichen. Auch unter Freunden werden viel mehr sachliche als intime Angelegenheiten besprochen. Mit diesen Tatsachen muss man als Psychiater rechnen.

Weiter aber macht der Psychiater schon bei der Untersuchung von Frauen, bei ihrer Vorstellung im Arztkreis und vor allem bei ihrer Begutachtung immer wieder die Erfahrungen, wie viel schwieriger es bei Frauen ist, ein Bild ihrer individuellen Gestalt zu gewinnen. Man kann in jeder gemeinsamen Untersuchung feststellen, wenn Männer und Frauen vorgestellt werden, wie bei den ersteren das einmalige Schicksal einer individuellen lebensgeschichtlichen Entwicklung und Gestaltung ohne Schwierigkeit zum Vorschein kommt, während bei den Frauen tatsächlich immer etwa dieselben Grundprobleme sich aufdrängen, und wie schwierig es ist, etwas von ihrer Individualität, von ihrer Eigenheit einzufangen.

Endlich müsste natürlich darauf hingewiesen werden, dass das Wissen um diese Zusammenhänge die Einsichten sehr fördern kann und es vor allem gestatten, die eigene Leistung des Arztes von aussen zu betrachten, zu beurteilen und entsprechend zu bewerten.

16. Juni 1964

Al. 23, S. 89f.: Ich habe oben darauf hingedeutet, daß solche Verabsolutierung der einen Seite einer Korrelation über deren zweiseitige Ganzheit in der Regel nicht auf diese Seite beschränkt bleibt, sondern daß verschiedene Parteiungen bald die eine, bald die andere mit dem Akzent des Absoluten auszustatten pflegen. Die eigentümliche Stellung des Geistes zu den Weltinhalten charakterisiert sich damit, daß jedes Absolute irgendwie als ein Relatives, d.h. aus der Beziehung zu einem anderen, sein Wesen Bestimmendes, begriffen werden, jedes Relative aber sich über seine Relation hinweg in ein Fürsichsein und Absolutes erheben kann. So nimmt, nach allem bisherigen, das männliche Prinzip, nun aber auch das weibliche seine Stellung jenseits der Relativität, die auf den ersten Blick beiden ihren Sinn gibt – nimmt sie nicht nur wie in der früheren Skizzierung unter Gleichgültigkeit gegen die Existenz des männlichen und seiner Relation zu dieser, sondern in einem positiven Jenseits des menschlichen Differenziertheitskomplexes, der Männliches und Weibliches umfaßt. Wenn der Mann insoweit über der geschlechtlichen Gegensätzlichkeit steht, als die objektiven Normen selbst männlich sind (was der Erscheinung nach oft nur eine historische Vergewaltigung, in seiner Tiefe aber in der Struktur des männlichen Geistes präformiert ist), so steht die Frau jenseits ihrer, weil sie ihrem Sein nach unmittelbar an und von der Quelle lebt, aus der beide Seiten des Gegensatzes fließen. Wie der Mann aus jenem Zusammenhang heraus mehr ist als männlich, so ist die Frau mehr als weiblich, weil sie die allgemeine, die Geschlechter substantiell oder genetisch zusammenfassende Grundlage darstellt, weil sie die Mutter ist. Wie das Absolute dort sich als übergeschlechtlich Objektives erhebt, das männlich ist, so hier als übergeschlechtlich Fundamentales, das weiblich ist. Wie das Tun und Werden dort den Dualismus vorzeichnet, in dessen Form der Mensch über sich selbst hinausgeht und der spezifisch männlich ist, so das Sein hier die Einheit, in deren Form der Mensch gewissermaßen unter sich selbst hinuntergeht in die ungeschiedene Möglichkeit aller Entwicklungen. Gewiß ist dieses Sein kein farbloses,

> sondern ein weibliches. Aber seine letzte Tiefe enthebt sich jeder Relation, die es durch den Gegensatz zur Männlichkeit bestimmen könnte, und läßt das Weibliche, dessen erstes und unmittelbares Phänomen die Mutterschaft ist, als ein Absolutes empfinden, von dem das Männliche und das Weibliche im Relationssinne erst getragen ist.

Al. 23, S. 89: Zunächst zeigt Simmel ganz allgemein, wie Absolutes und Relatives miteinander in Beziehung stehen, dass alles, was absolut erscheint, auch unter dem Gesichtspunkt des Relativen betrachtet werden kann, und alles, was relativ erscheint, für sich selbst genommen aus der Relation isoliert und damit verabsolutiert werden kann. Ob man es so oder anders anschaut, hängt von der Art und Weise ab, wie man das tut, d.h. eigentlich vom Standpunkt, der auf ein Relativieren oder Verabsolutieren ausgerichtet ist. Simmel sagt das nicht ausdrücklich. In der neueren Philosophie aber, vor allem in der Phänomenologie und im französischen Existenzialismus (Sartre, Merleau-Ponty), wird diese Standpunktabhängigkeit der psychischen Phänomene eingehend erörtert und in ihrer Bedeutung untersucht. Es hängt dies zusammen mit der Unterscheidung Husserls zwischen der standpunktabhängigen Erscheinung und dem standpunktunabhängigen Gegenstand und der Untersuchung darüber, wie Gegenstände durch Erscheinungen fundiert oder konstituiert werden. – All das spielt für die Psychiatrie überhaupt, ganz unabhängig von der Psychologie der Geschlechter, eine zentrale Rolle. Ob man die endogenen Psychosen als biologisch begründet oder als psychologisch entstanden auffasst, ist eine solche standpunktabhängige Beurteilung, ebenso wie man die Neurosen versteht. Aber auch in jeder einzelnen psychiatrischen Handlung spielen die Standpunkte eine entscheidende Rolle.

Im weitern zieht Simmel die Konsequenz aus dieser Betrachtungsweise, indem aus dem zunächst Relativen beider Geschlechter, wo diese durch ihre Komplementarität aufeinander bezogen erscheinen, das Absolute beider Geschlechter ebenfalls herausdifferenziert wird. Dabei kommen aber von beiden Seiten her unterschiedliche Aspekte als absolute geschlechtliche Wesensbestimmungen zum Vorschein, wobei Männliches und Weibliches sich als Objektives und Fundamentales gegenüberstehen.

Auf S. 90 Mitte findet sich ein Satz, der leicht in Heideggersche Terminologie umgeschrieben werden kann: „dass der Mensch, je tiefer er sich in das eigene Dasein (statt Sein) versenkt, je reiner er dies in sich zu Worte kommen lässt, um so näher er dem Sein (statt Dasein) überhaupt, der Welteinheit überhaupt steht, um so vollkommener diese in sich zum Ausdruck bringt". Im übrigen fügt sich der Text wieder ohne Schwierigkeit einer Interpretation im Sinne Heideggers ein.

> Forts. Al. 23, S. 90f.: Und nun macht sich eine metaphysische Voraussetzung, die, fern von jeder Beweisbarkeit, sich als Ahnung, Ge-

fühl, Spekulation durch die ganze Geistesgeschichte zieht, hier geltend: daß der Mensch, je tiefer er sich in das eigene Sein versenkt, je reiner er dies in sich zu Worte kommen läßt, um so näher dem Dasein überhaupt, der Welteinheit überhaupt steht, um so vollkommener diese in sich zum Ausdruck bringt. Nicht nur die Mystik aller Zeiten lebt von dieser Überzeugung, sondern in den so viel klareren und untereinander so entgegengesetzten Weltbildern Kants und Schleiermachers, Goethes und Schopenhauers wirkt sie, offener und verschwiegener, in den mannigfaltigsten Abwandlungen. Das eigenartig mystische Gefühl, durch das jederzeit eine typische Attitüde den Frauen gegenüber charakterisiert ist, findet vielleicht eben hierin einen ausdrückbaren Grund: in dem dunkeln Bewußtsein, daß diese Wesen fester, vollständiger, einheitlicher in ihrem Sein stehen als der Mann, daß alle Unruhe des Werdens und des Tuns und des Gegenübers der Dinge ebenso wie des Lebens, den substantiellen Grund ihres Seins weniger berührt, weniger in sich einzieht, daß sie in der letzten Instanz ihres eigenen Wesens unerschütterlicher und tiefer eingesenkt ruhen – und daß ihnen eben durch dies und in eben diesem Maße der Grund des Daseins überhaupt, die verborgene, unkennbare Einheit des Lebens und der Welt der eigene Wurzelgrund ist. Daß die Frau ihrem echtesten Wesen nach – soweit es also nicht durch historische Vergewaltigungen und Verschiebungen, durch Einflüsse, die ihr aus der *Relation* der Geschlechter kommen, abgelenkt ist – mehr als der Mann aus ihrem eigenen Grunde heraus lebt, wäre bedeutungslos, wenn dieser Grund nicht zugleich irgendwie der Grund der Dinge wäre. Die Verbindung zwischen beiden liegt in der Mütterlichkeit; aber mit dieser wird doch nur in der Form der Zeit und des an Materie gebundenen Lebens auseinandergelegt, was eine letzte metaphysische Einheit ist. Und nur gleichsam einen anderen Umriß erhält derselbe Inhalt, wenn statt des metaphysischen Begriffes des Seins der mehr psychologische oder, wenn man will, formale des Geschlossenseins der Existenz eingeführt wird.

Das Problem des Fundamental-Weiblichen kann in Zusammenhang mit den Texten, die hier stehen, ebenso in bezug auf allgemein psychologische Probleme und im Sinne Heideggers Fundamental-Ontologie interessant erörtert werden. Man kann Heideggers Werk gleichsam mit der vorliegenden Abhandlung als Kommentar in einem relativierten, auf die Geschlechtlichkeit bezogenen Sinn lesen, auslegen und untersuchen und dann wahrscheinlich etwas von jener einheitlichen Ganzheit darin sehen, die die einseitige Verabsolutierung des Männlichen aufhebt und einen Hinweis gibt auf jene Totalität des Daseins, die sich erst enthüllt, wenn auch das weibliche Prinzip in seiner Absolutheit verstanden worden ist.

Von höchstem psychiatrischem Interesse ist nun, wie auf S. 90 und 91 das Fundamental-Weibliche mit der Mutterschaft und der Mütterlichkeit in Beziehung gesetzt wird. Diese Begriffe, die in der neueren Psychologie und Psychiatrie von Kindern und Erwachsenen eine so zentrale Bedeutung haben, werden dort immer nur aus der Relation Mutter-Kind und umgekehrt erfasst und nicht als absolute Wesensbestimmungen. Darin liegt nun ein grundsätzliches Problem, dass Simmel dasselbe in ausserordentlich viel umfassenderer, grundsätzlicher und wesentlicherer Art sieht und erörtert. Von hier aus ist es erst sinnvoll, derartige Fragen zu studieren und dann auch in praktische Zusammenhänge überzuführen.

> Forts. S. 91: Der Mann empfindet wohl im allgemeinen aus der Dualistik seines Wesens heraus die Frau, so oft er selbst, die Kultur und das Schicksal sie auch in eine ebensolche hineinreißen mag, als das geschlossenere Wesen; das heißt als ein solches, dessen einzelne Wesensteile nicht gegeneinander Partei bilden, sondern in denen die unter allem einzelnen bestehende, nicht weiter benennbare Seinseinheit sich als unmittelbar enger assoziativer Zusammenhang äußert. Und nun ist das Merkwürdige, daß gerade die Geschlossenheit eines Daseins in sich eine stärkste, symbolische oder metaphysische Anweisung auf die Welttotalität außerhalb seiner oder deren Element es selbst ist, enthält. Ähnlich wie das Kunstwerk in der undurchbrechlichen Begrenztheit durch seinen Rahmen sich von der vielfältigen Zerstreutheit der Dinge scheidet – und ebenso gerade dadurch zu einem Symbol des Daseins überhaupt wird –, so stellt die Frau eine Einheit dem Manne gegenüber dar, der in die Vielheit des zersplitterten Lebens verflochten ist. Es ist nicht nur die Äußerlichkeit der Sitte, die ihr die heftig ausholenden Bewegungen, die aggressiven Worte, das rücksichtslose Aussichheraustreten von jeher verbietet. Vielmehr, daß dieses Vermeiden aller zentrifugalen, weit ausladenden Äußerungen, diese Zusammengehaltenheit des ganzen Seins, die Form ihrer Sitte wurde, dies ist der historische Ausdruck für jene *Wesensgeschlossenheit*, die alle psychologischen Einzelzustände als ihr Tieferes und Allgemeineres fundiert.

S. 91 Mitte wird nun weiter davon gesprochen, wie vom männlichen Wesen her es zu verstehen ist, dass „dessen einzelne Wesensteile gegeneinander Partei bilden". Da haben wir die Problematik der Konflikthaftigkeit der Ich-Struktur, die bekanntlich bei *Freud* eine so grosse Rolle spielt, wobei sich Freud auf alte Vorbilder, z.B. Griesinger, stützt. Diese Konflikthaftigkeit dient bekanntlich dazu, die Neurose abzuleiten. Auf diese Weise wird die Neurose ausgesprochen männlich verstanden, und es stellt sich nun eben das Problem, dass sie so einseitig aufgefasst ist und von andern Seiten, vor allem von der weiblich ganzheitlichen her, ebenfalls gesehen werden müsste. Das aber wäre eine Aufgabe, sie vom Ganzheitlichen her zu verstehen, die bisher noch kaum in Angriff genommen wurde. Hinzu kommt, dass von diesen Gesichtspunkten aus gesehen auch die Neurose von Frauen grundsätzlich eine andere Bedeutung hat als diejenige von Männern; man denke, wie sehr die Fälle Freuds männliche Krankengeschichten sind und wie der eine berühmte Fall Dora gescheitert ist. Umgekehrt hat die Daseinsanalyse eher eine Neigung, Frauen darzustellen. All das hat wahrscheinlich seine tiefen geschlechtspsychologischen Begründungen.

23. Juni 1964

Forts. Al. 23, S. 91 unten:

Dieses einheitliche In-sich-Fertigsein – was natürlich ein ideal verabsolutierender Ausdruck ist – macht die Frauen zu geschichtsloseren Wesen, als die Männer es sind. Denn Geschichte, die immer Geschichte eines Werdens, Sich-Wandelns, Sich-Entwickelns ist, entsteht nur, wo ein Wesenskomplex eine Mehrheit relativ selbständiger Elemente enthält, die sich abstoßen oder sich ausgleichen, sich überholen oder einer höheren Synthese zustreben. Die innere Differenziertheit des Mannes ist der letzte Grund, weshalb er Geschichte haben und Geschichte machen kann. Das fundamental einheitlichere Wesen der Frau ist notwendig das unhistorischere; das Entwicklungsprinzip, aus der Reibung differenzierter Wesensteile untereinander folgend, hat nicht in gleichem Maße Macht über sie; was sich nicht nur in dem früheren „Reifsein" des Mädchens gegenüber dem Knaben ausdrückt, sondern auch in der – scheinbar bloß äußerlichen – Tatsache, daß die Funktionen der Frau auch in hoch entwickelter Kultur sich von denen auf primitiven Stufen lange nicht so weit unterscheiden, wie entsprechend die männlichen. Einer der tiefsten Shakespearekenner bemerkt: Shakespeares Männer haben eine Geschichte, moralisches Wachstum oder moralischen Verfall; seine Frauen handeln und leiden, aber es ist selten, daß sie wachsen und sich entwickeln (seldom are transformed). Und nun gibt diese Daseinsform dem weiblichen Wesen die dunkel empfundene, die wunderlichsten Reaktionen veranlassende Beziehung zu dem Ganzen des Seins. Wie das Kunstwerk, obgleich ein Teil der Welttotalität, doch durch seine Geschlossenheit wie ein Gegenstück zu ihr ist und damit auf ein nicht aussprechbares Metaphysisches hinweist, das diese Gleichheit der Form trägt, so wird es auch diese Geschlossenheitsform des weiblichen Wesens sein, die von jeher einen Hauch von kosmischer Symbolik über die Frau gelegt hat – als hätte sie über alle greifbaren Einzelheiten hinweg eine Beziehung zu dem Grund und dem Ganzen der Dinge überhaupt. Neben aller Verachtung und Mißhandlung der Frauen bricht doch durch die ganze Kulturreihe, von den Primitiven an, das Gefühl hervor, daß sie noch etwas Anderes wären als bloß Frauen, das heißt als bloße Korrelativwesen zu den Männern; indem sie dies freilich sind, hätten sie doch eo ipso Beziehungen zu den geheimen Mächten, als Sibyllen und Hexen, als Wesen, durch die hin ein Segen oder ein Fluch aus dem sonst unbe-

> rührbaren Schoß der Dinge käme, und die man mystisch zu verehren, vorsichtig zu vermeiden oder wie Dämonen zu verfluchen hätte. All diese Brutalitäten oder poetischen Verklärungen haben nicht irgendeine einzelne Eigenschaft oder ein einzelnes Tun zu ihrem letzten Grund; obgleich sie zweifellos sämtlich auf ein tiefstes einheitliches Motiv zurückgehen, will es nicht gelingen, ein derartiges, singulär benennbares historisch aufzufinden.

S. 91 unten: Als wichtiger weiterer Punkt kommt nun der Umstand, dass Frauen weniger durch *Geschichte* bestimmt sind als Männer Das ist wiederum bedeutungsvoll für die Psychiatrie, da diese derart angelegt ist, dass sie weitgehend aus der Geschichtlichkeit heraus diagnostiziert. Man denke an den bekannten Knick in der Lebenskurve bei Schizophrenen, an die anamnestische Erfassung der Stimmungsänderungen bei zyklischen Psychosen, an die ausgesprochen lebensgeschichtliche Begründung der Neurose. Wenn Frauen weniger geschichtlich leben, dann sind sie diagnostisch infolgedessen schwieriger zu erfassen als Männer, und das dürfte schon auch zutreffen. Hinzu kommt, auch in der Therapie ist die Ansprechbarkeit auf geschichtliche Zusammenhänge sehr viel wesentlicher als man meint, und das ist mit ein Grund, weshalb die Psychotherapie bei Frauen auch ganz anders verlaufen muss. Endlich ist auf die Geschichtlichkeit als strukturelles Moment psychischer Störungen hinzuweisen, das ebenfalls eine verschiedene Rolle spielt. Der Umstand, dass alle Arten von Depressionen bei Frauen soviel häufiger sind als bei Männern, dürfte damit zusammenhängen, indem nämlich zyklische Psychosen wesensmässig mit geschichtlicher Verankerung viel weniger zu tun haben, als man zu gewissen Zeiten und in gewissen Schulen anzunehmen geneigt ist. Was bei den zyklischen Psychosen als endogen bezeichnet wird, hat u.a. einen Aspekt, den man als Geschichtslosigkeit, wenigstens relativer Art fassen kann. Was das wiederum zu bedeuten hat, müsste weiter ausgeführt werden, auf jeden Fall steht das Stimmungsmässige damit in innerem Zusammenhang. Es scheint so zu sein, dass Frauen Konflikte relativ leicht, gleichsam unmittelbar im Stimmungsleben austragen lassen, während bei Männern daraus ein Konflikt entsteht, der sich lebensgeschichtlich gestaltet und der auf diese Weise überwunden und geschichtlich eingeordnet werden kann.

In diesen Zusammenhang gehören auch Probleme wie etwa: Frauen sind in der Psychose erregter als Männer und können unter Umständen, wie es hier heisst, zu „wunderlichen Reaktionen“ neigen. Wenn man schon bei Shakespeare ist, denke man etwa an *Richard III*, der die Frau des soeben von ihm ermordeten Königs an dessen Bahre verführt und verführen kann. Wir wissen von einer Trauerfeier, in deren Verlauf sich die Gattin in schamloser Weise den Kameraden des verstorbenen Mannes geschlechtlich angeboten hat. Solche auf den ersten Blick absurd erscheinenden Reaktionen müssen auf Grund der relativen Geschichtslosigkeit und der auf diese Weise viel stärker situationsgebundenen Handlungsweise der Frau verstanden werden. Interessant ist weiter festzustellen, dass heutzutage die Funktionen der Frau sich nicht mehr bloss in dem Bereich bewegen, in welchem sie seit den Zeiten der Naturvölker sich kaum verändert haben, d.h. in der Kindererziehung und Haushaltführung. Heute haben die Frauen weitgehend eine Tätigkeit, die derjenigen der Männer ähnlich ist. Vielleicht hängt es damit zusammen, dass sie in ihrer Entwicklung retardiert erscheinen.

In früheren Generationen war es viel mehr üblich, dass Mädchen mit 17 und 18 Jahren heirateten, und man fand das durchaus in Ordnung. Auf jeden Fall müsste das Problem von dem Standpunkt aus untersucht werden, dass heute Frauen in eine viel mehr geschichtlich mitbestimmte Tätigkeit gestellt und damit eben auch in ihrer Entwicklung und Reifung beeinflusst werden.

Von Interesse ist weiter die eigentümliche Beziehung der Frau zum Kosmischen. Wir erinnern an ein Marienbild in der National Gallery in London von Velasquez, wo die Maria auf einer Mondsichel steht und darum herum eine kosmische Landschaft gestaltet ist. Auch das Problem der Sibyllen und Hexen und ihrer Beziehung zu über- und unterirdischen Mächten kann psychopathologisch ausserordentlich eindrucksvoll Gestalt annehmen, und zwar, was hier nun wiederum besonders wichtig ist, sowohl für die Frau selbst wie für den Mann mit allem, was sich beim Mann in seinem Verhältnis zur Frau zeigt.

> S. 93: Es scheint vielmehr darin zu liegen, daß man ein Wesen, das so tief in seinem undifferenzierten Sein ruht; so wenig aus sich heraus tritt – eben in einer besonderen Nähe, in einer Art Identitätsverhältnis zu dem Sein überhaupt empfand, mag man dies nun als den Urgrund der Natur oder als das übernatürlich Magische oder als das Metaphysische im reinen Sinne bezeichnen. Die besondere Art der Absolutheit der Frau versenkt sie in die Einheit des Seins, während die Absolutheit des Mannes ihn vom Sein wegreißt zur Idee. Nach unseren bestehenden Denkgewohnheiten – wie asymptotisch oder symbolisch sie sich zur Wirklichkeit verhalten mögen – müssen wir das Vielspältige, Bewegte, Einseitige, von einer gleichsam ruhenden Einheit fundamentieren lassen, einer Einheit, die im männlichen Wesen von jenen dualistischen und differentiellen Lebensformen und Äußerungen sozusagen aufgesogen ist, im weiblichen aber als dessen fühlbare Substanz weiter besteht – und als wiederholte die Frau mit jeder Mutterschaft den Prozeß, der aus dem dunkeln ungeschiedenen Grunde die Einseitigkeit und Bewegtheit des individuellen Gebildes abspaltete und heraushob.

Auf S. 93 finden sich dann Hinweise über die Nähe der Frau zum Sein und das Weggerissensein zur Idee des Mannes. Von hier aus ist es verlockend, wiederum *Sein und Zeit* von Heidegger zu interpretieren, das sich ja auch in der Auseinandersetzung zwischen der fundamental-ontologischen Fragestellung nach dem Sinn von Sein einerseits und der andern Frage nach dem Sinn der Intentionalität anderseits bewegt. – Wenn dann hier am Schluss von Al. 23 darauf hingewiesen wird, dass die Frau mit jeder Mutterschaft den Prozess des Abspaltens und Heraushebens eines individuellen Gebildes aus dem dunkeln ungeschiedenen Grunde wiederholt, dann fragt es sich, wie eben dieser Zug des weiblichen Wesens aufzufassen ist, und ob nicht die eigentümlich dunkeln Andeutungen Heideggers in *Sein und Zeit* über die Geburt von dorther ihre Sinnhaftigkeit und Verständlichkeit erhalten könnten. Auf jeden Fall wäre daraufhin zu untersuchen, und vor allem wird es von Interesse sein zu sehen, was Heidegger in dem anscheinend im Druck befindlichen 2. Teil von *Sein und Zeit*, „Zeit und Sein“ schreibt, und ob von dorther vielleicht sich Zusammenhänge klären, die bisher verborgen geblieben sind.

> Al. 24, S. 93f.: So kann man sagen: je mehr und tiefer eine Frau in diesem, dem absoluten Sinne Frau ist, desto weniger ist sie in dem relativen, dem auf den Mann differentiell bezüglichen Sinne Frau. Und dasselbe, nur als Paradoxe ausdrückbare Verhältnis gilt für den Mann; wenn es sein spezifisch Männliches ist, über dem gleichsam einreihigen subjektiven Leben an der Welt des Objektiven und Normativen zu bauen, von der aus gesehen die ganze männlich-weibliche Geschiedenheit etwas prinzipiell Zufälliges ist, so ist er gerade um so weniger Mann (im Sinne dieser sexuellen Relativität) je mehr er Mann im Sinne jener auf das Absolute gehenden, durchaus männlich eigenartigen Leistung ist. In der tiefsten Besonderheit jedes Geschlechtes lebt je eine der Bedeutungen des „Allgemeinen“: das Allgemeine als Abstraktes, das hinter den Einzelheiten liegt – und das Allgemeine als substantiell Einheitliches, das vor den Einzelheiten liegt. Ich bin durchaus nicht geneigt, die Fülle des Lebens in eine symmetrische Systematik einzusperren. Will man aber für das hier erstrebte Bild der lebendigen Wirklichkeit zunächst einmal die anatomische Struktur gewinnen (denn Skelette zeigen eben jene schematische Symmetrie und erst die physiologischen Prozesse heben diese in das Spiel des unendlich komplizierten, in keine einfache Gleichstellung mehr zu fassenden Lebens) – so scheint die Relation der Geschlechter, durch die sie sich gegenseitig ihre Eigenart gewähren, von diesem doppelten Absoluten umgeben: auf der einen Seite steht das Männliche als Absolutes, das mehr als Männliches ist, das die Objektivität, die um den Preis des Dualismus gewonnene normative Höhe über aller Subjektivität und aller Gegensätzlichkeit bedeutet – auf der andern das Weibliche als Absolutes, das die Einheit des menschlichen Wesens, gleichsam noch vor der Trennung in Subjekt und Objekt, in substantieller, ruhender Geschlossenheit trägt.

Al. 24: Hier wird nun zusammenfassend über das absolute und relative Wesen der beiden Geschlechter berichtet, wobei offenbar die sexuelle Seite wesentlich mit den relativen Aspekten zu tun hat. Auch hier gibt es wieder wichtige psychiatrische Gesichtspunkte, indem nämlich immer wieder die Beobachtung gemacht werden kann, dass Frauen, die sich sehr betont auf ihre geschlechtliche Rolle einlassen, wie man es etwa auch bei einem haltlosen Mädchen auf den Abteilungen der Heilanstalt sehen kann, eben gar nicht als wesentlich weiblich wirken, sondern man hat immer wieder den Eindruck, dass sie an dem eigentlich weiblichen Wesen vorbeigehen und den Mann deshalb auch gar nicht in erster Linie als Frau ansprechen. Ähnliches lässt sich aber auch vom Mann sagen. Seine Männlichkeit beweist er in der Meisterung des Lebens, in der Arbeit, in der Disziplin, und man kann in Zusammenhang mit der vorliegenden Abhandlung schon sagen, in seiner Objektivität und nicht in einer geschlechtlichen Betriebsamkeit. In diesem Sinne sind Einblicke in das sogenannte Milieu der Grossstädte von Interesse, wo sich weibliche Prostitution und männliche Homosexualität bekanntlich gut zusammenfinden. Die Arbeit von Simmel zeigt, worin hier das Wesentliche liegt, indem beide ihre Wesenszüge als geschlechtliche Wesen, d.h. eben als Mann und als Frau verleugnen und nur in ihrer relativen Aufeinanderbezogenheit existieren. Für den Psychiater ist es aber von der grössten Bedeutung, seinerseits nicht auch die Geschlechtlichkeit aus ihrer Relativität heraus zu verstehen, und diese gar, wie es naiverweise geschieht, beim Mann zu verabsolutieren und bei der Frau in einem gewissen Sinn ebenfalls dasselbe zu tun, sondern wichtig ist es, zu den absoluten Wesensstrukturen von Mann und Frau vorzustossen, einerseits um die Phänomene, mit denen der Arzt es zu tun hat, richtig zu sehen, und anderseits um auch richtig therapeutisch eingreifen zu können.

Dank

Die Herausgeber (Heinrich G. Müldner und Liselotte Rutishauser) danken in besonderer Weise der Familie Kuhn, die nicht nur die Erlaubnis zum Druck der noch unveröffentlichten Arbeiten Kuhns gegeben, sondern auch die Drucklegung ermöglicht haben.

Zu danken ist aber auch den Angehörigen der Autoren der besprochenen Werke für ihre Zustimmung: Familie Binswanger, Dr. M. Wischnath vom Universitätsarchiv Tübingen, Dr. G. Wenninger vom Asanger-Verlag; Herrn K. Wyrsch; Frau I. Erb von der Wissenschaftlichen Buchgesellschaft für den Textauszug aus Hönigswalds *Die Grundlagen der Denkpsychologie.* So tragen sie dazu bei, die Münsterlinger Kolloquien Kuhns in dieser Form zu publizieren.

Nicht zuletzt gilt es, dem Verlag Königshausen & Neumann herzlich zu danken für das Vertrauen und die schöne Zusammenarbeit. Ein besonderes Dankeschön verdient Frau Angelika Arnold für ihre unermüdliche Korrekturarbeit.

Münsterlinger Mittwochs-Kolloquien

1954–1955	Ludwig Binswanger: Lebensfunktion und innere Lebensgeschichte
1955–1956	Ludwig Binswanger: Über Psychotherapie
1957–1964	125 „Freud-Abende" über wesentliche Texte von Sigmund Freud
1958–1960	Jakob Wyrsch: Die Person des Schizophrenen
1965	Wilhelm Szilasi: Erfahrung und Erkenntnis
1965–1966	Wilhelm Szilasi: Über das Einbildungsvermögen
1966–1967	Friedrich Schiller: Briefe über die ästhetische Erziehung des Menschen
1967–1968	Edmund Husserl: Philosophie als strenge Wissenschaft
1968–1969	Ludwig Binswanger: Das Raumproblem in der Psychopathologie
1969–1970	Ludwig Binswanger: Die Bedeutung der Daseinsanalytik Martin Heideggers für das Selbstverständnis der Psychiatrie
1970	Alexander Mitscherlich: Krankheit als Konflikt. Studien zur psychosomatischen Medizin
1970	Thure von Uexküll: Möglichkeiten und Grenzen psychosomatischer Betrachtung
1970–1971	Adhémar Gelb: Zur medizinischen Psychologie und philosophischen Anthropologie
1971	Martin Heidegger: Was ist das – die Philosophie?
1971–1973	Richard Hönigswald: Über das sogenannte Verlieren des Fadens. Eine analytische Erörterung
1973–1974	Daseinsanalyse und Psychiatrie (R. Kuhns Lexikon-Artikel 1963)
1974–1975	Ludwig Binswanger: Lebensfunktion und innere Lebensgeschichte
1975	Ludwig Binswanger: Geschehnis und Erlebnis
1975–1976	Ludwig Binswanger: Über Ideenflucht
1976	Wolfgang Blankenburg: Psychopathologie des Ausdrucks als Grundlage für die Bewegungstherapie bei Schizophrenen
1976–1977	Kurt Goldstein: Über Zeigen und Greifen
1977	Georg Simmel: Das Abenteuer
1978	Wolfgang Blankenburg: Grundlagenprobleme der Psychopathologie
1979	Ludwig Binswanger: Lebensfunktion und innere Lebensgeschichte
1979–1980	Max Scheler: Die Idole der Selbsterkenntnis
1981	G.W.F. Hegel: Wer denkt abstrakt?
1981	Eugen Fink: Philosophie als Überwindung der ‚Naivität'
1982	Wolfgang Blankenburg: Nomothetische und idiographische Methodik in der Psychiatrie
1982	Hans-Georg Gadamer: Apologie der Heilkunst; Philosophische Bemerkungen zum Problem der Intelligenz; Mensch und Sprache
1983	Hans-Georg Gadamer: Die Natur der Sache und die Sprache der Dinge; Über leere und erfüllte Zeit
1984	Max Scheler: Vom Sinn des Leides
1984	Hans-Georg Gadamer: Körper und Leib
1985	Wolfgang Blankenburg: Psychopathologie des „common sens"
1985	Johann Peter Hebel: Aus dem Schatzkästchen: Unverhofftes Wiedersehen

1985	Sören Kierkegaard: Wie wir in Liebe Verstorbener gedenken
1986	Ludwig Binswanger: Lebensfunktion und innere Lebensgeschichte
1987	Ludwig Binswanger: Geschehnis und Erlebnis. Zur gleichnamigen Schrift von Erwin Straus
1988	Martin Heidegger: Über Gelassenheit
1988–1989	Erwin Straus: Vom Sinn der Sinne
1990	Hans Kunz: Die Grenze der psychopathologischen Wahninterpretationen
1990	Ludwig Binswanger: Bemerkungen zu zwei wenig beachteten „Gedanken“ Pascals über Symmetrie
1990–1992	Ludwig Binswanger: Über Psychotherapie
1992	Ludwig Binswanger: Psychotherapie als Beruf
1993	Über Angst
1994–1996	Ludwig Binswanger: Das Raumproblem in der Psychopathologie – Der gestimmte Raum
1996	Kurs über den Rorschachschen Formdeutversuch
1997–1998	Ludwig Binswanger: Die Bedeutung der Daseinsanalytik Martin Heideggers für das Selbstverständnis der Psychiatrie
1998	Ludwig Binswanger: Daseinsanalyse und Psychotherapie I
1999	Ludwig Binswanger: Daseinsanalyse und Psychotherapie II
1999–2000	Aufnahme und Kritik des Werkes von Ludwig Binswanger im Hinblick auf seine Weiterentwicklung
2000–2001	Jakob Wyrsch: Über die Intuition bei der Erkennung des Schizophrenen
2001–2002	Jakob Wyrsch: Über den affektiven Rapport mit Schizophrenen
2002	Jakob Wyrsch: Über Glück und Unheil in der Namengebung in der Psychiatrie
2003	Ludwig Binswanger: Über den Satz von Hofmannsthal: Was Geist ist, erfasst nur der Bedrängte
2004	Hans-Georg Gadamer: Apologie der Heilkunst

***

Ärztefortbildung dienstags

1962	Kurt Goldstein: Über die Sprache des Schizophrenen: Methodological approach to the study of schizophrenic thought disorder
1963	Jakob Wyrsch: Der Geisteskranke und die Sprache
1963	Richard Hönigswald: Zum Problem des geordneten Denkens
1963–1968	Kurt Goldstein: Der Aufbau des Organismus
1964	Georg Simmel: Zur Philosophie der Geschlechter. Das Relative und das Absolute im Geschlechter-Problem
1964	Hans Binder: Der psychopathologische Begriff der Neurose
1964	Hans Binder: Neuere Aspekte des Psychopathieproblems
1965–1966	Richard Hönigswald: Vom Problem des Rhythmus
1966–1967	Max Scheler: Die Idole der Selbsterkenntnis
1967	Hans Kunz: Die anthropologische Betrachtungsweise in der Psychopathologie

1967–1968	Hughlings Jackson: Die Croon-Vorlesungen über Aufbau und Abbau des Nervensystems
1968–1970	Viktor von Weizsäcker: Der Gestaltkreis
1970	Eberhard Zwirner: Die Konsultation: zur Theorie der psychophysischen Korrelation und der „psychosomatischen Ganzheit“
1970	Alexander Pfänder: Motive und Motivation
1970–1971	Max Scheler: Die Psychologie der sogenannten Rentenhysterie und der rechte Kampf gegen das Übel
1971	Ludwig Binswanger: Lebensfunktion und innere Lebensgeschichte
1973–1974	Ludwig Binswanger: Melancholie und Manie
1975	Eberhard Zwirner: Die Konsultation: zur Theorie der psychophysischen Korrelation und der „psychosomatischen Ganzheit“
1976	Der psychopathologische Begriff der Neurose
1976	Hans Binder: Neuere Aspekte des Psychopathieproblems
1980	Grundlegendes zur Depression

***

Daseinsanalytische Kolloquien aufgrund wesentlicher Texte

Gehalten an der Psychiatrischen Universitätsklinik und an der Universität Zürich

Sommersemester

1958	Ludwig Binswanger: Freuds Auffassung des Menschen im Lichte der Anthropologie
1959–1983	**Daseinsanalytische Interpretation der Lektüre von S. Freud (Gesammelte Werke, Bd. 1–18, London 1940–1952):**
1959	Jenseits des Lustprinzips, Bd. 13
1962	Massenpsychologie und Ich-Analyse, Bd. 13
1963–1965	Das Ich und das Es, Bd. 13
1966	Der Dichter und das Phantasieren, Bd. 7
1967	Die Traumdeutung, Bd. 2 und 3
1968	Verdichtung, Verschiebung, Symbolisierung, Identifizierung bei Freud
1969	Psychoanalytische Bemerkungen über einen autobiographisch beschriebenen Fall von Paranoia, Bd. 8
1970–1972	Hemmung, Symptom, Angst, Bd. 14
1973	Die Verdrängung, Bd. 10
1974	Konstruktionen in der Analyse, Bd. 16
1975	Zum Begriff der Schönheit: Das Unbehagen in der Kultur, Bd. 14
1976	Der Wahn und die Träume von W. Jensens „Gravida“, Bd. 7
1977	Metapsychologische Ergänzung zur Traumlehre, Bd. 10

1978	Eine Kindheitserinnerung des Leonardo da Vinci, Bd. 8
1979	Zum Thema „Narzissmus“
1980	Freuds metapsychologische Abwandlung „Trauer und Melancholie“, Bd. 10
1981	Über die Verneinung bei Freud
1982	Über den Begriff des Unbewussten bei Freud
1983	Zu Freuds Äusserung über die Zeit
1984–1996	Daseinsanalytische Kolloquien zu Texten von H. Maldiney und L. Binswanger (Themen s. Wintersemester)

Wintersemester

1957/58	Ludwig Binswanger: Über Psychotherapie
1958/59	Ludwig Binswanger: Freuds Auffassung des Menschen im Lichte der Anthropologie
1959/60	Ludwig Binswanger: Der Mensch in der Psychiatrie
1960/61	Daseinsanalytisches Kolloquium über Schizophrenie
1961/62	Daseinsanalytisches Kolloquium über Depression
1962–1964	Daseinsanalytische Interpretation aus Binswangers Manie-Studie und Heideggers Erläuterungen zu Hölderlins Dichtung
1964–1966	Literatur zur Daseinsanalyse: W. Szilasi: Die Erfahrungsgrundlage der Daseinsanalyse Binswangers; W. Blankenburg: Aus dem phänomenologischen Erfahrungsfeld innerhalb der Psychiatrie; H. Maldiney: Le dévoilement des concepts fondamentaux de la Psychologie à travers la Daseinsanalyse de L. Binswanger
1966–1968	Detlev von Uslar: Der Traum als Welt
1968/69	Ludwig Binswanger: Über das Wahnproblem in rein phänomenologischer Sicht
1969/70	Zu neuerer Literatur über Rhythmus im Hinblick auf psychopathologische Phänomene
1970–1974	Über Schamphänomene
1974/75	Zur Bedeutung der ästhetischen Dimension für Psychiatrie und Psychotherapie
1975/76	Zur Psychologie der Bewegung
1976/77	Ludwig Binswanger: Traum und Existenz
1978/79	Über Phänomene des Deutens in Träumen, Rorschach-Klecksen; L. Binswanger: Erfahren, Verstehen, Deuten in der Psychoanalyse
1979/80	Über das Deuten von Träumen, Rorschach-Klecksen und psychopathologischen Phänomenen
1980–1984	Daseinsanalytisches Kolloquium über Depressivität und Suizidalität anhand H. Maldineys Schrift „Psychose et présence“
1985–1987	Daseinsanalytisches Kolloquium über H. Maldineys Schrift „Pulsion et présence“

1987–1995 Interpretation und Übersetzung der Texte aus Henri Maldineys Schrift „Art et Existence“:
Dialectique du Moi et morphologie du style dans l’art; Existence et destin – le destin de Nietzsche et de Hölderlin

1987/88	Daseinsanalytisches Kolloquium über psychopathologische Kunst
1988–1990	Die Integration des Ich im Werk des Silvain Fusco
1990–1992	Die Integration des Ich und Dialektik des Vollen und Leeren in der chinesischen Kunst unter den Sung
1992–1995	Das Schicksal von Nietzsche und von Hölderlin
1995/96	Ludwig Binswanger: Vom anthropologischen Sinn der Verstiegenheit
1996/97	Ludwig Binswanger: Über den Satz von Hofmannsthal: „Was Geist ist, erfasst nur der Bedrängte“
1997/98	Daseinsanalytisches Kolloquium über Symmetrie

Häufigkeitsverzeichnis der Namen in den Mittwochs-Kolloquien und Fortbildungskursen dienstags

Name/Begriff	1954–1967	1968-1982	1982–1996	1996–2003	1954–2003 Total	Band I K&N
Aristoteles	16	50	47	36	149	27
Binswanger L.	168	402	1934	761	3265	918
Blankenburg W.	12	69	27	75	183	6
Bleuler E.	44	36	46	128	254	23
Freud S.	1045	177	417	140	1779	292
Gadamer H.-G.		32	126	69	227	7
Gelb A.	9	68	36	5	118	71
Goethe W.	2	48	87	35	172	42
Goldstein K.	198	83	87	4	372	120
Gotthelf J.	1	6	27	37	71	3
Griesinger W.	16	22	9	4	51	9
Guillaume G.	-	3	16	23	42	5
Hegel G.W.F.	28	52	102	29	211	47
Heidegger M.	238	234	440	309	1221	118
Hölderlin F.	2	4	42	3	51	5
Hönigswald R.	86	52	39	23	200	64
Humboldt W.		3	4	4	11	9
Husserl E.	172	126	165	160	623	48
Kant I.	74	79	65	62	280	24
Kunz H.	76	11	46	15	148	3
Maldiney H.	14	26	161	42	243	33
Rorschach H.	119	106	116	104	445	48
Scheler M.	164	194	103	38	499	89
Schelling F.W.J.	30	27	61	21	139	13
Schiller F.	161	10	34	19	224	14
Simmel G.	33	127	41	13	214	48
Straus E.	20	67	388	34	509	52
Szilasi W.	48	26	25	202	301	16
Weizsäcker V.v.	3	290	22	2	317	15
Wyrsch J.	294	26	11	454	785	58
Ästhetik	105	59	62	23	249	25
Daseinsanalyse	124	126	103	357	710	38
Depression	194	416	401	205	1216	181
Schizophrenie	223	209	144	233	809	174

Literaturverzeichnis

Abraham, Hilda C.; Freud, Ernst L. (Hg.): Sigmund Freud – Karl Abraham, Briefe 1907–1926. Frankfurt am Main 1965

Aristoteles: Kleine naturwissenschaftliche Schriften. (Parva Naturalis). Stuttgart 1997

Augustinus: Confessiones, Lateinisch-Deutsch. Kösel-Verlag. Stuttgart 1955

Bachofen, Johann Jacob: Mutterrecht und Urreligion. Stuttgart 1941

Balzac, Honoré de: Théorie de la démarche. La Pléiade 1981

Bataille, Georges: L'érotisme. Paris 1957

Benvéniste, Emile: Problèmes de linguistique générale. Paris 1966

Bergson, Henri: Essai sur les données immédiates de la conscience. Paris 1946

Bergmann, Gustav von: Funktionelle Pathologie. Berlin 1936

Binder, Hans: Der psychopathologische Begriff der Neurose. Schweizer Arch. f. Neurol. Psychiat. Bd. 89, 1962, S. 185–198

Binswanger, Ludwig: Wahn. Beiträge zu seiner phänomenologischen und daseinsanalytischen Erforschung. Pfullingen 1965

Binswanger, Ludwig: Melancholie und Manie. Pfullingen 1960

Binswanger, Ludwig: Sprache, Liebe, Bildung. In: Confinia Psychiatrica 2, 1959, S. 133–148

Binswanger, Ludwig: Der Mensch in der Psychiatrie. Pfullingen 1957

Binswanger, Ludwig: Schizophrenie. Pfullingen 1957

Binswanger, Ludwig: Mein Weg zu Freud. In: Der Mensch in der Psychiatrie. Pfullingen 1957, S. 37–61

Binswanger, Ludwig: Erinnerungen an Freud. Bern 1956

Binswanger, Ludwig: Drei Formen missglückten Daseins: Verstiegenheit, Verschrobenheit, Manieriertheit. Tübingen 1956

Binswanger, Ludwig: Daseinsanalyse und Psychotherapie. In: Ausgewählte Vorträge und Aufsätze, Bd. 2. Bern 1955, S. 303–307

Binswanger, Ludwig: Erfahren, Verstehen, Deuten in der Psychoanalyse. In: Ausgewählte Vorträge und Aufsätze, Bd. 2. Bern 1955, S. 67–80

Binswanger, Ludwig: Das Raumproblem in der Psychopathologie. In: Ausgewählte Vorträge und Aufsätze, Bd. 2. Bern 1955, S. 174–225

Binswanger, Ludwig: Vom anthropologischen Sinn der Verstiegenheit. In: Ausgewählte Vorträge und Aufsätze, Bd. 2. Bern 1955, S. 235–242

Binswanger, Ludwig: Über den Satz von Hofmannsthal: „Was Geist ist, erfasst nur der Bedrängte". In: Ausgewählte Vorträge und Aufsätze, Bd. 2. Bern 1955, S. 243–251

Binswanger, Ludwig: Über Sprache und Denken. In: Ausgewählte Vorträge und Aufsätze, Bd. 2. Bern 1955, S. 346–362

Binswanger, Ludwig: Die Bedeutung der Daseinsanalytik Martin Heideggers für das Selbstverständnis der Psychiatrie. In: Martin Heideggers Einfluss auf die Wissenschaften. Bern 1949, S. 58–72

Binswanger, Ludwig: Über Phänomenologie. In: Ausgewählte Vorträge und Aufsätze, Bd. 1. Bern 1947, S. 13–49

Binswanger, Ludwig: Lebensfunktion und innere Lebensgeschichte. In: Ausgewählte Vorträge und Aufsätze, Bd. 1. Bern 1947, S. 50–73
Binswanger, Ludwig: Traum und Existenz. In: Ausgewählte Vorträge und Aufsätze, Bd. 1. Bern 1947, S. 74–97
Binswanger, Ludwig: Heraklits Auffassung des Menschen. In: Ausgewählte Vorträge und Aufsätze, Bd. 1. Bern 1947, S. 98–131
Binswanger, Ludwig: Über Psychotherapie. In: Ausgewählte Vorträge und Aufsätze, Bd. 1. Bern 1947, S. 132–158
Binswanger, Ludwig: Freuds Auffassung des Menschen im Lichte der Anthropologie. (Festvortrag, gehalten zur Feier des 80. Geburtstages am 7. Mai 1936 in Wien). Ausgewählte Vorträge und Aufsätze, Bd. 1. Bern 1947, S. 159–189
Binswanger, Ludwig: Über die daseinsanalytische Forschungsrichtung in der Psychiatrie. In: Ausgewählte Vorträge und Aufsätze, Bd. 1. Bern 1947, S. 190–217
Binswanger, Ludwig: Grundformen und Erkenntnis menschlichen Daseins. Zürich 1942
Binswanger, Ludwig: Über Ideenflucht. Zürich 1933
Binswanger, Ludwig: Psychotherapie als Beruf. Nervenarzt, Bd. I, 1928, S. 138–145 und S. 206–215
Binswanger, Ludwig: Problem der allgemeinen Psychologie. Berlin 1922
Birnbaum, Karl: Der Aufbau der Psychose. Grundzüge einer psychiatrischen Strukturanalyse. Berlin 1923
Blankenburg, Wolfgang: Aus dem phänomenologischen Erfahrungsfeld innerhalb der Psychiatrie. Schweizer Arch. f. Neurol. Psychiat. 90, 1962, S. 412–421
Bleuler, Eugen: Das autistisch-undisziplinierte Denken in der Medizin und seine Überwindung. Berlin [5]1975
Bleuler, Eugen: Affektivität, Suggestibilität, Paranoia. Halle 1906
Bergmann, Gustav von: Funktionelle Pathologie. Berlin [2]1936
Brentano, Franz: Deskriptive Psychologie. Hamburg 1982
Brugsch, Theodor: Einheitsbestrebungen in der Medizin. Kongressbericht, Dresden und Leipzig 1933
Cassirer, Ernst: Individuum und Kosmos in der Philosophie der Renaissance. Leipzig 1927
Christe, Robert: Le sens d'une rencontre: un moment critique de la psychiatrie? (1992, Vortrag zum 80. Geburtstag von Roland Kuhn, nicht publiziert)
Christe-Luterbacher, Marie-Madeleine; Christe, Robert: Suive la parole en clinique psychiatrique. Conclusions générales. In: P. Fédida/J. Schotte (Hg.) Psychiatrie et existence. Grenoble 1991, p. 165–180
Bumke, Oswald: Lehrbuch der Geisteskrankheiten. München 1924
Bumke, Oswald: Psychologische Vorlesungen. Wiesbaden 1919
Cassirer, Ernst: Individuum und Kosmos in der Philosophie der Renaissance. Studien der Bibliothek Warburg. Teubner 1927
Delafresnaye, J.F. (Hg.): Brain Mechanisms and Consciousness. Oxford 1954
Dilthey, Wilhelm: Ideen über eine beschreibende und zergliedernde Psychologie, 1894. Gesammelte Schriften, Bd. 5. Leipzig 1924
Dilthey, Wilhelm: Einleitung in die Geisteswissenschaften, Werke. Versuch einer Grundlegung für das Studium der Gesellschaft und Geschichte. Bd. 1. Göppingen 1917

Fichte, Immanuel Hermann: Fichtes Werke. Immanuel Hermann Fichte (Hg.). Berlin 1971
Fichtner, Gerhard (Hg.): Sigmund Freud Ludwig Binswanger Briefwechsel 1908–1938. Frankfurt am Main 1992
Fink, Eugen: Die intentionale Analyse und das Problem des spekulativen Denkens. In: Problèmes actuels de la phénoménologie. Brouwer 1952, S. 53–87 (französisch und deutsch)
Freud, Sigmund: Zur Auffassung der Aphasien. Eine kritische Studie. Frankfurt am Mai 1992
Freud, Sigmund; Breuer, Josef: Studien über Hysterie. In: Gesammelte Werke, Bd. 1. London 1952, S. 75–312
Freud, Sigmund: Konstruktionen in der Analyse. In: Gesammelte Werke, Bd. 16. London 1950, S. 43–56
Freud, Sigmund: Die endliche und unendliche Analyse. In: Gesammelte Werke, Bd. 16. London 1950, S. 59–99
Freud, Sigmund: Erinnern, Wiederholen und Durcharbeiten. In: Gesammelte Werke, Bd. 10. London 1946, S. 126–136
Freud, Sigmund: Metapsychologische Ergänzung zur Traumlehre. In: Gesammelte Werke, Bd. 10. London 1946, S. 412–426
Freud, Sigmund: Ratschläge für den Arzt bei der psychoanalytischen Behandlung. In: Gesammelte Werke, Bd. 8. London 1943, S. 377–387
Freud, Sigmund: Jenseits des Lustprinzips. In: Gesammelte Werke, Bd. 13. London 1940, S. 1–69
Freud, Sigmund: Massenpsychologie und Ich-Analyse. In: Gesammelte Werke, Bd. 13. London 1940, S. 71–161
Freud, Sigmund: Das Ich und das Es. In: Gesammelte Werke, Bd. 13. London 1940, S. 237–289
Gadamer, Hans-Georg: Wahrheit und Methode. Tübingen 1960
Gardiner, Muriel: Der Wolfsmann vom Wolfsmann. Sigmund Freuds berühmtester Fall. Erinnerungen, Berichte, Diagnosen. Frankfurt am Main 1980
Gelb, Adhémar: Zur medizinischen Psychologie und philosophischen Anthropologie. Acta Psychologica, Bd. 3, 1937, S. 193–271
Goethe, Johann Wolfgang: Dichtung und Wahrheit, Bd. 10. Zürich 1948
Goldstein, Kurt: Über Aphasie, Selected Papers/Ausgewählte Schriften. Hg. v. Aron Gurwitsch, Else M. Goldstein Haudek, William E. Haudek. Den Haag 1971, S. 154–195
Goldstein, Kurt: Methodological approach to the study of schizophrenic thought disorder. In: Language and thought in schizophrenia. Collected Papers. J.S. Kasanin/Nolan D.C. Lewis (Hg). University of California Press 1954, S. 18–39
Goldstein, Kurt: Der Aufbau des Organismus. Haag 1934
Gotthelf, Jeremias: Hans Joggeli der Erbvetter. In: Sämtliche Werke in 24 Bänden. Bd. 19, Kleinere Erzählungen. Zürich 1920, S. 163–250
Griesinger, Wilhelm: Pathologie und Therapie der psychischen Krankheiten. Stuttgart 1845
Guillaume, Gustave: Langage et Science du Langage. Paris 1969
Häberlin, Paul: Der Geist und die Triebe. Basel 1924
Häberlin, Paul: Der Gegenstand der Psychologie. Berlin 1921

Hegel, Georg Wilhelm Friedrich: Enzyklopädie der philosophischen Wissenschaften, 3 Bände. Frankfurt am Main 1970
Hegel, Georg Wilhelm Friedrich: Phänomenologie. Leipzig 1937
Hegel, Georg Wilhelm Friedrich: Vorlesungen über die Aesthetik. Stuttgart 1937
Heidegger, Martin: Gelassenheit. Pfullingen 1959
Heidegger, Martin: Vorträge und Aufsätze. Pfullingen 1954
Heidegger, Martin: Brief über den ‚Humanismus' von 1949. In: Einführung in die Metaphysik. Tübingen 1953, S. 75–88
Heidegger, Martin: Was ist Metaphysik. Frankfurt 1951
Heidegger, Martin: Holzwege. Frankfurt am Main 1950
Heidegger, Martin: Die Zeit des Weltbildes. In: Holzwege. Frankfurt a. Main 1950
Heidegger, Martin: Sein und Zeit. Halle a.d.S. ^{4}1935, Tübingen ^{14}1977
Heinroth, J.C.A.: Lehrbuch der Störungen des Seelenlebens. Vom rationalen Standpunkt aus entworfen. (Nach dem Artikel „Psychosomatik" von W. Bräutigam im Lexikon der Psychiatrie. Hg. Christian Müller. Berlin 1973
Historisches Wörterbuch der Philosophie. Hg. Joachim Ritter, Karlfried Gründer und Gottfried Gabriel. Bd. 1–13. Basel 1971–2007
Hölderlin, Friedrich: Wörterbücher zu Friedrich Hölderlin. Bd. 1 und Bd. 2, Tübingen 1983
Hönigswald, Richard: Zum Problem des geordneten Denkens. In: Die Grundlagen der Denkpsychologie. Darmstadt 1963, S. 226–275
Hönigswald, Richard: Über das sogenannte Verlieren des Fadens. In: Die Grundlagen der Denkpsychologie. Darmstadt 1963, S. 1–76
Hönigswald, Richard: Über Begriff und Möglichkeit des Psychologismus. In: Die Grundlagen der Denkpsychologie. Darmstadt 1963, S. 151–160
Hönigswald, Richard: Vom Problem des Rhythmus. Eine analytische Betrachtung über den Begriff der Psychologie. Leipzig-Berlin 1926
Hülser, Karlheinz: Die Fragmente zur Dialektik der Stoiker. Neue Sammlung der Texte mit deutscher Übersetzung und Kommentaren, Bd. 4. Stuttgart 1988
Humboldt, Wilhelm von: Werke in fünf Bänden. Schriften zur Sprachphilosophie, Bd. 3. Darmstadt 1963
Husserl, Edmund: Ideen zu einer reinen Phänomenologie und phänomenologischen Philosophie. Zweites Buch. Husserliana, Gesammelte Werke, Bd. 4. Haag 1952
Jaeger, Werner: Aristoteles. Berlin 1955
Jaeger, Werner: Paideia. Die Formung des griechischen Menschen. Berlin 1936–1959
Janet, Pierre: L'évolution de la mémoire et de la notion du temps. Paris 1928
Kant, Immanuel: Immanuel Kants Werke. Bruno Cassirer. Berlin 1921–1923
Keller, Albert: Müssen es immer die anderen sein? Schuld und Freiheit. Horst Knott (Hg.). Kevelaer 1979
Kierkegaard, Sören: Entweder-Oder, übersetzt v. Chr. Schrempf. Jena 1922
Klaesi, Jakob: Über die Bedeutung und Entstehung der Stereotypien. Berlin 1921
Klages, Ludwig: Der Geist als Widersacher der Seele. 4 Bände. Leipzig 1929–1937
Klee, Paul: Das bildnerische Denken. Basel 1956
Kraus, Friedrich: Die allgemeine und spezielle Pathologie der Person. Klinische Syzygiologie, 2 Bände. Leipzig 1919–1926
Kronfeld, Arthur: Die Psychologie in der Psychiatrie. Berlin 1927

Kuhn, Roland: Was heisst und was bedeutet der Satz: „In der Psychiatrie sind Symptome selbst Tatsachen der Verständigung“. In: Psychiatrie mit Zukunft. Basel 2004, S. 36–45
Kuhn, Roland: Über einige psychopathologische Begriffe Eugen Bleulers. In: Daniel Hell/Christian Scharfetter/Arnulf Möller (Hg.): Eugen Bleuler Leben und Werk. Bern 2001, S. 48–53
Kuhn, Roland: Zum Problem von „bewusst“ und „unbewusst“. In Anlehnung an Maldineys Ausführungen zur Triebproblematik bei Fichte. In: H. Weiss/ G. Pagel (Hg.): Das Bewusstsein und das Unbewusste. Würzburg 1989, S. 30–36
Kuhn, Roland: Préface zu „Contribution à la conception des aphasies par S. Freud“. Presses Universitaires de France 1983. (Französische Übersetzung der Aphasieabhandlung von Freud)
Kuhn, Roland: Zu Freuds Abhandlung über das Unheimliche. Erwin W. Straus on his 75th birthday. In: W. v. Baeyer/R.M. Griffith (Hg.): Conditio Humana, Berlin 1966, S. 152–161
Kuhn, Roland: Daseinsanalyse und Psychiatrie. In: H.W. Gruhle/W. Mayer-Gross/M. Müller/R. Jung (Hg.): Psychiatrie der Gegenwart. Berlin 1963, S. 853–902
Kuhn, Roland: Die Daseinsanalyse Ludwig Binswangers und das Problem der Begründung der wissenschaftlichen Psychiatrie. In: Schweizer Arch. f. Neurol. Psychiat. 90, 1962, S. 402–409
Kuhn, Roland: Wissenschaft und Kunst in der Seelenheilkunde (Antrittsvorlesung Universität Zürich). In: Neue Zürcher Zeitung Nr. 446/447, 16. Febr. 1958, 6f.
Kuhn, Roland: Griesingers Auffassung der psychischen Krankheiten und seine Bedeutung für die weitere Entwicklung der Psychiatrie. In: Bibl. Psychiatr. Neuro. 100, 1957, S. 41–67
Kuhn, Roland: Zum Problem der ganzheitlichen Betrachtung in der Medizin. In: Schweiz. Medizinisches Jahrbuch 1957, S. 53–63
Kuhn, Roland: Daseinsanalytische Studie über die Bedeutung von Grenzen im Wahn. In: Monatsschr. Psychiatr. Neur. 124, 1952, S. 353–383
Kuhn, Roland: Daseinsanalyse eines Falles von Schizophrenie. In: Monatsschr. Psychiatr. Neur. 112, 1946, S. 233–257
Küppers, Bernd-Olaf: Der Ursprung biologischer Information. Zur Naturphilosophie der Lebensentstehung. München 1986
Lavelle, Louis; La parole et l'écriture. Paris 1942
Le Bon, Gustave: Psychologie des foules. Paris 1939
Le Senne, René: Obstacle et Valeur. Paris 1946
Liebmann, Otto: Die Klimax der Theorien. Strassburg 1884
Lohmann, Johannes: Genus und Sexus. Eine morphologische Studie zum Ursprung der indogermanischen nominalen Genus-Unterscheidung. Göttingen 1932
Lotze, Hermann: Kleine Schriften zur Psychologie. Berlin 1989
Lotze, Hermann: Metaphysik. Hamburg 1911
Löwith, Karl: Das Individuum in der Rolle des Mitmenschen. München 1928
Maldiney, Henri: Penser l'homme et la folie. Grenoble 1991

Maldiney, Henri: Dialectique du Moi et morphologie du style dans l'art. In : Art et Existence. Paris 1986, ³2003, S. 59–128
Maldiney, Henri: Existence et destin – le destin de Nietzsche et de Hölderlin. In: Art et Existence. Paris 1986, S. 129–169
Maldiney, Henri: Psychose et présence. In: Revue de Métaphysique et de Morale, 1976, S. 513–565; Penser l'homme et la folie. Grenoble 1991, 2007, S. 5–82
Maldiney, Henri: Aîtres de la langue et demeures de la pensée. Lausanne 1975
Maldiney, Henri: Regard, Parole, Espace. Lausanne 1973
Maldiney, Henri: Die Entdeckung der ästhetischen Dimension in der Phänomenologie von Erwin Straus. Festschrift zum 75. Geburtstag von Erwin Straus. In: Conditio Humana, Berlin 1966, S. 210–232
Maldiney, Henri: Le dévoilement des concepts fondamentaux de la Psychologie à travers la Daseinsanalyse de L. Binswanger. In: Schweizer Arch. f. Neurol. Psychiat. 9, 1963, S. 204–217
Marcel, Gabriel: Être et Avoir. Paris 1935. Sein und Haben. Paderborn 1954
Müller, Johannes: Handbuch der Physiologie des Menschen. Coblenz 1840
Natorp, Paul: Allgemeine Psychologie. Tübingen 1912
Nietzsche, Friedrich: Vom Nutzen und Nachteil der Historie für das Leben. Die zweite unzeitgemäße Betrachtung. Leipzig 1937
Paul, Christian: Das Personverständnis im modernen medizinischen Denken. Tübingen 1952
Pfänder, Alexander: Die Seele des Menschen. Halle 1933
Pfänder, Alexander: Zur Psychologie der Gesinnungen. Halle 1930
Pfänder, Alexander: Motive und Motivation. Leipzig 1911
Pick, Arnold: Die agrammatischen Sprachstörungen. Berlin 1913
Rombach, Heinrich: Über Ursprung und Wesen der Frage. Freiburg 1988
Romilly de, Jacqueline: L'Enseignement en détresse. Juillard 1984
Scheler, Max: Ordo amoris Gesammelte Werke, Bd. 10. Schriften aus dem Nachlass, Bd. I. Zur Ethik und Erkenntnislehre. Bern ²1957, S. 345–376
Scheler, Max: Vom Ewigen im Menschen. Gesammelte Werke, Bd. 5. Bern 1957
Scheler, Max: Die Idole der Selbsterkenntnis. In: Vom Umsturz der Werte. Gesammelte Werke, Bd. 3. Bern 1955
Scheler, Max: Die Psychologie der sogenannten Rentenhysterie und der rechte Kampf gegen das Übel. In: Vom Umsturz der Werte, Bd. 2. Leipzig ²1919, S. 191–218
Scheler, Max: Zur Phänomenologie und Theorie der Sympathiegefühle und von Liebe und Hass. Halle 1913
Schelling, Friedrich Wilhelm Josef: Schellings Werke, Hg. Manfred Schröter. Schriften zur Philosophie und Freiheit. Bd. 4. München 1927
Schiller, Friedrich: Sämtliche Werke. Band 5: Über die ästhetische Erziehung des Menschen in einer Reihe von Briefen. München 1962
Seligmann, Siegfried: Der böse Blick und Verwandtes, zwei Bände. Berlin 1910
Selz, Otto: Über die Gesetze des geordneten Denkverlaufs. Stuttgart 1913
Selvini Palazzoli, M.; Boscolo, L.; Cecchin, G.; Prata, G.: Paradoxon und Gegenparadoxon: Ein neues Therapiemodell für die Familie mit schizophrener Störung. Stuttgart 1981
Simmel, Georg: Die Probleme der Geschichtsphilosophie. Leipzig ⁵1923

Simmel, Georg: Zur Philosophie der Geschlechter. Das Relative und das Absolute im Geschlechterproblem. In: Philosophische Kultur. Leipzig ²1919
Simmel, Georg: Lebensanschauung, vier metaphysische Kapitel. München 1918
Steiner, Georg: Martin Heidegger – Eine Einführung. München 1989
Stern, Günther: Über das Haben, Sieben Kapitel zur Ontologie der Erkenntnis. Bonn 1928
Straus, Erwin: Über Gedächtnisspuren. In: Nervenarzt, Bd. 31, 1960, S. 1–12
Straus, Erwin: Psychologie der menschlichen Welt. Berlin 1960
Straus, Erwin: Vom Sinn der Sinne. Berlin ²1956
Straus, Erwin: Geschehnis und Erlebnis. Zugleich eine historiologische Deutung des psychischen Traumas und der Renten-Neurose. Berlin 1930
Straus, Erwin: Das Problem der Individualität. In: Die Biologie der Person, von Brugsch (Hg.) Bd. 1. Berlin 1926, S. 25–133
Strich, Fritz: Kunst und Leben. Vorträge und Abhandlungen zur deutschen Literatur. Bern 1960
Strich, Walter: Prinzipien der Psychologischen Erkenntnis. Prolegomena zu einer Kritik der historischen Vernunft. Heidelberg 1914
Szilasi, Wilhelm: Über das Einbildungsvermögen. In: Ideen und Formen, Festschrift für Hugo Friedrich zum 24.12.1964. Frankfurt am Main 1965
Szilasi, Wilhelm: Die Erfahrungsgrundlage der Daseinsanalyse Binswangers: erschienen zu Ehren des 70. Geburtstages von Ludwig Binswanger im Festheft des Schweiz. Arch. f. Neurol. Psychiat. 67, 1951, S. 97–114
Szondi, Leopold: Schicksalsanalyse. Erstes Buch. Wahl in Liebe, Freundschaft, Beruf, Krankheit und Tod. Basel 1948
Wackernagel, Jacob: Vorlesungen über Syntax mit besonderer Berücksichtigung von Griechisch, Lateinisch und Deutsch. Basel 1981
Weininger, Otto: Geschlecht und Charakter. Eine prinzipielle Untersuchung. Wien 1932
Weizsäcker, Viktor von: Der Gestaltkreis. Stuttgart 1968
Weizsäcker, Viktor von: Anonyma. Bern 1946
Windelband, Wilhelm: Lehrbuch der Geschichte der Philosophie. Leipzig 1907
Wölfflin, Heinrich: Kunstgeschichtliche Grundbegriffe: Das Problem der Stilentwicklung in der neueren Kunst. Basel 1948
Wyrsch, Jakob: Gesellschaft, Kultur und psychische Störung. Stuttgart 1960
Wyrsch, Jakob: Der Geisteskranke und die Sprache. In: Archivo di Filosofia, Roma 1955, S. 373–391
Wyrsch, Jakob: Die Person des Schizophrenen. Bern 1949